IVRの臨床

高橋睦正　編集
山下康行

朝倉書店

序

　放射線診断学の進歩はきわめて急速であり，多くの新しい方法が開発され，臨床に取り入れられつつある．この中で，最も進歩の著しい領域として Interventional Radiology (IVR) があり，次々に新しい実施手技や器具が開発され，臨床応用が拡がってきている．しかも，血管内の interventional technique として出発した IVR も最近では胆道，食道，気管，気管支，腎，子宮などの全身の臓器に応用されつつある．

　我が国における IVR の発展は血管内の IVR に出発し，末梢血管の血管形成療法（percutaneous transluminal angioplasty）や，肝癌の塞栓療法（transcatheter arterial embolization）などが対象とされることが多く，最近になってようやく全身の臓器に応用され始めてきている．従来から出版されている IVR の教科書，参考書は我が国の放射線科医や関連領域の医師によって書かれ，ややもすると非血管系の IVR の記載が不充分な点が少なくなかった．本書の執筆では，我が国の第一線の放射線科医にお願いするとともに，日本で不得意な領域は外国の著名な放射線科医らに依頼し執筆陣に参加してもらい，最新の IVR の知見を網羅した．したがって胆道，腎臓，血管，金属ステント，小児，骨盤部などの新しい領域は，多くは外国の著者らに執筆をお願いし，熊本大学放射線科の医師らが翻訳を担当したものである．

　このように，本書は IVR の全領域をバランスよくカバーし，IVR をこれから学んでいこうとする人々のために執筆したものである．さらに本書では詳しい文献をあげており，IVR を専門とする人々にも参考となるところが多いと考える．また，図や表はできるだけ多く取り上げ，理解を容易なようにした．

　今後，本書が IVR に携わる多くの医師の伴侶となり愛読されれば著者らの望外の喜びである．読者の批判を仰ぎながら，改訂の機会があれば不充分な点を改めていきたいと考えている．

　　1995 年 7 月

高 橋 睦 正

執筆者一覧
（執筆順）

牧田 幸三	社会保険中央総合病院・部長代理	
古井 滋	帝京大学・教授	
園村 哲郎	和歌山県立医科大学・助手	
山田 龍作	大阪市立大学・教授	
岸 和史	和歌山県立医科大学・講師	
Julio C. Palmaz	University of Texas at San Antonio, USA	
興梠 征典	熊本大学・講師	
高橋 睦正	熊本大学・教授	
緒方 登	飯塚病院・医長代理	
後藤 勝彌	飯塚病院・部長	
御供 政紀	国立大阪病院・医長	
内野 晃	佐賀医科大学・助教授	
蓮尾 金博	九州大学・助教授	
松本 俊一	九州大学・助手	
高橋 元一郎	浜松医科大学・助教授	
竹田 寛	三重大学・助教授	
奥田 康之	三重大学・助手	
加藤 憲幸	三重大学・助手	
Jae Hyung Park	Seoul National University, Korea	
竹川 鉦一	弘前大学・教授	
Gordon K. McLean	West Penn Hospital, USA	
佐藤 守男	和歌山県立医科大学・助教授	
寺田 正樹	和歌山県立医科大学・講師	
Francis G. J. Joffre	Service Central de Radiologie Chu Rangueil, France	
澤田 敏	鳥取大学・助教授	
煎本 正博	順天堂大学・講師	
鈴木 謙三	東京都立駒込病院・部長	
工藤 祥	佐賀医科大学・教授	
松井 修	金沢大学・助教授	
中村 仁信	大阪大学・教授	
高安 幸生	兵庫医科大学・講師	
林 信成	福井医科大学・助教授	
Daniel Picus	Washington University, USA	
Man Chung Han	Seoul National University, Korea	
Plinio Rossi	Instituto di Radiologia, Italy	
田島 廣之	日本医科大学・講師	
隈崎 達夫	日本医科大学・教授	
草野 正一	防衛医科大学校・教授	
吉岡 哲也	奈良県立奈良病院・部長	
打田 日出夫	奈良県立医科大学・教授	
木村 誠志	和歌山県立医科大学・助手	
土亀 直俊	熊本大学・助教授	
Ho-Young Song	Asan Medical Center, University of Ulsan, Korea	
松尾 尚樹	奈良県立医科大学・講師	
大石 元	奈良県立医科大学・助手	
山下 康行	熊本大学・講師	
永田 凱彦	九州記念病院・部長	
松永 尚文	山口大学・教授	
黒岩 俊郎	九州大学・助手	
岸川 高	佐賀医科大学・教授	
Wilfrido R. Castañeda-Zúñiga	University of Minnesota, USA	
山口 敏雄	聖マリアンナ医科大学・講師	
星川 嘉一	聖マリアンナ医科大学・助手	
石川 徹	聖マリアンナ医科大学・教授	
Sidney Wallace	University of Texas M. D. Anderson Hospital, USA	
Harold Coons	Sharp Memorial Hospital, USA	

［翻訳協力］ 平井俊範・宮崎俊幸・生嶋一朗・村上龍次・西春泰司・松川哲也・山本宏昭・濱武 諭・畑中義美・原田幹彦（熊本大学医学部放射線科）

目　　次

I. 基本的知識

1. 基本的手技・用具……［牧田幸三・古井　滋］…2
   - a. IVR の基本としての血管造影手技 ………2
   - b. DSA の利用………4
   - c. 超音波，X 線 CT を利用する穿刺法 ……4
   - d. 基本的な用具 ………4
   - e. IVR における基本的な心構え ……………6
2. 塞栓物質・抗癌剤………………………
   ［園村哲郎・山田龍作・岸　和史］…7
   - a. 塞栓物質の種類 ………7
   - b. 主な塞栓物質 ………7
   - c. 動注抗癌剤………12
3. 血管内ステントの現状………………………
   ［Julio C. Palmaz；平井俊範 訳］…15
   - a. 血管内ステントの概念………15
   - b. 機械的考察………16
   - c. 血行力学的考察………17
   - d. 抗凝固とステント血栓形成性………17
   - e. 遅い血流と内膜過形成との関連………18
   - f. コーティングステント………18
   - g. 壁内バイパス………19
   - h. 血管内ステントの現在の臨床経験………19
4. 血管形成療法………［興梠征典・高橋睦正］…23
   - a. 基本手技………23
   - b. 拡張の機序………27

II. 中枢神経・頸部

1. 中枢神経の塞栓療法………………………
   ［緒方　登・後藤勝彌］…32
   - 1.1 脳動静脈奇形………32
     - a. 原　理………32
     - b. 適　応………32
     - c. 実施手技………36
     - d. 塞栓物質，薬剤………37
     - e. 治療成績………38
     - f. 合併症と対策………39
     - g. 将来展望………39
   - 1.2 脳動脈瘤………41
     - a. 原　理………41
     - b. 適　応………41
     - c. 実施手技………41
     - d. 塞栓物質，薬剤………46
     - e. 治療成績………48
     - f. 合併症と対策………49
     - g. 将来展望………50
   - 1.3 硬膜動静脈瘻………51
     - a. 原　理………51
     - b. 適　応………52
     - c. 実施手技………52
     - d. 塞栓物質，薬剤………55
     - e. 治療成績………56
     - f. 合併症と対策………56
     - g. 将来展望………56
   - 1.4 頸動脈海綿静脈洞瘻………57
     - a. 原　理………57
     - b. 適　応………57
     - c. 実施手技………58
     - d. 塞栓物質，薬剤………62
     - e. 治療成績………62
     - f. 合併症と対策………62
     - g. 将来展望………63
2. 悪性脳腫瘍の動注化学療法……［御供政紀］…64
   - a. 原　理………64
   - b. 適　応………64
   - c. 実施手技………65
   - d. 薬剤………66
   - e. 治療成績………67
   - f. 合併症と対策………74
   - g. 将来展望………75

3. 脊髄の塞栓療法……………………………
            [内野 晃・蓮尾金博・松本俊一]…78
    a. 脊髄動静脈奇形の分類………………78
    b. 診 断…………………………………78
    c. 塞栓術…………………………………78
4. 頭頸部の塞栓療法…………[高橋元一郎]…85
    a. 原 理…………………………………85
    b. 適 応…………………………………85
    c. 実施手技………………………………85
    d. 塞栓物質………………………………88
    e. 臨床応用………………………………90
    f. 合併症とその対策……………………98
    g. 将来展望………………………………99

III. 心　　臓

1. 冠動脈の血管形成療法……………………
            [竹田 寛・奥田康之]…104
    a. 背 景…………………………………104
    b. 原 理…………………………………104
    c. 適 応…………………………………104
    d. 実施手技………………………………105
    e. 実際の操作……………………………105
    f. 治療成績………………………………106
    g. 合併症と対策…………………………109
    h. 新しい冠動脈拡張術…………………111
    i. 将来展望………………………………114
2. 冠動脈の血栓溶解療法………[竹田 寛]…119
    a. 背 景…………………………………119
    b. 原理および薬剤………………………119
    c. 適 応…………………………………121
    d. 投与方法………………………………121
    e. 成 績…………………………………121
    f. 合併症と対策…………………………122
    g. 将来展望………………………………122
3. 心・大血管の塞栓療法……………………
            [竹田 寛・奥田康之]…125
    a. 動脈管閉鎖術…………………………125
    b. 心房あるいは心室中隔欠損閉鎖術……126
    c. 側副血管や異常血管に対する塞栓術…126
4. その他のインターベンション……………
            [竹田 寛・奥田康之・加藤憲幸]…129
    a. 弁形成療法……………………………129
    b. 心房中隔形成術………………………133
    c. 冠動脈以外の血管形成術……………133
    d. その他…………………………………135

IV. 血　　管

1. バルーン血管形成療法……………………140
    1.1 腎動脈…………[興梠征典・高橋睦正]…140
        a. PTRAの適応………………………140
        b. PTRAの手技………………………142
        c. 治療成績……………………………144
        d. 合併症とその対策…………………146
        e. 将来展望……………………………147
    1.2 鎖骨下動脈……[興梠征典・高橋睦正]…149
        a. Subclavian steal症候群とPTA……149
        b. PTAの手技…………………………150
        c. 治療成績……………………………150
        d. 合併症とその対策…………………152
        e. 将来展望……………………………152
    1.3 下大静脈および肝静脈…………………
            [Jae Hyung Park；宮崎俊幸 訳]…153
        a. 理 論………………………………153
        b. 適 応………………………………154
        c. 器材および方法……………………155
        d. 自験例および文献的考察…………157
        e. 将来展望……………………………157
2. レーザー血管形成術…………[竹川鉦一]…159
    a. 原 理…………………………………160
    b. 適 応…………………………………160
    c. 実施手技………………………………161
    d. レーザー装置および血管内視鏡……162
    e. 治療成績………………………………162
    f. 合併症と対策…………………………164
    g. 将来展望………………………………165
3. アテレクトミー……………………………
            [Gordon K. McLean；生嶋一朗 訳]…167
    a. 基礎的理論……………………………167
    b. アテレクトミーの一般手技…………167
    c. 結果と今後の展望：病態生理の考察…178
4. 血栓溶解療法………………………………
            [佐藤守男・山田龍作・寺田正樹]…182
    a. 作用機序………………………………182
    b. 投与方法………………………………182

c. 対象 …………………184		3. 気管内ステント挿入療法………………
d. 成績 …………………184		［Francis G. J. Joffre；西春泰司 訳］…225
e. 適応 …………………185		a. 対象と方法 …………………225
f. 限界について …………………187		b. 挿入方法 …………………225
g. 合併症と禁忌 …………………187		c. 結果 …………………226
5. ステント挿入療法………………		d. 考察 …………………227
［Francis G. J. Joffre；村上龍次 訳］…189		
a. 背景 …………………189		**VI. 肝臓，胆管および脾臓**
b. 実験結果 …………………192		
c. 臨床応用 …………………194		1. 肝臓 …………………230
6. 大静脈内フィルター …………［澤田　敏］…200		1.1 肝癌の塞栓療法 …………［松井　修］…230
a. 原理 …………………200		a. 原理 …………………230
b. 適応 …………………200		b. 塞栓術の手技 …………………236
c. 実施手技 …………………201		c. 治療成績 …………………241
d. 各種の静脈内フィルターの特徴 ………204		d. 副作用 …………………245
e. 治療成績 …………………206		e. 適応 …………………246
f. 合併症とその対策 …………………206		f. 将来展望 …………………247
g. 将来展望 …………………207		1.2 肝癌の動注療法 …………………250
7. 血管内異物除去 …………［煎本正博］…209		a. 肝癌治療における位置づけ …………250
a. 適応 …………………209		b. 技術的側面 …………………250
b. 実施手技 …………………209		c. 肝細胞癌に対する動注療法………
c. 異物回収の実際 …………………210		［中村仁信・高安幸生］…250
d. 症例 …………………211		d. 転移性肝癌に対する動注療法……
e. 合併症 …………………211		［高安幸生・中村仁信］…253
		2. 胆嚢・胆道 …………………260
V. 気　管・肺		2.1 ドレナージ …………［林　信成］…260
		a. 原理 …………………260
1. 肺癌の動注・塞栓療法 ………［鈴木謙三］…214		b. 適応 …………………260
a. 原理および歴史 …………………214		c. 実施手技 …………………260
b. 適応 …………………214		d. 合併症と対策 …………………264
c. 実施手技 …………………214		2.2 経皮的胆嚢ドレナージ ………………
d. 薬剤，塞栓物質 …………………216		［Daniel Picus；松川哲也 訳］…264
e. 治療成績 …………………216		a. 経皮的胆嚢生検 …………………264
f. 合併症と対策 …………………217		b. 経皮的胆嚢吸引術 …………………264
g. 将来展望 …………………218		c. 経皮的胆嚢造瘻術 …………………265
2. 喀血の塞栓療法 …………［工藤　祥］…220		d. 経皮的胆石摘出術 …………………268
a. 原理 …………………220		e. 胆嚢除去 …………………269
b. 適応 …………………220		2.3 胆石除去術 ………………………
c. 実施手技 …………………222		［Man Chung Han；松川哲也 訳］…271
d. 塞栓物質，薬剤 …………………222		a. 総論 …………………271
e. 治療成績 …………………222		b. 適応 …………………271
f. 合併症と対策 …………………223		c. 実施手技 …………………271
g. 将来展望 …………………223		d. 臨床成績 …………………274

e. 合併症とその予防 …………………275
f. 将来展望 ……………………………276
2.4 胆道拡張療法・ステント挿入 ……
　　　　［Plinio Rossi；山本宏昭 訳］…277
a. 良性胆道閉塞 ………………………277
b. 悪性胆道閉塞 ………………………277
c. 金属ステント ………………………278
d. 適　応 ………………………………279
e. 方法およびその改良 ………………279
f. 結　果 ………………………………284
g. 合併症 ………………………………285
h. 将来展望 ……………………………285
3. 脾　臓 ………［隈崎達夫・田島廣之］…288
a. 対　象 ………………………………288
b. 方　法 ………………………………288
c. 結　果 ………………………………290
d. 合併症 ………………………………292
e. 将来展望 ……………………………294

VII. 消　化　管

1. 消化管の動脈性出血 …………［草野正一］…296
a. 原　理 ………………………………296
b. 適　応 ………………………………296
c. 実施手技 ……………………………298
d. 塞栓物質，薬剤 ……………………298
e. 治療成績 ……………………………298
f. 合併症と対策 ………………………299
g. 将来展望 ……………………………301
2. 胃，食道静脈瘤の塞栓療法………………
　　　　　　　　［吉岡哲也・打田日出夫］…302
a. 原　理 ………………………………302
b. 適　応 ………………………………302
c. 実施手技 ……………………………302
d. 塞栓物質 ……………………………304
e. 治療成績 ……………………………305
f. 合併症と対策 ………………………308
g. 将来展望 ……………………………310
3. 経皮的肝内門脈静脈短絡術………………
　　　　［山田龍作・佐藤守男・木村誠志］… 313
a. 方　法 ………………………………313
b. 適　応 ………………………………316
c. 治療効果 ……………………………316

d. 副作用，合併症 ……………………317
e. 今後の展望 …………………………317
4. 食道静脈瘤硬化療法 …………［土亀直俊］…318
a. 原　理 ………………………………318
b. 硬化剤 ………………………………318
c. 適　応 ………………………………318
d. 実施手技 ……………………………319
e. 成　績 ………………………………321
f. 合併症と対策 ………………………321
g. 将来展望 ……………………………322
5. 消化管ステント……………………………
　　　　　　　［Ho-Young Song；濱武　諭 訳］…324
a. 原　理 ………………………………324
b. 適　応 ………………………………324
c. 禁　忌 ………………………………325
d. 材料と器具 …………………………325
e. 手　技 ………………………………326
f. 結　果 ………………………………327
g. 合併症と予防 ………………………328
h. 将来展望 ……………………………329

VIII. 泌尿器・骨盤

1. 腎　臓 ………………………………………334
1.1 腫瘍の塞栓療法 ………………………
　　　　［松尾尚樹・大石　元・打田日出夫］…334
a. 歴史的経緯 …………………………334
b. 原理と適応基準 ……………………334
c. 実施手技 ……………………………335
d. 塞栓物質と薬剤 ……………………335
e. 治療成績 ……………………………340
f. 合併症と対策 ………………………342
g. 将来展望 ……………………………343
1.2 腎出血の血管造影ならびに IVR………
　　　　［山下康行・高橋睦正・永田凱彦］…345
a. 適応疾患 ……………………………345
b. 手　技 ………………………………346
c. 塞栓物質および塞栓方法 …………346
d. 成　績 ………………………………348
e. 症　例 ………………………………348
f. 合併症と対策 ………………………351
1.3 経皮的腎瘻術……………［松永尚文］…355
超音波ガイド下経皮的腎瘻術 …………355

a．原　　理 …………………………355
　　b．適　　応 …………………………355
　　c．実施手技 …………………………355
　　d．治療成績 …………………………358
　　e．合併症と対策 ……………………358
　経皮的腎瘻術の応用 ……………………359
　　a．経皮的尿管内瘻術 ………………359
　　b．経皮的尿管拡張術 ………………360
　　c．尿管瘻の閉塞 ……………………361
　　d．経皮的尿路結石溶解術 …………361
　　e．経皮的尿路結石摘出術 …………361
　将来展望 …………………………………363
2．膀　　胱 ………[黒岩俊郎・岸川　高]…364
　2.1 悪性腫瘍に対する塞栓療法 ………364
　2.2 膀胱出血に対する塞栓療法 ………365
　2.3 動注療法 ……………………………366
3．尿道・前立腺……………………………
　　　　［Wilfrido R. Castañeda-Zúñiga；
　　　　　　　　　畑中義美 訳］…372
　3.1 前立腺のバルーン拡張術 …………372
　　a．適　　応 …………………………372
　　b．手　　技 …………………………372
　　c．結　　果 …………………………374
　　d．合併症 ……………………………374
　3.2 前立腺ステント ……………………375
　　a．適　　応 …………………………375
　　b．器具および方法 …………………375
　　c．方　　法 …………………………376
　　d．結　　果 …………………………376
　　e．合併症 ……………………………377
　　f．将来展望 …………………………377
4．精索静脈瘤の塞栓療法…………………
　　　　　［澤田　敏・古井　滋・牧田幸三］…378
　　a．原　　理 …………………………378
　　b．診断と適応 ………………………378
　　c．実施手技 …………………………378
　　d．塞栓物質 …………………………380
　　e．治療成績 …………………………380
　　f．合併症と対策 ……………………380
　　g．将来展望 …………………………380
5．骨盤外傷に伴う出血に対する塞栓療法……
　　　　　［山口敏雄・星川嘉一・石川　徹］…382
　　a．骨盤骨折の臨床的重要性 ………382

　　b．骨盤解剖と損傷血管 ……………382
　　c．血管造影の適応と血管損傷 ……383
　　d．血管造影と塞栓術の方法 ………383
　　e．成　　績 …………………………385
　　f．合併症と対策 ……………………385

IX．産婦人科

1．経腟的卵管開通術………………………
　　　　　　　　　［佐藤守男・山田龍作］…388
　　a．材料と方法 ………………………388
　　b．対　　象 …………………………389
　　c．結　　果 …………………………389
　　d．診断的意義 ………………………389
　　e．妊娠の癒着 ………………………391
　　f．適応と限界 ………………………391
2．産婦人科領域の血管造影ならびにIVR
　　　　　……………………………［山下康行］…393
　　a．婦人科悪性腫瘍出血の塞栓療法 ………393
　　b．骨盤内悪性腫瘍に対するIVR …………395
　　c．非腫瘍性の性器出血 ……………398
　　d．産後出血の塞栓療法 ……………399
　　e．内腸骨動脈塞栓療法の副作用 …401

X．骨軟部腫瘍

　　　　［Sidney Wallace；原田幹彦 訳］…404
　　a．経皮的生検 ………………………404
　　b．局所への薬物直接注入 …………405
　　c．抗癌剤動注 ………………………406
　　d．動注化学塞栓療法 ………………409

XI．小児のＩＶＲ

　　　　　［Harold Coons；宮崎俊幸 訳］…416
　　a．適　　応 …………………………416
　　b．症候性血管奇形 …………………416
　　c．胃と腸のインターベンション …417
　　d．胆道系のインターベンション …418
　　e．泌尿生殖器系 ……………………418
　　f．膿瘍と生検 ………………………420

索　　引 ……………………………………423

I. 基本的知識

1. 基本的手技・用具

　Interventional radiology (IVR) は，血管形成術，血管塞栓術，局所薬剤注入療法などの血管内治療あるいは操作，すなわち経皮経血管手技と膿瘍穿刺，胆道ドレナージ，腎瘻造設術，各種生検など諸臓器，多種病変への経皮的アプローチを含む経皮非経血管手技とに大きく分けられる．しかし，穿刺方法，ガイドワイヤーやカテーテルなどの操作，放射線学的各種診断装置の利用といった手技や用具の面から考えてみると，両者のあいだには共通点が多い．IVRにおいては，文献的知識のみならず，手技や用具についての実際的な理解が要求される．

a. IVRの基本としての血管造影手技

　血管系IVRを行う際には，血管解剖を把握し，適応を決め，病変へのアプローチ方法，使用する用具を考えるうえで，前段階として，よい血管造影を行うことが重要である．カテーテルやガイドワイヤーの操作のしやすさは，患者の年齢や血管解剖によって異なるので，IVRを行う術者自身が診断のための検査を行うことが望ましい．また，血管造影手技は多くの非経血管系IVRにおいても基本となる手技であると思われる．

（1） 穿刺方法―Seldinger法によるカテーテル挿入

　血管内，多臓器，各種病変へのアプローチにおいて重要なのは，穿刺手技である．穿刺がスムーズに行われるかどうかによって，その後の手技がうまく運ぶかどうかが決まってしまうこともある．穿刺部位の選択を誤ると，カテーテル操作が困難になり，手技時間が長くなったり，危険性が増したりすることになる．

　スウェーデンのSeldingerによって考案された，穿刺針，ガイドワイヤー，カテーテルの組合せ，すなわち，穿刺針を通して，いったんガイドワイヤーを挿入し，穿刺針を抜去したのち，ガイドワイヤーにかぶせてカテーテルを進める経皮的な血管内への

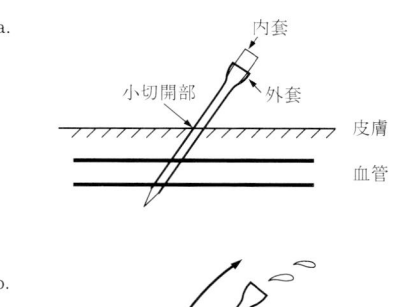
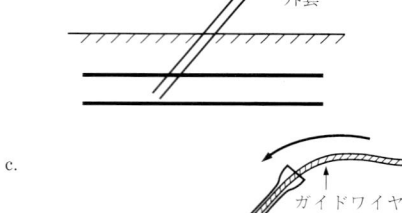
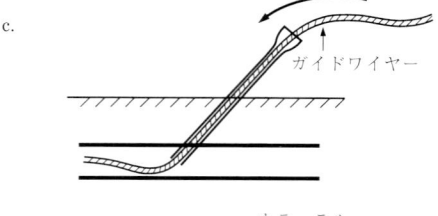
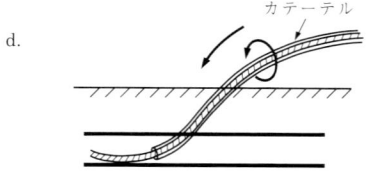

図1.1　Seldinger法
a) 穿刺針が血管壁を貫く．
b) 内套金属針を抜き去り，外套を引き抜く．
c) 血液が十分に逆流してきたところでガイドワイヤーを挿入する．
d) ガイドワイヤーにかぶせてカテーテルを血管内へと進める．

アプローチ方法，いわゆるSeldinger法[1]（図1.1）は，血管に限らず，体内へのカテーテル，各種チューブの導入方法として重要である．ガイドワイヤーを使ってのカテーテル交換もSeldinger法の応用といえる．

　血管穿刺針としては現在ではテフロン外套と金属

内套針からなる二重針が使われることが多いが，本来は外套針，内套針，マンドリンに分かれる三重か，外套針と内套針からなる二重の金属針のことをSeldinger針という．穿刺は血管の中央部を1回で貫くようにすべきである．5回も6回も穿刺しなおすような場合は，穿刺部位の選び方か，穿刺針の進め方に問題があると考えた方がよい．穿刺針の外套を引いてきてガイドワイヤーを挿入するときには，血液の逆流が十分にあることを確認する．ガイドワイヤーを進める際，少しでも抵抗があるときに無理にガイドワイヤーを押し込むようなことはしてはならない．血管内膜損傷の危険を常に意識しておくべきである．血管内への導入用ワイヤーとしては先端部をJ字型にカーブさせたガイドワイヤーが適している．J字型の先端は，直線型と違い，むやみに血管の分枝を選ばず，血管腔のもっとも広いところを進んでいく．また手元で加えた力が先端のカーブに分散するために，血管壁に加わる力が弱まる．動脈硬化の強い患者では直線型のガイドワイヤーを無理に押し進めると，蛇行した血管壁へ直接に強い力が加わり，血管壁損傷を起こす可能性がある．ガイドワイヤーから穿刺針外套を抜去し，カテーテルをかぶせていき，血管内へと進めるに際しては，カテーテルを回しながらゆっくりとした操作を行うようにする．カテーテル内腔の径とガイドワイヤーの太さとの間にギャップがあると，皮下および血管壁を通過させるときに，抵抗が生じ，血管壁損傷の原因ともなる．IVRにおいては，何種類かの内腔径の違うカテーテルを使い分けることもあるので，次に述べるシースイントロデューサーを利用するのが一般的である．

（2）シースイントロデューサーによる脈管確保

シースイントロデューサーは，逆止弁つきのシース（脈管内に留置されるもの）と，シースの内径にぴったり合わせた外径をもつ内套（導入用ガイドワイヤーに合わせて先端をなめらかに細くしてある）との組合せからなり，サイズはシースの内径で表示される．シースにはシース内のフラッシュ（洗浄）用に活栓つき側管がついている．シースイントロデューサーの使用により，カテーテル交換の操作は簡単になる．血管以外でも，胆道などでIVRを行う際に，脈管確保としてシースイントロデューサーはたいへん便利なものである．成人の場合，大腿動脈では9Fr，大腿静脈では14Fr程度のものまで挿入可能である．ただし，シースイントロデューサーを使うことによって，使用するカテーテルより1.5～2Fr程度太い管が脈管内に挿入されることになる．長いシースイントロデューサー（ロングシース）[2]は，動脈硬化による動脈の延長化，蛇行の著しい患者におけるカテーテル操作を容易にする（図1.2）．

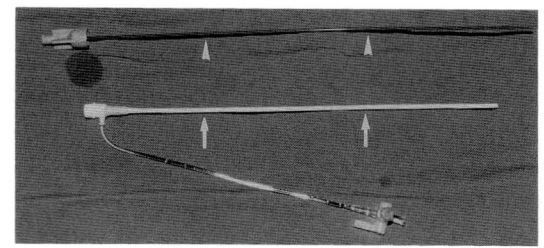

図1.2 シースイントロデューサー／7Frのロングシース（メディキット）
側管付きの外筒（矢印）と内筒（矢頭）との組合せからなる．

シースイントロデューサーの血管内への導入は，Seldinger法の要領で行う．穿刺を行い，ガイドワイヤーを挿入し，内套をセットしたシースをガイドワイヤーにかぶせて進め，ガイドワイヤーと内套を抜去し，側管からシース内をフラッシュし，ヘパリン入り生理食塩水でロックする（満たす）．IVRの手技が長時間にわたるときは，ときどきシース内をフラッシュする必要があり，場合によっては加圧バッグなどを使用して，強制的に持続的にヘパリン入り生理食塩水でフラッシュする．シース内に逆流した血液が凝固，血栓形成し，カテーテルの操作を困難にするばかりでなく，血栓による血管塞栓の危険もあるからである．

（3）カテーテル・ガイドワイヤー操作法

血管系IVRを行うにあたっては，選択的，あるいは超選択的なカテーテル挿入の技術をもっていることが必須である．カテーテルやガイドワイヤーの進歩，各種のマイクロカテーテルの登場により，職人的な技術習得は要求されなくなってきているかもしれないが，安全かつ確実に，しかも短時間にIVR手技を行うには，やはり習得すべき基本的なカテーテル・ガイドワイヤー操作のテクニックがある．また器具の進歩に伴い，知っておくべき新たなテクニックも増えている．それらは必ずしも教科書などに記

載されるような事柄ではなく，多分に経験的，感覚的なことを含んでいる．カテーテルやガイドワイヤー操作のテクニックは非血管系IVRにおいても基本手技として重要である．

カテーテル・ガイドワイヤー操作をうまく行うためには，脈管の解剖をよく理解しておくべきである．正常解剖を知っていなければならないことはいうまでもないが，脈管がどの高さからどの向きに分岐し，どのような立体的走行をしているのかということを，ある程度感覚的にも理解できていなければならない．テレビモニターの透視画面をみながら，自分の手の動きとカテーテルやガイドワイヤーの動きの関係をしっかり把握した状態で操作を行わないと，脈管壁に無理な力を加えたり，カテーテルに無意味な動きをさせたりすることになる．脈管の走行にそって，なめらかにカテーテルやガイドワイヤーを進ませることができるように努めるべきである．

カテーテルにしろガイドワイヤーにしろ，その操作は，術者の手元での―押す―回す―引く―止める―という4種類の動きが基本である．カテーテルとガイドワイヤーを同時に操作する場合，通常は左手指でカテーテルを，右手指でガイドワイヤーを操作するが，両手の動きがうまく連動していないと，スムーズな操作は期待できない．モニター画面により，カテーテルやガイドワイヤーの動きをみながら，自分の加えた力が，どの方向にどのように伝わっているかを認識し，また，自分の手指に伝わってくる反作用としての力（抵抗）や，カテーテルやガイドワイヤーの先端が脈管壁をすべり，分岐部にひっかかるときの感触にも注意する．フレキシブルなガイドワイヤーの先端に形状をつけたり，蒸気でカテーテルの先端に形状をつけたりすることによって，脈管の分枝を選択することができるようになることもある．

（4） シリンジ（注射筒）の使い方

シリンジによるカテーテルの洗浄（フラッシュ），造影の操作は安全，確実に行われなければならない．4 Fr以上のカテーテルには，10 mlのロック付きシリンジが造影用に，20 mlのロック付きシリンジがヘパリン入り生理食塩水によるフラッシュ用に適しているが，3 Fr以下のカテーテルには高い注入圧を要するので，1〜5 mlのシリンジが適している．血栓や空気による塞栓を防ぐ意味で，シリンジは立てて使う．カテーテル内のフラッシュは2〜3分に一度は行う．ガイドワイヤー使用中には血栓形成の可能性が高まるので，ガイドワイヤー抜去後にはカテーテル内の血液を十分に引いて捨て，ヘパリン入り生理食塩水でフラッシュする．血液の逆流のないときは，カテーテル内に血栓形成が起きている可能性がある．塞栓物質注入用のシリンジは，造影あるいはフラッシュ用とは別にする．シリンジの扱いに慣れることにより，術中のカテーテル操作を円滑に行うことができるようになる．

b. DSA の利用

DSA（digital subtraction angiography）は，いまやIVRの手技に欠かせない装置である．造影剤の注入された画像から造影剤の注入されていない画像（マスク像）を引算することによって，血管影のみを画像化することができる．骨との重なりなどによって，通常の造影ではわかりにくい病変でも鮮明にみることができる．デジタル画像であり，記憶や保存，再生も簡単であり，最近ではデジタル技術を利用してのさまざまな画像手法も開発されており，塞栓術や拡張術の術中経過の観察にはとくに有用である．

c. 超音波，X線CTを利用する穿刺法

穿刺用プローブ付きの超音波診断装置を利用した穿刺法やX線CTガイドによる穿刺法は，膿瘍や囊胞，腫瘍の治療や生検を目的とした穿刺において有効性を発揮する[3〜8]．X線テレビ透視のみによる穿刺に比して，はるかに確実性，安全性の面ですぐれている．ただし，超音波診断装置やX線CTの使用に慣れておく必要がある．超音波診断装置とX線テレビ透視あるいは血管撮影装置の併用により，門脈や胆管への経皮経肝穿刺，カテーテル挿入を行うことができ，門脈血採血や胃・食道静脈瘤の塞栓術，胆管ステント留置などの手技が可能となる．

d. 基本的な用具
（1） ガイドワイヤーおよびカテーテル

通常の血管造影の診断に使われるカテーテルは5〜7 Fr程度，ガイドワイヤーは0.035〜0.038 inchである（表1.1）．基本的な塞栓術や薬剤動注療法は，診断用カテーテルを使って行われることが多い．カテーテルの材質はポリエチレン，ポリウレタンなど

表1.1 カテーテルガイドワイヤーのサイズの単位対照表

ミリメートル (mm)	1	1.35	1.67	2.0	2.3	2.7	3.0	3.3	3.7	4.0
インチ (inch)	0.039	0.053	0.066	0.079	0.092	0.105	0.118	0.131	0.144	0.158
フレンチ (Fr)	3	4	5	6	7	8	9	10	11	12
ゲージ (guage)	24	23	22	21	20	19	18	17	16	15	14
インチ (inch)	0.022	0.025	0.028	0.032	0.035	0.042	0.049	0.058	0.065	0.072	0.083

である.カテーテル表面にヘパリンコーティング(アンスロン;東レ)が施されているものもある[9].カテーテルには,目的血管や術者の好みによって平面的あるいは立体的な形状が先端につけられている.操作性(トルクコントロール)を向上させるために,カテーテル壁内にブレード(金属メッシュ)が入れてあるものもある.ガイドワイヤーはステンレススチール製のもののほか,形状記憶合金を使ったものがあり,最近では,表面を親水性ポリマーコーティングすることにより,潤滑性をもたせたもの(ラジフォーカス;テルモ)がよく使用される.

(2) バルーンカテーテル

バルーンカテーテルは,Forgartyらによる血栓除去用のバルーンカテーテル(1963年)[10],SwanとGanzによる肺動脈楔入圧などの圧測定用のflow-directedバルーンカテーテル(1970年)[11],GrüntzigとHopffによる血管拡張用バルーンカテーテル(1974年)[12],Serbinenkoによる離脱式バルーンカテーテル(1974年)[13]と,各種の用途に,いろいろな分野で開発,臨床応用されてきた重要な用具である.バルーンカテーテルには,single lumenのカテーテルの先端にバルーンがついたもの,multilumenになっていてバルーン用と造影あるいは採血,圧測定などのためのlumen(管腔)が分かれているものなどがあり,構造的にも興味深いものが多い.バルーンによる血流の遮断あるいは血流状態の変更,バルーンを血流にのせてカテーテルを誘導することなどを目的としている.

(3) 留置用カテーテル,チューブ

体内留置用カテーテル,チューブには,血管内留置用,胆管内留置用,尿管内留置用,膿瘍などの各種ドレナージ用などがある.いずれもそれぞれの用途に応じて,いろいろなサイズや形状がある.挿入方法は穿刺後,ガイドワイヤーを使ってのカテーテル置換が基本である.長期間の留置に耐える必要があり,操作性はもちろんのこと,劣化や破損を起こしにくい材質,抗血栓性,生体適合性などが重視される.

(4) ガイディングカテーテル・システム (coaxial system)

より選択的に末梢の血管へカテーテルを進めるための方法である.近年,すぐれたマイクロカテーテル,ガイドワイヤー,マイクロバルーンカテーテルが開発され,臨床応用されるようになってきたこともあって,各種の塞栓術や拡張術において必須の手法となっている.すぐれた方法であるが,数種のカテーテル,ガイドワイヤーを組み合わせて使うことになるので,やや煩雑な操作を必要とする(図1.3).

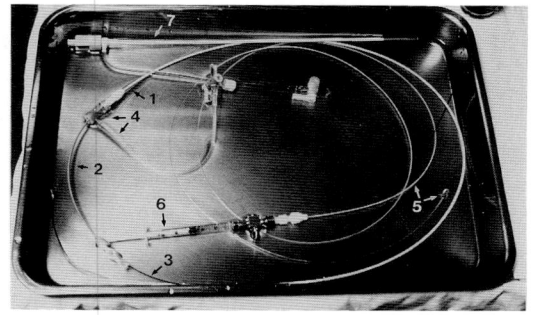

図1.3 ガイディングカテーテル・システム
脳動脈瘤破裂,クモ膜下出血後の脳血管攣縮に対する血管拡張術のために使用しているシステム
① 7Frのガイディングカテーテル(アンスロンP-U;東レ)
② 5Frのオズボーン型カテーテル(アンスロン;東レ)
③ 0.035 inchのガイドワイヤー(ラジフォーカス;テルモ)
④ 逆止弁(テルモ)
⑤ マイクロバルーンカテーテル(シラスコン;ダウコーニング)
⑥ 1mlのシリンジ
⑦ 7Frのロング・シース(メディキット)

(5) 穿刺針,生検針

目的とする手技,臓器などによって穿刺針の長さや太さは異なるが,外套針,内套針という二重あるいは三重の構造をもっているものが使われる.生検針では内套針の先端構造に特徴がある.

e. IVRにおける基本的な心構え

IVRは侵襲的な手技であり，手技を行う際にはいろいろと注意すべき点があると思われる．以下にIVRにおける基本的な心構えについて述べておく．

まず，手技内容，治療効果（検査として行う場合にはその有用性）について，手技を行う医師はもちろんのこと，受持ち医がよく理解しておく必要がある．そのうえで，患者および家族に対して，実際の手技内容，およびその必要性，危険性について十分に話をする必要がある．ただし，患者や家族がほんとうの意味でその内容が理解できるかどうかについては，かなり心許ない部分が残るのは事実である．患者や家族と医師との信頼関係が必要なことはもちろんのことであるが，結局のところ，医師の側が医学的に真にその必要があるかどうかという点についてよく検討したうえで，手技を行う以上はその結果について責任を負う義務が生ずることもよく認識しておくべきである（単に法的な問題ばかりとはいえない）．

実際の手技を行ううえでは，注意深さや繊細さが要求されることはいうまでもなく，さまざまのトラブルの可能性を想定しつつ，ある程度の大胆さも要求される．長時間にわたる手技では，肉体的負担だけでなく，精神的な負担も大きなものとなるので，可能ならばIVRを専門とする数人の医師が手技に立ち合うことが望ましい．通常IVRの手技は局所麻酔で行われることが多く，患者は覚醒した状態であり，術中の患者の協力が非常に大事である．適宜，経過を説明し，協力を得やすいような状況をつくっていく必要がある．我慢することを要求するだけでは，良い結果を得ることは期待できない．また，術者は撮影装置の操作（テーブルの移動など）によく慣れておくべきである．透視時間や透視画面の絞りにも注意を払う．看護婦や技師との関係にも心配りが必要である．

トラブルの回避のためには，実際にトラブルが起きたときに慌てることのないように，起きる可能性のあるトラブルを想定しておくことが大事である．思わぬ事態が起きた場合には無理をせず，場合によっては手技を中止する勇気も必要である．また，はじめての手技を行う際には，文献的な知識を得ておくことはもちろん，経験者によく相談することが望ましい．

〔牧田幸三・古井　滋〕

文　献

1) Seldinger SI. Catheter replacement of the needle in percutaneous arteriography. New technique. *Acta Radiol* 1953 ; **39** : 368-376.
2) Nakamura H, Oi H. Newly devised long sheath for transfemoral angiography. *Radiology* 1985 ; **155** : 828.
3) Martino CR, Haaga JR, Bryan PJ, et al. CT-guided liver biopsies : eight years' experience. *Radiology* 1984 ; **152** : 755-757.
4) Gerzof SG, Robbins AH, Birkett DH, et al. Percutaneous catheter drainage of abdominal abscesses guided by ultrasound and computed tomography. *AJR* 1979 ; **133** : 1-8.
5) Dondelinger R, Kurdziel JC. Percutaneous phenol block of the upper thoracic sympathetic chain with computed tomography control. *Acta Radiol* 1987 ; **28** : 511-515.
6) Westcott JL. Percutaneous transthoracic needle biopsy. *Radiology* 1988 ; **169** : 593-601.
7) Silverman SG, Mueller PR, Saini S, et al. Thoracic empyema : management with image-guided catheter drainage. *Radiology* 1988 ; **169** : 5-9.
8) van Sonnenberg E, Nakamoto SK, Mueller PR, et al. CT and ultrasound-guided catheter drainage of empyemas after chest tube failure. *Radiology* 1984 ; **151** : 349-353.
9) Kido DK, Paulin S, Alenght JA, Waternaux C, Riley WD. Thrombogenicity of heparine-and non-heparine-coated catheters : clinical trial. *AJR* 1982 ; **139** : 957-961.
10) Fogarty TJ, Cranley JJ, Krause RJ, et al. A method for extraction of arterial emboli and thrombi. *Surg Gynecol Obstet* 1963 ; **116** : 241-244.
11) Swan HJC, Ganz W, Forrester ZJ, Marcus H, Diamond G, Chonette D. Catheterization of the heart in man with use of a flow-directed balloon-tipped catheter. *N Engl J Med* 1970 ; **283** : 447-451.
12) Grüntzig A, Hopff H. Perkutane Rekanalisation chronischer arterieller Verschlüsse mit einem neuren Dilatationkatheter ; Modification der Dotter-Technik. *Dtsch Med Wochenschr* 1974 ; **99** : 2502-2511.
13) Serbinenko FA. Balloon catheterization and occlusion of major cerebral vessels. *J Neurosurg* 1974 ; **41** : 125-145.

2. 塞栓物質・抗癌剤

a. 塞栓物質の種類

塞栓物質には多くの種類があるが，塞栓効果の持続期間により短期，長期および永久の三つの塞栓物質に分けられることが多い（表2.1）．安全で確実な治療を行うためには，術者は治療する疾患，臓器，目的に応じて最適な塞栓物質を選択するようにしなければならない．最適な塞栓物質を選ぶ際に，塞栓物質の材質のほかに，サイズも考慮に入れる必要がある．たとえば腫瘍に対する塞栓術（transcatheter arterial embolization, TAE）では，小さな塞栓物質を用いたTAEは大きな塞栓物質を用いたTAEよりも側副路が発達しにくく腫瘍に対する阻血効果が強いが，正常臓器に及ぼす障害も強くなる[1~3]．

表2.1　主な塞栓物質の種類

1. 短期
   autologous blood clot
   hypertonic glucose (50%) + thrombin
2. 長期
   gelatin sponge (Spongel, Gelfoam)
   Lipiodol
   tissue (fat, muscle)
3. 永久
   metallic coil
   absolute ethanol
   cyanoacrylate
   silk thread
   polyvinyl alcohol foam (Ivalon)
   detachable balloon

b. 主な塞栓物質

（1）Gelatin sponge（GS）

GSは安価で入手しやすく阻血効果のすぐれたもっとも一般的な塞栓物質である．これは異物反応や組織毒性の少ない生体吸収製剤であり，血管閉塞期間は1～2週間とされる．GSにはSpongel（山之内製薬）と粉末Gelfoam（日本Upjohn）がある．Spongelは，大きさが5×2.5×1 cmのブロック状のものが市販されている．術者はこれをメス刃で薄く切り，このスライス片を眼科用の小型ハサミを用いて均一

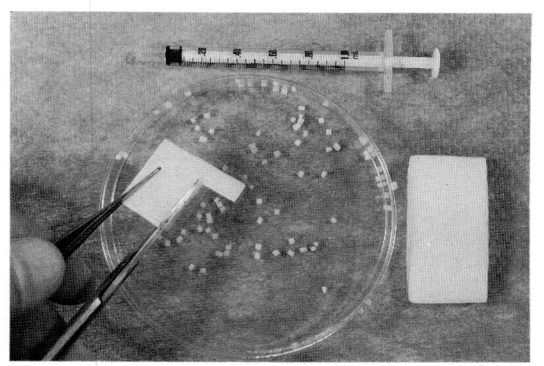

図2.1　GS細片の作製

な大きさの立方体になるように切る（図2.1）．このようにして0.5～3 mmの適切なサイズのGS細片を作製する．GS細片のサイズをどれくらいにするかは症例によって決まり，シャントを伴ったり腫瘍血管が豊富な肝細胞癌のTAEでは大きなGS細片を用いることが望ましい（図2.2）．粉末Gelfoamはパウダー状で，そのサイズは300 μm以下のものがほとんどである[4]．肝細胞癌の末梢の腫瘍血管を塞栓するにはパウダーのほうが効果的であるが，肝壊死，胆管壊死，胆嚢炎などの合併症をひき起こす可能性があり[5~7]注意を要する．われわれの施設では肝細胞癌のTAEは最初に少量のパウダーを用い，次に1～2 mmサイズのGS細片で塞栓を行っている[8~11]．塞栓物質には造影剤およびadriamycin（ADM）20 mg, mitomycin-C（MMC）10 mgの抗癌剤（図2.3）をしみ込ませる．X線透視下に造影剤のしみ込んだ塞栓物質を1～2.5 mlの注射器で目的血管以外に流入させないようにしながらゆっくりと注入する．塞栓物質に抗癌剤をしみ込ませてTAEを行うと，阻血効果に加えて高濃度の抗癌剤が腫瘍内に長時間滞留することになり，TAEがtargeting chemotherapyの役割も果たすことになる[12]．

GS細片は肝腫瘍のTAEのほかに喀血や骨盤出

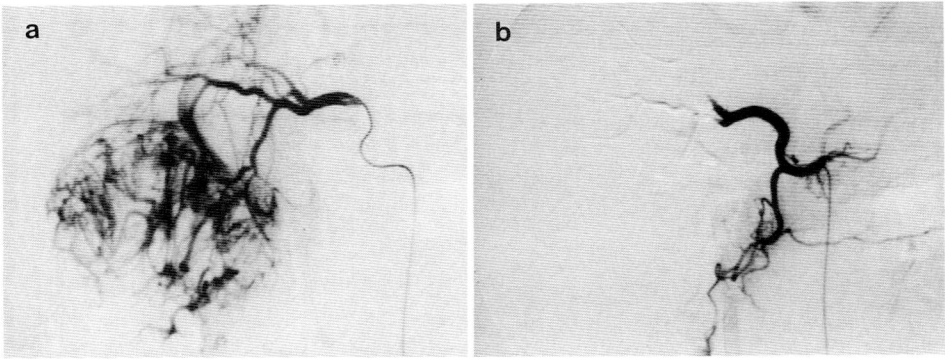

図 2.2 肝細胞癌に対する GS-TAE
a) 右肝動脈造影では肝の S6 に血管に富む腫瘍が認められ，右肝静脈が早期に描出されている．
b) 1〜2 mm サイズの GS 細片による TAE 後の造影では腫瘍濃染像は認められない．

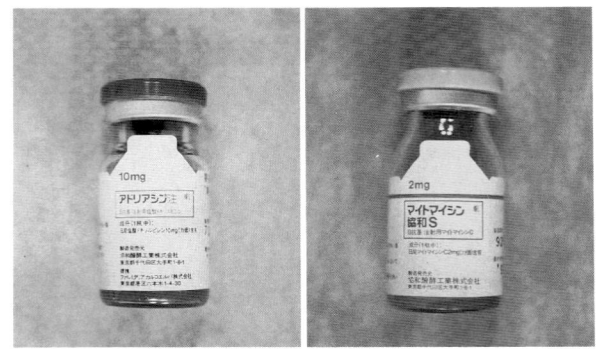

図 2.3 抗 癌 剤
左：Adriamycin　　右：Mitomycin-C

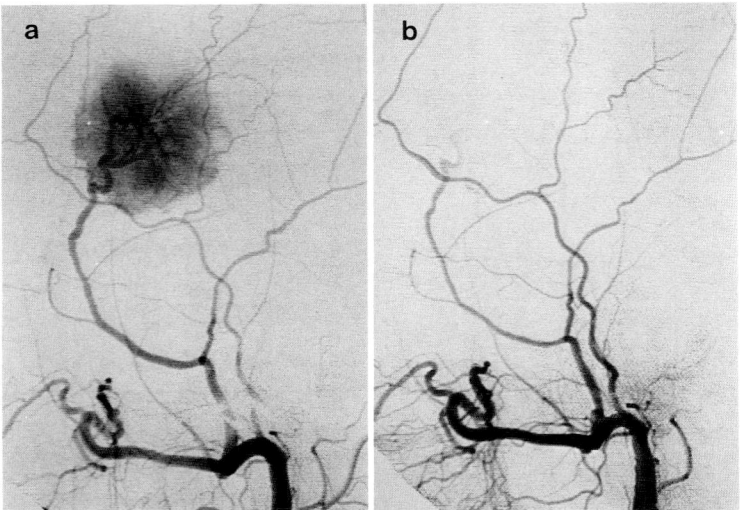

図 2.4 髄膜腫に対する術前 TAE
a) 左外頸動脈造影では前頭部に血管に富む腫瘍が認められる．腫瘍の栄養血管は中硬膜動脈の前頭枝で，腫瘍は sunburst appearance を示している．
b) 0.5 mm サイズの GS 細片による TAE 後の造影では腫瘍濃染像は消失している．

血に対する止血目的の緊急 TAE，頭頸部腫瘍や腎細胞癌の術中の出血量を減らすための術前 TAE（図 2.4）などに用いられ，その用途は広い．

（2） Lipiodol（Lp）

Lp はヨード化ケシ油脂肪酸エチルエステルで，リンパ管造影や子宮卵管造影に用いられる油性造影剤である（図 2.5）．日本では Lipiodol と呼ばれているが，アメリカでは Ethiodol として発売されている．Lp は肝細胞癌に選択的に長時間集積することが見出されて以来[13]，注目を浴びるようになった．選択的な集積は主腫瘍以外に肝内転移巣にもみられ[14]，肝細胞癌の手術適応を決定するうえで重要である．しかし，Lp 単独では阻血効果が弱く，Lp と GS 細片を併用した TAE（Lp-TAE）[15] が一般的である（図 2.6）．Lp-TAE は GS 細片単独の TAE に比べて肝組織への障害が強いことが実験的に示されており，

Lp の使用量は 0.1 ml/kg 以下にすることが望ましい[16]．臨床的にも Lp-TAE 後に肝壊死や胆管壊死がみられたという報告はいくつかある[17〜19]．

Lp は抗癌剤のキャリアーとしても用いられている．ADM や MMC などの水溶性抗癌剤を Lp と混和し，エマルジョンの状態にして投与する方法が行われている．また熊本大学で開発された SMANCS/Lipiodol は油性抗癌剤の styrene maleic acid neocarzinostatin（SMANCS）を Lp に溶解したもので，抗癌剤の徐放性にすぐれている[20]．

（3） Metallic coil

金属コイルは消化管出血（図 2.7），喀血，arteriovenous malformation（AVM），シャントを伴う腫瘍，精索静脈瘤[21] などの治療に用いられ，血流改変術においても有用である．塞栓術では，カートリッジの中に充塡されたコイルは通常ガイドワイヤーやプッシャーによって血管内に押し出されるが，生理食塩水や造影剤でコイルを押し出す方法もある．コイルの材質には stainless steel が使用されており[22,23]，血管内での血栓化が起こりやすいようにダクロン糸がコイルに編み込まれている．コイルを引き伸ばしたときの太さは 0.025，0.035，0.038，0.052 inch の 4 種類があり，長さは 1〜15 cm である．コイルが丸まったときの直径も 2〜20 mm と種々のタイプがある（Cook 社）（図 2.8 a）．0.035 inch のコイルは 5 Fr のカテーテルに適応し，よく用いられる．最近では 3 Fr のマイクロカテーテルの開発により，0.018 inch のマイクロコイルも用いられることが多い．マイクロコイルの材質は非磁性体の platinum で，ダクロン糸が編み込まれているものが多い．マイクロコイルの形状にはストレート型，カール型，多重らせん型の 3 種類があり，ストレート型の長さは，0.5〜1.5 cm で，カール型，多重らせん型の丸まったときの直径は 2〜12 mm である（Cook 社）（図 2.8 b, c）．このようにコイルの直径，長さおよび形状には多くの種類があり，塞栓術を行うときには治療する疾患，塞栓する血管の太さによって最適なコイルを選ぶようにしなければならない．もし血管内径よりも大きな径のコイルを使用すると，動脈瘤や血管壁穿孔が起こることがある．逆に小さな径のコイルでは十分な塞栓効果が得られず，コイルの移動も起こりうる．

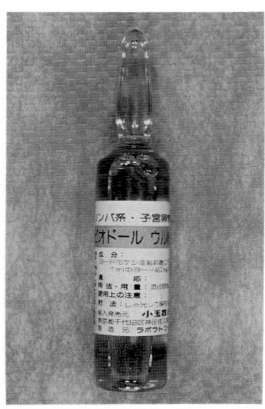

図 2.5 Lipiodol

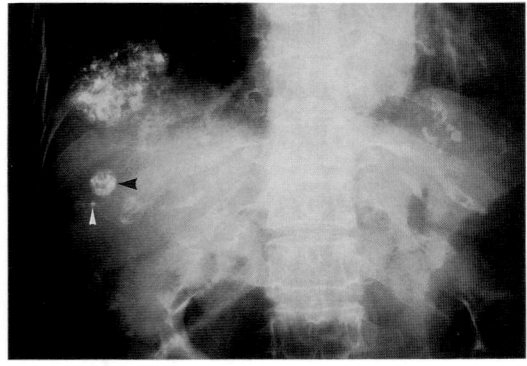

図 2.6 肝細胞癌に対する Lp-TAE
TAE 後の単純写真では肝の S 8 の腫瘍に一致して Lp の集積が認められる．S 5 の小さな腫瘍にも Lp の集積がみられる（矢頭）．

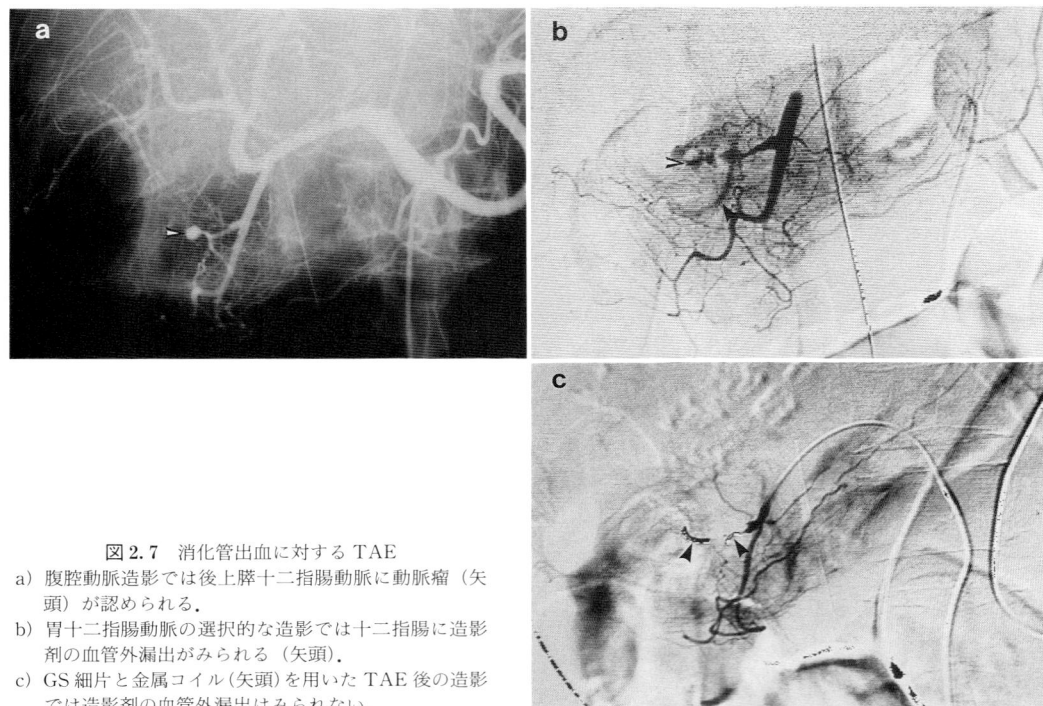

図2.7 消化管出血に対するTAE
a) 腹腔動脈造影では後上膵十二指腸動脈に動脈瘤（矢頭）が認められる．
b) 胃十二指腸動脈の選択的な造影では十二指腸に造影剤の血管外漏出がみられる（矢頭）．
c) GS細片と金属コイル（矢頭）を用いたTAE後の造影では造影剤の血管外漏出はみられない．

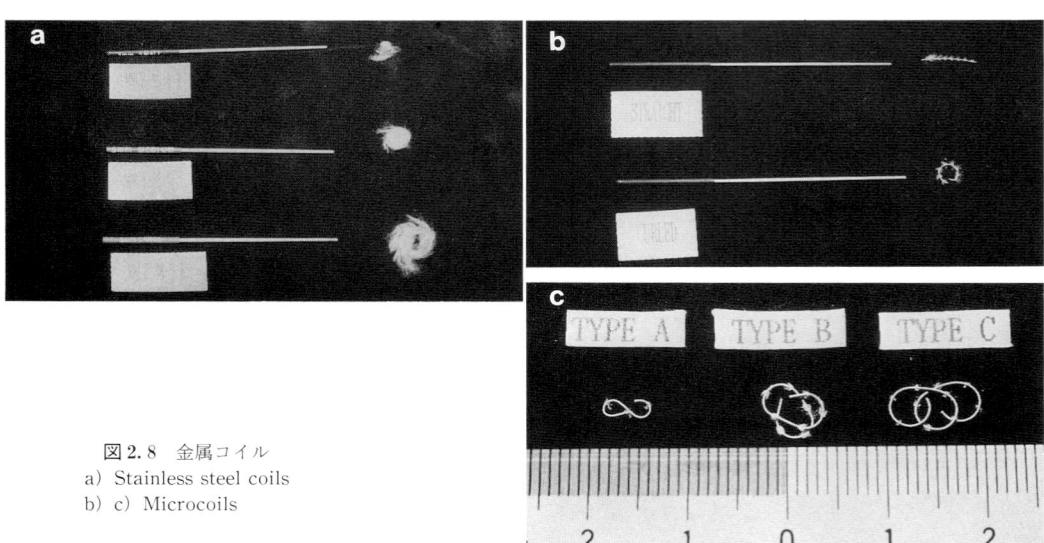

図2.8 金属コイル
a) Stainless steel coils
b) c) Microcoils

（4） Absolute ethanol

エタノールは95％のものが一般的に用いられており，壊死効果はきわめて強い．このため，腎細胞癌の術前TAEではエタノールの大動脈への逆流を防止するために，バルーンカテーテルを用いた腎動脈のTAEが望ましい．エタノールの適切な注入量は，実験的に0.2 ml/kgであるという報告がある[24]．最近ではマイクロカテーテルを用いた肝細胞癌の超選択的なTAEにエタノールを用いている施設がある．以前，食道・胃静脈瘤の治療にエタノールが用いられたこともあったが，現在ではエタノールアミンオレート[25,26]やエトキシスクレロールが

硬化剤として用いられる．

（5） Cyanoacrylate[27]

シアノアクリレートは瞬間接着剤で，ヒストアクリルブルーやアロンαが市販されている．シアノアクリレートは低粘度の液体で，アニオン重合し，硬化して固体となる．生体内では重合は瞬時に完了し，閉塞は永続的とされているが，分解や吸収がみられるという報告がある[28]．また，動物実験でシアノアクリレートの発癌性が報告されている[29]が，臨床例ではそのような報告はない．シアノアクリレート自体には造影性はなく，Lpなどの油性造影剤を混ぜる必要がある．油性造影剤には重合時間を延長する作用が認められ[30]，シアノアクリレートとLpの混合比率は病巣までの循環時間から決定される．脳のAVMのTAE（図2.9）では合併症を予防するためにカテーテルはAVMのnidusの直前まで超選択的に挿入する必要がある．

（6） Silk thread

絹糸は通常4-0あるいは5-0の太さのものを1～2 cmの長さに切って用いる．3 Frのマイクロカテーテルを用いてTAEを行う場合，カテーテルが閉塞しないように絹糸を1本ずつ1 mlのディスポーザブルの注射器で注入する．絹糸を注射器の先端に付けた血管内留置針に入れ，生理食塩水で薄めた造影剤で血流に乗せる感じで押し出す．AVMやシャントを伴う疾患のTAEに用いられることが多い．シャントが太い症例では，絹糸が静脈へ通り抜けないように長めの絹糸を用いるべきである．絹糸はX線透視下で見えず，頻回にDSAで血流状態を把握する必要がある．

（7） Polyvinyl alcohol foam（Ivalon）[31]

Ivalonは非吸収性の永久塞栓物質で，脳のAVMや肝癌のTAE[32]に用いられることがある．Ivalonはカテーテルの中でつまりやすく，塞栓後の動脈の再開通は起こりにくい．このため日本ではIvalonによる肝癌のTAEは普及していない．

（8） Detachable balloon

Detachable balloonは内頸動脈海綿静脈洞瘻，動脈瘤などの塞栓術に用いられる（図2.10）．バルーンの材質はシリコンあるいはラテックスで，バルーンを切り離す方法として引き抜き法（図2.11）や高周波通電法[33]などがある．バルーンを膨らませるのに造影剤あるいは2-hydroxyethyl methacrylate（HEMA）[34]，液体シリコンなどの硬化剤が用いられる．バルーンの基部にcheck valve機能が備わっていない場合，バルーンに硬化剤を充填する必要がある．バルーンの早期切り離し，破裂，切り離した後の体積変化を予防するために，術前にバルーンとカテーテルの接合強度，バルーンの許容容量，check valve機能の有無を調べておくことは重要である．

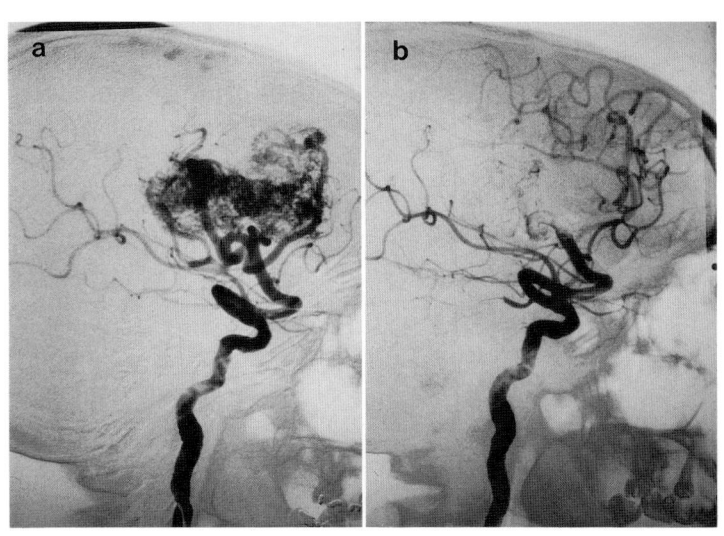

図2.9 脳のAVMに対するTAE
a) 右内頸動脈造影では前頭葉にAVMが認められる．
b) n-butyl cyanoacrylate（NBCA）によるTAE後の造影ではAVMはほぼ消失している．

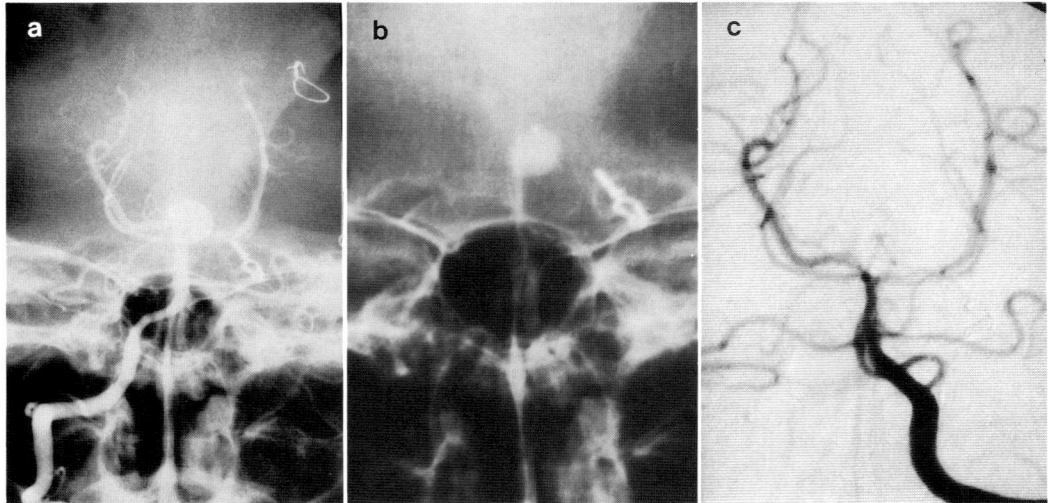

図 2.10　脳動脈瘤に対する TAE
a) 右椎骨動脈造影では basilar tip に動脈瘤が認められる．
b) Detachable balloon の充填剤には造影剤および HEMA が用いられた．
c) TAE 後 1 週めの造影では動脈瘤は描出されない．

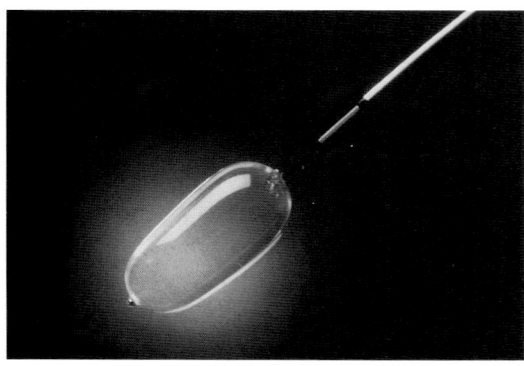

図 2.11　引き抜き式の detachable balloon（Ingener 社）

c. 動注抗癌剤

血管成分の乏しい腫瘍や TAE の risk が高いと考えられる症例には抗癌剤の動注療法が行われる．局所への動注療法は経静脈的全身投与に比べて少ない量の抗癌剤で局所の抗癌剤濃度を高めることができる．また，抗癌剤の他臓器への leakage は少なく，副作用は軽減すると考えられる．動注方法には抗癌剤を one shot で注入する方法，バルーンカテーテルを用いた balloon occluded arterial infusion (BOAI)[35,36]（図 2.12），徐放性効果をもたせるために抗癌剤をマイクロカプセルに封入して投与する方法[37] などがある．悪性腫瘍に対する TAE では，

ADM, MMC などの抗癌剤は GS や Lp に混入されるのが一般的である．抗癌剤には ADM, MMC などの濃度依存性薬剤と 5-fluorouracil (5-FU) に代表される時間依存性薬剤がある．濃度依存性薬剤は one shot 注入や BOAI で局所濃度を上げる必要があり，時間依存性薬剤はリザーバーを用いた持続動注が適している[38]．動注に用いられる主な抗癌剤には ADM, MMC, 5-FU, cisplatin (CDDP), bleomycin (BLM), nimustine (ACNU) などがあるが，どの抗癌剤をどれくらい用いるかは腫瘍の原発臓器や組織によって異なる（表 2.2, 2.3）．どの抗

表 2.2　主な腫瘍と動注抗癌剤

脳腫瘍	ACNU, CDDP
頭頸部癌	BLM, CDDP, 5-FU
乳癌	ADM, 5-FU
肺癌	CDDP, MMC
肝癌	ADM, MMC, CDDP, 5-FU
消化器癌	5-FU, MMC, ADM, CDDP
腎癌	MMC
膀胱癌	CDDP
子宮癌	CDDP

表 2.3　主な抗癌剤の単剤としての 1 回投与量 (mg)

ADM	20～70
MMC	8～20
CDDP	50～150
5-FU	250～500
ACNU	50～100
BLM	10～15

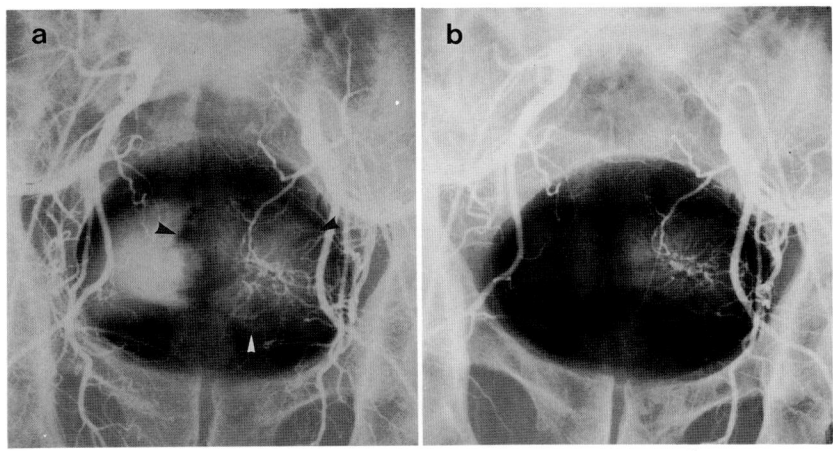

図 2.12 膀胱癌に対する BOAI
a) バルーンカテーテルを用いた両側内腸骨動脈造影では膀胱の左側に腫瘍が認められ（矢頭），腫瘍血管は車軸状の配列をしている．バルーンを膨らませた状態で CDDP 100 mg の動注が行われた．
b) BOAI 後 1 カ月めの造影では腫瘍の大きさは明らかに小さくなっている．この時点で 2 回めの BOAI が行われた．

癌剤にも副作用があり，ADM では心毒性，骨髄抑制，脱毛，MMC では骨髄抑制，腎機能障害，5-FU では悪心，嘔吐，下痢などの消化器症状，口内炎，CDDP では腎機能障害や悪心，嘔吐，BLM では肺線維症，ACNU では骨髄抑制に注意する必要がある．CDDP による腎機能障害を予防するには，動注の前後に十分な補液を行うことが大切である．

〔園村哲郎・山田龍作・岸　和史〕

文　献

1) Doppman JL, Girton M, Kahn ER. Proximal versus peripheral hepatic artery embolization : experimental study in monkeys. *Radiology* 1978 ; **128** : 577-588.
2) 河村　勲．肝癌に対する肝動脈塞栓療法の基礎的研究：特に塞栓部位の差異による効果と安全性の比較検討．金沢大十全医会誌 1984 ; **93** : 12-35.
3) 園村哲郎．肝動脈塞栓術（TAE）における塞栓物質の最適サイズ．日本医放会誌 1994 ; **54** : 489-499.
4) Cho KJ, Lunderquist A. Experimental hepatic artery embolization with gelfoam powder. *Invest Radiol* 1983 ; **18** : 189-193.
5) Nakamura H, Tanaka T, Hori S, et al. Transcatheter embolization of hepatocellular carcinoma : assessment of efficacy in cases of resection following embolization. *Radiology* 1983 ; **147** : 401-405.
6) Makuuchi M, Sukigara M, Mori T, et al. Bile duct necrosis : complication of transcatheter hepatic arterial embolization. *Radiology* 1985 ; **156** : 331-334.
7) Kuroda C, Iwasaki M, Tanaka T, et al. Gallbladder infarction following hepatic transcatheter arterial embolization. *Radiology* 1983 ; **149** : 85-89.
8) 山田龍作，中塚春樹，中村健治，他．各種悪性腫瘍に対する Transcatheter arterial embolization therapy の経験．脈管学 1978 ; **18** : 563-571.
9) 山田龍作，中塚春樹，中村健治，他．肝細胞癌に対する transcatheter arterial embolization therapy : 15 例の経験．肝臓 1979 ; **20** : 595-603.
10) 佐藤守男，山田龍作．肝細胞癌に対する肝動脈塞栓治療法の基礎的臨床的検討．日本医放会誌 1983 ; **43** : 977-1004.
11) Yamada R, Sato M, Kawabata M, et al. Hepatic artery embolization in 120 patients with hepatoma. *Radiology* 1983 ; **148** : 397-401.
12) 津田正洋，山田龍作，佐藤守男，他．抗癌剤併用肝動脈塞栓療法（TAE）における抗癌剤の動態の検討．日本医放会誌 1990 ; **50** : 504-511.
13) 中熊健一郎，田中征記，上村邦紀，他．進行肝癌に対する肝動脈結紮術効果増強の試み：とくに結紮肝動脈内油性制癌剤注入について．日独医報 1979 ; **24** : 675-682.
14) Oishi H, Uchida H, Yoshimura H, et al. Hepatocellular carcinoma detected by iodized oil. *Radiology* 1985 ; **154** : 25-29.
15) 大石　元，打田日出夫，大上庄一，他．肝細胞癌に対する抗癌剤混入 Lipiodol 併用 TAE による診断と塞栓効果：肝切除例からみた検討．肝臓 1986 ; **28** : 28-35.
16) 佐藤守男，岸　和史，塩山靖和，他．リピオドール併用肝動脈塞栓術の安全性に関する基礎的検討．日本医放会誌 1990 ; **50** : 107-113.
17) 桜井幹己，若狭研一，黒田知純，他．肝内胆管破裂に及ぼす動脈塞栓療法の影響．胆と膵 1989 ; **10** :

18) 小泉 淳, 古寺研一, 金田 智. TAE 後の合併症としての肝膿瘍. 日本医放会誌 1990; **50**: 592-598.
19) 芦澤和人, 松永尚文, 麻生暢哉, 他. 肝動脈塞栓療法の合併症としての bile lake. 日本医放会誌 1991; **51**: 121-126.
20) 今野俊光, 前田 浩. 油性制癌剤動注療法. 日本臨牀 1984; **42**: 651-662.
21) 野村尚三. 精索静脈瘤の成因に関するレ線学的検討とそれに基づく経皮的精巣静脈塞栓療法の開発. 和歌山医学 1991; **42**: 535-544.
22) Gianturco C, et al. Mechanical device for arterial occlusion. *AJR* 1975; **124**: 428-435.
23) Anderson JH, Wallace S, Gianturco C, et al. Mini Gianturco stainless steel coils for transcatheter vascular occlusion. *Radiology* 1979; **132**: 301-303.
24) 松尾尚樹, 葛城正巳, 畠山雅行, 他. 腎動脈塞栓術における absolute ethanol の効果に関する実験的ならびに臨床的研究. 日本医放会誌 1985; **45**: 462-474.
25) 金川博史, 美馬聰昭, 香山明一, 他. バルーン下逆行性経静脈的塞栓術 (B-RTO) による胃静脈瘤治療. 消化器内視鏡 1991; **3**: 1067-1071.
26) 園村哲郎, 鈴木謙三. 胃静脈瘤の破裂. 救急医学 1994; **18**: 56-58.
27) Dotter CT, Goldman ML, Rösch J. Instant selective occlusion with isobutyl-2-cyanoacrylate. *Radiology* 1975; **114**: 227-230.
28) Rao VRK, et al. Dissolution of isobutyl-2-cyanoacrylate on longterm follow-up. *AJNR* 1989; **10**: 135-141.
29) Samson D, et al. Carcinogenic potential of isobutyl-2-cyanoacrylate. *J Neurosurg* 1986; **65**: 571-572.
30) Spiegel SM, et al. Adjusting the polymerization time of isobutyl-2-cyanoacrylate. *AJNR* 1986; **7**: 109-112.
31) Tadavarthy SM, Moller JH, Amplatz K. Polyvinylalcohol (Ivalon): a new embolic material. *AJR* 1975; **125**: 609-616.
32) Chuang VP, Wallace S, Soo CS, et al. Therapeutic Ivalon embolization of hepatic tumors. *AJR* 1982; **138**: 289-294.
33) Taki W, et al. The released balloon technique with activated high frequency electrical current. *Surg Neurol* 1980; **13**: 405-408.
34) Goto K, et al. Permanent inflation of detachable balloons with a low-viscosity hydrophilic polymerizing system. *Radiology* 1988; **169**: 787-790.
35) 川端 衛, 高島澄夫, 光実 淳, 他. 肝腫瘍に対する balloon occluded arterial infusion therapy. 癌と化学療法 1984; **11**: 806-813.
36) 光実 淳. 膀胱癌に対する一時的血流遮断下抗癌剤動注療法の開発とその臨床応用に関する研究. 和歌山医学 1991; **42**: 621-632.
37) 加藤哲郎, 根本良介, 玉川芳春. MMC マイクロカプセルによる微小化学療法について. 臨放 1981; **26**: 59-65.
38) 秋庭真理子, 相沢良夫, 清水能一, 他. 肝・胆道・膵癌の抗癌剤動注療法: one shot 法と持続注入法. 日本臨牀 1982; **40**: 175-182.

3. 血管内ステントの現状

a. 血管内ステントの概念―歴史と進歩

血管内ステントは今世紀に入って英国の歯科医Charles R. Stentにちなんで命名されたが，彼と現在の器材とはまったく関係はない．彼は歯の圧迫材料を発明し，それは後に皮膚移植片の治療にも使われた．ステントという単語は，治癒過程における生体組織を支持するために使われるすべての器具を意味している．

1984年，R. Abbeは動脈の血流を再開通するためにprosthetic tubeを使用する試みを報告した[1]．彼は切断されたイヌの動脈の端々を結合するのにガラス管を使用した．1942年にはBlakemoreは戦争で負傷した血管を修復するためにvitallium管の使用を提案した[2]．しかし，透視下において経カテーテル的に血管内ステントを留置するという独創的な考えは，Charles T. Dotterによって1969年に報告されている[3]．彼はまた12年後，次の報告を行い，現在に至る一連の報告の先駆けとなった．

Dotterの独創的なステントは，ガイドワイヤー上にステンレススチールワイヤーを固くまきつけたコイルバネで，プッシャーもしくはカテーテルを用いて留置するものであった．彼は血管内ステントが血管壁と一体となり，長期にわたり開存することを報告している．1983年になって，温度上昇によって形状を変化するnitinol合金製の熱形成性ステントの概念が報告されている[4]．同年，Craggも同様の器具を報告している[5]．

1984年には西ドイツの外科医Dirk Maassは，ステント挿入後巻き付けが解かれることにより径が増大するばね状のステンレススチールコイルの実験結果を報告した[6]．1985年にはWright, Gianturcoらがジグザグ状の柔軟なステンレススチールワイヤーからなる弾性のあるステントを報告した[7]．同年Palmazらは，coaxial balloonの拡張により留置されるステンレススチールを管状のメッシュに編んだballoon expandableステントを導入した[8]．1987年にはSigwartはバネ様のメッシュ状ステントを導入した．このステントの留置には外側の回転する膜を引っ込めて，ステントがその径を増すことによりなされる[9]．同年Streckerはballoon expandableであるタンタルム（tantalum）製のステントを導入した[10]．また，その同年にはモスクワの国立科学アカデミーのRabkin博士がnitinol coil stentを用いた多数の臨床経験を報告している[11]．1988年にはRoubin, Gianturcoらはワイヤーループを組み合わせた新しいballoon expandableステントを提案した[12]．

さらに最近では，多くのステントが報告されてきた．それらの中で，Wiktor-Medtronic balloon expandableのタンタルムステント（Medtronic社製）が患者への予備的な適応を認められた[13]．Splepian血管内舗装ステント[14]やMayo Clinicからは微生物で分解されるステント[15]のような数多くの非金属製のステントも報告されている．Gaspardtの一時的ステント（Lille, France）[16]や再留置可能なステント（Tokorozawa, Japan）[17]やペンシルバニア大学からは除去可能なステント[18]が報告された．最近報告されたステントには初期的段階のものもあれば臨床治験が始まったものもある．

血管内ステントは一般的にballoon PTAの最大の問題であるelastic recoilと内膜解離を機械的に解決する手段として使われている．Dotterは血管内ステントは留置後数週から数カ月で動脈壁の増殖した組織内に埋没されるという事実を1969年に最初に報告している[3]．ステントが薄い金属表面をもち血流を閉塞しなければ，ステントの形状に応じて組織内に埋没される．フィブリンで覆われた金属表面は数日から数週で，内皮によってステント全面が覆われる．遅い血流や乱流をつくりやすい血栓形成性の金属表面は内皮化によって血栓沈着が起こりにくくなる．この点は外科的に移植された人工血管が吻合部より数mmしか内皮化されないのに対し，血管

内ステントの重要な利点である．しかしながら，ステントの材質の中には血栓形成性のものが混ざっており，内皮化が完成する前に遅い血流や乱流の中では早期にステント閉塞が起こる可能性がある．ステント留置を取り巻く一連の事象を理解することは，ステント閉塞を防ぐ手助けとなる．

b．機械的考察

ステントが動脈壁に対し適応された場合，金属の膜や支柱が壁内に埋没することが最も重要である（図3.1）．ステント留置後にできた細長く，直線状の

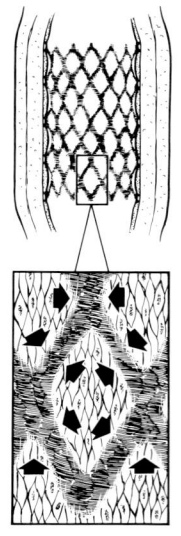

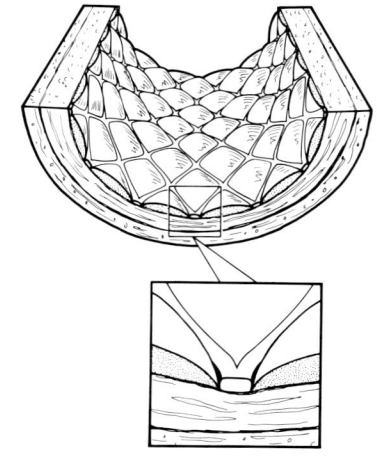

図3.1 動脈壁内に金属膜を埋没させることによって，血管内ステントは正確に留置される．ステントの間に組織の盛り上がりを認める．

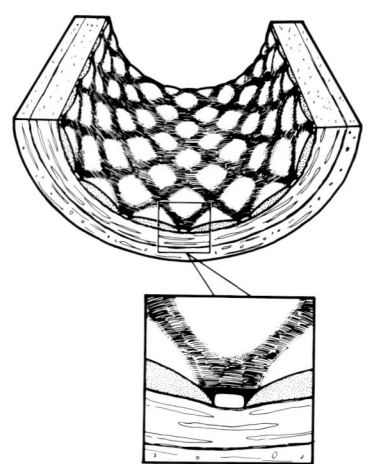

図3.2 ステントによるくぼみは血栓ですぐに満たされる．組織の盛り上がりにはステントを覆うための内皮細胞を含んでいる．

図3.3 内皮の再生は多中心性に進行する．内皮の隙間は血栓で覆われたステントの支柱部に限られているので，内皮細胞は急速に融合する．

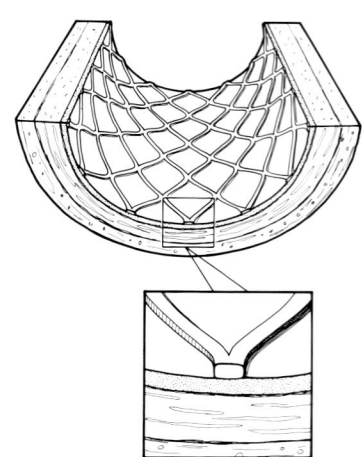

図3.4 血管内ステントの不正確な留置では，ステントの支柱は末梢の血流に対し，むき出しの状態となる．

くぼみは金属表面を覆う血栓によってすぐに満たされる．血栓の端はくぼみの近傍の組織の盛り上がりへ向かって羽毛状に広がる（図3.2）．これらの盛り上がりはステント留置前の障害や機器の使用の程度に応じて，多中心性発育によって急速に再内皮化される（図3.3）．ステントが完全に埋没されるためには，ステント拡張用のバルーン径は目的とする部位の血管より10～15%大きいものにしなければなら

3. 血管内ステントの現状

c. 血行力学的考察

ステント留置後，血管壁はステントおよび線維筋性組織によって固くなる．この血管の硬化は流れや圧に適応する筋性・弾性血管の性質を低下させる．動脈硬化性の血管においてはこの機能はすでに変化しており，ステントが有意に限局的な血行動態を変えることにはならない．血栓形成が，外科的人工血管のバイパスのようにステント内に起こるとしたら，遅い血流においては血栓沈着を起こしやすい．この現象は Sauvage らにより説明されている．彼は人工器官の表面に対する血栓形成は血流が一定量保たれていれば起こらないとしている．血流があるレベル以下になると壁に血栓が沈着する．壁に血栓が沈着し，断面積が減少すると血流が増加する．増加した血流が血栓形成のレベルより速ければ，血栓沈着は進行しない．そうでなければ，完全閉塞に至るまで血栓形成は進行する．このことはステント留置においては，血管の開存性を維持し，動脈のスパスムを防止することによって速い血流を得る必要があることを示している．

人工器官のチューブに関して，ステントの開存性はそれらの径と関係があるようである．人工のバイパスチューブは大腿-膝窩動脈バイパスとして設置される際，それらの径が 6 mm 以下であれば閉塞しやすい．反対に大動脈-腸骨動脈バイパスに使用される大きなチューブでは閉塞は起こらない．しかし，ステント径と血栓については状況が異なるようである．サンアントニオのテキサス大学で，われわれはイヌの動脈に対して直径が 1.5〜6 mm のステントを留置し，血栓沈着の形態学的および RI を用いて，形成された血栓の量は直径に依存することを示した[20]．血栓は主に金属表面に沈着していた．この表面はさまざまな径のステントの中で同一であり，小さなステントでは閉塞をきたすが，一方，大径の血管においては径の減少はわずかである．

d. 抗凝固とステント血栓形成性

現在評価中のステントに使用されているすべての金属や合金は，イオン媒体中では電気的に陽性の表面をもつ．酸化物が金属表面に形成されるが，電気的に陽性であり，負の電荷した血液細胞，血清蛋白を静電気学的引力に引きつける．自由な表面のエネルギーや表面構造もステントの血栓形成に関与して

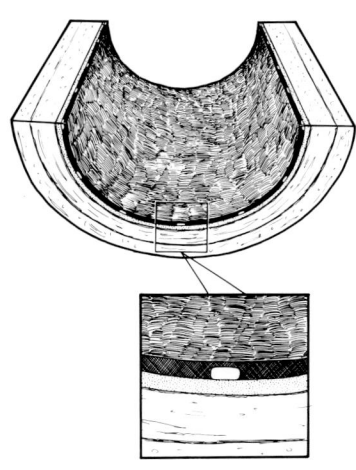

図 3.5 血栓はステントが置かれた表面を完全に覆うように，連続して沈着する傾向にある．

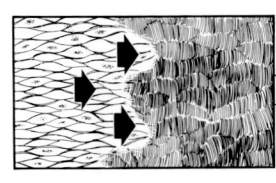 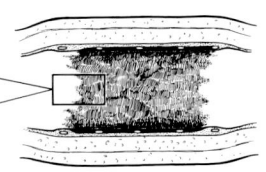

図 3.6 完全に血栓が表面を覆うと，ステントで覆われた表面全体が脱内皮化を起こす．再生はこの表面の端から進行し，ゆっくりとした過程である．

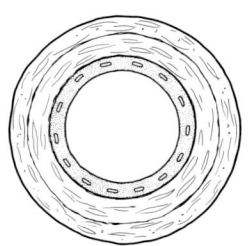 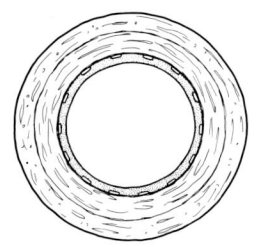

図 3.7 急速に内皮化が起こると内膜層は薄く，大きな直径が得られ（右図），ゆっくりとした内皮化は内膜層が肥厚し，内腔直径の狭小化をもたらす（左図）．

ない．ステントがこの軽度の過拡張されない場合，ステントは埋没されず（図 3.4），血栓がステント表面全体に沈着し（図 3.5），表面の内皮の消失をきたす．そうすると再内皮化は領域の端から緩徐に進行する（図 3.6）．このように再内皮化が緩徐に起こると，血栓沈着の増加，筋細胞の増殖，血管径の狭小につながる（図 3.7）．

血栓それ自体は血栓形成能はあまりなく，ステントの血栓形成性はステント留置後，金属表面が血栓で覆われたのち数時間は低下している．このことは，60分で活動性のピークを示す^{111}In血小板の時間-活動性曲線の研究によって明らかにされた[22]．血流の方向に走る線維からなるフィブリン血栓による無構造の赤色血栓の沈着により，ステントの血栓形成性は数時間から数日後はさらに低下している[23]．

血栓形成は抗凝固剤や血小板機能阻害剤によりかなり変化するであろう．このことはわれわれの施設において，イヌの大腿部のステントを^{111}Inでラベルした血小板を使った血栓形成の研究にて実験的に示された[20]．ステント留置部位における放射活性の量は何も投与されない動物と比較し，ヘパリン静注により有意に減少した．放射活性はアスピリンとジピリダモールの投与によって減少したが，アスピリン，ジピリダモール，ヘパリンおよびデキストランの組合せによって最も低下した．

これらの薬剤の投与は血流の遅い部位や冠動脈に使用されるような5mmより小さいステントを用いるとき，ステントの急性の血栓閉塞を防止するために推奨される．

e. 遅い血流と内膜過形成との関連

金属への限局的な炎症反応もしくは刺激された平滑筋細胞の増殖の結果，ステント狭窄に至るような過度の内膜過形成が起こるという報告があるが，われわれはステント表面の血栓の厚さによって，最終的な線維筋性組織の厚さが決定されるという結果を得た．フライブルグ大学とサンアントニオ大学との間での共同研究で，遅い血流による閉塞性の血栓は最終的には線維筋性組織になることを実験的に示した．遅い血流の血管に留置されたステントでは6カ月後には，ステントを覆っている厚い組織層は，いわゆる内膜過形成と区別できない[22]．この理論が正しいとすれば，遅い血流の部位でのステント留置においてはワーファリンを使用した抗凝固療法は有効であろう．

この理論を裏づけるものとして，遅発性のステント再狭窄の症例にみられる．遅発性の血栓の原因としては抗凝固療法の中止やステント部の欠損，機能異常の内膜の持続があげられる．抗凝固作用や頻繁なコントロールの必要な症例を見極めるためには適切な判断と経験が必要である．

f. コーティングステント

金属ステントにさまざまな特性をもつ材質のコーティングをする試みが行われている．コーティングは受動的，能動的，および生物学的なものに分類されうる．受動的なコーティングは，ウレタンや熱分解性カーボンのような低血栓形成性の材料を含んでいる．能動的なコーティングには，ヘパリンのような抗凝固剤に化学的に付着する材料を含み，抗凝固剤や化学治療剤と結合するようなメッシュ状の構造をもっている．*in vitro*において，Dichekらが金属ステント上に内皮細胞を植え付けた生物学的なコーティングを報告した[25]．これらの細胞はt-PAを産生するように遺伝的に操作されている．コーティングはこれまでの問題を解決する新しい方法かもしれないが，いくつかの問題点もある．コーティングはコートがはがれて，抜け落ちるという問題が起こりうる．コートの下への液体滲出は金属腐食の可能性が増す．内皮細胞をコーティングする場合，生きた細胞を植えつけることに関連するさまざまな問題は克服困難である．

安全で有効な抗血栓性のコーティングが開発されたと仮定しても，さらにその役割についての疑問が残る．内皮はフィブリンでコーティングされた金属表面を覆うが，ダクロン，テフロン，プラスチックのような重合体の表面には成長しない．ステントコーティングによって，血栓形成は減少するかもしれないが，逆に遅発性の不完全な内皮化をもたらすかもしれない．コーティングステントの人への応用が考慮される前に長期にわたる実験が達成されなければならない．

シリコンによる連続的なコートは，メッシュを通して血流を通さないようにするballoon expandableステントに適応されてきた．この筒状のステントは動静脈瘻や嚢状動脈瘤の閉塞用として考案された．しかしながら，ポリマーの表面は内皮化されず，ウサギの大動脈に置かれたステント内腔の端に組織が増殖する[26]．内皮は血栓の人工的な表層には成長せずに，血管と人工器官の表面の間の移行部でのみ形成された．血栓形成は進行性であるが不完全であり，脱内皮化により連続的に線維筋性組織に置き換

えられる．

g. 壁内バイパス

ステントはバイパスチューブを張り付けるための縫合糸に置き換えるシールとして使用される可能性もある．このステントとグラフトの結合はcoaxial balloon上にはめられ，動脈瘤を塞ぐために血管壁内に留置される．この方法は実験的につくられたイヌの腹部大動脈瘤で試みられた[27]．腹部大動脈瘤を模倣するために，腹部大動脈の一部を紡錘状のダクロンチューブで置換し，その後6週間目に，8 mmの長さのひだのつけられた薄い壁のグラフトが，大腿動脈切開によって挿入された12 Frテフロンシースを通して導入された．直径3 mm，長さ30 mmのballoon expandableステントは互いに向かい合った二つの縫合でグラフトの端に固定された．

ステントグラフトを，直径10 mm，長さ12 cmのballoon angioplasty catheter上に装着し，動脈瘤の部位までもっていき，ステントとグラフトを同時に拡張し動脈瘤を塞いだ．その装置留置後6カ月の標本の病理学的検索では，線維性浸潤によるダクロンの実験的動脈瘤は縮小していた．この現象によりダクロンバイパスはさまざまな程度に屈曲し，結局8匹の動物のうち2匹において完全閉塞となった．そのような状態を避けるために，近位端に一つのステントのみを有するように改良された．さらに，ダクロングラフトは屈曲せずに短縮できるようにひだがつけられた．グラフトの遠位端は筒状になり，大動脈壁に対して適応するように考案された．グラフトと遠位側大動脈の直径を一致させることによってグラフトの遠位端から動脈瘤内への血流の漏出は防がれた．5名の腹部大動脈瘤の患者に臨床応用され，4名はうまく留置された．グラフトの長さの計算間違いにより留置がうまくいかなかった1名は，外科的にその装置は取り除かれ，大動脈-両側大腿動脈バイパス術が施行された．2名の患者における10週目での経過観察の大動脈造影では，両者ともグラフトの開存がみられた．1名の患者においては，グラフトの遠位端から動脈瘤内への少量の血流の漏出を認め，動脈瘤は完全には血栓化していなかった．この新しい方法の安全性と有用性が確立されるためには，長期にわたる経過観察と十分にコントロールされた試みが必要であろう．

h. 血管内ステントの現在の臨床経験

これまでの項から，血管内ステントの臨床経験では，急性閉塞，開存性，合併症に関して評価する必要がある．急性閉塞に関しては，ステント固有の血栓形成性のためによる．この点に関して，多くの著者は留置後3週以内に生じる血栓症を急性閉塞と考えている．ステント内腔の開存は最小内腔径（minimal luminal diameter, MLD）や平均パーセント狭窄率（mean percent stenosis, M%S）として示されるが，最も一般的なステントの開存性は，留置後，直径50%以下の内腔を有するステントのパーセンテージとして表現される．血管造影による経過観察の適当な時期に関しては，多くの著者は経験的に6カ月と報告している．6カ月から12カ月の間には冠動脈造影上ステントのMLDやM%Sに有意な変化はみられず，6カ月後で十分と思われる[29]．ステント装着の合併症は，一般的な手技に関連する合併症とステントそれ自体による合併症がある．急性の血栓症は合併症と考えられるべきで，それゆえに合併症発生率に加えられる．冠動脈ステントの報告の中には，死亡や緊急の冠動脈バイパス手術や心筋梗塞のような合併症のみを含んでいるものがある．以下の血管内ステントの臨床結果の比較には，上記の合併症が含まれている．

（1）腸骨動脈

腸骨動脈においては，Palmazステント（Johnson and Johnson Interventional System, Warren, NJ）[30~32]とWallstent（Schnnider (USA) Inc., Minneapolis, MN）[33~35]を使った共同治験では，急性血栓症は低率で，高い開存率を示した．両ステントにおける合併症発生率は10%程度である．

（2）大腿・膝窩動脈

Palmazステントを使った大腿・膝窩動脈のステントの治験は，フランスで行われた[32,36]．フランスの2施設で集積されたデータでは低率の急性血栓症，高い開存率が得られ，合併症発生率も許容範囲であり，有望である．大腿・膝窩動脈でのWallstentによる報告された経験は，高率の急性血栓症と有意な再狭窄率を示している[35,37,38]．しかしながら，大腿・膝窩動脈におけるこれら二つのステントを用いた結果は，異なる患者選択のために直接比較はできない．Palmazステントで治療された病変の多くは，Wallstentで治療された病変よりも短い病変であっ

(3) 腎動脈

Palmaz ステントによる腎動脈へのステント留置の報告では，経過観察において 2/3 の症例で開存していた[39]。ヨーロッパの経験[32,40]と比較して米国では高率の合併症を認めており，ヨーロッパの例では技術の改良，経口抗凝固剤の使用を行ったためであろう。Wallstent の腎動脈への応用の結果は，Palmaz ステントよりわずかに良好な長期開存が得られた[41,42]。しかし，これら二つのステントで治療された患者は，Palmaz-Schatz ステントで治療された多くの患者が開口部の腎動脈狭窄を有する点で異なっている。一方，Wallstent を使った患者の 40% はこの範疇に属していた。

(4) 冠動脈

米国の冠動脈のステントの報告[43]とフランスのツールースからの Marco と Fajadet[44] によって集積された膨大な経験では，両方とも平均 6.5% の急性閉塞率，全体として 73.7% の開存率，以前，冠動脈のインターベンションを受けていない患者の開存率では 84% であった。Medinvent ステントを冠動脈に使用した Serruys ら[45]による最近の報告は，高率の急性血栓症や急性のステント閉塞がみられない患者では大変よい開存率を示している。

狭窄した冠動脈伏在静脈グラフトに対する Palmaz-Schatz ステントの検討では，急性閉塞の頻度は低く，比較的高い開存率が得られ，合併症発生率は許容範囲内であった[46]。

バイパスグラフトに Wallstent を使用している Scheerder[47] の経験は，高率の急性血栓症を呈している。Roubin-Gianturco ステント（Cook 社）の冠動脈への使用は，PTCA 後の急性もしくは切迫した閉塞に限られている[48]。患者の状態が high risk ということをかんがみれば悪い結果ではない。

(5) 大静脈

最も多い経験は Gianturco "Z" ステント（Cook 社）を使って報告されている[49]。このステントの適応の多くは腫瘍性病変や上・下大静脈の閉塞をもつ患者であった。多くの例で合併症発生率は許容範囲であり症状が改善されている。また，Carrasco ら[50]の例での合併症の発生率は高いが，疾患が重症であったためであろう。また Palmaz ステント[52,53]と Wallstent を使った例も有望である。透析シャントをもつ患者では開存率は不良であり，balloon angioplasty とほぼ同等の結果であった。ステント挿入がシャントの寿命をのばすのに有利であるかどうかは，今後の評価が必要である[54～56]。

腸骨動脈におけるステントの使用は安全で，かつ有効である。冠動脈の静脈バイパスグラフトと上・下大静脈におけるステント挿入はよい適応である。冠動脈，腎動脈，大腿動脈へのステントの使用は，randomized studies を含め，さらに検討が必要である。

〔Julio C. Palmaz；平井俊範訳〕

文　献

1) Abbe R. The surgery of the hand. *NY Med J* 1894; 33-40.
2) Blakemore A. Vitallium tube for arterial reconstruction. *Surgery* 1942; **12**: 488-508.
3) Dotter CT. Transluminally-placed coilspring endarterial tube grafts. Long-term patency in canine popliteal artery. *Invest Radiol* 1969; **4**: 329-332.
4) Dotter CT, Bushmann RW, McKinney MR, Rosch J. Transluminally expandable nitinol coil stent grafting. Preliminary report. *Radiology* 1983; **147**: 259-260.
5) Cragg A, Lund G, Rysavy J, et al. Nonsurgical placement of arterial endoprostheses: A new technique using nitinol wire. *Radiology* 1983; **147**: 261-263.
6) Maas D, Zollikofer CL, Largiarder F, Senning A. Radiological follow-up of transluminally inserted vascular endoprothesis: An experimental study using expanding spirals. *Radiology* 1984; **152**: 659-663.
7) Wright KC, Wallace S, Charsangavej C, Carrasco H, Gianturco C. Percutaneous endovascular stents: An experimental study. *Radiology* 1985; **156**: 69-72.
8) Palmaz JC, Sibbitt RR, Reuter SR, Tio FO, Rice WJ. Expandable intraluminal graft: A preliminary study. *Radiology* 1985; **156**: 73-77.
9) Sigwart V, Puel J, Mirkovitch V, Joffre F, Kappenberger L. Intravascular stents to prevent occlusion and restenosis after transluminal angioplasty. *N Eng J Med* 1987; **316**: 701-706.
10) Strecker EP, Berg G, Weber H, Bohl M, Dietrich B. Experimentelle Untersuchungen mit einer neven perkutan einfuhr baren und aufdehnbaren. Gefabendeprosthese. *Fortschr Rontgenstr* 1987; **147**: 669-672.
11) Rabkin S, Matevosov AL, Gotman LN. Radiological endovascular prosthesis in radiological endovascular surgery. Moscow Medicine, 1987.
12) Robinson KA, Roubin GS, Siegel RJ, et al. Intraarterial stenting in the atherosclerotic rab-

13) Bertrand M, Kober G, Scheerder Y, Uebis R, Wiegand V. Initial multi-center human clinical experience with the Medtronic wiktor coronary stent (Abstr). *Circulation* 1990; **82**: Suppl III: III-541.
14) Slepian MJ, Schindler A. Polymeric endoluminal paving/sealing: A biodegradable alternative to intracoronary stenting (Abstr). *Circulation* 1988; **78**: Suppl II: II-409.
15) Murphy JG, Schwartz RS, Kennedy K, Edwards RE, Vliestra RE, Holmes DR. A new, biocompatible polymeric coronary stent: design and early results in the pig model (Abstr). *JACC* 1990; **1s**: 10 SA.
16) Gaspard PE, Didier BP, Delsanti GL. The temporary stent catheter: A non-operative treatment for acute occlusion during coronary angioplasty (Abstr). *JACC* 1990; **1s**: 118 A.
17) Irie T, Furui S, Yamauchi T, Makita K, Sawada S, Takenaka E. Relocatable Gianturco expandable metallic stents. *Radiology* 1991; **178**: 575-578.
18) Schlansky-Goldberg RD, LeVeen RF, Hillstead RA, Cope C. Temporary vascular stenting (Abstr). *Radiology* 1990; **177**(P): 299.
19) Sauvage LR. Externally supported, noncrimped external velour, weft-knitted Dacron prostheses for axillofemoral, femoropopliteal, and femorotibial bypass. In: Wright CB, Hosson RW, Hiratzka LF, Lynch TB (eds). Vascular grafting: clinical applications and techniques, Boston: Wright 1983; 158-186.
20) Palmaz JC, Garcia O, Kopp DT, et al. Balloon-expandable intraarterial stents: Effect of antithrombotic medication on thrombus formation. In: Zeitler E (ed) Pros and cons in PTA and auxiliary methods. Springer Verlag, 1989.
21) Palmaz JC. Balloon-expandable intravascular stent. *AJR* 1988; **150**: 1263-1269.
22) Noeldge G, Richter GM, Sigestetter V, Garcia O, Palmaz JC. Tierexperimentelle Untersuchungen uber den Einflub der Flubrestriktion auf die Thrombogenitat des Palmaz Stentes mittels 111-Indium-markierter Thrombozyten. *Roefo* 1990; **152**: 264-270.
23) Palmaz JC, Tio FO, Schatz RA, Alvarado R, Rees C, Garcia O. Early endothelisation of balloon-expandable stents: Experimental observations. *J Intervent Radiol* 1988; **3**: 119-124.
24) Rodgers GP, Minor ST, Robinson K. Adju. therapy for intracoronary stents. Investigations in atherosclerotic swine. *Circulation* 1990; **82**: 560-569.
25) Dichek DA, Neville RF, Zwiebel JA, Freeman SM, Leon MB, Anderson WF. Seeding of intravascular stents with genetically engineered endothelial cells. *Circulation* 1989; **80**: 1347-1353.
26) Roeren T, Palmaz JC, Garcia O, Rees CR, Tio FO. Percutaneous vascular grafting with a coated stent (Abstr). *Radiology* 1989; **173**(P): 106.
27) Palmaz JC, Parodi JC, Barone HD, Garcia O, Tio FO, Rivera F, Clem M. Transluminal bypass of experimental abdominal aortic aneurysm. RSNA 1990 meeting, Chicago, IL.
28) Parodi JC, Palmaz JC, Barone HD. Transluminal aneurysm bypass. Experimental observations and preliminary clinical experience. Arizona Heart Institute 1991 meeting. Phoenix, AZ, Feb. 13, 1991.
29) Savage M, Fishman D, Ellis S, et al. Does late progression of restenosis occur beyond six months following coronary artery stenting? (Abstr). *Circulation* 1990; **82**(Suppl III): III-540.
30) Palmaz JC. Update on clinical experience with peripheral vascular stents. International Congress IV. Phoenix, AZ. February 13, 1991.
31) Richter GM, Noeldge G, Roeren T, Landwehr P, Brams HJ, Kauffmann GK, Palmaz JC. First long-term results of a randomized multicenter trial: Iliac balloon expandable stent placement versus percutaneous transluminal angioplasty (Abstr). *Radiology* 1990; **177**(P): 152.
32) Henry M, Beron R, Amicabile C, Voiriot P, Chastel A. Palmaz-Schatz stents in the treatment of peripheral vascular diseases (Abstr). *JACC* **17**: 302 A.
33) Vorwerk D, Guenther RW. Mechanical revascularization of occluded iliac arteries with use of self-expandable endoprostheses. *Radiology* 1990; **175**: 411-415.
34) Gunther RW, Vorwerk D, Antonucci F, et al. Iliac artery stenosis or obstruction after unsuccessful balloon angioplasty: Treatment with a self-expandable stent. *AJR* 1991; **156**: 389-393.
35) Zollikofer CL, Antonucci F, Pfyffer M, et al. Arterial stent placement with use of the Wallstent: Mid-term results of clinical experience. *Radiology* 1991; **179**: 449-456.
36) Busquet J. Palmaz-Schatz stents in the treatment of iliac and femoral arterial disease. International Congress IV. Phoenix, AZ, February 13, 1991.
37) Rousseau HP, Raillat CR, Joffre FG, Knight CJ, Ginestet MC. Treatment of femoropopliteal stenoses by means of self-expandable endoprostheses: Mid-term results. *Radiology* 1989; **172**: 961-964.
38) Gunther RW, Vorwerk D, Bohndorf K, Peters I, El-Din A, Messmer B. Iliac and femoral artery stenoses and occlusions: Treatment with intravascular stents. *Radiology* 1989; **172**: 725-730.
39) Rees CR, Palmaz JC, Becker GJ, et al. Preliminary report of a multi-center study of the Palmaz stent in atherosclerotic stenosis involving the ostia of the renal arteries. *Radiology* 1991 (in press).
40) Richter GM, Roeren T, Noeldge G, et al. Renal aorta stenting: European experience with the

new type of Palmaz-Schatz two segment articulated stent (Abstr). *Radiology* 1990 ; **177** (P): 299.
41) Joffre F, Rousseau H, Bernardet P, Nomblot C, Blain F, Escourrou G, Durand D. Vascular endoprosthesis in the treatment of renal arterial stenosis (Abstr). *Radiology* 1990 ; **177**(P): 300.
42) Wilms GE, Peene PT, Baert AL, et al. Renal artery stent placement with the use of the Wallstent endoprosthesis. *Radiology* 1991 ; **179** : 457-462.
43) Teirstein PS. Influence of prior PTCA on stent restenosis. First annual symposium on coronary stenting. San Diego, CA, April 2-4, 1991.
44) Marco J, Fajadet JC, Cassagneau BG, et al. Coronary stenting. Complex coronary angioplasty course III. Toulouse, France, April 24-26, 1991.
45) Serruys PW, Strauss BH, Beatt KJ, et al. Angiographic follow-up after placement of a self-expanding coronary stent. *NEJM* 1991 ; **324** : 13-17.
46) Leon MB. Stent implantation in aortocoronary vein grafts : A multi-center registry report. First annual symposium on coronary stenting. San Diego, CA, April 2-4, 1991.
47) De Scheerder IK, Strauss BH, Suryapranata H, et al. Stenting of venous bypass grafts : A new treatment modality for patients who are poor candidates for reintervention (Abstr). *JAAC* 1991 ; **17** : 281 A.
48) Roubin GS, Hearn JA, Carlin SF, Lembo NJ, Douglas JS, King SB. Angiographic and clinical follow-up in patients receiving a balloon-expandable, stainless steel stent (Cook, Inc.) for prevention of acute closure after PTCA (Abstr). *Circulation* 1990 ; **82** (Suppl III): III-191.
49) Rosch J, Uchida B, Hall L, Antonovic R, Ivancev K, Peterson B. Expandable wire stents in treatment of venous obstructions (Abstr). *Radiology* 1990 ; **177**(P): 366.
50) Carrasco CH, Charnsangavej C, Wright KC, et al. Gianturcostent in venacaval stenosis (Abstr). *Radiology* 1990 ; **177**(P): 202.
51) Furui S, Sawada S, Irie T, et al. Hepatic inferior vena cava obstruction : Treatment of two types with Gianturco expandable metallic stents. *Rabiology* 1990 ; **176** : 665-670.
52) Solomon N, Wholey MH, Jarmolowski CR. Intravascular stents in the management of superior vena cava syndrome. *Cath Cardiovasc Diag* 1991 ; **23** : 245-252.
53) Elson JD, Becker GJ, Wholey MH, Ehrman KO. Vena cava and central venous stenoses : Management with Palmaz balloon-expandable intraluminal stents. *JVIR* 1991 ; **2** : 215-223.
54) Antonucci F, Zollikofer CL, Salomonowitz E, Hugentobler M, Stuckman G. Stenotic veins, grafts and dialysis shunts : Treatment with self-expanding prostheses (Abstr). *Radiology* 1990 ; **177**(P): 145.
55) Quinn SF, Schuman ES, Gross GF, et al. Endovascular expandable stents in the treatment of venous stenoses in hemodialysis patients : Preliminary results (Abstr). *Radiology* 1990 ; **177**(P): 237.
56) Landwehr P, Lackner K, Ruediger G. Middle-term results of Palmaz stent versus conventional percutaneous transluminal angioplasty for treatment of central-venous obstruction in hemodialysis patients (Abstr). *Radiology* 1990 ; **177** (P): 145.

4. 血管形成療法
—バルーンPTAの基本手技と形態学的所見—

　血管の閉塞性病変に対する経皮的血管形成術（percutaneous transluminal angioplasty, PTA）は現在広く普及しており，適応も拡大してきている．PTAの歴史は比較的古く，1964年にDotterとJudkins[1]が発表したブジー拡張法が始まりである．この方法は，順次太いカテーテルを狭窄部に挿入していくことにより，カテーテル径と同じ大きさまで血管内腔を拡張させる方法である．欧州では比較的行われたが，穿刺部が大きくなる，合併症が多いなどの問題点があり，米国では広く普及するに至らなかった．しかし，パイオニアとしてのDotterに敬意を表して，最近までPTAを総称してDotter法と呼ぶこともあった．1989年の『Radiology』(RSNA-SCVIR Special Series）には，PTA 25周年を記念してDotterのオリジナルの論文（reprint）が掲載されている[2]．

　その10年後（1974）にはGrüntzigら[3]がdouble lumenの拡張用バルーンカテーテルを発表した．このバルーンカテーテルを用いた方法はきわめて有用であったため，短期間のうちに全世界に広まり，多くの患者がその恩恵を受けた．その後レーザー血管形成術やアテレクトミーなどの新しい技術が生まれ，臨床に応用されているが，バルーンカテーテルによる経皮的血管形成術（以下バルーンPTA）は現在でもPTAの中心となっている．

　本稿では，われわれの300例以上の経験をもとに，バルーンPTAの基本手技をできるだけ具体的に述べ，あわせて拡張・再狭窄の機序についても触れる．

a. 基 本 手 技
（1）病変の把握とアプローチの決定

　あらかじめ，IVDSAや経大腿，上腕動脈性のIADSAなどを行っておく．閉塞性病変の局在や程度だけでなく，カテーテルが通過していく動脈の状態や，末梢の動脈の状態（run-off）をよく把握しておくことが重要である．大腿動脈からのアプローチが一般的であるが，鎖骨下動脈や，分岐角度が急峻な腎動脈の狭窄では上腕動脈からアプローチするとカテーテルのコントロールが容易になることがある（図4.1）．また両側の総大腿動脈近傍に病変が存在する場合には，経上腕動脈的に行うことにより一度に両側の治療が可能となる．さらに腸骨動脈，腹部大動脈などの閉塞例における再開通術でも上腕動脈アプローチが行われる．

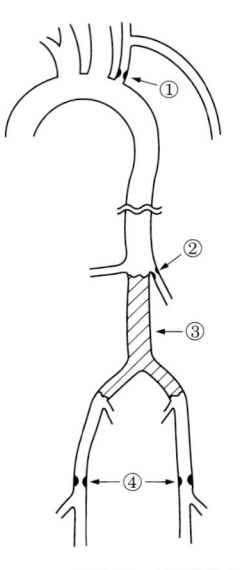

① 鎖骨下動脈：大動脈弓の蛇行・延長がある場合
② 腎動脈：分岐角度が急な場合
③-1 下部腹部大動脈〜腸骨動脈閉塞例における鎖骨下動脈，腎動脈の拡張
③-2 下部腹部大動脈〜腸骨動脈の再開通
④ 穿刺部近傍の両側性病変

図4.1　上腕動脈からのアプローチの適応

　骨盤，下肢のPTAの場合，大腿動脈穿刺は病変と同側から行うほうが，病変の通過が容易であるが，穿刺部近傍の病変は対側からアプローチする必要がある．最近使用される新しいバルーンカテーテルの多くは柔軟性に富んでおり（low profile），カテーテル交換法で対側の腸骨動脈，浅大腿動脈近位部に進めるのは比較的容易である．

（2）穿　　刺
　バルーンカテーテル使用時には，穿刺部の血管損傷を最小限にするために，シースセットを使用する

ことが望ましい．現在，一般に用いられている5 Fr のバルーンカテーテルでは，5 Fr または 6 Fr のシースを使用する．7 Fr 以上の大径のシースを使用する際には，外腸骨動脈遠位部や総大腿動脈に中等度以上のびまん性狭窄が存在する場合，シース自体が血流を妨げ，血管造影上外腸骨動脈以下が完全に閉塞しているようにみえることがあるので注意が必要である．大腿動脈穿刺の手技自体は，通常の血管造影と変わるところはないが，閉塞性動脈硬化症の患者では，内膜下通過が起こりやすいことに留意すべきである．ガイドワイヤーを進める際，少しでも抵抗を感じたら無理をせず IADSA で確認する．

　Interventional angiography を行うにあたっては，上腕動脈穿刺法も不可欠な手技の一つであるが，スパスムや血栓症などの合併症が大腿動脈穿刺よりも多い[4]ので，手技によく習熟しておく必要がある．腋窩動脈は周囲を腕神経叢に囲まれているが，高位の上腕動脈ではその外表面に神経は存在しない[5]．穿刺点の目安としては大胸筋の外側縁のやや末梢が適当である[5]．高位上腕動脈穿刺の場合 6 Fr のシースを留置することが可能である．

なければならないので，鼠径溝と鼠径靱帯，総大腿動脈分岐部との関係をよく把握しておく必要がある．鼠径溝と鼠径靱帯の距離はかなり個体差があり，0〜12 cm（6.7±1.9 cm）の範囲にある[6]．また総大腿動脈分岐部は，鼠径溝より下または同じ高さが約 1/4，鼠径溝より上が 3/4 となっている[6]．一方，大腿骨頭との関係では，大腿骨頭の中心部は常に鼠径靱帯より尾側（90% の症例で 1 cm 以上）で，かつ総大腿動脈分岐部より頭側（85% の症例で 1.5 cm 以上）にある[7]．大腿動脈を順行性に穿刺すると，多くの場合ガイドワイヤーは深大腿動脈へと進む．浅大腿動脈へと進める方法はこれまでにいくつか報告されているが，シースを使用した double guide wire 法は確実でかつ短時間に行える方法である[8]（図 4.3）．

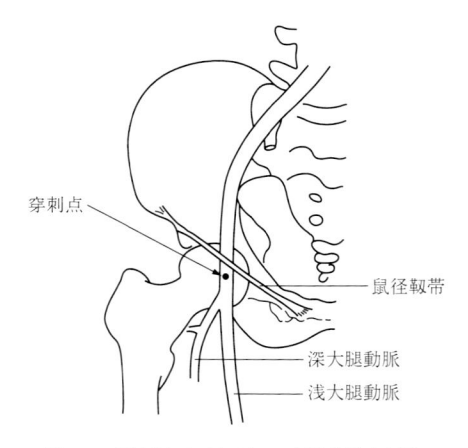

図 4.2　順行性（下向き）の大腿動脈穿刺法
　鼠径溝の 5〜6 cm 上方が皮膚面の穿刺点となる．十分に局所麻酔をした後，大腿動脈の拍動の方向に一致させて，穿刺針を約 30〜40° 斜めに傾けて穿刺する．あとは通常の Seldinger 法と同様である．血管への刺入点の目安は大腿骨頭の中心部である．Spikerboer ら[7]はあらかじめ透視下で大腿骨頭の中心部を確認したうえで，その 1.0〜2.0 cm 頭側を穿刺することを勧めている．

　浅大腿動脈遠位部や膝窩動脈の PTA を施行する際には，順行性（下向き）に大腿動脈の穿刺を行う（図 4.2）．血管への刺入点は鼠径靱帯よりも尾側で

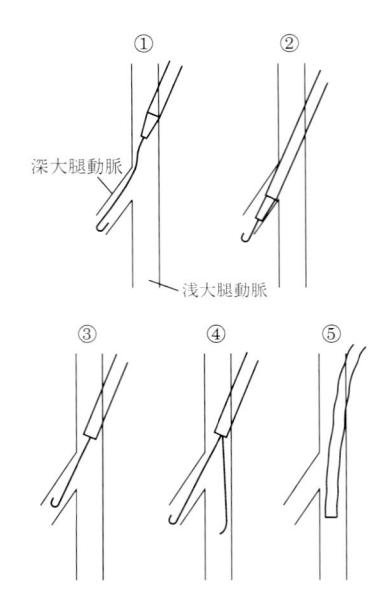

図 4.3　浅大腿動脈へ進めるための double guide wire 法
① シースに付属の J 型ガイドワイヤー（0.035 inch）を穿刺針から挿入する．ガイドワイヤーはほとんどの場合，深大腿動脈へと進む．
② ガイドワイヤーに沿わせてシースを深大腿動脈へ挿入し，内筒を抜去する．
③ ガイドワイヤーを残したまま，シースのサイドポートから造影剤を注入しながら総大腿動脈の分岐部まで抜去する．
④ J 型ガイドワイヤーの横から先端アングルのついたガイドワイヤー（Radifocus）（0.035 inch）を挿入し透視下に浅大腿動脈を選択する．DSA のロードマップも有用である．
⑤ J 型ガイドワイヤーを抜去し，内筒を再度挿入後シースを浅大腿動脈へ進める．

（3） バルーンカテーテルの選択

現在，カテーテルのサイズは各社ともほとんど 5 Fr 以下となっており，以前の 7 Fr 以上のカテーテルに比べ操作性が向上し，合併症の軽減にも役立っている．バルーンのサイズは PTA 施行部位の本来の内腔径に一致したものを選択する．一般的に，血管造影のフィルムは 1.1～1.2 倍程度に拡大されているので，血管造影のフィルム上で，周囲ないし対側の正常と考えられる血管径を測定し，同じサイズのバルーンを使用すれば，実際にはバルーンのサイズも 110～120％ とやや大きめ (oversize) になる．90％ 以下の小さめ (undersize) のバルーンだと再発率が高いという報告もあり[9]，通常は血管造影フィルム上の計測と同サイズのバルーンを使用すればよい．120％ 以上の oversize のバルーンを使用すると，解離などの血管壁の損傷が必要以上に起こる可能性がある[10]．

両側性やびまん性の病変の場合，ほとんど健常な血管壁が存在しないことも多い．このような際の一般的な目安として，患者が通常の体格の場合，鎖骨下動脈や総腸骨動脈で 8 mm，外腸骨動脈で 6～7 mm，浅大腿動脈，腎動脈で 4～5 mm のバルーンを選択する．拡張が不十分なときには 1 mm 大きいバルーンに変更する．

バルーンの長さはあまり長いと，健常部血管の内膜を不必要に損傷してしまうので好ましくない．またバルーンの長さがあまり短いと，拡張に伴ってバルーンが移動する可能性がある．通常われわれは，鎖骨下動脈や腸骨動脈で 3 cm，浅大腿動脈で 4～8 cm，腎動脈で 2 cm のものを使用しているが，病変の性状により必要十分なものを選択することが重要である．

バルーンカテーテル全体の有効長にも注意が必要である．上腕動脈経由で骨盤下肢の PTA を行う場合や，大腿動脈経由で頸動脈の拡張を行う際などには十分な長さのカテーテルを用意する必要がある．

（4） バルーンカテーテルの挿入，拡張

あらかじめバルーン内のエア抜きを行うことが望ましい．ガイドワイヤーで慎重に狭窄部を通過させ，そのガイドワイヤーに沿わせてバルーンカテーテルを狭窄部まで進める．PTA の技術的不成功例の多くは，ガイドワイヤーが狭窄部を通過できなかった例であり，もっともテクニックを要するところである．狭窄部の通過に際しては，DSA のロードマップが有用である．直型のガイドワイヤーは内膜下通過を起こす可能性が高いので使用しない．また J 型のガイドワイヤーも高度の狭窄部を通過できないことがある．先端にアングルのついた親水性の柔らかいガイドワイヤー (Radifocus) を回転させながら少しでも抵抗を感じたら無理に押さないよう心掛ける（図 4.4）．狭窄が高度で目的とするサイズのバルーンカテーテルが狭窄部を通過しない場合，まず造影用のカテーテルで順次内腔を広げるか（ブジー拡張法）[11]，小径のバルーンカテーテルで拡張後に目的のサイズのバルーンカテーテルを挿入すればよい．

とくに屈曲部で拡張を行う際には，バルーンを膨張させるにつれてカテーテルが直線化し，硬い先端

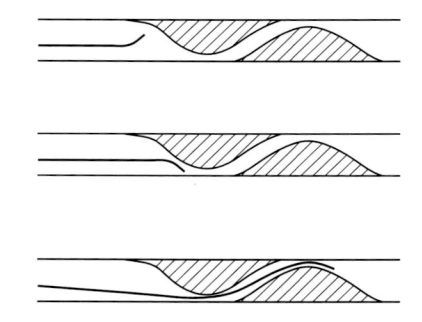

図 4.4 偏在性のプラークのガイドワイヤーによる通過
先端にアングルのついたガイドワイヤーを回転させながら抵抗のない方向へと進める．

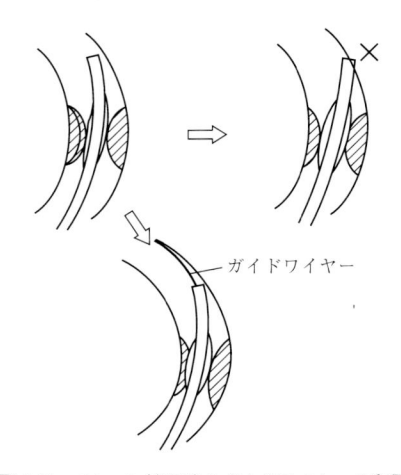

図 4.5 バルーン拡張時のガイドワイヤーの留置
バルーンを拡張させるとき，カテーテル先端で血管壁を損傷する可能性がある．ガイドワイヤーをカテーテル先端から出しておくことにより，拡張時にかかる力が分散する．

で内膜を損傷する可能性がある（図4.5）．これを防止するために，バルーンカテーテル内にはガイドワイヤーを留置しておき，拡張時にはカテーテル先端から数cmガイドワイヤーを出しておくとよい．長時間にわたるカテーテル内ガイドワイヤー留置が必要で，血栓形成が危惧される場合には，Y字型コネクターに接続し加圧フラッシングを行う．

2倍に希釈した造影剤で1回30〜60秒間程度拡張し，必要に応じて数回くり返す．バルーンの破裂を防止するために，圧力計でモニターしながら行うことが望ましいが，常に用手的に抵抗を感じながら拡張を行えば，圧力計を使用しなくてもとくに問題はない．ただし圧がかかり過ぎないように10ml以上の注射器を使用する．最近用いられるバルーンは10気圧前後の耐圧性を有している．なお，透視下にて，狭窄によるバルーンの変形が次第に消失していくことが，効果の目安になる．

透視下でバルーンは十分拡張したにもかかわらず，PTA後の造影で血管内腔が拡張していない場合 elastic recoil の可能性が考えられる[12]．elastic recoil とは正常に近い血管壁が過伸展されることによって中膜のスパスムが起こり，すぐに元の状態に戻る現象である．

（5） 分枝の保護

分岐部の狭窄を拡張する際，分枝を閉塞する可能性がある．このような場合には，カテーテルないしガイドワイヤーをあらかじめ分枝に挿入しておき，閉塞に備えておく必要がある．1側のシースから2本のガイドワイヤー（double guide wire 法）を挿入し，1本は拡張する分枝に入れバルーンカテーテルを沿わせる．もう1本は拡張しない分枝に留置しておくと，もし閉塞が起きた場合にも，そのガイドワイヤーを使ってバルーンカテーテルを挿入し，拡張することが可能である[13〜15]（p.147の図1.10参照）．

（6） 抗凝固療法

PTA前後に抗凝固療法は不可欠であるが，確立したプロトコールはない．抗血小板剤がもっとも重要と考えられ，われわれは術前3日より術後3カ月以上の抗血小板剤（例：チクロピジン200mg/day）の投与を行っている．そのほか，術中ヘパリンの投与，PTA直後のウロキナーゼ6万単位の one shot 動注，術後3〜7日間のウロキナーゼ12万単位の静脈内点滴投与，などが行われている．ヘパリン化する際には，シースが挿入されたら bolus で2,000〜5,000単位（または50〜100U/kg）を投与する．ヘパリンの半減期は60〜75分程度であるが[16]，ただし年齢，性，体重，腎機能，肝機能など多くの因子で変化する[17]．

（7） 合併症

ここでは，バルーンPTAに共通した合併症について述べる．拡張部の合併症としてもっとも重篤なものはPTA直後の閉塞である．バルーン拡張による内膜解離が高度の場合，解離腔への出血に伴い intimal flap 自体が内腔を閉塞したり，あるいは解離腔内に血栓が形成されて内腔が閉塞することがある．また解離は軽度でも，内皮障害に伴い急性血栓が形成される場合もある．いったん閉塞すると再びガイドワイヤーを通過させることが困難となり，下肢動脈では緊急のバイパス術や罹患肢の切断，腎動脈では腎摘に至る可能性もある．先に述べたように safety wire の留置が重要である．血管用ステントが認可されれば，内膜解離の治療は比較的容易になると考えられる．

遠隔塞栓も重要な合併症である．頸動脈など脳を栄養する血管を除けば，狭窄例で末梢側に臨床上有意な塞栓症を起こすことはまれであるが，完全閉塞例を再開通させる際には塞栓症の危険性はかなり高いことに留意すべきである．器質化血栓や壊死に陥ったアテローム斑が塞栓を起こした場合，Fogartyのカテーテルなどによる外科的処置が必要となる．腎動脈や膝窩動脈より末梢の動脈ではスパスムの起きる頻度が高く，その予防と対処法が重要である．一つの例として，PTA開始30分前にカルシウム拮抗剤ニフェジピンを10〜20mg経口投与し，スパスムが起きたときに，ニトログリセリン100〜200μgを目的の血管内に動注する方法がある[18]．ニトログリセリンは10ml溶液中に5mg含まれているので，100μgが5〜10mlとなるように希釈して使用する．カルシウム拮抗剤とニトログリセリンは作用機序が異なり，さらに相加作用もあるため効果は確実であるが，副作用として低血圧，反射性の頻拍，狭心症に注意する必要がある．

カテーテルが細径になり穿刺部血腫の合併症は減ってきた．ただし抗凝固療法が行われているため，太いシースを使用した場合，PTA終了数時間後に穿刺部から再出血する例もあるので病棟での管理が

重要である．

b. 拡張の機序
(1) 拡張後の形態学的所見

バルーンカテーテルによる血管内腔拡大の機序は，当初単純にアテローム斑の圧排と変形によると考えられていたが，現在ではほぼ否定されている[19〜24]．

われわれの実験結果[19〜21]や剖検例の報告[22〜24]を総合するとバルーンPTAの拡張のメカニズムは以下のようにまとめることができる（図4.6）．

i) 内皮細胞の脱落, 剥離 拡張部においては必ずみられる所見である．内皮が傷害されると血小板の凝集が起こり，後に述べる再狭窄の原因となりうる．

ii) アテローム斑の圧排平坦化 比較的小さな柔らかいプラークでは平坦化が起こりうるものと考えられる．

iii) 内膜の断裂および中膜からの解離 全周性の内膜肥厚の際には，拡張に伴い必ず起こる変化である．しばしば中膜の解離も伴っている．バルーンPTA後の造影で，血管壁と平行に走る線上ないし索状透亮像は，この解離の所見をあらわしている．中膜の過伸展が十分に起こるためには，内膜が全周の少なくとも半分程度，解離することが必要であると考えられる．

iv) 中膜の過伸展 偏在性のプラークの場合，硬化のない血管壁の過伸展で内腔が拡大するものと考えられる．

v) 中膜の断裂 ほとんどの場合内膜の断裂解離に伴う所見である．大きすぎるバルーンを使用した場合には中膜の断裂が外膜のすぐ近くまで達したり，さらに血管が破裂する可能性もありうるが，先に述べたように120%以下のバルーンを使用して

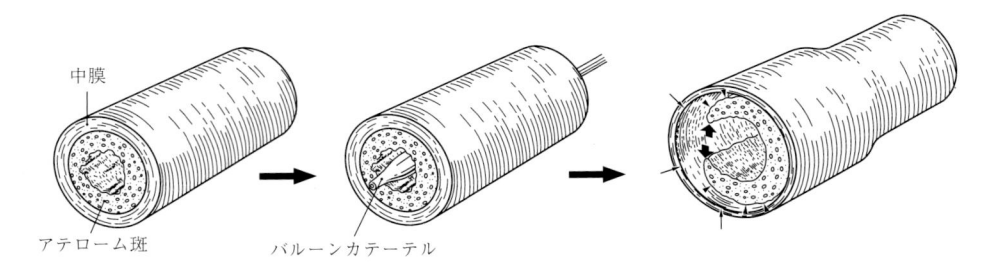

図4.6 バルーンPTAの拡張機序のシェーマ
(文献21より許可を得て転載)
内膜の断裂（太い矢印）および内膜の解離（矢頭）を認める．中膜の過伸展を伴っている（矢印）．

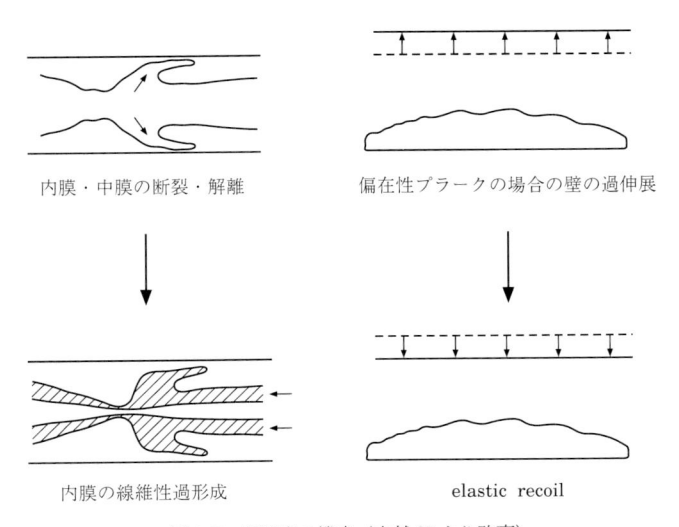

図4.7 再狭窄の機序（文献25より改変）

いる限り血管破裂はまれな合併症である．バルーンPTAである程度（controlled injury）の血管壁損傷および断裂，解離は拡張が成功するための必要条件であり，110〜120％とやや oversize のバルーンが適当と考えられる[10]．

（2）再狭窄の機序

数々の進歩にもかかわらず，バルーンPTA後の再狭窄の問題はまだ克服できていない．数カ月後から1年以内といった比較的早い時期に再狭窄が起こる機序として，内膜の線維性過形成と elastic recoil が考えられている（図 4.7）[10,25]．

i）内膜の線維性過形成（intimal hyperplasia : intimal fibrous proliferation）　再狭窄の一般的な原因であり，多くの臨床例の報告がある[25]．バルーンPTAを行った部位では内皮細胞が傷害され，血小板が粘着，凝集する．血小板から放出された成長因子などにより，刺激を受けた中膜の平滑筋細胞は内弾性板の窓を通り内膜に移動する．増殖した平滑筋細胞は細胞間結合織を産生し，内膜が線維性に肥厚していく．拡張部では，軽度の intimal hyperplasia はほぼ必発であるが，有意の再狭窄をきたす場合が数％〜数十％程度あると考えられる．抗血小板剤は，血小板からの遊走因子や成長因子の放出を抑制することにより，ある程度内膜の過形成を抑えるが，再狭窄を完全に防止することはできていない．

ii）Elastic recoil　再狭窄を起こした拡張部に intimal hyperplasia がほとんどみられない例も多く報告されている[25]．同部位の動脈硬化病変が古いものであることから，過伸展された血管壁が元に戻る elastic recoil が原因であろうと考えられている．先に述べたように elastic recoil は中膜のスパスムによって起こる急性期の再狭窄の原因であるが，慢性期再狭窄の原因となりうるかについて証明はなされていない[25]．

（3）生理的な変化

i）拡張時の疼痛　バルーンPTAの際に患者がある程度の疼痛を訴えることはしばしば経験することであるが，その意義に関してはあまり検討がなされていなかった．われわれは血管の太さ，狭窄率，血管造影所見などと，疼痛の程度の関連性につき約50例で検討した[26]．われわれの検討では，大腿動脈などの細い血管に比較して，腸骨動脈などの太い血管で有意に疼痛が強かったが，その理由の一つとして知覚神経の分布があげられる．血管壁からの疼痛を中枢へと伝える知覚神経の線維は，電顕による観察では外膜のみにみられ，中内膜には入らないとされている．さらに，この知覚神経は弾性動脈のような比較的大きい動脈に主に分布している．一方，疼痛をひき起こす原因としては，血管壁を透過してくる物質や，壁（とくに外膜）の急激な拡張などがあげられる．また，血管破裂の症例はなかったが，疼痛が高度の例では中内膜の強い解離を伴うことが多く，注意が必要と考えられた．

ii）Vaso vasorum の変化　Vaso vasorum は外膜に存在し，主に中膜を養っている．Cragg ら[27,28]は，イヌの正常血管をバルーンで拡張し，vaso vasorum の変化を調べている．その結果 vaso vasorum の血流量が10〜30倍増加していることがわかった．この所見は，血管壁の機械的損傷ないし炎症の程度を反映していると考えられる．

iii）血管の収縮性の変化　拡張された血管は，バゾプレッシンやノルエピネフリンなどの血管収縮剤に対する反応が，著明に低下していることが確認されている[29]．これは，中膜の平滑筋細胞の変性や弾性線維の断裂などで説明できる変化である．なお，血管の収縮性の低下は，24時間以内に回復してくるという報告もある[29]．

iv）血管作動物質　PTA直後より，血管壁からプロスタサイクリンのような血管拡張作用，抗血小板作用をもつプロスタグランディンが放出される[30]．これは血管壁の hyperemia を起こす原因の一つであると同時に，PTA後の拡張，開存を維持するための合目的変化とも考えられる．一方，血管の攣縮をひき起こしたり，動脈硬化を促進する作用をもつ物質の産生も増加している[29]．

コントロールされた適当な力で，血管壁に損傷を与えることにより内腔を拡張させるバルーンPTAは，その簡便な手技や多くの臨床データの蓄積により，今なお vascular intervention の中心的な存在である．バルーンPTAを施行する際には，基本手技および拡張の機序についてよく知っておくことが必要である．

〔興梠征典・高橋睦正〕

文　献

1) Dotter CT, Judkins MP. Transluminal treatment

1) of atherosclerotic obstruction: Description of a new technic and a preliminary report of its application. *Circulation* 1964; **30**: 654-670.
2) Dotter CT, Judkins MP. Transluminal treatment of atherosclerotic obstruction: Description of a new technic and a preliminary report of its application [reprint]. *Radiology* 1989; **172**: 904-920.
3) Gruntzig A, Hopff H. Percutane Rekanalisation chronischer arterieller Verschiusse mit einem neuen Dilatationskatheter. *Dtsch Med Wochenschr* 1974; **99**: 2502-2510.
4) Grollman JH Jr, Marcus R. Transbrachial arteriography: techniques and complications. *Cardiovasc Intervent Radiol* 1988; **11**: 32-35.
5) Lipchik EO, Sugimoto H. Percutaneous brachial artery catheterization. *Radiology* 1986; **160**: 842-843.
6) Lechner G, Jantsch H, Waneck R, Kretschmer G. The relationship between the common femoral artery, the inguinal crease, and the inguinal ligament: a guide to accurate angiographic puncture. *Cardiovasc Intervent Radiol* 1988; **11**: 165-169.
7) Spijkerboer AM, Scholten FG, Mali WPTM, et al. Antegrade pucture of the femoral artery: morphologic study. *Radiology* 1990; **17**: 57-60.
8) Teitelbaum GP, Joseph GJ, Matsumoto AH, Barth KH. Double-guide-wire access through a single 6-F vascular sheath. *Radiology* 1989; **173**: 871.
9) Klinge J, Mali WPTM, Puijlaert CBAJ, et al. Percutaneous transluminal renal angioplasty: initial and long-term results. *Radiology* 1989; **171**: 501-506.
10) Roeren T, LeVeen RE, Villanueva T, et al. Restenosis and successful angioplasty: histologic-radiologic correlation. *Radiology* 1989; **172**: 971-977.
11) Takahashi M, et al. Use of short-tapered catheters in combination with a balloon catheter for markedly stenotic renal and brachiocephalic arteries. *Brit J Radiol* 1985; **58**: 751-753.
12) Krepel VM, van Andel GJ, van Erp W, et al. Percutaneous transluminal angioplasty of femoro-popliteal artery: initial and long-term results. *Radiology* 1985; **156**: 325-328.
13) Oesterle SN, McAvley BJ, Buchbinder M, Simpson JB. Angioplasty at coronary bifurcations: single-guide, two wire technique. *Cathet Cardiovasc Diagn* 1986; **12**: 57.
14) Oesterle SN. Angioplasty techniques for stenoses involving coronary artery bifurcations. *Am J Cardiol* 1988; **61**: 296.
15) Korogi Y, Takahashi M. A double-guide-wire technique in renal angioplasty: A modified approach. *Acta Radiologica* 1992 (in press).
16) 藤井幸彦, 小池哲雄, 竹内茂和, 他. 脳血管撮影時のactivated coagulation timeによるheparin monitoring. 第7回日本脳神経血管内手術研究会講演集 1991; 169-173.
17) Dion JE, Gates PC, Fox AJ, Barnett EJM, et al. Clinical events following neuroangiography: a prospective study. *Stroke* 1987; **18**: 997-1004.
18) Tegtmeyer CJ, Sos TA. Technique of renal angioplasty. *Radiology* 1986; **161**: 577-586.
19) Korogi Y, Takahashi M. Light and electron microscopic observation in atherosclerotic rabbits following experimental transluminal angioplasty. *Acta Radiologica* 1987; **28**: 323-328.
20) 興梠征典, 高橋睦正. PTAの機序と基本手技. 画像診断 1986; **6**: 561-569.
21) 興梠征典, 高橋睦正. バルーンPTAの拡張機序. 画像診断 1989; **9**: 752-755.
22) Clouse ME, Tomashefski JF, Reinhold RE, et al. Mechanical effect of balloon angioplasty: case report with histology. *AJR* 1981; **137**: 869-871.
23) Block PG, Myler RK, Stertzer S, et al. Morphology after transluminal angioplasty in human beings. *N Engl J Med* 1981; **305**: 382-385.
24) Waller BF, Gorfinkel HJ, Rogers FJ, et al. Early and late mophologic changes in major epicardial coronary arteries after percutaneous transluminal coronary angioplasty. *Am J Cardiol* 1984; **53**: 42c-47c.
25) Waller BF, Orr CM, Pinkerton CA, et al. Morphologic observation late after coronary balloon angioplasty: mechanisms of acute injury and relationship to restenosis. *Radiology* 1990; **174**: 961-967.
26) Korogi Y, Takahashi M, Bussaka H, et al. Percutaneous transluminal angioplasty: pain during balloon inflation. *BJR* 1992; **65**: 140-142.
27) Cragg AH, Einzig S, Rysavay JA, et al. The vasa vasorum and angioplasty. *Radiology* 1983; **148**: 75-80.
28) Cragg AH, et al. Effect of aspirin on angioplasty-induced vessel wall hyperemia. *AJR* 1983; **140**: 1233-1238.
29) Jang GD. Angioplasty. McGraw-Hill, New York, 1986.
30) Probst P, Pachinger O, Sinzinger H, et al. Release of prostagrandins after percutaneous transluminal angioplasty. *Circulation* 1983; **68** (Suppl III): 144.

II. 中枢神経・頸部

1. 中枢神経の塞栓療法

1.1 脳動静脈奇形

　脳動静脈奇形とは脳内の動脈が毛細血管を介さず異常血管（nidus）を介して直接静脈と交通したものであり，その治療は nidus を消失させることである．そのため外科手術による摘出が行われてきたが，出血量が多く困難を極めていた．当初この外科手術を容易にし，また手術適応を拡大するため塞栓術の導入が図られてきたわけであるが，近年 DSA（digital subtraction angiography）の性能が向上し，カテーテル，ガイドワイヤーの進歩，新しい塞栓物質の開発，および γ-knife の登場により，脳動静脈奇形の治療における塞栓術の占める役割は目ざましく増大し，また変化してきた．

　本稿では脳動静脈奇形の塞栓術を治療戦略を中心に論じる．

a. 原　　　理

　塞栓術は nidus に高分子化合物あるいは薬物を注入し，nidus を内部から閉塞するものである．本来の目標としては nidus の完全閉塞であるが，現時点では塞栓術のみで動静脈奇形を完治させるのは非常に困難で，なんらかの治療法と組み合わせる必要がある．効率のよい塞栓術を施行するためには，術前の血管造影の詳細な検討が必要であり，そのポイントは，以下に述べる4点である．

　i） **nidus の存在部位**　　nidus が解剖学的に重要な eloquent area を侵していないかどうかを読影する．

　ii） **nidus の性状**　　nidus の大きさを実物大で評価する．nidus 内の大きな arteriovenous fistula の存在の有無，aneurysm，varix の存在の有無を読影する．また，nidus の血管床すべてが交通する single compartment か，血管床が分画されている multiple compartment かを把握する必要がある[1]．

　iii） **流入動脈の評価**　　流入動脈にカテーテルの挿入が可能かどうかを判断する．また流入動脈が nidus のみに流入する terminal artery であるのか，正常脳組織をも栄養する transit artery であるのかを読影しなければならない[1]．流入動脈は頭蓋内血管が主であるが，外頸動脈からの，transdural anastomosis を介する流入動脈を認める症例も少なくない．とくに術後残存症例ではその頻度が高く，注意が必要である．

　iv） **流出静脈の評価**　　流出静脈が表在静脈であるのか，深部静脈へ流出しているのか，また静脈閉塞の有無，脳の充血の程度を検討する．外科的アプローチの妨げになるような血管がないかを読影する．

　以上の所見は，高流量，巨大動静脈奇形の場合，通常の血管造影では読影困難である．そのため血流コントロール下の血管造影やマイクロカテーテルを用いた超選択的血管造影を高速 DSA で撮像し，十分検討することが必要である．血管解剖の十分な検討を行ったうえで，それぞれの症例に対し完治を目的とした治療計画を立案し，塞栓術を施行する．塞栓術は，脳の血行動態の急激な変化を防止するため数回に分けて施行し，より弱小な流入動脈から閉塞するのを原則としている．

b. 適　　　応

　動静脈奇形の治療方針は，次の6種類の方法が主に行われている．①塞栓術のみの治療．②塞栓術＋外科手術による治療．③塞栓術＋高エネルギー放射線治療（γ-knife）．④塞栓術＋外科手術＋高エネルギー放射線治療（γ-knife）．⑤高エネルギー放射線（γ-knife）単独治療．⑥外科手術単独治療．

　塞栓術の適応となるのは，このうち①〜④であるが，それぞれ適応が若干異なる．まず①の場合には，nidus が比較的小さく，流入動脈の数が少ない場合に適応となる．nidus が eloquent area に存在する場

合は，流入動脈が terminal artery でなければ適応とならない．塞栓術のみによる完治率は 10% 前後と思われる（図 1.1〜1.3）．②の場合，手術適応となる症例のほかに，従来，手術不能とされていた高流量，巨大動静脈奇形の症例も，塞栓術によって手術可能症例へと変化させることができるため，従来の手術適応よりも塞栓術の適応は広い．しかし，塞栓術前に脳外科医との十分な検討が必要である．また術中簡単に処理できる流入動脈に対しては，危険を侵してまで塞栓術に固執してはならない（図 1.4〜1.9）．③の場合は，手術不能もしくは手術により障害が起こりやすいと考えられる eloquent area の AVM のうち，塞栓術により γ-knife の照射野にあう大きさに縮小可能な症例が適応となる（図 1.10〜

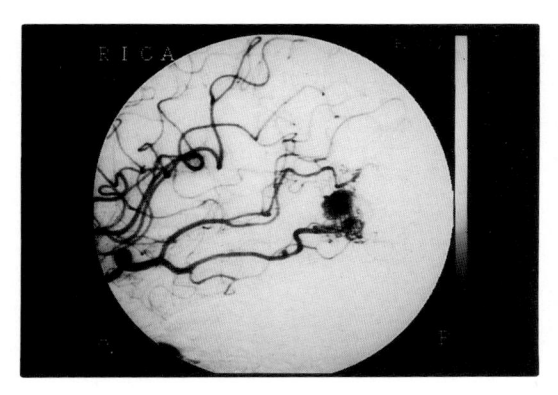

図 1.1 頭痛で発症した右後頭葉の動静脈奇形患者の右内頸動脈造影像である．

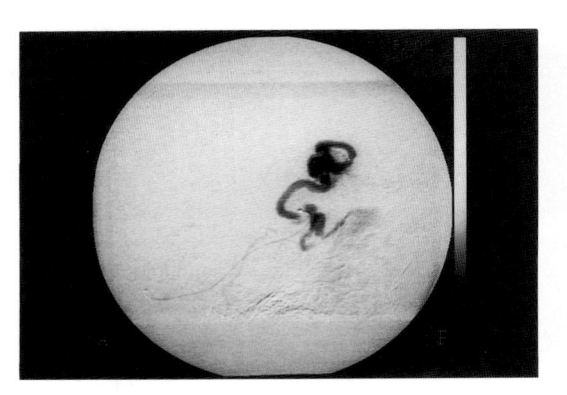

図 1.2 脳動静脈奇形の主流入動脈にマイクロカテーテルを超選択的に挿入し，EVAL を用いて塞栓術を行った．

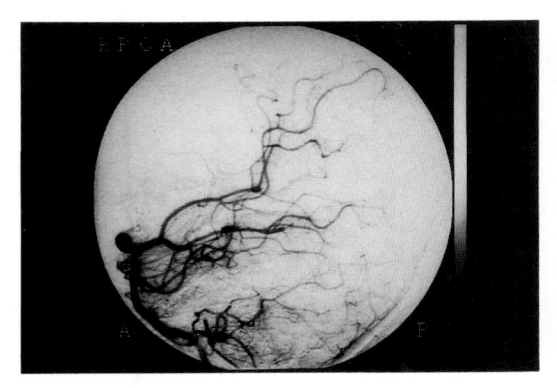

図 1.3 塞栓術後の血管造影では脳動静脈奇形の消失を認める．しかし，半年後の follow up angiography にてごくわずかに再開通傾向を認めたため，γ-knife による治療を行った．

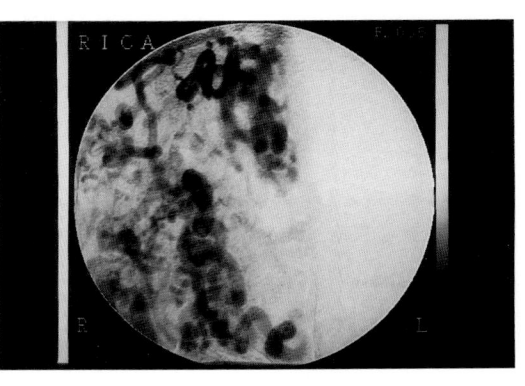

図 1.4 痙攣発作で発症した右側頭葉から後頭葉に存在する巨大動静脈奇形の患者で，手術不能で 40 年間保存的治療のみを受けていた．右内頸動脈造影前後像では，右側頭葉から後頭葉にかけて巨大動静脈奇形の描出を認める．

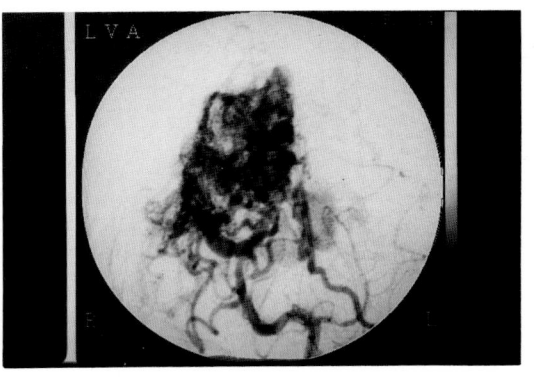

図 1.5 椎骨動脈造影前後像にても，右後頭葉を中心に動静脈奇形の描出を認める．

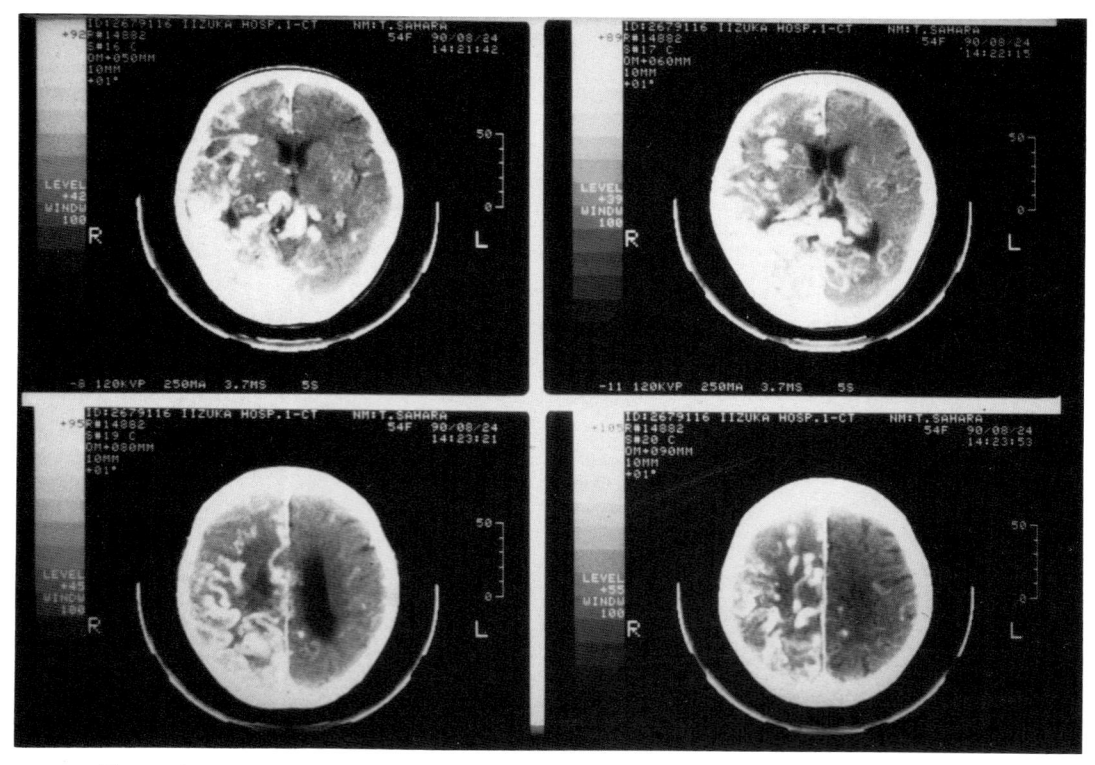

図1.6 造影CT像では，右側頭葉，後頭葉に動静脈奇形のnidusの描出を認める．また右大脳半球全体および左大脳半球の一部に拡張した流出静脈を認める．

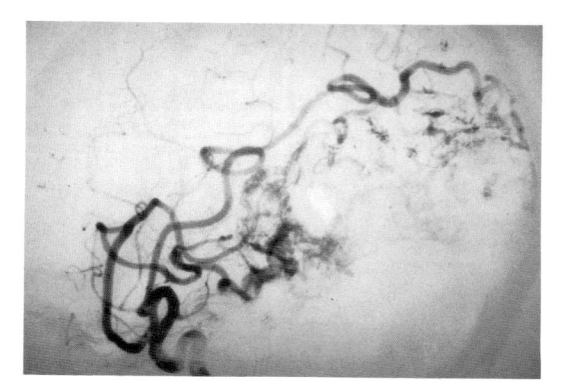

図1.7 左半身麻痺が進行し，また脳充血によると思われる軽度の痴呆様症状が出現したため，手術による摘出を決定し，EVALによる術前塞栓術を行った．塞栓術後の右内頸動脈造影で，nidusの著明な縮小を認める．

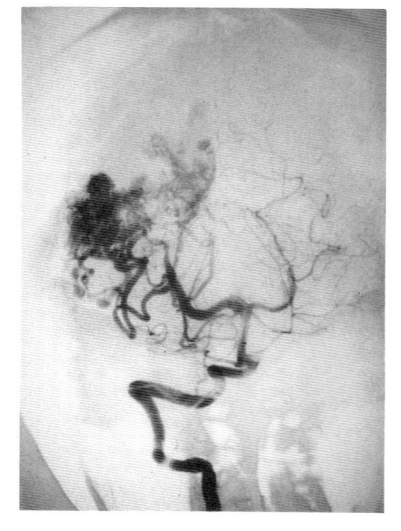

図1.8 右椎骨動脈造影でもnidusの縮小を認める．この後全摘術が行われた．

1. 中枢神経の塞栓療法

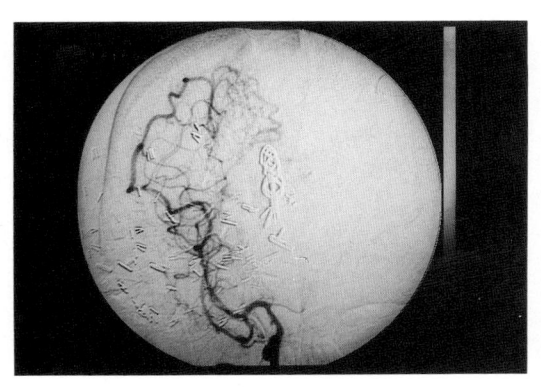

図1.9 外科手術後の右内頸動脈造影であるが，脳動静脈奇形は消失している．患者は，痴呆は消失，左片麻痺の著明な改善を認め，独歩にて退院した．

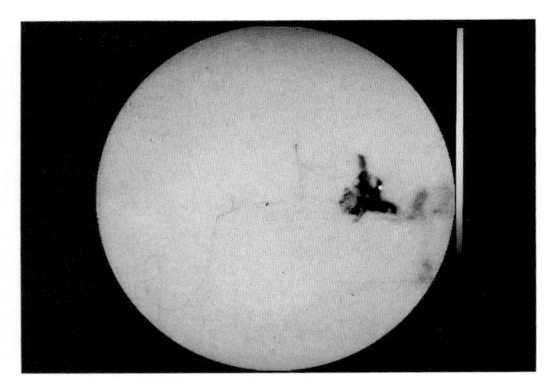

図1.12 マイクロカテーテルを nidus 直前まで挿入し NBCA を用いて数本の流入動脈に対し塞栓術を行った．

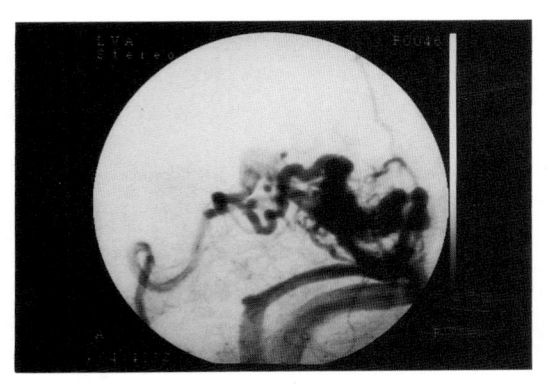

図1.10 頭痛にて発症した右後頭葉の動静脈奇形の患者である．左椎骨動脈造影側面像にて右後頭葉に nidus と横静脈洞に注ぐ拡張した流出静脈の描出を認める．

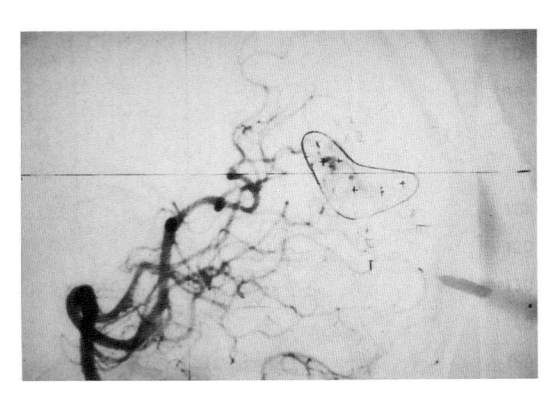

図1.13 塞栓術後の椎骨動脈造影側面像では nidus の著明な縮小を認める．

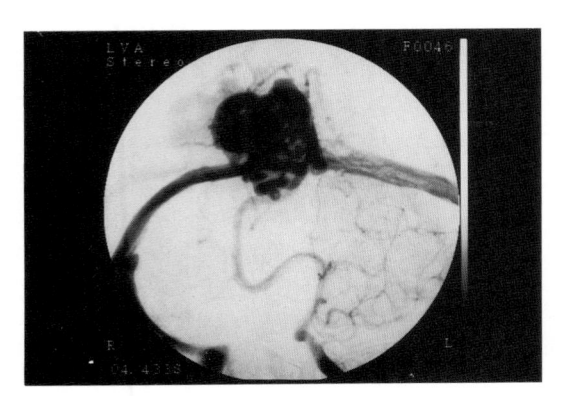

図1.11 左椎骨動脈正面像にても同様に nidus の描出を認める．患者は無症状であるが，手術によって少なくとも半盲は免れ難い．そのため γ-knife による治療を考慮したが，nidus のサイズが大きく γ-knife の照射野に合わないため，γ-knife 前塞栓術を行うことにした．

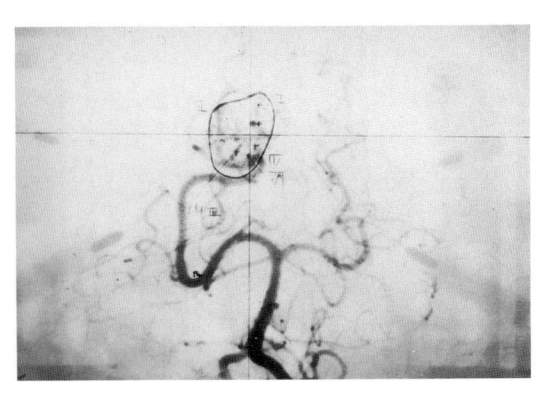

図1.14 椎骨動脈造影正面像でも同様に nidus の著明な縮小を認める．塞栓術後 γ-knife による治療を行った．6カ月後の follow up angiography では nidus はほぼ消失．治療後，神経脱落症状を認めなかった．

1.14）．また nidus の大きさが γ-knife の照射野にあう症例であっても，出血の既往があったり，aneurysm や varix が存在する症例は適応となる場合がある．これは γ-knife の効果を増強したり，効果が発現するまでの 2 年間の出血を予防するためである．④ 一部 eloquent area にかかる巨大動静脈奇形に対し，大部分を塞栓術および手術で処理した後，eloquent area に残存した nidus に対し，γ-knife を施行する．

以上が塞栓術の適応であるが，大前提は，これらの治療を行うことで完治可能な症例に対してのみ，塞栓術を行うということである．eloquent area にある巨大動静脈奇形で，進行性の神経脱落症状を呈する場合，または出血を生じやすいと考えられる症例の場合に，姑息的な塞栓術を行うこともないわけではない．しかし塞栓術が nidus の部分閉塞で終わった場合，血栓化がさらに進行する場合もあるが，むしろ再開通が起こることが多く，また統計学的に出血の頻度を減じるということは明らかとなっていない．そのため姑息的あるいは中途半端な塞栓術はできるだけ避けなければならない．

これまで述べてきた適応は，術者側の適応である．脳動静脈奇形の治療は，リスクが高く治療途中で重篤な合併症を生じる可能性がある．そのため患者それぞれの症状や，社会的背景，患者，家族の理解度を考慮し，治療の利点，欠点を十分説明したうえで，患者の立場に立ってその適応を決めなければならない．

c．実 施 手 技

実際の手技は，特殊な場合を除き経大腿動脈アプローチで行われる．まず必要に応じて内頸動脈，外頸動脈，椎骨動脈に誘導カテーテルを挿入し，その内部にマイクロカテーテルを通し目的とする血管に導く．以下その手順を示す．

（1） シースイントロデューサー挿入

シースイントロデューサーは用いる誘導カテーテルのサイズに合ったものを用い，屈曲しにくい材質のものを選択する．塞栓術中は抗凝固療法を行うため，シース挿入に際してはできるだけ血管を傷つけないようにし，動脈穿刺は前壁穿刺を心がける．シース挿入後，抗凝固療法としてヘパリンを 4,000 単位から 5,000 単位静注し，術中は activated clotting time を前値の 2 倍程度に維持する．

（2） 誘導カテーテル挿入

マイクロカテーテルを挿入する誘導カテーテルを必要に応じて内頸動脈，外頸動脈，あるいは椎骨動脈に挿入する．このとき誘導カテーテル先端が血管壁にあたらないよう注意する．カテーテル挿入法は，以前は交換ガイドワイヤーを用いて目的とする動脈に挿入していたが，現在は親子カテーテル（造影用の子カテーテルをガイドワイヤーがわりにし，この子カテーテルにかぶせるようにして誘導カテーテルを挿入する）が市販されている．

誘導カテーテルは通常 5 Fr 以上であればマイクロカテーテルは挿入可能であるが，誘導カテーテルとマイクロカテーテルの間のクリアランスを確保するため，われわれは 7 Fr の誘導カテーテルを用いている．7 Fr 以上のカテーテルであれば，マイクロカテーテル挿入後も誘導カテーテルからの造影が容易である．

（3） マイクロカテーテル挿入

誘導カテーテルのハブに逆流防止弁つきの Y アダプターを装着し，Y アダプターを介してマイクロカテーテルを誘導カテーテル内に挿入する．また Y アダプターのもう一方の口にヘパリン加生理食塩水（500 ml にヘパリン 1,000 単位混注）をつなぎ，加圧バッグを用いて誘導カテーテル内を持続還流する．誘導カテーテルから造影を行いロードマップを作成し，透視下で確認しつつ目的とする血管へマイクロカテーテルを誘導する．

現在使用できるマイクロカテーテルは，ガイドワイヤーでカテーテルを誘導するタイプ（Tracker タイプ）と，血流に乗せカテーテルを挿入させるタイプ（BALT Magic タイプ）とに大別される．Tracker タイプは血管選択性に優れているが，安全性，深達性に問題がある．BALT Magic タイプは安全性，深達性に優れているが，血管選択性に問題がある．また leak balloon catheter は，挿入困難部位で何度も膨らませることにより，血管を過伸展させるため，合併症の発生頻度が高く，使用されなくなりつつある．

われわれは血管選択性を重視し，ガイドワイヤーでカテーテルを誘導する方法を用いている．この際ガイドワイヤーはトルクコントロールがよくカテーテルや血管壁との摩擦が少なく，先端の柔軟なもの

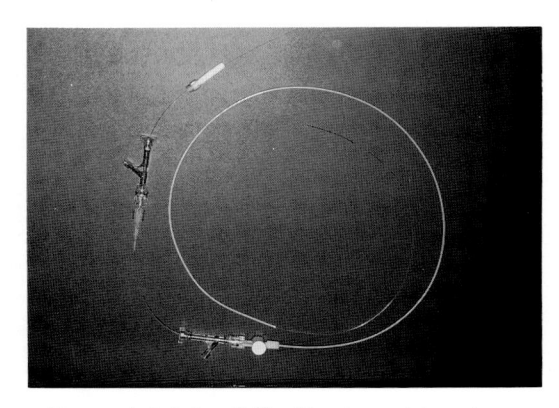

図1.15 われわれの施設で用いる coaxial catheter system である．誘導カテーテルは 7 Fr を用い，マイクロカテーテル，ガイドワイヤーは親水性コーティングを施したものを用いている．

を用いる[2]．また，マイクロカテーテル表面も血管壁との摩擦を極力減じたものを用いることで安全で効果的な塞栓術を行うことができる（図 1.15）．

（4）塞栓術

マイクロカテーテルを nidus 近くまで進めたら，DSA を行い造影剤の移行時間をみる．造影剤が流出静脈に抜ける時間があまりに速すぎる場合には，non-detachable balloon catheter を挿入し血流抑制を行う．また症状を呈しやすい危険な動脈が造影されていないかどうかをよく調べる．血管造影上，閉塞可能血管であれば amobarbital，lidocain を用いた誘発試験を施行し，陰性であれば塞栓物質を注入する[3]．

（5）特殊な塞栓術

動脈硬化が激しく，経大腿動脈アプローチが不可能な場合は，総頚動脈の直接穿刺法にて塞栓術を施行する．経皮的に，もしくは総頚動脈を露出させ，4 Fr のシースイントロデューサーを挿入し，イントロデューサーから直接マイクロカテーテルを頭蓋内に導き塞栓術を行う．また，いかなるアプローチでも nidus に近づけないと思われる場合には，開頭下に流入動脈を直接穿刺し，術中 DSA 下に塞栓術を行う．

d．塞栓物質，薬剤

現在，動静脈奇形の塞栓術に用いられる塞栓物質には，液状塞栓物質として，NBCA (n-butyl-2-cyanoacrylate)，EVAL (ethylene vinyl alcohol copolymer)，estrogen-alcohol，PVac (polyvinyl acetate) などがあり，固形塞栓物質として PVA (polyvinyl alcohol foam)，絹糸などが用いられている．また複数の塞栓物質を組み合わせて使用している施設もある．

（1）EVAL[4]

EVAL は，滝，岩田らによって開発された液状塞栓物質である．溶媒である DMSO (dimetyl sulfoxide) が血中に拡散することにより EVAL が析出する（図 1.16）．その溶液中には metrizamide が混注してあるため DSA 下に確認でき，接着性がないため同じカテーテルからくり返し注入できる利点がある．また，その析出物はスポンジ状で柔らかく手術を行う際に障害とはならない．しかしその反面，炎症惹起作用に乏しいため塞栓血管の器質化が起こりにくく再開通傾向がある．そのため術前塞栓物質としてはすぐれているが，完治的塞栓術，γ-knife 前塞栓術として施行する場合には問題がある．

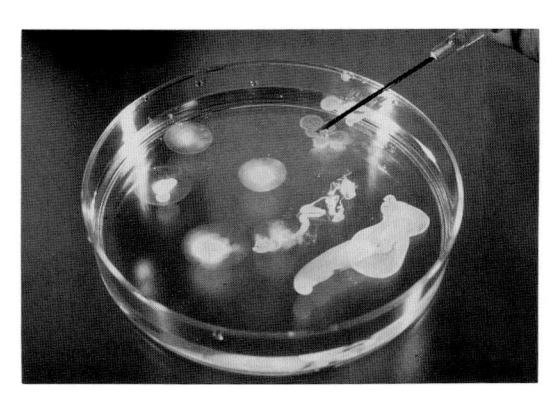

図1.16 EVAL は注射針のような細い管からも容易に注入でき，水に接すると溶媒である DMSO が拡散し瞬時に再析出してくる．

塞栓術に際しては，目的とする血管にマイクロカテーテルを挿入した後，DSA を施行し造影剤の移行時間を測定する．移行時間が短ければ，non-detachable balloon catheter を挿入し，血流抑制を行う．その後，マイクロカテーテル内を蒸留水でフラッシュし，次に DMSO でゆっくりフラッシュした後，EVAL を DSA 下に注入する．溶媒である DMSO はポリウレタン，塩化ビニル製のカテーテルや活栓を溶解するため，これらの素材のカテーテルは使用してはならない．

（2） NBCA[5~7]

シアノアクリレート系の塞栓物質（glue）は低粘稠度の液体であり，陰イオンの存在下で重合が生じ固体化する．また強い接着性をもつ塞栓物質である．シアノアクリレート自体には造影性がないため，通常 Lipiodol と混合して用いている．人体の血液は弱アルカリ性であるためシアノアクリレート系の塞栓物質は血液に接すると瞬時に重合を開始する．この重合時間を延長させる方法として，二つの方法が行われている．第1の方法として，Lipiodol との混合比を調節する方法である．Lipiodol は造影性をもたせるだけではなく，シアノアクリレートの重合時間を延長させることが知られている．そのため重合時間を延長させたい場合は，混合比を増せばよい．しかし混合比が増せば，粘稠度も増すことを考慮しなければならない．第2の方法は弱酸を加える方法である．一般的な方法は前者である．注入方法であるが，目的とする血管にマイクロカテーテル挿入後，DSA を行い造影剤の移行時間を測定する．

移行時間が短ければ，Lipiodol の比率を減らし，長ければ比率を増やし glue を作成する．またマイクロカテーテルと血管壁とののり付けを防ぐため，マイクロカテーテル先端が，血管壁に押し付けられていないことを確認する．次にマイクロカテーテル内での glue の重合を防ぐため，弱酸性である 5％ ブドウ糖液でマイクロカテーテルを洗浄した後，DSA 下に glue を注入する．glue の注入方法は直接シリンジから注入する方法と，延長チューブ内で一定量の glue を 5％ ブドウ糖液でサンドイッチにして注入するサンドイッチ法がある．

いずれの注入方法でもマイクロカテーテルが血管壁にのり付けされるのを防止するために，glue が逆流し始めたら即座に注入を中止し，シリンジに陰圧をかけながら誘導カテーテルごとマイクロカテーテルを引き抜かなければならない．

シアノアクリレート系の塞栓物質は，初期の症例では，IBCA (isobutyl-2-cyanoacrylate) が用いられていたが，発癌性が示唆されていたため，現在では，isobutyl 基を n-butyl 基に置換した NBCA（n-butyl-2-cyanoacrylate）が用いられている．

（3） Estrogen-alcohol＋polyvinyl acetate[8]

高橋らによって開発された液体塞栓療法で，エストロゲンアルコール（結合型エストロゲン 20 mg を 25％ml エタノールで溶解したもの）とアルコール可溶性ポリマーであるポリ酢酸ビニルを併用する方法である．結合型エストロゲンは，血管内皮細胞障害作用，ならびに赤血球の球状化作用があり，その作用により血管閉塞をきたす．しかし単独で用いると，内皮細胞障害が生じた比較的大きな血管は，閉塞するまで時間がかかり，閉塞するまでに浮腫や，点状出血が生じることがある．そのためエストロゲンアルコールで効果が発現しにくい比較的大きな血管をポリ酢酸ビニルで閉塞する必要がある．ポリ酢酸ビニルは，非接着性のアルコール可溶性物質であり，血中で溶媒であるエタノールが拡散することにより，析出してくる．またこのポリ酢酸ビニル溶液には，metrizamide が混注してあり，造影性をもたせている．

（4） その他の塞栓物質

その他の塞栓物質として，析出型の液体塞栓物質 Eudragit，トウモロコシ蛋白を原料とした液体塞栓物質 Ethibloc[9] やポリビニルアルコール顆粒，collagen fiber（アビテン），絹糸などの固形塞栓物質を用いることもある．またポリビニルアルコール顆粒，アビテン，30％ エタノールを混合した塞栓物質を用いる施設も存在する[10,11]．

e. 治療成績

われわれの施設では，1988 年から 1992 年にかけて 50 例の脳動静脈奇形の塞栓術を行ってきた．塞栓術は，EVAL を用いたもの 43 例，NBCA を用いたもの 7 例である．それぞれの塞栓物質による塞栓術直後の nidus の閉塞率は表 1.1 のごとくである．

表 1.1 塞栓術による脳動静脈奇形の nidus の閉塞率

閉塞率 (EVAL)		閉塞率 (NBCA)	
100%	4 例	100%	0 例
90%≦	19 例	90%≦	0 例
80%≦	8 例	80%≦	2 例
70%≦	4 例	70%≦	3 例
60%≦	6 例	60%≦	2 例
30%≦	1 例		
計	43 例	計	7 例

このうち，塞栓術後手術を行ったものは 32 例で，手術困難，もしくは不能例である Spetzler[12] の grade 4 以上の 12 症例を塞栓術により手術可能症例に変化させることができた．症例数に差があり単

純に比較はできないが，EVALを用いて塞栓術を行った症例は，NBCAを用いた症例よりも塞栓術直後のnidusの閉塞率が高い傾向がある．これは，EVALは，造影剤と比較的類似した動態を示し，微細な血管も閉塞可能であるが，NBCAは微細な血管への浸透性が劣るためと考えられる．また，EVALは同じマイクロカテーテルからくり返し注入可能であるため高いnidus閉塞率が得られるものと思われる．しかし，EVALで塞栓術を行った症例のうち1週間以上のfollow upを行えた29例中，14例に再開通傾向を認め，100％閉塞を認めた4例中3例を長期follow upしたところ全例再開通を認めた．そのため，塞栓術のみで完治を目指す場合や，γ-knifeと組み合わせて治療を行う場合は問題がある．

NBCAは，炎症惹起作用が強いため，EVALと異なり塞栓術後血栓化が進行することが少なくない．われわれの7症例中3症例は，塞栓術直後よりfollow up時の方が，閉塞率の増加を認めている．そのためわれわれは，術前塞栓術の場合はEVALを用い，γ-knifeと組み合わせる場合や，完治を目指す場合は，再開通傾向の少ないNBCAを用いるようにしている．

ValavanisらはA，100例に対して塞栓術を施行し31％に完全閉塞を認めたと報告している[13]が，この閉塞率は，塞栓術を行う症例をかなり限定しているためで，他の施設と比べ例外的に高い数字である．世界的にみても，現時点での塞栓術のみでの脳動静脈奇形の完治率は10％前後と思われる．

f．合併症と対策

合併症は，マイクロカテーテル挿入に伴う合併症と，塞栓物質注入に伴う合併症とに大別できる．

（1）マイクロカテーテル挿入に伴う合併症

i）**脳塞栓**　誘導カテーテルとマイクロカテーテル間に生じる血栓やマイクロカテーテル内に生じた血栓による脳塞栓を生じる可能性がある．対策としては，抗凝固療法として，ヘパリンを全身投与し，親カテーテル，マイクロカテーテル間，マイクロカテーテル，ガイドワイヤー間をヘパリン加生理食塩水で持続還流する．

ii）**血管攣縮**　カテーテル，ガイドワイヤーの手荒い操作で生じる場合が多い．対策としては，カテーテル，ガイドワイヤーの操作に十分注意し，予防として塩酸ニカルジピンを血管径に応じてあらかじめ動注しておく．

iii）**血管穿孔**　カテーテル，ガイドワイヤーの手荒い操作で生じるほか，leak balloon catheterの過膨張でも生じる．対策としては，カテーテル，ガイドワイヤーの操作は十分注意し，DSAのロードマップ機能をできるだけ多用する．またleak balloon catheterを用いる場合には，同一部位で何度も膨らまさないように注意する．

（2）塞栓物質注入に伴う合併症

i）**誘発試験に伴う血管障害**　誘発試験に用いるamobarbitalは，濃度を上げると強アルカリ性を示すため，内膜損傷による血管閉塞を生じる．対策として50 mg/ml以下の濃度で使用する．

ii）**塞栓物質による正常動脈の閉塞**　超選択的血管造影を行っても正常血管が描出されず，また誘発試験も陰性である血管に対し塞栓術を行っても，正常血管の閉塞による症状が出現することがある．超選択的血管造影を行っても，high flow AVMの場合，造影剤の大部分はnidusに流入するため，正常血管が存在しても描出されない場合があり，また同様な理由で，誘発試験を行っても，薬剤がnidusにのみ流入するので，誘発試験が陰性である場合がある．このような部位で塞栓術を行うと，塞栓物質でnidusが閉塞され始めると血行動態が変化し，塞栓前の血管造影では描出を認めなかった正常血管に塞栓物質が流入しこれを閉塞することになる．対策としては，塞栓術前に血流コントロール下の血管造影を行い，塞栓部位での血管解剖を十分検討し，塞栓物質注入に際してはカテーテル先端より塞栓物質が逆流しないように十分注意する必要がある．

iii）**塞栓術後の遅発性脳内出血**　塞栓術数日後に遅発性の脳出血を生じることがある．対策としては，塞栓術後早急に手術を行う．塞栓術後の血管造影にて，静脈の閉塞所見や，主流入動脈閉塞後に穿通枝が拡張してきた場合には出血の危険が高まってきたものと判断し，特に手術を急ぐべきである．

g．将来展望

脳動静脈奇形の塞栓術は，現在最も注目されている一分野である．カテーテル，ガイドワイヤーの進歩や，新しい塞栓物質の開発により，経験の少ない医師でもある程度の塞栓術は可能となり，さまざま

な施設で散発的に行われるようになってきた．ある意味では裾野が広がってきたといえないこともないが，それに伴い，合併症の頻度も増えつつあるのが現状である．また中途半端な塞栓術のために，表在性の動静脈奇形を多数の穿通枝の関与する深在性の動静脈奇形に変化させ，治療不能となった症例も認められるようになってきた．これらは術者の経験不足のために生じるものである．現在，脳動静脈奇形の塞栓術が行われている頻度は，日本で年間100例未満であり，決して十分な症例数があるわけではない．そのためそれらの症例が分散し，診断の片手間に塞栓術をやるようでは術者の技量は上がらず，合併症の頻度は増大し，ひいては塞栓術の評価も下げかねない．そのため十分な経験を積んだ指導者を中心としたトレーニングシステムを確立し，また患者の分散を防ぐため地域で脳血管内手術を専門とするセンター病院を設け，関連施設とのネットワークを設けなければならない．そうすることで優秀な専門医が育成され，また塞栓術も進歩するものと思われる．

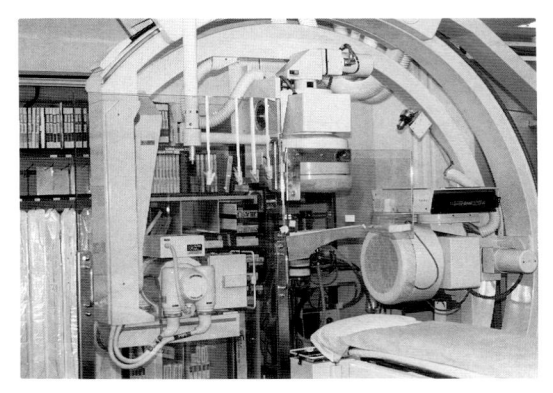

図1.17 われわれの施設で用いている血管造影装置である．両方向透視，ステレオDSA，バイプレーンDSAが可能である．モニターはハイビジョンテレビを用い鮮明な透視画像が得られ，DSAの画像は1,024マトリックスで構成される．またロードマップ機能も備えている．血管造影装置は天井走行であり，患者頭部の床に十分なスペースが取れるため，麻酔時には，麻酔機のセッティングが容易である．

器具，設備面であるが，まず第一に効果的な塞栓術を行うためには，目的とする血管深くに安全かつ短時間で挿入可能なカテーテルシステムが必要である．現在存在するカテーテルシステムも随分進歩しているが，十分満足できるものではない．ガイドワイヤーは，血管を過伸展させることなく，十分柔軟でトルクコントロールが高く，摩擦の少ないものでなければならないし，またガイドワイヤーに容易に追従する，血管への侵襲の少ないマイクロカテーテルの開発も必要である．次に塞栓物質であるが，再開通傾向が少なく，取扱いの容易な液性塞栓物質の開発が必要である．

最後に血管造影装置であるが，高画質，高速のステレオDSAで，バイプレーン撮影が可能であり，ロードマップ機能が付いているものが最低限必要である（図1.17）．今後はこれらの機能のほかに，被曝線量を低減した装置の開発が必要である．また，高画質でコンパクトな術中DSAが開発されれば，開頭下の塞栓術が容易となり，塞栓術の適応がさらに拡大されるものと思われる．

これらの器具，装置が整い，十分経験を積んだ術者が塞栓術を行えば，より効果的で，安全な塞栓術が行われるようになるものと思われる．

〔緒方 登・後藤勝彌〕

文 献

1) Yasagil MG. AVM of the Brain, Pathological Cosideration. Microsurgery, Yasagil MG (ed), Geog Thieme Verlag, Stuttgart, New York, 1988 ; 49-138.
2) Goto K, Taki W, Iwata H. A new technique for embolization of cerebral arteriovenous malformations and dural arteriovenous fistulae. *Neuroradiology* 1991 ; **33** (Suppl) : 193-194.
3) 定藤章代．脳神経外科領域の血管内手術法；脳動脈奇形の塞栓術(2)誘発試験，菊池晴彦，中沢省三(監修)，へるす出版，1991 ; 57-58.
4) Taki W, Yonekata Y, Iwata H, et al. A new liquid material for embolization of arteriovenous malformations. *AJNR* 1990 ; **11** : 163-168
5) Spiegel SM, Vinuela F, Goldwasser JM, et al. Adjusting the polymerization time of isobutyl-2 cyanoacrylate. *AJNR* 1986 ; **7** : 109-1986.
6) Brothers MF, Kaufmann JC, Fox AJ, Deveikis PJ. n-Butyl 2-cyanoacrylate—substitute for IBCA in interventional neuroradiology : Histopathologic and polymerization time studies. *AJNR* 1989 ; **10** : 777-786
7) Stoesslein F, Ditscherlein G, Romaniuk PA. Experimental studies on new liquid Embolization mixtures (histoacryl-lipiodol, histoacryl-panthopaque). *Cardiovasc Intervent Radiol* 1982 ; **5** : 264-267
8) 高橋 明，吉本高志，菅原孝行，他．脳動静脈奇形に対する新しい液体塞栓療法の経験—エストロゲンアルコールとポリ酢酸ビニル併用療法．脳卒中の

外科 1990；**18**：453-457.
9) Richer G, Rassweiler J, Kaufmann GW, et al. Experimental study of the effectiveness of capillary embolization using contrast-enhanced ethibloc. *Investigative Radiology* 1984；**19**：36-44.
10) Lylyk P, Vinuela F, Vinters HV, et al. Use of new mixture for embolization of intracranial vascular malformations. *Neuroradiology* 1990；**32**：304-310.
11) Vinuela F, Dion JE, Duckwiler G, et al. Combined endovascular embolization and surgery in the management of cerebral arteriovenous malformations : experience with 101 cases. 1991；**75**：856-864.
12) Spetzler RF, Martin NA. A proposed grading system for arteriovenous malformations. *J Neurosurg* 1986；**65**：476-483.
13) Fox AJ. Working Group in Interventional Neuroradiology : 11 th Annual Meeting, Val d'Isere, France, January 12-19, 1991. *AJNR* 1991；**12**：798-804.

1.2 脳動脈瘤

a. 原　　理

　動脈瘤の塞栓術は，離脱式バルーンや金属のコイルなどを用いて，動脈瘤への血流を遮断し治療する方法である．できるだけ母動脈を温存し動脈瘤の内腔のみを閉塞することが目標であるが，母動脈を犠牲にして治療しなければならない場合もある．まず母動脈を温存する方法であるが，動脈瘤内腔に離脱式バルーンや金属コイルなどを挿入し内腔を血栓化させ，動脈瘤の頸部に内膜の新生を促し治療する．母動脈を犠牲にする方法は，動脈瘤の存在する血管を，動脈瘤を含めて閉塞する方法である．

b. 適　　応

　外国の施設では，手術可能例に対しても塞栓術を第1選択とする施設が現れ始めているが，わが国での現状は，第1選択となるには至っていない．塞栓術の一般的適応は，①解剖学的にアプローチ困難，または不可能な場合，②全身状態不良の患者，③高齢者，④巨大動脈瘤などの手術困難例である．これらの症例のうち，母動脈を温存した塞栓術が可能な症例は，比較的頸部の小さい動脈瘤である．頸部の広い動脈瘤は，内腔に挿入した塞栓物質が母動脈に逸脱し，母動脈を閉塞したり，塞栓物質が血流に乗り，末梢血管を閉塞させる危険性があり，母動脈を犠牲にした塞栓術を施行しなければならない場合が

多い．解離性動脈瘤も母動脈を温存することが難しい．また動脈瘤による圧迫症状が著しい巨大動脈瘤の場合には，内部に塞栓物質を充填する塞栓術では，十分な減圧効果の得られない場合が多い．そのため，母動脈の近位側を閉塞し，動脈瘤の容積を減少させることにより，動脈瘤閉塞と同時に，減圧効果も得る必要がある．母動脈閉塞を行う場合は，塞栓術前に balloon occlusion test を行うが，その方法として確立されたものはまだない．balloon occlusion 下に PET や xenon-CT を行い脳血流を定量化したうえで判断するのが理想的であるが，すべての施設で行えるわけではない．そのため，end-hole を有するバルーンカテーテルを用い stump pressure を測定したり，再分布がないといわれる ^{99m}Tc-HM-PAO を用いた SPECT を施行したり，脳波，SEP（sensory evoked potential）を用いて判断する場合が多い．また，これらの検査を行うときに薬物で血圧を低下させる場合もある．balloon occlusion test が陰性であれば閉塞可能血管と判断し，塞栓術を行う．

c. 実施手技
（1）母動脈を温存した塞栓術
i）離脱式バルーンを用いた塞栓術　術前の血管造影より動脈瘤の大きさを実測し，その大きさに見合う離脱式バルーンを選択する．離脱式バルーンの選択が決まったら，動静脈奇形の塞栓術の項目で述べた方法で誘導カテーテルを挿入し，その誘導カテーテルを介し，離脱式バルーンを目的とする動脈瘤の内腔に挿入する（図1.18）．囊状動脈瘤は血管分

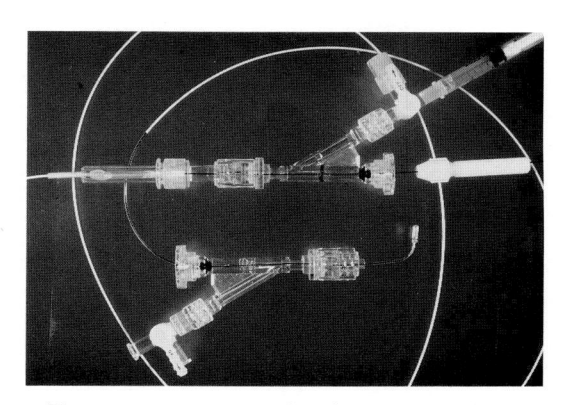

図1.18　われわれが用いる離脱式バルーンの誘導システムである．マイクロカテーテルに離脱式バルーンを装着し，マイクロカテーテル内にガイドワイヤーを挿入してある．

岐部で血流のあたる方向に形成される場合が多いので，動脈硬化の強くない症例では，離脱式バルーンカテーテルを血流にのせて動脈瘤に導くことは比較的容易である．挿入困難な場合は，カテーテル先端に曲りをつけたり，カテーテル内部にガイドワイヤーを挿入しガイドワイヤーのトルクコントロールを利用して挿入を試みる（図1.19）．また頸動脈の直接穿刺法による挿入を試みる．動脈瘤内腔に離脱式バルーンが挿入できたら，動脈瘤の頸部を残存させないように，硬化剤でバルーンを膨らませ，バルーン

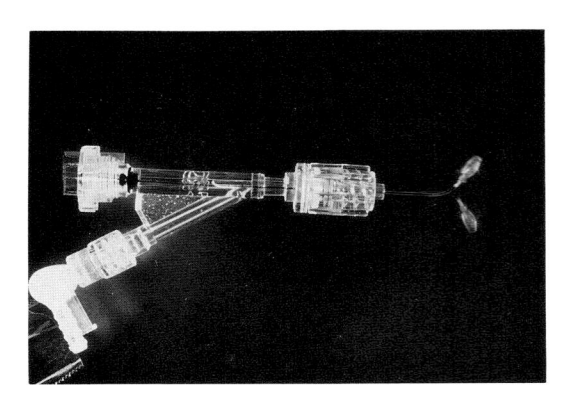

図1.19 ガイドワイヤーにトルクをかけることにより離脱式バルーンの向きを自由に変えることができる．

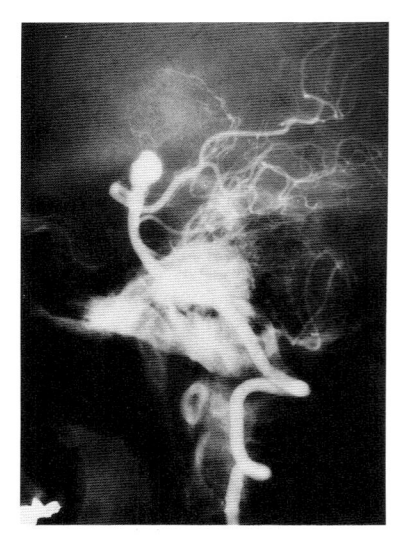

図1.20 椎骨動脈造影側面像にてbasilar tip aneurysmの描出を認める．動脈硬化のため，脳底動脈が延長し，動脈瘤は第3脳室を突き上げるように存在していたため手術不能と判断された（いわゆる，high positioned）．この症例に対し離脱式バルーンを用いて塞栓術を行った．

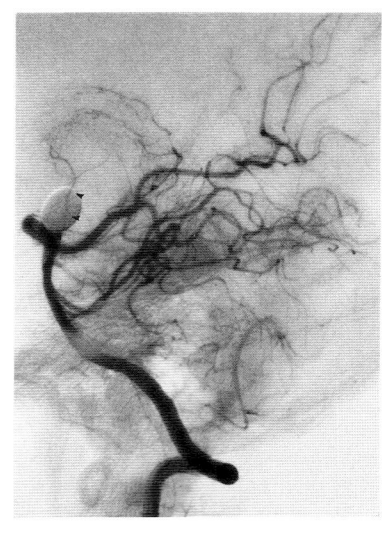

図1.21 塞栓術後の椎骨動脈造影では動脈瘤は完全閉塞し頸部の残存も認めない．後大脳動脈起始部に狭窄をきたすことなく，また，穿通枝（矢頭）の描出も良好である．

内で十分硬化剤が硬化したと思われた時点でバルーンを切り離し手技を終了する（図1.20～1.21）．

　バルーンを切り離すとき，バルーンが動脈瘤から引き出されるようであれば，すかさず対側の大腿動脈よりnon-detachable balloon catheterを挿入し，離脱式バルーンが引き出されないように押えてこれを切り離す．数個のバルーンで塞栓術を行う場合には，両側大腿動脈穿刺を行い2本の誘導カテーテルを用いて，動脈瘤内腔に同時に2個のバルーンを挿入し，硬化剤注入後1個ずつ切り離す．3個以上のバルーンが必要な場合には，1個切り離すごとに，もう1個のバルーンを動脈瘤内腔に挿入する．最終的にはバルーンが相互にささえ合うように配置し，頸部を残存させないようにして最後のバルーンを切り離す．

　硬化剤のバルーン内への注入方法であるが，動脈瘤内に離脱式バルーンカテーテル挿入後に造影剤と置換する方法と，最初から硬化剤を用いて離脱式バルーンを挿入する方法がある．造影剤と置換する方法は，動脈瘤内に離脱式バルーンを挿入する際に，挿入時間に制限はないが，硬化剤と造影剤を置換するのに時間がかかり，また置換中にバルーンの位置が変化する危険性がある．最初から硬化剤を用いる方法は，置換に時間を取られないため，動脈瘤内腔

にバルーン挿入後早期に手技を終了することができるが，挿入に手間取ると挿入前に離脱式バルーンカテーテル内で硬化剤が硬化する危険性がある．そのためカテーテル内での硬化剤の硬化時間を熟知し，あらかじめ non-detachable balloon catheter で動脈瘤内に容易にバルーンが挿入可能かどうかを，確かめておかなければならない．

バルーンの切り離しに伴う合併症を防ぐため，non-detachable balloon catheter を動脈瘤内に挿入し，バルーンを膨らませた後，カテーテルに軽度の牽引力をかけ，動脈瘤の頸部を non-detachable balloon が塞ぐようにしておいて，そのままカテーテルごと体内に留置する方法を行っている施設も存在する．

ii) 金属コイルを用いた塞栓術 巨大動脈瘤やバルーンの形状に合わない形をした動脈瘤に対して主に行われる．塞栓術は，まず親カテーテルを介しマイクロカテーテルを動脈瘤内腔に選択的に挿入する．マイクロカテーテルの先端が動脈瘤の壁に押しつけられていないことを DSA で確認した後，プラチナコイルを挿入し動脈瘤の内腔を閉塞する．プラチナコイルを挿入する際には，必ずコイルプッシャーを用いる．生理食塩水を用いて水圧で押し込む方法は行ってはならない．水圧でコイルを押し込むと，カテーテル先端から吹き出した水流が，動脈瘤内に付着した血栓を吹き飛ばし，脳塞栓を生じる可能性がある．またカテーテル先端から飛び出したコイルも血栓をかき回す．場合によってはコイルが動脈瘤内腔から飛び出してしまう可能性もある．

現在市販されているプラチナコイルは固いため，プラチナコイルをコイルプッシャーで挿入する際マイクロカテーテルが進展し，カテーテル先端が，動脈瘤外に逸脱したり，動脈壁に強く押しつけられたりすることがあるので注意する．また，プラチナコイルがカテーテル先端からでる際，動脈瘤の壁を破る恐れもある．

プラチナコイルは，最初に比較的サイズの大きなコイルを挿入し，そのコイルに絡み合わせるようにして小さなコイルを挿入するようにする．動脈瘤内の血流が速いときには，動脈瘤頸部に non-detachable balloon catheter を挿入し動脈瘤内への血流を遮断して，コイルを挿入する．

iii) 離脱式バルーンと金属コイルを組み合わせた塞栓術 塞栓術を行う動脈瘤の形態が離脱式バルーンとは合わず，また頸部の閉塞が金属コイルでは困難な症例に対して行われる．塞栓術は，まず離脱式バルーンを動脈瘤内腔に挿入し，その脇からマイクロカテーテルを動脈瘤に挿入する．動脈瘤のドームを金属コイルで閉塞した後，離脱式バルーンを硬化剤で膨らませ頸部を閉塞し，これを切り離す．この方法はコイルを挿入する際，バルーンで動脈瘤頸部を遮断するため，コイルの逸脱が防止できる（図 1.22〜1.26）．

血管閉塞用プラチナコイルを用いた塞栓術は，動脈瘤破裂等の合併症の発生頻度が高いため，現在では行われなくなった．

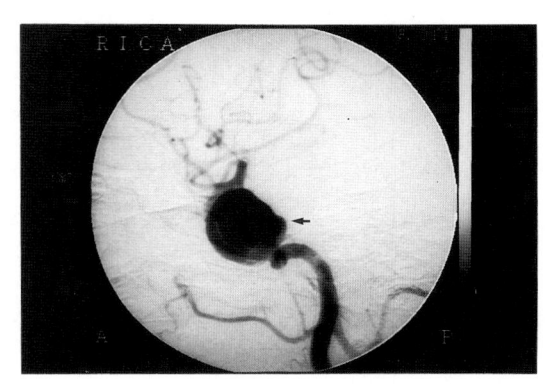

図 1.22 症例は右外転神経麻痺で発症した右海綿静脈洞部の巨大動脈瘤の患者である．右総頸動脈造影側面像で巨大動脈瘤の描出を認め，動脈瘤の壁に bleb 様の突出（矢印）を認める．

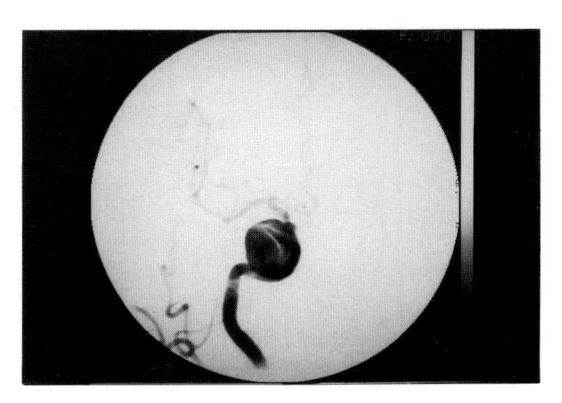

図 1.23 右総頸動脈造影前後像にても同様に巨大動脈瘤の描出を認める．患者は balloon occlusion test に耐えることができなかったため，内頸動脈の温存を図って，コイルと離脱式バルーンを併用した塞栓術を行った．

iv) Guglielmi detachable coil (GDC) を用いた塞栓術 Guglielmi らによって開発された新しい離脱式プラチナコイルを用いた塞栓術であり，従来の塞栓術と比較すると，安全性と治療効果を飛躍的に高めたと言われている．手技は，動脈瘤内腔にマイクロカテーテルを挿入後，至適サイズの GDC を選択し，動脈瘤内腔に挿入，電気分解にて離脱させる．閉塞が不十分な場合は，GDC を追加挿入する（後出の図 1.35 b，c）．

問題点および合併症として，①動脈瘤頸部を完全閉塞し，かつ動脈瘤に密に詰めるには熟練を要する，②母動脈閉塞の閉塞，コイル迷走（末梢血管の閉塞）等の危険性がある，③ GDC による動脈瘤穿破の危険性，④小さな動脈瘤は治療困難，⑤血栓形成能が低い，⑥コイル圧縮による再開通，などがあげられる．また挿入システム上の問題点として，①カテーテルと血管の摩擦が大きく挿入困難な症例が存在する，②カテーテル内腔とコイルの摩擦が大きい，③カテーテルが屈曲しやすい，④カテーテルあるいはガイドワイヤーによる動脈瘤穿破の危険性，などがあげられる．

（2） 母動脈を閉塞させる塞栓術

動脈瘤の頸部が広く，母動脈を温存することが不可能な動脈瘤や解離性動脈瘤，圧迫症状の強い巨大動脈瘤のうち，閉塞試験陰性の症例に対して行われる．母動脈の閉塞方法は，離脱式バルーンを用いて動脈瘤頸部の遠位側と近位側を閉塞する方法と，母動脈の近位側のみを閉塞する方法があるが，通常近位側のみの閉塞で十分である（図 1.27〜1.32）．母動脈閉塞の場合，離脱式バルーンのチェックバルブ方

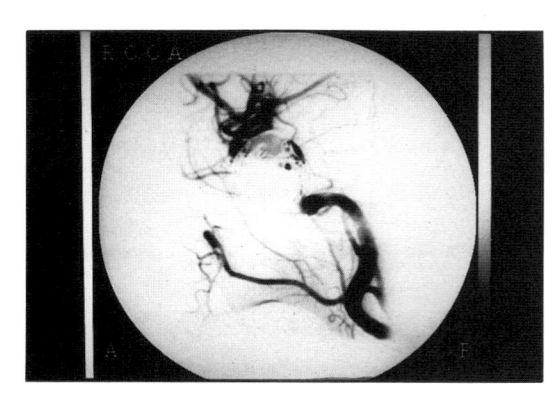

図 1.24 塞栓術後の右総頸動脈造影側面像であるが動脈瘤のドームはプラチナコイルで閉塞し，頸部は離脱式バルーンで閉塞されている．

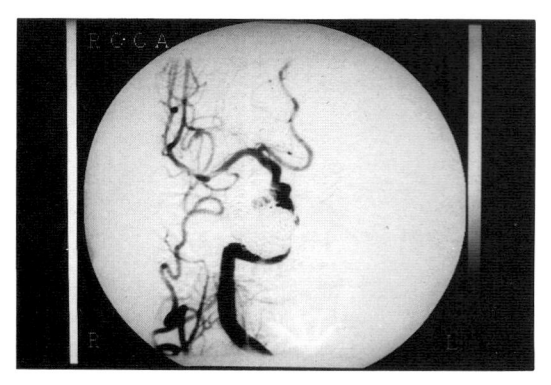

図 1.25 塞栓術後の右総頸動脈造影前後像であるが同様に動脈瘤は閉塞している．しかし右外転神経麻痺の改善は認めなかった．

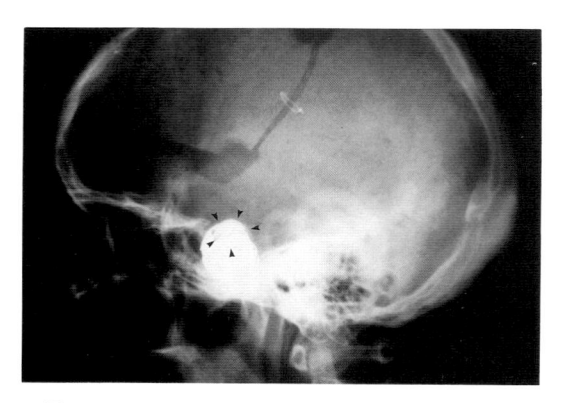

図 1.26 頭蓋単純側面像であるが，離脱式バルーン（矢頭）を取り囲むようにプラチナコイルが挿入されているのがわかる．

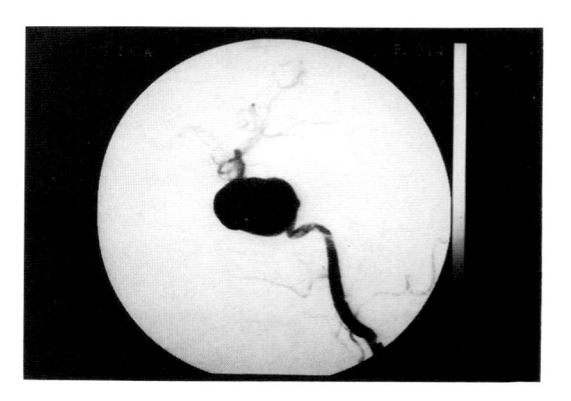

図 1.27 症例は右外転神経麻痺で発症した右海綿静脈洞部の巨大動脈瘤の患者である．右総頸動脈造影側面像で巨大動脈瘤の描出を認める．

1. 中枢神経の塞栓療法

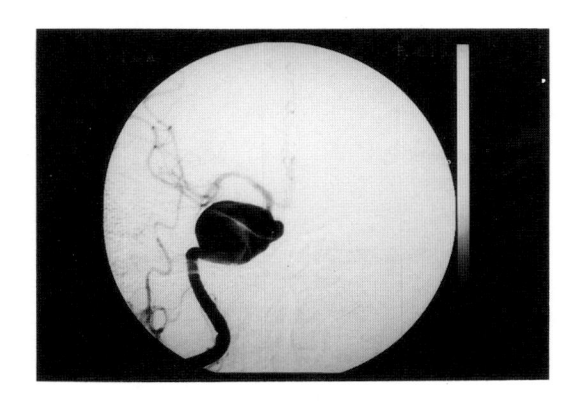

図1.28 右総頸動脈造影前後像にても同様に巨大動脈瘤の描出を認める.

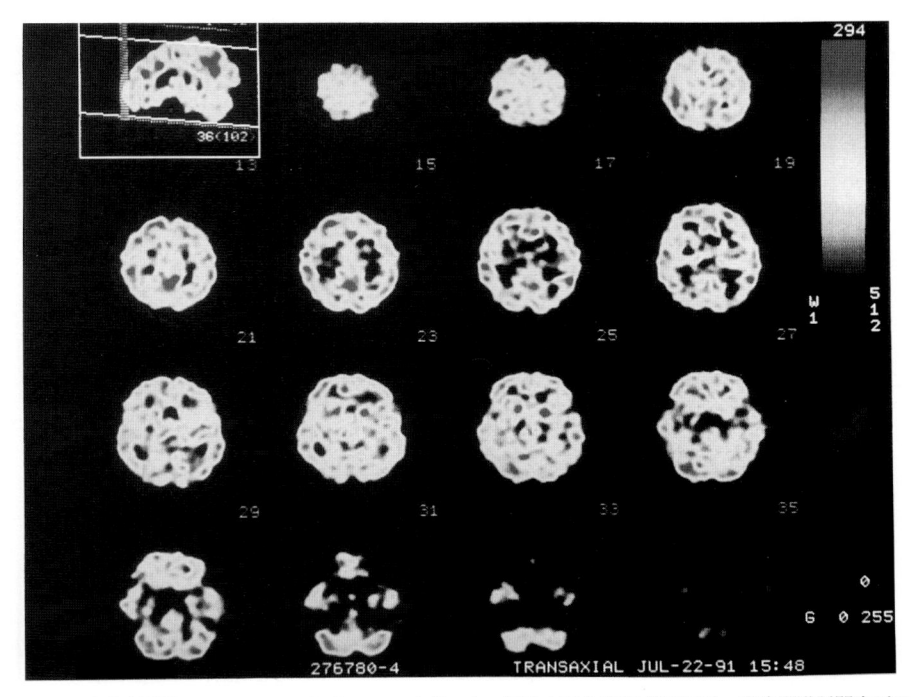

図1.29 右内頸動脈の balloon occlusion test を行った.図は血圧を20%低下させ,右内頸動脈閉塞下にHM-PAO を静注し SPECT を行った像であるが,明らかな血流低下領域の出現を認めなかったため,離脱式バルーンを用いて,母動脈の近位側閉塞を行った.

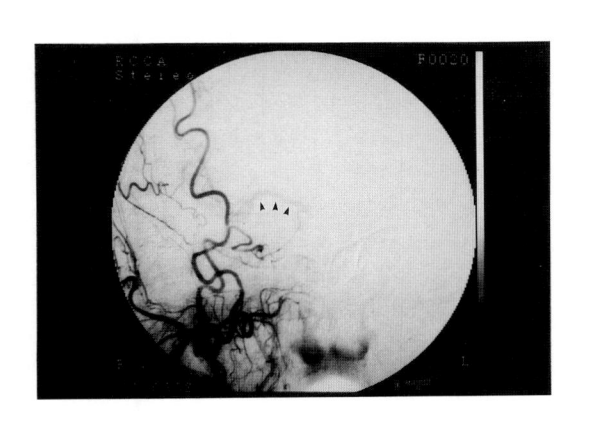

図1.30 塞栓術後の右総頸動脈造影前後像では,右内頸動脈は完全閉塞し動脈瘤の描出を認めなかった.外頸動脈から側副血行を介し右中大脳動脈(矢頭)の描出を認めた.

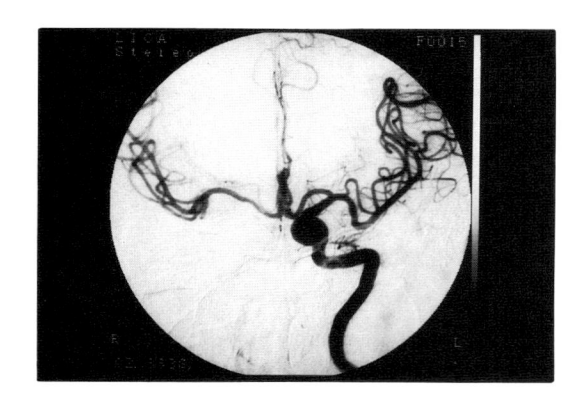

図1.31 左内頸動脈造影前後像では前交通動脈を介し右中大脳動脈，前大脳動脈の良好な描出を認めた．また動脈瘤の描出は認めなかった．塞栓術半年後，右外転神経麻痺は消失した．

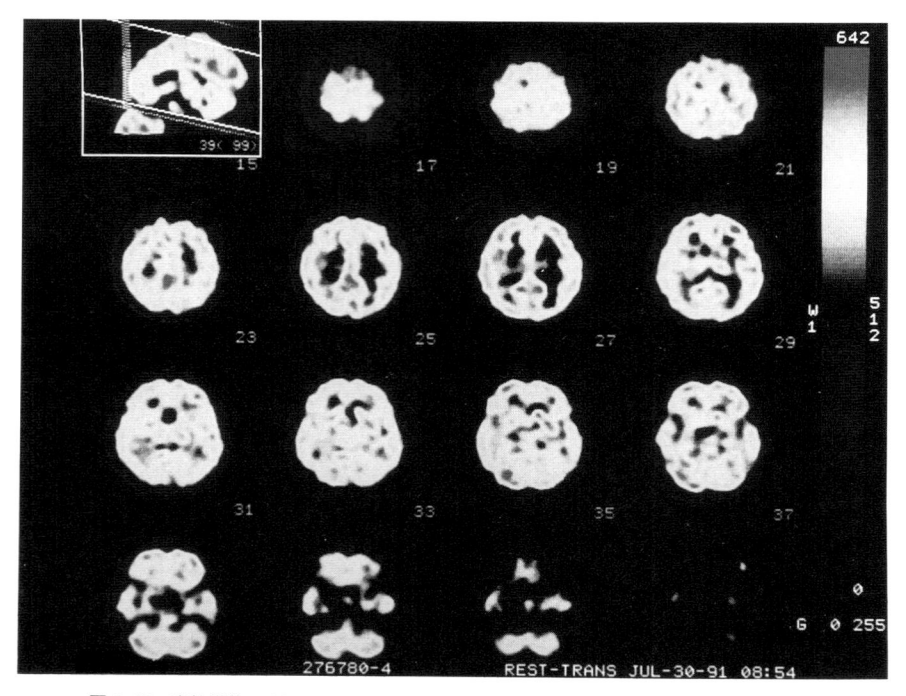

図1.32 塞栓術後のSPECTであるが，明らかな血流低下領域の出現を認めなかった．

式が信頼性の高い場合は，離脱式バルーンの内容液を硬化剤と置換する必要はないが，シリコン製バルーンを使用する場合は，シリコン膜が半透膜であるため，用いる造影剤の濃度を血液と等浸透圧にする必要がある．母動脈閉塞に耐えられない症例ではradial bypassなどのhigh flow bypass術を施行したうえで母動脈の閉塞を考慮する．

d. 塞栓物質，薬剤
（1）離脱式バルーン

現在用いられている離脱式バルーンの素材は，シリコン製もしくはラテックス製である．バルーンの切り離しは，ほとんどの製品で，チェックバルブ式になっており，カテーテルを引き抜くことにより，切り離すことができる．動脈瘤の治療に用いるバルーンは，切り離す際，動脈瘤に負荷をできるだけかけないようにするのが理想的であるため，小さい力で切り離し可能なバルーンを用いる．シリコン膜とラテックス膜の相違点であるが，シリコン製バルーンの方が柔らかく動脈瘤に負荷をかけない．ラテックス膜は不透膜といわれている[1,2]が，シリコン膜は半透膜であるため，内容液によっては体積変化が生

じうる．また血栓形成能は，表面が平滑なシリコン膜よりも，表面が不整なラテックス膜の方が強いといわれている[3]．チェックバルブ方式は製品によってその機構が異なる．なかには信頼性の乏しい方式のものもあるため，バルーン選択には注意が必要で，すべての面で信頼性の高い製品を用いなければならない．

動脈瘤の塞栓術の主眼は動脈瘤のみを閉塞し，母動脈を温存することである．離脱式バルーンは，寿命が長いものでも数カ月から数年で破損してしまうため，母動脈が温存された状況では，破損したバルーンシェルは末梢動脈に流れ，広範な脳梗塞を生じる恐れがある．そのような合併症を防止するため，バルーンを硬化剤で固める必要がある．detachable balloon の硬化剤は，HEMA (2-hydroxyethyl methacrylate)[4,5]（図1.33）が用いられている．HEMA は水溶性であるため，造影剤との置換は比較的容易である．しかし HEMA は，種類によってはラテックス製バルーンを破壊することがあるため，使用するバルーンと硬化剤の相性を確認しなければならない．

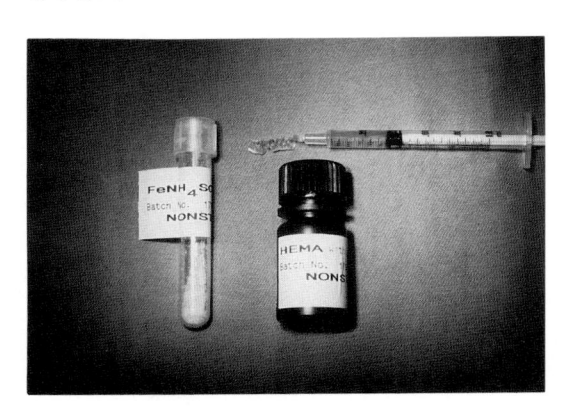

図1.33 われわれが離脱式バルーンの硬化剤として用いている HEMA である．シリンジ内は硬化した HEMA である．

（2）プラチナコイル

脳血管塞栓用の金属コイルは，X線透視下で確認しやすいように，ほとんどがプラチナ製である．プラチナ自体は血栓形成能に乏しいため，プラチナコイルに Dacron や polyester fiber などを網込んである．プラチナコイルの形状は，ストレート型，カール型のほかに三次元的に広がるものも市販されている．サイズについては現時点では，適応ガイドワイヤー0.018″のカテーテルを通過するものを主に用いているが，適応ガイドワイヤー0.010″のカテーテルを通過するプラチナコイルも存在する．これらのプラチナコイルはやや固く，血管を容易に穿孔させるため，カテーテル先端から押し出すときに十分注意しなければならない．

（3）Guglielmi detachable coil（GDC）[6]

Guglielmi らによって開発された新しい離脱式プラチナコイルである．このコイルはステンレススチール製のデリバリーガイドワイヤーの先端に非常に柔軟なプラチナコイルを装着したものであり，先端に取り付けられたプラチナコイルの長さ，巻いた直径は，動脈瘤内腔に応じて選択できる．このコイルを動脈瘤内に挿入したマイクロカテーテルからガイドワイヤーを押し出す要領で押し出すと，カテーテル先端からプラチナコイルが巻きながら出て行き，動脈瘤内腔を閉塞する．動脈瘤内腔とプラチナコイルの長さ，あるいは巻いた直径が合わないときや，塞栓術中にコイルが理想的でない位置に移動した場合などは，デリバリーガイドワイヤーを引き抜くことによりマイクロカテーテル内に再収納可能である．動脈瘤内腔をプラチナコイルが占めたら，微弱電流をデリバリーガイドワイヤーに通電し，ステンレススチールの絶縁処理の施されていない部位を電気分解し，これを切り離す（図1.34〜1.35）．

（4）Mechanical detachable coil（MDC）

GDC 同様，デリバリーガイドワイヤー先端に柔軟なプラチナコイルを装着したものである．GDC 同様，動脈瘤の形態に合わせ巻いた直径，長さをある程度選択でき，形状が合わない場合は引き抜き再挿

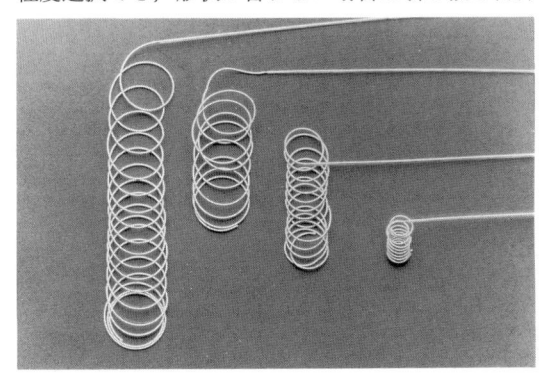

図1.34 図は GDC である．非常に柔らかいプラチナコイルであり，デリバリーガイドワイヤーに半田付けされている．長さ，巻いた径は自由に選択できる．

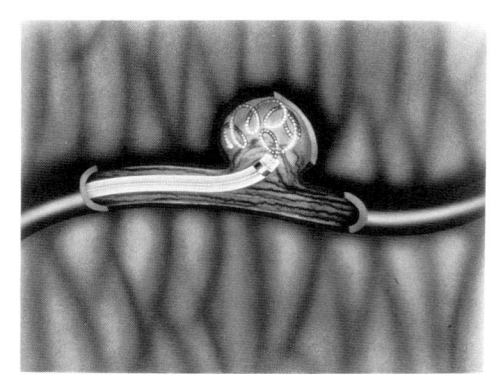

a) 塞栓術のシェーマである．GDC はマイクロカテーテル内を通り巻きながらカテーテルから押し出され，動脈瘤内腔を徐々に閉塞する．

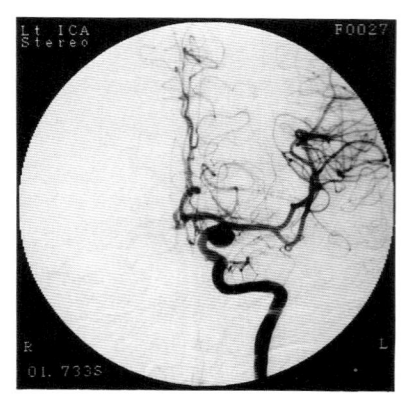

b) 三叉神経痛にて発症した左 IC-PC aneurysm の症例である．左内頸動脈造影前後像にて動脈瘤の描出を認める．

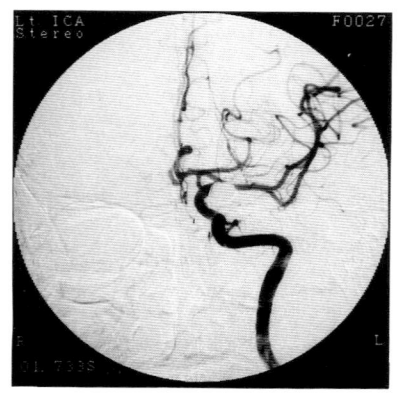

c) GDC を用いた塞栓術後の左内頸動脈造影前後像では，動脈瘤の完全閉塞を認める．

図 1.35　GDC 塞栓術

(注)　図 1.34, 1.35 a) は，ターゲットシーエムアイ株式会社の御厚意による．

入可能である．しかし，切り離し機構が機械的であるため，GDC より信頼性が低い．また，切り離し部位を細くつくることが困難であるため，現時点では細いカテーテルを使用することができず，また細いプラチナコイルを装着することができない．そのため，GDC と比較してコイル選択の余地が少ない．

（5）　液体塞栓物質

Cellulose acetate polymer（CAP）を DMSO に溶解した混合液は，血液中に入ると DMSO が拡散し，CAP の固形物を生じる[7]．これを利用して，マイクロカテーテルから CAP を直接動脈瘤内に注入し塞栓術を行う施設がある．また，粘性の高い EVAL を用いて塞栓術を行っている施設もある．しかし，液性塞栓物質による塞栓術は末梢正常枝への塞栓物質の飛散を確実に防止できなければ一般化しないと思われる．

e.　治　療　成　績

Romodanov, Shcheglov らは，1982 年にラテックスバルーンを用いて，119 例の嚢状動脈瘤に対する塞栓術の報告を行っている．動脈瘤が閉塞できたものは 108 例であり，そのうち母動脈が温存できたものは，93 例で，15 例は母動脈閉塞をきたし，11 例は塞栓不可能であったと報告している[8]．1989 年には，617 例の嚢状動脈瘤に対し，塞栓術を施行し，91% が母動脈を温存した塞栓術が可能であり，塞栓術による死亡率は 1.7% あったと報告している[9]．しかし，follow up の方法が不明瞭で，治療結果を疑問視する意見もある．Higashida らは，1990 年にシリコンバルーンを用いて，84 例の塞栓術の報告を行っている．このうち母動脈を温存し動脈瘤を閉塞できたものは 65 例で，19 例は部分閉塞（内腔の 85% 以上は閉塞）であり，15 例死亡している[9]．われわれの施設でもシリコンバルーンを用いて，過去約 30 例の塞栓術を行ったが，結果は，Higashida らと同様であった．この治療成績を比較すると，ラテックスバルーンを用いた塞栓術の方がシリコンバルーンを用いた塞栓術よりも治療成績が良好なように思われるが，旧ソ連邦では，脳動脈瘤の治療は塞栓術が第 1 選択であり，手術可能症例に対して主に行われているのに対し，欧米諸国ではまだ第 1 選択とはいえず，手術困難例や巨大動脈瘤が治療の主体である．そのため母集団が異なり，単純に比較できない．

Guglielmi らは，1991 年に 15 例の囊状動脈瘤に対する Guglielmi detachable platina coil (GDC) を用いた塞栓術を報告している．これによると全例 70〜100％ の動脈瘤の閉塞を得られ，うち 14 例は母動脈の温存が得られている[6]．われわれの施設では GDC を用いて 21 動脈瘤に対し塞栓術を行い，100％ 閉塞 12 例，90％ 以上閉塞 7 例，80％ 以上閉塞 2 例と高い閉塞率を得られた．

　次に母動脈閉塞であるが，1987 年に Fox らが 68 例の proximal occlusion による動脈瘤の塞栓術を報告している[10]．これによると 51 例で動脈瘤の完全閉塞が得られている．とくに内頸動脈の眼動脈分岐部より近位部に存在する動脈瘤は，proximal occlusion で 100％ 閉塞している．proximal occlusion を行った症例のうち，25 例に対して EC-IC bypass を設けているが，8 症例が TIA や脳梗塞の合併症を生じている．

　椎骨脳底動脈系の動脈瘤に対する椎骨動脈の proximal occlusion の治療成績は，Fox らの報告では 7 例中 4 例に完全閉塞を認めている．Armand らの報告では，21 例中 13 例に完全閉塞を認め，6 例は 70〜80％ の動脈瘤の閉塞を認めている．また 2 例の死亡例を認めたが，1 例は塞栓術後に動脈瘤の破裂をきたしたものであり，もう 1 例は，塞栓術後離脱式バルーンが移動したことによるものである[11]．

f. 合併症と対策

　動静脈奇形の塞栓術と同様に，手技中に，カテーテルやバルーンに付着した血栓が飛散して脳血管を閉塞し，脳塞栓を生じる可能性があるため抗凝固療法は，十分行う必要がある．また動脈瘤内には，壁在血栓が付着している場合が多いため，動脈瘤内に離脱式バルーンやマイクロカテーテルを挿入したら動脈瘤内を手荒くかき回さないように注意する．以下，使用する塞栓物質で起こりうる合併症について述べる．

（1）離脱式バルーンによる塞栓術の合併症

　i） Premature detachment　　動脈硬化の激しい症例などでは，バルーンカテーテルをスムーズに動脈瘤まで導けず，屈曲部などでより強い推進力を得るために，バルーンを過膨張しがちになる．このとき，バルーンが必要以上の血流を捉え，カテーテルから切り離され，末梢に脳梗塞を生じることがある．また一度，脳血管に挿入したバルーンカテーテルを誘導カテーテル内に回収する際に，誘導カテーテル先端部に離脱式バルーンが引っかかり，カテーテルから切り離されることがある．対策としては，動脈硬化の激しい症例では，血流に乗せてバルーンカテーテルを挿入することに固執せず，カテーテル内にガイドワイヤーを挿入しガイドワイヤーを芯にして，カテーテルを誘導することを考える．また，経大腿動脈アプローチにも固執せず，頸動脈の直接穿刺法による塞栓術を考慮する．誘導カテーテルに離脱式バルーンを回収する際は，誘導カテーテルを外頸動脈に挿入するなどして，premature detachment を生じても合併症が生じる頻度が最も少ないと思われる部位で回収する．

　ii） バルーンの破裂，および弁機能不全　　離脱式バルーン挿入中にバルーンが破裂したり，バルーンを切り離した後，弁機能不全でバルーン内容物が流出する場合がある．バルーン内容液が硬化前の硬化剤であれば広範な脳梗塞を生じる．proximal occlusion 後に弁機能不全で離脱式バルーンの体積が減少すると，バルーンが移動し思わぬ血管閉塞が生じる．対策としては，使用前に，弁機能や膨らみ方を十分調べ，バルーンの最大注入量以上の量は注入しないようにする．また，バルーンは自閉弁の信頼性が高くなければ硬化剤が十分硬化した後切り離す．

　iii） 母動脈閉塞　　頸部の比較的大きい動脈瘤の場合，バルーンを切り離す際にバルーンが母動脈の方に引きずり出され，母動脈を閉塞する場合がある．対策としては，バルーンがカテーテルに付着している力 (attachment force) の弱いものを用いる．それでもなお切り離す際バルーンが動くようであれば，すかさず non-detachable balloon catheter を挿入し，動脈瘤頸部を non-detachable balloon で押え，離脱式バルーンを切り離す．

　iv） 動脈瘤破裂　　動脈瘤内でバルーンを急激に膨らませたり，動脈瘤内腔より大きく膨らませた場合は，動脈瘤内圧が上昇し手技中に動脈瘤破裂をきたすことがある．また部分閉塞に終わった塞栓術後，遅発性に動脈瘤破裂をきたすことが知られており，注意が必要である．

　対策としては，動脈瘤内でバルーンを膨らませる場合は，頻回に DSA で確認し，できるだけゆっくり

膨らませる．部分閉塞で終わった場合は，術後経過を十分注意する．

（2） 金属コイルを用いた塞栓術

i） 動脈瘤破裂

現在一般的に用いられているプラチナコイルは，材質が固く容易に動脈瘤を穿孔させ得る．マイクロカテーテルから挿入時に壁を強く押し穿孔をきたす場合もあるが，塞栓術後，動脈の拍動により挿入したプラチナコイルが血管壁を刺激し続け穿孔を起こす場合もある．対策としては，プラチナコイル挿入に際しては，マイクロカテーテル先端が動脈瘤の壁に押しつけられていないことをDSAで十分確認する．また，塞栓術後も十分血栓化するまで注意が必要である．

ii） コイル逸脱

プラチナコイルが動脈瘤内腔より逸脱し，脳梗塞を生じる場合がある．逸脱の原因としては，プラチナコイルを挿入する際，マイクロカテーテルの先端が動き，動脈瘤外へ逸脱する場合と，動脈瘤内の血流により，挿入したコイルが逸脱する場合がある．対策としては，プラチナコイル挿入時には，マイクロカテーテル先端が動いていないかを透視下で確認し，疑わしい場合には誘導カテーテルを用いDSAを行う．また動脈瘤内の血流が速い場合には，non-detachable balloon catheterを動脈瘤頸部に挿入し，動脈瘤内の血流コントロールを行う．

（3） 母動脈を閉塞させる塞栓術に伴う合併症

閉塞テストに耐えた症例にのみ塞栓術を施行するわけであるが，症例によっては，塞栓術後脳虚血症状を呈する場合がある．また，閉塞に用いたバルーンの遠位側生じた血栓が原因と思われる脳塞栓を生じることがある．対策としては，塞栓術後，ヘパリンやアスピリンを用い抗凝固療法を行い，循環血液量も増加させる．また内頸動脈閉塞時に一過性の血圧低下をきたす症例があるので，動脈閉塞後は，血圧管理を厳重に行う．

g．将 来 展 望

諸外国では，塞栓術を動脈瘤治療の第1選択とする施設が出現してきたが，わが国では，急性期破裂動脈瘤に対するマイクロサージェリーはすでに確立されており，状況が異なる．第1選択となるには，マイクロサージェリーを超える治療成績が必要であるが，現状では解決しなければならない問題が数多く存在している．まず塞栓物質であるが，現在存在する塞栓物質では，動脈瘤頸部の処理が難しく，頸部が一部残存する症例が少なくない．優秀な脳外科医の行うクリッピング手術では，頸部を残存させることはまずないため，頸部が残存する塞栓術では，マイクロサージェリーを超えることはできない．現時点で，マイクロカテーテルを動脈瘤内腔に挿入することは可能であるため，このマイクロカテーテルを通過し，動脈瘤頸部を残存させないような塞栓物質の開発が必要である．次に急性期動脈瘤に対し，安全に塞栓術を行えなければならない．そのため動脈瘤にカテーテルを挿入する際，抗凝固療法を必要せず，また動脈瘤にまったくストレスを与えないような，脳血管にやさしいマイクロカテーテルシステムの開発が必要である．これらの問題点をクリヤーするとマイクロサージェリーを超える可能性がある．というのも塞栓術は，脳外科手術と異なり，解剖学的にアプローチ困難な部位というものは存在せず，動脈瘤の生じうるあらゆる部位にアプローチ可能であり，また患者に対する侵襲が小さく，入院期間の短縮がはかれるなどの利点があるためである．

塞栓術を行う体制としては，ある程度塞栓術の裾野が広がる必要がある．脳動脈瘤は脳動静脈奇形に比べ，はるかに症例数が多く，また急性期破裂動脈瘤患者を遠距離まで搬送するのは困難と思われるからである．そのため将来開発されると思われる塞栓物質やマイクロカテーテルシステムは，ある程度トレーニングを積んだ医師であれば誰でも容易で安全に取扱いができるものにならなければならない．

〔緒方　登・後藤勝彌〕

文　献

1) Tomsick T A. Osmetic effects upon long term inflation of latex detachable balloons. *Neurosurgery* 1985; **17**: 952-954.
2) Hawkins T D, Szaz K F. The permeability of detachable latex rubber balloons. An *in vitro* study. *Investigative Radiology* 1987; **22**: 969-972.
3) 宮地　茂，根来　真，半田　隆，他．動脈瘤閉塞モデルの組織学的検討―シリコンバルーンとラテックスバルーンの比較―．第6回日本脳神経血管内手術法研究会講演集，1990；153-160．
4) 岩田博夫，雨宮　浩，山下耕助，他．balloon内充塡硬化性液体の開発．第5回日本脳神経血管内手術法研究会講演集，1989；1-4
5) Goto K, Halbach V V, Hardin C W, et al. Permanent inflation of detachable balloons with a low-

viscosity, hydrophilic polymerizing system. *Radiology* 1988 ; **169** : 787-790
6) Guglielmi G, Vinuela F, Dion J, Duckwiler G. Electrothrombosis of saccular aneurysms via endovascular approach. *J Neurosurg* 1991 ; **75** : 8-14.
7) 萬代真也,寺井義徳,鎌田一郎,他.動脈瘤に対する direct embolization―実験的研究―.第6回日本脳神経血管内手術法研究会講演集,1990 ; 147-152.
8) Romdanov A, Shchglov V. Introvascular occlusion of saccular aneurysms of the cerebral arteries by means of a detachable balloon catheter. Advances and technical standards in neurosurgery. 1982 ; **9** : 25-49.
9) Higashida RT, Halbach VV, Barnwell SL, et al. Treatment of intracranial aneurysms with preservation of the parent vessel : Results of percutaneous balloon embolization in 84 patients. *AJNR* 1990 ; **11** : 633-640.
10) Fox AJ, Vinuela F, Pelts Dm, et al. Use of detachable balloons for proximal artery occlusion in the treatment of unclippable cerebral aneurysms. *J Neurosurg* 1987 ; **66** : 40-46.
11) Aymand A, Gobin VP, Hodes J. Endovascular occlusion of vertebral arteries in the treatment of unclippable vertebrobasilar aneurysms. *J Neurosurg* 1991 ; **74** : 393-398.

1.3 硬膜動静脈瘻

a. 原　　理

　硬膜動静脈瘻は,動脈と静脈が硬膜で毛細血管を介さず直接交通したものであり,基本的には静脈側の病気であると考えられている.この疾患は,硬膜の存在する頭蓋内のどの部位にも生じうるが,大きな静脈洞周辺に発生することが多く,海綿静脈洞,横-S字状静脈洞部が好発部位である.治療は,動脈と静脈の交通を遮断することである.われわれの治療方針は,頸動脈圧迫→経動脈性塞栓術→経静脈性塞栓術→外科手術あるいは放射線治療の順に治療を進めている.この治療法は,血流の流入部を閉塞させ,最後に流出部を塞栓させる方法であり,またより簡便な手技から複雑な手技へ進めるやり方でもある.Vinuelaらの報告[1]によると,海綿静脈洞部硬膜動静脈瘻患者18例中3例に自然治癒を認め,またHalbachらの報告によると横-S字状静脈洞部の硬膜動静脈瘻患者28例のうち頸動脈圧迫療法で2例完治し,3例に症状の改善を認めている[2].そのためこれら保存的治療が可能な症例を除外するため,われわれは塞栓術を行う前に頸動脈圧迫療法を行うこ

とにしている.経動脈性塞栓術を経静脈性塞栓術より優先するのは,経動脈性塞栓術にて動静脈瘻に流入する血流をできるだけ減少させた後,経静脈性塞栓術を行う方が,塞栓物質の逸脱や venous reflux による合併症が防止でき安全性が高いためである.放射線治療を安易に行わないのは,high flow type の硬膜動静脈瘻に放射線療法を行っても効果が期待できず,血流をできるだけ減少させて放射線療法を行う方がより少ない線量で最大限の効果が期待できるためである.また,良性疾患に放射線治療を行うことはできるだけ避けなければならない.

　治療は,このいずれかの段階で完治させればよいわけであるが,硬膜動静脈瘻は基本的には静脈側の病気であり,またCCFのような大きな一つの瘻孔が存在する direct fistula と異なり,小さな瘻孔が無数に存在し,流入動脈も大小さまざまであるため,経動脈性塞栓術のみでは完治困難で,経静脈性塞栓術まで行わなければならない症例が多い.病変が存在する静脈洞が頭蓋内の正常還流路として機能している場合は,経静脈性塞栓術が施行できず,経動脈塞栓術後静脈洞遊離術あるいは摘出術[3]か放射線治療を行う.

　High flow type の硬膜動静脈瘻は,難治性の疾患であり,完全消失させなければ再発率が高く,また塞栓術後再発した硬膜動静脈瘻は,さらに難治性疾患に変化するため,とくに残存させないように治療しなければならない.

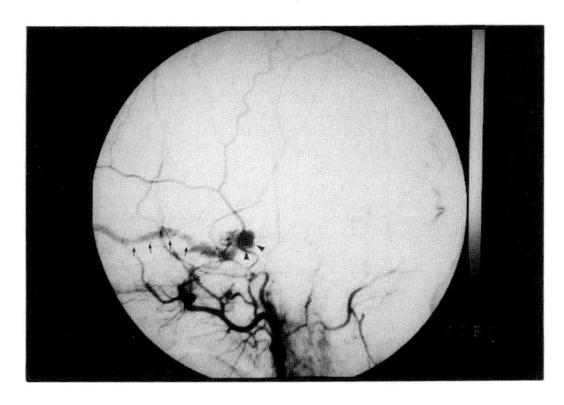

図 1.36　眼球結膜充血にて発症した右海綿静脈洞部硬膜動静脈瘻の患者である.右外頸動脈造影にて右海綿静脈洞部硬膜動静脈瘻の描出を認める.下錐体静脈洞が閉塞しているためシャント血が眼静脈に逆流している.矢頭:右海綿静脈洞　矢印:右上眼静脈

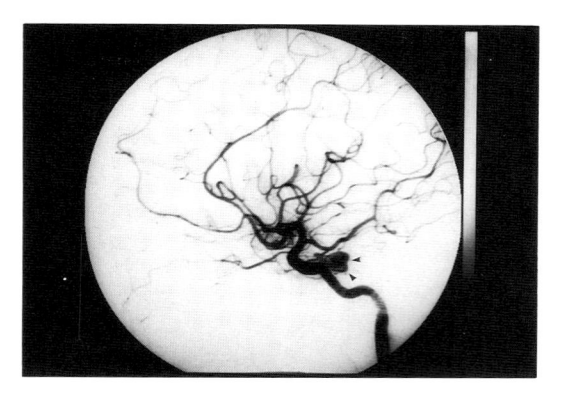

図1.37　右内頸動脈造影にても同様に硬膜動静脈瘻の描出を認める．そこで頸部圧迫療法を試みた．

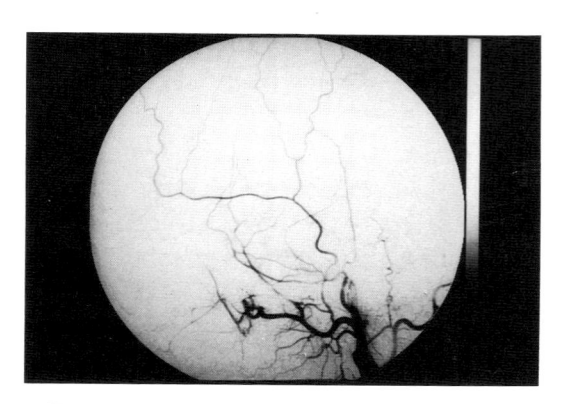

図1.38　1カ月後の右外頸動脈造影では，硬膜動静脈瘻の消失を認める．

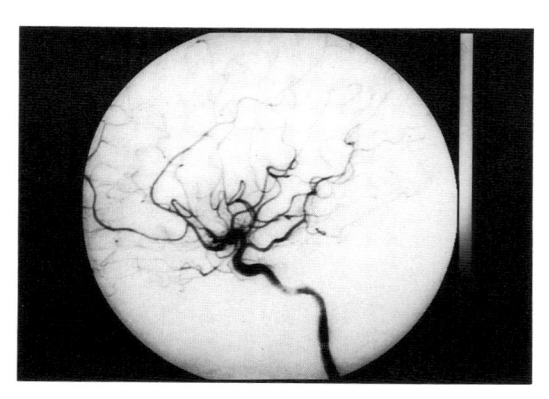

図1.39　右内頸動脈造影でも同様に硬膜動静脈瘻の消失を認める．

b. 適　　応

保存的治療法で治癒傾向の認められない症例が治療対象となる．とくに海綿静脈洞部硬膜動静脈瘻は，自然治癒例や頸動脈圧迫療法にて治癒する症例が少なくなく，これらの症例に無意味な塞栓術や放射線療法を行ってはならない．われわれは，1回30秒程度の頸動脈圧迫を1時間に3回，1カ月間覚醒時間中行わせ，治癒傾向の認められない症例にのみ塞栓術を行っている（図1.36〜1.39）．

c. 実施手技

マイクロカテーテルを硬膜動静脈瘻の流入動脈に超選択的に挿入し，PVA顆粒，NBCA，EVALなどを用いて丹念に閉塞していく．外頸動脈の塞栓術でも，顔面神経麻痺などの脳神経麻痺や，meningolacrimal arteryを介し，眼動脈や内頸動脈内に塞栓物質が流入し，思わぬ合併症を生じるので注意する．経動脈性塞栓術で完治できない症例は引き続き経静脈性塞栓術を行う．経静脈性塞栓術はマイクロカテーテルを病変部に挿入しプラチナコイルを用いて静脈洞の閉塞を行う．硬膜動静脈瘻は静脈洞の閉塞を伴うことが多く，病変部に到達するのは，必ずしも容易でない．海綿静脈洞部の硬膜動静脈瘻は，通常下錐体静脈洞経由で海綿静脈洞内にマイクロカテーテルを挿入するのが一般的であるが（図1.40〜1.42），下錐体静脈洞が閉塞している場合，対側の下錐体静脈洞からcoronary sinusやoccipital trans-

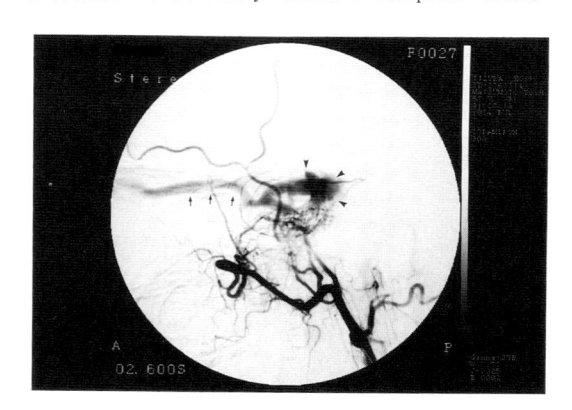

図1.40　眼球結膜充血にて発症した右硬膜動静脈瘻の患者である．右外頸動脈造影にて右海綿静脈洞部に硬膜動静脈瘻の描出を認める．頸部圧迫療法で治癒傾向を認めなかったため，PVAを用いて経動脈性塞栓術を行い，同じ日に，下錐体静脈経由で経静脈性塞栓術を行った．
　矢頭：右海綿静脈洞　矢印：右上眼静脈

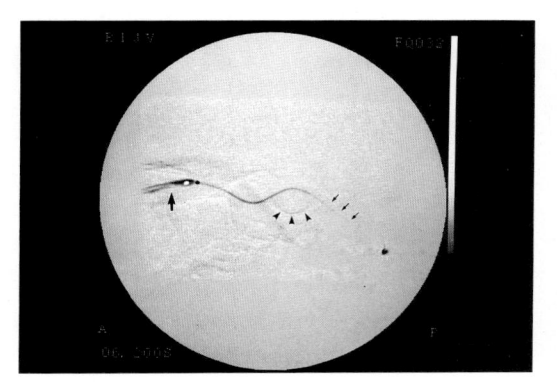

図 1.41 下錐体静脈洞経由でマイクロカテーテルを海綿静脈洞からさらに上眼静脈にまで挿入し，上眼静脈から後方に向いプラチナコイルを用い右海綿静脈洞の閉塞を行った．
　　矢頭：トルコ鞍底部，矢印大：右上眼静脈
　　矢印小：右下錐体静脈洞

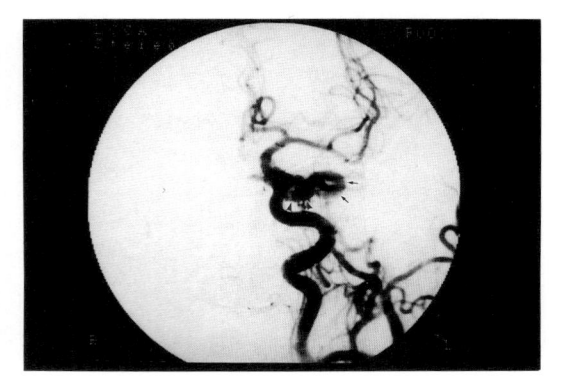

図 1.44 左総頸動脈造影正面像にても同様に硬膜動静脈瘻の描出を認める．
　　矢頭：左海綿静脈洞　矢印：左上眼静脈

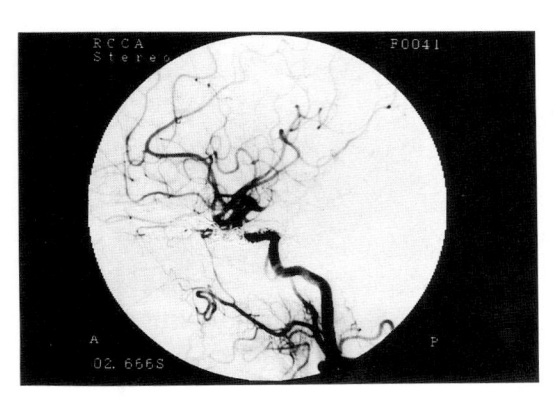

図 1.42 塞栓術後の右総頸動脈造影では，動静脈瘻の消失を認める．

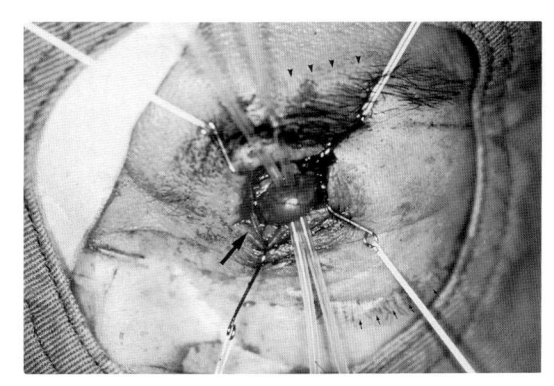

図 1.45 急速に視力障害が進行したため塞栓術を行った．塞栓術は経動脈性塞栓術を行った後，下錐体静脈洞が閉塞しているため，内眼角上部の眼瞼の皮膚切開を行い angular vein（矢印大）を露出させ，直接穿刺し上眼静脈経由で逆行性にマイクロカテーテルを海綿静脈洞内に導いた．
　　矢頭：眉毛　矢印小：眼裂

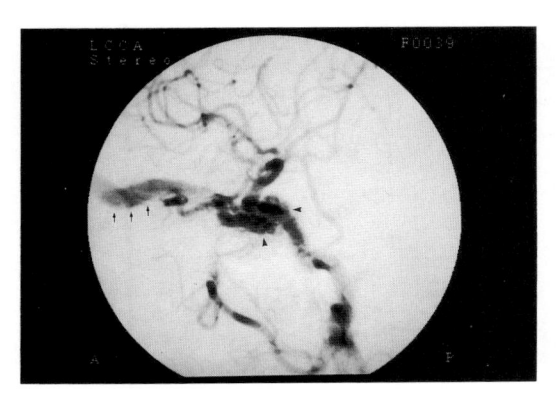

図 1.43 左眼球結膜充血にて発症した左海綿静脈洞部硬膜動静脈瘻の患者である．左総頸動脈造影側面像にて左海綿静脈洞部硬膜動静脈瘻の描出を認める．下錐体静脈洞は閉塞している．
　　矢頭：左海綿静脈洞　矢印：左上眼静脈

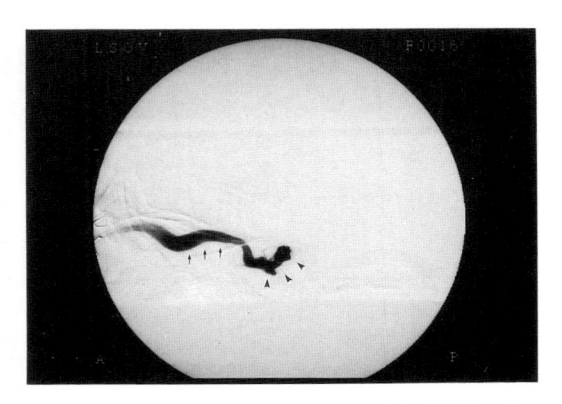

図 1.46 マイクロカテーテルからの左海綿静脈洞の選択的造影である．
　　矢頭：左海綿静脈洞　矢印：左上眼静脈

ることもある（図1.43〜1.49）．また横-S字状静脈洞部の硬膜動静脈瘻の場合，S字静脈洞から頸静脈にいたる経路が閉塞していることがあり，対側の横静脈洞から静脈洞交会を越えて病側の横-S字状静脈洞にマイクロカテーテルを挿入したり（図1.50〜1.54），また開頭し病側の静脈洞を露出させこれを直接穿刺しマイクロカテーテルを挿入する場合もある．静脈洞を閉塞する場合は，まず静脈洞が頭蓋内の正常還流路として機能していないことを十分検討する．還流路として機能している場合は，静脈洞の閉塞は行えず，外科手術もしくは放射線治療を考慮する．静脈洞が閉塞可能であれば，静脈洞の閉塞方法を考える．塞栓術を行う前に病変部に流入する静

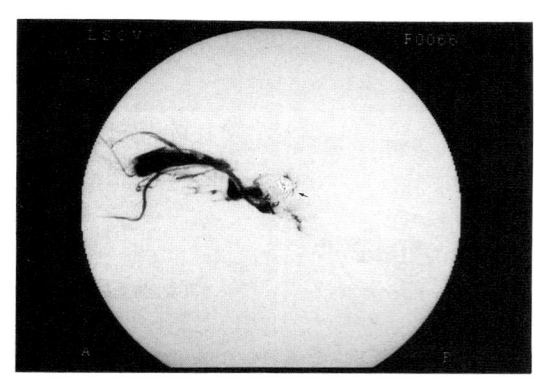

図1.47 左海綿静脈洞のposterior superior confluentから前方に向いプラチナコイルで塞栓術を行っている途中．矢印：プラチナコイル

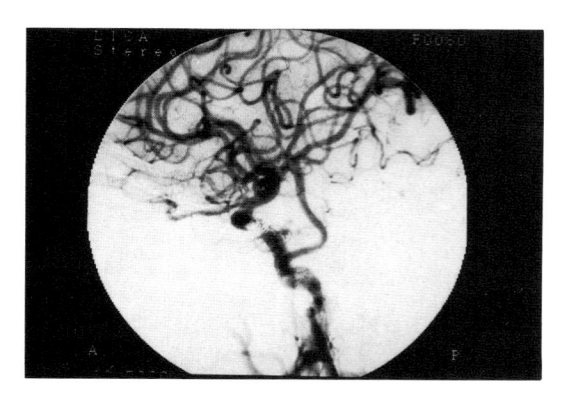

図1.48 塞栓術後の左総頸動脈造影側面像では硬膜動静脈瘻の消失を認める．

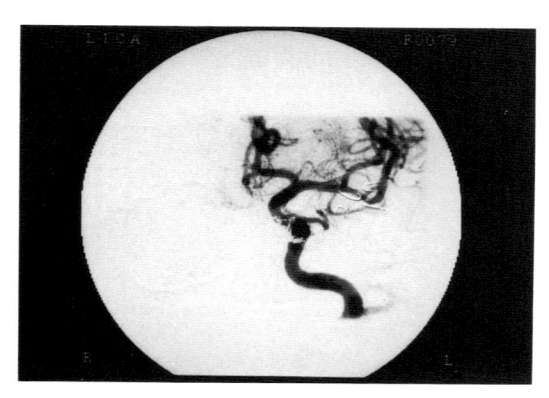

図1.49 塞栓術後の左総頸動脈前後像にても同様に硬膜動静脈瘻の消失を認める．

verse sinusを介し病側の海綿静脈洞内にマイクロカテーテルを誘導したり，皮膚切開にてangular veinを露出させこれを直接穿刺し上眼静脈から逆行性に海綿静脈洞内にマイクロカテーテルを挿入す

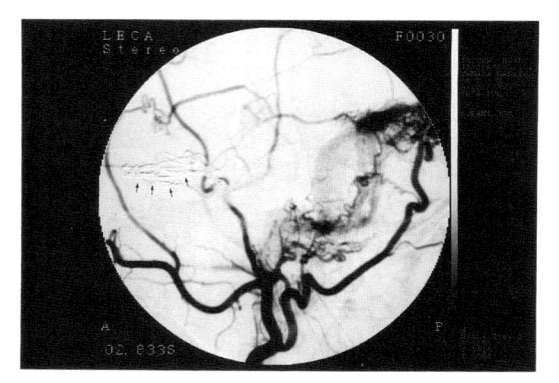

図1.50 症例は，左海綿静脈洞部硬膜動静脈瘻治療後に生じた左横-S状静脈洞部硬膜動静脈瘻の患者である．左外頸動脈造影側面像で左横-S状静脈洞部に硬膜動静脈瘻の描出を認める．また左海綿静脈洞部には，治療に用いたプラチナコイル（矢印）を認める．

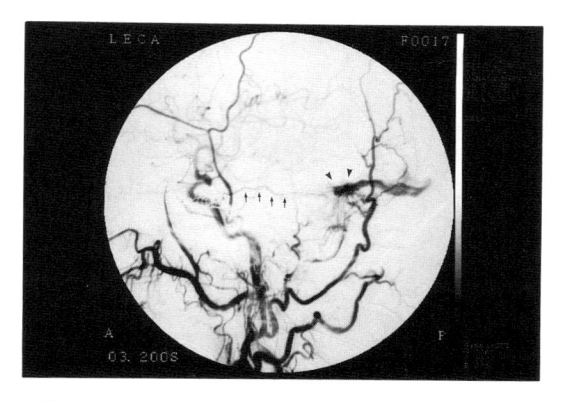

図1.51 EVALを用いて経動脈性塞栓術を行った．塞栓術後の左総頸動脈造影側面像では，硬膜動静脈瘻へ流入する血流の著明な減少を認めるが，瘻孔の残存（矢頭）を認める．また左内頸動脈のテント枝（矢印）から瘻孔への血流を認める．

脈を詳細に検討し，静脈洞を閉塞する過程で，脳静脈への逆流が増強する恐れのある場合は，最初にその逆流路の閉塞を行った後静脈洞を閉塞する．塞栓物質としては通常金属コイルを用いる．静脈洞の閉塞に液状塞栓物質を用いる報告もあるが，意図しない静脈の閉塞をきたしたり，血管造影では判定不能な静脈と動脈の交通を逆流し，脳動脈内に塞栓物質が流入することもあり，現時点では薦められない．静脈洞の塞栓術後さらに硬膜動静脈瘻が残存する場合は，静脈洞の遊離術あるいは摘出術か放射線治療を行う．

d. 塞栓物質，薬剤
（1） **PVA顆粒**（polyvinyl alcohol foam）

最も一般的に用いられる経動脈性塞栓術用の固体塞栓物質である．粒子径をある程度任意に選択でき，また血流に乗せて血管閉塞を行うため，瘻孔の直前までカテーテルが挿入できない場合でも使用可能であるが，塞栓効果に乏しく，静脈側への逸脱も多い．また再開通が起こりやすいのも問題である．

（2） **シアノアクリレート**

最も塞栓効果の高い液性塞栓物質であるが，瘻孔直前までカテーテルを進めて使用しなければ，流入動脈の近位側閉塞に終わり，効果的な塞栓術が行えない．

（3） **EVAL**

取扱いが容易で塞栓効果の高い塞栓物質である．その動態は造影剤と比較的よく似ており，瘻孔部にある程度近づけば，十分注入可能である．一度閉塞した血管は，脳動静脈奇形の塞栓術の場合とは異なり，ほとんど再開通傾向がなく塞栓効果が高い．しかし溶媒であるDMSOの刺激が強く，硬膜枝に注入する場合は痛みが強いために全身麻酔下で使用しなければならない．

（4） **金属コイル**

静脈洞閉塞時に用いる．一般的にはプラチナコイルを用いられているが，ステンレス製のコイルを用いる施設もある．

（5） **そ の 他**

静脈洞閉塞に絹糸を用いる施設もある．絹糸の塞栓効果は高いが造影性がないため，逸脱が判断できず，取扱いに注意が必要である．

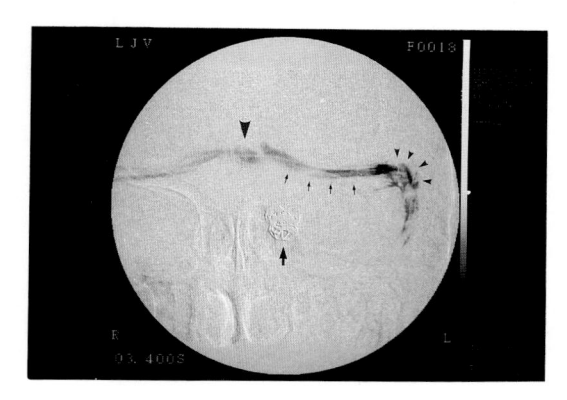

図1.52 引き続き経静脈性塞栓術を行った．左S状静脈洞下部は閉塞していたため対側の横-S状静脈洞から静脈洞交会（矢頭大）を越えてマイクロカテーテルを病変部（矢頭小）に挿入し，プラチナコイルを用いて塞栓術を行った．
　矢印大：左海綿静脈洞部硬膜動静脈瘻の治療に用いたプラチナコイル
　矢印小：左横静脈洞

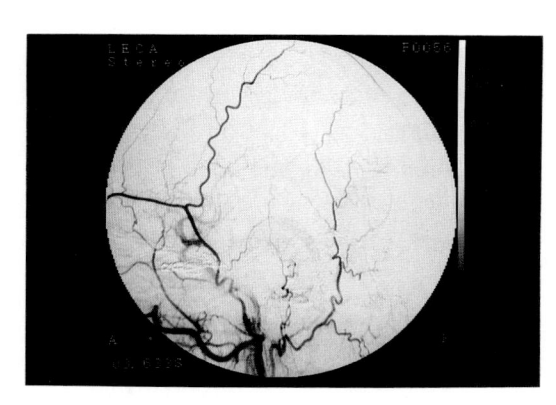

図1.53 塞栓術後の左外頸動脈側面像では動静脈瘻の消失を認める．

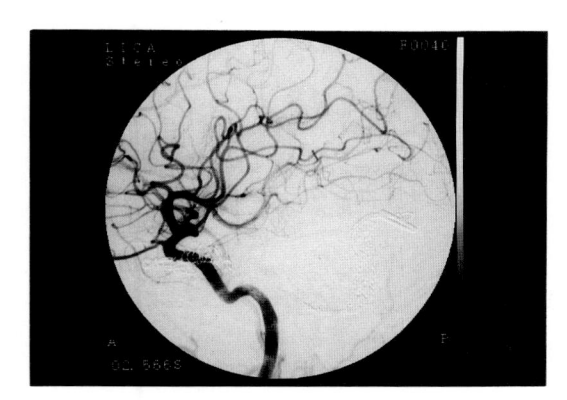

図1.54 左内頸動脈側面像でもテント枝からの瘻孔の描出を認めない．

e. 治療成績

われわれの施設では過去,海綿静脈洞部 17 例, 横-S 字状静脈洞部 14 例, 斜台部 3 例, 上矢状静脈洞部, 後頭静脈洞部, 辺縁静脈洞部, 小脳テント部, 円蓋部それぞれ 1 例の計 39 例の硬膜動静脈瘻の患者に対し治療を行い, うち 36 例に完治を認めている. 36 例中, 経動脈性塞栓術のみで完治したものは 12 例で, 経静脈性塞栓術にて完治したものは 10 例, 放射線治療もしくは手術を必要としたものは 14 例である. 他の施設での報告は以下のごとくである. 海綿静脈洞部硬膜動静脈瘻に対する治療成績は, Halbach らは, 下錐体静脈洞経由による経静脈性塞栓術にて 13 例中 9 例に完治を認め, 3 例は臨床症状の著明な改善を認めている[4]. また Teng らは, 上眼静脈経由の経静脈性塞栓術で 5 例治療し, 全例完治[5]し, 高橋らは経静脈性塞栓術を 22 例に施行し 19 例の完治を認めている[6]. 横-S 字状静脈洞部硬膜動静脈瘻の治療成績は, Halbach らの報告では, 17 例に経動脈性塞栓術のみによる治療を行い 10 例完治し, また 6 例に対し経動脈性塞栓術と外科手術を併用し 4 例に完治を認めている. また 11 例に対し経静脈性塞栓術を施行し, 5 例完治し, 4 例に著明な改善を認めている[2,7]. 上矢状静脈洞部硬膜動静脈瘻の治療成績は, Halbach らは 7 例治療を行い, うち 4 例は経動脈性塞栓術のみで完治しており, また 3 例は外科手術を併用して完治している[8].

f. 合併症と対策

(1) 経動脈性塞栓術に伴う合併症

i) **脳神経麻痺**　外頸動脈の塞栓術で脳神経麻痺を生じることがある. とくに中硬膜動脈を起始部から閉塞した場合, 顔面神経麻痺を生じる可能性があるので注意を要する. また, 上行咽頭動脈も両側を閉塞させると軟口蓋の麻痺を生じることがあり, 両側の塞栓術は避ける. 対策としては, 塞栓物質を注入するときは, 瘻孔直前までカテーテルを挿入し塞栓術を行う. また, 塞栓術を行う前にキシロカインによるテストを行う.

ii) **脳動脈閉塞**　外頸動脈と内頸動脈は交通しており, 塞栓物質がその交通を通り抜け内頸動脈に流入し脳梗塞を生じることがある. 中硬膜動脈は meningolacrimal artery を介し眼動脈と交通しており, artery of foramen rotundum は内頸動脈と直接交通している. また上行咽頭動脈や後頭動脈は椎骨動脈と交通しており注意する. 対策としては塞栓術前に超選択的血管造影を施行し詳細に検討することであるが, 液性塞栓物質を使用する場合は, 造影剤との動態が異なる場合があり, 塞栓術前には認められなかった血管に塞栓物質が注入される場合がある.

iii) **皮膚壊死**　外頸動脈の塞栓術後に皮膚壊死を生じる場合がある. 対策としては皮枝や筋肉枝と思われる血管には塞栓物質をできるだけ注入しないように心がける. 皮膚壊死が生じた場合には, 高圧酸素療法を行う.

iv) **経動脈性塞栓術後の症状悪化**　経動脈性塞栓術を施行した後一時的に症状の悪化を認める場合がある. とくに海綿静脈洞部硬膜動静脈瘻の経動脈性塞栓術後に病変が残存した場合に, 眼症状の悪化を認めることが多い. これは, 動脈性塞栓術を行う際, 塞栓物質が静脈側に逸脱し, 静脈の閉塞をきたすためと考えている.

(2) 経動脈性塞栓術に伴う合併症

i) **静脈洞穿孔**　静脈洞内に金属コイルを挿入する際, 静脈洞壁を破り出血を生じる場合がある.

ii) **正常血管閉塞**　静脈洞内に液性塞栓物質を注入する際, 塞栓物質が正常な静脈に逆流しこれを閉塞したり, 通常の血管造影では判断できない静脈と動脈交通を介し塞栓物質が動脈に流入し動脈閉塞をきたす場合がある. このため現時点では, 静脈洞内への液性塞栓物質の注入は薦められない.

iii) **脳内出血**　静脈洞閉塞を行う場合, 流入部を閉塞する前に主流出部を閉塞した場合, 他の流出路に血流が増加し, 脳表の静脈圧が上昇し, 静脈性の出血を生じる. 対策としては, 第 1 段階として経動脈性に静脈洞への血液流入部を最初に閉塞することであるが, それが困難である場合は, 最初に逆流が増強すると思われる部位を閉塞し, 脳表への逆流を防止する.

g. 将来展望

硬膜動静脈瘻は外科的に治療困難なため, 現時点でも塞栓術が第 1 選択であり治療の主体である.

硬膜動静脈瘻の患者は, 自然治癒したりまた保存的治療で完治する症例から死に至る症例までさまざまである[9]. そのため塞栓術の適応を十分考慮する

必要があり，保存的治療で完治する症例に対して，意味のない塞栓術や放射線治療を行ってはならない．現在明確な適応の基準はないが，われわれは海綿静脈洞部硬膜動静脈瘻の場合は，進行性の眼症状を呈する症例や，脳表の静脈への逆流が著明な症例は，塞栓術の適応と考えている．また横-S字状静脈洞部硬膜動静脈瘻では，耐え難い雑音を呈する症例や，脳表の静脈への逆流が著明な症例は塞栓術の適応と考えている．塞栓術は経動脈性塞栓術から経静脈性塞栓術に進める方法が安全で基本である．経動脈性塞栓物質としてはEVALが理想的であるが，全麻下で使用しなければならないのが欠点である．そのため，痛みを伴わず，取扱いが容易で塞栓効果の高い塞栓物質の開発が必要である．経静脈性塞栓物質はプラチナコイルが主流であるが，静脈洞の閉塞を行うには，症例によっては100本以上挿入しなければならないため効率が悪く，数時間を要する．そのため効率よく塞栓可能な塞栓物質を開発する必要がある．また，プラチナコイルは固く静脈洞を穿孔する恐れがあるため，より柔らかい塞栓物質が必要である．これらの塞栓物質が開発され塞栓術の適応が確立されればより安全に治療が行われ，高い完治率が実現できるものと思われる．

〔緒方　登・後藤勝彌〕

文　献

1) Vinuela F, Fox AJ, Debrun GM, et al. Spontaneous caratid-cavernous fistulas: clinical, radiological, and therapeutic considerations. *J Neurosurg* 1984; **60**: 976-984.
2) Halbach VV, higashida RT, Hieshima GB, et al. Dural fistulas involving the transvers and sigmoid sinuses: Results of treatment in 28 patients. *Radiology* 1987; **163**: 443-447.
3) Sundt TM, Piepgras DG. The surgical approach to arteriovenous malformations of the lateral and sigmoid dural sinuses. *J Neurosurg*; **59**: 32-39.
4) Halbach VV, Higashida RT, Hieshima GB, et al. Transvenous embolization of dural fistulas involving the cavernous sinus. *AJNR* 1989; **10**: 377-383.
5) Teng MMH, Guo W, Huang C, et al. Occlusion of arteriovenous malformation of the cavernous sinus via the superior ophthalmic vein. *AJNR* 1988; **9**: 539-546.
6) 高橋　明，菅原孝行，吉本高志，川上喜代志．海綿静脈洞部硬膜動静脈シャントの経静脈的塞栓術．脳卒中の外科 1990; **18**: 349-354.
7) Halbach VV, Higashida RT, Hieshima GB, et al. Transvenous embolization of dumal fistulas involving the transverse and sigmoid sinuses. *AJNR* 1989; **10**: 385-392.
8) Halbach VV, Higashida RT, Hieshima GB, et al. Treatment of dural arteriovenous malformations involving the superior sagittal sinus. *AJNR* 1988; **9**: 337-343.
9) Ishii K, Goto K, Ihara K, et al. High-risk dural arteriovenous fistulae of the transverse and sigmoid sinus. *AJNR* 1987; **8**: 1113-1120.

1.4　頸動脈海綿静脈洞瘻

a. 原　　　理

内頸動脈が海綿静脈洞を通過する部位で裂け，内頸動脈と海綿静脈洞が直接交通する病気であり，通常瘻孔は一つである．原因としては，頭蓋底骨折などを伴う外傷が最も多いが，Ehlers-Danlos' syndrome，線維筋性形成異常や神経線維腫症などに合併する場合もある．また，内頸動脈の海綿静脈洞部に生じた小動脈瘤が破裂し生じる場合や動脈硬化の激しい症例で何の誘因もなく生じる場合がある．

治療は，内頸動脈と海綿動脈洞との交通を遮断すればよい．頸動脈海綿静脈洞瘻（carotid-cavernous fistula）の瘻孔は通常大きく，離脱式バルーンによる母動脈を温存した塞栓術のよい適応である．母動脈を温存することが難しい症例では，母動脈を含めて瘻孔を閉塞する必要がある．

b. 適　　　応

頸動脈海綿静脈洞瘻の治療は，他に有効な治療法がないため，ほとんどすべての症例が塞栓術の適応となる．とくに海綿静脈洞からの後方還流路（上，下錐体静脈洞）が未発達であったり閉塞している症例では，眼静脈や脳表の静脈への逆流が著しく，失明や脳出血を生じる危険性が高いため緊急性塞栓術の対象となる．母動脈を温存した塞栓術が困難な場合は，瘻孔を含めて内頸動脈を閉塞しなければならないため，塞栓術前にballoon occlusion testを行う必要がある．balloon occlusion testは動脈瘤の場合とは異なり，瘻孔より遠位側で血流遮断を行う必要がある．瘻孔より近位側で閉塞を行うと，側副血行を介し逆行性に血流が瘻孔に吸い込まれるため，脳血流を過小評価し正しい評価ができない．balloon occlusion test が陰性の場合，閉塞可能血管と判断し塞栓術を行う．母動脈を温存した経動脈性塞栓術が困難で，balloon occlusion test が陽性の場合は経静脈性塞栓術を考慮する．

瘻孔が小さく，眼静脈や脳表の静脈への逆流がごく軽度である場合，頸部圧迫療法で治癒する症例もあるため，症例によっては保存的治療の適応となる場合もある[1]．

c. 実 施 手 技
（1） 内頸動脈を温存した塞栓術

誘導カテーテルを病側の内頸動脈に挿入し，誘導カテーテルを介し，離脱式バルーンを血流に乗せて瘻孔部に導く．このとき，離脱式バルーンは premature detachment を予防するため，切り離し抵抗が高いものを用いる．また誘導カテーテルと離脱式バルーンカテーテルとの間の摩擦が大きい場合は，あらかじめ離脱式バルーンにシリコンを塗布し摩擦を減じてやる．離脱式バルーンを瘻孔部に導けたら，瘻孔を通過させ海綿静脈洞内に挿入し膨らませ，瘻孔部を静脈側から閉塞する．一つのバルーンで閉塞不可能な場合は，対側の大腿動脈から誘導カテーテルを挿入し，別の離脱式バルーンを海綿静脈洞内に挿入する．さらにバルーンが必要な場合は，ひとつ切り離すごとに同じ手技で別のバルーンを挿入する．最終的にバルーンが海綿静脈洞内でお互いに支え合うように配置し，瘻孔を閉塞させる．バルーンを切り離す場合は，バルブ機構の信頼性の高いバルーンでは，血漿浸透圧と等濃度の造影剤を用いてそ

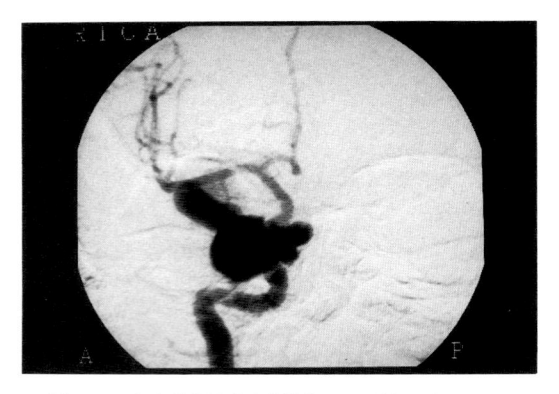

図 1.56 右内頸動脈造影前後像でも同様の所見を認める．瘻孔閉塞のため離脱式バルーンを3個要した．

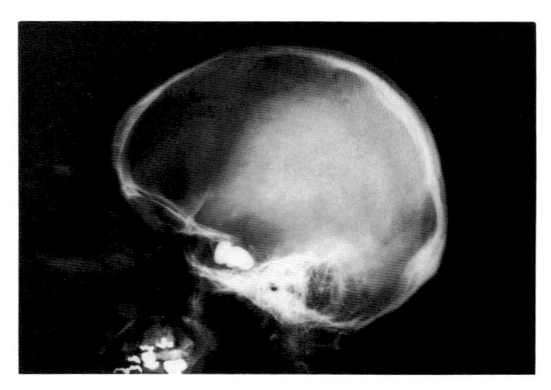

図 1.57 塞栓術後の頭蓋単純写真側面像にて右海綿静脈洞部に最大限に膨らませた3個の離脱式バルーンを認める．

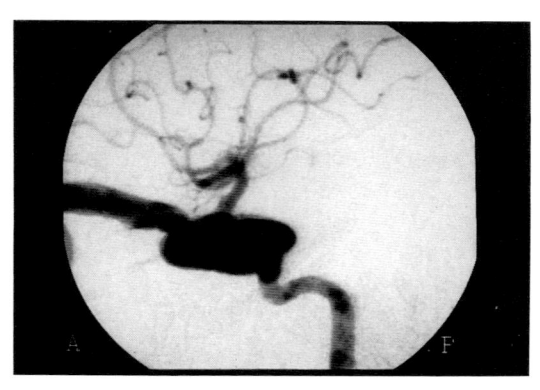

図 1.55 交通事故後発症した右内頸動脈海綿静脈洞瘻の患者である．右内頸動脈造影側面像にて，後方還流路の閉塞のため著明に拡張した右海綿静脈洞と右上眼静脈の描出を認める．

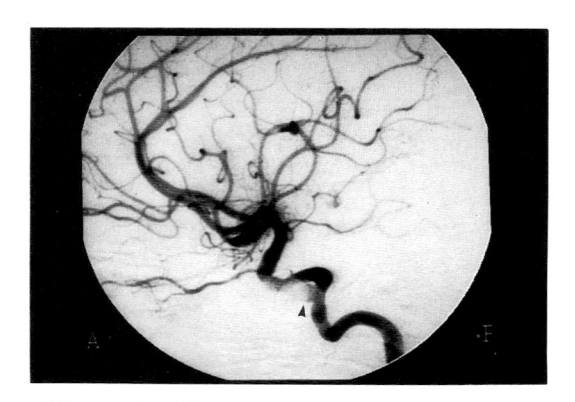

図 1.58 塞栓術後の右内頸動脈造影側面像では，動静脈瘻の閉塞を認めるが，juxtasellar seg. から下方に向い偽性動脈瘤（矢頭）の形成を認める．

1. 中枢神経の塞栓療法

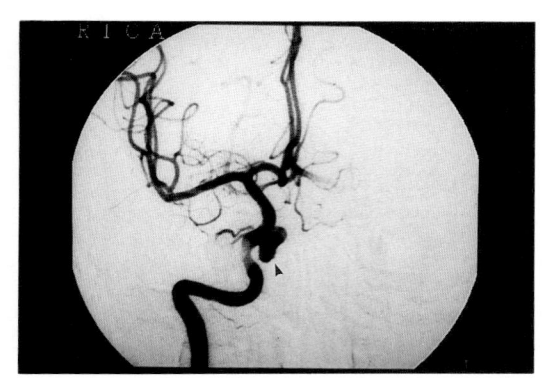

図1.59 右内頸動脈造影前後像にても同様に下方に突出する偽性動脈瘤（矢頭）の描出を認める．

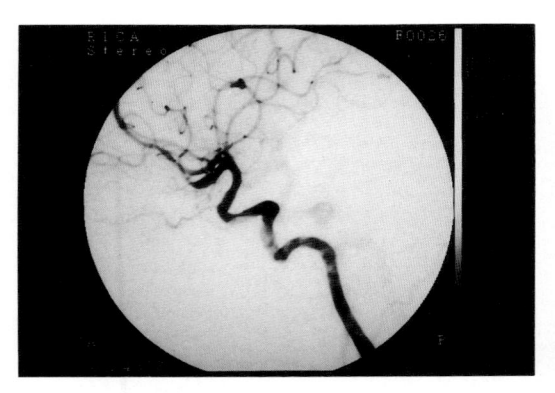

図1.60 自然治癒を期待して3ヵ月間 follow up を行った．3ヵ月後の右内頸動脈造影側面像では，偽性動脈瘤の完全消失を認める．

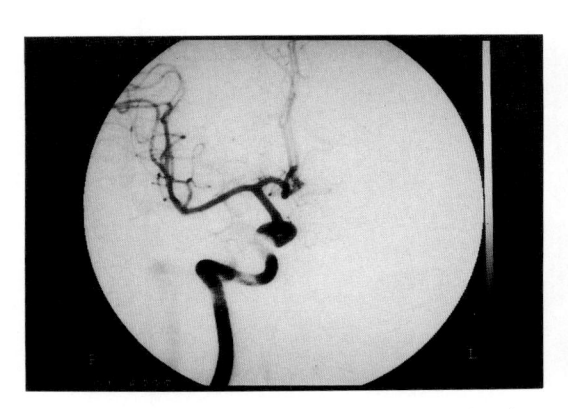

図1.61 右内頸動脈正面像でも同様に偽性動脈瘤の完全消失を認める．

のまま切り離す．バルブ機構の信頼性の乏しいバルーンでは，硬化剤と置換して切り離す(図1.55〜1.61)．

（2）内頸動脈を閉塞する塞栓術

経動脈性にバルーンを海綿静脈洞内に挿入することが困難な症例や，瘻孔が大きく，海綿静脈洞内でバルーンを膨らませると，瘻孔から内頸動脈側にバルーンが逸脱し，内頸動脈閉塞をきたす症例に対して行う．塞栓術前に balloon occlusion test を行い，内頸動脈が閉塞可能であることを確認する．

両側大腿動脈穿刺にて2本の誘導カテーテルを病側の内頸動脈に挿入し，誘導カテーテルを介し，2個の離脱式バルーンを同時に内頸動脈の瘻孔の遠位側と近位側に挿入し，内頸動脈を閉塞する．場合によっては，さらにもう一つのバルーンをより近位側に置き手技を終了する（図1.62〜1.70）．

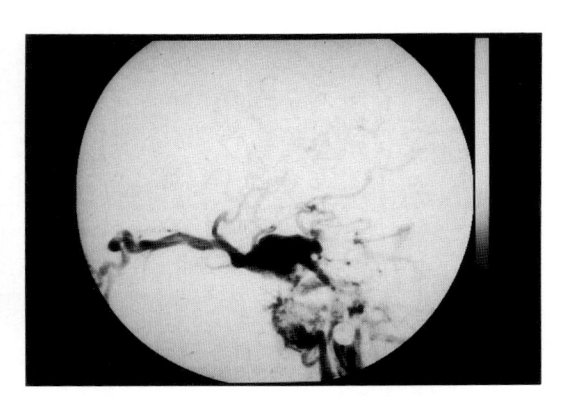

図1.62 外傷後に発症した左内頸動脈海綿静脈洞瘻の患者である．左内頸動脈造影側面像では拡張した左海綿静脈洞と左上眼静脈，左蝶形頭頂洞への血液の逆流を認める．

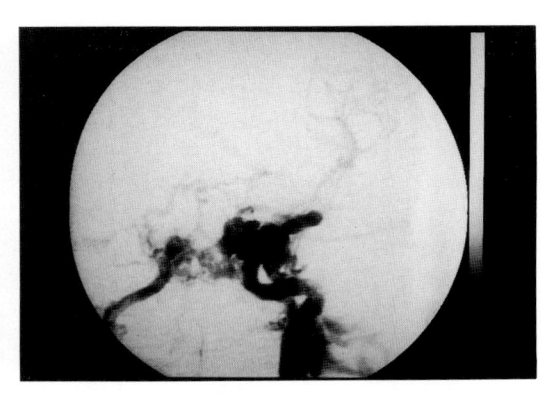

図1.63 左内頸動脈造影像では，両側の下錐体静脈洞を介しシャント血を流出しているのがわかる．

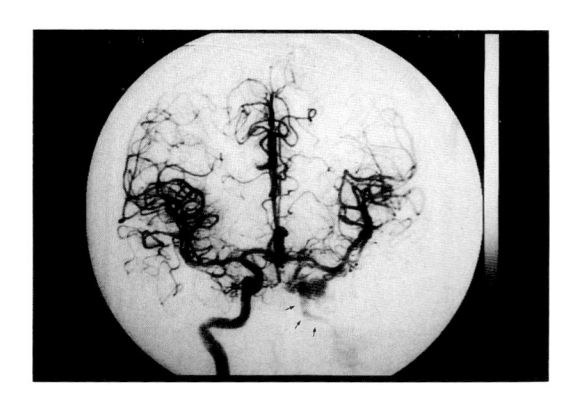

図1.64 左内頸動脈をバルーンで閉塞下に右内頸動脈造影を行うと，前交通動脈を介し左前および中大脳動脈の良好な描出を認める．また逆行性に血流が瘻孔に吸い込まれ，左下錐体静脈洞（矢印）から流出しているのがわかる．

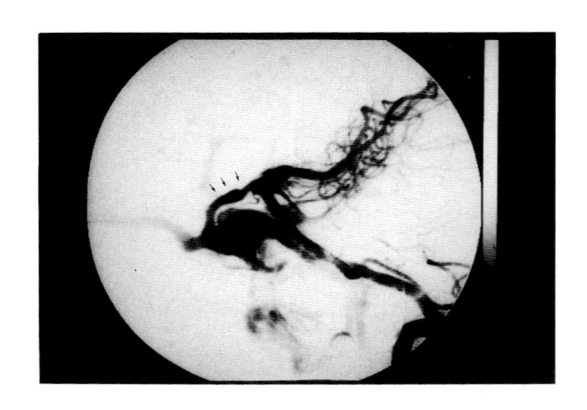

図1.65 左内頸動脈閉塞下の左椎骨動脈造影を行うと後交通動脈（矢印）を介し，瘻孔の描出を認める．この状況下に HM-PAO を静注し SPECT を行った．

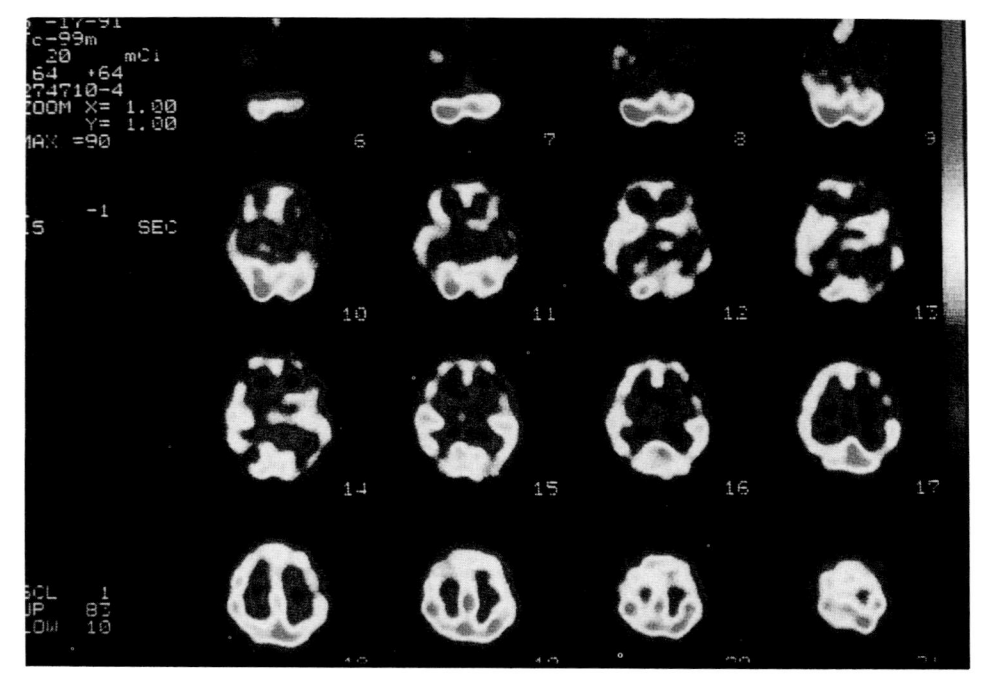

図1.66 左内頸動脈閉塞下の SPECT である．左前頭葉から側頭葉にかけて血流低下領域を認める．

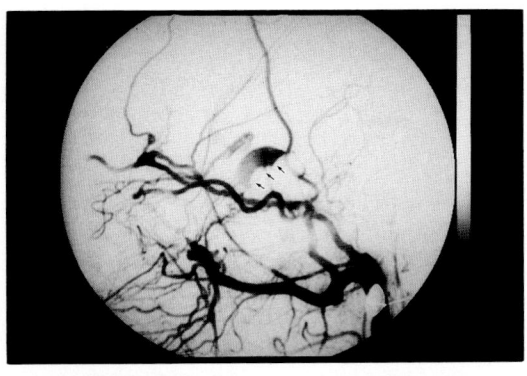

図1.67 内頸動脈を温存した塞栓術を試みたが，瘻孔が大きく温存できず，左内頸動脈を閉塞した．塞栓術後の左内頸動脈側面像では，瘻孔を含め左内頸動脈は完全に閉塞し，外頸動脈から眼動脈を介し，左内頸動脈（矢印）の一部の描出を認める．

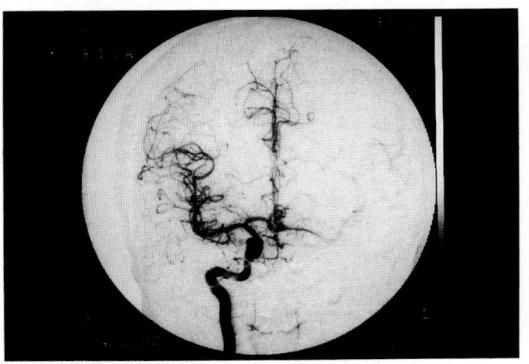

図1.68 塞栓術後の右内頸動脈造影前後像では，前交通動脈を介し左前大脳動脈と左中大脳動脈の一部の描出を認める．

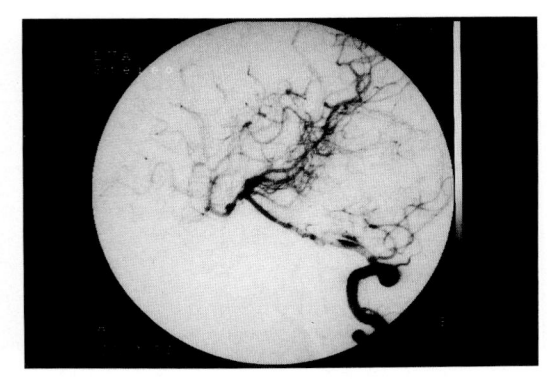

図1.69 塞栓術後の左椎骨動脈造影では，後交通動脈を介し左中大脳動脈の良好な描出を認める．

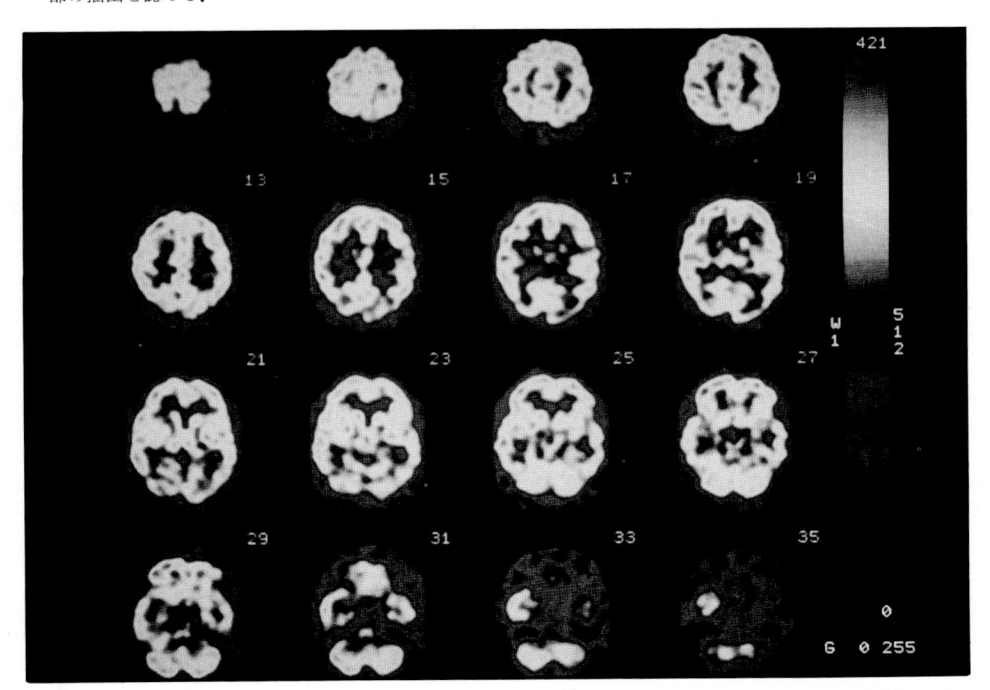

図1.70 塞栓術後のSPECTでは，血流低下領域を認めない．balloon occlusion testは瘻孔の遠位側で行わなければ，瘻孔に逆行性を流入するシャント血のため頭蓋内血流を過小評価する可能性がある．

（3） 経静脈性塞栓術[1~4]

一般的ではないが，経動脈性塞栓術が困難で，なおかつ内頸動脈が閉塞不能な症例や，経動脈性塞栓術を行った後に瘻孔が残存した症例に対して行う．下錐体静脈洞あるいは上眼静脈洞経由で離脱式バルーン，あるいは金属コイルを挿入し塞栓術を行う．離脱式バルーンを用いる場合は，血流に乗せて導くことができないため，離脱式バルーンカテーテル内にガイドワイヤーを挿入しガイドワイヤーを芯にして海綿静脈洞内に挿入したのち，瘻孔を閉塞するように膨らませ切り離す．コイルを用いる場合は，マイクロカテーテルを海綿静脈洞内に挿入し，プラチナコイルを用いて海綿静脈洞を閉塞する．

d. 塞栓物質，薬剤

動脈瘤の塞栓術の項で述べた離脱式バルーンや金属コイルを用いる．

e. 治 療 成 績

Goto らは，148 症例の CCF の患者のうち 139 例治療を行い，全例瘻孔の閉塞を認めている．その内訳は 118 例に対し経動脈性塞栓術を，15 例に経静脈性塞栓術を行い，また 6 例は頸部圧迫療法のみで完治している．また 148 例中 4 例は，塞栓術前に出血を生じ死亡し，5 例に自然治癒を認めている[1]．

f. 合併症と対策

i） Premature detachment　頸動脈海綿静脈洞瘻は high flow であることが多いため，離脱式バルーンを血流に乗せ瘻孔部に導く場合，必要以上の血流をとらえ，離脱式バルーンがカテーテルから切り離される危険性が高い．瘻孔に吸い込まれればよいが，適度に膨らんだ状況で切り離されると，瘻孔に吸い込まれず，末梢に飛び脳梗塞を生じる．対策としては，動脈瘤に用いる離脱式バルーンよりも切り離し抵抗の大きいバルーンを用いる．また，離脱式バルーンより近位側に血流コントロール用のバルーンを置くか，頸動脈圧迫にて血流コントロール下に離脱式バルーンを膨らませる．この注意は，内頸動脈閉塞を行う際にも大切である．

ii） 脳神経麻痺[1,5]　海綿静脈洞内でバルーンを膨らませるため，10% 前後の症例で，海綿静脈洞部を走る動眼，滑車，外転神経や三叉神経を圧迫し，神経症状を呈することがある．その出現頻度は，使用するバルーンの材質（ラテックスバルーンの方が，シリコンバルーンより出現頻度が高い）や閉塞手技（大きなバルーンを数少なく膨らませる方が，小さなバルーンを数多く膨らませるよりも出現頻度は高い）によって異なる．その多くは一過性であるが，まれに麻痺が残存することがあり，注意が必要である．対策としては，海綿静脈洞内でバルーンを必要以上に過膨張させないようにする．

iii） 還流路閉塞　海綿静脈洞内で切り離したバルーンが塞栓術後移動し，瘻孔が再開通し，なおかつ還流路を閉塞した場合，重篤な合併症を生じることがある．バルーンが後方へ移動し，下錐体静脈洞や上錐体静脈洞などの後方還流路を閉塞した場合は眼静脈，脳表の静脈への逆流が増強し，失明や眼窩内出血，脳出血を生じる危険性が高まる．バルーンが前方移動し，眼静脈や sphenoparietal sinus を閉塞したときは，上錐体静脈洞から後頭蓋窩の静脈圧が高まり，場合によっては出血を生じる場合もある．対策としては，バルーンが海綿静脈洞内で十分安定していることを確かめた後に切り離す．また塞栓術後は，バルーンの回りが十分血栓化するまで絶対安静とする．われわれは，塞栓術後 1 週間は絶対安静としている．再開通の所見を認めたら，血管造影を施行し塞栓術を再度試みる．切り離したバルーンが邪魔で塞栓術が行えない場合，透視下で卵円孔経由にて海綿静脈洞を直接穿刺しバルーンを破裂させたうえで，あらためて塞栓術を行うこともある．

金属コイルを用いた経静脈性塞栓術の場合も同様な合併症を生じうるため，逆流を生じさせたくない部位から塞栓術を行う必要がある．

iv） 海綿静脈洞穿孔[1,6]　金属コイルを用いた経静脈性塞栓術を行う際，海綿静脈洞や下錐体静脈洞を破裂させクモ膜下出血を生じることがある．

v） 内頸動脈閉塞　瘻孔の大きな症例では，離脱式バルーンを切り離すとき，動脈側に逸脱し内頸動脈を閉塞することがある．対策として，切り離すとき，バルーンが引きずり出されるようであったら non-detachable balloon catheter をすかさず挿入し，離脱式バルーンを non-detachable balloon catheter で押えて切り離す．

vi） 偽性動脈瘤形成　塞栓術後に，瘻孔部に偽性動脈瘤を形成することがある．完全閉塞と思われ

る塞栓術後に形成されることもあるが，塞栓術後バルーンが破裂し形成されることもある．対策としては，バルーンを必要以上に膨らまさないようにすることである．われわれは，完治したと思われる症例も3カ月後，1年後には必ず follow up を行うようにしている．偽性動脈瘤を形成し，治癒傾向がなければ，塞栓術を考慮する．

vii） バルーンの破裂および弁機能不全　塞栓術中術後にバルーンの破裂や弁機能不全を生じることがある．血栓化の十分生じていないときの破裂は，瘻孔の再開通や偽性動脈瘤形成の原因となる．また弁機能不全は，塞栓術後のバルーン移動の原因となる．海綿静脈洞内で移動した場合は，還流路閉塞の原因となり，内頸動脈内でバルーンが縮小した場合は，脳梗塞の原因となる．対策としては，信頼性の高いバルーンを用いることであるが，まれに頭蓋底骨折の骨片が海綿静脈洞内に突出し，バルーンを破裂させることがあるため，塞栓術前に CT などで骨片の有無を確認する必要がある．

viii） 母動脈閉塞に伴う脳虚血　脳動脈瘤の塞栓術同様，塞栓術後に脳虚血症状を呈する場合がある．対策は動脈瘤の項参照．

g．将 来 展 望

頸動脈海綿静脈洞瘻の治療は内頸動脈と海綿静脈洞との交通を遮断することである．内頸動脈はできるだけ温存したいため，治療は静脈側からつぎを当てるように治療するのが理想的である．そのため現在存在する塞栓物質では離脱式バルーンを用いて瘻孔を閉塞する方法がもっとも効果的である．実際，多くの症例で内頸動脈を温存したまま瘻孔のみを完全閉塞できている．しかし，動脈硬化の強い症例や瘻孔の位置によっては，現在存在する離脱式バルーンカテーテルでは瘻孔を介し海綿静脈洞に挿入することが不能であったり，瘻孔の大きな症例では，バルーンが内頸動脈に突出し，内頸動脈を温存できない場合がある．これらの点を改良し，いかなる症例でも，海綿静脈洞内に挿入可能で，内頸動脈の内壁をある程度自由にバルーンで形成できるような離脱式バルーンカテーテルが開発されれば，より多くの症例で内頸動脈に温存した塞栓術が可能になるものと思われる．またバルーンの材質は破裂しにくく，弁機能が信頼でき，なおかつ造影剤で膨張させて形状を保つことができる神経損傷の少ないバルーンの開発が必要である．

〔緒方　登・後藤勝彌〕

文　献

1) Goto K, Hieshima GB, Halbach VV, et al. Treatment of direct carotid cavernous sinus fistulae. *Acta Radiol Luppl* 1986 ; **36** : 576-579.
2) Halbach VV, Higashida RT, Hieshima GB, et al. Transvenous embolization of direct carotid cavernous fistulas. *AJNR* 1988 ; **9** : 741-747.
3) Ufkacker R, Lima S, Ribas GC, Piske RL. Carotid-cavernous fistulas : Embolization through the superior ophthalmic vein approach. *Radiology* 1986 ; **159** : 175-179.
4) Manelfe C, Berenstein A. Treatment of carotid cavernous fistulas by venous approach. *J Neuroradiology* 1980 ; **7** : 13-19.
5) Debrun G, Lacour P, Vinuela F, Fox A, et al. Treatment of 54 traumatic carotidcavernous fistulas. *J Neurosurg* 1981 ; **55** : 678-692.
6) King WA, Hieshima GB, Martin NA. Venous rupture during transvenous approach to a carotid-cavernous fistula. *J Neurosurg* 1989 ; **71** : 133-137.

2. 悪性脳腫瘍の動注化学療法

a. 原　　　理

悪性脳腫瘍に対する動注療法はそれほど新しい治療法ではなく，すでに 1950 年代から行われている．しかし，十分な効果をあげるに至らなかった．その理由は副作用やグリオーマに対する低感受性の問題があげられるが，なかでも血液脳関門を通過しにくい点が問題であった[1~4]．

その後，脂溶性のニトロソウレア系抗腫瘍剤である BCNU，ACNU が開発され，血液脳関門（BBB）を容易に通過するこれらの薬剤に対するグリオーマの感受性が比較的高いことがわかって，これらの薬剤を使った動注療法が再び注目されるようになった．すなわち親水性薬剤は血液脳関門が保たれている腫瘍周囲組織への移行が不十分であるのに対して，脂溶性のニトロソウレア系薬剤では分子量約 450 前後のものまで血液脳関門を容易に通過し，周囲組織，正常脳組織にもよく移行することが知られたからである[5~10]．

動脈内投与は静脈内投与に比べて，薬剤の組織内濃度が高くなることが知られている．内頸動脈投与によって脳に達する薬剤濃度は静脈内投与よりも 2～3 倍高いとされているが[11,12]，脳腫瘍，とくにグリオーマは脳内で比較的限られた主要動脈から血流を受けるため，全身的な静脈内投与に比べて局所の高い薬剤濃度を保持し，同時に全身的な副作用を軽減できる動脈内投与が適した疾患といえる．抗腫瘍剤の効果を時間依存性（time dependent）と濃度依存性（dose dependent）に分ければ，比較的短時間に高い組織内濃度が得られる動注にはニトロソウレア系のような濃度依存性の高い薬剤が適することになる[13]．脳組織への薬剤移行の容易性は抗腫瘍効果を上げ全身的副作用を低減するはずであるが，薬剤の分解速度も全身性副作用の軽減には重要なはずである．動脈内，静脈内投与を比較して明らかな差がみられたという報告は少ないが，血中半減期が短ければ短いほど 1 回の循環時間の間に血中濃度が減少し，副作用も低下するであろう．ニトロソウレア系の血中半減期は約 30 分と短い方である[11,12]．

しかもマイクロカテーテルの発達と手技の進歩によって，頭蓋内へのカテーテル挿入が安全で容易となり，前・中・後大脳動脈の各選択はもちろん，後交通動脈，前脈絡動脈の選択的注入も可能になったことが，いっそうこの動注化学療法の発達に拍車をかけている．

しかしながら，正常脳組織と明瞭に境される転移性腫瘍などの，栄養血管が限られた腫瘍には末梢血管への超選択的注入も効果があろうが，グリオーマのように浸潤性の強い腫瘍では各大血管の末梢からそれぞれ栄養されることが多いので，あまり末梢からの注入は得策でないことがある．

b. 適　　　応

動注療法を大別すると，塞栓療法（embolization），塞栓（血栓）溶解療法と腫瘍に対する化学療法の三つになる．前 2 法は他の項で述べられているのでここでは動注化学療法（intraarterial chemotherapy）について述べるわけであるが，現在のところその適応疾患とされているのは，圧倒的に膠芽腫（glioblastoma）を代表とする悪性グリオーマ（astrocytoma, anaplastic astrocytoma を含む）である．その他には転移性脳腫瘍とリンパ腫があげられる．

これらの疾患が生検や摘除術などで病理診断がついた時点で，本法は放射線治療とその補助的療法である経静脈性化学療法と競合することになる．しかしまだ動注化学療法単独による治療効果の信頼性が確立されていないので，放射線治療と併用されるか，あるいは放射線治療後に投与されるか，または放射線治療後再発時に施行されることが多い現状である．

動注化学療法が効果的であるかそうでないかを，症例ごとに前もって予測できる確立された方法はないが，外科的に採取された腫瘍組織の生化学的性状

や薬剤感受性を調べることによって，近い将来効果的な治療法の選択が確立されよう．

筆者らは画像診断上こうした予測が可能か否かを検討したが，悪性度の診断はほぼ可能であっても，治療効果の予測は一般的に難しかった[14]．その中で造影剤を注入，数時間後に再スキャンしてみるdelayed CT または delayed MR で長時間エンハンスされている症例に対する ACNU 動注が効果的であったことは，理に適っている所見と思われた（図2.11，2.12）．逆に血管造影で，動静脈シャントを示す症例では薬剤の wash out も早く，無効例が多かったが，これも当然のこととして一つの目安になるであろう（図2.8）[15〜17]．しかし大半はやってみなければわからないという現状であり，静注法より効果が強かったとする報告もあるが，効果も副作用も差がなかったとする報告も少なくない[13,18,19]．

c．実施手技

もっとも一般的に行われている動注の方法は，大腿動脈からの Seldinger 法によって内頸動脈に挿入された 5〜7 Fr（フレンチサイズ）のガイディングカテーテルの中を 3 Fr 以下の Tracker infusion catheter や BALT MAGIC catheter を二重管法で頭蓋内（眼動脈分岐部より末梢）に導入留置して行う方法である．1980年代前半までは calibrated leak balloon catheter（flow directed balloon catheter または flow directed microcatheter）がよく用いられた[20,21]が，injection chamber（propulsion chamber）を用いるシステムの複雑さと，カテーテル先端の微妙な方向づけや留置位置の操作がやや難しいために，Tracker の infusion catheter system などに代わられた（図2.1，2.2）[22,23]．

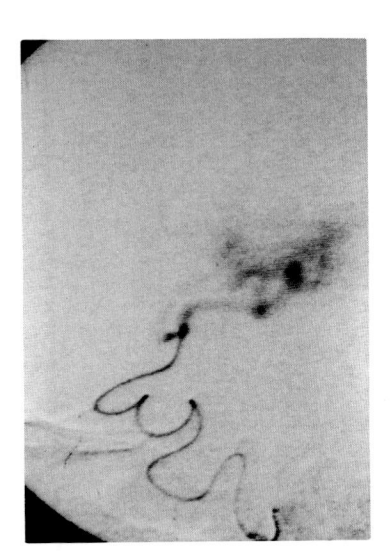

図2.1　Tracker の infusion catheter を用いた中大脳動脈分枝（腫瘍血管）の選択的造影

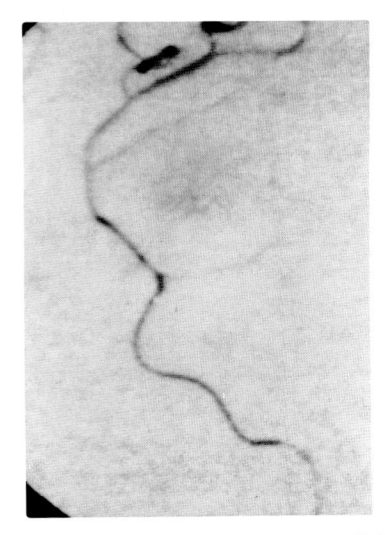

図2.2　Tracker の infusion catheter による挙上伸展した中大脳動脈分枝の超選択的造影．腫瘍濃染がみられる．

Tracker のカテーテルは先端部（12〜20 cm）が柔軟で 2.6〜3.0 Fr と細く，手元のシャフトに向かってなだらかに硬く太くなる構造となっている．手元が硬いのでコントロールしやすく，また先端のトルク性にすぐれ，かつ柔軟性の高い細いガイドワイヤーで柔らかい先端部分をコントロールできるので操作性がよく，簡便，安全に用いられるようになった．

転移性脳腫瘍のように限られた動脈から栄養されている場合は，できる限り腫瘍に近い末梢にカテーテル先端を挿入してもよいが，グリオーマ例では浸潤範囲が広いことを予想して，あまり末梢に進めるべきではない（図2.3，2.4）．CT で認められる低吸収域の範囲を越えて腫瘍細胞が浸潤している例が多いからである．たとえば，基底核前部や島，弁蓋に限局する場合は中大脳動脈のみでもよい．側頭葉グリオーマでは中大脳動脈と後大脳動脈領域をカバーする必要があるし（図2.4），前頭葉にあれば前大脳動脈と中大脳動脈領域を含む必要があろう．視床，中脳，脳幹，小脳腫瘍では椎骨動脈または脳底動脈

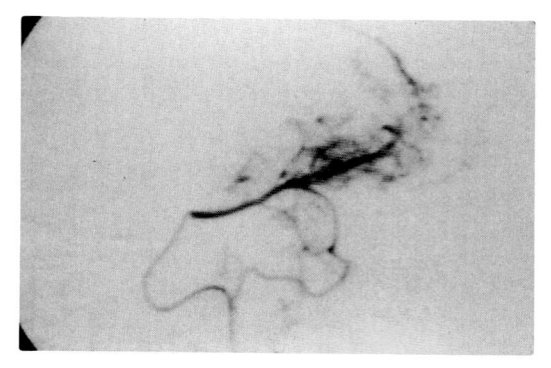

図2.3 前脈絡動脈の選択的造影．腫瘍血管が造影される．

から注入されることが多い．

内頸動脈のサイフォンC2-3（眼動脈分岐後，後交通動脈分岐前）から注入するときはカテーテル先端が拍動によって動揺することがあり，ときに注入中に眼動脈や後交通動脈に選択的に入ってしまうことがあるので，はじめにDSAで位置確認を行ったとしても，動注中もカテーテル先端が動いていないか留意する必要がある．カテーテルは細く造影剤量も少ないのでDSA使用は必須条件である．

1回注入量はACNUの場合80〜120 mg/m² を生理食塩水20〜50 mlに溶解し，20〜30分で注入するのが標準的である．このためガイディングカテーテルとマイクロカテーテルの間に凝血が起こらないように，両カテーテルの間をヘパリン生食水で洗い流すか，heparinizationを行うかして安全を期す．悪性グリオーマでは1回の動注で寛解を得られることは少ないので，骨髄抑制とその回復の程度を勘案しながら，約6週間おきに動注をくり返すことが多い．

d. 薬　　剤

前述のように，注入される抗腫瘍剤は過去いろいろ試みられた．しかし，悪性腫瘍の治療効果を上げるためには，次のような薬剤の条件が必要である．まず，血液脳関門（BBB）を容易に通過することであり，次に体循環に移る前の最初の脳還流時に組織に達した薬剤活性が高く，抗腫瘍細胞効果を有していることである．加えて治療効果を発揮したのち局所で分解され不活化されるか，または心臓にいき体循環に入るまでに排泄されるか消滅すれば理想的である[24,25]．すなわち1回目の脳循環時に高濃度の薬剤が腫瘍の栄養血管に取り込まれ，ただちに血中から腫瘍組織に移行しなければ動注の特徴が生かされないことになる．

cisplatin, adriamycin, methotrexateなども用いられている．とくに高濃度のmannigen（マンニトール）をまず動注して一過性にBBBを開放することによって，薬剤の組織内移行を促進させ[26]，通常ではBBBを通らないこれらの薬剤を用いた例も報告されているが[27]，一般的になっているとは言い難い．

分子量が小さく脂溶性で容易に血液脳関門を通過するニトロソウレア系抗腫瘍剤，CCNU, methyl-

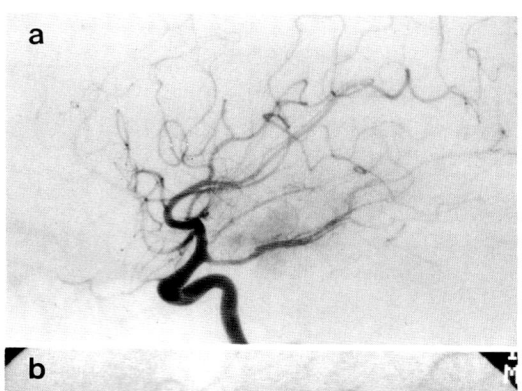

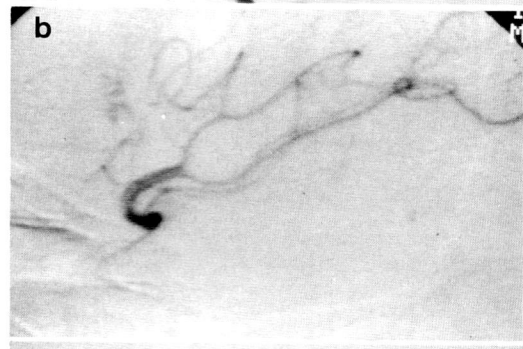

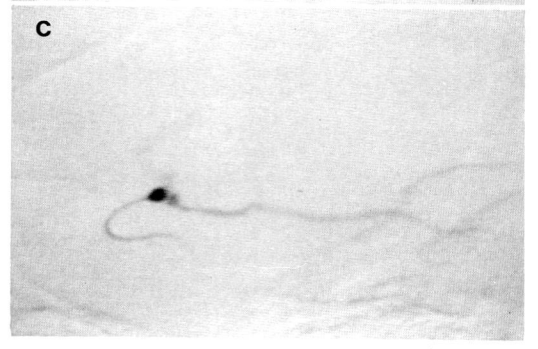

図2.4 側頭葉膠芽腫
腫瘍血管は後大脳動脈周辺に淡くみられるが（a），中大脳動脈領域からの栄養も考えて，それぞれの選択的注入（bとc）よりも，後交通動脈分岐前の内頸動脈サイフォン（C_2）から動注するのがよい．

CCNU, MCNU, BCNU, ACNU などは 1970 年代に臨床応用が始まり[5~7,10,28~32]，脳腫瘍の感受性が高いことから，現在，脳腫瘍の化学療法における第 1 選択になっている．とくに BCNU〔carmustine：1,3-bis(2-chloroethyl-1-nitrosourea, 分子量 214〕と ACNU〔nimustine：1-(4-amino-2-methyl-5-pyrimidinyl) methyl-3-(2-chloroethyl)-3-nitrosourea hydrochloride, 分子量 309〕は動注薬剤としての必要条件を比較的備えているために，世界的に最も広く使用されている．

BCNU はアルコールで溶解したものを生理食塩水を加えて使用している．全身投与（静注）に高率にみられる骨髄機能障害は動注ではきわめて少ないとされているが[33~35]，眼症状（アルコールによると思われる眼痛，流涙，眼底出血，失明）や痙攣，意識障害などの副作用が比較的高率にみられることから，最近は眼動脈分岐部より末梢にカテーテルを挿入留置する方法で行われるようになった．

ACNU は日本で開発され，ピリミジン塩基の塩酸塩製剤であり水溶性を有するが，生体内では大部分が非イオン化分子として存在し，オクタノール／水・分配率（partition coefficient：log P）は 0.92 で脂溶性を示す[8,9]．通常，生理食塩水に溶解して使用しているのでアルコールによる血管炎などを起こすことなく眼副作用もきわめて少なく，正常臓器への副作用は ACNU 自体の毒性だけが問題となる．Levin らによるとニトロソウレア系の抗腫瘍剤に対する脂溶性の至適量が想定可能で，それは log P 値で 0.37 であるという[36]．BCNU の log P は 1.53 であり，0.92 の ACNU の方が有利である．骨髄機能低下も静脈内投与の場合と比較して軽度であるとされている．このため，最近国内外で広く使用されるようになっている．

注入量は骨髄抑制と神経毒性によって制限される．静脈内投与では 200～300 mg/m² が限度とされ，それ以上の 1 回投与量は自家骨髄移植などの処置が必要になる[37~39]．動脈内投与では 200 mg/m² 以上を投与して neurotoxicity を生じた報告があり[18,35,37,40]，200 mg/m² 以下が妥当とされ，通常 80～120（時に ～150）mg が動注される．

e. 治 療 成 績

悪性脳腫瘍に対する化学療法は動注療法を含めて，まだ確立された治療法とはいえない．放射線治療がある程度効果的であることが周知されていて，化学療法は第 2 選択または放射線の併用増感剤として用いられることが多い．悪性グリオーマは個々の症例が組織学的にも臨床的にもバラエティーに富んでおり，ある症例には放射線治療が効果的でありながら，よく似た組織像をもつ別の症例では無効であるといった具合であるが，化学療法にいたってはもっと信頼性が少ない．腫瘍細胞の感受性は不均一であり，同一腫瘍でも種々の性質が混在しているためにある薬剤に効果的な部分と無効部分が混在することが考えられ，種類の異なる抗癌剤の組合せではじめて効果的になることも考えられる．どのような組織部分がどんな薬剤に感受性が高いかを推定，同定できない段階では，放射線治療を凌駕して治療の first choice にはなれそうもない．BBB を通過する抗腫瘍剤がもっといろいろ開発されて，動注療法が向上するであろう．

現時点では前述のように BCNU, ACNU がもっとも高い効果をあげている．とくにグリオーマ再発時には，2 度目の放射線治療がほとんど効かないことが多いので動注療法が選ばれることが多いが，Avellanosa ら[41]は再発悪性グリオーマ 8 例に対する BCNU (100 mg/m²) 動注で半数に効果があり腫瘍縮小をみたと報告しており，Greenberg ら[35]は BCNU を初回量 200 mg/m² という多い量で投与しはじめ 6～8 週ごとに増量しながら（最高 300 mg/m² まで）動注をくり返すという方法で，放射線治療前のグリオーマ 12 例のうち 9 例（75％）に中央値で 25 週間続く腫瘍縮小効果を，再発グリオーマ 24 例では 17 例（71％）に 20 週間続く腫瘍縮小効果または増大の停止を認めている．3 例では腫瘍は CT 上，消失したと報告している．しかし同時に 9 例 (25％) に副作用としての眼症状があったとし，とくに眼底出血や失明（3 例）の重篤例をあげている．骨髄抑制作用は軽度であったとしている．

BCNU 100 mg/m² を用いた転移性脳腫瘍の治療では約半数に症状の改善と CT 上の縮小，消失がみられるが，眼痛，流涙，痙攣などの副作用の頻度も高いことが報告されている．とくに BCNU の場合は眼動脈分岐より末梢での注入が重要である．

一方，ACNU は BCNU のような副作用は少なく，systemic complication もまれである．Roosen

表 2.1

症例		組織像	部位	手術	放射線	化学療法(全身)	ACNU動注時期	ACNU動注回数(量)	効果	予後	ACNU動注	total
	歳				Gy		年	mg			年 月	年 月
1)	21 女	星細胞腫2	前頭頭頂葉	部分切除	50	—	再発時 (1)	1 (100)	CR	生	4 $^{11}/_{12}$	5 $^{11}/_{12}$
2)	28 女	星細胞腫3	基底核	生検	51	ACNU iv	〃 ($^{7}/_{12}$)	3 (300)	NC	死	2 $^{8}/_{12}$	3 $^{3}/_{12}$
3)	34 男	〃	前頭葉	部分切除	50.5	—	手術後	3 (300)	PR	生	2 $^{3}/_{12}$	2 $^{3}/_{12}$
4)	39 男	〃	〃	〃	50+39	—	再発時 (2)	3 (250)	NC	死	$^{6}/_{12}$	2 $^{6}/_{12}$
5)	44 女	〃	後頭葉	〃	50+31.5	—	〃 (4)	1 (150)	NC	〃	1 $^{1}/_{12}$	5 $^{1}/_{12}$
6)	50 男	〃	視床・脳幹	生検	50	—	手術後	1 (100)	NC	生	$^{3}/_{12}$	$^{3}/_{12}$
7)	30 男	未分化星細胞腫	前頭頭頂葉	部分切除	52.5+30	MeCCNU iv	再発時 ($5^{4}/_{12}$)	3 (300)	PR	死	$^{10}/_{12}$	6 $^{2}/_{12}$
8)	32 男	〃	〃	〃	50.5	—	〃 ($3^{4}/_{12}$)	4 (400)	PD	〃	$^{6}/_{12}$	3 $^{10}/_{12}$
9)	23 男	膠芽腫	視床	生検	50.5+34.5	ACNU iv	〃 (4)	1 (125)	PR	〃	$^{4}/_{12}$	4 $^{4}/_{12}$
10)	38 女	〃	側頭葉基底核	部分切除	51.5+31.5	〃	〃 ($1^{7}/_{12}$)	2 (200)	PD	〃	$^{5}/_{12}$	2
11)	38 男	〃	側頭葉	〃	50	MCNU iv	〃 ($^{10}/_{12}$)	1 (150)	PD	〃	$^{2}/_{12}$	1
12)	29 女	〃	前頭葉	〃	56.5	—	手術後	1 (112.5)	NC	生	$^{4}/_{12}$	$^{4}/_{12}$
13)	43 女	〃	基底核	生検	50.5	MCNU iv	放射線後	1 (150)	PR	〃	3 $^{2}/_{12}$	3 $^{2}/_{12}$
14)	44 男	〃	側頭葉	部分切除	50+38	—	手術後	1 (100)	PR	死	1 $^{10}/_{12}$	1 $^{10}/_{12}$
15)	23 男	〃	小脳	生検	54	—	〃	3 (325)	CR	生	3 $^{9}/_{12}$	3 $^{9}/_{12}$
16)	17 男	〃	両半球	〃	50	ACNU iv	再発時 ($^{6}/_{12}$)	5 (500)	NC	死	$^{8}/_{12}$	2 $^{1}/_{12}$
17)	25 男	〃	前頭葉	部分切除	50	〃	〃 ($1^{6}/_{12}$)	4 (400)	NC	生	$^{6}/_{12}$	2
18)	11 男	—	視床	V-Pシャント	50	〃	〃 ($^{5}/_{12}$)	3 (150)	CR	〃	7 $^{11}/_{12}$	8 $^{4}/_{12}$
19)	46 男	—	中脳	—	50+40	〃	〃 ($2^{7}/_{12}$)	3 (200)	PR	〃	$^{7}/_{12}$	3 $^{2}/_{12}$
20)	46 女	—	中脳	—	50	〃	〃 ($^{7}/_{12}$)	1 (100)	NC	〃	$^{4}/_{12}$	$^{11}/_{12}$
21)	4 女	星細胞腫3	橋	生検	60+40	—	〃 ($1^{5}/_{12}$)	3 (130)	PR	死	$^{7}/_{12}$	2
22)	4 男	膠芽腫	橋	部分切除	60	—	放射線後	1 (75)	CR	生	2 $^{3}/_{12}$	2 $^{3}/_{12}$
23)	4 男	—	橋	—	60+38	ACNU iv	再発時 ($^{3}/_{12}$)	2 (100)	NC	死	$^{7}/_{12}$	$^{10}/_{12}$
24)	7 女	—	橋	—	60+40	—	放射線後	3 (210)	PD	〃	$^{7}/_{12}$	$^{7}/_{12}$
25)	48 男	—	延髄	—	60	—	再発時 ($^{8}/_{12}$)	2 (200)	NC	〃	$^{3}/_{12}$	$^{11}/_{12}$

表 2.2

症例 (歳)		組織	CT所見			血管造影所見			ACNU効果	予後
			形状	CE	浮腫	腫瘍血管	腫瘍濃染	A-Vシャント		
1)	21 女	星細胞腫2	cystic	ring	+	—	—	—	CR	生
2)	28 女	星細胞腫3	solid	solid	++	++	+	+	—	NC	死
3)	34 男	〃	cystic	ring	±	+	—	—	—	PR	生
4)	39 男	〃	solid	irreg	±	+	+	+	+	NC	死
5)	44 女	〃	cystic	ring solid	+	+	+	+	+	NC	〃
6)	50 男	〃	solid	ring	+	—	—	—	NC	生
7)	30 男	未分化星細胞腫	〃	irreg	±	—	—	—	PR	死
8)	32 男	〃	〃	〃	++	+	+	+	+	PD	〃
9)	23 男	膠芽腫	〃	〃	±	±	+	+	+	PR	〃
10)	38 女	〃	〃	〃	++	+	+	+	+	PD	〃
11)	38 男	〃	〃	〃	+	+	+	+	+	PD	〃
12)	29 女	〃	〃	ring	+	—	—	—	NC	生
13)	43 女	〃	〃	irreg	±	+	+	+	+	PR	〃
14)	44 男	〃	〃	ring	++	+	—	—	—	PR	死
15)	23 男	〃	〃	irreg	+	+	—	—	—	CR	生
16)	17 男	〃	〃	irreg	±	—	—	—	NC	死
17)	25 男	〃	〃	irreg	+	—	—	—	NC	生
18)	11 男	—	〃	solid	+	—	—	—	CR	〃
19)	46 男	—	〃	ring	+	—	—	—	PR	〃
20)	46 女	—	〃	solid	+	—	—	—	NC	〃
21)	4 女	星細胞腫3	〃	ring irreg	±	—	—	—	PR	死
22)	4 男	膠芽腫	solid+cystic	ring irreg	++	+	—	—	—	CR	生
23)	4 男	—		irreg	++	—	—	—	NC	死
24)	7 女	—	solid	irreg	+	—	—	—	PD	〃
25)	48 男	—	〃		—	—	—	—	NC	〃

ら[43]は35例の悪性グリオーマ(glioblastoma)の放射線治療前後にACNU動注を行い11例では増悪したが、24例で腫瘍が縮小しまたは増悪が抑えられ、平均生存期間は前者で7.8カ月、後者で18.3カ月、全体として14.2カ月であった。18カ月の長期生存は前者で9.1%、後者で66.7%、glioblastoma全体で41%(2年では9.1%, 50%, 32.8%)と他の成績よりは良かった、と報告している。再発例に対する治療成績も向上していた。

CT上において腫瘍が消失した報告もいくつかある[13,18,24,39,44]。筆者らが経験した25例の成績を表2.1～2.6に示しているが、4例の画像上での腫瘍消失例を経験している(症例1, 15, 18, 22)。うち1例(症例18, 図2.10)は村山[44]、生塩[24]の報告例と同じである。なかには放射線治療やACNU静注の効果がなく、数カ月で再発増悪し、その後のACNU動注が著効を示した例があり、それから再発せず7年以上(症例18, 図2.10)、4年以上(症例1, 図2.5)経過した例がある。この事実は明らかにこれらの患者においては他の治療法よりACNU動注療法がすぐれていることを示している。小脳膠芽腫の1例(症例15, 図2.9)は生検後放射線治療開始とほぼ同時にACNU動注を始め、6週間おきに3回の動注で3年以上再発はないが、放射線との組合せ治療のため、どちらが効果的であったかの判定はできない。もう1例のCT上腫瘍が消失した橋腫瘍例(症例22, 図2.12)は、放射線60Gyで変化がみられず、exophyticに進展したcysticな腫瘍部分の摘除術後、ACNU 75 mgが脳底動脈に動注されて6カ月後のCTで消失したもので、1年半を過ぎて再発の所見はあるが生存している。従来の治療法では5歳以下の橋腫瘍で1年を超える生存例がなかったことを考えると、ACNU動注の成果と思われる。この症例は6時間後のdelayed CTでまだ強い造影剤増強効果が残存している症例であった(図2.12b)。

一方、ACNU動注後もまったく反応を示さず腫瘍陰影の増大を続けた(progressive disease, PD) 4例(症例8, 10, 11, 24)についてみると、橋腫瘍(症例24)を除いた例はいずれも血管造影で腫瘍血管、腫瘍濃染を示し、加えて動静脈シャントを示した(図

表2.3 組織像と効果

組織		効果			
		CR	PR	NC	PD
星細胞腫 gr.2	(1)	1			
星細胞腫 gr.3	(6)		2	4	
未分化星細胞腫	(2)		1	1	
膠芽腫	(10)	2	3	3	2
〔脳幹部腫瘍	(8)	1	2	4	1 〕
〔視床腫瘍	(3)	1	1	1	〕

CR:腫瘍消失, PR:50%以上縮小, NC:50%未満縮小または25%以下増大, PD:25%以上増大

表2.4

ACNU動注時期		効果			
		CR	PR	NC	PD
再発時	(17例)	2	4	8	3
放射線治療後	(4例)	1	2	0	1
手術後	(4例)	1	1	2	0

表2.5 画像所見と効果

	所見		効果			
			CR	PR	NC	PD
CTとMRI	輪状濃染	(6)		1	3	2
	塊状濃染	(3)	1		2	
	不整濃染	(12)	1	3	4	4
	混合濃染	(3)		1	1	1
	無濃染	(1)				1
	濃染延長	(2)	1	1		
血管造影	腫瘍血管と濃染	(8)		2	3	3
	無濃染	(17)	4	5	7	1
	動静脈シャント	(7)		2	2	3
	シャントなし	(18)	4	5	8	1

表2.6 画像所見と予後

	所見		死亡 (平均月数/症例数) (m/例)	生存 (平均月数/症例数) (m/例)
CTとMRI	輪状濃染	(6)	22/1	20/5
	塊状濃染	(3)	32/1	50/2
	不整濃染	(12)	6/9	29/3
	混合濃染	(3)	10/2	27/1
	無濃染	(1)	3/1	
血管造影	腫瘍血管と濃染	(8)	9/7	38/1
	無濃染	(17)	9/7	30.5/10
	動静脈シャント	(7)	4.5/6	38/1
	シャントなし	(18)	12/8	32/10

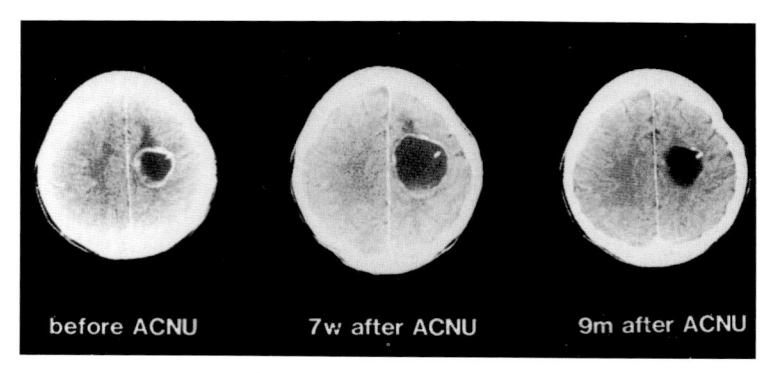

図 2.5 症例 1 星細胞腫 grade 2
術後放射線治療（50 Gy）をしたが，1 年後に再発，ring enhancement を有する cystic tumor（before ACNU）．ACNU 100 mg を動注後 7 週では cystic mass はやや増大したが，enhancement は軽減．9 カ月後では enhancement はほぼ消失し，縮小した．その後 5 年近く経過し順調．

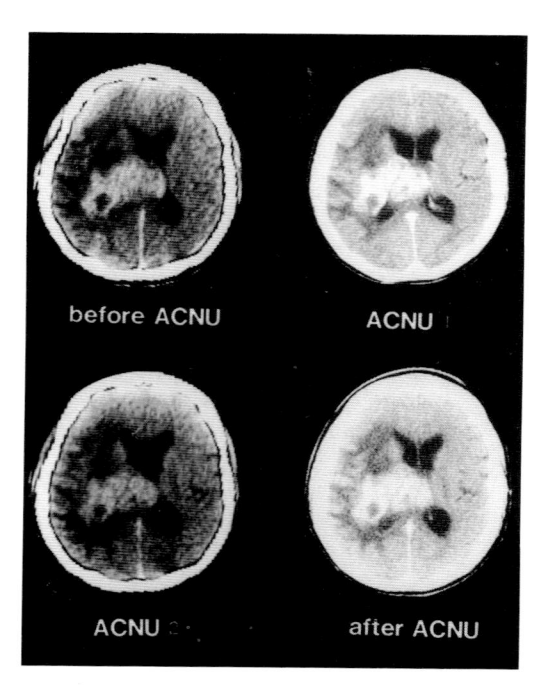

図 2.6 症例 2 星細胞腫 grade 3
生検，放射線治療後 7 カ月で腫瘍増大，ACNU 動注を 3 回（300 mg）施行，一時腫瘍の縮小傾向みられたが，また徐々に増大し，動注後約 2 年 8 カ月で死亡．

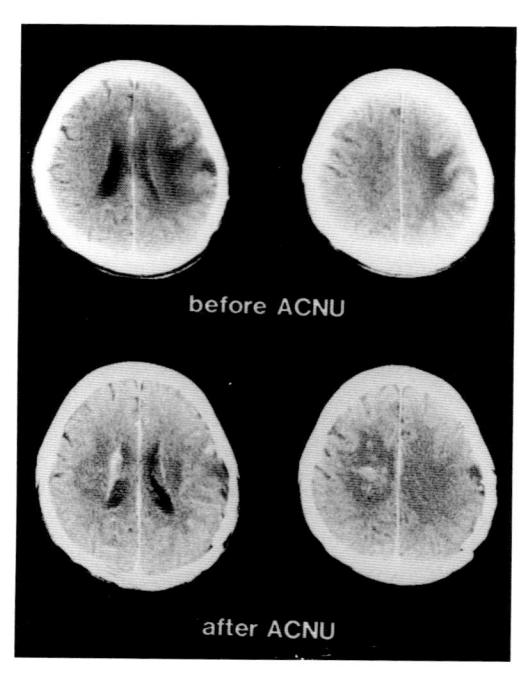

図 2.7 症例 7 未分化星細胞腫
左前頭・頭頂葉発生のグリオーマは部分切除と放射線治療（52.5 Gy）をうけたが 5 年後に再発．30 Gy の再照射と MeCCNU 静注が行われたが効果なく，ACNU を左内頸動脈末梢（C_2）から 3 回（300 mg）動注した（上段 before ACNU）．左半球の腫瘍は改善したが右半球の浸潤が進行し 10 カ月後に死亡（after ACNU）．左半球腫瘍に対する ACNU 動注の効果を示している．

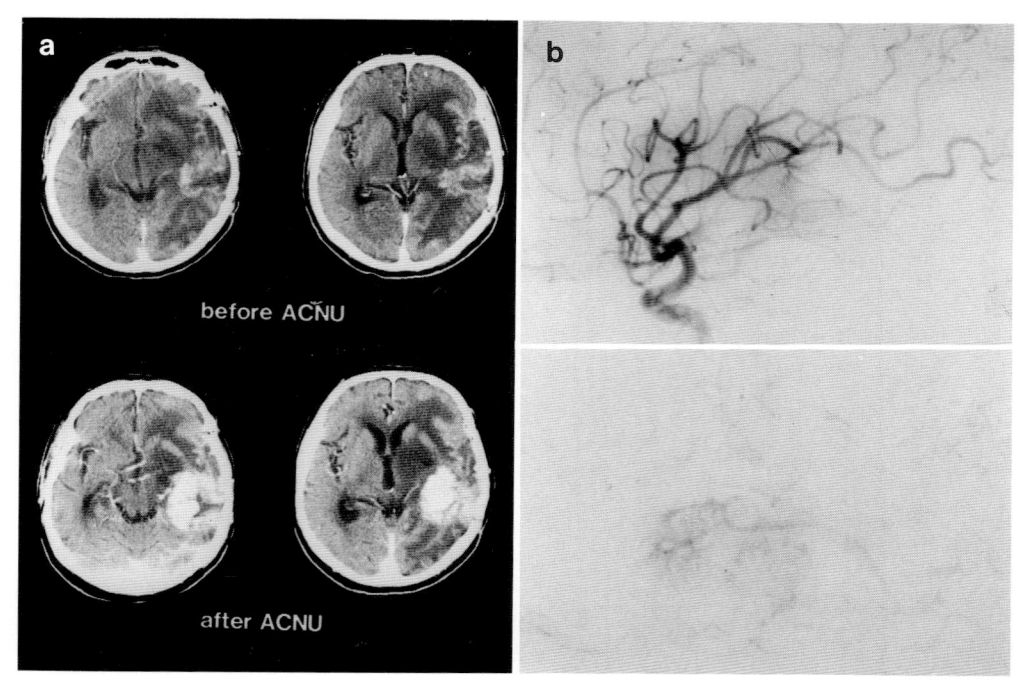

図 2.8 症例 11 膠芽腫
左側頭葉の膠芽腫は部分切除術と放射線治療（50 Gy）のあと 10 カ月で再発増大したため ACNU 150 mg を動注．しかし反応なく増大し続け（a），約 2 カ月後死亡．初めの血管造影像では腫瘍濃染と動静脈シャントがみられる（b）．

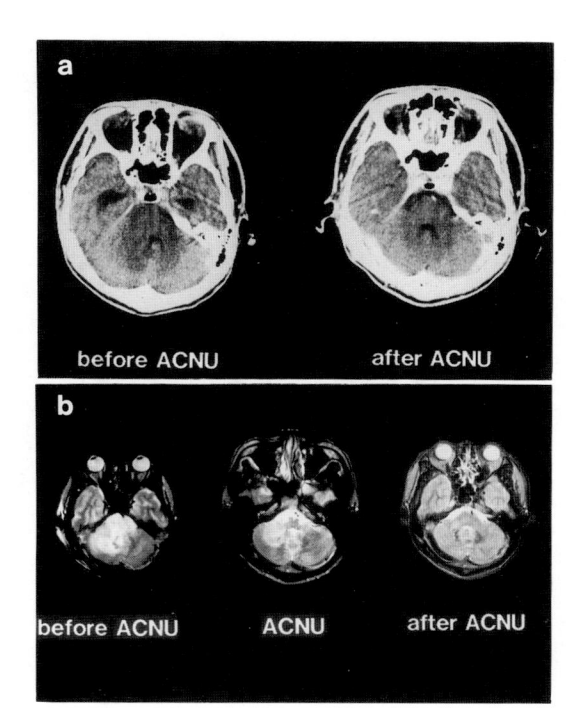

図 2.9 症例 15 小脳膠芽腫
生検および ACNU 動注前の CT は第 4 脳室の偏位と側脳室拡大を示し(a)，MRI T_2 強調像は広汎な T_2 高信号の浸潤性腫瘍病変を示している．ACNU 動注 3 回(325 mg)施行後腫瘍はほぼ消失し，第 4 脳室の圧排変形も改善している．

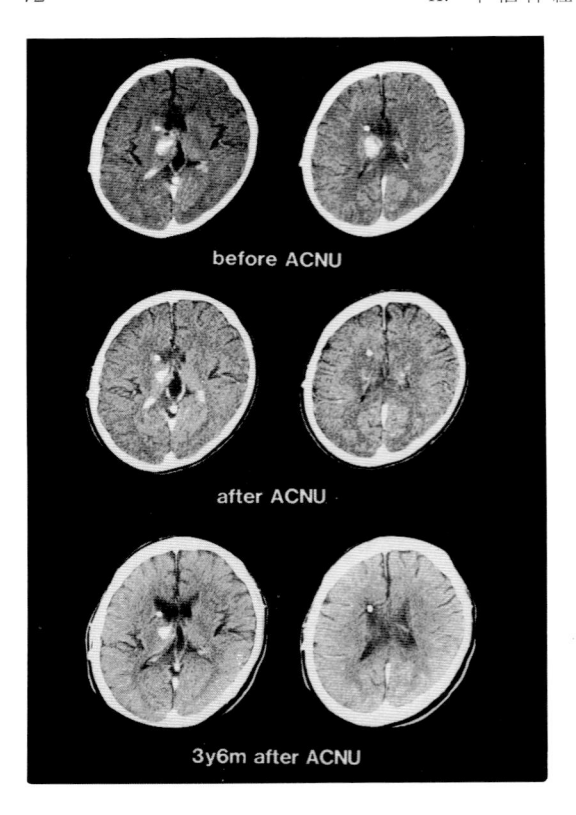

図 2.10 症例 18 視床腫瘍
右視床から放線冠にかけての enhanced tumor が，放射線治療（50 Gy）後 5 カ月での再発時の CT で認められる（上段 before ACNU）．この間 ACNU の静注も行われた．ACNU の動注が 3 回（150 mg）施行されたあと腫瘍は徐々に縮小（中段），3 年 6 カ月後には石灰化を残すのみとなった（下段）．8 年経過して再発所見なく順調である．

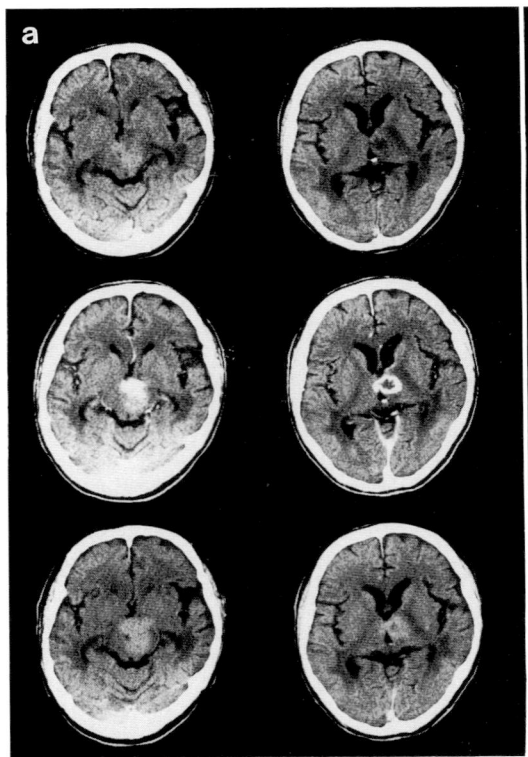

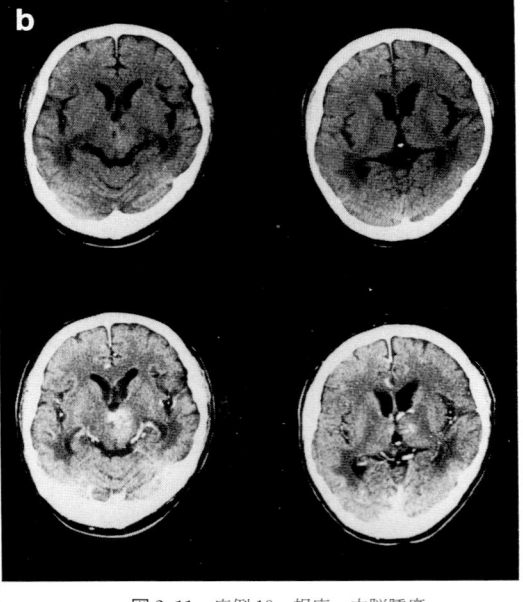

図 2.11 症例 19 視床・中脳腫瘍
左視床から中脳に及ぶ高吸収域と低吸収域を合わせもつ再発腫瘍（a. 上段）は造影剤でよく濃染され（a. 中段），3 時間後の CT でもまだ造影が続いている（a. 下段）．ACNU 動注（3 回 200 mg）後 17 日の CT では濃染される腫瘍は縮小している（b）．

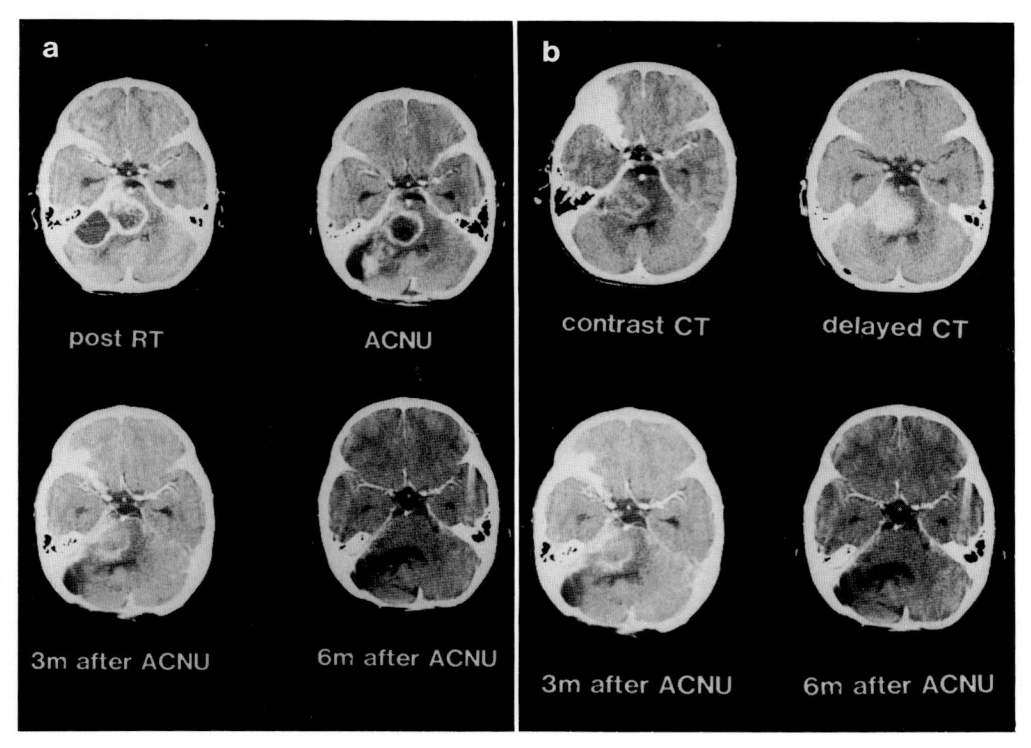

図 2.12　症例 22　橋膠芽腫
橋に二つの ring enhancement を示す膠芽腫があり，外側のそれは手術により髄外性に突出したものであることが確かめられ切除された．術後放射線治療を受けたが縮小せず，ACNU 動注を施行した．3 カ月後には著しく縮小し，6 カ月後の CT では消失している（a）．動注前の CT では橋全体が低吸収域化，一部濃染されたが 6 時間後の delayed CT でまだ強く濃染像が残っている（b）．

2.8, 症例 11）．ACNU の，腫瘍部分からの wash out が早いために，効果が小さいことは十分推測されると同時に，従来から悪性所見といわれていたこれらの所見が腫瘍増悪と深い因果関係にあることをあらためて証明するものである．

筆者らの 25 症例についてまとめたのが表 2.1～2.6 であるが，その効果判定は原則として動注後 1, 3, 6 週に施行した CT または MRI によった．脳腫瘍全国統計委員会の判定基準に従って，CR は腫瘍消失（complete remission），PR は 50% 以上の縮小（partial response），NC は 50% 未満の縮小または 25% 未満の増大（no change），PD は 25% 以上の増大（progressive disease）とした．CR と PR が 11 例で，再放射線治療や抗腫瘍剤静注法が効果のない再発症例が多い（17 例）わりには良好な成績であった（表 2.4）．NC 10 例のうち 7 例では CT や MRI で腫瘍の軽度の縮小（50% 未満）や症状の改善がみられ，25 例中 18 例には効果的と考えられた．ACNU 動注後 1 年以上の生存が得られたのは 9 例で，2 年以上の長期生存者は 7 例である．組織別に評価するには少なすぎるが，表 2.3 に示すように膠芽腫だけをみてもその効果はさまざまであることがわかる．

表 2.5, 2.6 は画像所見と効果，予後の関係であるが，不整な造影剤増強効果を示すものが多く，しかもそれらの効果，予後が比較的不良である．また血管造影で腫瘍血管，腫瘍濃染，動静脈シャントを示す症例では効果が少なく，予後が悪い．

CT で delayed scan が行われた 2 例（症例 22：6 時間後，症例 19：3 時間後）は CR と PR で，長時間の造影剤増強効果はあらかじめ動注療法の高い効果を示す指針になると考えられた．

転移性腫瘍に対する ACNU 動注療法の成績について，いくつかの報告[33,34,42]があり，有用性も述べられているが，無効例も多く確立された方法とは言い難い．

f. 合併症と対策

動注療法における合併症は，血管造影手技におけるものと抗腫瘍剤によるものに分けられる．

（1） 血管造影手技による合併症

通常の脳血管造影におけるものと同様で，その対策も同様である．ただし，マイクロカテーテルを用いる場合はガイディングカテーテルとの二重管方式になるので，両カテーテル間に凝血をつくらないよう，加圧バッグを用いて両者間にヘパリン生食水を流すとか heparinization を行う必要がある．また，マイクロカテーテルが動注中に眼動脈や前脈絡動脈などの不必要な細い血管に超選択的に入って，その領域のみに薬剤が注入されてしまわないように，ときおり透視モニターで先端を確認することも大切である．

（2） 抗腫瘍剤注入による合併症

薬剤注入中に生じる副作用と，注入後の遅発性の副作用に分けられる．注入中に起こりうる合併症は眼痛，流涙，眼底出血や失明などの眼症状，痙攣，悪心，嘔吐，意識混濁や失見当識などがあげられる[33〜35,39]が，眼症状に関しては眼動脈分岐後の末梢からマイクロカテーテルで注入することと，BCNUを用いないでACNUを用いることによってほとんど避けることができる．BCNUはアルコール（エタノール）による血管炎を起こす可能性が高い[35,45,46]．

注入後しばらくしてから発生する副作用には，薬剤の神経毒性(neurotoxicity)による神経症状(encephalopathy)と骨髄抑制とがあげられる．薬剤の神経毒性によると思われる痴呆，活動性低下などの脳神経症状やCTでの低吸収域 (necrotizing leukodystrophy)の出現は多くの報告にみられる[13,18,35,40]．とくに $200\,mg/m^2$ 以上の大量動注療法ではこれらの頻度が高くなり，投与量に相関して多くなることも指摘されている[39]．筆者らの経験では1回注入量 $150\,mg/m^2$ 以下ではこれらの症状は認められなかった．骨髄抑制は1回 $200\,mg/m^2$ 程度の注入であれば白血球，血小板減少の程度が強くても可逆的で，感染症の予防，血小板輸血，granulocyte colony stimulating factor (G-CSF) の使用などによって管理可能である．積極的な悪性グリオーマの治療として，自家骨髄移植を併用し準無菌室も用意して行う大量動注療法（$10\,mg/kg$ 以上）も報告されている[39,47,48]が，一時的な治療効果は多少上がるとしても，副作用，繁雑さの点でまだ一般的とはいえない．

筆者らの経験ではACNU静注療法に比べて動注療法の方が白血球減少の程度が低く（図2.13, 2.14），血小板減少も同様であったがYamashitaら[18]も骨髄機能抑制は静注法に比べ軽度であったと報告している．

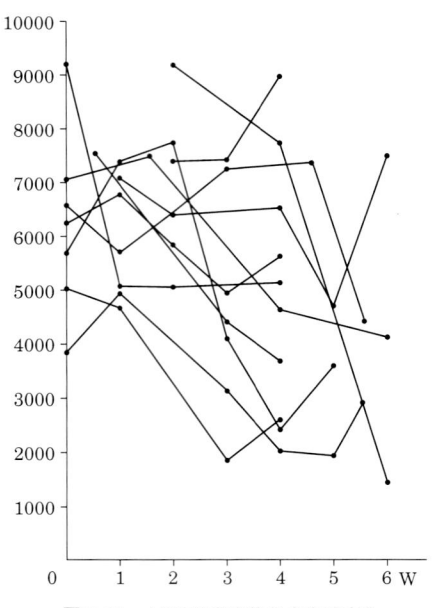

図2.13 ACNU動注後の白血球変化

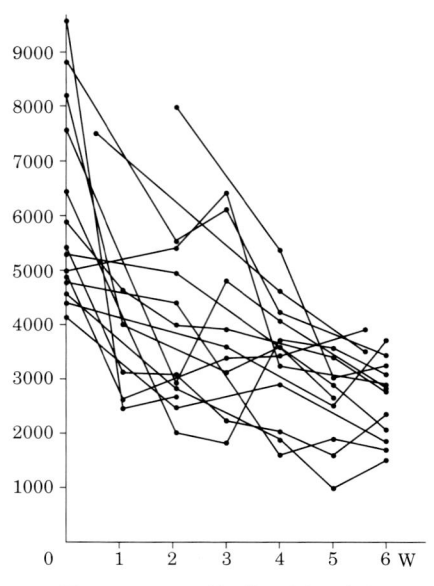

図2.14 ACNU静注後の白血球変化

g. 将来展望

悪性腫瘍の中でも悪性グリオーマはきわめてコントロールの難しい腫瘍の一つである．それは高次機能を有する脳というきわめてメスの入れにくい臓器であることに加えて，血液脳関門（BBB）を有しており，病変が浸潤性で種々の組織学的コンポーネントが混在しているためである．ACNUのようなBBBを通過する抗腫瘍剤の開発は，これらの難問の一つをクリアーした．また血管造影検査，interventional neuroradiologyの進歩により，マイクロカテーテルの開発とその操縦技術の高度化が，安全に高濃度の薬剤を低副作用で腫瘍に投与することを可能にした．この薬剤と技術の大きな二つの進歩が悪性脳腫瘍の化学療法に新しい道を拓いたといっても過言でない．現に放射線や静注法などで効果のない再発例が，動注療法でcomplete remissionを得て長期生存している．

しかし，まだ十分満足すべき成果は得られていない．それはACNUに感受性が高い部分があっても，同時に低い部分も有するといった多面性をもつのがグリオーマだからである．とりあえず行われなければならないのは，組織診断が得られた時点で，その腫瘍各部の薬剤に対する感受性が，臨床応用可能な形で決定されることであろう．同時に放射線治療との併用療法，あるいは放射線治療開始前での動注療法を積極的に進めてその結果を集計する必要があろう．そして，何よりもBBBを通過し抗腫瘍効果が高く，副作用が少ない種々の薬剤が開発されることが重要である．その中からいろいろな併用療法が効果的に選択されれば膠芽腫の薬剤による治療が飛躍的に進歩するであろう．

もっとも手強いのは発育の速い，血流豊富で動静脈シャントをもつ膠芽腫である．これに対してはマイクロカテーテルやバルーンの技術を駆使して血流を低下させて薬剤注入するような治療法の開発が期待される．　　　　　　　　　　〔御供政紀〕

文　献

1) Klopp CT. Fractionated intra-arterial cancer chemotherapy with methyl bis amine hydrochloride ; A preliminary report. *Ann Surg* 1950 ; **132** : 811-832.
2) French JD, West PM, von Amerongen FK. Effects of intracarotid administration of nitrogen mustard on normal brain and brain tumors. *J Neurosurg* 1952 ; **9** : 378-389.
3) Sullivan RD, Millar E, Sikes MP. Antimetabolite metabolite combination cancer therapy. Effects of intra-arterial methotrexate intramuscular citrovorum factor therapy in tumor. *Cancer* 1959 ; **12** : 1248-1262.
4) Owens G, Jabid R, Belmusto L. Intraarterial vincristine therapy of primary glioblastoma. *Cancer* 1965 ; **18** : 756-760.
5) Fewer D, Wilson CB, Boldley EB, Enot KJ. Phase II study of 1-(2-chloroethyl)-3-cyclohexyl-1-nitrosourea (CCNU : NSC-79037) in the treatment of brain tumors. *Cancer Chemother Rep* 1972 ; **56** : 421-427.
6) Fewer D, Wilson CB, Boldrey EB, Enot KJ, Powell MR. The chemotherapy of brain tumors. Clinical experience with carmustine (BCNU) and vincristine. *JAMA* 1972 ; **222** : 549-552.
7) 松谷雅生，高倉公朋，橋爪敬三，永井政勝，佐野圭司．脳腫瘍のBCNU [1,3-bis(2-chloroethyl)-1-nitrosourea (NSC-409962)] による治療．脳神経 1972 ; **24** : 757-762.
8) Arakawa M, Simizu F, Okada N. Effect of 1-(4-amino-2-methylpyrimidine-5-yl)-methyl-3-(2-chloroethyl)-3-nitrosourea hydrochloride on leukemia L-1210. *GANN* 1974 ; **65** : 191.
9) 長谷川洋，早川徹，堀正治．ニトロソウレア系薬剤の抗腫瘍効果に関する実験的研究―水溶性剤ACNUと脂溶性剤Me-CCNUの比較．脳と神経 1977 ; **29** : 891-898.
10) 斉藤義一，村岡浄明，中家康博．悪性脳腫瘍に対する新しいニトロソウレア（ACNU）の治療経験．癌と化学療法 1978 ; **5** : 779-794.
11) Levin VA, Kabra PM, Freeman-Dove MA. Pharmacokinetics of intracarotid artery ^{14}C-BCNU in the squirrel monkey. *J Neurosurg* 1978 ; **48** : 587-593.
12) Hori T, Muraoka K, Saito Y, Sasahara K. Influence of modes of ACNU administration on tissue and blood drug concentration in malignant brain tumors. *J Neurosurg* 1987 ; **66** : 372-378.
13) 藤原敬，松本義人，土田高宏，本間温，三野章吾，長尾省吾．悪性神経膠腫に対するACNU動注療法．癌と化学療法 1992 ; **19** : 489-495.
14) 御供政紀．脳腫瘍放射線治療基準―画像診断からみた治療経過と予後．日放腫会誌 1990 ; Suppl 2 : 49-54.
15) Mitomo M, Kawai R, Hashimoto T, Murayama S. Intra-arterial chemotherapy with ACNU for malignant brain tumors. 3rd International Symposium of Interventional Radiology and New Vascular Imaging, 1990 ; May 12, Nara, Japan.
16) 御供政紀，平吹度夫，橋本勉，河合隆治，小林保雄，荒木裕，西窪良彦．Gliomaに対するACNUの効果と適応．第20回日本神経放射線研究会 1991 ; Feb, 新潟．
17) Mitomo M, Hirabuki N, Hashimoto T, Kawai R. Intra-arterial chemotherapy with nimustine hydrochloride for malignant glioma. *Neuro-*

18) Yamashita J, Handa H, Tokuriki Y. Intra-arterial ACNU therapy for malignant brain tumors. Experimental studies and preliminary clinical results. *J Neurosurg* 1983 ; **59** : 424-430.
19) Shapiro WR. Reevaluating the efficacy of intra-arterial BCNU. *J Neurosurg* 1987 ; **66** : 313-315.
20) Debrun GM, Davis KR, Hochberg FH. Superselective injection of BCNU through a latex calibrated leak balloon. *AJNR* 1983 ; **4** : 399-400.
21) Charnsangavej C, Lee Y, Carrasco CH. Supraclinoid intracarotid chemotherapy using a flow-directed soft tip catheter. *Radiology* 1985 ; **155** : 655-657.
22) Kapp JP, Parker JL, Tucker EM. Supraophthalmic carotid infusion for brain chemotherapy. Experience with a new single lumen catheter and maneuverable tip. *J Neurosurg* 1985 ; **62** : 823-825.
23) Kikuchi Y, Strother C, Boyer M. New catheter for endovascular interventional procedures. *Radiology* 1987 ; **165** : 870-871.
24) 生塩之敬，山田和雄，最上平太郎，河合隆治．脳腫瘍に対する動注療法．動注がん化学療法（田口鉄男編），癌と化学療法社，1988 ; 105-115.
25) 星野孝夫．悪性脳腫瘍の化学療法，その Pharmacokinetics．脳神経外科 1980 ; **8** : 1007-1016.
26) Neuwelt EA, Frenkel FP, Diehl J. Reversible osmotic blood-brain barrier disruption in humans. Implications for the chemotherapy of malignant brain tumors. *Neurosurgery* 1980 ; **7** : 44-52.
27) Neuwelt EA, Hill SA, Frenkel EP. Osmotic blood-brain barrier modification and combination chemotherapy : concurrent tumor regression in areas of barrier opening and progression in brain regions distant to barrier opening. *Neurosurgery* 1984 ; **15** : 362-366.
28) Levin VA, Shapiro WR, Clancy TP, Oliverio VT. The uptake, distribution, and antitumor activity of 1-(2-chloroethyl)-3-cyclohexyl-1-nitrosourea in the murine glioma. *Cancer Res* 1970 ; **30** : 2451-2455.
29) Sponzo RW, Devita V, Oliverio T. Physiologic disposition of 1-(2-chloroethyl)-3-cyclohexyl-1-nitrosourea (CCNU) and 1-(2-chloroethyl)-3-(4-methylcyclohexyl)-1-nitrosourea (MeCCNU) in man. *Cancer* (Phila) 1973 ; **31** : 1154-1159.
30) Calogero J, Craft DC, Wilson CB, Boldrey EB, Rosenberg A, Enot KJ. Long-term survival of patients treated with BCNU for brain tumors. *J Neurosurg* 1975 ; **43** : 191-196.
31) Levin VA, Stearns J, Byrd A. The effect of phenobarbital pretreatment on the antitumor activity of 1,3-bis (2-chloroethyl)-1-nitrosourea (BCNU), 1-(2-chloroethyl)-3-cyclohexyl-1-nitrosourea (CCNU) and 1-(2-chloroethyl)-3-(2,6 dioxo-3-piperidyl)-1-nitrosourea (PCNU) on the plasma pharmacokinetics and biotransformation of BCNU. *J Pharmacol Exp Ther* 1979 ; **208** : 1-6.
32) Muller PJ, Tator CH, Bloom M. The effects of phenobalbital on the toxicity and tumoricidal activity of CCNU in a murine tumor model. *J Neurosurg* 1980 ; **52** : 359-366
33) Yamada K, Bremer AM, West CR. Intra-arterial BCNU therapy in the treatment of metastatic brain tumor from lung carcinoma. A preliminary report. *Cancer* 1979 ; **44** : 2000-2007.
34) Madajewicz S, West CR, Avellanosa AM. Phase II study : intraarterial 1,3-bis (2-chloroethyl)-1-nitrosourea (BCNU) therapy for metastatic brain tumors. *Proc Am Assoc Cancer Res and ASCO* 1980 ; **21** : 473.
35) Greenberg HS, Ensminger WD, Chandler WF, Layton PB, Junck L, Knake J, Vine AK. Intra-arterial BCNU chemotherapy for treatment of malignant gliomas of the central nervous system. *J Neurosurg* 1984 ; **61** : 423-429.
36) Levin VA, Kabra P. Effectiveness of the nitrosourea as a function of their lipid solubility in the chemotherapy of experimental rat brain tumors. *Cancer Chemother Rep* 1974 ; **58** : 787-792.
37) Mahaley MS Jr, Whaley RA, Blue M. Central neurotoxicity following intracarotid BCNU chemotherapy for malignant gliomas. *J Neuro-oncology* 1986 ; **3** : 297-314.
38) Hochberg FH, Pruitt AA, Beck DO. The raitionale and methodology for intraarterial chemotherapy with BCNU as treatment for glioblastoma. *J Neurosurg* 1985 ; **63** : 876-880.
39) 中川秀光，村沢　明，滝　琢有，中島義和．悪性神経膠腫に対する自家骨髄移植を使用した超大量 ACNU の選択的動注療法．癌と化学療法 1991 ; **14** : 2435-2440.
40) Kapp J, Vance R, Parker L. Limitations of high dose intra-arterial 1,3-bis (2-chloroethyl)-1-nitrosourea (BCNU) chemotherapy for malignant gliomas. *Neurosurgery* 1982 ; **10** : 715-719.
41) Avellanosa AM, West CR, Barua NR, Patel AR, Constantine RI. Treatment of malignant C. N. S. gliomas by intra-arterial BCNU infusion. *Proc Am Assoc Clin Res Am Soc Clin Oncol* 1979 ; **20** : 384.
42) 兵頭明夫，吉井与志彦，鶴嶋英夫，土田幸広．転移性脳腫瘍に対する超選択的動注化学療法．第7回日本脳神経血管内手術法研究会講演集，1991 ; 81-86.
43) Roosen N, Kiwit JCW, Lins E, Schirmer M, Bock WJB. Adjuvant intraarterial chemotherapy with Nimustine in the management of World Health Organization grade IV gliomas of the brain. *Cancer* 1989 ; **64** : 1984-1994.
44) 村山重行，河合隆治，平吹度夫，三浦　尚，御供政紀，生塩之敬．悪性脳腫瘍に対する ACNU の選択的動注化学療法．日医放誌 1988 ; **48** : 144-153.
45) Shingleton BJ, Biefang DC, Albert DM. Ocular toxicity associated with high-dose carmustine. *Arch Ophthalmol* 1982 ; **100** : 1766-1772.
46) Gebarski SS, Greenberg HS, Gabrielsen TO,

Vine AK. Orbital angiographic changes after intracarotid BCNU chemotherapy. *AJNR* 1984 ; **5** : 55-58.

47) Mbidde EK, Selby PJ, Perren TJ. High dose BCNU chemotherapy with autologous bone marrow transplantation and full dose radiotherapy for grade IV astrocytoma. *Br J Cancer* 1988 ; **58** : 779-782.

48) Johnson DB, Thompson JM, Corwin A Jr. Prolongation of survival for high grade malignant gliomas with adjuvant high-dose BCNU and autologous bone marrow transplantation. *J Clin Oncol* 1987 ; **5** : 783-789.

3. 脊髄の塞栓療法

a. 脊髄動静脈奇形（spinal AVM）の分類

Spinal AVM は当初 Di Chiro ら[1]によって3型（single-coiled, glomus, juvenile）に分類されていた．その後，Kendall & Logue[2] によって single-coiled type のほとんどは椎間孔付近にシャントを有する脊髄硬膜動静脈瘻（spinal dural AVF）であることが報告された（dural AVF という呼称は適当ではなく radiculo-meningeal AVF と呼ぶべきだという意見もある[3]が，本稿では dural AVF と表現する）．現在ではいわゆる spinal AVM には dural AVF と intradural AVM に分けられ，後者に glomus と juvenile とまれに single-coiled (direct fistula) の3型があると考えられている[4]．

b. 診　　断

（1） Spinal dural AVF

40歳以上の中高年のとくに男性に好発し，後天的なものと考えられている．臨床症状は一般的に徐々に進行する下肢の脱力，知覚障害および排尿排便障害などの脊髄障害である．入浴，排便，歩行などの負荷によって症状が増悪するといわれ，生理に伴って間歇的に症状の発現をみた報告もある[5]．急性の経過をとる症例もある．クモ膜下出血を起こすことはないが，脊髄の静脈性梗塞を起こす可能性がある[6]．

MRI による診断は，脊髄表面の静脈拡張や Gd-DTPA 投与にて脊髄円錐近傍の脊髄表面に異常な増強効果を認めることで本疾患を疑うことが可能である．

脊髄腔造影を行うと脊髄や馬尾神経の周囲に拡張・蛇行する血管が認められるが，MRI の普及により，脊髄腔造影の必要性は減少した．診断の確定には血管造影が必要である．

血管造影では，通常1本の radiculomeningeal artery が椎間孔付近でシャントを形成して medullary vein を逆流し，脊髄表面に拡張蛇行した静脈が緩徐に造影される．好発部位は胸腰椎移行部である[2]．血管吻合を介して複数の動脈から栄養されることもあるので，対側や上下の動脈の関与の有無も検索する．後に述べる塞栓術との関連で前脊髄動脈を確認しておくことも大切である．なお，外側仙骨動脈から栄養された報告もある[7]ので，肋間動脈と腰動脈の造影で AVF を検出できない場合には内腸骨動脈の造影も施行すべきである．

（2） Intradural spinal AVM

30歳以下の若年者に多く，先天的なものと考えられている．急性の経過をとることが多いが，慢性に経過するものも比較的に多い．クモ膜下出血を起こしやすい．臨床症状発現の原因としては出血の他，AVM 自体による占拠効果，血流の多いことによる盗血，および静脈還流障害などもあげられている．好発部位は頸髄〜胸髄である．

MRI では脊髄内に nidus を指摘できることもあり，脊髄表面には flow void を有する拡張蛇行した血管がみられる．急性発症の例では髄内に出血を認めることがある．

脊髄腔造影では脊髄表面に拡張・蛇行した異常血管を指摘できるが，MRI 以上の情報はあまり得られない．

血管造影では glomus type は前脊髄動脈1本から栄養されることが多く，nidus は比較的に小さい．juvenile type は複数の栄養動脈を有することが多く，nidus は大きく，血流は速い．椎骨動脈や内腸骨動脈の造影が必要になる場合もある[8]．また，合併する動脈瘤の有無を確認する．栄養血管の検索を十分行い，全体像を把握することが大切である．

c. 塞　栓　術

（1） Spinal dural AVF

i) 適　応　　神経症状を有する例で適応がある．とくに進行性の場合は早急に塞栓術（TAE）を行うべきである．

3. 脊髄の塞栓療法

ii) 手技 5 Fr程度の親カテーテルを肋間動脈や腰動脈などの栄養動脈起始部に固定したのち，Tracker 18などのマイクロカテーテルを挿入する．その際，前脊髄動脈などの脊髄の栄養血管が造影されていないことを確認しておくことが大切である[9]．

TAEに先立ち，provocative test（spinal Wada test）を行う[10]．amytalとlidocaineを投与して神経症状が発現しないことを確認する．塞栓物質には取り扱いが容易なこともあり，PVA（polyvinyl alcohol foam, Ivalon）が用いられることが多い[11,12]．しかし，再発率が高いためにNBCA（n-butyl cyanoacrylate）などの液体塞栓物質が良いという報告もある[13]．PVAの粒子はシャント血管よりも小さいと静脈側に流入して静脈還流が悪化する恐れがあり，大きすぎて栄養動脈の分岐前で閉塞すると側副血行路の形成により再発するので大きさの決定が重要なポイントの一つであるが，250〜500 μmの粒子を用いることが多い．DSAモニター下に少量ずつ慎重に投与する．

iii) 治療成績 再発率は残念ながら高く，80%前後と報告されている[12,13]．再発例は手術の適応と考えられる．

iv) 合併症 比較的に少ないが，さまざまな脊髄ないし根症状が起こりうる．

症例 62歳，男性

2年前から徐々に両下肢の筋力低下が進行し，寝

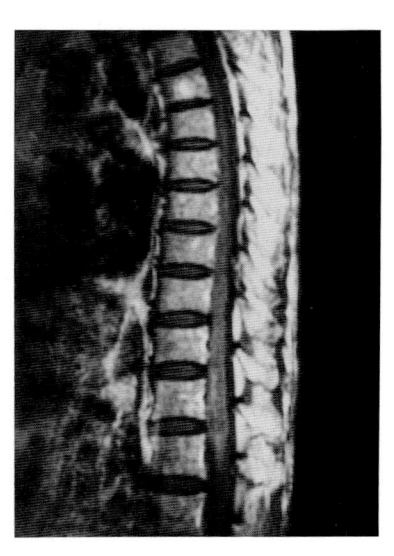

図 3.1 造影 MRI T1 強調正中矢状断

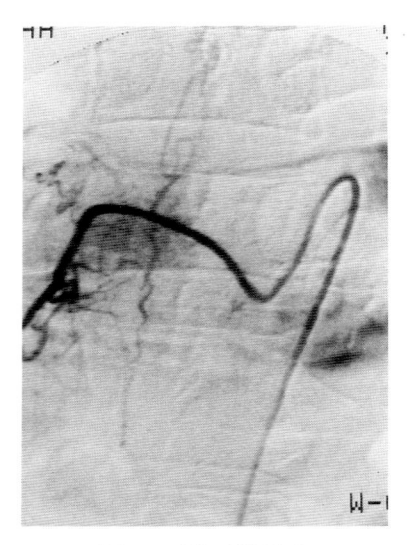

図 3.2 右肋下動脈造影

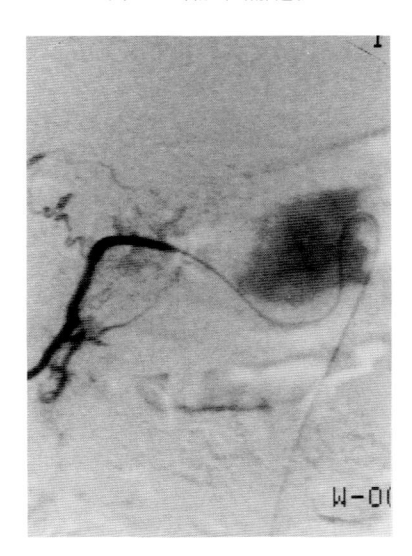

図 3.3 塞栓術後の右肋下動脈造影

たきりとなった．造影MRIにて脊髄円錐を中心に脊髄表面に異常な増強がみられた（図3.1）．血管造影では前脊髄動脈は左第10肋間動脈より分岐していたが拡張などの異常はみられなかった．右肋下動脈の造影にて脊柱管内にsingle-coil状に拡張した異常静脈がみられた（図3.2）．Tracker 18カテーテルを挿入して250〜500 μmのPVA粒子を用いてTAEを行った（図3.3）．2カ月後に右肋下動脈からは異常静脈は造影されなかったが，新たに右第1腰動脈から同一の静脈が造影されるようになった（図3.4）．lidocain 50 mgによるprovocative testにて

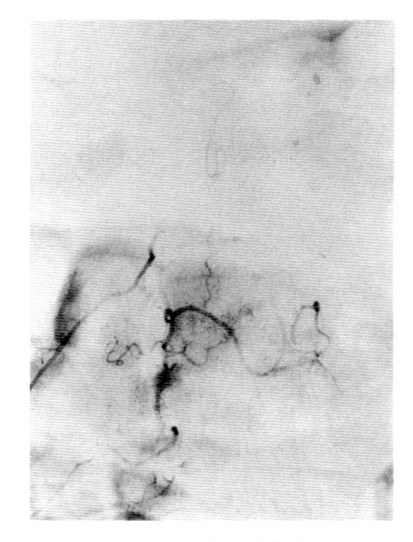

図3.4 右第1腰動脈造影

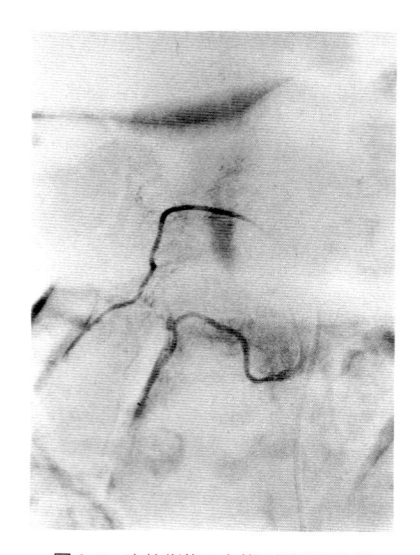

図3.5 塞栓術後の右第1腰動脈造影

ii) 手 技　dural AVFの項で述べたようにprovocative testで陰性を確認しておく．SEP (somatosensory evoked potential) モニター下で行うことが望ましい[14]．上述したように前脊髄動脈から栄養されることが多く，理想的にはヘアピンカーブを越えて超選択的に栄養動脈にcatheterizationすべきである．もし，健常血管の分岐より近位にてTAEを施行する場合は拡張した栄養動脈の内径よりも小さく，かつ健常血管の内径よりも大きいPVAの粒子を用いる[15]．マイクロコイルやNBCAなどの液体塞栓物質も使用可能と思われる．DSAで頻回に塞栓状況をチェックしながら行うのはいうまでもない．ここで，PVAはスポンジ状であるため，数分後に血栓が付着して塞栓効果が完成するので，やや控え目に終了するように心掛ける．このように慎重に行えば前脊髄動脈から栄養されるAVMも比較的安全にTAE可能である[16]．

iii) 治療成績　再発率は高く，症状が持続したり再発した例では手術した方がよいという報告もみられる[17]．しかし，再発例でも合併した動脈瘤がTAEにて消失することが多く[18,19]，出血を予防する意味においてTAEはきわめて有用である．

iv) 合併症　dural AVFよりも脊髄障害を起こす危険は高い．

症 例　25歳，男性

右下腿以下のhypesthesiaなどが一過性に出現したが根治のためには液体塞栓物質が必要と判断し，本人の同意を得てEVAL (ethylene vinyl alcohol copolymer) 0.5 ml を用いてTAEを行った（図3.5）．術直後より感覚脱出や麻痺が出現したが6時間後には術前の状態まで回復した．1カ月後の造影で再発はみられなかったが，症状の改善はほとんど得られなかった．

（2）Glomus type の intradural AVM

i) 適 応　神経症状を有する例で適応がある．とくに動脈瘤を合併する場合には早急にTAE

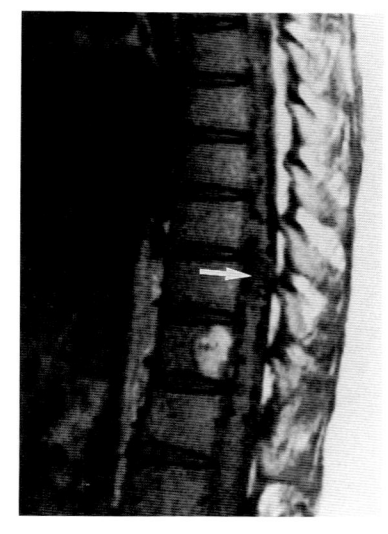

図3.6 単純MRI T1強調正中矢状断
（矢印はnidusを示す）

約1カ月前に突然左下肢のしびれ，運動と知覚の障害が出現した．T_1強調 MRI にて第10胸椎の高さの脊髄内に nidus を有する AVM が検出された(図3.6)．左第10肋間動脈から分岐する前脊髄動脈から AVM は栄養されており，nidus の直前に動脈瘤が発見された(図3.7)．Tracker 18 カテーテルをヘアピンカーブ手前まで挿入し，provocative test にて陽性であったが，SEP モニター下に PVA を用いて慎重に TAE を行うこととした．TAE 中，SEP モニター上ならびに自覚症状には変化はなかったものの，右 Babinski 反射と電気刺激による下肢の clonus が出現したため終了した．術後の造影で nidus の大部分は塞栓されていたが動脈瘤は依然として造影された(図3.8)．術前後で症状に明らかな変化はみられなかった．4カ月後，MRI にて再開通が疑われたため血管造影を行ったところ，nidus は術前よりも小さく，動脈瘤は消失していた(図3.9)．再度 PVA にて TAE を行い，前脊髄動脈を完全閉塞させた(図3.10)．術前後で症状の変化はみられなかったが，8日後の MRI にて脊髄表面の静脈の拡張

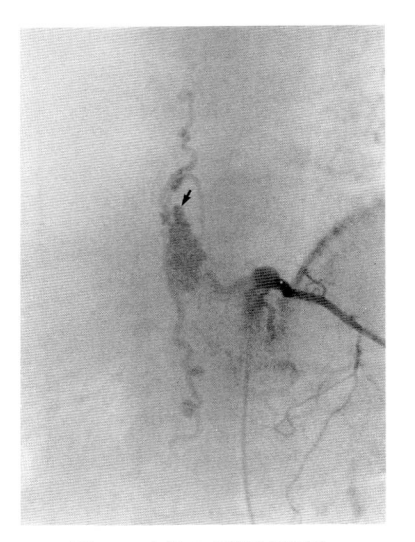

図3.7 左第10肋間動脈造影

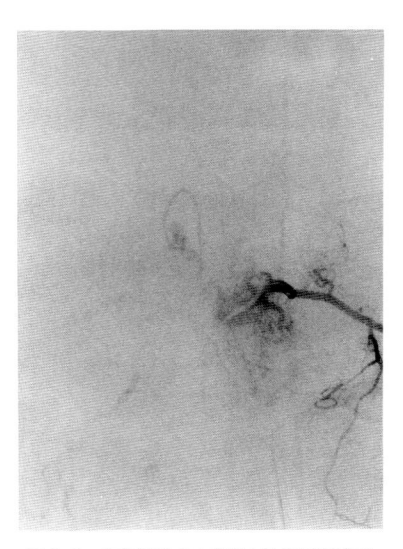

図3.8 塞栓術後の左第10肋間動脈造影

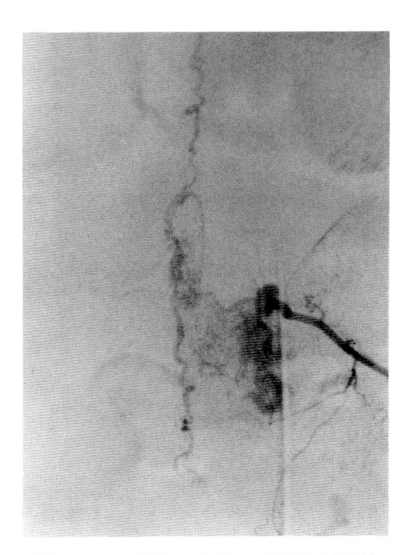

図3.9 4カ月後の左第10肋間動脈造影

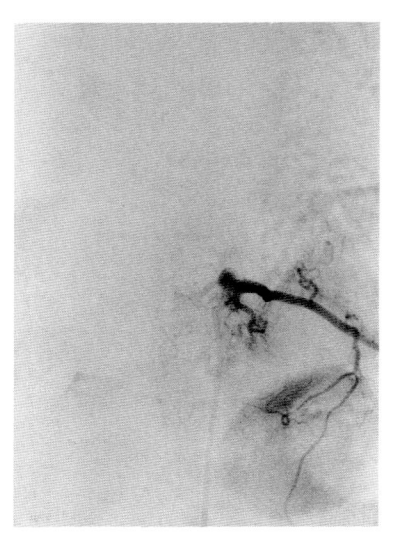

図3.10 再塞栓術後の左第10肋間動脈造影

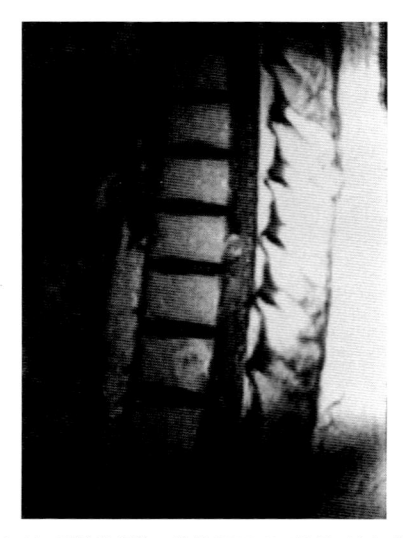

図 3.11 再塞栓術後の造影 MRI T1 強調正中矢状断

は軽減していた（図 3.11）．

（3）Juvenile type の intradural AVM

i）適応　やはり神経症状のある症例に行う．

ii）手技　glomus type と同様に慎重に行うが，栄養動脈が複数あるために数回の TAE が必要である．われわれはもっとも大きい栄養動脈から順次 TAE を行いながら，前回の塞栓効果を確認し，必要に応じて TAE をくり返すようにしている．頸髄領域の AVM で栄養動脈が椎骨動脈から分岐する場合には TAE による脳梗塞を予防しなければならない．栄養動脈にマイクロカテーテルなどを可能なかぎり深く挿入し，できれば wedge した状態で PVA を少量ずつ注入する．wedge できない場合は逆流のないようきわめて慎重に注入する．どうしても逆流の恐れのある場合には，栄養動脈分岐直後の椎骨動脈をバルーンカテーテルで一時的に閉塞させた状態で TAE を行うとよい[18]．他の塞栓物質を用いた場合も同様に慎重に行う．

また，小児で全身麻酔下に TAE を行う場合には自覚症状や SEP によるモニターができないため，穿頭術を行って運動領野の電気刺激（motor evoked potential）によるモニター下に TAE を行った症例報告もみられる[20]．

経過観察は MRI で行い，臨床症状を参考に血管造影の再検の時期を検討する．

iii）治療成績　再発しやすく，悪化する例もあるが，手術成績よりも良い[21]．また，TAE 後に摘出できた症例報告もみられ，術前処置としての有用性もある[22]．

iv）合併症　脊髄障害の他に，椎骨動脈の分枝の TAE では脳塞栓を起こす可能性もある．

症例　32歳，男性

2年前より歩行障害が徐々に進行し，右手の握力低下も加わった．両下肢深部反射の亢進がみられた．血管造影にて第6〜7頸椎の高さに nidus を有し，3本の動脈によって栄養される AVM と診断された（図 3.12〜3.14）．まず，左甲状頸動脈から分岐する最大の栄養動脈である C 8 radicular artery を 250

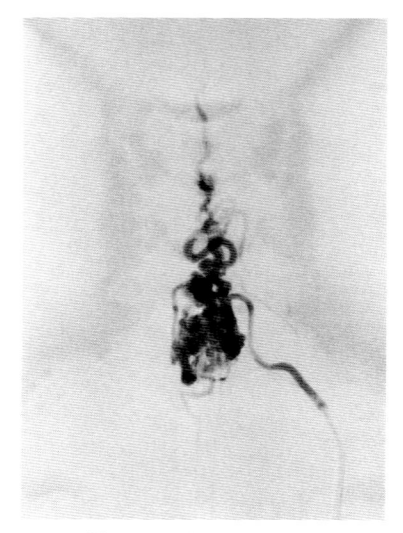

図 3.12　左第8根動脈造影

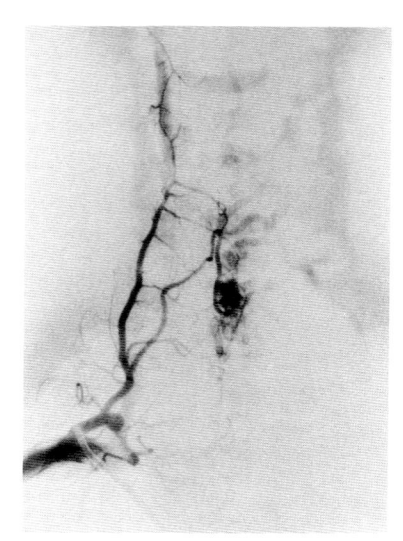

図 3.13　右第7根動脈造影（肋頸動脈から分岐）

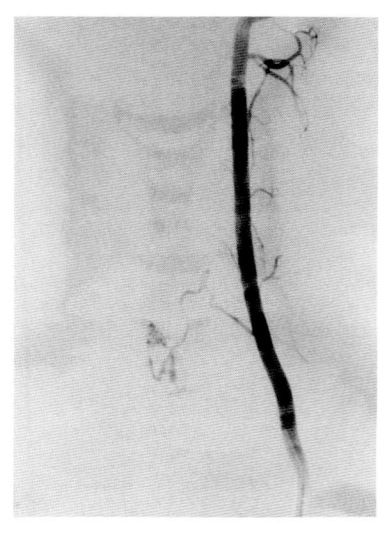

図3.14 左椎骨動脈造影（左第7根動脈）

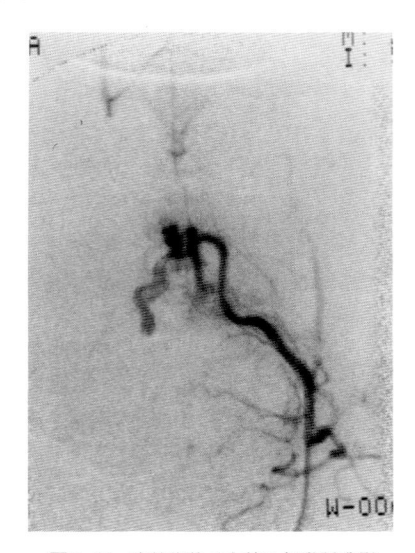

図3.15 塞栓術後の左第8根動脈造影

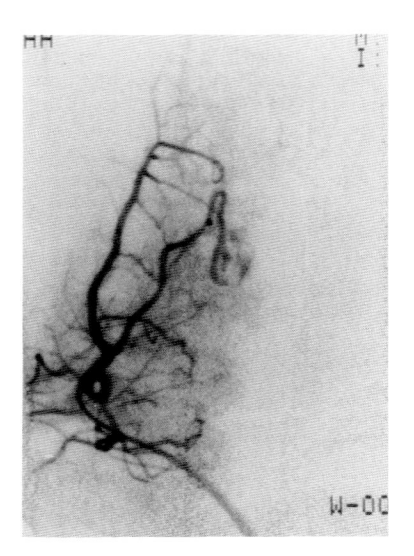

図3.16 塞栓術後の右第7根動脈造影（肋頸動脈から分岐）

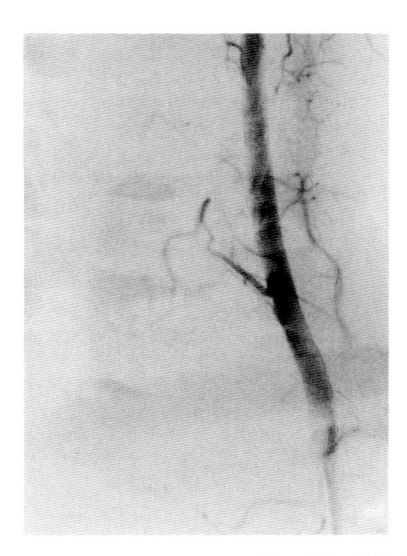

図3.17 左第7根動脈の塞栓術後の左椎骨動脈造影

〜500 μm の PVA にて TAE を行った（図3.15）。TAE 後深部反射の亢進が改善し，自覚的にも歩行が楽になった．12日後に右肋頸動脈から分岐する C7 radicular artery を TAE した（図3.16）．歩行はさらに改善した．約1カ月後には上記2本の栄養動脈は閉塞したままであったが，左椎骨動脈から分岐する C7 radicular artery は前回よりも拡張していた，5 Fr のカテーテルを wedge させて PVA にて TAE を行った（図3.17）．さらに約1カ月後の造影で左 C7 radicular artery の開存はみられたが nidus は縮小していた．右椎骨動脈の造影にて C5 radicular artery から初めて nidus が淡く造影された．しかし，TAE の追加の適応はないと判断して経過観察中で，術後7年間症状の変化はみられない．

〔内野　晃・蓮尾金博・松本俊一〕

文　献

1) Ommaya AK, Di Chiro G, Doppman J. Ligation of arterial supply in the treatment of spinal cord arteriovenous malformations. *J Neurosurg* 1969 ; **30** : 679-692.
2) Kendall BE, Logue V. Spinal epidural angiomatous malformations draining into intra-

thecal veins. *Neuroradiology* 1977 ; **13** : 181-189.
3) Merland JJ, Riche MC, Chiras J. Intraspinal extramedullary arteriovenous fistulae draining into the medullary veins. *J Neuroradiol* 1980 ; **7** : 271-320.
4) Rosenblum B, Oldfield EH, Doppman JL, et al. Spinal arteriovenous malformations : a comparison of dural arteriovenous fistulas and intradural AVM's in 81 patients. *J Neurosurg* 1987 ; **67** : 795-802.
5) Kim D-I, Choi I-S, Berenstein A. A sacral dural arteriovenous fistula presenting with an intermittent myelopathy aggravated by menstruation. *J Neurosurg* 1991 ; **75** : 947-949.
6) Larsson E-M, Desai P, Hardin CW, et al. Venous infarction of the spinal cord resulting from dural arteriovenous fistula : MR imaging findings. *AJNR* 1991 ; **12** : 739-743.
7) Burguet J-L, Dietemann J-L, Wackenheim A, et al. Sacral meningeal arteriovenous fistula fed by branches of the hypogastric arteries and drained through medullary veins. *Neuroradiology* 1985 ; **27** : 232-237.
8) Mochizuki T, Nemoto Y, Inoue T, et al. Lateral sacral artery supply to an intramedullary arteriovenous fistula at the conus medullaris. *Neuroradiology* 1991 ; **33** : 419-421.
9) Doppman JL, Di Chiro G, Oldfield EH. Origin of spinal arteriovenous malformation and normal cord vasculature from a common segmental artery : angiographic and therapeutic considerations. *Radiology* 1985 ; **154** : 687-689.
10) Doppman JL, Girton M, Oldfield EH. Spinal Wada test. *Radiology* 1986 ; **161** : 319-321.
11) Latchaw RE, Gold LHA. Polyvinyl foam embolization of vascular and neoplastic lesions of the head, neck, and spine. *Radiology* 1979 ; **131** : 669-679.
12) Morgan MK, Marsh WH. Management of spinal dural arteriovenous malformations. *J Neurosurg* 1989 ; **70** : 832-836.
13) Nichols DA, Rufenacht DA, Jack CR Jr, et al. Embolization of spinal dural arteriovenous fistula with polyvinyl alcohol particles : experience in 14 patients. *AJNR* 1992 ; **13** : 933-940.
14) Berenstein A, Young W, Ransohoff J, et al. Somatosensory evoked potentials during spinal angiography and therapeutic transvascular embolization. *J Neurosurg* 1984 ; **60** : 777-785.
15) Horton JA, Latchaw RE, Gold LHA, et al. Embolization of intramedullary arteriovenous malformations of the spinal cord. *AJNR* 1986 ; **7** : 113-118.
16) Theron J, Cosbrove R, Melanson D, et al. Spinal arteriovenous malformations : advances in therapeutic embolization. *Radiology* 1986 ; **158** : 163-169.
17) Hall WA, Oldfield EH, Doppman JL. Recanalization of spinal arteriovenous malformations following embolization. *J Neurosurg* 1989 ; **70** : 714-720.
18) Miyamoto S, Kikuchi H, Karasawa J, et al. Spinal cord arteriovenous malformations associated with spinal aneurysms. *Neurosurgery* 1983 ; **13** : 577-580.
19) Biondi A, Merland JJ, Hodes JE, et al. Aneurysms of spinal arteries associated with intramedullary arteriovenous malformations. II. Results of AVM endovascular treatment and hemodynamic considerations. *AJNR* 1992 ; **13** : 923-931.
20) Katayama Y, Tsubokawa T, Hirayama, T, et al. Embolization of intramedullary spinal arteriovenous malformation fed by the anterior spinal artery with monitoring of the corticospinal motor evoked potential. *Neurol Med Chir* 1991 ; **31** : 401-405.
21) Biondi A, Merland J-J, Reizine D, et al. Embolization with particles in thoracic intramedullary arteriovenous malformations : long-term angiographic and clinical results. *Radiology* 1990 ; **177** : 651-658.
22) Spetzler RF, Zabramski JM, Flom RA. Management of juvenile spinal AVM's by embolization and operative excision. *J Neurosurg* 1989 ; **70** : 628-632

4. 頭頸部の塞栓療法

　頭頸部および顔面領域での血管内塞栓療法は，顔面肉腫に対するパラフィンとワセリンの頸動脈注入による血流遮断術[1]または頸動脈海綿静脈洞瘻に対する筋肉片注入法[2]が最初とされる．臨床的に血管内塞栓療法として関心が高まった報告は，大脳動静脈奇形に対するmethylmethacrylate球の頸動脈内注入療法による成功[3]であろう．以来，ヨーロッパと北米を中心に積極的に研究が行われた[4〜6]が，1980年代に入り塞栓物質，カテーテル，ガイドワイヤー類，デジタルサブトラクションアンギオグラフィ（DSA），非イオン性造影剤などの開発に加え，頭頸部の詳細な神経血管解剖が解明され，いっそう効果的な治療法が行われるようになった[7〜10]．

　しかし，この領域の血管内塞栓療法には，脳神経支配外頸動脈分枝や眼を含む脳実質支配動脈との吻合における塞子迷入による合併症，塞栓物質の選択を誤るとその後の治療を複雑または困難にしてしまうこと，さらに顔面の審美的，機能的な問題も無視できないことなどの問題点があり，十分な注意が要求される．この領域に共通する塞栓物質や実施手技を述べた後に臨床的応用を解説することとする．

a. 原　　理

　経皮的に直接穿刺法または経カテーテル法で，正常の血管および組織を温存して病変部，すなわち腫瘍では腫瘍血管を，動静脈奇形ではnidusを固形体または液体塞栓物質で血管内塞栓させることである．基本的には，近位部塞栓は副血行路の形成を促すので遠位部塞栓が望ましい．とくに，近位部のコイルによる塞栓は外科的結紮術と等しく，以後の経皮的カテーテル法による塞栓術を困難にするので避けるべきである．

b. 適　　応

　血管の豊富な腫瘍や血管病変に対して，術中の出血量を減らすことを目的とする術前塞栓術と，姑息的または根治的治療を目的とする塞栓術に大別される．腫瘍では，髄膜腫，若年性血管線維腫，傍神経節腫，転移性悪性腫瘍，血管腫，神経線維腫などに術前塞栓術を行う．動脈の破綻による出血，すなわち，コントロール困難な鼻出血（posterior epistaxis），外傷による頸動脈仮性動脈瘤，甲状腺癌などの頸部悪性腫瘍の浸潤による頸動脈穿破などの出血に対しても，経カテーテル塞栓術が救命の手段となりうる．

c. 実　施　手　技

　その患者に対する血管内塞栓療法の目的と限界を考慮して実施計画をたてる．効果的に安全に塞栓術を進めるには，塞栓とともに変化する血行動態を把握することが大切であり，高解像力で，real-timeのDSA，road-mapping機能をもつ血管造影装置（biplaneが望ましい）が必要である．

（1） 神経血管解剖の理解と誘発試験

　外頸動脈系の正常血管解剖，とくに脳神経支配枝や頭蓋内動脈枝との潜在的な吻合に関する知識が必要である．

　i）　脳神経支配動脈　　第Ⅲ〜Ⅵ脳神経支配には内頸動脈下外側幹，中硬膜動脈，上行咽頭動脈，副中硬膜動脈，第Ⅶ，Ⅷ脳神経支配には，前下小脳動脈，中硬膜動脈，茎状乳突動脈，第Ⅸ〜Ⅻ脳神経支配には上行咽頭動脈が関与している[11]．

　ii）　危険な血管吻合[7]と合併症[12]　　多くの潜在的血管吻合（表4.1）（図4.1）があり，塞栓の進行とともにflowは遅滞や逆流など変化して，吻合路を介しての塞栓物質の迷入によって脳卒中が発生することがある．頭蓋内硬膜は，外頸，内頸，椎骨動脈由来の多数の動脈枝による血行支配を受け，かつそれらの分枝間にも吻合があり，硬膜全体が血管網を成している[13]ことも理解しておきたい．

　iii）　誘発試験　　塞栓術で神経脱落症状が発現する可能性をチェックするために，外頸動脈系では

II. 中枢神経・頸部

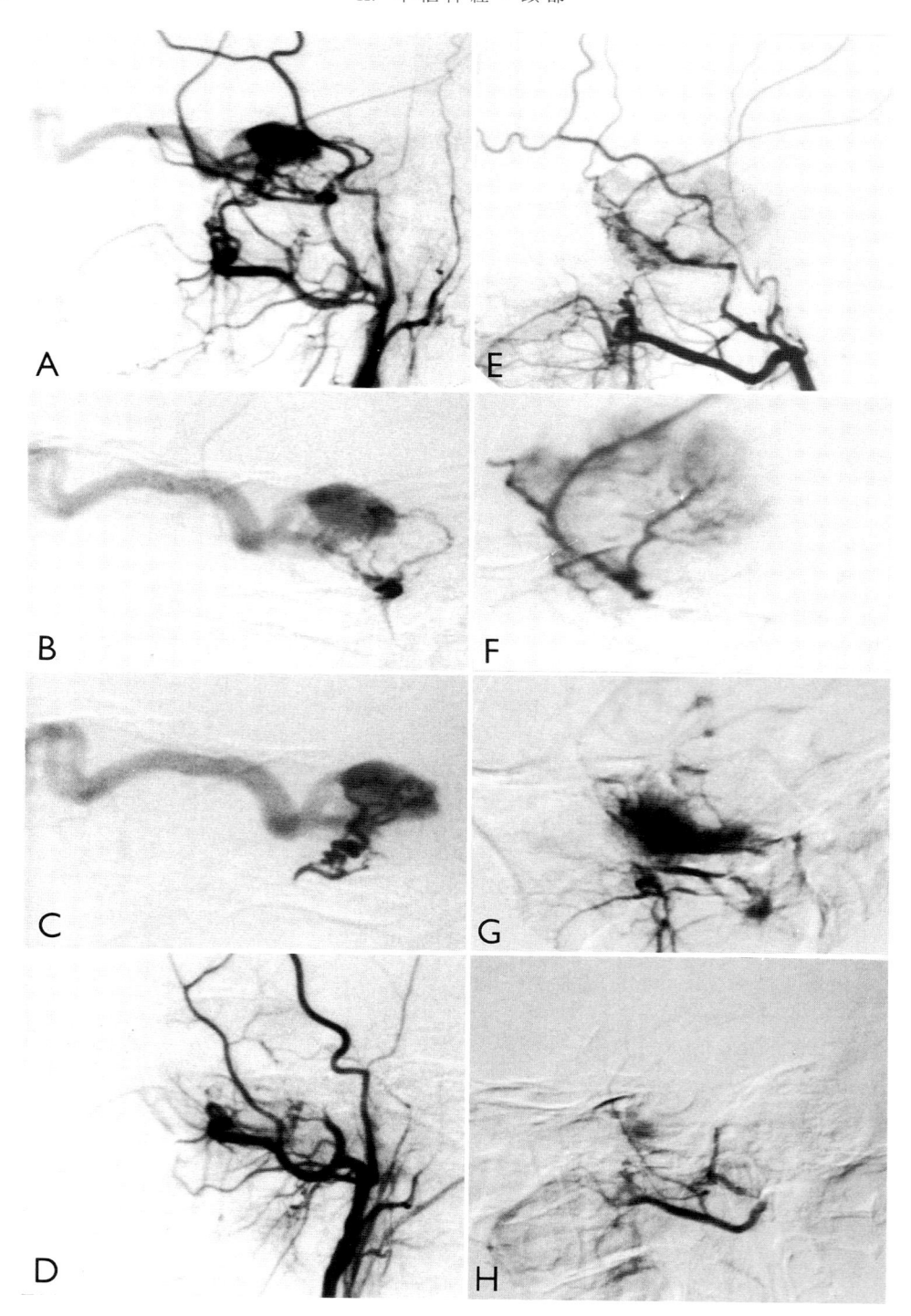

表4.1 外頸動脈分枝塞栓術に伴う神経学的合併症

塞栓動脈	吻合	合併症
上行咽頭動脈	頸静脈枝(外側斜台枝)	第VI, IX, X, XI脳神経麻痺
	舌下神経枝(内側斜台枝)	第XII脳神経節麻痺
	上咽頭枝	三叉神経節傷害
	筋肉脊椎枝	椎骨, 内頸動脈卒中
	外側脊椎枝	
顔面動脈	眼角動脈―眼動脈	内頸動脈卒中
後頭動脈	茎状乳突動脈	第VII脳神経麻痺
	C1, C2	椎骨動脈卒中
中硬膜動脈	錐体枝	第VII脳神経麻痺
	下外側幹	内頸動脈卒中
	涙腺動脈	V_1＋IV脳神経麻痺
	反回硬膜動脈	失明
副中硬膜動脈	下外側幹	内頸動脈卒中
		V_3, V_m, V_2脳神経麻痺
顎動脈	正円孔動脈	内頸動脈卒中
	前深側頭動脈	失明
	篩骨動脈―眼動脈	失明
後耳介動脈	茎状乳突動脈	第VII脳神経麻痺

2%リドカイン30〜70 mgをカテーテルを通じて注入して神経学的症状の発現の有無を確認する[14]. なお, 本試験には, 塞栓物質とリドカインは異なる物質であることと血流速度の違いなどによると思われるが, 偽陰性を呈することがあり問題を残している. リドカイン注入は心電図のモニター下に行い, 房室ブロックのある患者には禁忌である.

一方, 顔面領域で美容的観点から, その血管の支配する筋肉, 皮膚の範囲を知る目的でインジゴカルミン[15]またはメチレンブルー[5]を注入することもある.

(2) 塞栓方法

病変部に塞栓物質を到達させる三つの経路があげられる.

① 経動脈塞栓術:通常の血管内塞栓療法のルートである. 動脈瘤, 血管豊富な腫瘍の腫瘍血管, high-flowの動静脈瘻, 動脈破綻による出血などに行う.

② 直接穿刺法:low-flowの血管奇形であるcapillary-venous malformation[16]や海綿状血管腫[17]またはある種の動静脈奇形[18]などに対して経皮的に液体塞栓物質を直接注入する (図4.2).

③ 経静脈塞栓術:静脈洞部の硬膜動静脈奇形のように, 動脈分枝からの血液供給が複雑であり完全な動脈性塞栓が困難である例に対しては静脈性塞栓術がより有効であることがある[19,20].

(3) カテーテル類

通常, 大腿動脈経由で行う. 大腿動脈をカテーテルイントロデューサーで確保して, introducing catheter (親カテーテル) を挿入し, 目的の外頸動脈の近位部にカテーテル先端を置く. そのカテーテルの中に, 同軸法 (coaxial method) としてマイクロカテーテルを導入する. マイクロカテーテルには, Tracker 18 カテーテル (Target Therapeutics)[21]やMagicカテーテル (BALT) があるが, 先端部のコントロールが可能で指向性のあるTracker 18カテーテルが頭頸部では適している. 親カテーテルとTracker 18カテーテルの間を常時ヘパリン加生理食塩水でフラッシュするために, 逆流防止弁付Y-アダプターと加圧バッグが必要である. 液体塞栓物質による塞栓用のcalibrated leak balloon catheterや, 動脈瘤塞栓用のdetachable balloon catheterなどもある. なお, Ivalon (PVA) の濾過器とも称されるNYU embolic introducer (Cook社) は, Tracker 18カテーテル内でのIvalonの詰まりを防止するのに有用である[6].

〔左ページ写真〕

図4.1 危険な血管吻合または脳神経支配枝の存在する場合の塞栓術(海綿静脈洞部硬膜動静脈シャントDAVS, A-D; 中頭蓋窩髄膜腫, E-H)

栄養動脈は, いずれも中硬膜動脈MMA (B, F)と正円孔動脈FRA (C, G)である(外頸動脈造影 A, E). 中硬膜動脈の塞栓術は, リドカインによる誘発試験陰性を確認した後, DAVSではBのように上眼静脈への動静脈シャントを観察しながら, 髄膜腫では錐体枝より遠位にカテ先を進めてGS細片で塞栓した. 正円孔動脈は下外側幹を介して内頸動脈と吻合しており, 本来その塞栓は禁忌である.

髄膜腫では, 正円孔動脈造影 (G) で内頸動脈との吻合 (矢印) がみられたので当然その塞栓は行わなかったが, DAVSではCのごとく上眼静脈へのシャントが下外側幹を介する内頸動脈への吻合よりhigh-flowであることを利用して塞栓した. 塞栓術後の外頸動脈造影 (D, H) で, ほぼ塞栓の目的は達成された.

なお, 髄膜腫では, GS細片の逆流により棘孔部でMMAは塞栓されたにもかかわらず, 顔面神経麻痺は発生しなかった. 第VII脳神経は, MMAの錐体枝だけでなく, 後耳介動脈と後頭動脈からも支配を受けており, 錐体枝のGS細片や大きめのPVA粒子による塞栓では恒久的な顔面神経麻痺は生じないといわれている. 液体塞栓物質またはGS粉末の使用は避ける.

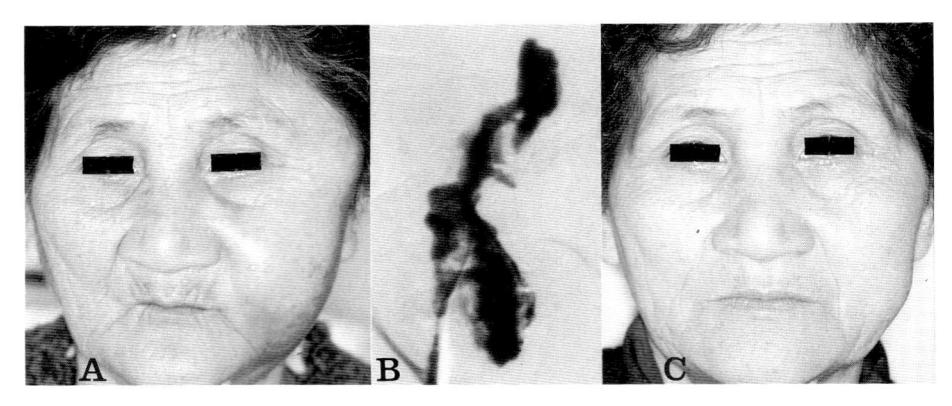

図 4.2 Capillary venous malformation に対する経皮的エタノール注入硬化療法
65歳，女性．生下時より左頬部の腫脹（A）を認め，腫脹→血液吸引→腫脹をくり返してきた．直接穿刺により造影（B）後，血液約 17 ml を吸引したのちエタノール 5 ml を注入して圧迫固定した．この1回の注入後，再腫脹はなく良好な経過をとっている（C）．

d. 塞栓物質

塞栓物質の選択は，塞栓術の目的（術前または姑息または永久的塞栓），または動静脈瘻においては血管径と吻合速度により決定する．頭頸部領域で用いられているものを列記する．

なお，塞栓物質の粒子サイズを選択する際には，vasa nervosa 径（150〜200 μm）を参考にするとよい．

（1） 固形体塞栓物質

i) **Gelatin sponge**（GS）　シート状のものと粉末（40〜60 μm）のものがあり，一時的な塞栓効果がある[22,23]．シート状のものはカミソリ刃とハサミで目的とするサイズに細片化する．鼻出血の塞栓術や血管豊富な腫瘍の術前塞栓術に，または，血流のコントロールなど[6] に用いられる．粉末のものは，塞栓による虚血，壊死効果が大きい反面，腫瘍出血または脳神経支配枝や潜在的吻合路を通じての合併症を起こす危険性があり，その使用には慎重でなければならない．

ii) **Polyvinyl alcohol foam**（PVA）（Ivalon）数カ月から数年以内に再開通するが，GS よりはるかに塞栓効果の期間は長い．髄膜腫などの血管豊富な腫瘍，鼻出血，硬膜動静脈瘻などに用いられる．欧米では粒子サイズ別にバイアルびんに収納し販売されている（ITC, Ingenor）が，わが国では購入が困難で，手持ちの PVA ブロックから作成している[24,25] のが実状である．

Tracker 18 カテーテルでは，サイズ 400 μm 以下に留めておいた方がよい．沈降・凝集しやすく2本の注射器で拡散させたり[25] 工夫するが，カテーテル先端に詰まってしまうことがあるので，NYU embolic introducer を介して，2倍に希釈した造影剤に溶解し少量ずつ 1 ml のシリンジに吸い，pulsatile に注入する．先端に詰まったまま無理に強い手圧で押し出そうとすると Tracker カテーテルがさけることがある．

Tracker 25 カテーテルを使用することもある．目的に応じてサイズを選択するが，肺への流入による肺梗塞の合併症[26] の報告がある．

iii) **Microfibrillar collagen**（アビテン）[27] 粒子サイズは 75〜100 μm で，粒子による塞栓効果とコラーゲンの血小板凝集作用が加わり，塞栓効果を高める．塞栓効果は GS より長いが，PVA より短い．GS 粉末と同様の目的で使用される．

iv) **外科手術用縫合糸**　3〜10 mm の長さに切って使用するが，塞栓に長時間を要する．

v) **混合カクテル**　それぞれのもつ特徴を生かす目的で，アビテン，PVA，絹糸とエタノールの混合したものを用いることもある[28]．

vi) **自家凝血塊**[22]

vii) **金属コイル，離脱式バルーン**　stainless steel coils[29]，プラチナコイル[30]，また最近では電気的通電式の離脱式プラチナコイル[31] が臨床的に検討されている．バルーンにはシリコン製（ITC）とラテックス製（Ingenor）のものがある．

（2） 液状塞栓物質

i） シアノアクリレート 現在は，NBCA（n-butyl-2-cyanoacrylate)[32]）が用いられ，油性造影剤と混合して重合時間を調節している．塞栓は永久的とされているが，生体内での分解，吸収される報告もある[33]．いわゆる瞬間接着剤であるので取扱いが面倒であるが，動静脈奇形では nidus 近くまでカテーテルを進めて，至適な油性造影剤との混合比および投与量を用いると，流入動脈から nidus まで完全に塞栓できる．しかし，液体塞栓物質であるので，脳神経麻痺または吻合路迷入による脳梗塞，動静脈奇形における流出静脈閉塞による静脈性うっ血，梗塞，出血など危険性も高い．十分，修練を積んだ術者により，細心の注意を払ったうえで実施されるべきである．

ii） 無水エタノール 95％エタノールは純液または造影剤で希釈して用いられる．その効果は強力で，血液内の蛋白成分の変性と泥状化，小血管のスパスム，血管内壁の破壊，血管周囲組織への障害によるとされる[17,34～38]．静脈性血管腫には周囲正常組織に漏らさないように直接穿刺法が行われる．経動脈性にも超選択的にカテーテルが挿入されかつ十分な flow がある場合注入してよいが，正常血管への注入は避ける．疼痛が激しいので全麻下で行うこともある．

iii） EVAL 滝らによって開発された[39]液体塞栓物質で，ethylene vinyl alcohol copolymer (EVAL) と metrizamide powder を dimethyl sulfoxide (DMSO) と溶解したものであり，血中で DMSO は拡散し EVAL は沈澱，析出する．弾性軟のスポンジ状となり nidus, feeder を塞栓する．EVAL の再開通の機序として，病理組織学的に塞栓の不完

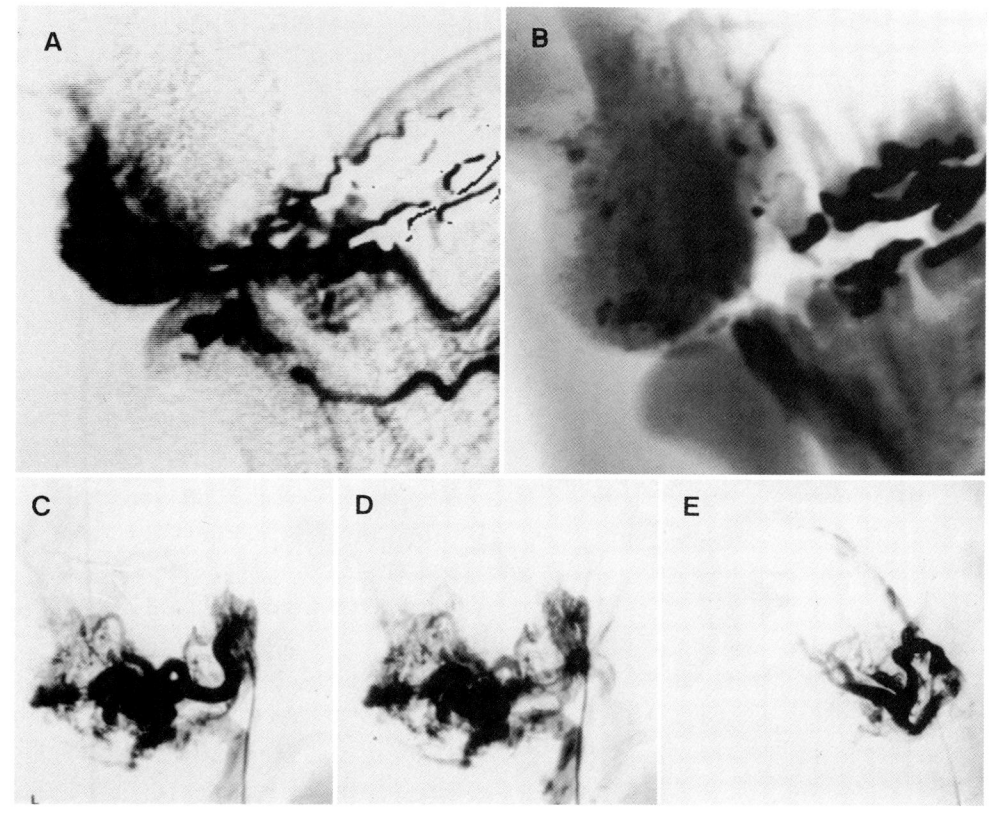

図 4.3 Ethibloc による動静脈奇形塞栓術[45]
A) 上口唇動静脈奇形
B) Lipiodol 混合 Ethibloc 注入後
C) D) 下顎骨動静脈奇形
E) 塞栓術後

全閉塞による血管腔の残存と血栓内の新生毛細血管の出現が推察されている[40]．

iv) エストロゲン，エストロゲン・アルコール

清水ら[41]は，結合型エストロゲンによる局所的な spherocytosis と急速な内皮細胞障害作用を応用して末梢血管レベルから血管塞栓効果を得るようにした．最近では，エストロゲン 20 mg/25% エタノール 1 ml を 5〜10 ml，15 分間くらいで持続動注した後に後述のポリ酢酸ビニルにより近位部塞栓を追加する方法を報告している[42]．

v) Polyvinyl acetate (PVac)

PVac は水に不溶性の固体でエタノールに溶解し，エタノールが拡散するにつれ析出した PVac は柔らかい固体となる．Metrizamide や Lipiodol を混合して造影性をもたせる．エストロゲン・アルコールと併用することにより，細径のカテーテルから注入できること，注入にあたってのコントロールが容易であること，毛細管レベルまで閉塞し再開通がみられないこと，塞栓された組織は柔らかく外科的摘出が容易であること，などの利点を有している[42,43]．

vi) Ethibloc[44]

水に不溶性のトウモロコシ蛋白に，sodium amidotrizoate, oleum papaveris, propyleneglycol を加えた 60% アルコール溶液であり，血液中でチューインガム様の硬さとなる．細血管レベルを塞栓する．Lipiodol または Myosil を加えると造影能が向上し，粘度も低下するので，Tracker 18 カテーテルから注入できる（図 4.3）[45]．頭頸部の動静脈奇形[46]や capillary venous malformation（直接穿刺法）[47,48]に用いる．

vii) 高張ブドウ糖液[9]

50% 高張ブドウ糖液

viii) Fibrin adhesive and cryoprecipitate

顔面動静脈奇形に対して，cryoprecipitate とトロンビン混合液を注入し，フィブリン凝血塊を形成する[49]．

ix) Sodium tetradecyl sulfate (Sotradecol)

硬化剤の一つであり，非イオン性造影剤と混合して造影能をもたせる．経カテーテル的または直接穿刺法で投与する[50,51]．無水エタノールに勝る点は，注入時疼痛のないことである．

x) イオン性造影剤

イオン性造影剤の大量投与による ablation は副甲状腺腺腫などに応用されている[52]．

e. 臨床応用

(1) 髄膜腫

血管の豊富な髄膜腫は術前塞栓術の良い適応とされているが，神経学的合併症の可能性もあり，その採否は脳外科医の考え方（philosophy[8]）によるところが大きい．一般的には以下のごとく考えられている．

① 血管の乏しい cystic meningioma，あるいは血管解剖上困難な，たとえば眼動脈起源の中硬膜動脈 (ophthalmic-middle meningeal artery) から栄養される髄膜腫[53]（眼動脈末梢への塞栓物質迷入による失明の危険性も伴う）は塞栓術の適応ではない（図 4.4）．

② 傍矢状髄膜腫では，両側の硬膜支配動脈枝を塞栓することが開頭術野の縮少化が図れること，腫瘍の局所再発または静脈洞を介しての全身転移を防ぐのに役立つ．

③ 頭蓋底髄膜腫は，術中に出血のコントロールが難しいので術前塞栓術が有用であるが，脳神経麻痺や脳梗塞には留意したい．

i) 塞栓方法　諸家の方法を整理する．

① 寺田[10]：手術まで 1 週間以上あり，カテーテルを腫瘍の近傍まで挿入できない場合，PVA 150〜250 μm を用い，手術まで 1 週間以内で超選択的カテーテル挿入が可能な場合，GS 粉末で塞栓して十分流れが遅くなった後に，栄養血管を絹糸やマイクロコイルで塞栓する．

② Lasjaunias & Berenstein[8]：小さい PVA（40〜140 μm）または GS 粉末で腫瘍血管床を微小塞栓して，中硬膜動脈であれば，術中の棘孔部での出血を減らす目的で，近位部中硬膜動脈をより大きい GS 細片で塞栓する．140 μm 以上の大きさの PVA 粒子では，永久的顔面神経麻痺を起こさなかったという．微小塞栓術後の腫瘍内外出血例も報告している．

③ Halbach[9]：顔面神経麻痺の防止のため，より大きいサイズの PVA（300〜500 μm）を用いている．

④ 志賀[54]，大内[55]：内頸動脈への塞栓物質の逆流を避けるため，後頭動脈，上行咽頭動脈，顔面動脈には選択的にカテーテルを挿入し，中硬膜動脈や顎動脈分枝の塞栓には，スパスムを避け，subselective embolization でも効果を得ている．GS 粉末，GS 細片（0.5〜1 mm 角），PVA 粒子（150〜250 μm）を

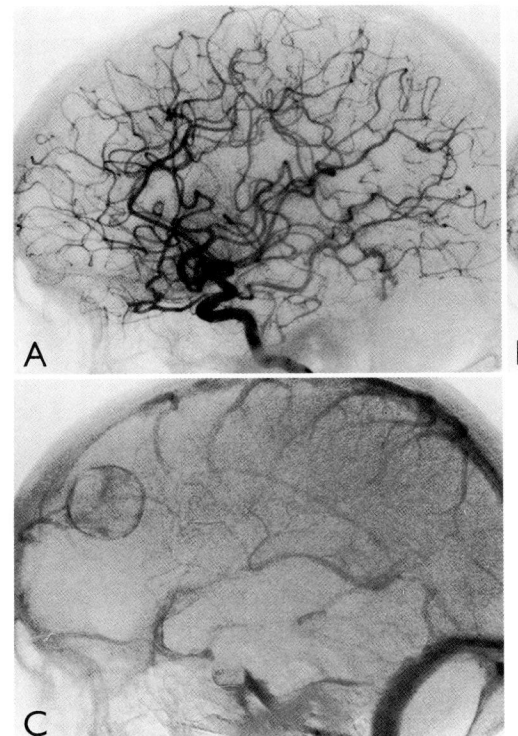

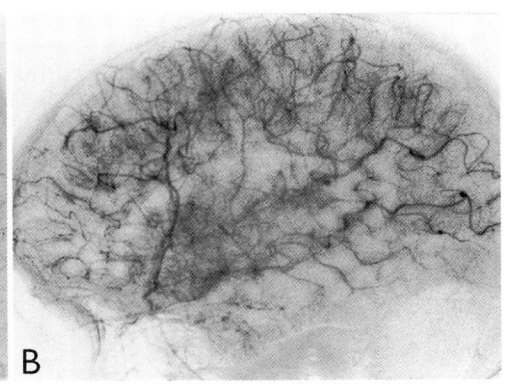

図4.4 Opthalmic-middle meningeal artery より栄養される cystic meningioma
眼動脈起始の中硬膜動脈から栄養される髄膜腫の塞栓術はマイクロカテーテルの開発により可能となったが，眼動脈末梢枝塞栓による失明の危険性も伴う．本例は hypovascular meningioma でもあるので塞栓は行わなかった．内頸動脈造影動脈相（A），中間相（B），静脈相（C）．

用いている．GS 細片でも腫瘍内に出血性梗塞が生じうるという．

⑤ 高橋[56,57]：結合型エストロゲンまたは結合型エストロゲン・アルコールと PVac と併用した化学塞栓療法を推奨している．

⑥ われわれの方法：手術前3日以内に塞栓術を行う．塞栓物質として GS 細片を用い，粉末は腫瘍内出血または神経損傷の危険性のあることによりルーチンには用いていない．同軸法で，Tracker 18 カテーテルをスパスムを起こさず flow の保たれた safety point に可能な限り選択的に挿入する．lidocaine の誘発試験は必ず実施する．

ii) 効果 術中における出血量を減らし，安全な腫瘍摘出に役立つ．志賀[54]によると，初期の動脈塞栓術施行24例とそれ以前の非施行24例の術中出血量を比べると約1,000 ml の差があったという．PVA 粒子サイズからみた髄膜腫の塞栓効果を造影 MRI と病理組織学的に検討した結果では，PVA 粒子の大きい（150〜300 μm）群では低い塞栓効果（14%）しか得られなかったが，小さい（50〜150 μm）群では明らかに高い塞栓効果（60%）が得られ

たという[58]．

（2） 若年性血管線維腫

思春期の男子に好発して鼻咽頭内に発生するが，頭蓋内への進展例もある．Roberson の報告[59]以来，塞栓術は有用な方法として行われているが，その役割は，Fisch 分類[60]の Stage III，IV などに対する術前塞栓術（図4.5）と手術困難例に対するエストロゲンを含んだ塞栓物質を用いる姑息的塞栓術である．両側の海綿静脈洞への進展例など手術困難例には放射線治療[61]を行うこともある．

i) 塞栓方法 栄養血管は顎動脈末梢，副中硬膜動脈，上行咽頭動脈の上咽頭部，上行口蓋動脈であるが，篩骨洞，蝶形骨洞，中頭蓋窩などへの進展例では内頸動脈分枝も関与する．塞栓術後早期に手術を行うようにしたい．塞栓物質は GS 細片または PVA（300〜400 μm）を用いる．

ii) 効果 ① 術中の出血量の減少：平均1,000 ml 以下に出血は抑えられた[60,62]．② 再発防止：外科手術だけでは再発が多い（43例中16例）[63]が，塞栓術併用外科手術では再発が著減（41例中3例[62]，10例中なし[64]）した．

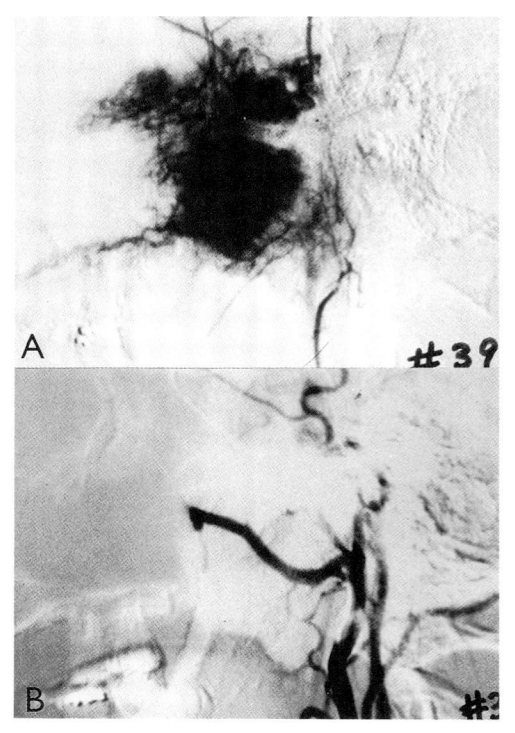

図 4.5 若年性血管線維腫
13歳，男子．GS 細片による顎動脈塞栓術前（A）と後（B）．鼻咽頭から側頭下窩までみられた豊富な腫瘍血管はほとんど塞栓された．翌日の手術的摘出時，出血は 700 m*l* であった．

（3） Paraganglioma 傍神経節腫

鼓室，頸静脈球部，頸動脈分岐部（carotid body tumor, glomus tumor），迷走神経の走行部に発生する血管の豊富な腫瘍であり，5％が血管作動物質（cathecholamine と serotonin）を分泌する．血管造影と塞栓術で hypertensive crisis を起こすことがある[65]のでその対策をしておく．

i) 塞栓方法　栄養動脈に上行咽頭動脈，後頭動脈，後耳介動脈なども関与する．神経傷害を防止するために，大きめの PVA を用いた方がよい．Halbach[9]は 300 μm 以上の PVA を薦めている．

ii) 効果　術前塞栓術により，出血量の減少効果があった[66]．

（4） その他の骨または硬膜を侵す腫瘍

Neurinoma, esthesioneuroblastoma, rhabdomyosarcoma, neurilemmoma, osteosarcoma, 転移性骨腫瘍など．

塞栓方法と効果　他の腫瘍病変と同様である．

（5） 血管病変（血管腫と血管奇形）

先天性と後天性（外傷性動静脈瘻，血管肉腫など）のものがある．臨床的にもっとも有用とされる先天性血管病変の分類は Mulliken と Glowacki によるもの[67]であり，臨床経過と血管内皮細胞の増殖性から，血管腫（hemangioma）と血管奇形（vascular malformation）に大別している．血管腫は幼児期のもっとも一般的な腫瘍に用いられるべきである．生下時にもあるが，通常は幼児早期に出現し，6～8 カ月まで急速に成長（増殖期）し，思春期までに自然消褪（退縮期）し，巨大または多発する血管腫（Kasabach-Merritt syndrome）を除くと血管内治療の対象とはならない．血管内皮細胞と mast cell の変動を伴っている．血管奇形は血管またはリンパ管の形態異常であり，生下時にあるが，小児期まで臨床的に目立つことは少ない．退縮することなく，外傷，感染，内分泌変動（たとえば，思春期，妊娠）とともに増大することがある．血管内皮細胞と mast cell の数に異常はない．解剖学的に，動脈性（arteriovenous malformation），capillary, venous, lymphatic に分けられる．capillary venous malformation などの混合型もある．なお，Lasjaunias[8]は，hemangiomas を capillary in children (potentially involutive) と cavernous in adults (noninvolutive) に分けて，成人になっても退縮せず残存した海綿状血管腫を加えている．これらの分類は，予後の推定と治療方針の決定に有用である．

血管造影は，双方の鑑別，血行動態，病変の範囲の決定に有用である[68]．血管腫は器質化し，腺様の血管新生物としての血管と濃染（実質構造）を示すが，血管奇形は実質性腫瘤を示すことはなく異常血管の集合から成り立っている．なお，海綿状血管腫に対しては，非選択的動脈造影では造影されなくても，大量の造影剤を緩徐に注入して造影するか，超選択的造影を行うと，腫瘍構築が造影剤貯留巣の集合体として造影される（図4.6）．静脈性血管腫では経皮的穿刺造影が有用である．血管奇形に対する血管内治療の基本は，high-flow の病変か，low-flow の病変かの区別に基づいた治療法の選択である[5,69,70]．

塞栓方法　① low-flow 病変（capillary, venous, lymphatic, combined malformation, cavernous hemangioma in adult）：経皮的直接穿刺法を行う．

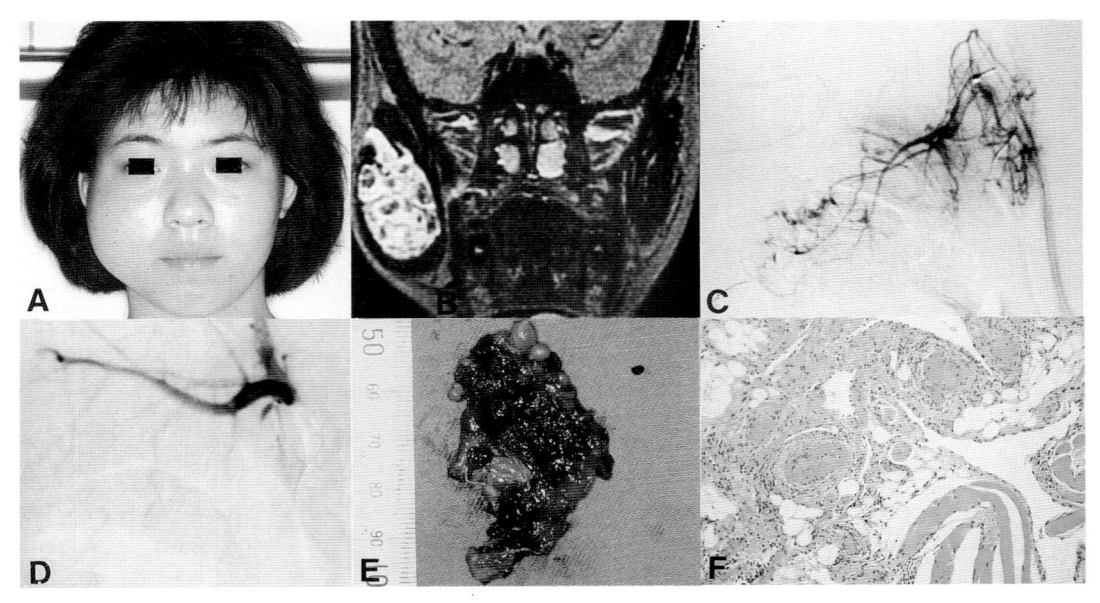

図 4.6 咬筋内海綿状血管腫に対する経カテーテル動脈性エタノール注入硬化療法
16歳，女子．小学4年時，右頬部腫脹を自覚し数カ所の医院を受診するも確診を得ず，放置していた．精査を希望して来院(A)．MRIで右咬筋内に辺縁鮮明な静脈結石を含む血管病変(B)を認めた．選択的頬動脈造影(C)で散在する造影剤貯留像が得られた．low-flow 病変である．エタノール3 ml 注入し，完全な塞栓を得た(D)．翌日，出血量も少なく手術的に摘出され，エタノール塞栓による効果として摘出標本で黒色の血栓が多数みられ(E)，病理学組織的にも凝血塊の存在が確認された(F)．

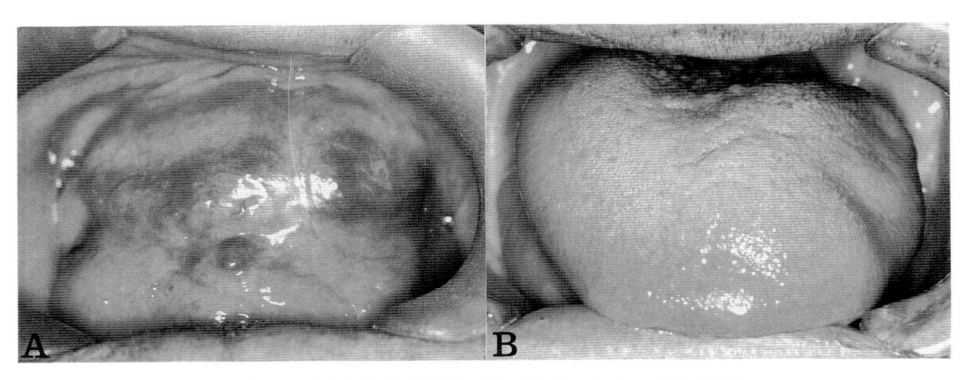

図 4.7 舌下海綿状血管腫に対する直接エタノール注入療法
82歳，女性．舌下口腔底に40×25×15 mm の暗紫色の比較的柔らかい腫瘤があり(A)，舌尖は挙上し二重舌状態を呈し，食餌の咀嚼が困難になった．腫瘤は左顎下部から頸部皮下まで連続していた．23 G 針による直接穿刺造影で索状の海綿状血管腫の一部 compartment が認められた．エタノールを左右1 ml/回注入を合計4回行った結果，腫瘤は著明に縮少し，わずかな線維性硬結を残して消失した(B)．舌は正常位置に復帰し，食餌の摂取も容易になった．

ethanol[17,36,71]，Ethibloc[46~48]，Sotradecol[50,51] などの液体塞栓物質を用いるが，前二者では疼痛対策が必要である．無水エタノールでは，病変の造影に必要な造影剤の量の1/3～1/2 くらいの量を目安として注入する．抜針後，圧迫止血し再膨張しないように圧迫包帯しておくとよい．局所痛はかなり強い．腫脹，疼痛が数週続くことがあるが，消退する．周囲に漏らさないようにすることが大切である．数回くり返すこともある（図 4.7）．

② high-flow 病変：術前塞栓術には GS，PVA，絹糸を，塞栓術のみでの治療には NBCA，Ethibloc[45,46]，ethanol などの液体塞栓物質かまたは

PVA またはカクテル塞栓物質が用いられる．小宮山[10]は，脳神経損傷と正常組織の壊死を避ける目的で 250〜600 μm サイズの PVA を使用している．

（6）出　血

i）鼻出血[72,73]　鼻出血のほとんどは鼻中隔前方部（locus Kiesselbachii）からのものであり，用手的鼻翼部圧迫法，圧迫タンポン，電気凝固，薬物焼灼などその止血法については成書に述べられている．鼻出血部位が鼻腔内深部後方（posterior epistaxis）にあり，Bellocq タンポンなどの使用でも止血効果が得られないときに塞栓術が有用である．posterior epistaxis は上部と下部に分けられる．上部は眼動脈の前および後篩骨動脈枝の支配域で，下部は顎動脈分枝である蝶口蓋動脈や下行口蓋動脈や顔面動脈分枝である上口唇動脈などの支配域である．

① 塞栓方法：同軸法で Tracker 18 カテーテルを顎動脈に挿入し，GS 細片単独，PVA またはプラチナコイルの追加を行う．

② 効果：秦ら[73]によると，6 例の鼻出血に対して，GS 細片とマイクロコイルによる顎動脈の塞栓術を行った結果，7〜29 カ月の経過観察で再出血例はなかったという．GS 細片のみでも，Roberson[72]によると，10 例中 8 例で永久的止血効果を得ている．

ii）その他の出血　舌癌，口腔底癌，甲状腺癌などで tumor invasion，治療に伴う癌組織壊死による局所または頸動脈からの出血に対して，用手的圧迫または外科的な止血のコントロールがしばしば困難なものに行う．

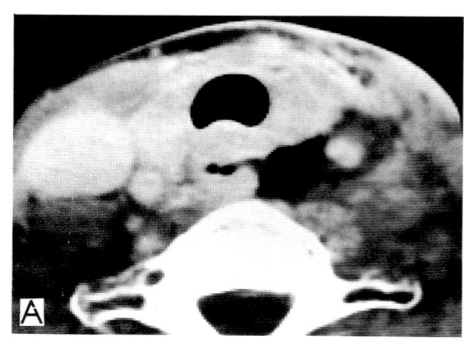

図 4.8　左総頸動脈仮性動脈瘤出血に対する金属コイルを用いた塞栓術による止血

57 歳，女性．左頸部転移癌による総頸動脈腫瘍浸潤に基づく出血（吐血）を主訴に緊急入院．CT で腫瘍壊死腔は食道と瘻孔形成し，その外側部に総頸動脈から内側に突出する動脈瘤を認めた（A）．緊急血管造影と塞栓術が計画された．大動脈弓造影（B）と左総頸動脈造影（C）で，CT で認められた動脈瘤が描出された．balloon Matas test 陰性を確認した後，動脈瘤より近位の総頸動脈をバルーンで閉塞した状態で，動脈瘤の末梢から中枢側に金属コイル（Gianturco）で塞栓した（E）．塞栓術前にバルーン閉塞下で造影したところ，動脈瘤の破裂により造影剤は食道内から咽頭まで流入した（D）．

その後，金属コイルの一部が脱落して口中に出てきたこともあったが，2 年後も再出血はまったくない．

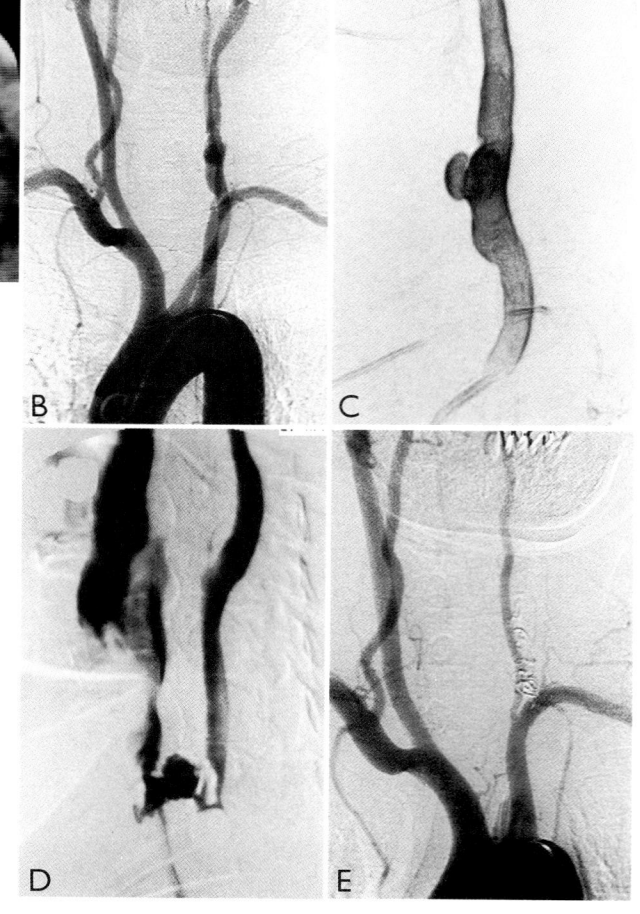

① 塞栓方法：局所的出血に対しては，超選択的にマイクロカテーテルを挿入して，GS または PVA を用いて塞栓するが，時間的に余裕がない場合マイクロコイルによる塞栓も有用である．主幹頸動脈穿破による出血に対する救急処置として適切なバルーンが常置されているとは限らないので使い慣れたコイルが有用である．事前に balloon Matas test を行い，安全性を確認してから施行する（図 4.8）．

② 効果：腫瘍の根本治療ではないが，救命しうる唯一の手段である．

（7） 硬膜，頭皮，耳介または頸部の動静脈瘻

i） 発生機序　硬膜，頭皮，耳介（図 4.9）または頸部に発生した動静脈の異常交通を呼ぶ．その発生機序と治療法に未解決の問題点もあるが，最近この領域の血管内塞栓術に種々の工夫と進歩がみられる．

硬膜動静脈瘻（DAVF）は，硬膜内，通常は静脈洞壁内に生じた AVF である．発生機序としては，先天説[74]と後天説[75,76]がある．後天説の根拠には，血栓性静脈炎や静脈洞内血栓に続発する例[75,76]があげられているが，脳，頭皮，網膜の AVF の合併例などは先天説の根拠となりうる．われわれも横-S字状静脈洞 DAVF に頸部 AVF と小脳静脈血管腫合併例を経験している．また，原因かまたは結果かはわからないが，静脈洞内血栓化と閉塞はしばしば認められる合併症であり，さらに成因に関して検討を要する．したがって，病名に関しても先天的発達異常を示唆する硬膜動静脈奇形（dural arteriovenous malformation）から硬膜動静脈シャント（dural arteriovenous shunt）[77]，硬膜動静脈瘻（DAVF）[9]，meningeal arteriovenous fistulae[5] などが使用されている．

ii） 発生部位および分類　発生部位としては，横-S字状静脈部に多発（63％）し，次は海綿静脈洞部（26％）である[74]．予後や治療方針を考慮するうえで，血行動態からみた Djindjian の分類[5] は有用である．Type 1：静脈洞または硬膜静脈に流入する型．Type 2：静脈洞に直接流入するが，静脈洞流入静脈に逆流する型．頭蓋内圧亢進などの神経学的合併症を生じる．Type 3：大脳表在静脈に直接流入する型であり中枢神経徴候を示す．Type 4：硬膜内または硬膜下静脈瘤を形成する型．Type 3 は，硬膜内出血（主として大脳皮質下またはクモ膜下出血）を起こしやすく dangerous type[78] である．

iii） 治療法　治療法としては，用手的圧迫法[79,80]，血管内塞栓術，開頭直達手術[81]，放射線治療がある．後頭動脈の用手的圧迫法により 27％ に血栓形成をみたという[79]．

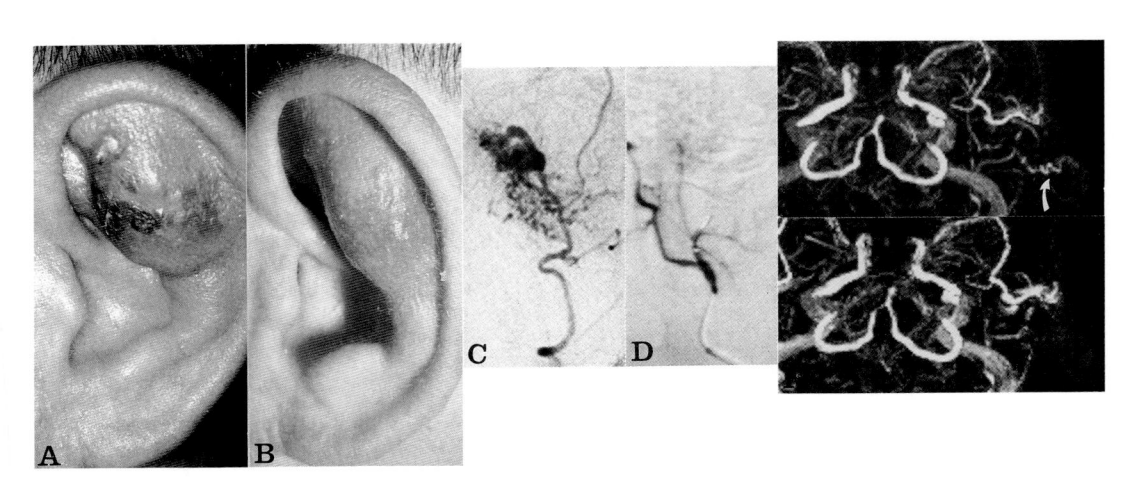

図 4.9　耳介の動静脈奇形に対する塞栓術
50歳，男性．約 10 年前から左耳介部に拍動性腫脹を認め，ときどき同部の出血と痂皮化を反復するようになった．流入動脈は，後耳介動脈 1 本であったので Tracker 18 カテーテルを介してエタノール注入した．血流の減量を図るためストレート型プラチナコイルを 1 個留置した．塞栓術前後の耳介肉眼所見（A, B），後耳介動脈造影（C, D）および MR アンギオグラフィ（E, F）であるが，動静脈奇形は消失し（D, F），肉眼的にも出血や皮膚循環障害は軽快している．流入動脈のコイルによる塞栓は原則的に禁忌であるが，らせん型ではなくストレート型のものでは完全な血流遮断は困難であり，血流を slow flow に変化させる目的で用いた．

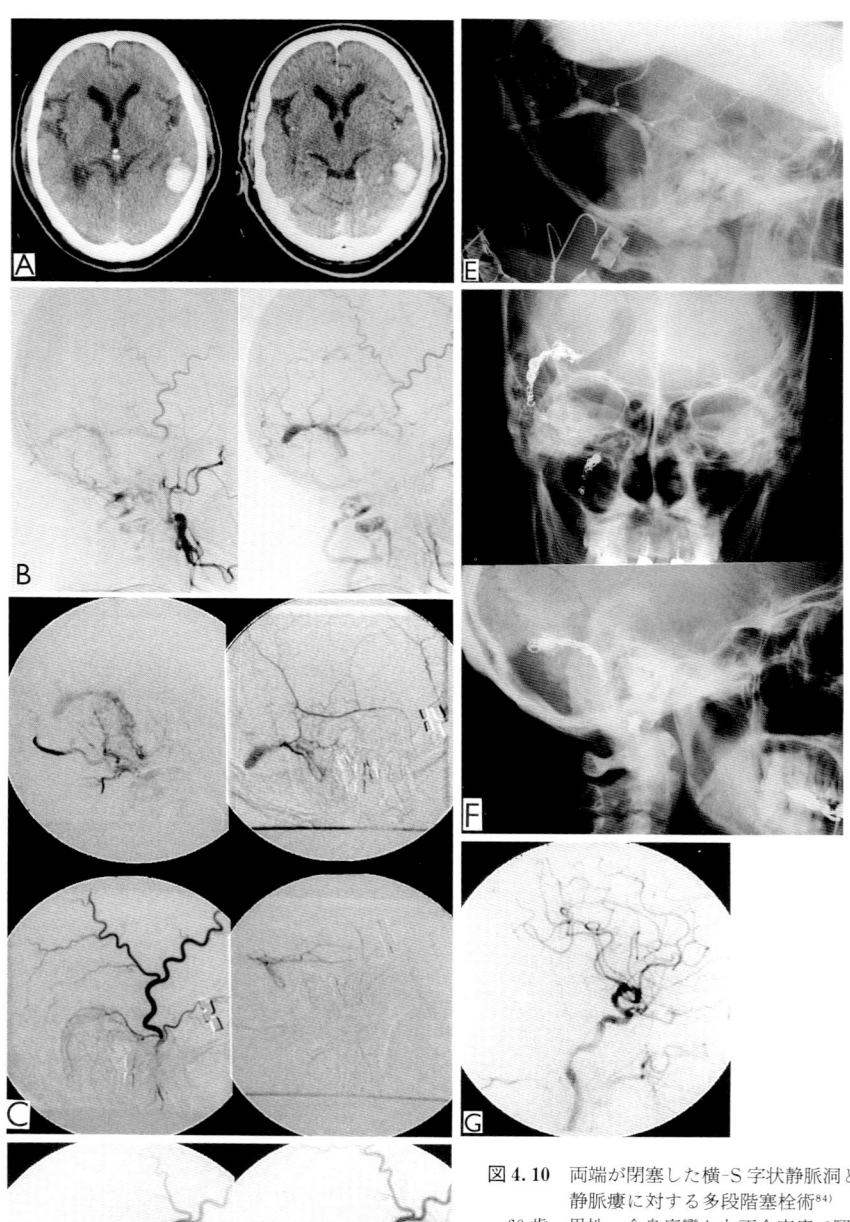

図 4.10 両端が閉塞した横-S字状静脈洞と大後頭孔に発生した硬膜洞静脈瘻に対する多段階塞栓術[84)]

60歳,男性.全身痙攣と左不全麻痺で緊急入院.CTで右側頭葉に皮質下出血(A),外頸動脈造影(B)で,右外頸動脈分枝が横-S字状静脈洞と大後頭孔近傍の硬膜に動静脈シャントを形成.横-S字状静脈洞の両端は閉塞し,血流はすべて脳表静脈に逆流している.大後頭孔の硬膜動静脈瘻は後頭下静脈叢を介して深頸静脈に流出している.エストロゲン・アルコールとpolyvinyl acetateを用いて,後頭動脈,中硬膜動脈,浅側頭動脈,後耳介動脈からの流入分枝を経動脈性に塞栓した(C,D).次に,開頭下で,閉塞した横静脈洞正中側より挿入した4 Frカテーテルイントロデューサーで横-S字状静脈洞造影(E)を行い,著明な脳表静脈への逆流を認めた.56本のプラチナコイルを充填した(F).さらに,大腿静脈経由で,深頸静脈→後頭下静脈叢→シャント部までTracker 18カテーテルを進め,経静脈性に10本のプラチナコイルで塞栓した(F).術後の総頸動脈造影(G)ですべてのAVFは消失した.新しい神経学的異常もなく,7カ月後の現在症状の再発も認めていない.

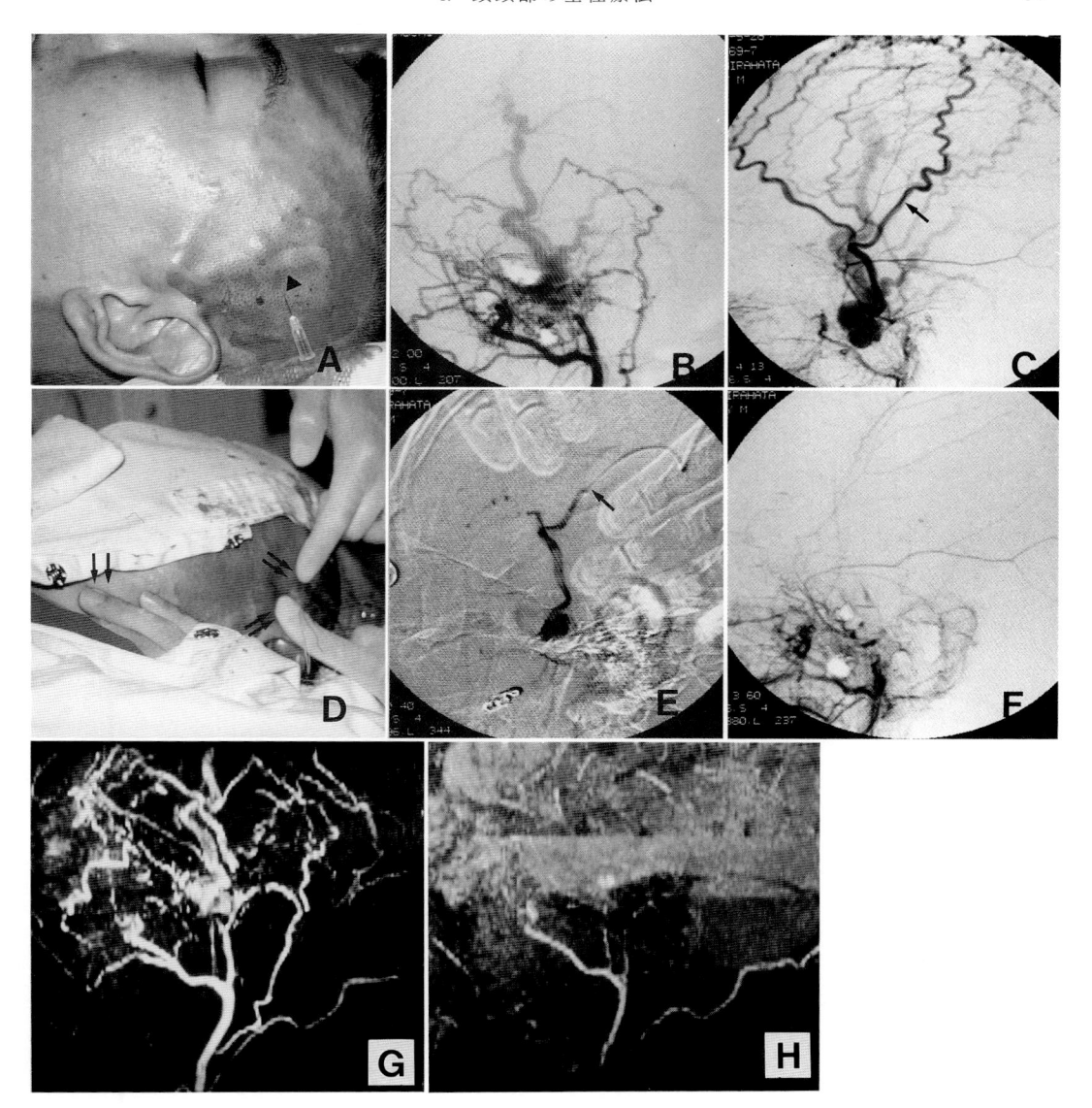

図 4.11 浅側頭動脈の断裂を伴った外傷性頭皮動静脈瘻に対する液体塞栓物質による塞栓術

24歳,男性.主訴:左耳介前上部の拍動性腫瘤.約2年前,交通事故でフロントガラスの破損により顔面裂傷,左耳介前部動脈性出血あり某病院で救急処置を受けた.約2年後左耳介前部に拍動性腫瘤を触れ,徐々に増大した(A).左外頸動脈造影(B)で,浅側頭動脈は途中で断裂,途絶し,その末梢の浅側頭動脈は,同側の後頭動脈・後耳介動脈内頸動脈分枝,さらに正中を越える右外頸動脈の末梢枝からも逆行性に造影されたのち,拡張した浅側頭静脈に吻合していた(C, G).Cでみられる浅側頭動脈の後枝を露出すべく,透視下でskin marker(A;▲印)を同部の皮下に刺入した.頭皮切開し左浅側頭動脈後枝を露出し,逆行性にテフロンカテーテルを挿入した.流出静脈と内頸静脈をflow controlのため,用手的に圧迫した状態(D)で,同カテーテルからNBCAとLipiodol混合液を注入した(E).注入後(F),流入動脈と嚢状静脈瘤がcyanoacrylic glueで置換され,血管造影または臨床的にも良好な結果を得ている(F).

外頸動脈のMRアンギオグラフィでも動静脈瘻の消失を認めている(H).

① 経動脈性塞栓術：PVA 粒子を用いるが，永久的塞栓とはならない．液体塞栓物質（NBCA, Ethibloc, PVac）では治癒率はもっとも高いが，危険性も高い．近位部塞栓術となると側副血行路が形成される．また，もし fistulae を通過して静脈洞に流入すると肺塞栓または流入静脈洞の閉塞を招くこともある．この流入静脈路の閉塞は low-risk fistulae を high-risk fistulae に転換して静脈梗塞，脳出血をひき起こす危険がある．

効果：海綿静脈洞部の DAVF と違い，横-S 字状静脈洞 DAVF における外頸動脈系塞栓術の治療効果は低い．大略 50～70% の治癒率[79,82,83]である．

② 経静脈性塞栓術[84]（図 4.10）：Mullan[85] は，開頭術下に，DAVF の静脈洞内に血栓形成物質を直接置いて DAVF を閉塞させた．Halbach ら[19]も，初期には開頭下で動脈化した灌流静脈をクリップした後，静脈洞を穿刺し液体塞栓物質を注入する方法をとっていたが，開頭を要すること，灌流静脈内に液体塞栓物質が流入して静脈梗塞を起こすことがあること，かなりの失血があることなどの問題点があった．現在は，大腿静脈カテーテル法で Tracker 18 カテーテルを通じてマイクロコイルによる静脈洞塞栓が行われているが，静脈逆流を防ぐために事前の経動脈性塞栓術が必要である．

効果：20 名に対して本法を行った結果，55% で完全な血管造影および臨床的な治癒，35% に著明な改善を得たという[19]．

③ 術前塞栓術と手術併用：動脈性と静脈性塞栓術の無効例に対して，PVA 粒子による術前塞栓術を行う．

効果：17 名治療した結果，完全治癒 15 名，部分的改善 2 名の成績が報告されている．

頭皮動静脈瘻は比較的まれである．先天性と外傷性に大別されるが，外傷性には，頭部外傷のみによって形成されたもの（一次性）（図 4.11）ともともと頭皮に primitive arterio-venous communication の遺残（birth mark）があり，そこに比較的軽度の外傷が加わって発生するもの（二次性）があるといわれる[86]．全摘出が望ましいが困難である．血管内塞栓術にも種々の工夫がなされており，Barnwell ら[87] は 10 症例に対して，経動脈性塞栓術，手術併用，経静脈性塞栓術，または直接穿刺法などを行い（PVA 粒子，離脱バルーン，金属コイル）7 名に治癒，3 名に改善の効果を得ている．

f. 合併症とその対策

合併症としては，局所疼痛などの一過性，軽症のものから，永久的な神経麻痺または致命的な合併症の可能性もある．したがって，神経内科医，脳神経外科医，形成外科医，口腔外科医，耳鼻咽喉科医，眼科医らと共同して治療計画をたて，血管内塞栓術の適応と限界について十分検討しておくことが望ましい．

患者および家族には，病気の性格と自然経過，他に選択できる治療法，血管内塞栓術の効果と限界，手技の内容とそれに伴う危険性などをわかりやすく納得のいくまで説明し同意を得ておくことは当然必要である．主な合併症を整理してみる．

i) 塞栓物質，カテーテル，ガイドワイヤーに関するもの 塞栓物質には一長一短があり，理想的なものにまでは至っていない．生体適合性はもちろんのこと，臨床的にはマイクロカテーテルとの適合性も重要である．血管内異物であることに変わりはなく，いったん注入した塞栓物質に付随する合併症は注入した術者自身の責任であることを銘記すべきである．100% 除外しえないものとして，IBCA（isobutyl-2-cyanoacrylate）の発癌性[8]とアビテンによる異物肉芽腫[88]の可能性がある．NBCA の逆流に伴うカテーテルの血管内固着，ガイドワイヤーによる血管内膜損傷，カテーテル先端の wedge 状態での注入による血管断裂，PVA や絹糸のカテーテル先端部での詰まった状態の強圧注入によるマイクロカテーテルの断裂など，カテーテル，ガイドワイヤー操作に加えて塞栓物質とカテーテルの適合性などの知識が必要である．

ii) 脳神経麻痺または脳梗塞 脳神経麻痺[89,90]の可能性は，リドカイン誘発テストで一応判断するが前述のごとくその結果を過信できない．テスト陽性例または DSA で明らかに危険な吻合枝が出現しておれば塞栓は行わない．しかし，中硬膜動脈の petrosal branch の塞栓も止むをえないような場合，大きめの PVA 粒子または GS 細片で中硬膜動脈起始部を塞栓しても構わない．petrosal branch は膝神経節（10%）と下行顔面神経の錐体部（90%）を支配するが，顔面神経はさらに後耳介動脈，後頭動脈からも血液供給を受けるので中硬膜動脈の起始部で

のpetrosal branchの塞栓には通常耐えられるとされる[8]。しかし，液体塞栓物質またはGS粉末は禁忌である。これら合併症の防止には，神経血管解剖の知識，解像力のよいDSAでdynamicな血行動態の変化を注意深く観察し，塞栓物質の選択を誤らないことに尽きると考える。

iii) 腫瘍出血など　髄膜腫に対する塞栓術で，腫瘍内または周囲の出血をきたした報告がある[91,92]。超選択的マイクロカテーテルのwedge状態での注入による微細な腫瘍血管レベルでの断裂，GS粉末などの微細塞栓による強力な梗塞壊死などに起因していると思われる。Halbach[9]はより大きい粒子（PVA 300～500 μm）を用いて数百例の髄膜腫の塞栓術を行ったが，出血例は皆無であったと述べている。マイクロカテーテルを用いてもflow-dependentに注入し，GS粉末使用量を加減した方がよいと思われる。特殊例であるが，グロームス腫瘍の塞栓術には高血圧発作の危険性があり[65,93]，phentolamine mesilateなどの用意をしておく。

iv) 動静脈瘻における肺塞栓など　灌流静脈を介して生じた肺塞栓症[26]や硬膜動静脈瘻における液体塞栓物質の静脈路閉塞による脳静脈梗塞や脳出血[9]は重大な結果を招く。PVA粒子に関しては，^{99m}Tc標識法で肺塞栓を招かない安全なサイズのPVA粒子を選択する報告[94]があるが現実的ではない。

v) 頭皮，正常皮膚の壊死　正常の血管および組織への無水エタノール注入は壊死，瘢痕化を招くので避ける。浅側頭動脈動脈末梢への血流を遮断する目的で頭周囲に駆血体を巻く方法もある[95]が，超選択的カテーテル挿入が可能となった現在，必要のない処置であろう。

g. 将来展望

頭頸部の血管内塞栓療法は頭蓋内の，たとえば脳動脈瘤や脳動静脈奇形などに対するものと軀幹，四肢のものとの境界域にあるので，今後，放射線科医も関与する機会が多くなる分野と思われる。しかし，本文で述べたごとく，神経学的合併症など軀幹部とは異質の種々の問題がある。本来，IVRは，外科的手術よりも安全で低侵襲的であるべきで，その治療成績も外科手術と同等ないしそれ以上であることが望ましい。この領域の血管内塞栓療法に関してわが国における問題点を提起したい。

① 理想的な塞栓物質はまだ完成されていない。欧米で有用とされているが，わが国で認可されていないため使用できないものがある。

② IVR専用の治療室を備える病院はまだ少ない。被曝対策，正面と側面の同時透視，biplane DSA，血管造影装置とCTとの結合などを考慮したIVR専用の部屋が必要である。

③ 計画的で効率のよい教育，研修体制が確立していない。日本神経放射線研究会，日本血管造影・IVR研究会，日本脳神経血管内手術法研究会等を中心として，たとえば日本医学放射線学会と日本脳神経外科学会双方による認定医制度などが検討される必要があろう。

将来，これらが解決されて多くの患者が安全に苦痛が少なく，いっそうすぐれた治療成果が得られるようになることを期待する。　　〔高橋元一郎〕

文　　献

1) Dawbarn RMM. The starvation operation for malignancy in the external carotid area. *JAMA* 1904 ; 13 : 792-795.
2) Brooks B. Discussion, Noland L and Taylor AS. Pulsating exophthalmos, the result of injury. *Trans South Surg Assoc* 1931 ; 43 : 171-177.
3) Luessenhop AJ and Spence WT. Artificial embolization of cerebral arteries ; Report of use in a case of arteriovenous malformation : *JAMA* 1960 ; 172 : 1153-1155.
4) Djindjian R, Cophignon J, Théron J, et al. Embolization by superselective arteriography from the femoral route in neuroradiology : Review of 60 cases. 1 : Technique, indications, complications. *Neuroradiology* 1973 ; 6 : 20-26.
5) Djindjian R and Merland JJ. Superselective arteriography of the external carotid artery. Berlin : Springer-Verlag, 1978.
6) Berenstein A and Kricheff II. Catheter and material selection for transarterial embolization : Technical considerations I. Catheters and II. Materials. *Radiology* 1979 ; 132 : 619-630 and 631-639.
7) Lasjaunias P and Berenstein A. Surgical Neuro-angiography : 1. Functional anatomy of craniofacial arteries. Berlin : Springer-Verlag, 1987.
8) Lasjaunias P and Berenstein A. Surgical Neuro-angiography : 2. Endovascular treatment of craniofacial lesions. Berlin : Springer-Verlag, 1987.
9) Vinuela F, Halbach VV, Dion JE. Interventional neuroradiology endovascular therapy of the cen-

10) 菊地晴彦, 中沢省三：脳神経外科領域における血管内手術法. 東京：へるす出版, 1992.
11) Eskridge JM. Interventional neuroradiology. *Radiology* 1989 ; **172** : 992-1006.
12) Kagetsu NJ, Berenstein A, Choi IS. Interventional radiology of the extracranial head and neck. *Cardiovasc Invent Radiol* 1991 ; **14** : 325-333.
13) Kerber CW and Newton TH. The macro and microvasculature of the dura mater. *Neuroradiology* 1973 ; **6** : 175-179.
14) Horton JA and Kerber CW. Lidocaine injection into the external carotid branches : provocative test to preserve cranial nerve function in the therapeutic embolization. *AJNR* 1986 ; **7** : 105-108.
15) 甲原玄秋, 熱田藤雄, 京田直人, 他. 上唇に発現した動脈性血管腫に対するエタノール塞栓療法. 日口科誌 1988 ; **37** : 286.
16) Berenstein A. Discussion for the treatment of capillary venous malformations using a new fibrosing agent. *Plast Reconstr Surg* 1983 ; **71** : 613.
17) Tress BM, Wilson JL, Thomson KR, et al. Ablation of head and neck cavernous hemangiomas by direct alcohol injection. *J Intervent Radiol* 1987 ; **2** : 147-150.
18) Yakes WF, Pevsner PH, Reed MD, et al. Serial embolization of an extremity arteriovenous malformation with alcohol via direct percutaneous puncture. *AJR* 1986 ; **146**: 1038-1040.
19) Halbach VV, Higashida RT, Hieshima GB, et al. Transvenous embolization of dural fistulas involving the transverse and sigmoid sinuses. *AJNR* 1989 ; **10** : 385-392.
20) Halbach VV, Higashida RT, Hieshima GB, et al. Transvenous embolization of dural fistulas involving the cavernous sinuses. *AJNR* 1989 ; **10** : 377-383.
21) Kikuchi Y, Strother CM, Boyer M. New catheter for endovascular interventional procedures. *Radiology* 1987 ; **165** : 870-871.
22) Barth KH, Stranberg JD, White RI. Long term follow up of transcatheter embolization with autologous clot, oxycel and gelfoam in domestic swine. *Invest Radiol* 1977 ; **12** : 273-280.
23) 岩田隆信, 戸谷重雄, 志賀逸夫, 他. 脳腫瘍(特に髄膜腫)に対する主栄養血管カテーテル塞栓法の研究). 三越厚生事業団研究年報 1979 ; **15** : 39-59.
24) Berenstein A, Graeb DA. Convenient preparation of ready-to-use particles in polyvinyl alcohol foam suspension for embolization. *Radiology* 1982 ; **145** : 846-850.
25) Kerber CW, Bank WP, Horton A. Polyvinyl alcohol foam : prepacking emboli for therapeutic embolization. *AJR* 1978 ; **130** : 1193-1194.
26) Repa I, Moradian GT, Dehner LP, et al. Mortalities associated with use of a commercial suspension of polyvinyl alcohol. *Radiology* 1989 ; **170** : 395-399.
27) Kumar A, Kaufman SI, Patt J, et al. Preoperative embolization of hypervascular head and neck neoplasms using microfibrillar collagen. *AJNR* 1982 ; **3** : 163-168.
28) Lylyk P, Viñuela F, Vinters H, et al. Use of a new mixture for embolization of intracranial vascular malformations : preliminary experimental experience. *Neuroradiology* 1990 ; **32** : 304-310.
29) Rao BR, Mandalam RK, Ioseph S, et al. Embolization of large saccular aneurysms with Gianturco coils. *Radiology* 1990 ; **175** : 407-410.
30) Yang PJ, Halbach VV, Higashida RT, et al. Platinum wire : a new transvascular embolic agent : *AJNR* 1988 ; **9** : 547-550.
31) Gugliemi G. Embolization of intracranial aneurysms with detachable coils and electrothrombosis. In : Viñuela F, et al ed. Interventional Neuroradiology. New York : Raven Press, 1992 ; 68-75.
32) Brothers MF, Kaufmann JCE, Fox AJ, et al. N-Butyl-2-Cyanoacrylate : Substitute for IBCA in interventional neuroradiology-histopathologic and polymerization time studies. *AJNR* 1989 ; **70** : 777-786.
33) Rao VRK, Mandalam KR, Gupta AK, et al. Dissolution of isobutyl-2-cyanoacrylate on long term follow-up. *AJNR* 1989 ; **10** : 135-142.
34) Ellman BA, Parkhill BJ, Curry TS, et al. Ablation of renal tumors with absolute ethanol. A new technique. *Radiology* 1981 ; **141** : 619-626.
35) Pevsner PH, Klara P, Doppman J, et al. Ethyl alcohol experimental agent for interventional therapy of neurovascular lesions. *AJNR* 1983 ; **4** : 388-390.
36) Berenstein A, Choi IS. Treatment of venous angiomas by direct alcohol injection (abstract). *AJNR* 1983 ; **4** : 1144.
37) 佐々木光信, 田所 茂, 木村 哲, 他. 腎動静脈奇形に対する absolute ethanol 使用選択血管塞栓術. 泌尿紀要 1984 ; **30** : 295-298.
38) Yakes WF, Haas DK, Parker SH, et al. Symptomatic vascular malformations : Ethanol embolotherapy. *Radiology* 1989 ; **170** : 1056-1066.
39) Taki W, Yonekawa Y, Iwata H, et al. A new liquid material for embolization of arteriovenous malformations. *AJNR* 1990, **11** : 163-168.
40) 岩渕 聡, 後藤勝弥, 緒方 登, 他. 脳動静脈奇形に対する EVAL を用いた塞栓術の組織学的検討. 第7回日本脳神経血管内手術法研究会講演集 1991 (津市) ; 13-20.
41) Shimizu Y, Nagamine Y, Fujiwara S, et al. An experimental study of vascular damage in estrogen-induced embolization. *Surg Neurol* 1987 ; **28** : 23-30.
42) 高橋 明：血管内脳外科による AVM, CCF の塞栓法. 脳脊髄動静脈奇形の治療. 東京：現代医療社, 1988 ; 101-116.
43) Peregrin JJH, et al. New occlusive agent for therapeutic embolization tested in dogs. *Car-*

diovasc Intervent Radiology 1984 ; **7** : 97-101.
44) Kaufmann GW, Rassweilar J, Richter G, et al. Capillary embolization with Ethibloc : new embolization concept tested in dog kidneys. *AJR* 1981 ; **137** : 1163-1168.
45) Schumacher M : 個人的通信と症例提供.
46) Kühne D and Helmke K. Embolization with "Ethibloc" of vascular tumors and arteriovenous malformation in the head and neck. *Neuroradiology* 1982 ; **23** : 253-258.
47) Riche MC, Hadjean E, Tran-Ba-Huy P, and Merland JJ. The treatment of capillary-venous malformations using a new fibrosing agent. *Plastic and Reconstructive Surgery* 1983 ; **71** : 607-612.
48) Dubois JM, Sebag GH, DeProst Y, et al. Soft tissue venous malformations in children : percutaneous sclerotherapy with Ethibloc. *Radiology* 1991 ; **180** : 195-198.
49) Luedke MD, Pile-Spellman JM, Ecker HM. Percutaneous treatment of facial arteriovenous malformations with cryoprecipitate : adjunct to surgery. *AJNR* 1989 ; **10** : 882.
50) Chow KJ, Williams DM, Brady TM, et al. Transcatheter embolization with sodium tetradecyl sulfate : Experimental and clinical results. *Radiology* 1984 ; **153** : 95-99.
51) Dion JE. Abstracts of annual meeting of ASNR 1991 ; 138.
52) Doppman JL, Popovsky MA, Gorton M. The use of iodinated contrast agents to ablate organs : experimental studies and histopathology. *Radiology* 1981 ; **138** : 333-340.
53) 佛坂博正, 平井俊範, 坂本祐二, 他. 眼動脈起源の中硬膜動脈から栄養される髄膜腫の1例. 臨放 1992 ; **37** : 1043-1046.
54) 志賀逸夫. VII 頭頸部腫瘍 A 腫瘍動脈塞栓術. In : 田坂 晧, 松浦啓一, 飯尾正宏, 他編. 放射線医学大系. 特別巻1 : インターベンショナルラジオロジィ. 東京 : 中山書店, 1986 ; 132-144.
55) 大内敏宏 : C 頭頸部領域 1. 腫瘍. In : 平松京一, 打田日出夫編. Interventional Radiology—放射線診断技術の治療的応用. 東京 : 金原出版, 1987 : 27-38.
56) Suzuki J and Komatsu S. New embolization method using estrogen for dural arteriovenous malformations and meningiomas. *Surgical Neurology* 1981 ; **16** : 438-442.
57) Takahashi A, Yoshimoto T, Sugawara T. New liquid embolization method for brain arteriovenous malformations ; combined infusion of estrogen-alcohol and polyvinyl acetate. *Neurology* 1991 ; **33**(suppl) : 190-192.
58) Wakhloo AK, Juengling FD, Velthoven VV, et al. Extended preoperative polyvinyl alcohol microembolization of intracranial meningiomas : assessment of two embolization techniques. *AJNR* 1993 ; **14** : 571-582.
59) Roberson Gh, Price AC, Davis JM, et al. Therapeutic embolization of juvenile angiofibroma. *AJR* 1979 ; **133** : 657-663.
60) Fisch U, Fagan P, Valvanis A. The infratemporal fossa approach for the lateral skull base. *Otolaryngol Clin North Am* 1984 ; **17** : 513-552.
61) Cummings BJ, Blend R, Fitzpatrick P, et al. Primary radiation therapy for juvenile nasopharyngeal angiofibroma. *Laryngoscope* 1984 ; **94** : 1599-1605.
62) Lasjaunias P. Nasophayngeal angiofibromas. Hazards of embolization. *Radiology* 1980 ; **136** : 119-123.
63) Biller HF, Sessions DG, Ogura JH. Angiofibromas : A treatment approach. *Laryngoscope* 1974 ; **84** : 171-176.
64) Waldman SR, Levine HL, Astor F, et al. Surgical experience with nasopharygeal angiofibroma. *Arch Otolaryngol* 1981 ; **107** : 677-682.
65) Kretzschmar K, Milewski C, Dienes HP, et al. The risk of endocrine activation in interventional procedures on paraganglioma of the head and neck. *Radiologe* 1988 ; **28** : 497-502.
66) Valvanis A. Preoperative embolization of the head and neck : indications, patient selection, goals and precautions. *AJNR* 1986 ; **7** : 943-952.
67) Mulliken JB and Glowacki J. Hemangiomas and vascular malformations in infants and children : A classification based on endothelial characteristics. *Plastic and Reconstructive Surgery* 1982 ; **69** : 412-420.
68) Burrow PE, Mulliken JB, Fellows KE, et al. Childhood hemangiomas and vascular malformations : Angiographic differentiation. *AJR* 1983 ; **141** : 483-488.
69) Kaban LB and Mulliken JB. Vascular anomalies of the maxillofacial region. *J Oral Maxillofac Surg* 1986 ; **44** : 203-213.
70) Komiyama M, Khosla VK, Yamamoto Y, et al. Embolization in high-flow arteriovenous malformation of the face. *Ann Plast Surg* 1992 ; **28** : 575-583.
71) 北川善政, 橋本賢二, 片山貴之, 他. 口腔顎顔面領域の血管腫に対するエタノール局注療法の経験. 日本口腔外会誌 1993 ; **39** : 1222-1227.
72) Roberson GH and Reardon EJ. Embolization for posterior epistaxis. In : Athanasoulis CA, Pfister RC, Greene RE, Roberson GH, ed. Interventional Radiology. Philadelphia : WB Saunders, 1982 ; 731-736.
73) 秦 良行, 服部孝雄, 瀬尾秀俊, 他. 難治性鼻出血に対する顎動脈塞栓術―浅側頭動脈よりのアプローチによる1経験を含めて. 日本医放会誌 1993 ; **53** : 229-231.
74) 太田富雄. 硬膜動静脈奇形または硬膜血管異常. 脳神経外科. 京都 : 金芳堂, 改訂5版, 1989 ; 697-714.
75) Housen OW, Campbell JK, Campbell RJ, et al. Arteriovenous malformation affecting transverse dural venous sinus ; an acquired lesion. *Mayo Clin Proc* 1979 ; **54** : 651-661.
76) Chaudhary MY, Sachved VP, Cho SH, et al. Dural arteriovenous malformation of the major venous sinuses : an acquired lesion. *AJNR* 1982 ; **3** : 13-19.

77) Newton TH and Hoyt WF. Dural arteriovenous shunts in the region of the cavernous sinus. *Neuroradiology* 1970 ; **1** : 71-81.
78) Ishii K, Goto K, Ihara K, et al. High risk dural arteriovenous fistulae of the transverse and sigmoid sinuses. *AJNR* 1987 ; **8** : 1113-1120.
79) Halbach VV, Higashida RT, Hieshima GB, et al. Dural fistulas involving the transverse and sigmoid sinuses : result of treatment in 28 patients. *Radiology* 1987 ; **163** : 443-447.
80) Higashida RT, Hieshima GB, Halbach VV, Bentson JR, Goto KG. Closure of carotid cavernous sinus fistulae by external compression of the carotid artery and jugular vein. *Acta Radiol* (Suppl) (Stockh) 1986 ; **367** : 580-583.
81) Sundt TM Jr, Piepgras DG. The surgical approach to arteriovenous malformations of the lateral and sigmoid dural sinuses. *J Neurosurg* 1983 ; **59** : 32-39.
82) Picard L, Bracard S, Mallet J, et al. Spontaneous dural arteriovenous fistulas. *Semin Intervent Radiol* 1987 ; **4** : 219-240.
83) Berenstein A. Dural arteriovenous malformations : Seventh Annual Stonwin Medical Conference (Abstracts). *AJNR* 1990 ; **11** : 221-222.
84) Kuwayama N, Akai T, Horie Y, et al. Dural arteriovenous fistulae involving the transverse-sigmoid sinus and foramen magnum. *Surg Neurol* 1994 ; **41** : 389-395.
85) Mullan S. Treatment of carotid cavernous fistulas by cavernous sinus thrombosis. *J Neurosurg* 1979 ; **50** : 131-144.
86) 佛坂博正, 小国達郎, 坂本裕二, 他：頭皮動静脈奇形の1例. 臨放 1991 ; **36** : 399-402.
87) Barnwell SL, Halbach VV, Dorvd CF, et al. Endovascular treatment of scalp arteriovenous fistulas associated with a large varix. *Radiology* 1989 ; **173** : 533-539.
88) 宮崎芳彰, 常善達裕, 赤池光司, 他. 局所止血剤 microfibrillar collagen hemostat (Avitene®) による異物肉芽腫の1例. CT 研究 1991 ; **13** : 169-172.
89) Hand J, Nakasu S, Matsuda I. Facial nerve palsy following therapeutic embolization. *Surg Neurol* 1980 ; **14** : 377-380.
90) Bentson J, Rand R, Calcaterra T, Lasjaunias P. Unexpected complication following therapeutic embolization. *Neuroradiology* 1978 ; **16** : 420-423.
91) Sato S, Nakao S, Ban S, et al. Preoperative embolization with gelfoam powder for intracranial meningioma causing unusual peritumoral hemorrhage. 脳神経外科 1987 ; **15** : 95-101.
92) Watanabe K, Matsumura K, Matsuda M, et al. Meningioma with intratumoral and subdural hemorrhage as an immediate complications of the therapeutic embolization. Case report. *Neurol Med Chir* 1986 ; **26** : 904-907.
93) Pandya SK, Nagpal RD, Desai AP, et al. Death following external carotid artery embolization for a functioning glomus jugulare chemodectoma. *J Neurosurg* 1978 ; **48** : 1030-1034.
94) Conroy RM, Lyons KP, Kuperus JH, et al. New technique for localization of therapeutic embolization using radionuclide labeling. *AJR* 1978 ; **130** : 523-528.
95) Adler JR, Upton J, Wellman J, et al. Management and prevention of necrosis of the scalp after embolization and surgery for meningioma. *Surg Neurol* 1986 ; **25** : 357-360.

III. 心　　　臟

1. 冠動脈の血管形成療法

a. 背　　景

1964年Dotterら[1]により，血管狭窄部に対しガイドワイヤー，カテーテルあるいはダイレーターを順次挿入することにより狭窄解除を図る方法——経皮カテーテル術による動脈形成術（percutaneous transluminal angioplasty, PTA）が報告され，非手術的血管形成療法の臨床応用が開始された．Grüntzigらは本法にバルーンカテーテルを導入することにより安全性と確実性を高め，末梢動脈や腎動脈の拡張から始めて1978年にはついに冠状動脈の拡張に成功し，percutaneous transluminal coronary angioplasty，PTCA）と名づけた[2,3]．その後のPTCAの著しい普及と発展は周知の事実であり，年間の施行件数も米国では1990年25万件を超え，冠動脈大動脈バイパス手術件数を凌駕した[4]．

わが国における施行件数は，日本心血管インターベンション学会学術委員会のアンケート集計[5]によると，解答のあった全国205施設において1991年の1年間に22,630件のPTCAが行われたという．この数はバイパス手術4,185件の約5倍に相当し，アンケートの対象が循環器内科中心であることを考慮しても，今や手術療法に勝るとも劣らない治療法となっていることは確かである．

b. 原　　理

PTCAによる冠動脈拡張は，バルーンの拡張によりひき起こされる内膜の亀裂，中膜や外膜の伸展と部分断裂および血管周囲径の拡大を主要機序とする．遊離した内膜斑は，実験的にも臨床的にも問題となるような塞栓を生じることはほとんどない．血管の破裂も理論的には考えられるが，径の大きなバルーンを使用しない限り通常では起こらないといわれる[6]．

c. 適　　応

PTCA開始当初における適応は，次の諸条件を満たす症例に限定されていた[7]．

① 最大限の内科的治療によってもコントロールのできない安定狭心症であること．
② 病変は冠動脈近位部に存在する限局性の求心性狭窄で壁石灰化を伴わない1枝病変であること．
③ 左心機能が正常であること．
④ 心筋虚血の存在の確認されていること．
⑤ 冠動脈バイパス手術の適応となる患者であること．

その後，器具の改良や操作の熟練，臨床経験の積み重ねなどにより適応はどんどん拡大され，1988年に世界保健機構（WHO）や米国心臓学会（AHA）などにより表1.1，1.2に示すような臨床的および冠状動脈造影上の適応基準が提唱され，現在広く普及している[8,9]．その骨子として臨床的には，古典的適

表1.1 最近におけるPTCAの臨床的適応

1. 絶対的適応
   薬物治療でコントロールできない慢性安定狭心症あるいは不安定狭心症
   1) 客観的な心筋虚血の証明
   2) 良好な左室機能
   3) PTCAを施行しやすい有意の1枝狭窄
2. 拡大適応
   1) 多枝病変を有する慢性安定狭心症あるいは不安定狭心症
   2) 最近の冠動脈閉塞による狭心痛（3ヵ月以内）
   3) 薬物治療により狭心痛は消失ないし軽減するが，負荷試験で強陽性を示す場合
   4) 冠動脈有意狭窄の確認された非定型狭心症
   5) 急性心筋梗塞
   6) 冠動脈バイパス手術後の狭心痛
   7) 手術不能ないしリスクの大きい狭心症
   8) 高齢者（75歳以上）の狭心症
3. 相対的禁忌
   1) 心筋虚血が証明されず，狭心痛もないか軽度の場合
   2) 高度左室機能低下例（駆出分画25%未満）
   3) 左冠動脈主幹部の有意狭窄
   4) 3ヵ月以上経過した慢性の冠動脈閉塞しか有しない患者

(ISFC/WHOの報告[8]による)

表 1.2 冠動脈狭窄部の形態による PTCA の適応

A 型病変（成功率 85% 以上，リスク小）
- 限局病変（10 mm 未満）
- 求心性狭窄
- ガイドワイヤーやカテーテルの通過が容易
- 冠動脈非屈曲部病変（45 度以下）
- スムーズな辺縁
- 石灰化が僅少か，ない
- 完全閉塞に至らない病変
- 入口部より離れた病変
- 狭窄部より主要分枝がみられない
- 血栓がない

B 型病変（成功率 60～85%，リスク中）
- 管状狭窄（10～20 mm）
- 偏心性狭窄
- 近位冠動脈に中等度蛇行をみる
- 冠動脈中等度屈曲部病変（45～90 度）
- 辺縁が不整
- 中等度から高度石灰化
- 3 カ月以内の完全閉塞
- 入口部病変
- ガイドワイヤーが 2 本必要な分岐部病変
- 血栓の存在

C 型病変（成功率 60% 未満，リスク高）
- びまん性狭窄（2 cm 以上）
- 近位冠動脈に高度蛇行をみる
- 冠動脈高度屈曲部病変（90 度以上）
- 3 カ月以上の完全閉塞
- PTCA により主要側枝の閉塞を免れえない場合
- もろくなった変性静脈グラフト

（ACC/AHA の報告[9] による）

応基準である安定狭心症の 1 枝病変よりさらに進んで，不安定狭心症や急性心筋梗塞の多枝病変にまで拡大され，病変部の形態からは多発病変，石灰化病変，偏在性狭窄，3 カ月以内の完全閉塞病変にまで拡大，さらにグラフト狭窄や手術不能例，高齢者などにも行ってもよいとしている．しかし当然手技的には困難となり，合併症も多くなるので，慎重な適応決定と熟練した医師により行われなければならない．

d. 実 施 手 技

当科にて行っている PTCA の操作を順次記述する．

1) 実施 1～2 日前より，アスピリン，カルシウム拮抗剤などを投与する．

2) 患者および家族に PTCA の有効性，危険性，合併症，緊急手術となる可能性もあることなど十分に説明し，承諾を得ておく．

3) それまでに行われたタリウム運動負荷心筋シンチグラムなどを対比しながら冠動脈造影を詳細に検討し，拡張すべき冠動脈病変を決定し適切なバルーンカテーテルを選択する．その際もっとも大切なのはバルーンの径であるが，冠動脈正常部径に比して 0.9 から 1.1 倍程度のものにする．1.1 あるいは 1.3 倍以上の大きいバルーンを用いると冠動脈解離（dissection）を起こす頻度が高くなり，多枝病変や複雑病変において急性合併症が増加するとの報告がある[10,11]．通常 2.0～3.5 mm のバルーン径のものを用いるが，ほかに特殊カテーテルとして probe catheter や perfusion catheter なども用いられる（後述）．

4) ガイディングカテーテルには，冠動脈入口部損傷を避けるために先端の軟らかい soft-tip 型の 7 Fr あるいは 8 Fr カテーテルが普及している．先端の形状は，Judkins 型，Amplatz 型などさまざまのものがつくられているが，冠動脈狭窄部においてバルーンカテーテルを押し進める際，ガイディングカテーテルの固定が非常に大切なので，各症例ごとにもっとも適したものを使用する．

5) ガイドワイヤーの操作は非常に大切で，PTCA 成否の鍵を握るといっても過言ではない．現在一般に，0.014 inch の太さのものが使用されている．通常は軟らかい hyper-flex タイプのものを用いるが，完全閉塞病変に対してはやや固めのものか，太いガイドワイヤー（0.016 あるいは 0.018 inch）が用いられることもある．

e. 実 際 の 操 作

1) 緊急時に備え大腿静脈より右室内に pacing catheter を留置する．

2) 大腿動脈へ 7 または 8 Fr イントロデューサーを挿入，ガイディングカテーテルによりコントロール造影を行う．この際，digital subtraction angiography（DSA）を用いると病変部の mapping ができ，操作中に病変の位置や形状を確認するのに便利である．

3) ガイディングカテーテルよりヘパリン 8,000～10,000 単位，ニトログリセリン 100～200 μg を急速注入した後，ガイドワイヤー，バルーンカテーテルを順次進める．

4) バルーンの拡張は最初 4 気圧（60 psi）ぐらいの低圧で始め，以後 2 気圧ぐらいずつ加圧してバルーンの変形が消失するまで続ける．拡張時間は，心

電図や血圧の変化，胸痛の出現の有無などにより変わるが，通常1～2分である．

5) 拡張が得られた後もガイドワイヤーをそのまま残して10～15分様子を観察し，異常の起こらないことを確認してからガイドワイヤーを抜去し最終造影をして終わる．

f. 治療成績

ICSF/WHO Task Force の報告[8]では，PTCA成功の基準は次の3項目を満たすものとしている．

① 死亡や心筋梗塞などの合併症が起こらず，バイパス手術に至らないこと．
② 50％あるいはそれ以上の有意狭窄がPTCA直後に50％以下になること．
③ PTCA後の造影により，視覚的には少なくとも20％以上，コンピューター処理では10％以上の内腔拡大が得られること．

米国の National Heart, Lung, and Blood Institute (NHLBI) は，1977年から1981年までの前期と，1985～1986年までの後期におけるPTCAの成績を比較し，報告している[12]．それによると冠動脈造影上の成功率は，全体で前期66.8％に対し後期87.8％で，うち臨床的に心筋梗塞などの合併症のなかったものは前期61.0％に対し後期78.3％で，後期において明らかな成績の向上がみられた．罹患冠動脈本数別にみると，1枝病変では63.6％に対し84.3％，2枝病変51.2％に対し74.6％，3枝病変58.4％に対し70.9％の成功率が得られ，いずれも後期において著明に改善している．PTCAによる死亡率は前期1.2％に比し後期1.0％で全体的にはあまり変わっていないが，これは多枝病変や高齢者などPTCA困難例での施行が増えたためで，1枝病変だけみると1.3％から0.2％に減っており明らかな改善がみられる．また，心筋梗塞の合併は4.9％に対し4.3％，緊急バイパス手術の施行は5.8％に対し3.4％でさほど変化ないが，PTCAを施行せずにバイパス手術に切り替えられたものが20.7％から2.2％と激減しており，後期におけるPTCA技術の進歩と適応の拡大を如実に示している．

その後成功率はどんどん上昇し，1980年代後半には全体で90％前後の成績が標準となっている[13]．また，冠動脈狭窄部の形態別（表1.2）にみた成功率は，A型99％，B型92％，C型90％で，従来困難とされていたC型でも非常に高い成功率の得られていることがわかる[14]．

長期予後はきわめて良好で，5～6年後における心臓死以外の死亡を除いた生存率は96～98％であり[15,16]，多枝病変でも88％である[17]．

しかし，多枝病変例では高度狭窄病変のみが対象とされ，たとえ有意狭窄であっても程度の軽い病変や完全閉塞に対しては拡張術の行われない場合が多い．そのため不完全PTCAとなりがちで[18]，PTCA後に心機能不全を残したり，1年以内に再PTCAを施行する例が多い[19]．

完全閉塞に対するPTCAの成否は，閉塞の期間，長さ，閉塞部より末梢枝造影の有無，側副路の形成など，いろいろの因子により左右されるが，一般に発症後2カ月以内，長さ1.5cm未満の閉塞であれば成功率が高いといわれる[20]．図1.1は，左冠動脈回旋枝の完全閉塞例であるが，PTCA前の造影にて#12分岐直後の#13に完全閉塞を認め，後期像で側副路を介して末梢枝が造影される．PTCA後の造影では，解離を合併しているものの再開通は得られている．本例では閉塞端より小枝が分枝しているが，このような場合しばしばガイドワイヤーは分枝の方へばかり向かい，閉塞部へ向けて押し進めることが困難なことがある．閉塞部末端より分枝があるか否かもPTCA成功の鍵を握る一因子である．またせっかくガイドワイヤーが通過してもバルーンカテーテルが太くて進まないことがあり，その場合にはバルーン付きガイドワイヤー（probe catheter）を使用することもある．図1.2は左冠動脈前下行枝#7に静脈グラフトによるバイパス手術の施行された例で，術後1カ月で完全閉塞をきたしたがprobe catheterにより再疎通することのできた例である．慢性の完全閉塞に対するPTCA成功率は60～70％ぐらいであるが，長期予後に関しては心臓死，心筋梗塞，バイパス手術などの合併が少なかったという報告もあれば[21]，不成功例と比べて差がなかったという悲観的なものもある[22,23]．

冠動脈バイパス狭窄に対するPTCAは，再手術は癒着をはがすのに手間がかかり出血も多くやっかいなこと，狭窄冠動脈の開存したままである場合が多くグラフト内でバルーン拡張中にも狭窄冠動脈から末梢心筋への血流が保たれること，吻合部では周囲組織との癒着のために破裂などの危険性が少ないこ

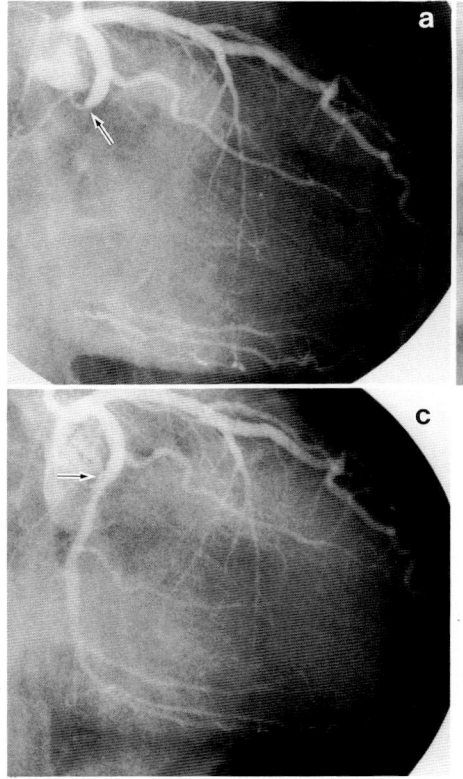

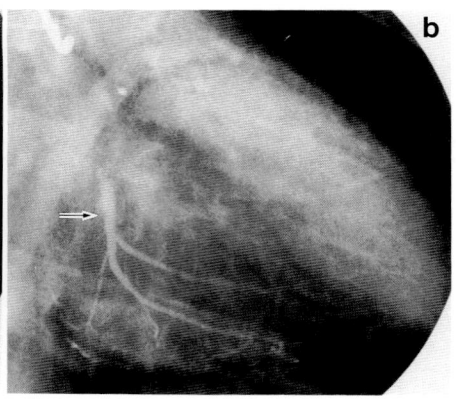

図 1.1 左冠動脈回旋枝閉塞に対する PTCA
a) PTCA 前の造影にて，回旋枝 #13 の完全閉塞をみる（矢印）．
b) 造影後期像にて末梢枝の逆行性造影を認める（矢印）．
c) PTCA 後の造影にて軽度の解離（矢印）をみるが，良好な再開通をみる．

と，何度でも行えることなどの理由により良い適応となる．一般にグラフトには伏在静脈か内胸動脈（internal thoracic artery）が用いられる．静脈グラフトにおける狭窄は，グラフト中央部や末梢吻合部に多く[24]，1年以内に生じるものは内膜過形成（intimal hyperplasia）によるものが多く，それ以後ではびまん性粥状硬化（diffuse atherosclerosis）によるものが多いとされる[25]．とくに後者の場合，PTCA に際してアテローム片や血栓が冠動脈末梢部に塞栓することが多く注意を要する[26]．内胸動脈の狭窄は，術後 6 カ月以内に末梢吻合部に多発する（図 1.3）．両バイパスともに 90% 前後の PTCA 成功率がみられるが，再狭窄率は静脈グラフトでは 40% 以上，内胸動脈では 35〜40% くらいとされる[24,27〜29]．PTCA により遊離した血栓による末梢冠動脈の塞栓症を防止するため，血栓溶解剤の投与も行われるが，グラフトの完全閉塞の場合には血栓溶解剤を投与しても再血栓化による閉塞を繰り返すことが多いとの報告もある[30]．

不安定狭心症（unstable angina）には，進行性の狭心症，安静時に心電図上 ST-T の低下を伴って発症する狭心症，梗塞後早期に起こる狭心症などが含まれ，薬物治療に反応しない場合 PTCA の適応となる[31]．PTCA の成功率は約 90% と良好で，合併症の頻度や予後も安定狭心症に比べやや悪いか，ほぼ同等である[32〜34]．

急性心筋梗塞に対する PTCA の利用には，いきなり PTCA を行う（direct PTCA）場合と，tissue type plasminogen activator（t-PA）などの血栓溶解剤の静脈内投与に続いて PTCA を行う（immediate PTCA）場合とがある．direct PTCA では発症後早期に梗塞責任動脈を再開通させることができるため，病院死の減少，左室機能の改善に有用であったという報告もみられる[35〜37]．一方，immediate PTCA 群では，PTCA を行わず t-PA の静脈内投与だけで治療された群に比べ，生存率や左室機能に差はみられず，かえって PTCA によるリスクが増えた分だけマイナスであったとの報告もある[38〜40]．しかし，direct であれ immediate であれ，急性心筋梗塞の治療における PTCA の評価にはまだまだ議論の

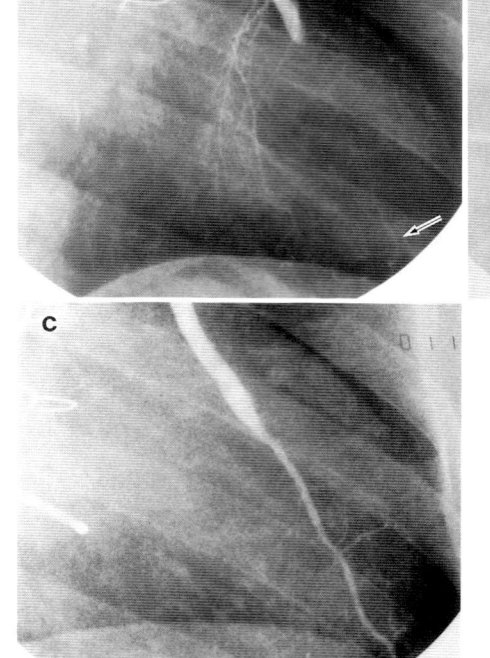

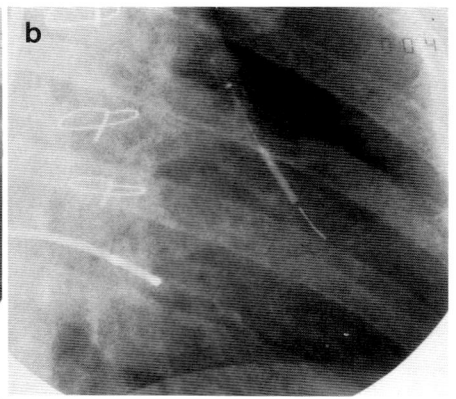

図1.2 バイパスグラフト閉塞に対するPTCA
a) PTCA前の造影で左冠動脈#7へのグラフトが吻合部にて閉塞している．側副路を介して末梢枝のわずかな造影をみる（矢印）．
b) probe catheterによりバルーン拡張しているところ．
c) PTCA後の造影．吻合部狭窄は解除され，良好な再開通をみる．

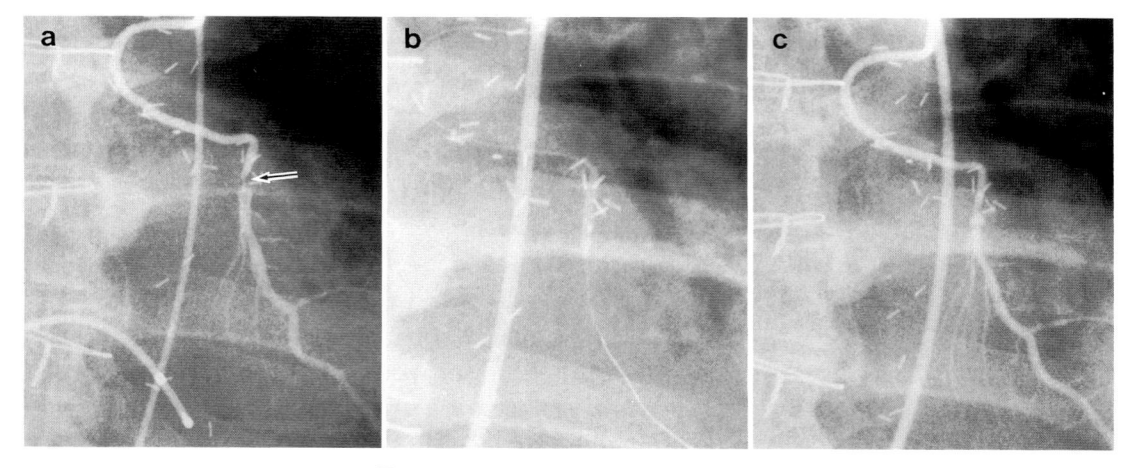

図1.3 内胸動脈グラフト狭窄に対するPTCA
a) 左冠動脈前下行枝との吻合部に有意狭窄をみる（矢印）．
b) バルーン拡張中．
c) PTCA後，吻合部狭窄は消失している．

余地が多く，結論を下すにはさらに臨床的検討を積み重ねていく必要がある．

g. 合併症と対策
(1) 再 狭 窄

PTCAにおけるもっともやっかいな問題である。再狭窄の定義は，NHLBIなどによりいろいろ提唱されており，「狭窄率の少なくとも30％以上の増悪」，「PTCAにより得られた冠動脈径の50％以上の狭窄」あるいは「PTCA直後50％以下であった狭窄率が50％以上になった場合」などが代表的なものであるが，ISFC/WHOの報告[6]ではPTCA直後の冠動脈径に対して視覚的に20％以上の狭窄（定量的処理の場合には10％以上）を来たした場合とするよう勧告している。

Nobuyoshiらの報告[41]によると，PTCA成功例における再狭窄率は，1カ月後12.7％，3カ月後43.0％，6カ月後49.4％，1年後52.5％で，ほとんど半年以内に発生するという。諸家の報告を総合すると，PTCA後の再狭窄率は半年後で平均30～40％程度であるといえよう[42]。再狭窄は，臨床的には女性より男性，安定狭心症より不安定狭心症，発症2カ月以内の狭心症に高頻度にみられ，左冠動脈前下行枝に多発し残存狭窄が強いほど高率にみられる[43]。また，PTCAによりdissectionを合併した場合には再狭窄は少ないとされる[44,45]。

再狭窄のメカニズムとして，拡張不十分のため内膜に亀裂が入っておらず狭窄部が再収縮するrecoiling，局所的な血管攣縮，血栓形成などがあげられているが，もっとも主要なものは内膜平滑筋細胞の増生であると言われる[46]。この内膜増生を抑制できれば再狭窄を減少させることが可能となるわけであるが，今までアスピリン，ステロイド，ワーファリン

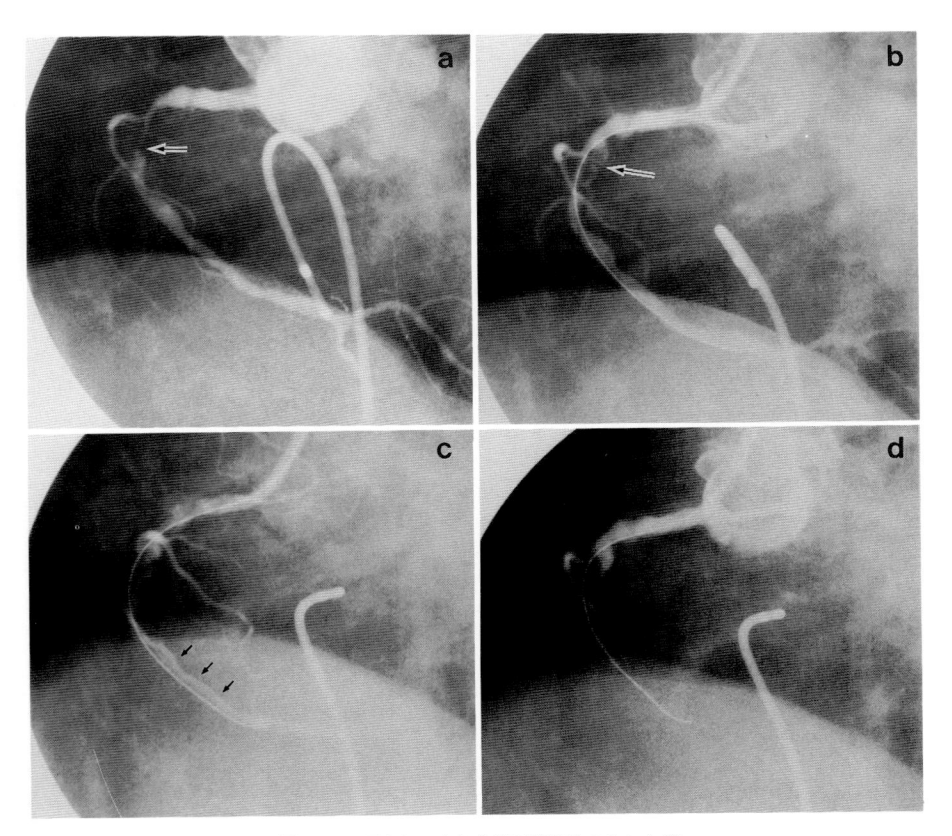

図1.4 PTCAにより急性冠閉塞をきたした例
a) PTCA前の造影にて右冠動脈#2に90％の狭窄をみる（矢印）。
b) PTCA2回終了後の造影。バルーンによる拡張部に奇異な造影剤の突出影（矢印）をみる。この時点では末梢枝の造影は良好で，ガイドワイヤーも造影される血管内にある。
c) その後，末梢部の造影，washoutともに不良となった。ガイドワイヤーと造影される末梢腔とが離れて存在し（矢印），造影されるのは伸展してきた解離腔であり，真腔は閉塞されたものと考えられた。
d) しばらくして完全閉塞し，下壁梗塞を生じた。本例ではバルーンのオーバーサイズが原因と考えられた。

など種々の薬剤を用いて試みられてきたが，芳しい結果は得られていない．一方，内膜増生を促進する因子としてplatelet derived growth factor (PDGF)の存在が知られており[47]，PDGF活性を抑制するn-3 fatty acids（魚油）やtrapidilを投与することにより再狭窄を減少することができたとの報告もある[48,49]．しかし，これらの薬剤の臨床的評価が確定されるまでにはさらに時間が必要であり，再狭窄防止の特効薬はないというのが現状であろう．一方，血清のhigh density lipoprotein (HDL)の低値を示す人に再狭窄が多い[50]とか，lipoprotein (a)の値が再狭窄の予知に役立つとの報告[51]もあり，脂肪代謝と動脈硬化さらに再狭窄との関連が注目されている．

再狭窄に対する治療は，再度PTCAを行うことであり，一次効果，長期予後ともに非常に良好な成績が報告されている[52,53]．ただし多枝病変など症例によってはバイパス手術に回すなど，治療方法の選択を慎重にすべきである．狭窄を繰り返す際には，3回，4回とPTCAを行うこともできるが，回を重ねるに従い再狭窄の頻度が高くなると言われる[54]．

（2）急性閉塞

PTCAのもっとも重篤な合併症であり，4.3〜8.3%（平均約5%）の頻度で生じると言われる[53〜56]．その原因として冠動脈の破裂，壁の解離，攣縮，血栓の付着などが考えられており，急性心筋梗塞の場合には血栓の付着が多く，待機的PTCAでは壁解離が最も重要な因子であるとされる．解離そのものはPTCAに頻発する現象で，PTCA直後には約半数にみられるとも言われ，小さくて限局したものならば通常問題はない．しかし，広範で進行性のものとなると，膨張した解離腔が真腔を圧迫し，しばしば閉塞を起こす（図1.4）．急性閉塞は，女性，不安定狭心症，多枝多発病変，高度狭窄，長い病変，分岐部や屈曲部病変，冠動脈内血栓の存在する場合などに起こりやすいが，アスピリンやジピリダモールなどの抗血小板薬の前投与によりその発生を抑制することができる[59]．術中，ニトログリセリンやヘパリンなど，冠動脈拡張剤や抗凝固剤を十分に冠動脈内へ投与することも，急性閉塞を防止するうえで大切である．

急性閉塞を起こした場合には，再度PTCAによる拡張が試みられ40%前後の再開通率が得られているが，緊急バイパス手術（20〜30%），心筋梗塞（40%弱），死亡（1.9〜8%）などの重篤な帰結をとることも多い[55〜58]．死亡は心筋障害の強い女性に多いとされる[60]．急性冠閉塞の70〜80%はPTCA術中に起こるが，残りはPTCA終了後24時間以内に発生することが多く，造影にて解離がみられたときには術後管理に注意を要する．大きな解離を起こし閉塞したときには，auto-perfusion catheterを用いて長時間（30分ぐらい）バルーンの拡張を行うと，解離の進行を抑え解離腔を縮小させることができる[61]．このカテーテルは，バルーンの前後に数個ずつの側孔が開いており，バルーン拡張時にも側孔を介して末梢血流が保たれるようになっている（図1.5）．急性閉塞から緊急バイパス手術までの間の血流保持や難治性病変の拡張にも有効である[62,63]．

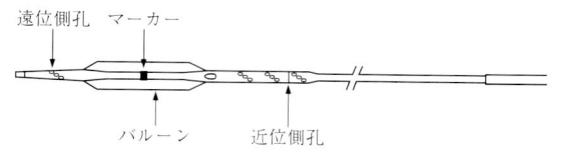

図1.5 Auto-perfusion catheter（模式図）

新しい方法として，ステントの留置やレーザーによる冠動脈形成術が試みられ良好な成績が報告されているが，これらに関しては次項で述べる．

（3）側枝閉塞

冠動脈狭窄部より側枝の分岐する場合，PTCAによりその14%に閉塞を起こすが，狭窄部ではなくその近傍の分枝ではバルーン拡張時に血流遮断されても閉塞を残す率は1%であったという[64]．その理由として，前者では分枝起始部にも狭窄性病変が及んでいて主幹部に生じた解離が波及するか，あるいはちょうど雪を掻くときのようにバルーン拡張により狭窄部のアテローム塊が分枝入口部に押し込まれる（snow-plow現象）ためではないかと考えられている[65]．分枝起始部に狭窄がない場合，あるいは，あったとしても軽い場合には閉塞を起こすことは少ない[66]．また分枝の大きさにもよるが，たとえ閉塞しても軽い梗塞を合併する程度で通常大事に至らない．側枝の閉塞を予防する手段としてkissing balloon法が行われている．これは，狭窄冠動脈本幹と側枝それぞれにガイドワイヤーを挿入し，バルーンカテーテルを進めて同時あるいは順次拡張するものであ

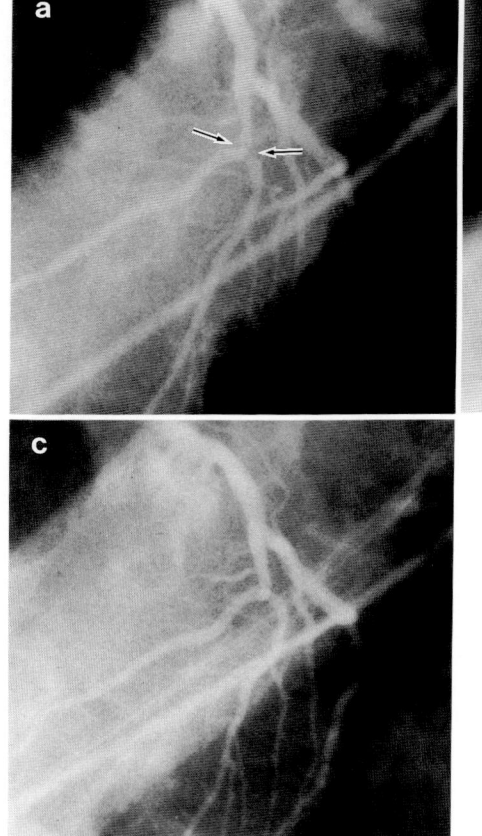

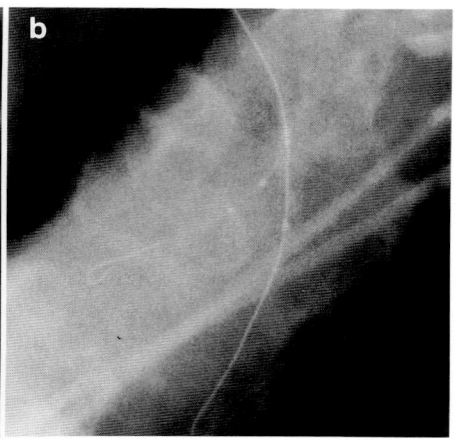

図1.6 Kissing balloon 法
a) 左冠動脈前下行枝より対角枝分岐部にそれぞれ75%以上の狭窄をみる（矢印）．
b) ガイドワイヤーを前下行枝，対角枝双方へ挿入したところ．
c) PTCA後の造影にて，狭窄は両者とも解除されている．

る[67]（図1.6）．最近ではprobe catheterを利用して行われる場合もある[68]．

h. 新しい冠動脈拡張術
（1）冠動脈内ステント留置術（intracoronary stenting）

冠動脈におけるステントの利用は，PTCA時の急性閉塞に対する再疎通と，PTCA後の再狭窄の防止の二つを目的とする．理想的なステントは，柔軟性に富むこと，血栓が付き難く内膜増生を促すことの少ないこと，透視下で良くみえること，確実に伸展すること，伸展率が高いことなどの物理的性質を兼ね備えていることが要求される[69]．現在臨床試用されているステントには，自力で伸展するself-expanding stent (Wallstent, Medinvent, Lausanne, Switzerland) と，ステント内部に置かれたバルーンを拡張することにより伸展させるballoon expandable stent とがあり，後者にはPalmaz-Schatzステント (Johnson and Johnson Interventional Systems, Warren, NJ) と，Gianturco-Roubinステント (Cook, Bloomington, IN) などがある．ほかに熱形状記憶合金を利用したもの（thermal memory stent）もつくられているが，今のところ冠動脈には使われていない．

Wallstentは，ステンレスのmeshを材料としたもの（図1.7a）で，ヨーロッパを中心に臨床試用されている[70,71]．それらの検討結果によると，本ステントの最大の欠点は，留置後早期（2週間以内）に血栓による閉塞をきたす頻度の高い（15〜24%）ことである．

Palmaz-Schatzステントは，ステンレスの細い棒を横に繋ぎ合わせたような構造をしており元来柔軟性に乏しかったが，改良型では中央部に1mmの間隙を設け，その部で屈曲するようになっている（図1.7b）．本ステントの多施設における臨床試用では，初期成功率94%で，術後アスピリン，ジピリダモー

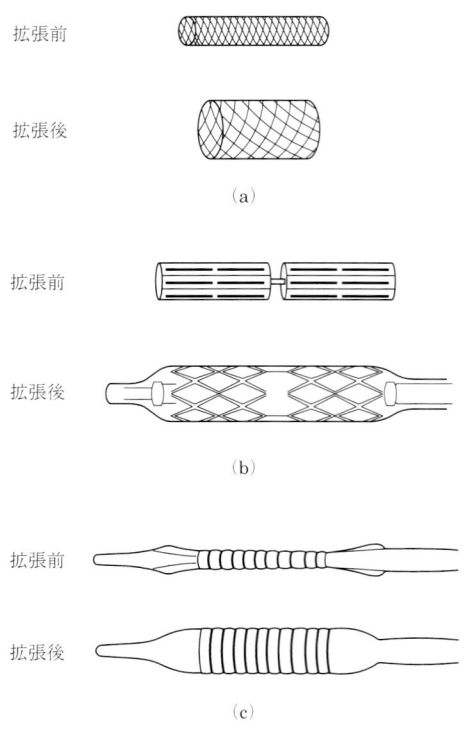

図1.7　各種ステントの模式図
a) Wallstent (Medinvent)
b) Palmaz-Schatz stent (Johnson & Johnson)
c) Gianturco-Rubin stent (Cook)

ル，ワーファリンなどで十分な抗凝固療法の行われた群ではステント留置後の早期閉塞は0.6%にしかみられず，非常に良好な成績であったと報告されている[72]．

Gianturco-Rubin ステントはステンレスのコイルからなるもの（図1.7c）で，上記二つのステントに比べ屈曲性に富み，伸展しても縦径が短縮しない構造を有する[73]．

PTCA の重篤な合併症である急性冠動脈閉塞に対してこれらのステントが用いられ，いずれも高いステント留置成功率（93～100%）を有し，急性期の心筋血流保持に有効であったと報告されている[74~76]．しかし，経過観察により7～16%に早期血栓形成，23～41%に再狭窄がみられたという．確かに血栓形成，再狭窄などの問題が残るが，ステントはPTCAによる急性冠閉塞の際に素早く再疎通をはかり，心筋梗塞やバイパス手術，死亡などの合併症を防止する意味で有用性が高いことは確かである．

PTCA 後の再狭窄に関しては，ステントが再狭窄を減少させるのに有効であるとの統一した見解は得られておらず，どちらかというとPTCAだけの場合とあまり変わらないか，あるいは逆に高いという否定的な意見が多い[77]．一方，バイパスグラフトの狭窄解除には Palmaz-Schatz ステントが有用で，再狭窄率も 13～25% と低かったという[78,79]．Palmaz-Schatz ステントのわが国における臨床治験も数カ所の施設にて行われ，良好な成績が報告されている[80,81]．

（2）アテレクトミー (atherectomy)

i) Directional coronary atherectomy (DCA)
最近開発された幾つかの新しい冠動脈形成術のうち最初に米国の Food and Drug Administration の承認を受けた方法である．Simpson AtheroCath (Devices for Vascular Intervention, Inc., Redwood City, CA) と呼ばれる器具を用いるが，これはカテーテルの先端に取り付けられた片開きの円筒

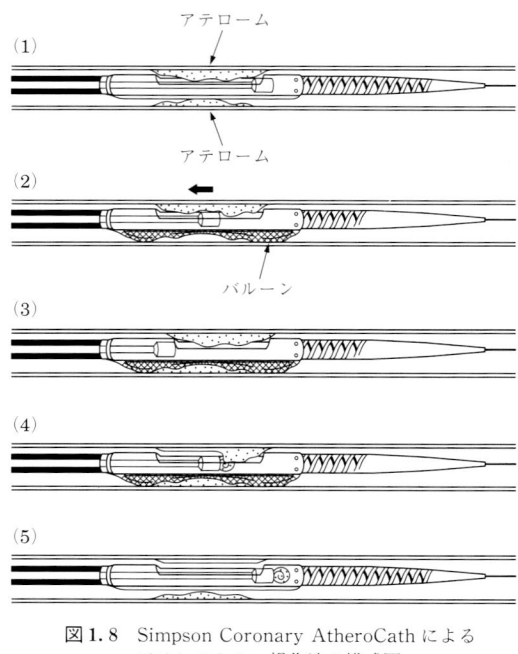

図1.8　Simpson Coronary AtheroCath によるアテレクトミー操作法の模式図
1) カテーテルを狭窄部へ進め，windowを病変部へ向ける．
2) 軽くバルーンを膨らませ，カッターを手前へ引く．
3) バルーンを強く拡張する．
4) motor drive unit の作用によりカッターを前進させアテロームを削り取る．
5) 削り取られたアテローム片は先端部のスペースへ運ばれる．

状容器の中心部にカップ状のカッターがあり，この
カッターの回転により冠状動脈内のアテローム斑，
肥厚内膜，血栓などを直接削り取る（図1.8）．さら
に削り取った組織片を収納できるスペースが設けら
れており，末梢塞栓の危険のないように工夫されて
いる．通常のPTCAでは解離を起こすことの多い偏
心性狭窄に有用性が高いが，難点は屈曲部病変や病
変部より近位の冠動脈に蛇行，高度狭窄，石灰化病
変などのある場合には施行困難なことである[82]．一
次成功率は約90％前後で，心筋梗塞，バイパス手術，
死亡などの急性期合併症発生率もPTCAとあまり
変わらない[83~85]．本法ではPTCAに比べて術後の
残存狭窄は少なく，解離の合併も約1/3に減少す
る[86]が，急性閉塞の合併は4.2％にみられPTCA
と大差なかったという[87]．再狭窄率は期待に反して
高く約30～60％で，PTCA後の狭窄やグラフト狭
窄ではさらに高いという[84,85]．また本法では狭窄部
における組織片を摘出することができるため，冠動
脈やバイパスグラフトの狭窄，再狭窄における病理
組織的変化を調べることができ興味深い[88]．

ii）**Transluminal extraction catheter**（Interventional Technologies, Inc., San Diego, CA）
カテーテルの先端に円錐形のカッターが取り付けら
れており，毎分750回転することによりアテローム
片などを削り取る．生じた削り屑は吸引できるよう
になっている．カテーテル径以上には削れないため，
追加のPTCAが必要となることが多い．静脈グラフ
トの広範囲狭窄に有用ではないかと期待されてい
る．

iii）**Rotablator**（Auth Rotablator, Heart Technology, Bellevue, WA）　ダイヤモンドの微細粒
子を埋め込んだrotating burrが高速回転（16～20
万回転/分）することにより，肥厚内膜などを粉塵化
してしまうもので，石灰化などの硬い組織にも有効
である．粉塵が塞栓することによる梗塞の合併が懸
念されるが，粉塵は赤血球よりも小さく塞栓化する
ことはないとの考えもある[89]．本装置もカテーテル
の太さ以上には削れないため単独での一次成功率は
57％と低く，PTCAの追加が必要となる．再狭窄率
は37.8％でかなり高い[90]．本法でも期待したほどの
良好な成績が得られていないのが現状であるが，小
血管に生じた広範な石灰化病変など対象を限定して
使用されていくものと思われる．

（3）**Laser angioplasty**
　従来のneodymium-yttrium alminum garnet
（Nd：YAG）やアルゴンイオン，二酸化炭素などを
利用した連続波レーザーは，高熱により組織内の水
分を気化させて組織を破壊するもので，周囲正常血
管壁の熱損傷が強く穿孔の危険があり，また水分含
有量の少ない石灰化病巣には無効であった．一方，
パルス波レーザーであるcold laser法は，光化学作
用により直接組織を蒸散させるもので，熱損傷がな
く，組織の水分含有量にも関係なく蒸散効果がある
ので石灰化病巣にも有効である．また，正常組織と
アテロームとを分別してアテロームだけ選択的に照
射することもでき，正常組織の障害がさらに少なく
なるという利点も有する．現在，エキシマレーザー
（excimer laser）とホルミウムYAGレーザー（holmium-yttrium-aluminum garnet laser：Ho-YAG
laser）法とが臨床に試用されている．

i）**エキシマレーザー冠動脈形成術**（excimer
laser coronary angioplasty, ELCA）　excimer
とはexcited dimerの略で，Xe原子とCl原子が励
気された状態をいう．エキシマレーザーはその混合
ガスレーザーで，紫外線領域のパルスレーザーであ
り，現在もっとも広く行われているcold laser法で
ある．米国における多施設臨床治験の結果[91,92]で
は，レーザー成功が83～85％，PTCAの追加による
治療成功が91～93％と高く，急性期合併症も冠閉
塞5.4％，心筋梗塞1.4～3.5％，緊急バイパス手術
3.4～3.5％，死亡0.3～0.4％とPTCAと変わらな
い成績が得られたが，再狭窄率は46～51％でやや
高値を示した．本法ではとくに全長10 mm以上の長
い狭窄，冠動脈入口部病変，静脈グラフト，石灰化
の強い高度狭窄などに有用であったとされる．わが
国においてもほぼ同等の成績が報告されているが，
再狭窄率の高いのが難点であるという[93]．また
Cookら[94]は，本法はPTCAの困難なACC/AHA
の病変形態分類B型，C型病変にも高い成功率を示
しかつ合併症も少なく，PTCA不適症例に有効であ
ると報告している．

ii）**ホルミウムYAGレーザー**　エキシマレー
ザーと比べてアテローム組織の選択性は，本法ある
いはもう一つのパルス波レーザーであるpulsed-
dye laserのほうがすぐれていると言われる[95]．臨床
治験の報告例はまだ少ないが，ELCAとほぼ同等な

成績が得られている[96,97]．

（4） 補助循環下での PTCA

PTCA の適応がひろがるにつれ，心機能が高度に低下している患者にも PTCA が行われるようになった．その際，術中における患者の体循環や心機能を維持するために，大動脈内バルーンパンピング (intraaortic balloon pumping, IABP) や経皮的人工心肺 (percutaneous cardiopulmonary bypass, PCPB) などさまざまな補助手段が考案されている．このうち PCPB は，心肺補助 (cardiopulmonary support, CPS) ともよばれ，大腿動静脈へのカニュレーションにより脱送血を行い，膜型人工肺を用いて血液の酸素化を図るもので，最も有用性が高いものと期待されている．PCPB の利点は，患者心機能のいかんにかかわらず安定して体循環を維持できることである．しかも操作が簡便で容易に開始できるため，PTCA 中の緊急時にも十分対応できる．逆に欠点としては，PCPB そのものは冠循環の補助にはならないこと，PCPB に頼りすぎると離脱が困難となることなどがあげられている．1988 年米国にて，PCPS 下における PTCA の成績に関して多施設臨床治験が行われた．対象として，①重症狭心症あるいは不安定狭心症，②拡張しうる唯一最後の冠動脈の PTCA を行うとき，③左室駆出分画が 25% 以下か，標的冠動脈の血流支配が残存心筋の 50% 以上に及ぶ，以上の 3 点のいずれかを満たす患者 105 人を選び検討した結果，PTCA の成功率は 95% と高かったが，39% に合併症がみられその約半数は穿刺部における出血であったという[98]．しかし，high risk の患者を対象として PTCA の高い成功率が得られたということは特記すべきことであり，今後の発展が期待される．

i. 将 来 展 望

PTCA における最大の問題点すなわち急性冠閉塞と再狭窄をいかに克服するかということと，PTCA の困難な病変をどのようにして拡張するかということが今後の大きな課題である．

急性冠閉塞に対しては現在のところ，auto-perfusion catheter かステントの留置が，素早く血行の再疎通化を可能とし，有望である．

アテレクトミーやレーザーでは穿孔を起こす危険性もあり，急性期に使用するには現状では限界があると思われる．

再狭窄に関しても，レーザーやアテレクトミーは期待に反して再狭窄率が高くまだまだ再狭窄の防止に有用な方法とはいえない．これらの方法単独では十分な拡張径が得られず，PTCA を追加せねばならないことの多いこともその一因と考えられる．単独で十分な拡張径の得られるような装置の開発が望まれる．

アテレクトミーでは病変部における組織片をブロックで採取することができるため，その病理組織像を詳細に検討することによりレーザーやアテレクトミーによる再狭窄のメカニズムが解明されれば，その予防も可能となるかもしれない．再狭窄を防止するうえでも現状ではステントが一歩リードしているようであるが，留置後急性期に起こる血栓形成をいかに防止するかが問題である．抗凝固療法を十分に行えば防止は可能であるが，出血などの合併症を避けえない．最近では抗凝固剤や内膜増生を抑制する物質などで表面コーティングしたステントが試作されており，実用化が期待される．一方，PTCA の困難な冠動脈入口部病変にレーザーとくにエキシマレーザーが，初期成功率も高く再狭窄も少なく有用である[99]．また，偏心性狭窄にはアテレクトミーが有用であることは先にも記したとおりである．このように PTCA の困難な種々の病変に対し，新しい冠動脈形成術のなかから，もっとも有効な方法を選び，うまく使い分けていくことが大切である[100,101]．現在さまざまの施設で PTCA との無作為な比較検討が行われており，順次それらの成績が明らかにされてくることと思われる．

さらに血管内視鏡や血管内超音波などの発達により，血管内膜表面や壁構造を *in vivo* にて観察できるようになった．PTCA はじめ他の冠動脈形成術前後における内膜表面や壁構造の変化を直接観察できることは，PTCA の成否や解離，血栓の有無の判定に役立つことはもとより，急性冠閉塞や再狭窄のメカニズムの解明にも有益な情報を提供してくれるものと期待される[102〜104]．

〔竹田　寛・奥田康之〕

文 献

1) Dotter CT, Judkins MP. Transluminal treatment of arteriosclerotic obstruction. Description of a new technic and a preliminary report of its application. *Circulation* 1964; **30**: 654-670.
2) Grüntzig A. Transluminal dilatation of coronary-artery stenosis. *Lancet* 1978: **I**: 263.
3) Grüntzig AR, Senning A, Siegenthaler WE. Nonoperative dilatation of coronary-artery stenosis. Percutaneous transluminal coronary angioplasty. *N Engl J Med* 1979; **301**: 61-68.
4) Baim DS, Ignatius EJ. Use of percutaneous transluminal coronary angioplasty: Results of a current survey. *Am J Cardiol* 1988; **61**: 3G-8G.
5) 日本心血管インターベンション学会学術委員会. 第1回日本心血管インターベンション学会学術委員会アンケート結果について. 心血管 1992; **7**: 491-499.
6) Baim DS. Coronary angioplasty. In: Grossman W, Baim DS, ed. Cardiac Catheterization, Angiography, and Intervention. 4th ed. Philadelphia, London: Lea & Febiger, 1991; 441-466.
7) Levy RI, Mock MB, Willman VL, Passamani ER, Frommer PL. Percutaneous transluminal coronary angioplasty. A status report. *N Engl J Med* 1981; **305**: 399-400.
8) Bourassa MG, Alderman EL, Bertrand M, et al. Report of the joint ISFC/WHO task force on coronary angioplasty. *Circulation* 1988; **78**: 780-789.
9) Ryan TJ, Faxon DP, Gunnar RM, et al. Guidelines for percutaneous transluminal coronary angioplasty. A report of the American College of Cardiology/American Heart Association task force on assessment of diagnostic and therapeutic cardiovascular procedures. *Circulation* 1988; **78**: 486-502.
10) Roubin GS, Douglas JS, King SB, et al. Influence of balloon size on initial success, acute complications, and restenosis after percutaneous transluminal coronary angioplasty. *Circulation* 1988; **78**: 557-565.
11) Nichols AB, Smith R, Berke AD, Shlofmitz RA, Powers ER. Importance of balloon size in coronary angioplasty. *J Am Coll Cardiol* 1989; **13**: 1094-1100.
12) Detre K, Holubkov R, Kelsey S, et al. Percutaneous transluminal coronary angioplasty in 1985-1986 and 1977-1981. *N Engl J Med* 1988; **318**: 265-270.
13) Stammen F, Piessens J, Vrolix M, Glazier JJ, Geest HD, Willems JL. Immediate and short-term results of a 1988-1989 coronary angioplasty registry. *Am J Cardiol* 1991; **67**: 253-258.
14) Myler K, Shaw RE, Stertzer SH, et al. Lesion Morphology and coronary angioplasty: Current experience and analysis. *J Am Coll Cardiol* 1992; **19**: 1641-1652.
15) Gruentzig AR, King SB, Schlumpf M, Siegenthaler W. Long-term follow-up after percutaneous transluminal coronary angioplasty. The early Zurich experience. *N Engl J Med* 1987; **316**: 1127-1132.
16) Talley JD, Hurst JW, King SB, et al. Clinical outcome 5 years after attempted percutaneous transluminal coronary angioplasty in 427 patients. *Circulation* 1988; **77**: 820-829.
17) O'keefe JH, Rutherford BD, McConahay DR, et al. Multivessel coronary angioplasty from 1980 to 1989: procedural results and long-term outcome. *J Am Coll Cardiol* 1990; **16**: 1097-1102.
18) Bourassa MG, Holubkov R, Yeh W, et al. Strategy of complete revascularization in patients with multivessel coronary artery disease (A report from the 1985-1986 NHLBI PTCA registry). *Am J Cardiol* 1992; **70**: 174-178.
19) Hollman J, Simpfendorfer C, Franco I, Whitlow P, Goormastic M. Multivessel and single-vessel coronary angioplasty: A comparative study. *Am Heart J* 1992; **124**: 9-12.
20) Laarman G, Plante S, Feyter PJ. PTCA of chronically occluded coronary arteries. *Am Heart J* 1990; **119**: 1153-1160.
21) Ivanhoe RJ, Weintraub WS, Douglas JS Jr, et al. Percutaneous transluminal coronary angioplasty of chronic total occlusions. Primary success, restenosis and long-term clinical follow-up. *Circulation* 1992; **85**: 106-115.
22) Bell MR, Berger PB, Bresnahan JF, Reeder GS, Bailey KR, Holmes DR. Initial and long-term outcome of 354 patients after coronary balloon angioplasty of total coronary artery occlusions. *Circulation* 1992; **85**: 1003-1011.
23) Ruocco NA, Ring ME, Holubkov R, et al. Results of coronary angioplasty of chronic total occlusions (the National Heart, Lung, and Blood Institute 1985-1986 percutaneous transluminal angioplasty registry). *Am J Cardiol* 1992; **69**: 69-76.
24) Cote G, Myler RK, Stertzer SH, et al. Percutaneous transluminal angioplasty of stenotic coronary artery bypass grafts. 5 year's experience. *J Am Coll Cardiol* 1987; **9**: 8-17.
25) Waller BF, Rothbaum DA, Gorfinkel HJ, Ulbright TM, Linnemeier TJ, Berger SM. Morphologic observations after percutaneous transluminal balloon angioplasty of early and late aortocoronary saphenous vein bypass grafts. *J Am Coll Cardiol* 1984; **4**: 784-792.
26) Aueron F, Gruentzig A. Distal embolization of a coronary artery bypass graft atheroma during percutaneous transluminal coronary angioplasty. *Am J Cardiol* 1984; **53**: 953-954.
27) Pinkerton CA, Slack JD, Orr CM, Vantassel JW, Smith ML. Percutaneous transluminal angioplasty in patients with prior myocardial revascularization surgery. *Am J Cardiol* 1988;

61 : 15G-22G.
28) Shimshak TM, Giorgi LV, Johnson WL, et al. Application of percutaneous transluminal coronary angioplasty to the internal mammary artery graft. *J Am Coll Cardiol* 1988 ; **12** : 1205-1214.
29) Popma JJ, Cooke RH, Leon MB, et al. Immediate procedural and long-term clinical results of internal mammary artery angioplasty. *Am J Cardiol* 1992 ; **69** : 1237-1241.
30) Feyter PJ, Serruys P, Brand M, Meester H, Beatt K, Suryapranata H. Percutaneous transluminal angioplasty of a totally occluded venous bypass graft : A challenge that should be resisted. *Am J Cardiol* 1989 ; **64** : 88-90.
31) Feyter PJ. Coronary angioplasty for unstable angina. *Am Heart J* 1989 ; **118** : 860-868.
32) Leeman DE, Mccabe CH, Faxon DP, et al. Use of percutaneous transluminal coronary angioplasty and bypass surgery despite improved medical therapy for unstable angina pectoris. *Am J Cardiol* 1988 ; **61** : 38G-44G.
33) Feyter PJ, Suryapranata H, Serruys PW, et al. Coronary angioplasty for unstable angina. Immediate and late results in 200 consecutive patients with identification of risk factors for unfavorable early and late outcome. *J Am Coll Cardiol* 1988 ; **12** : 324-333.
34) Stammen F, Scheerder ID, Glazier JJ. et al. Immediate and follow-up results of the conservative coronary angioplasty strategy for unstable angina pectoris. *Am J Cardiol* 1992 ; **69** : 1533-1537.
35) O' Keefe JH, Rutherford BD, McConahay DR, et al. Early and late results of coronary angioplasty without antecedent thrombolytic therapy for acute myocardial infarction. *Am J Cardiol* 1989 ; **64** : 1221-1230.
36) Sabri MN, DiSciascio G, Cowley MJ, et al. Immediate and long-term results of delayed recanalization of occluded acute myocardial infarction-related arteries using coronary angioplasty. *Am J Cardiol* 1992 ; **69** : 575-578.
37) Brodie BR, Stuckey TD, Hansen CJ, et al. Importance of a patent infarct-related artery for hospital and late survival after direct coronary angioplasty for acute myocardial infarction. *Am J Cardiol* 1992 ; **69** : 1113-1119.
38) The TIMI study group. Comparison of invasive and conservative strategies after treatment with intravenous tissue plasminogen activator in acute myocardial infarction. Results of the thrombolysis in myocardial infarction (TIMI) phase II trial. *N Engl J Med* 1989 ; **320** : 618-627.
39) Baim DS, Diver DJ, Feit F, et al. Coronary angioplasty performed within the thrombolysis in myocardial infarction II study. *Circulation* 1992 ; **85** : 93-105.
40) Arnold AER, Simoons ML, Werf FV, et al. Recombinant tissue-type plasminogen activator and immediate angioplasty in acute myocardial infarction. One-year follow-up. *Circulation* 1992 ; **86** : 111-120.
41) Nobuyoshi M, Kimura T, Nosaka H, et al. Restenosis after successful percutaneous transluminal coronary angioplasty : Serial angiographic followup of 229 patients. *J Am coll Cardiol* 1988 ; **12** : 616-623.
42) Serruys PW, Luijten HE, Beatt KJ, et al. Incidence of restenosis after successful coronary angioplasty : a time-related phenomenon. A quantitative angiographic study in 342 consecutive patients at 1, 2, 3, and 4 months. *Circulation* 1988 ; **77** : 361-371.
43) Leimgruber PP, Roubin GS, Hollman J, et al. Restenosis after successful coronary angioplasty in patients with single-vessel disease. *Circulation* 1986 ; **73** : 710-717.
44) Leimgruber PP, Roubin GS, Anderson HV, et al. Influence of intimal dissection on restenosis after successful coronary angioplasty. *Circulation* 1985 ; **72** : 530-535.
45) Matthews BJ, Ewels CJ, Kent KM. Coronary dissection : A predictor of restenosis? *Am Heart J* 1988 ; **115** : 547-554.
46) Liu MW, Roubin GS, King III SB. Restenosis after coronary angioplasty. Potential biologic determinants and role of intimal hyperplasia. *Circulation* 1989 ; **79** : 1374-1387.
47) Ross R. The pathogenesis of atherosclerosis-an update. *N Engl J Med* 1986 ; **314** : 488-500.
48) Dehmer GJ, Popma JJ, Berg EK, et al. Reduction in the rate of early restenosis after coronary angioplasty by a diet supplemented with *n*-3 fatty acids. *N Engl J Med* 1988 ; **319** : 733-740.
49) Okamoto S, Inden M, Setsuda M, Konishi T, Nakano T. Effects of trapidil (triazolopyrimidine), a platelet-derived growth factor antagonist, in preventing restenosis after percutaneous transluminal coronary angioplasty. *Am Heart J* 1992 ; **123** : 1439-1444.
50) Shah PK, Amin J. Low high density lipoprotein level is associated with increased restenosis rate after coronary angioplasty. *Circulation* 1992 ; **85** : 1279-1285.
51) Hearn JA, Donohue BC, Ba'albaki H, et al. Usefulness of serum lipoprotein (a) as a predictor of restenosis after percutaneous transluminal coronary angioplasty. *Am J Cardiol* 1992 ; **69** : 736-739.
52) Weintraub WS, Ghazzal ZMB, Douglas JS Jr, et al. Initial management and long-term clinical outcome of restenosis after initially successful percutaneous transluminal coronary angioplasty. *Am J Cardiol* 1992 ; **70** : 47-55.
53) Dimas AP, Grigera F, Arora RR, et al. Repeat coronary angioplasty as treatment for restenosis. *J Am Coll Cardiol* 1992 ; **19** : 1310-1314.
54) Teirstein PS, Hoover CA, Ligon RW, et al.

55) Sinclair IN, McCabe CH, Sipperly ME, Baim DS. Predictors, therapeutic options and long-term outcome of abrupt reclosure. *Am J Cardiol* 1988 ; **61** : 61G-66G.
56) Detre KM, Holmes DR Jr, Holubkov R, et al. Incidence and consequences of periprocedural occlusion. The 1985-1986 National Heart, Lung, and Blood Institute percutaneous transluminal coronary angioplasty registry. *Circulation* 1990 ; **82** : 739-750.
57) Feyter PJ, Brand M, Jaarman G, Domburg R, Serruys PW, Suryapranata H. Acute coronary artery occlusion during and after percutaneous transluminal coronary angioplasty. Frequency, prediction, clinical course, management, and follow-up. *Circulation* 1991 ; **83** : 927-936.
58) Lincoff AM, Popma JJ, Ellis SG, Hacker JA, Topol EJ. Abrupt vessel closure complicating coronary angioplasty : Clinical, angiographic and therapeutic profile. *J Am Coll Cardiol* 1992 ; **19** : 926-935.
59) Feyter PJ, Jaegere PP, Murphy ES, Serruys PW. Abrupt coronary artery occlusion during percutaneous transluminal coronary angioplasty. *Am Heart J* 1992 ; **123** : 1633-1642.
60) Ellis SG, Roubin GS, King SB, et al. In-hospital cardiac mortality after acute closure after coronary angioplasty : Analysis of risk factors from 8, 207 procedures. *J Am Coll Cardiol* 1988 ; **11** : 211-216.
61) Stack RS, Quigley PJ, Collins G, Phillips III HR. Perfusion balloon catheter. *Am J Cardiol* 1988 ; **61** : 77G-80G.
62) Sundram P, Harvey JR, Johnson RG, Schwartz MJ, Baim DS. Benefit of the perfusion catheter for emergency coronary artery grafting after failed percutaneous transluminal coronary angioplasty. *Am J Cardiol* 1989 ; **63** : 282-285.
63) Jackman JD, Zidar JP, Tcheng JE, Overman AB, Phillips HR, Stack RS. Outcome after prolonged balloon inflations of >20 minutes for initially unsuccessful percutaneous transluminal coronary angioplasty. *Am J Cardiol* 1992 ; **69** : 1417-1421.
64) Meier B, Gruentzig AR, King III SB, et al. Risk of side branch occlusion during coronary angioplasty. *Am J Cardiol* 1984 ; **53** : 10-14.
65) Oesterle SN. Angioplasty techniques for stenoses involving coronary artery bifurcations. *Am J Cardiol* 1988 ; **61** : 29G-32G.
66) Boxt LM, Meyerovitz MF, Taus RH, Ganz P, Friedman PL, Levin DC. Side branch occlusion complicating percutaneous transluminal coronary angioplasty. *Radiology* 1986 ; **161** : 681-683.
67) Oesterle SN, McAuley BJ, Buchbinder M, Simpson JB. Angioplasty at coronary bifurcations : single-guide, two-wire technique. *Cathet Cardiovasc Diagn* 1986 ; **12** : 57-63.
68) Myler RK, McConahay DR, Stertzer SH, et al. Coronary bifurcation stenoses : the kissing balloon probe technique via a single guiding catheter. *Cathet Cardiovasc Diagn* 1989 ; **16** : 267-278.
69) Schatz RA. A view of vascular stents. *Circulation* 1989 ; **79** : 445-457.
70) Serruys PW, Strauss BH, Beatt KJ, et al. Angiographic follow-up after placement of a self-expanding coronary artery stent. *N Engl J Med* 1991 ; **324** : 13-17.
71) Strauss BH, Serruys PW, Bertrand ME, et al. Quantitative angiographic follow-up of the coronary Wallstent in native vessels and by-pass grafts (European experience-March 1986 to March 1990). *Am J Cardiol* 1992 ; **69** : 475-481.
72) Schatz RA, Baim DS, Leon M, et al. Clinical experience with the Palmaz-Schatz coronary stent : Initial results of a multicenter study. *Circulation* 1991 ; **83** : 148-161.
73) Roubin GS, King III SB, Douglas JS Jr, et al. Intracoronary stenting during percutaneous transluminal coronary angioplasty. *Circulation* 1990 ; **81** (suppl IV) : IV92-IV100.
74) Goy JJ, Sigwart U, Vogt P, Stauffer JC, Kappenberger L. Long-term clinical and angiographic follow-up of patients treated with the self-expanding coronary stent for acute occlusion during balloon angioplasty of the right coronary artery. *J Am Coll Cardiol* 1992 ; **19** : 1593-1596.
75) Herrmann HC, Buchbinder M, Clemen MW, et al. Emergent use of balloon-expandable coronary artery stenting for failed percutaneous transluminal coronary angioplasty. *Circulation* 1992 ; **86** : 812-819.
76) Roubin GS, Cannon AD, Agrawal SK, et al. Intracoronary stenting for acute and threatened closure complicating percutaneous transluminal coronary angioplasty. *Circulation* 1992 ; **85** : 916-927.
77) Escorcia E, Hollman J. Current status of stents. *Am J Cardiol* 1992 ; **69** : 687-686.
78) Strumpf RK, Mehta SS, Ponder R, Heuser RR, Palmaz-Schatz stent implantation in stenosed saphenous vein grafts : Clinical and angiographic follow-up. *Am Heart J* 1992 ; **123** : 1329-1336.
79) Pomerantz RM, Kuntz RE, Carrozza JP, et al. Acute and long-term outcome of narrowed saphenous venous grafts treated by endoluminal stenting and directional atherectomy. *Am J Cardiol* 1992 ; **70** : 161-167.
80) 木村 剛. Palmaz-Schatz stent の初期成績. 心血管 1991 ; **6** : 400-404.
81) 山口 徹, 荘光泰成, 永原俊弘, 他. Palmaz-Schatz stent : 初期成績と再狭窄防止効果. 心血管 1992 ; **6** : 391-399.
82) Ellis SG, De Cesare NB, Pinkerton CA, et al.

Relation of stenosis morphology and clinical presentation to the procedural results of directional coronary atherectomy. *Circulation* 1991; **84**: 644-653.
83) Hinohara T. Selmon MR, Robertson GC, Braden L, Simpson JS. Directional atherectomy: new approaches for treatment of obstructive coronary and peripheral vascular disease. *Circulation* 1990; **81** (suppl IV): IV79-IV91.
84) Safian RD, Gelbfish JS, Erny RE, Schnitt SJ, Schmidt DA, Baim DS. Coronary atherectomy: Clinical, angiographic, and histological findings and observations regarding potential mechanisms. *Circulation* 1990; **82**: 69-79.
85) Garratt KN, Holmes DR, Bell MR, et al. Results of directional atherectomy of primary atheromatous and restenosis lesions in coronary arteries and saphenous vein grafts. *Am J Cardiol* 1992; **70**: 449-454.
86) Rowe MH, Hinohara T, White NW, Robertson GC, Selmon MR, Simpson JB. Comparison of dissection rates and angiographic results following directional coronary atherectomy and coronary angioplasty. *Am J Cardiol* 1990; **66**: 49-53.
87) Popma JJ, Topol EJ, Hinohara T, et al. Abrupt vessel closure after directional coronary atherectomy. *J Am Coll Cardiol* 1992; **19**: 1372-1379.
88) Garratt KN, Edwards WD, Kaufmann UP, Vlietstra RE, Holmes DR Jr. Differential histopathology of primary atherosclerotic and restenotic lesions in coronary arteries and saphenous vein bypass grafts: Analysis of tissue obtained from 73 patients by directional atherectomy. *J Am Coll Cardiol* 1991; **17**: 442-448.
89) O' Neill WW. Mechanical rotational atherectomy. *Am J Cardiol* 1992; **69**: 12F-18F.
90) Bertrand ME, Lablanche JM, Leroy F, et al. Percutaneous transluminal coronary rotary ablation with rotablator (European experience). *Am J Cardiol* 1992; **69**: 470-474.
91) Litvack F, Margolis J, Cummins F, et al. Excimer laser coronary (ELCA) registry: report of the first consecutive 2080 patients. *J Am Coll Cardiol* 1992; **19**: 276A.
92) Margolis JR, Mehta S. Excimer laser coronary angioplasty. *Am J Cardiol* 1992; **69**: 3F-11F.
93) 木村 剛. Excimer laser coronary angioplasty (ELCA) の初期成績. 心血管 1991; **6**: 386-390.
94) Cook SL, Eigler NL, Shefer A, Goldenberg T, Forrester JS, Litvack F. Percutaneous excimer laser coronary angioplasty of lesions not ideal for balloon angioplasty. *Circulation* 1991; **84**: 632-643.
95) Tomaru T, Geschwind HJ, Boussignac G, Lange F, Tahk SJ. Comparison of ablation efficacy of excimer, pulsed-dye, and holmium-YAG lasers relevant to shock waves. *Am Heart J* 1992; **123**: 886-895.
96) Geschwind HJ, Dubois-Rande J, Zelinsky R, Morelle JF, Boussignac G. Percutaneous coronary mid-infra-red laser angioplasty. *Am Heart J* 1991; **122**: 552-558.
97) 宮崎俊一, 野々木宏, 後藤葉一, 他. ホロミウムYAGレーザー冠動脈形成術の臨床的有用性. 心血管 1992; **7**: 572-576.
98) Teirstein PS. Cardiopulmonary support. *Am J Cardiol* 1992; **69**: 19F-21F.
99) 北口勝司, 延吉正清, 野坂秀行, 木村 剛, 横井博厚, 濱崎直也. 冠動脈入口部に対するレーザー血管形成術 (ELCA). 心血管 1992; **7**: 515-520.
100) Topol EJ. Promises and pitfalls of new devices for coronary artery disease. *Circulation* 1991; **83**: 689-694.
101) King III SB. Role of new technology in balloon angioplasty. *Circulation* 1991; **84**: 2574-2579.
102) Honye J, Mahon DJ, Jain A, et al. Morphological effects of coronary balloon angioplaty *in vivo* assessed by intravascular ultrasound imaging. *Circulation* 1992; **85**: 1012-1025.
103) Keren G, Pichard AD, Kent KM, Satler LF, Leon MB. Failure or success of complex catheter-based interventional procedures assessed by intravascular ultrasound. *Am Heart J* 1992; **123**: 200-208.
104) Nase-Hueppmeier S, Uebis R, Doerr R, Hanrath P. Intravascular ultrasound to assess aortocoronary venous bypass grafts *in vivo*. *Am J Cardiol* 1992; **70**: 455-458.

2. 冠動脈の血栓溶解療法

虚血性心疾患は冠動脈の粥状硬化を基盤とするが，冠動脈内血栓が病変を修飾したり進行を促進する．とくに急性心筋梗塞や不安定狭心症では，責任冠動脈の血栓形成が病変の発症や増悪に大きく関与し，抗血栓療法が非常に重要な臨床的意義を有する．抗血栓療法には，streptokinase (SK), urokinase (UK), tissue-type plasminogen activator (t-PA) などの線維溶解剤（線溶剤）を用いる血栓溶解療法，ヘパリン，ワーファリンなど凝固因子を阻害する薬剤を用いる抗凝固療法，およびアスピリンに代表される抗血小板療法があるが，急性心筋梗塞では，線溶剤の投与による血栓溶解療法が劇的な治療効果をおさめ日常臨床にも広く使われている．

本稿では，急性心筋梗塞における血栓溶解療法を中心として概説する．

急性心筋梗塞

a. 背　　景

急性心筋梗塞に対する血栓溶解療法は，1950年代末頃からSK静注法により始められたが，1970年代の後半に入ってRentropら[1]が経カテーテル的にSKを直接冠動脈内へ注入して再開通を図るpercutaneous transluminal coronary recanalization (PTCR) を報告して以来，急速に世界的に広がった．その後SKやt-PAの静注により，PTCRと同等あるいはそれ以上の高い治療効果が得られるという報告が相次ぎ，現在欧米ではt-PA静注法が主流となり，PTCRの施行は血管造影中に冠動脈内血栓を生じた場合か，あるいは即座に冠動脈カテーテルが準備できる場合に限定されるべきであると考えられている[2]．

わが国でもUKを用いてPTCRが行われてきたが，t-PA静注法の普及とともに次第に下火になりつつある．日本心血管インターベンション学会学術研究会の行ったアンケート結果では，わが国における主要な循環器専門病院において1992年2月の1カ月間に来院した833例の急性心筋梗塞患者に対しPTCRは32.6％に，静注法による血栓溶解療法は23.9％に施行されたという[3]．わが国では欧米に比べ，急性心筋梗塞に対しPTCRの行われる比率の高いのと，PTCAを単独あるいは血栓溶解療法に併用して行われる率が高い．

b. 原理および薬剤

血栓溶解薬はplasminogenをplasminに活性化するplasminogen activator (PA) という酵素であり，生じたplasminがfibrinおよびその前駆物質であるfibrinogenを分解する．PAには，直接plasminogenのペプチド結合を切断してplasminにするdirect type PAと，それ自体では酵素活性をもたないが，plasminogenあるいはplasminと複合体を形成することにより初めて酵素活性を発揮するindirect type PAとがある．direct type PAには，血管内皮細胞から分泌されるt-PAと，腎細胞で産生され尿中に排泄されるurokinase type PA (u-PA, UK) とがあり，indirect type PAではSKが代表格である．

UKは，fibrinとの親和性が低く循環血液中のplasminogenをplasminに活性化させるため，大量投与した場合全身における線溶亢進により出血傾向を生じる場合がある．一方，t-PAはfibrin親和性が高く，血栓内のfibrinに結合しているplasminogenを選択的に活性化することができる．そのため静注でも選択的に血栓を溶解する効果が期待でき，出血傾向を生じることも少ない．欠点は半減期が短く効果が持続しないことである．t-PAには，細胞培養により生成されたものと，遺伝子組換えによりつくられたrecombinant t-PA (rt-PA) とがある．最近では，UKの前駆体でUKよりfibrin親和性の高いsingle chain urokinase type plasminogen proactivator (pro-UK, scu-PA) も臨床応用されている．

SK は欧米で多用されているが，抗原性があり出血傾向を起こすことも多く，わが国では使われていない．このような欠点を克服するために anisoylated plasminogen streptokinase activator complex (APSAC) が開発され臨床治験が行われている．

以上の薬剤の薬理作用，投与方法，効果などの一覧を表2.1に示す．

表2.1　各種血栓溶解剤の比較（静注法）

	UK	t-PA	SK	APSAC
常用量	96万単位	100 mg	150万単位	30単位
投与時間	30〜60分	1〜3時間	1時間	2〜5分
血栓親和性	−	＋	−	−
血中半減期	14分	4分	18分	95分
冠動脈開存率	50％	75〜85％	50〜60％	60％
アレルギー反応	−	−	＋	＋
血圧低下	−	−	＋	−
出血	＋＋＋	＋	＋＋＋	＋＋
価格	高い	高い	安い	やや高い

表2.2　急性心筋梗塞における血栓溶解療法の禁忌とならない患者

Class I：常に適応があり，有効と思われる群
  1.　70歳以下で，急性心筋梗塞の診断が確定し，胸痛を訴え，心電図上少なくとも連続する2誘導で0.1 mV以上のST上昇を認め，胸痛出現後6時間以内に治療の開始できる患者
Class II：適応はあるが効果は定かでなく異論の出る可能性もある群
 [IIa]　有効性が期待される群
  1.　70〜75歳で，急性心筋梗塞の診断が確定し，胸痛を訴え，心電図上少なくとも連続する2誘導で0.1 mV以上のST上昇を認め，胸痛出現後6時間以内に治療の開始できる患者
  2.　発症後6時間以上経過した急性心筋梗塞であるが，胸痛のくり返す患者
  3.　血栓溶解療法施行後数日内に再梗塞を起こした患者
 [IIb]　有用性は実証されていないが，有効となる可能性があり，無害と思われる群
  1.　急性心筋梗塞の診断が確定し，胸痛を訴え，心電図上少なくとも連続する2誘導で0.1 mV以上のST上昇を認め，胸痛出現後6〜24時間の間に治療の開始できる患者
  2.　75歳以上で，急性心筋梗塞の診断が確定し，胸痛を訴え，心電図上少なくとも連続する2誘導で0.1 mV以上のST上昇を認め，胸痛出現後6時間以内に治療が開始でき，広範梗塞の切迫する患者
  3.　急性心筋梗塞の診断が確定し，胸痛を訴え，心電図上少なくとも連続する2誘導で0.1 mV以下のST上昇を認め，24時間以内に治療の開始できる患者
Class III：適応外で，有害となる可能性のある群
 胸痛のあった患者で，
  1.　胸痛発現後24時間以内に治療が開始できず，胸痛も再燃しない場合
  2.　胸痛の出現時期が不明で消退した場合
  3.　胸痛の原因が不明な場合

(ACC/AHA のガイドライン[3]による)

表2.3　急性心筋梗塞における血栓溶解療法の禁忌

絶対的禁忌
  1.　活動性体内出血
  2.　大動脈解離の疑われる場合
  3.　長時間に及ぶ，あるいは観血的処置の多く加えられた心肺蘇生術
  4.　頭部外傷の最近の既往あるいは頭蓋内腫瘍
  5.　糖尿病性出血性網膜症あるいは他の出血性眼疾患
  6.　妊娠
  7.　streptokinase または APSAC によりアレルギー反応を起こしたことのあるもの
  8.　血圧が 200/120 mmHg を超えるもの
  9.　出血による脳血管障害の既往
相対的禁忌
  1.　1，2週間以上経過した外傷，手術．2週間以内の外傷，手術は再出血源となる可能性があり，絶対禁忌である．
  2.　薬物療法の有無にかかわらず，慢性の重症高血圧の既往
  3.　活動性消化性潰瘍
  4.　脳血管障害の既往
  5.　出血傾向の明らかな場合，最近抗凝固剤を使用した場合
  6.　重症肝機能不全
  7.　以前に streptokinase あるいは APSAC の投与を受けたもの (streptokinase または APSAC 投与後最初の6〜9カ月間が特に重要であり，streptokinase を含有するすべての薬剤を再使用する場合に適用となる．ただし rt-PA や urokinase は除く)

(ACC/AHA ガイドライン[3]による)

c. 適　　応

1990年 American College of Cardiology/American Heart Association(ACC/AHA) Task Force により示された急性心筋梗塞の早期治療指針[4]の中に, 血栓溶解療法の適応, 禁忌として表2.2, 2.3のように記されている. これは静注法による血栓溶解療法を対象としたものであるが, PTCRを施行する場合もこの基準に準じて行われる. 発症後6時間以内に治療を開始でき, 出血傾向など血栓溶解療法による危険性のない急性心筋梗塞患者というのが一応の適応となるが, 詳細は ACC/AHA のガイドラインを参照されたい.

d. 投　与　方　法

冠動脈内投与法(PTCR)では, 冠動脈病変の部位, 程度を評価しながら血栓溶解剤を投与でき再開通の有無も確認できる. また, 投与量も少なくて済むという利点を有する. しかし, 侵襲性があり, 施行施設も限られ開始までに時間がかかるという欠点をもつ.

静注法は, どこでもすぐに始められるが, 投与量が多くなり, 冠動脈病変も確認できない. 両者とも一長一短があるが, 理論的には t-PA のように血栓選択性のある薬剤は静注法で, UK のように選択性のない薬剤は冠動脈内注入するのが妥当であろう.

冠動脈投与法では, UK は12万単位を5分ごとに注入して最高96万単位まで投与し[5], pro-UK では6,000単位を注入する[6].

米国における t-PA の投与法は100 mg を3時間かけ注入(最初に10 mg を急速注入, 次の1時間に50 mg, 続く2時間で40 mg 注入)するのが標準である. わが国では体重1 kg あたり0.7～1.0 mg を1時間で注入(10%の量を最初の1～2分で急速注入, 残りを1時間かけて点滴静注)することが多い. このときヘパリン5,000単位を同時注入する. これは, t-PA では半減期が短く, UK や SK に比べ投与後短時間に再血栓化することが多いためである.

他の薬剤の静注法は, UK では96万単位を30～60分間で, SK は150万単位を1時間で, APSAC は30単位を急速に注入するのが標準である[7].

e. 成　　　　績

欧米では, 急性心筋梗塞における SK や t-PA など種々の血栓溶解剤静注法の有効性を相互比較したり, 他の方法と比較する国際的大規模プロジェクトがいくつか行われている. それらの成績を総合すると, 標準的な t-PA 静注法による冠動脈開存率(patency rate)は, 薬剤投与開始してから90分後にて70%強である[8]. この値は, SK の50～60%, APSAC の60%に比し高い[2]. 欧州における t-PA と SK の効果を直接比較した検討では, t-PA 70%に対し SK 55%であったという[9]. また, Thrombolysis in Myocardial Infarction(TIMI) phase I の検討では, 梗塞責任動脈の再開通率(recanalization rate：血管造影により閉塞の確認された冠動脈が血栓溶解剤投与後に再開通する率)を比較しているが, それによると t-PA 62%に比べ SK 31%で, t-PA の方が2倍の再開通率を示したという[10]. その検討において冠動脈の造影程度を4段階に分け半定量的評価を行っているが, 現在もしばしば使用される定義なので表2.4にあげておく. t-PA 静注法にヘパリン注入を併用すると, 冠動脈の開存率は, 併用しない群に比べ90分後では変わらないが[11], 7～14時間後, あるいは2～3日後において有意の上昇がみられたという[12,13]. SK では, ヘパリンによる開存率改善効果は明らかでないとされる.

t-PA の投与法によっても成績が異なり, ヘパリン静注と経口アスピリン投与の併用下に90分間で t-PA を注入すると, 3時間注入法に比べて開存率が上昇するという[14]. しかし, 投与時間は長くした方

表2.4　冠動脈造影像(TIMI の定義)[10]

Grade 0 (no perfusion)：
　閉塞部を越えて順行性の造影を認めない.
Grade 1 (penetration without perfusion)：
　造影剤は閉塞部を越えるが停滞し, 造影終了までに冠動脈内腔全体が造影されない.
Grade 2 (partial perfusion)：
　造影剤は閉塞部を越え遠位冠動脈の内腔全体の造影をみるが, 造影剤の流入や流出が他の健常冠動脈に比べて遅い.
Grade 3 (complete perfusion)：
　閉塞部より末梢冠動脈において順行性の良好な造影を認め, 造影剤のクリアランスも健常部同様すみやかである.

がよいという考え方も多く，まだまだ議論の余地が残る．

t-PA の静注により，非投与群に比べ急性期における左室駆出分画は有意に増加し，30日以内の早期死亡率も 2.8〜9.6％ となり，非投与群に比し 30％ 前後減少する[8]．これらの左室機能や死亡率改善効果は，血栓溶解療法の開始が早ければ早いほど大きいという[15]．一方，t-PA と SK との比較検討結果によると，左室機能や梗塞の大きさ，再梗塞の発生頻度，病院死，臨床的改善度，生存率などには差がみられなかったという[16〜19]．また APSAC においても同様に t-PA に比べ梗塞の大きさ，左室機能には差がなかったという[20]．

以上の結果より，t-PA では SK や APSAC に比べて冠動脈開存率は高くなるが左室機能や生存率には差がないことがわかる．とすると，梗塞責任動脈を早期再開通することの臨床的意義はどの程度あるのかという疑問がわいてくる．現在，冠動脈閉塞例における t-PA と SK の有効性の比較，とくに経時的な再開通率と生存率の比較検討に関する国際的な大プロジェクト GUSTO (grobal utilization of streptokinase and rt-PA for occluded coronary arteries) が進行中で解析結果が期待される[21]．

一方，PTCR における冠動脈再開通率は，UK で約 70％，pro-UK で 80〜90％ 程度である[5,6]．

f. 合併症と対策

血栓溶解療法では，冠動脈に狭窄を残しやすく血栓の再形成により再閉塞をきたすことが多い．残存狭窄が強いほど再閉塞率が高いとされる[22]．t-PA 静注法において2週間以内の再閉塞は 5〜45％ に発生し[23]，SK や UK よりも高い．

その理由は，t-PA は血中半減期が約4分で，UK の14分，SK の18分，APSAC の95分に比べて著しく短く，血栓溶解効果が短時間に消失するためではないかとみられている．そのため，t-PA 投与後，さらに後療法として t-PA 0.8 mg/kg を4時間かけて投与したり[24]，SK や UK との併用を行ったりする．ヘパリンの併用が再閉塞防止に役立つことは先にも述べたとおりであり，アスピリン投与が有効であるとの報告もある[23]．以上にあげた理由により，t-PA 静注時にヘパリンとアスピリンを併用しておくのが無難である．一般的に行われている投与法は，t-PA 注入開始時にヘパリン 5,000 単位を急速静注する．その後ヘパリンは点滴にて持続注入し，同時にアスピリン（160〜325 mg）を投与する．後療法としてヘパリン1万単位/日を3〜7日ぐらい投与することもある．

合併症として問題となるのは出血であり，うち最も重篤なものが脳出血である．t-PA 静注法の場合 100 mg の投与で平均約 0.5％ に起こるが，この数字は自然発生率と変わらない．しかし，投与量を 150 mg にすると発生率は約4倍となり非常に危険である[25]．有効性，合併症の両面から総合的に判断して，投与量として 100 mg は適量と考えられる．他には血尿と血管穿刺部（カテーテルや静注など）からの出血が多く，20〜30％ にみられるという．カテーテルを使うととくに多く，その意味でも静注法によるメリットは大きい．

ほかに，再開通時の不整脈，血圧低下，徐脈などがあり，しばしば心室細動が発生して除細動せねばならないこともある．

急性心筋梗塞の急性期死亡は，血栓溶解療法の出現により 15％ から 7％ に減少したと言われるが，死亡原因として最もリスクの高いのは，肺水腫や心原性ショックの合併である．このような患者には本療法は不十分で，PTCA やバイパス手術など少しでも早く血行再建を図る方法が必要となる[26]．それ以外のリスク因子として，70歳以上，女性，糖尿病，心筋梗塞の既往，前壁梗塞，心房細動，低血圧，徐脈，肺野ラ音などがあげられている[27]．

g. 将来展望

急性心筋梗塞において，t-PA 静注による血栓溶解療法が，PTCA を併用したり，PTCA 単独で治療された場合に比べ，遜色のない成績を示すことが明らかになり，わが国でも今後ますます静注法による治療の増えることが予想される．また，溶解剤としては血栓親和性が高く，酵素活性が強く，血中半減期の長いものが理想的であり，遺伝子工学などの手法を用いて新しい薬剤の開発もどんどん進められている[28]．第2世代の t-PA と称される mutant t-PA もその一つで，半減期が長くなったため one shot 投与ができ臨床的に使いやすくなっている．今後の臨床応用が期待される．

不安定狭心症

　不安定狭心症（unstable angina）の発症は，冠動脈アテロームのプラークの亀裂とそれに続発する壁在血栓による冠動脈狭窄を原因とする場合が多く，しばしば不安定狭心症から心筋梗塞，急性死という増悪型の帰結をとる．理論的には血栓を溶解すれば病変の進行を抑えることができるわけで，アスピリン，ヘパリンが有用であると言われるが，血栓溶解療法の有効性を明らかに示した報告はない．最近のt-PA および ASPAC を用いた臨床治験でも，両薬剤により冠動脈内血栓は減少したが，病院死，心筋梗塞，あるいは緊急血行再建術などの頻度は減らなかったという[29,30]．不安定狭心症の増悪因子には血栓以外の要因があるのかもしれない．

　しかし，本症における血栓溶解療法の有効性を検討した報告は，対象症例の少ないものが多く，結論を下すのは尚早である．今後，急性心筋梗塞のように国際的な大規模プロジェクトによる検討が必要である．　　　　　　　　　　　　　　〔竹田　寛〕

文　献

1) Rentrop KP, Blanke H, Karsch KR, et al. Acute myocardial infarction: intracoronary application of nitroglycerin and streptokinase. *Clin Cardiol* 1979; **2**: 354-363.
2) Pastermark RC, Braunwald E, Sobel BE, et al. Acute myocardial infarction. In: Braunwald E, ed. Heart Disease. 4th ed. Philadelphia, London, Toronto, Montreal, Sydney, Tokyo: WB Saunders, 1992; 1200-1291.
3) 日本心血管インターベンション学会学術委員会．第1回日本心血管インターベンション学会学術委員会アンケート結果について．心血管 1992; **7**: 491-499.
4) Gunnar RM, Bourdillon PDV, Dixon DW, et al. ACC/AHA guidelines for the early management of patients with acute myocardial infarction: A report of the American College of Cardiology/American Heart Association task force on assessment of diagnostic and therapeutic cardiovascular procedures. *Circulation* 1990; **82**: 664-707.
5) Kambara H, Kammatsuse K, Nobuyoshi M, et al. Randomized double-blind trial of intracoronary urokinase for acute myocardial infarction: multicenter study. *Jpn Circ J* 1987; **51**: 1072-1076.
6) Kambara H, Kawai C, Kajiwara N, et al. Randomized, double-blinded multicenter study: Comparison of intracoronary single-chain uro-kinase-type plasminogen activator, pro-urokinase (GE-0943), and intracoronary urokinase in patients with acute myocardial infarction. *Circulation* 1988; **78**: 899-905.
7) Collen D. Designing thrombolytic agents: Focus on safety and efficacy. *Am J Cardiol* 1992; **69**: 71A-81A.
8) Becker RC, Corrao JM, Harrington R, Ball SP, Gore JM. Recombinant tissue-type plasminogen activator: Current concepts and guidelines for clinical use in acute myocardial infarction. part 1. *Am Heart J* 1991; **121**: 220-244.
9) Verstraete M, Bernard R, Bory M, et al. Randomised trial of intravenous recombinant tissue-type plasminogen activator versus intravenous streptokinase in acute myocardial infarction: report from the European cooperative study group for recombinant tissue-type plasminogen activator. *Lancet* 1985; **1**: 842-847.
10) Chesebro JH, Knatterud G, Roberts R, et al. Thrombolysis in myocardial infarction (TIMI) trial, phase I: a comparison between intravenous tissue plasminogen activator and intravenous streptokinase. *Circulation* 1987; **76**: 142-154.
11) Topol EJ, George BS, Kereiakes DJ, et al. A randomized controlled trial of intravenous tissue plasminogen activator and early intravenous heparin in acute myocardial infarction. *Circulation* 1989; **79**: 281-286.
12) Hsia J, Hamilton WP, Kleiman N, Robert R, Chaitman BR, Ross AM. Comparison between heparin and low-dose aspirin as adjunctive therapy with tissue plasminogen activator for acute myocardial infarction. *N Engl J Med* 1990; **323**: 1433-1437.
13) Bleich SD, Nichols TC, Schumacher RR, Cooke DH, Tate DA, Teichman SL. Effect of heparin on coronary arterial patency after thrombolysis with tissue plasminogen activator in acute myocardial infarction. *Am J Cardiol* 1990; **66**: 1412-1417.
14) Carney RJ, Murphy GA, Brandt TR, et al. Randomized angiographic trial of recombinant tissue-type plasminogen activator (alteplase) in myocardial infarction. *J Am Coll Cardiol* 1992; **20**: 17-23.
15) ISIS-2 (Second international study of infarct survival) collaborative group. Randomised trial of intravenous streptokinase, oral aspirin, both, or neither among 17 187 cases of suspected acute myocardial infarction: ISIS-2. *Lancet* 1988; **2**: 349-360.
16) ISIS-3 (Third international study of infarct survival) collaborative group. ISIS-3: a randomised comparison of streptokinase vs tissue plasminogen activator vs anistreplase and of aspirin plus heparin vs aspirin alone among 41 299 cases of suspected acute myocardial infarction. *Lancet* 1992; **339**: 753-770.
17) White HD, Rivers JT, Maslowski AH, et al.

Effect of intravenous streptokinase as compared with that of tissue plasminogen activator on left ventricular function after first myocardial infarction. *N Engl J Med* 1989 ; **320** : 817-821.
18) Gruppo italiano per lo studio della sopravvivenza nell' Infarto miocardico. GISSI-2 : A factorial randomised trial of alteplase versus streptokinase and heparin versus no heparin among 12 490 patients with acute myocardial infarction. *Lancet* 1990 ; **336** : 65-71.
19) The international study group. In-hospital mortality and clinical course of 20 891 patients with suspected acute myocardial infarction randomised between alteplase and streptokinase with or without heparin. *Lancet* 1990 ; **336** : 71-75.
20) Bassand JP, Cassagnes J, Machecourt, J, et al. Comparative effects of APSAC and rt-PA on infarct size and left ventricular function in acute myocardial infarction. A multicenter randomized study. *Circulation* 1991 ; **84** : 1107-1117.
21) Topol EJ, Armstrong P, Werf FV, et al. Confronting the issues of patient safety and investigator conflict of interest in an international clinical trial of myocardial reperfusion. *J Am Coll Cardiol* 1992 ; **19** : 1123-1128.
22) Harrison DG, Ferguson DW, Collins SM, et al. Rethrombosis after reperfusion with streptokinase : importance of geometry of residual lesions. *Circulation* 1984 ; **69** : 991-999.
23) Roux S, Christeller S, Lüdin E. Effects of aspirin on coronary reocclusion and recurrent ischemia after thrombolysis : a meta-analysis. *J Am Coll Cardiol* 1992 ; **19** : 671-677.
24) Gold HK, Leinbach RC, Garabedian HD, et al. Acute coronary reocclusion after thrombolysis with recombinant human tissue-type plasminogen activator : prevention by a maintenance infusion. *Circulation* 1986 ; **73** : 347-352.
25) The TIMI study group. Comparison of invasive and conservative strategies after treatment with intravenous tissue plasminogen activator in acute myocardial infarction : Results of the thrombolysis in myocardial infarction (TIMI) phase II trial. *N Engl J Med* 1989 ; **320** : 618-627.
26) Mueller HS, Cohen LS, Braunwald E, et al. Predictors of early morbidity and mortality after thrombolytic therapy of acute myocardial infarction : Analyses of patient subgroups in the thrombolysis in myocardial infarction (TIMI) trial, phase II. *Circulation* 1992 ; **85** : 1254-1264.
27) Hillis LD, Forman S, Braunwald E, et al. Risk stratification before thrombolytic therapy in patients with acute myocardial infarction. *J Am Coll Cardiol* 1990 ; **16** : 313-315.
28) Becker RC, Harrington R. Recombinant tissue-type plasminogen activator : Current concepts and guidelines for clinical use in acute myocardial infarction. Part II. *Am Heart J* 1991 ; **121** : 627-640.
29) Freeman MR, Langer A, Wilson RF, Morgan CD, Armstrong PW. Thrombolysis in unstable angina : randomized double-blind trial of t-PA and placebo. *Circulation* 1992 ; **85** : 150-157.
30) Bar FW, Verheugt FW, Materne P, et al. Thrombolysis in patients with unstable angina improves the angiographic but not the clinical outcome : results of UNASEM, a multicencer, randomized, placebo-controlled, clinical trial with anistreplase. *Circulation* 1992 ; **86** : 131-137.

3. 心・大血管の塞栓療法

a. 動脈管閉鎖術（closure of patent ductus arteriosus, PDA）

(1) Porstmann 法

1966年 Porstmann らは世界で初めて PDA の非開胸的閉鎖術に成功した[1]。この方法は，大腿動脈穿刺によりカテーテルを大動脈を経て PDA へ挿入し，それを通してガイドワイヤーを肺動脈主幹部へ進め，その先端を静脈側から挿入したスネアーカテーテルにより捕捉して，大腿動脈—大動脈—PDA—肺動脈—下大静脈—大腿静脈と連なるガイドワイヤーのループを形成する（図3.1）。ついで Ivaron sponge を PDA の大きさに合わせて加工し，作成した plug をガイドワイヤーに沿わせて大腿動脈より大動脈，PDA と順に押し進め閉鎖するものである。本法の成績は非常によく，Wierny らの報告[2]では208人中197人(94.7%)に成功，わが国における全国集計[3]でも517例中490例(94.8%)に成功したという。本法の欠点[1]は，大腿動脈より plug を挿入するため大腿動脈の細い新生児や乳幼児では施行できない（一般的に7歳以上が適応とされる）[2]，たとえ年長児でも PDA の径より大腿動脈の径が小さければ行えない[3]，しばしば大腿動脈内膜を損傷し大腿動脈の狭窄，閉塞などの合併症を起こす，などがあげられる。

本来なら手術リスクの大きい新生児や未熟児，複雑心奇形を有する症例に施行したいところであるが，手技的に行えないということ，年長児であれば PDA の手術リスクはきわめて少なく，わざわざ感染や大腿動脈損傷の可能性のある本法を行う必要のないことなどの理由からあまり普及せず，現在わが国においても数施設で行われているのみである。

(2) Rashkind の PDA occluder device

Rashkind ら[4]は，大腿動脈を使わず大腿静脈のみからのアプローチで PDA を閉鎖する方法を考案した。これには，3本のスプリングアームよりなる umbrella を2対背中合わせに並べた構造を有する PDA occuluder device を用いる（図3.2）。ロングシースの先端を肺動脈より PDA の大動脈端まで進め，シースから device を押し出すようにして PDA の閉鎖を行う（図3.3）。本法では年少児でも操作可能で，3.5 kg の幼児でも安全に行えたという[5]。

成功率は当初あまり芳しくなかったが，手技や器

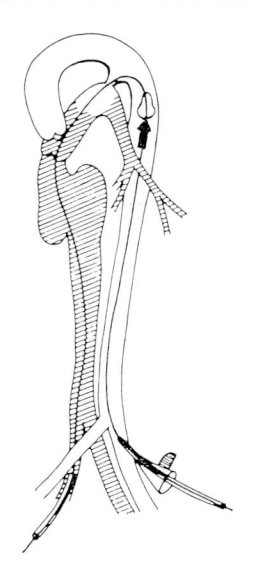

図 3.1 Porstmann 法の模式図（Wierny ら[2], 1986）

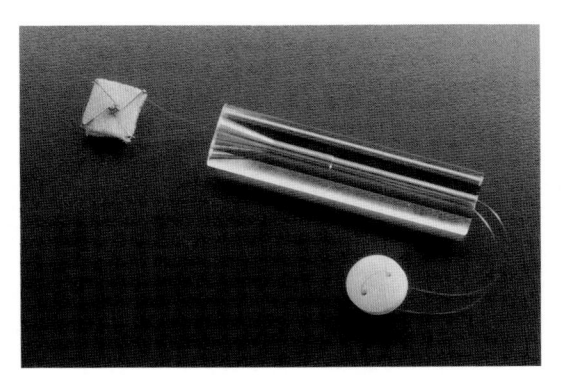

図 3.2 Rashkind の PDA occluder（USCI）
（バード・ジャパン社より借用）

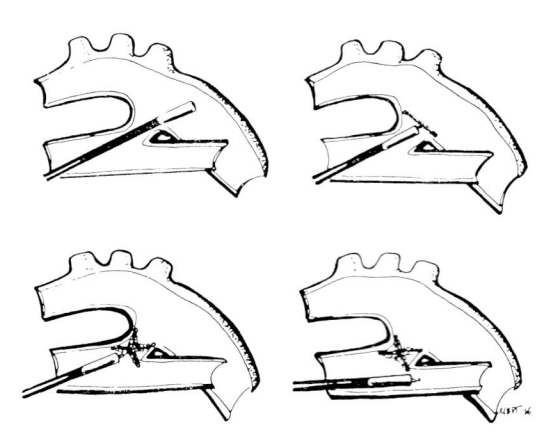

図3.3 RashkindのPDA occluderによるPDA塞栓術の手順（Rashkindら[4], 1987）

具の改良により最近では80%近い成績が得られている[4,6,7]. 欠点としては手技がやや難しいこと, サイズの大きなPDAではシャントの残存する率が高くさらにoccluderやcoilを追加しなければならない場合があること, 時にoccluderが肺動脈へ嵌頓する場合があることなどがあげられる. 径2.5 mm以下の小さなPDAに対しては, コイルにより閉鎖することもできる[8].

b. 心房あるいは心室中隔欠損閉鎖術

PDA occluderにおいて特筆すべきことは, 心房中隔欠損（atrial septal defect, ASD）や心室中隔欠損（ventricular septal defect, VSD）の閉鎖にも利用できるということである[9]. とくにVSDに対しては, 先天性のものだけでなく急性心筋梗塞に合併した中隔穿孔にも有用である. この場合, 穿孔を経由して生ずる左右短絡血流により, 左室拍出量が急激に増加して急性心不全が増悪するが, 穿孔を閉鎖して短絡量を減ずることにより左室負荷を軽減し急性期の状態改善を図ることができる[10]. しかし, 一般にPDA occluderはASDやVSDを閉鎖するには径が小さく失敗する場合も多かった.

そこでLockらは, PDA occluderを改良してスプリングアームを長くすることにより大きなASDの閉鎖にも対応できるBard clamshell septal umbrella（Bard PDA Umbrella, USCI Division, C. R. Bard, Billerica, MA）と呼ばれる器具を開発し現在臨床試用されている[11].

一方, Siderisらは, 同じように2枚のdiscを使用するが, ASD左房側に置くoccluderと右房側のcounteroccluderをボタンを掛けるようにして固定するbuttoned double-disk deviceと称される器具を独自に考案し臨床応用を進めている[12,13]. RashkindやLockのoccluderでは11 Frから23 Frの太いシースが必要であったが, buttoned deviceでは8 Frシースで装着可能であり, 乳幼児や小児にも適応できる. 体重3.6 kgの小児ASDにも成功したと報告され, 現在小児を中心に臨床試用が進められている[14].

わが国においてもPDA occluderの臨床治験が終了し, まもなく日常臨床での使用が可能となりその成果が大いに期待される.

c. 側副血管や異常血管に対する塞栓術

重症チアノーゼ疾患根治術後における大動脈肺動脈側副路やBlalock-Taussigシャントなど不要となった側副血行路, 肺動静脈瘻, 先天性冠状動脈瘻などに対して塞栓術が行われる.

高度の肺動脈狭窄を伴うファロー四徴症や肺動脈閉鎖などでは, 肺血流を確保するため気管支動脈や肋間動脈を介して大動脈から末梢肺動脈への側副血行路が形成されるが, そのうち大きなものをmajor aortopulmonary collateral arteries（MAPCA）と呼ぶ. 根治術により右室から肺動脈への血行が再建され肺血流が増加すると, MAPCAを介し肺へ供給される血液が余剰となって容量負荷となり, 術中あるいは術後に左心不全を生じる. これらのMAPCAを手術的に除去することは一般に困難であり, coilによる塞栓術が行われる[15,16]. われわれの施設でも, 根治術の行われたファロー四徴症など4例にMAPCAのcoil塞栓術を行ったが, いずれも側副路の遮断により左右短絡量が減少し左心不全の改善に有効であった（図3.4, 3.5）. この際, 懸念されるのはMAPCAを塞栓することによりその支配領域に肺梗塞を生じないかということであり, 術前にMAPCAと交通する末梢肺動脈が, 肺動脈中枢部とも交通していることを確認しておく必要がある. そのためには, MAPCAをバルーンで閉塞しながら肺動脈造影を行い肺動脈中枢部との交通の有無を確認する. われわれの経験では, MAPCAと交通する肺動脈分枝はたいてい中枢肺動脈とも交通を有し, MAPCAを閉鎖しても肺梗塞とはならないようで

3. 心・大血管の塞栓療法

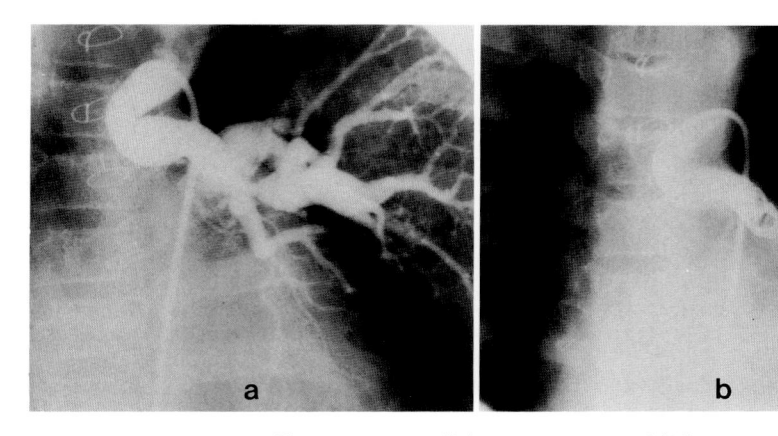

図3.4 ファロー四徴症における MAPCA 塞栓術
a) 左 MAPCA の造影にて左上葉枝が造影される．
b) MAPCA をコイルにより塞栓した後には左肺動脈の造影はみられない．

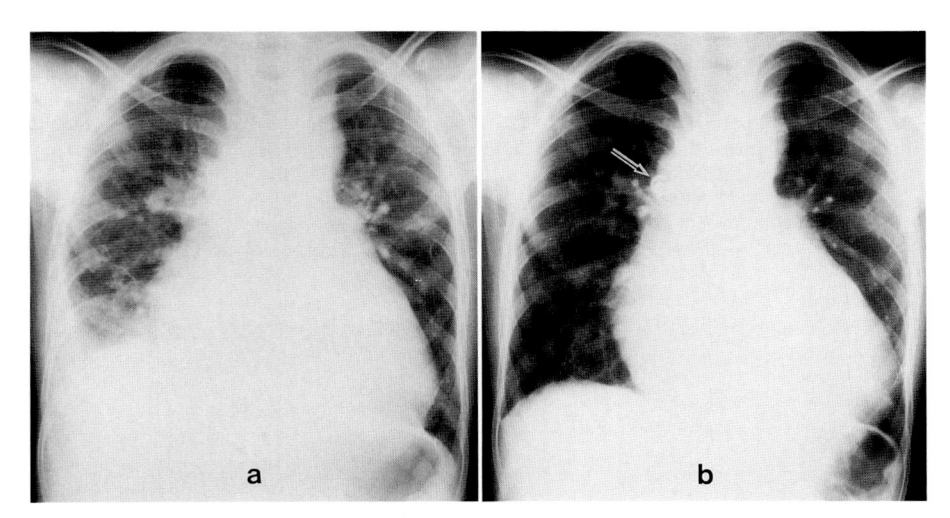

図3.5 心室中隔欠損を伴った肺動脈閉鎖の根治術後心不全をきたした症例
右上葉に血液を供給する MAPCA をコイル（矢印）により塞栓した．術前の胸部単純写真（a）では肺うっ血と右胸水の貯留をみるが，塞栓後（b）には左右短絡血液量の減少によりそれらの変化は消失している．

ある．

先天性冠状動脈瘻は，冠状動脈あるいはその分枝が直接心内腔か肺動脈などの血管と交通するもので，左右冠状動脈にほぼ同頻度にみられ，右室，肺動脈などの右心系に開口するものが多い．右心系に開口する場合には左右短絡を，左心系に交通するものでは左室の容量負荷を招来するわけであるが，通常は小さいものが多く血行動態的に問題とならない．

しかし大きなものでは，しばしば心不全，胸心痛などの臨床症状を呈する．従来は手術的に閉鎖されていたが，最近では coil や PDA occluder などを用いて塞栓術が試みられ良好な結果が得られている[17]．

ほかに肺動静脈瘻などに対しても盛んに塞栓術が行われているが，本項に関しては肺血管の章を参照されたい．　　　　　　　　　〔竹田　寛・奥田康之〕

文　献

1) Portsmann W, Wierny L, Warnke H. Der Verschluss des Ductus arteriosus persistens ohne Thorakotomie. 1. Mitteilung. *Thoraxchirurgie*

1967 ; **15** : 199-203.
2) Wierny L, Plass R, Porstmann W. Transluminal closure of patent ductus arteriosus : long-term results of 208 cases treated without thoracotomy. *Cardiovasc Intervent Radiol* 1986 ; **9** : 279-285.
3) 中埜 粛, 広瀬 一, 松田 暉, 他：非開胸的心臓手術. とくに動脈管開存症に対する Porstmann 法の適応とその成績. 外科治療 1985 ; **52** : 1-6.
4) Rashkind WJ, Mullins CE, Hellenbrand WE, Tait MA. Nonsurgical closure of patent ductus arteriosus : clinical application of the Rashkind PDA occluder system. *Circulation* 1987 ; **75** : 583-592.
5) Rashkind WJ, Cuaso CC. Transcatheter closure of patent ductus arteriosus : Successful use in a 3.5-kilogram infant. *Pediatr Cardiol* 1979 ; **1** : 3-7.
6) Wessel DL, Keane JF, Parness I, Lock JE. Outpatient closure of the patent ductus arteriosus. *Circulation* 1988 ; **77** : 1068-1071.
7) Dyck JD, Benson LN, Smallhorn JF, et al. Catheter occlusion of the persistently patent ductus arteriosus. *Am J Cardiol* 1988 ; **62** : 1089-1092.
8) Cambier PA, Kirby WC, Wortham DC, Moore JW. Percutaneous closure of the small (<2.5 mm) patent ductus arteriosus using coil embolization. *Am J Cardiol* 1992 ; **69** : 815-816.
9) Lock JE, Cockerham JT, Keane JF, Finley JR, Wakely PE Jr, Fellows KE. Transcatheter umbrella closure of congenital heart defects. *Circulation* 1987 ; **75** : 593-599.
10) Lock JE, Block PC, McKay RG, Baim DS, Keane JF. Transcatheter closure of ventricular septal defects. *Circulation* 1988 ; **78** : 361-368.
11) Lock JE, Rome JJ, Davis R, et al. Transcatheter closure of atrial septal defects. experimental studies. *Circulation* 1989 ; **79** : 1091-1099.
12) Sideris EB, Sideris SE, Fowlkes JP, Ehly RL, Smith JE, Gulde RE. Transvenous atrial septal defect occlusion in piglets with a "buttoned" double-disk device. *Circulation* 1990 ; **81** : 312-318.
13) Sideris EB, Sideris SE, Thanopoulos BD, Ehly RL, Fowlkes JP. Transvenous atrial septal defect occlusion by the buttoned device. *Am J Cardiol* 1990 ; **66** : 1524-1526.
14) Rao PS, Wilson AD, Chopra PS. Transcatheter closure of atrial septal defect by "buttoned" devices. *Am J Cardiol* 1992 ; **69** : 1056-1061.
15) Lois JF, Gomes AS, Smith DC, Laks H. Systemic-to-pulmonary collateral vessels and shunts : treatment with embolization. *Radiology* 1988 ; **169** : 671-676.
16) Perry SB, Radtke W, Fellows KE, Keane JF, Lock JE. Coil embolization to occlude aortopulmonary collateral vessels and shunts in patients with congenital heart disease. *J Am Coll Cardiol* 1989 ; **13** : 100-108.
17) Perry SB, Rome J, Keane JF, Baim DS, Lock JE. Transcatheter closure of coronary artery fistulas. *J Am Coll Cardiol* 1992 ; **20** : 205-209.

4. その他のインターベンション

a. 弁形成療法（valvuloplasty）
（1）バルーン肺動脈弁形成術（balloon pulmonary valvuloplasty, BPV）

i）背景 1982年 Kan らにより先天性肺動脈弁狭窄（pulmonary valvular stenosis, PS）を対象として初めてバルーンによる弁形成術が行われた[1]．その後多数の施設で臨床追試が行われて有効性と安全性が立証され，弁形成療法の適応疾患として PS が最初に米国の Food and Drug Administration の承認を得た．

ii）適応 右室と肺動脈の収縮期圧較差が 50 mmHg 以上の先天性 PS が適応となるが，弁の異形成の強い dysplastic PS は弁が硬く一般に拡張は困難である[2]．一方，新生児期や乳児期に重症チアノーゼを呈するファロー四徴症などに対してもチアノーゼ軽減を図る目的で行われる[3]．

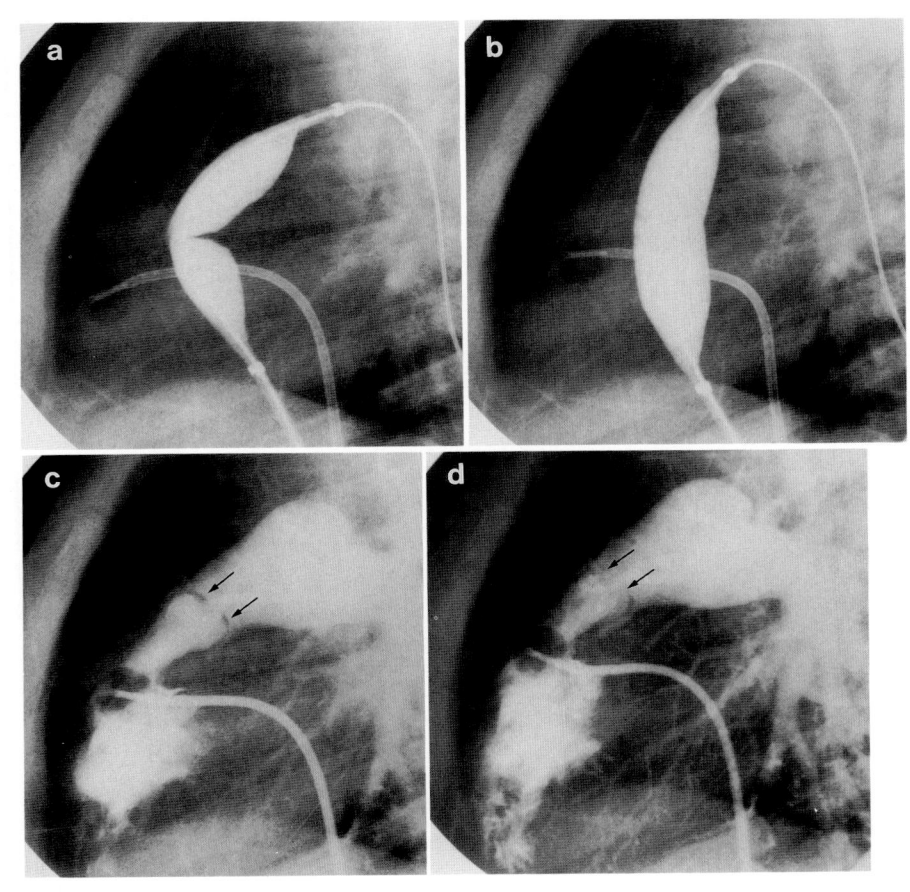

図4.1 先天性肺動脈弁狭窄に対する BPV
　a）バルーン拡張開始時に狭窄弁口部に一致して"くびれ"をみる．
　b）数秒の経過にて"くびれ"は消失した．
　c）BPV 前の造影にて肺動脈弁の肥厚，ドーム形成および弁口部狭窄（矢印）をみる．
　d）BPV 後には弁口部の拡大（矢印）を認める．

iii) 方法 あらかじめ断層心エコー図法あるいは右室造影側面像で肺動脈弁輪径を計測しておき，その1.2～1.5倍程の大きさのバルーン径を有するカテーテルを用いる[4]．バルーン径が小さいと再狭窄の頻度が高いと言われる．

1本のバルーンで十分な大きさが得られないときには，バルーンカテーテルを2本用いてdouble balloon法で行う．

260 cmのlong gidewireを左肺動脈下葉枝まで進め，バルーン中央部が肺動脈弁口部に位置するようにカテーテルを送る．酸素吸入下ですみやかにバルーンの拡張を行うが，拡張初期にみられる"くびれ"が消失したら速やかにdeflationする（図4.1）．通常一度のinflationで右室肺動脈間の圧較差は減少するが，下がらないときにはバルーン径を大きくしてくり返す．inflationの時間が長い（10秒以上）と徐脈や血圧低下をきたすが，たいていは様子をみているだけで回復する．

iv) 成績 われわれの施設では14例のPS患者に対して弁形成術を行ったが，術前，術後の右室肺動脈間の圧較差を比較すると，11例にて有意の減少を認めた（平均圧較差前 76 ± 29 mmHg，後 30 ± 14 mmHg）．圧較差の変化しなかったものが3例あったが，うち2例はdysplastic PSと考えられた．諸家の報告にても成績は良好で，長期の経過観察においても再狭窄率は少ない[5,6]．合併症としては，死亡，心タンポナーデなど重篤なものの頻度は0.6%と少ない．他に大腿静脈血栓症，大腿静脈破裂などがみられるが，これらは幼児，とくに新生児に多く起こる[5]．種々の程度の肺動脈弁逆流を合併するが臨床的には問題とならない．手術療法と比較すると，本法では長期経過観察における再狭窄率に差がなく，肺動脈弁逆流や心室性不整脈の発生頻度は低かったという[7]．このようにBPVは手術に比べはるかに侵襲が少なく安全かつ確実に施行でき，先天性肺動脈弁狭窄に対し第1に選択すべき治療法である．

なお，右室肥大の強い例において術直後，収縮期に右室流出路狭窄をきたすことがある．そのため右室体部と流出路間の圧較差が増加し，肺動脈弁前後での圧較差は減少しているのに，全体として右室肺動脈間の圧較差が低下しないことになる．しかし通常，これは一過性のもので経過観察により右室肥大が軽減するにつれ圧較差は減少する[5,8]．

最近では，肺動脈弁閉鎖（pulmonic valve atresia）などBPVの困難な例に対してレーザーを用いた治療法も試みられている[9]．

（2）バルーン大動脈弁形成術（balloon aortic valvuloplasty, BAV）

i) 背景 大動脈弁狭窄（aortic stenosis, AS）は，二尖弁など先天性のものとリウマチ性などの後天性のものとに大別されるが，先天性ASに対する弁形成術は1984年Lababidiらにより，後天性ASに対しては1986年Cribierらにより，最初に報告された[10,11]．BAVにより弁組織の伸展や癒合した交連部の離開，あるいは後天性ASでは石灰化組織の離断などが起こり，弁口の拡張が得られるとされる[12]．

ii) 適応 大動脈左室間の収縮期圧較差が50 mmHg以上のASであれば一応適応となるが，手術治療に比べると安全性や確実性に劣ること，合併症のリスクが大きいことなどの理由により適用を決定することの困難な場合が多い．

ただし新生児期に重篤な症状を呈する先天性ASの場合，そのままでは手術のリスクが高いが，状態の改善を図って待機的に手術すれば成功率が高くなるため，大動脈左室間の圧較差が50 mmHg以下でも患児の状態改善を図る目的で適用があるとされる[13,14]（図4.2）．成人では，高齢者，糖尿病，呼吸器障害などの合併により手術のリスクの高い患者を対象としたり，心不全の軽減を目的としても行われる．

iii) 方法 バルーンの大きさは大動脈弁輪径と同等ないしやや小さい（0.9倍ぐらい）ものを用いる．大きいものを用いると大動脈壁に亀裂を生じる危険性が高くなり，大動脈弁逆流の程度も強くなる[15,16]．

通常，大動脈から逆行性にカテーテルを左室へ挿入して行われるが，心房中隔穿刺（あるいは開存卵円孔）により大腿静脈から右房，左房，左室，大動脈と順行性にカテーテルを進めて行われることもある．バルーンは1個ないし2個用いる．大動脈弁の拡張につれて大動脈弁逆流の合併が心配されるが，逆流をなるべく少なくして最大限の拡張を行うためには，カラードップラー超音波断層心エコー図によりモニターしながら拡張術を行う．

小児，とくに新生児や乳児では大腿動脈が細いた

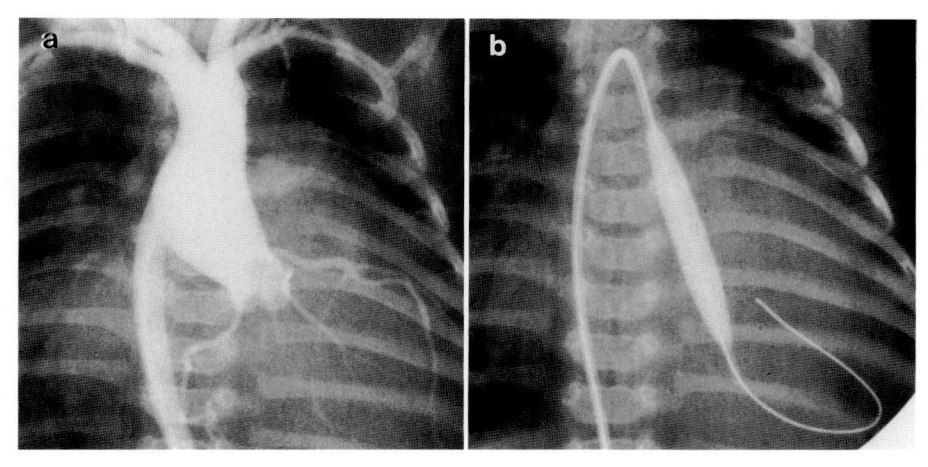

図4.2 先天性大動脈弁狭窄に対する BAV
a) 生後1カ月の小児であるが，BAV 前の大動脈造影にて大動脈弁のドーム形成，上行大動脈に post-stenotic dilatation をみる．
b) バルーン拡張時．BAV 後大動脈左室間の圧較差は 90 mmHg から 30 mmHg に下がり，心不全も消失し，術後4カ月現在外来にて経過観察中である．

め十分な大きさのバルーンカテーテルを挿入できないことが多く，また無理に大きなものを挿入して大腿動脈を損傷することもある．そこで，両側大腿動脈より比較的小さなバルーンカテーテルを1本ずつ挿入する double balloon 法や，大腿静脈からの順行性カテーテル法あるいは頸動脈や臍動脈を利用する方法も行われている[17,18]．

iv) 成績 先天性 AS における BAV の成績は非常に良好である．諸家の報告を総合すると，左室大動脈間の収縮期圧較差は BAV 前には平均 70 mmHg 前後であるが，直後には 20〜35 mmHg と約半減し，2年から4年の経過観察でも再上昇するものは少なかったという[19〜21]．合併症として，術中死亡が 5% にみられ，1歳以下の症例が大半を占め大動脈破裂や不整脈を原因とするものが多かったという．ほかに，大腿動脈閉塞あるいは損傷 12%，大動脈弁逆流の増悪 10% などがみられた[19]．

一方，後天性 AS でも BAV の成績は良好で，左室大動脈収縮期圧較差は半減し，大動脈弁口面積も約 1.7 倍になったという[22,23]．また，BAV 前後で大動脈弁逆流の増悪した症例はわずか 2.1% であった[23]．しかし経過観察により，再狭窄（BAV により得られた弁口面積の 50% 以上を消失）をきたすものが 20% 強にみられたという[22]．他方，62% に再狭窄をきたしたとの報告[24]もあり，先天性 AS とは対照的に比較的高頻度に再狭窄が起こる．合併症として大腿動脈の損傷（11%）や脳塞栓（2.2%）が多くみられるが，とくに石灰化の高度な大動脈弁では剥離したプラークにより脳塞栓を起こしやすい．ほかに重篤なものとして，左室破裂（1.8%），高度の大動脈弁逆流（0.8%），致死的心停止（2.6%），致死的脳血管障害（0.4%），四肢切断（0.6%）などがみられる[25]．

重症の先天性 AS では，胎生期に高度の左室心筋障害を生じて左室低形成を合併することがあり，出生後予後不良のことが多い．そこで胎児期に母体内で BAV 治療を行い左室障害の軽減を試みたという報告がなされ，注目されている[26]．

（3） 経皮的僧帽弁形成術（percutaneous mitral valvuloplasty, PMV または percutaneous transvenous mitral commissurotomy, PTMC）

i) 背景 リウマチ性の僧帽弁狭窄（mitral stenosis, MS）は弁膜疾患のなかでもっとも頻度の高いものであり，従来より手術的には交連切開術や弁置換術が行われている．交連切開術には直視下に切開を加える方法（open mitral commissurotomy）と非直視下に弁に外力を加え切開する方法（closed mitral commissurotomy）とがあり，後者ではバルーンを用いて行われたこともあるという．そこで井上らは胸部外科医としての経験を生かし，1984年独自に開発したバルーンカテーテルを用いて経皮的な

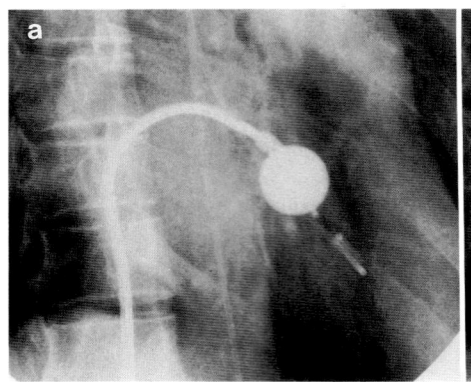

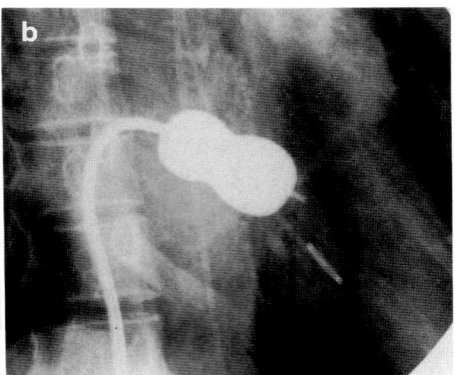

図 4.3 Inoue balloon による PMV
a) まずバルーンの遠位側が拡張する．
b) ついで近位側が拡張する．

MS の弁形成術を行い報告した[27]．彼らの開発したカテーテルは，バルーンの遠位部と近位部が順次拡張し，中央の"切痕部"において弁口部を確実に拡張できるようになっており，現在"井上バルーン"として世界中で使われている（図 4.3）．

ii) 適 応 成人では僧帽弁弁口面積が 1 cm^2 以下の MS は適応となるが，とくに心不全をくり返しながら高齢や糖尿病の合併などで手術できない患者などに有効である．また，交連切開術後の再狭窄に対しても有効な手段である[28]．頻度は少ないが，先天性 MS で心不全症状の強い小児にも適応となる[29]．左房内血栓のある場合には禁忌である．

iii) 方 法 大腿静脈から入り，心房中隔穿刺により右房，左房，左室へと順行性にカテーテルを進めていく方法が一般的であるが，心房中隔穿刺には危険性が伴い十分熟練しなければならないし，術後心房間に短絡が残るなどの問題点を有する．ほかに大動脈から左室，左房と逆行性に入る方法もある[30]．

バルーンの数のうえからは，井上バルーンを 1 個用いる single balloon 法と，通常のバルーンを 2 個使用する double balloon 法とが行われている．MS ではバルーンの拡張により癒合した交連部（とくに石灰化を伴う交連部）の離開が起こり弁口の拡張が得られるが，その効果は double balloon 法の方が大きいという[31]．しかし，双方の有用性を比較した報告はほかにも幾つかあり，今なお評価は定まっていない[32,33]．

iv) 成 績 成績は非常によく，ほぼ全例に成功する．NHLBI の集計によると，PMV の行われた 738 人における術後の僧帽弁口面積は，single balloon 法で 1.7 ± 0.7 cm^2 ($n=99$)，double balloon 法では 2.0 ± 0.8 cm^2 ($n=557$) で，いずれも術前に比べ約 2 倍になっている[34]．

また Block らは，PMV を行った 41 人において術直後に得られた弁口面積と 2 年後に再計測した値とを比較しているが，両者に有意差はなかったと報告している[35]．ほかに僧帽弁口部での圧較差，左房圧や肺動脈圧などの有意の低下，心拍出量の有意の増加などがみられる．

術後の生存率は，弁に石灰化のなかった群では 42 カ月で 100％，石灰化がみられ高度の MS 群においても 1 年で 91％，24～31 カ月で 76％ であったという[36]．また，PMV 開始初期と後期における成績を比較した検討では，後期において有意に成績の上昇がみられ，手技や器具の改良，術者の熟練が重要なことを示している[37]．これらの成績は，外科的な closed mitral commissurotomy と変わらない[38]．

合併症としては，術中死亡が 1％，術後 30 日以内の死亡が約 3％ にみられる[39]．僧帽弁逆流の増加は，single balloon 法での 4％ に対し double balloon 法では 12％ にみられ，心房間短絡は single balloon 法における 2％ に対し，double balloon 法では 12％ に認められる[34]．

再狭窄は約 1 年半の経過観察にて 21％ にみられるという[40]．

b. 心房中隔形成術 (balloon atrial septostomy, BAS)

1966年Rashkindら[41]により発表されたもので、もっとも古典的な心臓IVRの一つである。重症チアノーゼを有する心疾患に対し人工的に心房中隔欠損をつくることにより、左右心房での血液の混合を高め動脈血中の酸素濃度を上昇させる方法である。従来は手術的に行われていたが、Rashkindらはバルーンカテーテル (Rashkind catheter) を卵円孔を介して右房から左房へ挿入し、バルーンを膨張させた後強く牽引することにより心房中隔を機械的に引き裂く方法を開発した。本法は生下時あるいは新生児期に高度のチアノーゼを呈する完全大血管転換や三尖弁閉鎖などの患児における血行動態の改善を図り、根治術やBlalock-Taussig shunt術などを容易にするための術前手段として現在も広く使われている。

実際の手技に関しては、かなり強引に引っ張らないと心房中隔に亀裂は生じず一時的に卵円孔が拡張するだけとなり、1〜2日後には元の大きさに戻って再びチアノーゼが悪化する。ただし、あまり強く引っ張ると引き過ぎて、バルーンで下大静脈を引き裂く危険性もあり注意を要する。われわれは前腕をベッド上に固定し手首の屈曲だけで操作するようにして過度に引き過ぎないようにしている。

一般的には透視下で行われるが、断層心エコー図法を利用することによりベッドサイドでも行うことができ、簡便性という点でも臨床的有用性が高い (図4.4)。

c. 冠動脈以外の血管形成術

(1) 大動脈縮窄 (coarctation of aorta)

大動脈縮窄に対するバルーン血管形成術には、nativeな縮窄そのものを拡張しようとする考え方[42,43]と、手術を優先させ術後の再狭窄のみを対象とすべきであるとする考え方[44,45]とがある。後者を支持する者は、その理由としてnativeな縮窄を拡張した場合かなりの頻度で術後に動脈瘤を併発することをあげている。実際、縮窄部は病理組織学的に嚢胞性中膜壊死 (cystic medial necrosis) を示すものが多く血管壁として不完全なため、機械的拡張により動脈瘤を発生しやすいのではないかとする説[46]もあるが、Raoらの報告[43]では動脈瘤を併発したものはなかったという。確かに発生頻度の施設間における差異は大きい (0〜43%) が、その理由は不明である。多施設による集計[42]によると、141人中8人 (6%) に動脈瘤の合併をみられたとされ、そのあたりが実際の発生頻度に近いと思われる。

いずれの場合にも、狭窄部前後における収縮期圧差が30 mmHg以上の圧較差を認めれば適用となる。使用するバルーンの大きさはさまざまであるが、狭窄部径に対し3倍ぐらいの大きさのものがよく使

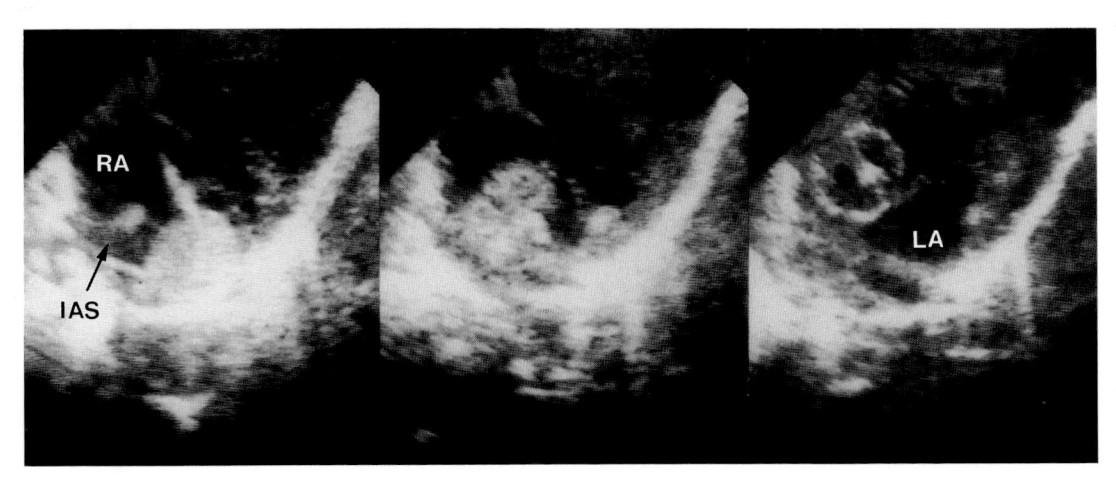

図4.4 断層心エコー図法による観察下におけるBAS (四腔像、左から右への順)
　　　左) 左房内でバルーンを拡張したところ。
　　　中) バルーンが心房中隔を抜けるところ。
　　　右) バルーンが右房へもどったところ。
　　　RA: 右房、　IAS: 心房中隔、　LA: 左房

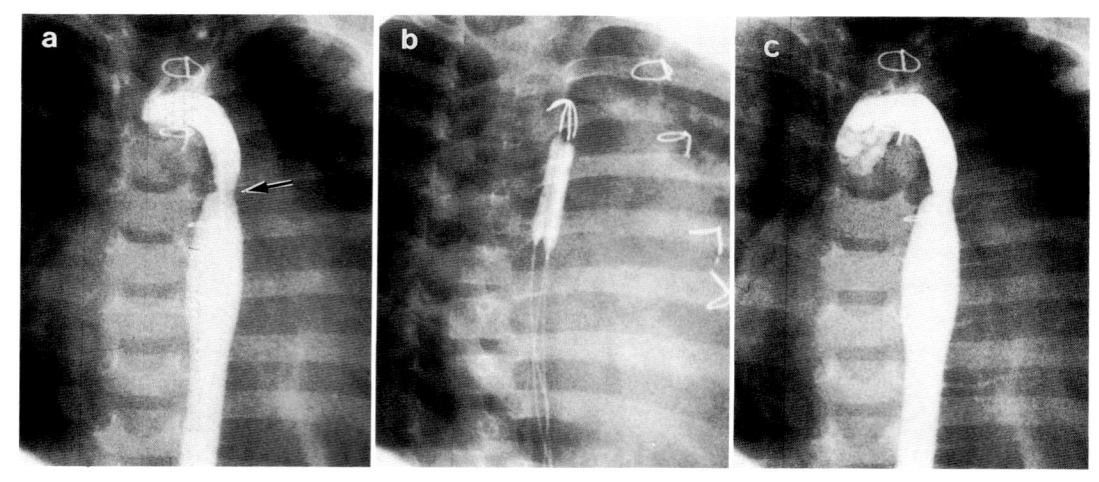

図 4.5 大動脈離断症術後狭窄に対する balloon angioplasty
a) angioplasty 前大動脈造影．吻合部に狭窄をみる（矢印）．
b) probe catheter 3 本による angioplasty を行った．
c) angioplasty 後に吻合部狭窄の解除，圧較差の消失を認めた．

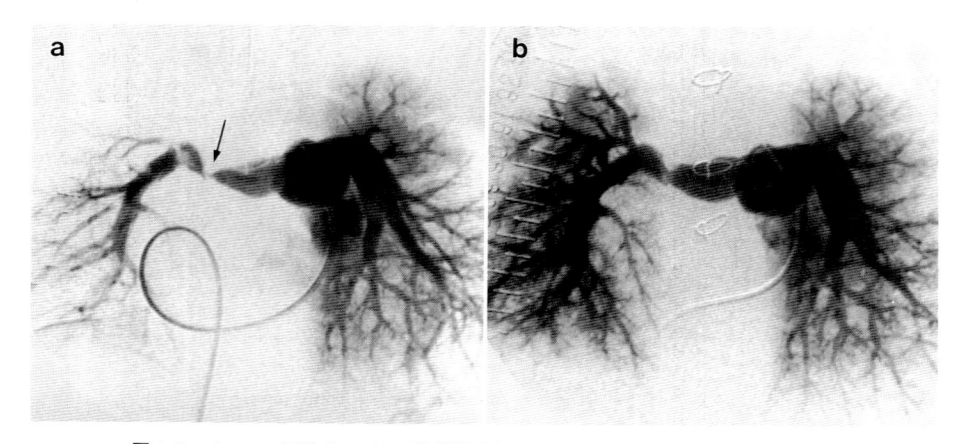

図 4.6 ファロー四徴症における肺動脈形成術後の吻合部狭窄に対する angioplasty
a) angioplasty 前の肺動脈造影 DSA 像で右肺動脈吻合部に狭窄をみる（矢印）．
b) angioplasty 後に狭窄の軽減を認める．

われている．成績は非常に良好で，100％近い症例において狭窄は解除され，術後 1 年以上の経過観察においても再狭窄は少ない[42〜45]．合併症としては，動脈瘤の併発以外に大腿動脈閉塞や拡張部破裂などがみられる．

図 4.5 は心室中隔欠損を合併した大動脈離断症の新生児例で，生後 19 日目に Blalock-Park 吻合術（左鎖骨下動脈と下行大動脈の吻合）を受けたが，術後まもなく再狭窄を来たしバルーン拡張術が行われた．probe catheter（PTCA の項参照）を 3 本用いて拡張術が行われ圧較差はほとんど解消した．この方法では，大腿動脈に 5 Fr シースを入れておけば数本の probe catheter の挿入が可能であり，新生児や乳児で一番問題となる大腿動脈損傷を防ぐのに有効な手段と考えられる[47]．

（2） 肺動脈分枝狭窄（pulmonary artery branch stenosis）

肺動脈分枝狭窄は，単独で発症したりファロー四徴症などの肺血管系の低形成性疾患に合併する．手術的に狭窄を解除することの困難な場合が多く，比較的古くからバルーンによる拡張術が行われてきた．また，ファロー四徴症などで肺動脈形成術後の吻合部狭窄などに対しても行われる（図 4.6）．しかし，その成績はあまり芳しくなく，最近の報告によ

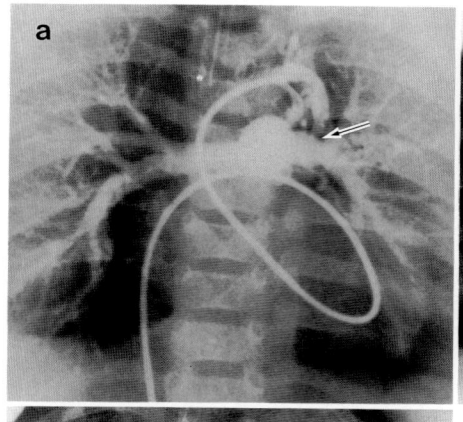

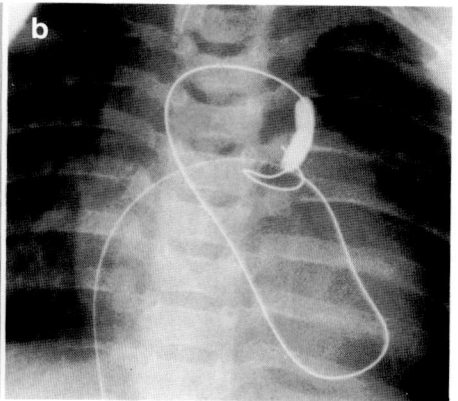

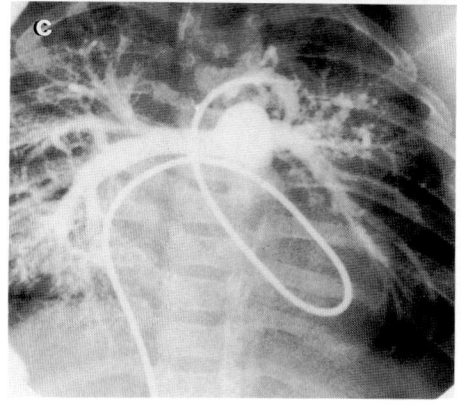

図4.7 Blalock-Taussigシャント（B-Tシャント）の狭窄に対するangioplasty
a) angioplasty前の造影にてB-Tシャント遠位端に狭窄をみる（矢印）．
b) バルーン拡張時．
c) angioplasty後にはB-Tシャントの造影が良好となっている．

ると成功率（術前狭窄部径の50％以上の太さに拡張）は53〜58％で，血管破裂による死亡が1％程度起こり，17％に再狭窄がみられたという[48〜50]．そこで最近ではPalmazステントを利用して狭窄解除を行っている施設もあり，成果が期待されている[51]．また，肺動脈閉鎖（pulmonary atresia）において，唯一の肺動脈への血液供給路である動脈管の開存を維持するためにステントの留置が試みられており，新しい治療法として注目されている[52,53]．

（3） その他の先天性心疾患における血管形成術

総肺静脈還流異常においては，異常静脈の上大静脈，右房，下大静脈などへの流入部に狭窄を伴うことが多く肺鬱血の原因となり，バルーンによる狭窄解除が試みられる．ほかにBlalock-Taussigシャントなどの狭窄に対しても行われる[54]（図4.7）．

（4） 大動脈解離におけるre-entry形成術
　　　　　（fenestration）

DeBakey I 型あるいは III 型の急性大動脈解離において，re-entryの形成がみられないか，不十分なときには解離腔がどんどん大きくなって真腔を圧排し，ついには真腔は完全閉鎖されて腹部臓器や下肢への血流が途絶され，重篤な虚血性変化をきたす．従来，そのような場合には緊急手術の適応となっていたが，最近では経カテーテル的に剥離内膜にre-entryを形成する方法（fenestration）が行われるようになり，腹部臓器や下肢の虚血改善と同時に解離腔の減圧効果も得られ，急性期の状態改善に有効である[55〜57]（図4.8）．

d. そ の 他

その他の心大血管疾患におけるIVRには心筋生検や血管内異物除去，下大静脈フィルターなどがあげられる．

心筋生検は心筋症や心筋炎の診断には欠かすことができない．1962年榊原と今野により心筋生検用鉗子（Konno Bioptome）が開発され，広く世界的に普及した．その後，Kawai BioptomeやStanford Bioptomeなど操作性を良くした改良型がいくつか開発され現在に至っている．本法の安全性は非常に高く，術中死亡率は0.05％と言われる．合併症とし

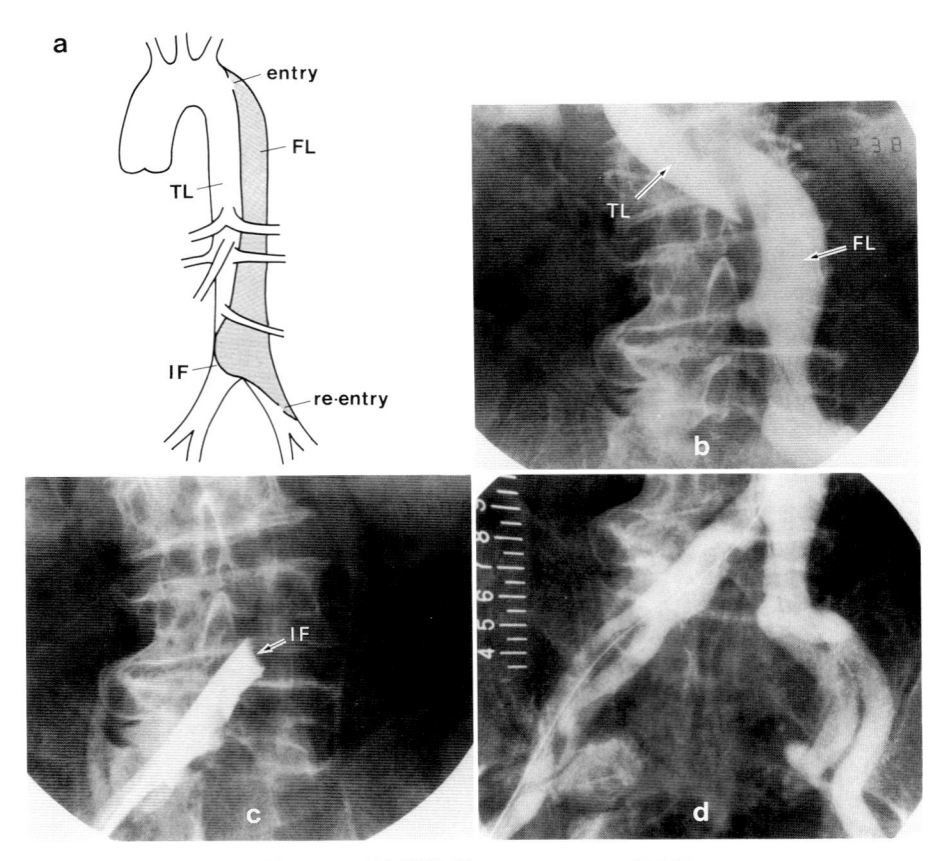

図 4.8 III 型大動脈解離における re-entry 形成術
a) 本例における大動脈解離の模式図．
   TL：真腔，　　FL：偽腔，　　IF：剥離内膜
b) 左前腕動脈からのアプローチによる大動脈造影．真腔（TL）は腹部大動脈中部で途絶され，下部は偽腔（FL）の造影をみる．右総腸骨動脈はまったく造影されない．
c) 右大腿動脈へカテーテルを挿入し，総腸骨動脈閉塞端にて造影を行い，総腸骨動脈の起始部が剥離内膜（IF）により閉塞されていることを確認し，このあとガイドワイヤーの硬端を用いて内膜を破りバルーンによる拡張を加えて re-entry を形成した．
d) 術後の大動脈造影にて，右腸骨動脈の良好な造影を認める．

て，0.3〜0.5％ に心筋の穿孔を生じるため，透視下にカテーテルの位置をきちんと確認してから組織を採るようにしなければならない．

　血管内異物や下大静脈フィルターに関しては，大血管の項に譲る．

〔竹田　寛・奥田康之・加藤憲幸〕

文　献

1) Kan JS, White RI, Mitchell SE, Gardner TJ. Percutaneous balloon valvuloplasty: A new method for treating congenital pulmonary valve stenosis. *N Engl J Med* 1982; **307**: 540-542.
2) Rao PS. Balloon dilatation in infants and children with dysplastic pulmonary valves: Short-term and intermediate-term results. *Am Heart J* 1988; **116**: 1168-1173.
3) Sreeram N, Saleem M, Jackson M, et al. Results of balloon pulmonary valvuloplasty as a palliative procedure in tetralogy of Fallot. *J Am Coll Cardiol* 1990; **18**: 159-165.
4) Rao PS. Further observations on the effect of balloon size on the short term and intermediate term results of balloon dilatation of the pulmonary valve. *Br Heart J* 1988; **60**: 507-511.
5) Stanger P, Cassidy SC, Girod DA, Kan JS, Lababidi Z, Shapiro SR. Balloon pulmonary valvuloplasty: Results of the valvuloplasty and angioplasty of congenital anomalies registry. *Am J Cardiol* 1990; **65**: 775-783.
6) McCrindle BW, Kan JS. Long-term results after balloon pulmonary valvuloplasty. *Circulation* 1991; **83**: 1915-1922.

7) O'connor BK, Beekman RH, Lindauer A, Rocchini A. Intermediate-term outcome after pulmonary balloon valvuloplasty: comparison with a matched surgical control group. *J Am Coll Cardiol* 1992; **20**: 169-173.
8) Fontes VF, Esteves CA, Sousa JE, Silva MV, Bembom MC. Regression of infundibular hypertrophy after pulmonary valvuloplasty for pulmonic stenosis. *Am J Cardiol* 1988; **62**: 977-979.
9) Qureshi SA, Rosenthal E, Tynan M, Anjos R, Baker EJ. Transcatheter laser-assisted balloon pulmonary valve dilation in pulmonic valve atresia. *Am J Cardiol* 1991; **67**: 428-431.
10) Lababidi Z, WU J, Walls JT. Percutaneous balloon aortic valvuloplasty: Results in 23 patients. *Am J Cardiol* 1984; **53**: 194-197.
11) Cribier A, Saoudi N, Berland J, Savin T, Rocha P, Letac B. Percutaneous transluminal valvuloplasty of acquired aortic stenosis in elderly patients. An alternative of valve replacement? *Lancet* 1986; **1**: 63-67.
12) Letac B, Gerber LI, Koning R. Insights on the mechanism of balloon valvuloplasty in aortic stenosis. *Am J Cardiol* 1988; **62**: 1241-1247.
13) Rupprath G, Neuhaus K. Percutaneous balloon valvuloplasty for aortic valve stenosis in infancy. *Am J Cardiol* 1985; **55**: 1655-1656.
14) 矢田 公, 東憲太郎, 田中国義, 他. 乳児期早期のバルーンカテーテルを用いた緊急大動脈弁および血管形成術の経験. 日小外会誌 1989; **25**: 71-77.
15) Helgason H, Keane JF, Fellows KE, Kulik TJ, Lock JE. Balloon dilation of the aortic valve: studies in normal lambs and in children with aortic stenosis. *J Am Coll Cardiol* 1987; **9**: 816-822.
16) Sholler GF, Keane JF, Perry SB, Sanders SP, Lock JE. Balloon dilation of congenital aortic valve stenosis: Results and influence of technical and morphological features on outcome. *Circulation* 1988; **78**: 351-360.
17) Fischer DR, Ettedgui JA, Park SC, Siewers RD, Nido PJ. Carotid artery approach for balloon dilation of aortic valve stenosis in the neonate: a preliminary report. *J Am Coll Cardiol* 1990; **15**: 1633-1636.
18) Beekman RH, Rocchini AP, Andes A. Balloon valvuloplasty for critical aortic stenosis in the newborn: influence of new catheter technology. *J Am Coll Cardiol* 1991; **17**: 1172-1176.
19) Rocchini AP, Beekman RH, Shachar GB, Benson L, Schwartz D, Kan JS. Balloon aortic valvuloplasty: Results of the valvuloplasty and angioplasty of congenital anomalies registry. *Am J Cardiol* 1990; **65**: 784-789.
20) O'Connor BK, Beekman RH, Rocchini AP, Rosenthal A. Intermediate-term effectiveness of balloon valvuloplasty for congenital aortic stenosis: A prospective follow-up study. *Circulation* 1991; **84**: 732-738.
21) Witsenburg M, Cromme-Dijkhuis AH, Frohn-Mulder IM, Hess J. Short- and midterm results of balloon valvuloplasty for valvular aortic stenosis in children. *Am J Cardiol* 1992; **69**: 945-950.
22) Letac B, Cribier A, Koning R, Bellefleur JP. Results of percutaneous transluminal valvuloplasty in 218 adults with valvular aortic stenosis. *Am J Cardiol* 1988; **62**: 598-605.
23) McKay RG. The Mansfield scientific aortic valvuloplasty registry: Overview of acute hemodynamic results and procedural complications. *J Am Coll Cardiol* 1991; **17**: 485-491.
24) Bashore TM, Davidson CJ. Follow-up recatheterization after balloon aortic valvuloplasty. *J Am Coll Cardiol* 1991; **17**: 1188-1195.
25) Isner JM. Acute catastrophic complications of balloon aortic valvuloplasty. *J Am Coll Cardiol* 1991; **17**: 1436-1444.
26) Maxwell D, Allan L, Tynan M. Balloon dilatation of the aortic valve in the fetus: a report of two cases. *Br Heart J* 1991; **65**: 256-258.
27) Inoue K, Owaki T, Nakamura T, Kitamura F, Miyamoto N. Clinical application of transvenous mitral commissurotomy by a new balloon catheter. *J Thorac Cardiovasc Surg* 1984; **87**: 394-402.
28) Davidson CJ, Bashore TM, Mickel M, Davis K. Balloon mitral commissurotomy after previous surgical commissurotomy. *Circulation* 1992; **86**: 91-99.
29) Spevak PJ, Bass JL, Ben-Shachar G, et al. Balloon angioplasty for congenital mitral stenosis. *Am J Cardiol* 1990; **66**: 472-476.
30) Stefanadis C, Stratos C, Pitsavos C, et al. Retrograde nontransseptal balloon mitral valvuloplasty. Immediate results and long-term follow-up. *Circulation* 1992; **85**: 1760-1767.
31) Ribeiro PA, Zaibag M, Rajendran V, et al. Mechanism of mitral valve area increase by *in vitro* single and double balloon mitral valvotomy. *Am J Cardiol* 1988; **62**: 264-269.
32) Ruiz CE, Zhang HP, Macaya C, Aleman EH, Allen JW, Lau FYK. Comparison of Inoue single-balloon versus double-balloon technique for percutaneous mitral valvotomy. *Am Heart J* 1992; **123**: 942-947.
33) Abdullah M, Halim M, Rajeudran V, Sawyer W, Zaibag M. Comparison between single (Inoue) and double balloon mitral valvuloplasty: Immediatae and short-term results. *Am Heart J* 1992; **123**: 1581-1588.
34) The national heart, lung, and blood institute balloon valvuloplasty registry participants. Multicenter experience with balloon mitral commissurotomy: NHLBI balloon valvuloplasty registry report on immediate and 30-day follow-up results. *Circulation* 1992; **85**: 448-461.
35) Block PC, Palacios IF, Block EH, Tuzcu EM, Griffin B. Late (two-year) follow-up after percutaneous balloon mitral valvotomy. *Am J Cardiol* 1992; **69**: 537-541.

36) Hung JS, Chern MS, WU JJ, et al. Short- and long-term results of catheter balloon percutaneous transvenous mitral commissurotomy. *Am J Cardiol* 1991; **67**: 854-862.
37) Tuzcu EM, Block PC, Palacios IF. Comparison of early versus late experience with percutaneous mitral balloon valvuloplasty. *J Am Coll Cardiol* 1991; **17**: 1121-1124.
38) Turi ZG, Reyes VP, Raju BS, et al. Percutaneous balloon versus surgical closed commissurotomy for mitral stenosis: A prospective, randomized trial. *Circulation* 1991; **83**: 1179-1185.
39) A report from the national heart, lung, and blood institute balloon valvuloplasty registry. Complications and mortality of percutaneous balloon mitral commissurotomy. *Circulation* 1992; **85**: 2014-2024.
40) Desideri A, Vanderperren O, Serra A, et al. Long-term (9 to 33 months) echocardiographic follow-up after successful percutaneous mitral commissurotomy. *Am J Cardiol* 1992; **69**: 1602-1606.
41) Rashkind WJ, Miller WW. Creation of an atrial septal defect without thoracotomy. *JAMA* 1966; **196**: 991-992.
42) Tynan M, Finley JP, Fontes V, Hess J, Kan J. Balloon angioplasty for the treatment of native coarctation: Results of valvuloplasty and angioplasty of congenital anomalies registry. *Am J Cardiol* 1990; **65**: 790-792.
43) Rao PS, Thapar MK, Galal O, Wilson AD. Follow-up results of balloon angioplasty of native coarctation in neonates and infants. *Am Heart J* 1990; **120**: 1310-1314.
44) Hellenbrand WE, Allen HD, Golinko RJ, Hagler DJ, Lutin W, Kan J. Balloon angioplasty for aortic recoarctation: Results of valvuloplasty and angioplasty of congenital anomalies registry. *Am J Cardiol* 1990; **65**: 793-797.
45) Rao PS, Wilson AD, Chopra PS. Immediate and follow-up results of balloon angioplasty of postoperative recoarctation in infants and children. *Am Heart J* 1990; **120**: 1315-1320.
46) Isner JM, Donaldson RF, Fulton D, Bhan I, Payne DD, Cleveland RJ. Cystic medial necrosis in coarctation of the aorta: a potential factor contributing to adverse consequences observed after percutaneous balloon angioplasty of coarctation sites. *Circulation* 1987; **75**: 689-695.
47) 奥田康之, 竹田 寛, 山口信夫, 梅本正和, 新保秀人. 大動脈弓離断症の外科治療後に発生した再狭窄に対し2回のPTAを施行した1例. 心血管 1989; **4**: 210-213.
48) Kan JS, Marvin WJ, Bass JL, Muster AJ, Murphy J. Balloon angioplasty-branch pulmonary artery stenosis: results from the valvuloplasty and angioplasty of congenital anomalies registry. *Am J Cardiol* 1990; **65**: 798-801.
49) Rothman A, Perry SB, Keane JF, Lock JE. Early results and follow-up of balloon angioplasty for branch pulmonary artery stenoses. *J Am Coll Cardiol* 1990; **15**: 1109-1117.
50) Hosking MCK, Thomaidis C, Hamilton R, Burrows PE, Freedom RM, Benson LN. Clinical impact of balloon angioplasty for branch pulmonary arterial stenosis. *Am J Cardiol* 1992; **69**: 1467-1470.
51) O'Laughlin MP, Perry SB, Lock JE, Mullins CE. Use of endovascular stents in congenital heart disease. *Circulation* 1991; **83**: 1923-1939.
52) Zahn EM, Lima VC, Benson LN, Freedom RM. Use of endovascular stents to increase pulmonary blood flow in pulmonary atresia with ventricular septal defect. *Am J Cardiol* 1992; **70**: 411-412.
53) Gibbs JL, Rothman MT, Rees MR, Parsons JM, Blackburn ME, Ruiz CE. Stenting of the arterial duct: a new approach to palliation for pulmonary atresia. *Br Heart J* 1992; **67**: 240-245.
54) Rao PS, Levy JM, Chopra PS. Balloon angioplasty of stenosed Blalock-Taussig anastomosis: role of balloon-on-a-wire in dilating occluded shunts. *Am Heart J* 1990; **120**: 1173-1178.
55) Williams DM, Brothers TE, Messina LM. Relief of mesenteric ischemia in type III aortic dissection with percutaneous fenestration of the aortic septum. *Radiology* 1990; **174**: 450-452.
56) Saito S, Arai H, Kim K, Aoki N, Tsurugida M. Percutaneous fenestration of dissecting intima with a transseptal needle. A New therapeutic technique for visceral ischemia complicating acute aortic dissection. *Catheter Cardiovasc Diagn* 1992; **26**: 130-135.
57) Kato N, Sakuma H, Takeda K, Hirano T, Nakagawa T. Relief of acute lower limb ischemia with percutaneous fenestration of intimal flap in a patient with type III aortic dissection. *Angiology* 1993; **44**: 755-759.

IV. 血　　　管

1. バルーン血管形成療法

1.1 腎　動　脈

PTRA (percutaneous transluminal renal angioplasty) は腎血管性高血圧症 (renovascular hypertension, RVH) に対する有効な治療法として評価が定着してきている．RVHの治療法には，降圧剤投与による内科的療法，PTRA，手術の三つがある．内科的療法はcaptoprilの出現以来大きな進歩をとげたが，反面両側腎動脈狭窄例に長期間投与すると腎の虚血さらには腎不全を引き起こすことが指摘されている[1]．また内科的療法を1～9年間続けた症例の約半数に腎機能低下が認められている[2]．手術に関しては74～97％の症例で効果が得られるとされているが，反面死亡率が5.9％に達するとの報告もある[3]．PTRAは侵襲性が低く，効果も確実である．適応を選べば，1回の拡張で永久的な効果を得ることが可能である．また高血圧の治療だけでなく，腎機能の改善も期待されている[4]．再狭窄の頻度が比較的高いことが問題点としてあげられているが，一方ではくり返し行うことができるという利点がある．

本稿では，われわれの施設における約60回のPTRAの経験をもとに，最近の文献による考察を加えながら具体的に解説する．

a．PTRAの適応

腎血管性高血圧症では，有意の腎動脈狭窄の存在と，狭窄が実際に高血圧の原因となっていることを確認する必要がある．DSA装置の進歩・普及に伴い，IVDSAがスクリーニング法として用いられてきている．通常の血管造影がもっとも重要な検査法であり，左右腎静脈のレニン採血も参考になる．RIレノグラム，血管造影時に測定する狭窄前後の圧較差も重要な情報を与える．

(1) 血管造影所見

i) **狭窄率**　PTRAの対象となる病変は，通常狭窄率50％以上の場合である．腎動脈狭窄の自然経過については不明の点も多いが，動脈硬化症では約40％の症例で進行性であると報告されており[5]，とくに75％以上の狭窄の場合約1年の経過で40％が完全閉塞になる可能性がある[6]．

ii) **病変のlaterality**　いわゆるtwo kidneys one clip (2 K 1 C)，すなわち一側性の狭窄がもっともよい適応である．両側の腎動脈狭窄例 (2 K 2 C) では，効果が不良であるとの報告がある[7]．さらに，一側が無機能腎の場合 (1 K 1 C) も，重篤な合併症が起きると腎機能が完全に失われることになるため，慎重にPTRAを施行する必要がある[8]．

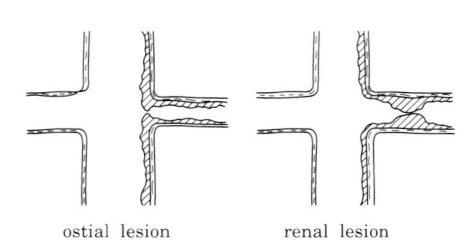

図1.1　起始部の病変 (ostial lesion) と本幹の病変 (renal lesion) のシェーマ

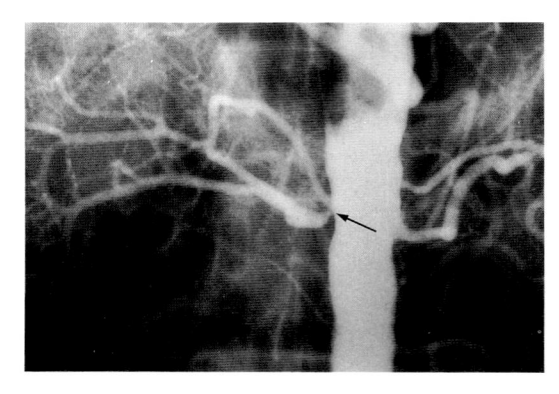

図1.2　68歳，男性．閉塞性動脈硬化症によるostial lesion
　　右腎動脈の起始部に狭窄を認める(矢印)．同病変はバルーン拡張に抵抗性であった．

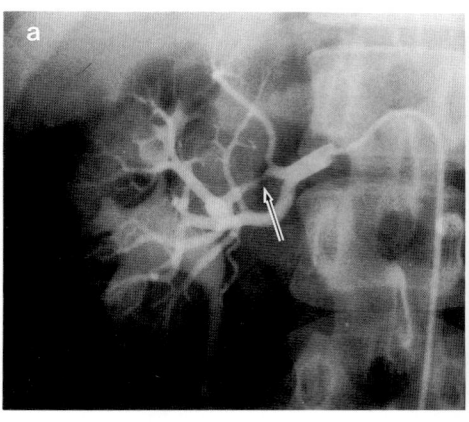

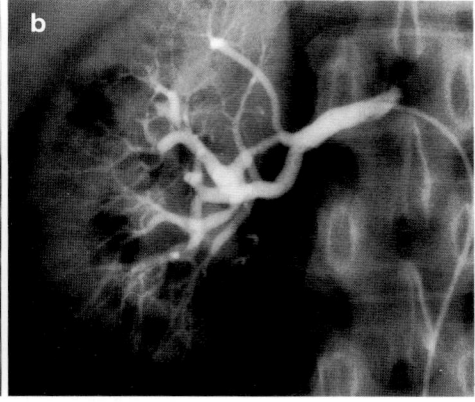

図1.3 21歳，女性．fibromuscular dysplasia による分枝狭窄例
a) PTA前の造影で，第2次分枝に強い狭窄を認める（矢印）．
b) 同PTA後．多少の残存狭窄を認めるものの，血圧およびレニン活性はPTA後正常となった．

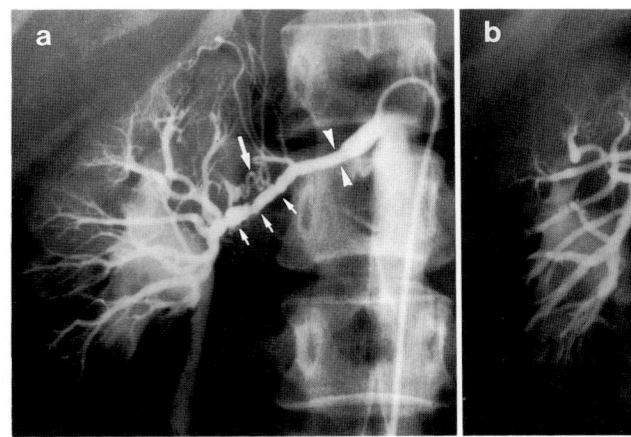

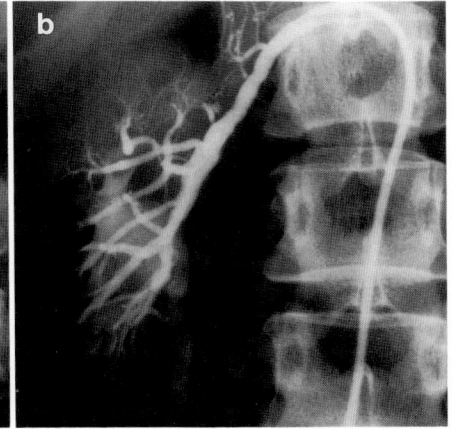

図1.4 25歳，女性．fibromuscular dysplasia の症例
a) PTA前の造影．右腎動脈本幹は全体的に狭小化しており（矢頭），さらに末梢側に典型的なじゅず玉状の所見を認める（矢印）．側副路と考えられる屈曲蛇行した血管も認める（長い矢印）．
b) 同PTA後．この症例は1回のPTAで高血圧が治癒した．

iii) 病変の局在 腎動脈本幹の狭窄がもっともよい適応である．起始部の病変すなわち ostial lesion では大動脈から腎動脈起始部に連続するアテロームが存在するため，バルーンにより拡張されたようにみえても，元の状態に復元しやすい（図1.1, 1.2）．腎動脈閉塞の場合は腎機能が保たれていれば非適応ではない．末梢分枝の病変は，高度の技術を要し合併症の危険性も高いため，従来あまり良い適応とはされていなかったが，ガイドワイヤーやバルーンカテーテルの進歩に伴い，比較的安全に施行可能となってきた[9]（図1.3）．

iv) 腎動脈の狭窄の原因 線維筋性異形成（fibromuscular dysplasia, FMD）がもっともよい適応であり（図1.4），後に述べるように長期予後がよい．もっとも頻度が高い動脈硬化症でも，拡張自体は比較的容易である．ただし，動脈硬化症による腎動脈狭窄は全身性動脈硬化症の一部分症であり，いわゆる本態性高血圧症の要素をもつ症例も多く，FMDに比較すると長期予後が劣る．大動脈炎症候群では狭窄がバルーンに抵抗性のことが多く，前二者に比べて初期効果が悪い（図1.5）．その他，移植腎や大動脈腎動脈バイパス術後の吻合部狭窄，放射線照射後の腎動脈狭窄などが適応になる．

(2) 血管造影に関連するデータ

i) 動脈圧較差 狭窄前後の動脈圧較差は収縮期圧で20 mmHg 以上または15%以上がもっとも

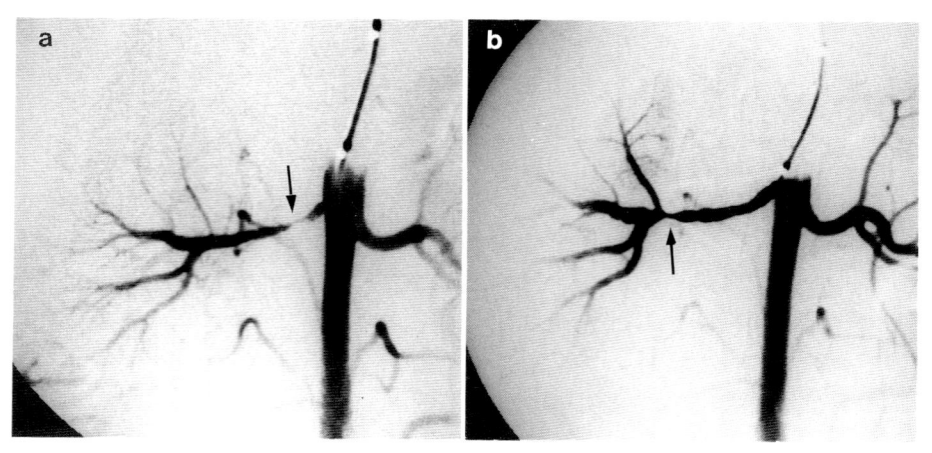

図 1.5 12歳,女性.大動脈炎症候群の症例
a) PTA 前の IADSA 像.右腎動脈本幹に狭窄を認める(矢印).大動脈も全体的に狭小化がみられる.なお,この症例は上腕動脈の切開法でアプローチした.
b) 同 PTA 後.狭窄は十分拡張されたが,末梢側にスパスムの所見を認める(矢印).

よい適応とされている.手技時間が延長し,合併症の危険性がやや増す可能性はあるものの[4],この測定は拡張の効果確認にも有用である.

ii) 左右腎静脈のレニン採血 患側と健側の腎静脈レニン比は一般に 1.5 以上がよい適応とされているが,1.5 以下で良好な降圧が得られることも多い[10].レニン値はさまざまな因子により影響を受け,再現性にやや乏しく,他の所見と総合して判断することが必要である.

(3) 萎縮の有無

腎血管性高血圧症ではしばしば患側腎が萎縮する.PTRA 適応決定の際に問題となるのは,腎の萎縮の程度と PTRA の効果との関連である.すなわち,腎の萎縮が強い場合には腎動脈の狭窄は改善されても血圧が改善しないことが予想され,長径が健側の 80% 未満の場合効果が不良との報告がある[11].われわれの検討では,中等度の萎縮腎(長径 10 cm 以上)では降圧が得られることが多く,試みる価値はあると思われる(図 1.6)[12].

(4) 腎機能低下

無機能腎は当然適応外である.ただし,萎縮があり,RI レノグラム上無機能腎のパターンを示す場合にも,PTRA が有効なことがある(図 1.6).腎血管性高血圧症以外に,腎機能低下を対象として PTRA が試みられることがあり,腎機能の改善ないし温存に有効とされている[13].

b. PTRA の手技

(1) アプローチ

腎動脈の狭窄部にバルーンカテーテルを挿入する際,いくつかのテクニックがある.

i) カテーテル交換法 Cobra 型などの造影用のカテーテルで目的の動脈を選択した後,ガイドワイヤーを留置したまま造影用カテーテルを抜去し,そのガイドワイヤーに沿わせてバルーンカテーテルを挿入する.現在使用されるバルーンカテーテルは柔軟性に富んでおり,ほとんどの症例でこの方法が可能である.

ii) Preshaped 型カテーテル法 腎動脈の分岐角度が急峻な場合などに用いられる方法である.カテーテルには Simmons 型と Levin 型がある(図 1.7).

iii) コアキシャル法 ガイディングカテーテルの中を通していく方法であり,末梢の狭窄に有用である.TEG ワイヤーシステムなどの細径(6,7 Fr)のコアキシャル法が可能となっている.

iv) 経上腕動脈アプローチ 狭窄部の通過が困難な場合,上腕動脈からアプローチするとカテーテルのコントロールが容易になることがある.

(2) バルーンカテーテルの選択

現在カテーテルのサイズは各社ともほとんど 5 Fr 以下となっており,以前の 7 Fr 以上のカテーテルに比べ操作性が向上し,合併症の軽減にも役立っている.末梢分枝の狭窄に対しては現在 4 Fr や

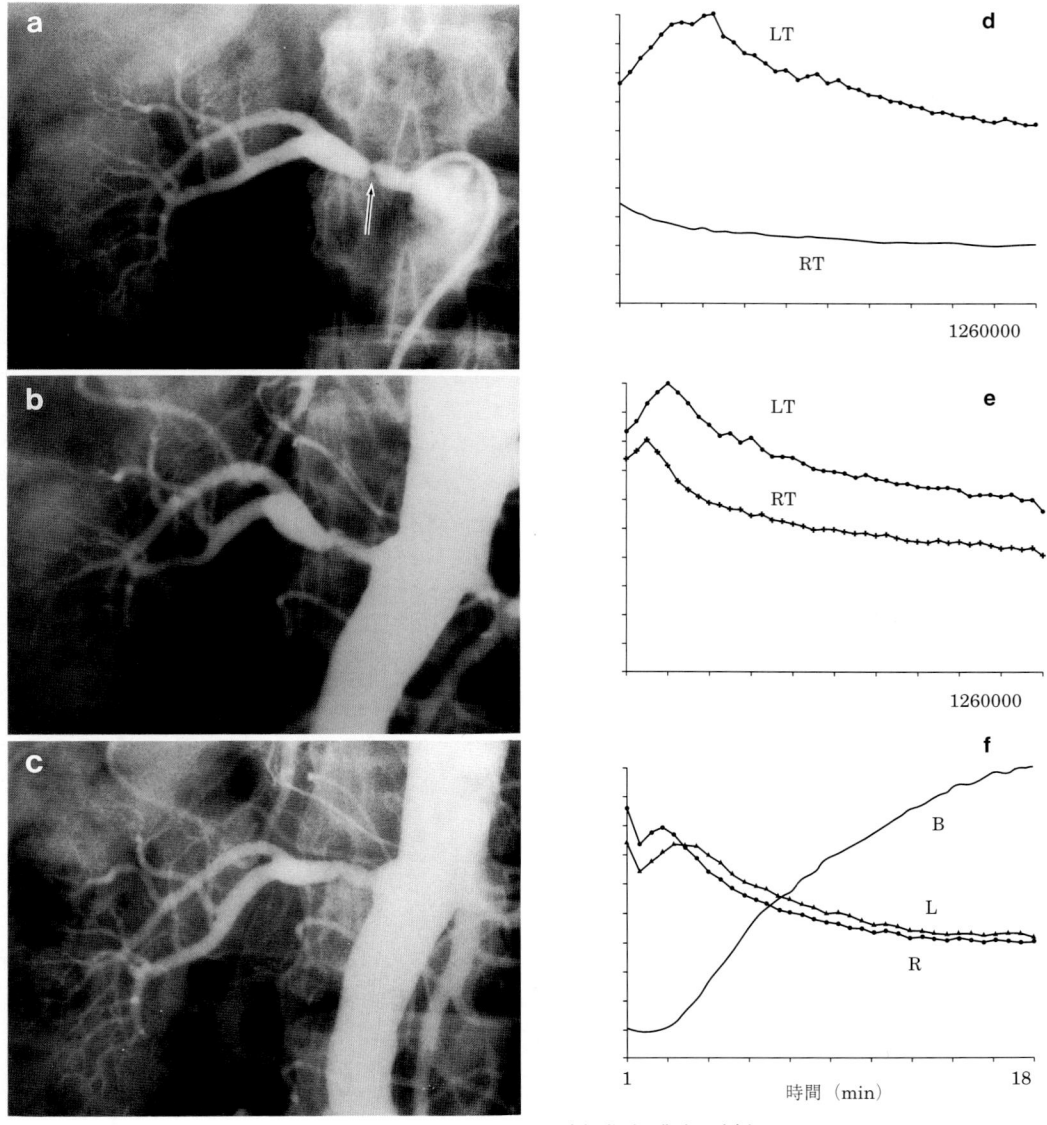

図1.6 53歳，男性．閉塞性動脈硬化症の症例
a) PTA前の造影で，右腎動脈本幹に強い狭窄を認める（矢印）．
b) PTA直後の造影．狭窄は十分拡張されているものの，内腔はやや不整である．血圧は3カ月後より正常となった．
c) 13カ月後の造影．拡張が持続しており，直後に比べると，内腔もスムーズになっている．また右腎の長径はPTA前に比較し13 mmも増大していた．
d) PTA前のRIレノグラム．右腎は無機能のパターンである．
e) PTA 1週間後のRIレノグラム．右腎機能の著明な改善を認める．
f) 13カ月後のRIレノグラム．さらに腎機能は改善し，ほとんど左右差が消失している．
（文献12より許可を得て転載）

3 Fr前後のバルーンカテーテルが使用可能である．PTRAの場合には，必ずカテーテル先端のチップが短いものを使用する．

バルーンのサイズはPTA施行部位の本来の内腔径に一致したものを選択する．通常は血管造影フィルム上で，周囲ないし対側の正常と考えられる血管径を測定し，同じサイズのバルーンを使用すればよい．一般的な目安として，患者が通常の体格の場合，4〜6 mmのバルーンを選択することになる（第I章基本的知識の4．血管形成療法を参照）．Klinge[14]ら

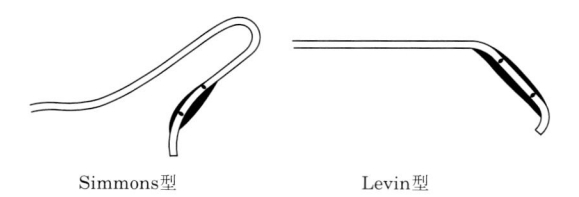

図1.7 Preshaped型カテーテルのシェーマ
Simmons型　　　Levin型

は，血管造影の拡大率を補正したうえで，正常と考えられる血管径の90%以下のバルーンサイズでは有意に再発率が高いと述べている．110〜120%とややオーバーサイズのバルーンが適当と考えられる[15]．満足いく拡張が得られなかったときには1 mm大きいバルーンに変更するが，PTRA直後の造影で壁不整や狭窄の残存がみられても次第に消失していく場合が多いこと[16]，大きいバルーンにより高度の解離や破裂などの合併症を起こすかもしれないことなどより，その判断にはある程度の経験が必要である．動脈圧較差の測定やステント留置がこの問題を解決できる可能性がある[4]．

バルーンの長さはあまり長いと，健常部血管の内膜を不必要に損傷してしまうので好ましくない．通常われわれは2 cmのものを使用している．

（3）バルーンカテーテルの挿入，拡張

ガイドワイヤーで慎重に狭窄部を通過させ，そのガイドワイヤーに沿わせてバルーンカテーテルを狭窄部まで進める．PTAの技術的不成功例の多くは，ガイドワイヤーが狭窄部を通過できなかった例であり，もっともテクニックを要するところである（第I章 基本的知識 p.25参照）．

バルーンを膨張させるにつれカテーテルが直線化し，硬い先端で内膜を損傷する可能性があるので，これを防止するため，バルーンカテーテル内にはガイドワイヤーを留置しておき，拡張時にはカテーテル先端から数 cmガイドワイヤーを出しておく．2倍に希釈した造影剤で1回30〜60秒間程度拡張し，必要に応じて数回くり返す．透視下にて，狭窄によるバルーンの変形が次第に消失していくことが効果の目安になる．

（4）患者管理

抗凝固療法の確立したプロトコールはない．われわれは術前3日より術後3カ月以上の抗血小板剤（例：チクロピジン200 mg/day）の投与を基本に行っている．そのほか，術中ヘパリン2,000〜5,000単位の投与，PTRA直後のウロキナーゼ6万単位のone shot動注，術後3日間のウロキナーゼ12万単位の静脈内点滴投与などが行われているが，完全閉塞例を除けばルーチンでは必要ないと考えている．

PTRA前日ないし当日より降圧剤を中止する．PTRA後は，一過性の血圧上昇後，急激に血圧が下がる例があるので厳重にモニターする．数日後を最低として，その後少し血圧が上昇する例が多い．また一般に入院中に比べて退院後は血圧がある程度上昇する．2〜3週間後血圧がある程度安定した時点で，必要があれば降圧剤を再開する．まれに完全な降圧が得られるのに数か月を要する例もある．

血圧が再上昇する症例では，その2/3に再狭窄がみられるとの報告があり[16]，末梢血のレニン活性を測定すると同時に外来で施行可能な経静脈性DSAをまず行う[18]．

c. 治療成績

（1）初期拡張成功率

報告により多少異なるが，FMDおよび動脈硬化症による腎動脈本幹の狭窄（renal type）では80〜90%以上と良好な結果が得られている[7,8,10,11,13,14,19,20]．一方，起始部の病変（ostial lesion）は20%程度ときわめて悪い．

（2）長期降圧効果

長期効果の判定は「治癒」，「改善」，「不変」の3群に分類されることが多い．すなわち，「治癒」が降圧剤なしに正常血圧を保つもの，「改善」が降圧剤を併用して血圧のコントロールが可能なもの，「不変」がそれ以外のものである．1〜2年後の成績をこれまでの報告よりまとめると，FMDでは「治癒」，「改善」ともに40〜60%の範囲であり，両者を合わせて成功率は90%以上となっている[7,8,10,11,13,14,19,20]．一方，動脈硬化症では「治癒」が10〜40%，「改善」が20〜70%であり，成功率が80%程度とFMDに比較すればやや成績が劣る．200例以上の症例にPTRAを施行してあり，観察期間も長期に及ぶ最近の報告では，5年の累積開存率がFMDで90%，動脈硬化症で80%程度である[14,20]．PTRAの長期効果は血圧に対する効果で評価するため，「不変」の中に血管造影上の開存例も含まれている[12,18]．Wilmsら[16]は，高血圧再発例の1/3は血管造影上正常であったと述べて

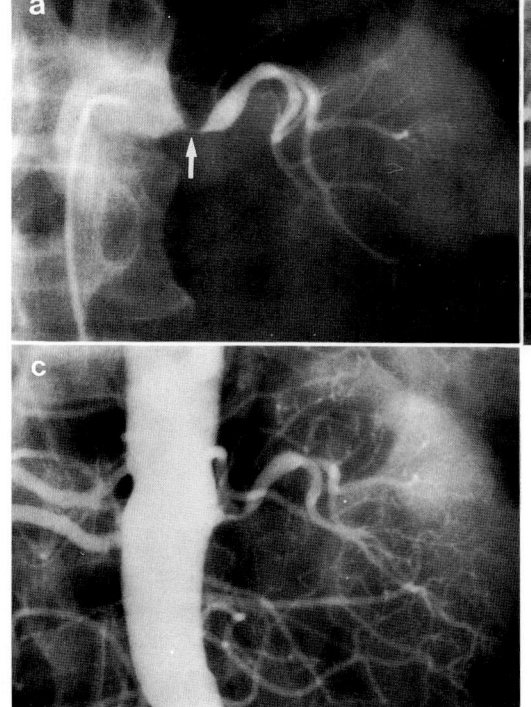

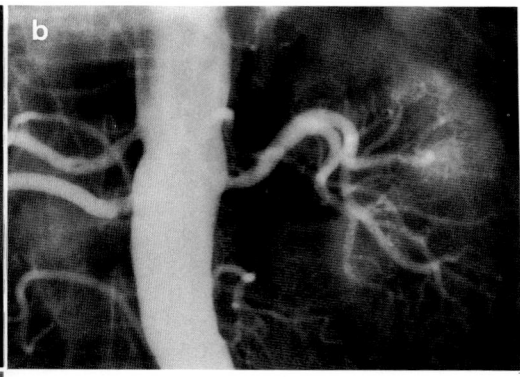

図1.8 61歳，男性．閉塞性動脈硬化症の症例
a) 初回PTA前の造影．左腎動脈本幹に非常に強い狭窄を認める（矢印）．
b) 同PTA直後の造影で，狭窄は十分拡張されている．血圧も正常にコントロールされた．
c) 8カ月後，高血圧再発時の造影．左腎動脈に狭窄の再発を認める．再度PTAを行い，血圧は正常にコントロールできた．

いる．また頻度は低いが，再狭窄があっても「治癒」ないし「改善」の例もありうる[1]．

先に述べたように，両側の腎動脈狭窄例（2K2C），一側が無機能腎の場合（1K1C）では適応を厳重にする必要がある．Kimら[13]は，28例の2K2C，1K1Cの症例にPTRAを施行し，初期成功率が89%に得られ，1年後でも血圧のコントロールが良好であった結果，半数以上の症例で，利尿剤と降圧剤の減量または中止が可能になったとしている．

PTAすべてに共通する問題として再狭窄がある（図1.8）．PTRAにおいても再狭窄のほとんどが8カ月ないし1年以内に起こる[19]．数カ月後から1年以内といった比較的早い時期に再狭窄が起こる機序として，内膜の線維性過形成（intimal hyperplasia；intimal fibrous proliferation）が重要である[21]．バルーンPTAを行った部位では内皮細胞が傷害され，血小板が粘着，凝集する．血小板から放出された成長因子などにより，刺激を受けた中膜の平滑筋細胞は内弾性板の窓を通り内膜に移動する．増殖した平滑筋細胞は細胞間結合織を産生し内膜が線維性に肥厚していく．抗血小板剤は，血小板からの遊走因子や成長因子の放出を抑制することにより，ある程度内膜の過形成を抑えるが，再狭窄を完全に防止することはできていない．現時点では，バルーンPTAに限らず，後に述べる腎動脈内ステント，アテレクトミー，レーザーいずれの方法でも再狭窄の完全防止は不可能である．

（3） 腎機能低下症におけるPTRAの効果

Tegtmeyerら[19]は，40例の腎機能障害例にPTRAを施行し，18例で腎機能の改善が得られたとしている．Martinら[22]の79例の検討では，平均16カ月の観察で，43%の症例でクレアチニンが平均 2.7 mg/dl から 1.7 mg/dl へと低下している．とくに両側狭窄例では61%に効果がみられている．われわれの検討では明らかな改善例は限られていたが[12]，少なくとも腎機能の悪化を防止する効果が期待できる[13]．

（4） 腎の大きさの変化

開存例をフォローしていくと，しばしば腎の大きさが増大していき，長径で1cm以上増大する場合もまれでない[8,12]．われわれの検討では腎の大きさが不変の例より，増大する例の方が降圧効果も良好であった[12]．腎の大きさの変化は，腎の循環の改善をみる一つの指標になると考えられる．

d. 合併症とその対策

合併症の頻度は報告により大きく異なるが，約10%程度にみられている[7,8,10,11,13,14,19,20]．重篤な合併症としては腎動脈閉塞，腎動脈破裂，腎梗塞，腎不全，重症低血圧などがあげられる．合併症の原因として，カテーテルとガイドワイヤーの取扱いがもっとも重要であり，粗暴な操作は厳に慎まなければならない．また，腎動脈内での操作をなるべく短時間で終えることも重要である．

（1）腎動脈閉塞

内膜解離自体はPTA後の変化として通常みられる所見であり，十分な内腔の拡張が得られるために必要な変化である（図1.9）．しかしバルーン拡張による内膜解離が高度の場合，解離腔への出血に伴いintimal flap自体が内腔を閉塞したり，あるいは解離腔内に血栓が形成されて内腔が閉塞することがあり，もともとの血管径が比較的小さい腎動脈では起こりやすい．閉塞の場合の再拡張術を容易にするために，ガイドワイヤーを腎動脈内に残したまま，効果確認の造影を行う方が望ましい（double guide wire法）[23]（図1.10）．もし閉塞が起きていた場合には残してあるガイドワイヤーに沿わせて容易にバルーンカテーテルを再挿入することができる．また，分岐部にまたがるかまたはその近傍の狭窄を拡張すると，狭窄のない他の分岐を閉塞させてしまう可能性がある．この場合にもdouble guide wire法が用いられる[24]．

（2）腎動脈破裂

腎動脈の破裂は頻度が低いが，緊急に処置を必要とする重篤な合併症である．腎動脈破裂が起きたとき，塞栓術を行って出血をコントロールしたうえで，保存的に加療するか，待機的に手術にもっていく方法がとられる[25,26]．最近，破裂部位をバルーンカテーテルで15分間閉塞し止血できたという報告[27]もあるので，まず試みるべきであろう．

（3）スパスム

腎動脈のスパスムは比較的頻度が高く，約10%にみられるとされている（図1.5）[8]．スパスムにより，その1/3の症例に腎梗塞を起こすという報告もある[8]．われわれの経験ではスパスムが重篤な合併症

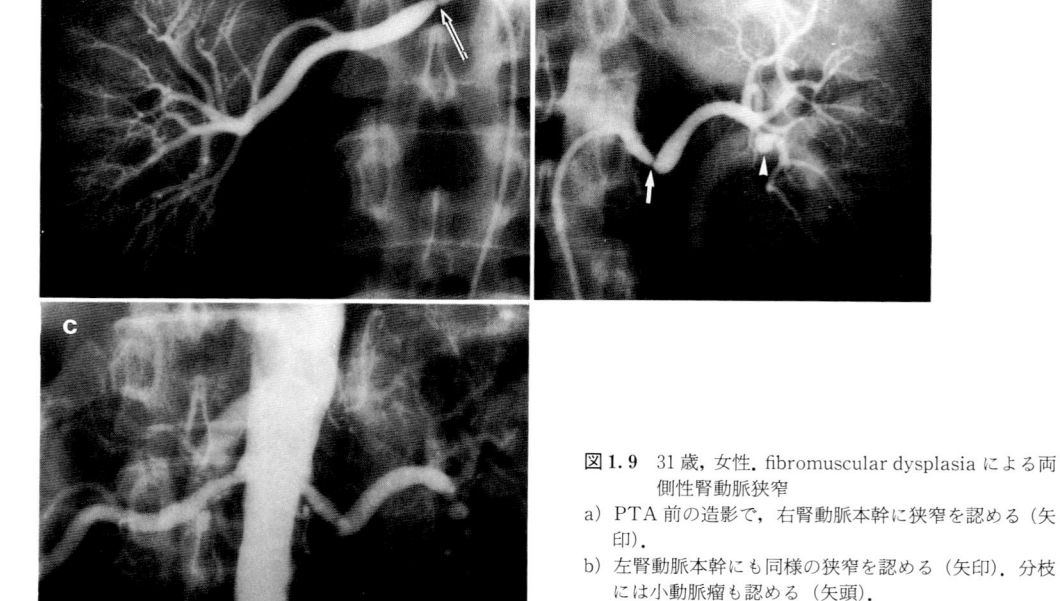

図1.9 31歳，女性．fibromuscular dysplasiaによる両側性腎動脈狭窄
a) PTA前の造影で，右腎動脈本幹に狭窄を認める（矢印）．
b) 左腎動脈本幹にも同様の狭窄を認める（矢印）．分枝には小動脈瘤も認める（矢頭）．
c) 両側のPTA後の造影．軽度の内膜解離の所見がみられる．

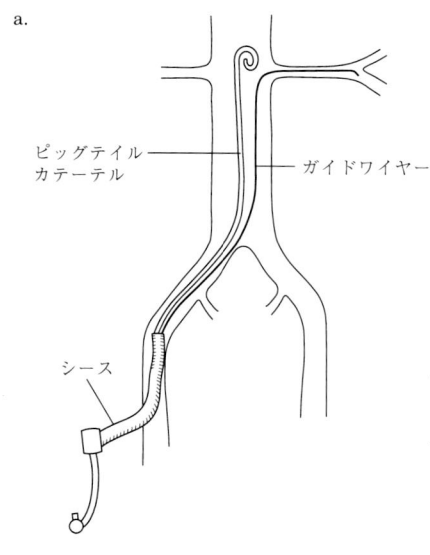

図 1.10 Double guide wire 法のシェーマ
a) 1本のシース内に細径のガイドワイヤーと造影用カテーテルを通し，ガイドワイヤーを PTA 後の腎動脈内に残したまま，効果確認の造影を行う方法である．
b) また，分岐部にまたがるか，またはその近傍の狭窄を拡張すると，狭窄のない他の分枝を閉塞させてしまう可能性がある．この場合にも double guide wire 法が用いられる．いずれの場合にも，もし閉塞が起きたら残してあるガイドワイヤーに沿わせてバルーンカテーテルを再挿入することができる．

につながった症例はないが，ルーチンにスパスムを予防する薬剤の投与が勧められている[4,11,20]．具体的には，第Ⅰ章 基本的知識 p.27 を参照されたい．

また，スパスムやバルーンカテーテルの長時間の腎動脈内留置が原因となって，腎動脈末梢に血栓が形成されることがある．血栓を認めたら速やかにウロキナーゼ6万単位の one shot 動注を行う．

(4) 死亡率

PTRA による死亡率は1%以下である[14]．一方，手術では死亡率が1%[29]から5.9%[3]と報告されている．PTRA は手術に比較して安全な治療法といえるが，施行にあたっては，上に述べた合併症およびその対策を熟知しておくことが重要であり，十分に経験を積んだ interventional angiographer により施行されるべきと考える．

e. 将来展望

バルーンカテーテルによる PTRA に関しては，手技，成績ともにほぼ確立したと思われる．今後さらに，バルーンの耐圧性の向上，カテーテルの細径化と柔軟性の向上が期待される．以下，最近のトピックについて述べる．

(1) 腎動脈内ステント

バルーンカテーテルにかぶせたステントを挿入し，バルーンを拡張させてステントを押し広げた後にカテーテルのみを引き抜いて，狭窄部にステントを留置する方法である[30,31]．欧米では数種類のステントが使用されているが，現在わが国では認可されていない．不十分な初期拡張や内膜の断裂解離に対しての応用のほか，起始部病変 (ostial lesion) での有効性が報告されている[32]．なお，当初再狭窄を防止する有用な方法と考えられたが，最近の報告では必ずしも長期予後を改善しない可能性も指摘されている．

(2) アテレクトミー

肥厚した内膜自体をアテレクトミーカテーテルで直接切除する方法である．末梢動脈の狭窄性病変に対しては，臨床応用が進んでいる．アテレクトミーカテーテルは先端の柔軟性に乏しく，現時点では腎動脈に対しては行われていないが，今後種々の先端屈曲をもつカテーテルが開発されれば腎動脈への応用も広がるものと思われる．とくに起始部病変への応用が期待される．

(3) レーザー血管形成術

動脈壁内のアテローマをレーザーで焼切する方法である．現在，腎動脈に対しては行われていないが，末梢動脈では長期効果の改善が報告されている．

PTRA の評価は確立しており，適応もほぼ定まっている．しかし，わが国では PTRA を施行できる interventional radiologist の絶対数が少なく，一側性の FMD といった PTRA の絶対的適応例におい

てもPTRAが選択されないことがありうると考えられる．interventional radiologist の育成，PTRAのさらなる普及が今後の課題である．

また，動脈硬化症例における起始部病変，再狭窄にどう対処していくかも重要な課題と考えられる．

〔興梠征典・高橋睦正〕

文 献

1) Hricik DE, Browing FJ, Kopelman R, et al. Captoril-induced function renal insufficiency in patients with bilateral renal artery stenosis or renal artery stenosis in a solitary kidney. *N Engl Med* 1983；**308**：373-376.
2) Dean RH, Kieffer RW, Smith BM, et al. Renovascular hypertension：anatomic and renal function changes during drug therapy. *Arch Surg* 1981；**116**：1408-1415.
3) Slater EE：Renal artery angioplasty versus surgery：A hypertensionologist's dilemma. *AJR* 1980；**135**：961-962.
4) Becker GJ, Katzen BT, Dake MD. Noncoronary angioplasty. *Radiology* 1989；**170**：921-940.
5) Meane TF, Dustan HP, McCormic LJ. Natural history of renal artery disease. *Radiology* 1968；**91**：881-887.
6) Schreiber MJ, Pohl MA, Novick AC. The natural history of atherosclerotic and fibrous renal artery disease. *Urol Clin North Am* 1984；**11**：383-392.
7) Colapinto RF, Stronell RD, Harries-Jones EP, et al. Percutaneous transluminal dilatation of the renal artery：follow-up studies of renovascular hypertension. *AJR* 1999；**139**：727-732.
8) Sos TA, Pickering TG, Phil D, et al. Percutaneous transluminal renal angioplasty in renovascular hypertension due to atheroma or fibromuscular dysplasia. *N Engl J Med* 1983；**309**：274-279.
9) Korogi Y, Takahashi M, Bussaka H, et al. Percutaneous transluminal angioplasty for renal renal branch stenosis-a report on a six-year-old boy. *Brit J Radiol* 1985；**55**：77-78.
10) Martin LG, Price RB, Casarella WJ, et al. Percutaneous angioplasty in clinical management of rennvascular hypertension：initial and long-term results. *Radiol* 1985；**155**：629-633.
11) 成松芳明，谷本伸弘，甲田英一，他：腎血管性高血圧症に対する経皮的血管拡張術．日医放会誌 1986；**46**：585-594.
12) 興梠征典，高橋睦正，仏坂博正，他．腎血管性高血圧症のPTA—萎縮腎に対する適応の検討．日本医放会誌 1986；**46**：585-594.
13) Kim PK, Spriggs DW, Rutecki GW, et al. Transluminal angioplasty in patients with bilateral renal artery stenosis or renal artery stenosis in a solitary functionning kidney. *AJR* 1989；**153**：1305-1308.
14) Klinge J, Mali WPTM, Puijlaert CBAJ, et al. Percutaneous transluminal renal angioplasty：initial and long-term results. *Radiology* 1989；**171**：501-506.
15) Roeren T, LeVeen RE, Villanueva T, et al. Restenosis and successful angioplasty：histologic-radiologic correlation. *Radiology* 1989；**172**：971-977.
16) Wilms GE, Baert AL, Amery AK, et al. Short-term morphologic results of percutaneous transuluminal renal angioplasty as determined with angiography. *Radiology* 1989；**170**：1019-1021.
17) Takahashi M, et al. Use of short-tapered catheters in combination with a balloon catheter for markedly stenotic renal and brachiocephalic arteries. *Brit J Radiol* 1985；**58**：751-753.
18) Schwarten DE, Percutaneous transluminal angioplasty of the renal arteries：intravenous digital subtraction angiography for follow-up. *Radiology* 1984；**150**：369-373.
19) Tegtmeyer CJ, Kellum CD, Ayers C. Percutaneous transluminal angioplasty of the renal artery. *Radiology* 1984；**153**：77-84.
20) Baert AL, Wilms G, Amery A, et al. Percutaneous transluminal renal angioplasty：initial results and long-term follow-up in 202 patients. *Cardiovasc Intervent Radiol* 1990；**13**：22-28.
21) Waller BF, Orr CM, Pinkerton CA. Morphologic observation late after coronary balloon angioplasty：mechanisms of acute injury and relationship to restenosis. *Radiology* 1990；**174**：961-967.
22) Martin LG, Casarella WJ, Gaylord GM. Azotemia caused by renal artery stenosis：treatment by percutaneous transluminal angioplaty. *AJR* 1988；**150**：839-844.
23) Teitelbaum GP, Joseph GJ, Matsumoto AH, et al. Double-guide-wire access through a single 6-F vascular sheath. *Radiology* 1989；**173**：871-873.
24) Korogi Y, Takahashi M. A double-guide-wire technique in renal angioplasty：A modified approach. *Acta Radiologica* 1993；**34**：196-197.
25) Gardiner GA Jr, Meyerovitz MF, Stokes KR, et al. Complications of transluminal angioplasty. *Radiology* 1986；**159**：201-208.
26) Dixon GD, Anderson S, Crouch TT. Renal arterial rupture secondary to percutaneous transluminal angioplasty treated without surgical intervention. *Cardiovasc Intervent Radiol* 1986；**9**：83-85.
27) Ashenburg RJ, Blair RJ, Rivera FJ, et al. Renal arterial rupture complicating transluminal angioplasty：successful conservative management. *Radiology* 1990；**174**：983-985.
28) Tegtmeyer CJ, Sos TA. Technique of renal angioplasty. *Radiology* 1986；**161**：577-586.
29) Dean RH. Comparison of medical and surgical treatment of renovascular hypertension. *Nephron* 1986；**44**(Suppl 1)：101-104.
30) Palmaz JC, Kopp DT, Hayashi H, et al. Normal and stenotic renal arteries：Experimental bal-

loon-expandable intraluminal stenting. *Radiology* 1987 ; **164** : 705-708.
31) Wilms GE, Peene PT, Beart AL, et al. Renal artery stent placement with use of the Wallstent endoprosthesis. *Radiology* 1991 ; **179** : 457-462.
32) Rees CR, Palmaz JC, Becker GJ, et al. Palmaz stent in atherosclerotic stenoses involving the ostia of the renal arteries : preliminary report of a multicentes study. *Radiology* 1991 ; **181** : 507-514.

1.2 鎖骨下動脈

PTA (percutaneous transluminal angioplasty) はその適応が次第に拡大し，鎖骨下動脈，椎骨動脈の狭窄や，最近では頸動脈や頭蓋内動脈の閉塞性動脈硬化症に対しても試みられてきている[1〜5]．冠動脈，腎動脈，四肢末梢動脈においてはPTAの手技，合併症，長期予後の成績はほぼ確立している．しかし，いわゆるsupraaortic arteriesに対して施行する場合には，PTAの適応や遠隔塞栓の合併症，長期予後の問題点などが解決されておらず，現時点でPTAは必ずしも第1選択の治療法となっていない[2,5]．そのなかで鎖骨下動脈狭窄例では，PTAの適応は比較的確立されてきており，欧米において多数例の報告がみられる[1〜6]．わが国においても最近報告が増加してきている[17〜25]が，まとまった症例数の報告はみられない．その理由として，病変の発生率が欧米よりも低いことのほか，PTAが普及していないため治療の対象となっていない可能性もあると考えられる．

本稿では，われわれの施設における鎖骨下動脈のPTAの経験をもとに，最近の文献による考察を加えながら具体的に解説する．

a. Subclavian steal 症候群とPTA

脳を栄養する頭蓋外の動脈の中で近位鎖骨下動脈，すなわち椎骨動脈分岐部よりも中枢側の鎖骨下動脈の病変はまれでなく，総頸動脈分岐部に次いで頻度が高い．また，右側よりも左側の病変が圧倒的に多い．鎖骨下動脈の閉塞性病変に対する外科的療法は，以前は開胸下にendarterectomyやbypass手術などが施行されていたが，合併症の頻度がきわめて高く，最近では鎖骨下-頸動脈bypass術が行われるようになってきている．しかし，PTAに比較すれば明らかに侵襲性が高く，さらに血行動態上もPTAの方がより生理的といえる．

PTAの対象となる病変は，他部位と同様，一般に狭窄率50％以上の場合である．この場合，患側と健側の収縮期血圧の較差は通常30 mmHg以上あることが多い．

鎖骨下動脈の閉塞性病変における臨床所見は，subclavian stealに伴う椎骨脳底動脈循環不全を中心とした症状と，上肢の虚血による症状とに分けられている．一般に上記症状のいずれかが認められれば，PTAの適応と考えられている．

しかし，subclavian steal現象の臨床的意義に関しては最近疑問が出されている[26]．すなわち324例のsubclavian steal現象を再検討した報告によると，64％では神経症状がなく，大脳半球症状を認めた31％ではほとんど頸動脈に病変がみられている．さらに非大脳半球症状を認めた5％では両側性のsubclavian steal現象が観察されている．これらの結果より，subclavian steal現象は一般的にみられる所見であり，鎖骨下動脈の一側性の閉塞性病変で神経症状を出すことはまれと考えられることから，血行再建術の有用性にも疑問が投げかけられている[26]．

一側性の鎖骨下動脈狭窄を認めた場合，PTAの適応をどう考えるかについてこれまでほとんど議論がなされていない．まず症状が鎖骨下動脈の病変と関連があるのかどうか，他の血管とくに脳を栄養する動脈に病変がないのか，といったことを十分に検討する必要がある．そのうえで，後に述べていくように，初期成功率が高いこと，術者の経験に大きく左右されるが一般に合併症の頻度がきわめて低いこと，長期予後が良好なこと，natural courseは不明の点が多いものの，他部位の閉塞性動脈硬化症同様，将来完全閉塞に至る可能性が否定できず，その場合治療がきわめて困難となることなどより，われわれは一側性の鎖骨下動脈狭窄はPTAの適応と考えている[25]．

閉塞性動脈硬化症が一般的な適応であるが，大動脈炎症候群の場合でも，活動性の炎症が改善した時期にPTAを行えば効果が期待できると思われる[18]．

b. PTAの手技

原則として大腿動脈からアプローチする．狭窄部にバルーンカテーテルを挿入する方法としては，一般にカテーテル交換法が用いられる．JB1型などの造影用のカテーテルで鎖骨下動脈を選択し，ガイドワイヤーを腋窩動脈付近まで進めた後に，同部に留置したまま造影用カテーテルを抜去し，そのガイドワイヤーに沿わせてバルーンカテーテルを挿入する．現在使用されるバルーンカテーテルは柔軟性に富んでおり(low-profile)，多くの症例でこの方法が可能である．この場合，有効長100 cm以上のバルーンカテーテルと，250 cm以上の長いガイドワイヤーを使用する必要がある．

大腿動脈からのアプローチでバルーンカテーテルが狭窄部を通過できない場合や，下部腹部大動脈または両側腸骨動脈が閉塞している場合には，上腕動脈の穿刺法で行う．バルーンカテーテルの選択，バルーンカテーテルの挿入と拡張，抗凝固療法については他稿を参照されたい．

c. 治療成績

先に述べたように，いわゆるsupraaortic arteriesに対するPTAは，その適応や遠隔塞栓の合併症，長期予後の問題点などが解決されておらず，現時点で必ずしも第1選択の治療法とはなっていない[2,5]．その中で鎖骨下動脈狭窄例においては，優れた成功率と長期予後，低い合併症などにより，PTAの適応は比較的確立されている[1~16]．われわれの経験した13例の成績を表1.1に示す．

(1) 初期拡張成功率

鎖骨下動脈狭窄例のPTAの初期成功率は，その定義が報告によって若干異なるが，90%前後の結果が得られている[1~16]．われわれは初期成功例を血管造影上40%以上の拡張が得られ，かつ残存狭窄が50%以下であり，上肢血圧の収縮期圧較差に20 mmHg以上の改善がみられたものとした[25]．われわれの12病変のPTAでは，拡張の手技自体は全例成功したが，1例が抵抗性の病変であったため成功率は91.7%であった[25]．成功例における狭窄率の改善度は40～75%，平均50.1%であった．また，患側と健側の収縮期血圧の較差の改善度は25～60 mmHg，平均38.6 mmHgであった[25]．不成功であった症例は大動脈炎症候群が原因と考えられる24歳男性で，PTA施行時バルーンカテーテル自体は十分拡張したが，直後の血管造影では有意の拡張が得られなかった．バルーンを収縮させると同時に血管径も元に戻ったものと思われ，elastic recoilがその原因として考えられた．大動脈炎症候群の症例では腎動脈のPTAでもバルーンによる拡張に抵抗性であることが報告されている[27]．

表1.1 鎖骨下動脈のPTA症例（文献20, 25より改変）

症例	症状 上肢	症状 頭部	手技	狭窄率(%)	収縮期圧較差	合併症	開存期間	症状の改善度 上肢	症状の改善度 頭部
1/49/M	冷感	ふらつき	S	85 → 30	30 → 0	−	74カ月	C	I
2/39/F	しびれ	ふらつき	S	95 → 20	50 → 0	−	70カ月	I	I
3/58/M	しびれ		S	75 → 35	85 → 115*	−	30カ月	C	−
4/61/M		TIA様発作 ふらつき	S	80 → 40	60 → 0	−	30カ月	−	I
5/70/M	しびれ	ふらつき	S	90 → 50	50 → 0	−	19カ月	I	I
6/73/M	しびれ	意識消失発作 ふらつき	S	90 → 15	40 → −10	−	12カ月	I	U
7/61/M	しびれ		S	70 → 20	120 → 155*	−	10カ月	U	
			S#	60 → 20	120 → 145*				
8/68/M		意識消失発作 めまい	S	75 → 35	40 → −5	−	6カ月	−	U
9/44/M	冷感 瘙痒感	めまい	S	90 → 30	30 → 5	−	4カ月	U	I
10/67/M		頭痛	S	90 → 45	30 → −5	−	2カ月		
11/24/M	特になし		F	55 → 50	10 → 10	−			
12/63/F		意識消失発作	F	100 (閉塞)	40	+			
13/67/M	特になし		F	100 (閉塞)	45				

* 対側にも病変があったため，患側の収縮期圧の変化を記載　　# 右側
S: success, F: failure, C: cure, I: improvement, U: unchange

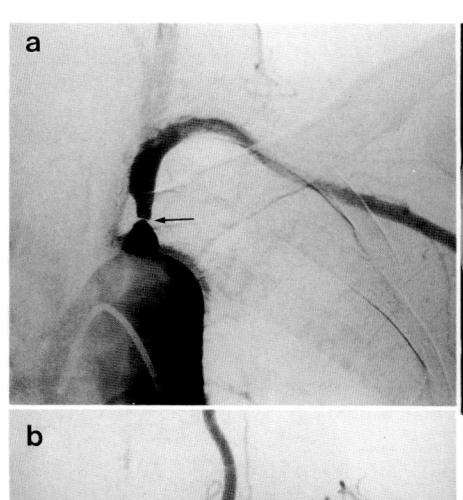

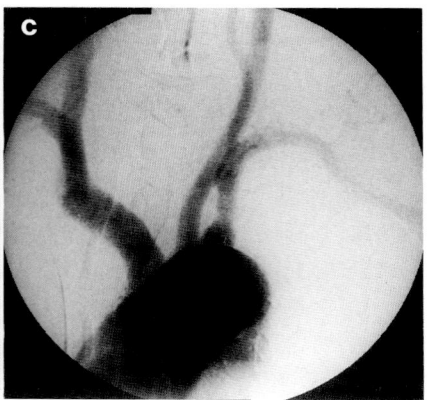

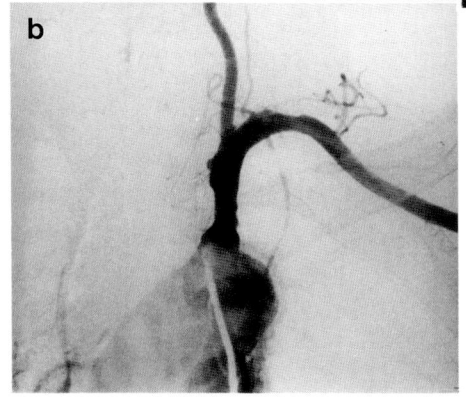

図1.11
a) PTA前の造影．鎖骨下動脈に強い狭窄を認める（矢印）．左椎骨動脈はほとんど造影されていない．
b) PTA直後の造影．狭窄は著明に改善しており，左椎骨動脈が造影されている．
c) PTA 2カ月後のIVDSA．再狭窄は認めない．1秒ごとの連続撮影で左椎骨動脈の血流は順行性であるのが確認された．
（文献20より許可を得て転載）

一方，鎖骨下動脈閉塞例では，以前報告したように成功率が低く，また合併症の危険性が高い[20]．われわれは2例に試み，いずれも再開通が不可能であった．

（2）長期効果

長期予後に関しては，開存の定義が報告によって異なるが，平均29カ月の経過観察で91%の開存率といった良好な報告がみられる[16]．われわれの症例では最長74カ月，平均26カ月の経過観察で再発例はみられていない[25]．一般に，総腸骨動脈のPTAと同等かそれより良好な長期成績と考えられる．

（3）症　状

鎖骨下動脈の閉塞性病変における臨床所見は，これまでsubclavian stealに伴う椎骨脳底動脈循環不全を中心とした症状と，上肢の虚血による症状とに分けられていた．椎骨脳底動脈循環不全による症状としては，めまい，ふらつきのほか，drop attack，意識消失発作やTIA発作などがあげられる．しかし，先に述べたように最近，一側性の閉塞性病変では神経症状を出すことはまれと考えられてきている[26]．われわれの狭窄例11例では患側上肢の冷感，しびれなど上肢の虚血によると考えられる症状を7例に認め，2例ではPTA後比較的速やかに症状は改善した[25]．症状の変化のなかった2例のうち，1例では頸椎症の合併が，他の1例ではより末梢の循環不全がその原因と考えられた．一方，椎骨脳底動脈循環不全によると考えられる意識消失発作やTIA発作についてはPTAにより治癒した例はなく，鎖骨下動脈の閉塞性病変がその原因と断定できなかった．さらに，ふらつきを訴えた症例についても，やや軽快程度にとどまり，鎖骨下動脈の閉塞性病変と直接関係のない非特異的な症状の可能性が高いと考えられた[25]．

鎖骨下動脈のPTAの効果判定方法は統一されたものがない．長期予後を症状の改善で評価している報告も多いが，症状は鎖骨下動脈の閉塞性病変と直接関係のない非特異的なものである可能性も高く，評価法としてはあまり適切でないと考えられる．片側例においては，われわれの用いた両側上肢の血圧測定が，外来で手軽に施行でき，有用と考えられた．

また，IVDSAを併用することにより，より侵襲的な通常の血管造影を施行せずに経過観察が可能である．

d. 合併症とその対策

鎖骨下動脈狭窄例のPTAの合併症は，穿刺部の血腫形成などの通常みられるものを除けば頻度は低い．われわれは鎖骨下動脈狭窄例では合併症をまったく認めなかった．動脈塞栓に関しては，上肢の一過性の虚血の症例が報告されているが[8]，危惧される椎骨脳底動脈領域の塞栓症は文献上みあたらない．この点に関しては，Ringelsteinら[8]が興味ある報告をしている．彼らはPTA施行前後にわたり，ドップラー法を用いて左椎骨動脈の血流をモニターした．その結果，拡張後に，椎骨動脈の血流がsubclavian steal現象の状態，すなわち逆行性から順行性に戻るのに20秒から4分以上も要することがわかり，脳塞栓を防ぐ重要なメカニズムであると述べている．

一方，われわれの右鎖骨下動脈閉塞例では，PTA後に右前大脳動脈領域の動脈塞栓によると思われる左下肢の麻痺が出現した[20]．CT上明らかな梗塞巣を認めず，数日後には麻痺は著明に改善した．これは閉塞部に存在した血栓がガイドワイヤー操作中に脱落し，さらに吸引効果により総頸動脈の方へ移動したものと思われた．

e. 将来展望

バルーンカテーテルによる一側性の鎖骨下動脈狭窄のPTAに関しては，高い初期成功率，きわめて低い合併症の頻度，良好な長期予後などにより評価はほぼ確立したと思われる．ただし鎖骨下動脈病変と症状の関連性やPTAの適応については，今後さらに症例を重ね検討していく必要がある．閉塞例におけるアプローチ，ステント，アテレクトミー，レーザー血管形成術などの新しい技術の頭部，頸部の動脈における臨床応用が今後の課題と考えられる．

〔興梠征典・高橋睦正〕

文献

1) Bachman DM, Kim RM. Transluminal dilatation for subclavian steal syndrome. *AJR* 1980; **135**: 995-996.
2) Motarjame A, Keifer JW, Zuska JW. Percutaneous transluminal angioplasty of the brachiocephalic arteries. *AJR* 1982; **138**: 457-462.
3) Vitek JJ, Keller FS, Duvall ER, et al. Brachiocephalic artery dilatation by percutaneous transluminal dilatation. *Radiology* 1986; **158**: 779-785.
4) Vitek JJ. Subclavian artery angioplasty and origin of the vertebral artery. *Radiology* 1989; **170**: 407-409.
5) Kachel R, Basche St, Heerklotz I, et al. Percutaneous transluminal angioplasty of supra-aortic arteries especially the internal carotid artery. *Neuroradiology* 1991; **33**: 191-194.
6) Moore TS, Russell WF, Parent AD, Parker JL, Smith RR. Percutaneous transluminal angioplasty in subclavian steal syndrome: recurrent stenosis and retreatment in two patients. *Neurosurg* 1982; **11**: 512-517.
7) Damuth HD Jr. Angioplasty of subclavian artery stenosis proximal to the vertebral origin. *AJNR* 1983; **4**: 1239-1242.
8) Ringelstein EB. Delayed reversal of vertebral artery blood flow following percutaneous transluminal angioplasty for subclavian steal syndrome. *Neuroradiology* 1984; **26**: 189-198.
9) Gordon RL, Haskell J, Hirsh M, et al. Transluminal dilatation of the subclavian artery. *Cardiovasc Intervent Radiol* 1985; **8**: 14-19.
10) Motarjame A. Percutaneous transluminal angioplasty for treatment of subclavian steal. *Radiology* 1985; **155**: 611-613.
11) Theron J. "pre" subclavian steal syndromes and thier treatment by angioplasty. *Neuroradiology* 1985; **27**: 265-270.
12) Burke DR, Gordon RL, Mishkin JD, Mclean GK, Meranze SG. Percutaneous transluminal angioplasty of the subclavian arteries. *Radiology* 1987; **164**: 669-704.
13) Wilms G, Baert A, Dewaele D, et al. Percutaneous transluminal angioplasty of the subclavian artery: early and late results. *Cardiovasc Intervent Radiol* 1987; **10**: 123-128.
14) Erbstein RA, Wholey MH, Smoot S. Subclavian artery steal syndrome: treated by percutaneous transluminal angioplasty. *AJR* 1988; **151**: 291-294.
15) Cook AM, Dyet JF. Six cases of subclavian stenosis treated by percutaneous angioplasty. *Clinical Radiology* 1989; **40**: 352-354.
16) Hebrang A, Maskovic J, Tomac B. Percutaneous transluminal angioplasty of the subclavian arteries: long-term results in 52 patients. *AJR* 1991; **156**: 1091-1094.
17) 梶原四郎，魚住 徹，迫田勝明，他．経皮的血管拡張術によるsubclavian steal syndromeの1治験例．脳神経外科 1985; **37**: 979-984.
18) 吉川公彦，他．大動脈炎症候群による左鎖骨下動脈および腕頭動脈のPTA．臨放 1985; **30**: 121-124.
19) 古寺研一．subclavian steal症候群に対するPTA．日本医放会誌 1987; **47**: 1-8.
20) 興梠征典，高橋睦正，仏坂博正，他．鎖骨下動脈，

21) 富田 亮, 土井章浩, 馬場義美, 他. Subclavian steal syndrome に対する PTA の2症例. 脳神経外科 1987; **15**: 561-566.
22) 皆河崇志, 小池哲雄, 佐々木修, 他. Subclavian steal syndrome に対する PTA. *Neurol Med Chir (Tokyo)* 1988; **28**: 802-807.
23) 寺沢彰浩, 松尾 汎, 下原篤司, 他. 鎖骨下動脈への PTA. 臨放 1990; **35**: 423-425.
24) 森 貴久, 有澤雅彦, 本田信也, 他. percutaneous transluminal angioplasty の経験と考察. 第7回日本脳神経血管内手術研究会講演集 1991; 233-237.
25) 興梠征典, 平井俊範, 坂本祐二, 他. 鎖骨下動脈の PTA. 日本医放会誌 1994; **54**: 8-12.
26) Hennerici M, Klemm C, Rautenberg W. The subclavian steal phenomenon: a common vascular disorder with rare neurologic deficits. *Neurology* 1988; **38**: 669-673.
27) 成松芳明, 谷本伸弘, 甲田英一, 他. 腎血管性高血圧症に対する経皮的血管拡張術. 日医放会誌 1986; **46**: 585-594.

1.3 下大静脈および肝静脈

a. 理論

下大静脈の閉塞は, 静脈血栓症や膜様構造物, あるいは種々の悪性腫瘍による腫瘍塞栓など多くの原因によってひき起こされる[1,2]. 肝静脈の閉塞はときどき下大静脈の閉塞も伴うことがあり, Budd-Chiari syndrome と言われている[1~3]. Budd-Chiari syndrome の典型的な三徴は, 腹水, 肝腫大および腹痛である. 肝静脈が下大静脈へ注ぐ部位よりも頭側にて下大静脈が膜様の閉塞を起こすことはまれである. この場合, 肝静脈の閉塞を伴っているかどうかは問題ではない. しかしながら, 下大静脈膜様閉塞 (MOVC) の正しい診断をつけることは非常に重要である. というのはこの場合は心臓を介しての膜除去術, あるいは経皮的な血管拡張術にて治療することができるからである.

下大静脈膜様閉塞の病因, 病原論についてはいまだ議論のあるところであり, 先天性とするもの, 後天性とするもののいずれの報告もみられる[1~3]. 膜様閉塞については, Simson は三つのパターンに分類している. 一つは, 単一の膜あるいは web によるもので (type I), 二つめは, 種々の長さによる分節状の閉塞 (type II) である. そして両タイプとも, しばしば二次的な血栓症を合併することがあり, これを type III としている.

閉塞部位の正確な長さを求めるため, 2本のカテーテルを用い, 一方は閉塞部のうえに, 他の1本は閉塞部の下において静脈造影をする必要がある[2,3]. 最近では, 超音波や CT, MRI のような非侵襲的な検査により正確な診断がなされるようになってきた. 下大静脈膜様閉塞の超音波では, 横隔膜下の肝部下大静脈にて, 高エコーの膜様物や内腔の高エコー状の閉塞域を認める. 肝静脈の閉塞や肝内側副路も認められる. また肝腫大, 尾状葉の腫大, 肝硬変, 肝細胞癌も超音波にてしばしば認められる.

CT では肝部下大静脈の種々の狭窄や閉塞, 内腔に血栓や石灰化が認められる (図1.12). 肝静脈のうっ血や肝の梗塞のため, 肝実質の不均一な濃度や, 造影剤の集積が低くなったりすることがある[6,7].

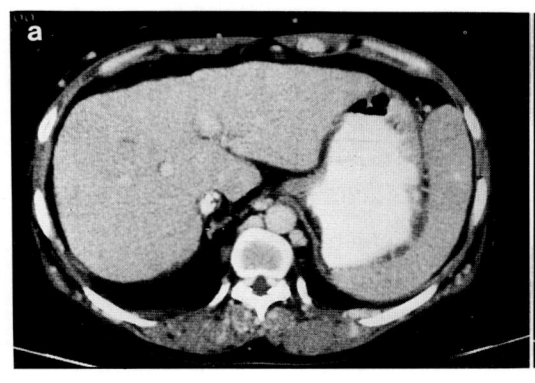

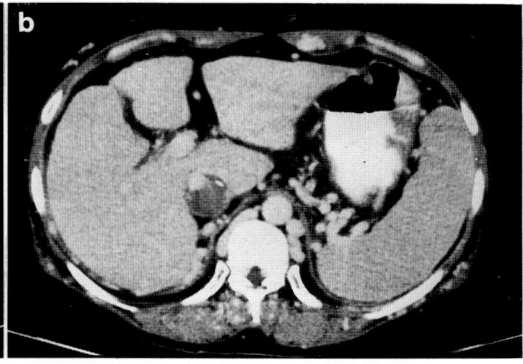

図1.12 54歳, 男性. 下大静脈の膜様閉塞 type III
a) CT では石灰化を伴った下大静脈の閉塞が認められる. 正常とは異なった場所に断片的に肝静脈は認められ, 多数の浅部, 深部の側副路も描出されている.
b) 下大静脈は血栓と石灰化によって占められている. 多数の浅部, 深部の側副路も認められ, 胃静脈瘤も伴っている.

MRI ではさらに，曲線状の軟部組織として膜様部が描出されたり，肝部下大静脈の閉塞は flow related signal あるいは血栓として認められる．とくに T_2 強調画像での肝実質の不均一な高信号は，CT での低濃度域に一致する[8]．

下大静脈膜様閉塞に対する，Gruntzig type のバルーンカテーテルによる最初の PTA は山田ら[9]および Jeans ら[10] によって同時に報告された．完全閉塞をきたした膜も右大腿静脈からの長い金属製針により穿刺可能である．長い閉塞に対しての初回の開通に対しては Nd-YAG レーザーの使用も報告されている[11]．肝静脈の閉塞については，その再開通や拡張は経皮経肝的ルートにより行うことが可能である[12]．くり返して行った PTA 後の再狭窄については，金属ステントの適用が報告されている[13~15]．

b．適　　　応

金属ステントと血栓溶解治療の出現により適応は拡大してきた．PTA は Budd-Chiari syndrome に伴う肝部下大静脈あるいは肝静脈の完全，不完全型の閉塞に対して応用できる[9~12]．薄い膜様あるいは web 状の不連続性の病変は PTA の良い適応である．しかしながら，比較的長い閉塞や狭窄もまたバルーンによる拡張やときには金属ステントによる治療の適応がある．血栓症を合併した下大静脈膜様閉塞の場合は，経カテーテル的ウロキナーゼ投与による血栓溶解治療が必要である．小さなバルーンによって閉鎖をきたした膜を拡張し，ウロキナーゼの連続投与による血栓溶解を行う．頻回の PTA 後の再閉塞や狭窄の場合には金属ステントの適応となる[13~15]．腫瘍による圧排や長い距離の閉塞様なバル

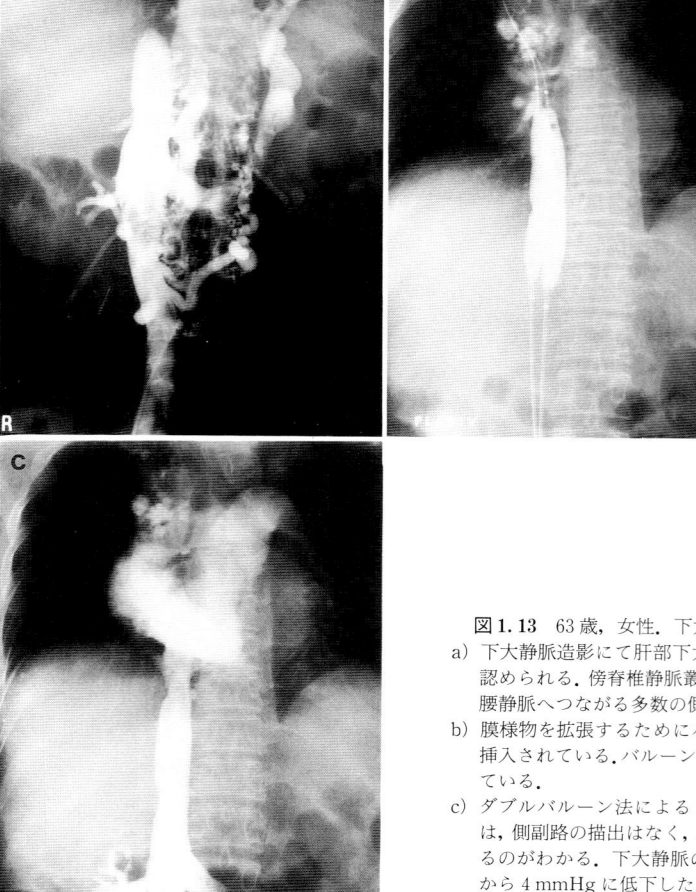

図 1.13　63 歳，女性．下大静脈の膜様閉塞 type I
a) 下大静脈造影にて肝部下大静脈にドーム状の閉塞が認められる．傍脊椎静脈叢，腎から後腹膜あるいは上腰静脈へつながる多数の側副路が描出されている．
b) 膜様物を拡張するためにバルーンが閉塞部を超えて挿入されている．バルーンのくびれはほとんど消失している．
c) ダブルバルーン法による PTA 後の下大静脈造影では，側副路の描出はなく，肝部下大静脈が開存しているのがわかる．下大静脈の圧は PTA 後，16 mmHg から 4 mmHg に低下した．

ーンによる拡張に抵抗性のある閉塞にも金属ステントが用いられる．

c. 器材および方法

閉塞部をはさむ上下の下大静脈造影にて病変を確認し，下大静脈と右房の圧を測定後，下大静脈の閉塞が完全型であれば，経右大腿静脈あるいは経右頸静脈から最初の穿通を試みる．肝部下大静脈は右房に入る前に腹内側に偏位する．正確なマッピングのためには2方向からのX線学的評価が必要である．長い金属針による穿刺の後，外筒あるいは針内を通るガイドワイヤーにて右房まで完全に沿わせる．造影剤の注入により先端がどこにあるかが明らかとなる．カテーテル交換法により，より固いガイドワイヤーにて膜様閉塞部を通過させる．

PTAを行う前にヘパリン3,000単位から5,000単位を静脈内に注入する．直径8mmから10mmのバルーンで最初の拡張術を行う．われわれは，平均的な成人の場合，ふつう合計15から18mmの2個のバルーンにてダブルバルーン法による拡張術を行っている（図1.13）．両側の大腿静脈からの3ないし4個の小さなバルーンを用いても行うことができる．われわれは，狭窄部によるバルーンのくびれがなくなるまで，手圧によりバルーンを拡張させてい

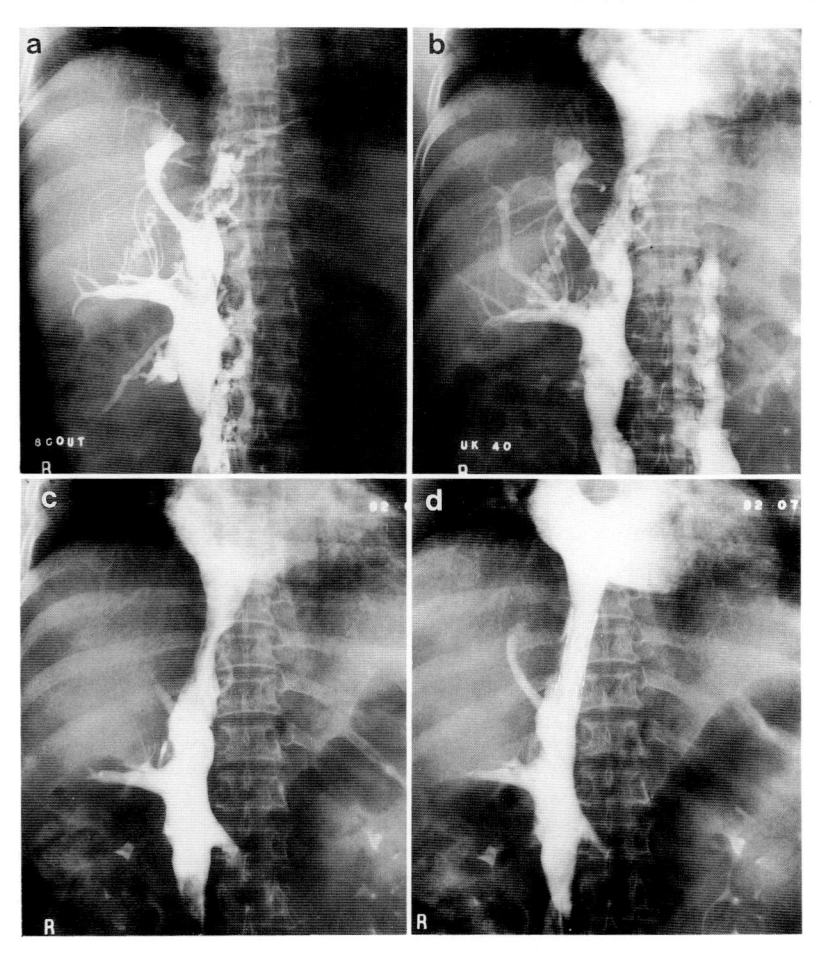

図1.14 54歳，女性．下大静脈の膜様閉塞type III
ウロキナーゼおよび金属ステントによる治療例
a) 肝部下大静脈の血栓を伴った分節状の閉塞が認められる．経肝的または傍脊椎の側副路も認められる．
b) 小さなバルーンによるPTAの結果，小さな開口が生じている．ウロキナーゼ40万単位注入による部分的血栓溶解術が行われた．
c) 下大静脈の血栓が取り除かれた後，PTAが施行された．肝部下大静脈には金属ステントが認められる．
d) 連結の金属ステントが狭窄部を越えて挿入され，下大静脈を広く開存させている．

る．

　PTAの効果判定のため，静脈造影と圧測定を行っている．もしその結果が十分でなければ，より大きなバルーンによる再度のPTAが必要である．

　血栓性の閉塞の場合，ウロキナーゼが用いられる（図1.14）．静脈造影では盲端側は造影されない．ウロキナーゼの注入療法前に，血栓を通してバルーンカテーテルにより閉塞を起こしている膜様物には小さな穴をつくり目的とする領域の血栓溶解作用を行う．静脈造影区にて血栓溶解の完了を確認する．その後，より大きなバルーンを用いたPTAにて閉塞部を十分な大きさにまで拡張する．ウロキナーゼの時間投与量は総量および血栓に対する反応に応じて毎時2万単位から8万単位に調節してよいと思われる．

　金属ステントは，長区域の閉塞や部分的な肝腫大や腫瘍による外部からの圧迫による閉塞を防ぐ（図1.15）．Gianturcoタイプのステントは，直径20 mmから25 mmほどあり，この目的に適している．self-expandableステントを留置させる場合，12 Frのロングシースを狭窄部を越えて挿入する．ステントはロングシースが引きもどされるときに設置される．ステントの直径は正常の下大静脈の径より25%ほど大きくすることが大切である．さもなければステントは偏位してしまう恐れがある．連結ステント，つまり，少なくとも2カ所以上の支柱で接続された3個またはそれ以上の連結したものが必要である．なぜならば単一のステントはそれが導出カテーテルから展開されるとき，急に開き正確に配置できないからである．

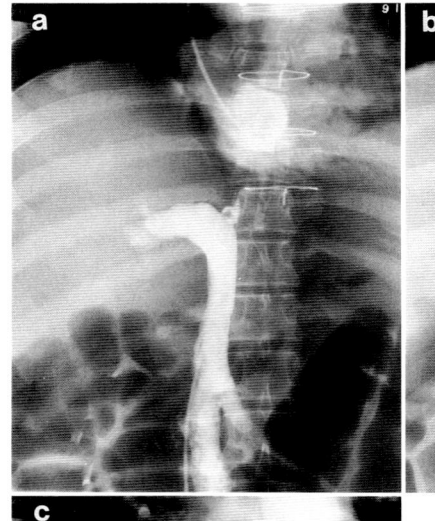

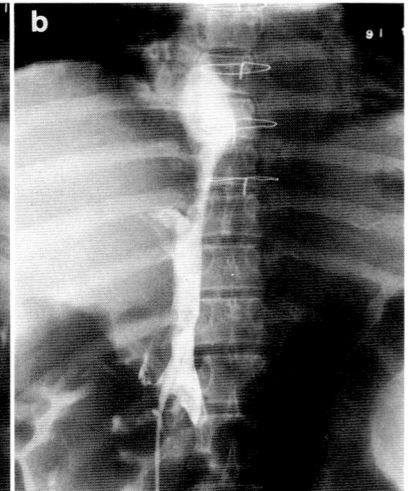

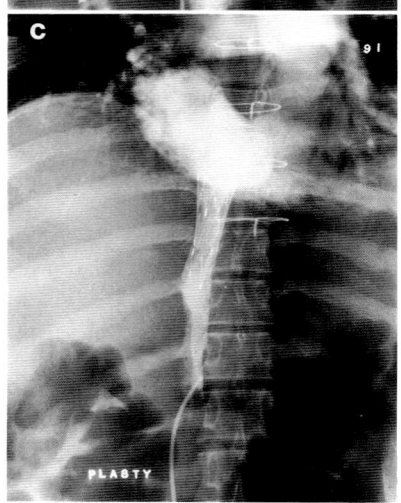

図1.15 35歳，男性．下大静脈の膜様閉塞 type II 経心的膜様物除去術後再発
a) 上下からの静脈造影にて，外科的膜様物切除術後の再発と思われる下大静脈の部分的閉塞が明らかである．
b) PTA後，閉塞部は開通している．しかし，病変の退縮（recoiling）による狭窄が残っている．
c) 連結式のGianturcoタイプのステントを，肝部下大静脈の開存を保つため挿入した．ステント挿入後の下大静脈造影では下大静脈が広く開存している．

d. 自験例および文献的考察

90%以上の症例で，1回の下大静脈の膜様閉塞に対するPTAにて有意な圧の低下が得られる[9～12]．しかしながら，肝部下大静脈の部分的閉塞に対するPTA後の長期開存例は38%（3/8）にすぎない．山田らはPTA後の側面像にて直径が13 mm以上の下大静脈の場合のみ永続的な開存がみられたと報告している[16]．したがって，肝部下大静脈の部分的閉塞の場合，頻回の拡張術が普通必要とされる[17]．

ソウル大学病院の放射線科ではこの7年間の血管造影にて確認された17症例の下大静脈膜様閉塞をPTAにて治療している．そのうち，ウロキナーゼ注入したものが2症例，Gianturcoタイプの金属ステントを用いたものが3症例あった（図1.13～1.15）．男性4例，女性13例で，年齢は19から64歳であった．血管造影上，分離した膜様閉塞（type I）が13例，分節型（type II）が2例，血栓を伴った閉塞（type III）が2例であった．PTAは2個のバルーンを用いて行い，直径15 mmと18 mmのバルーンを用いた（図1.13）．術後の開存について評価後は，3カ月おきにドップラー超音波を行った．

術後の確認では，1例を除いて成功であった．下大静脈の圧は術後有意に低下した（術前：16.9 ± 4.0 mmHg，術後：5.7 ± 3.4 mmHg，$n=11$，$p<0.01$）．16例では側副路での消失が認められた．6カ月から7年に及ぶ長期経過観察例（$n=15$）のうち，13例はドップラー超音波にて良好な開存が認められ，16例に臨床症状は完全に消失した．

われわれの長期経過観察例から，PTAは下大静脈膜様閉塞に対する適切な治療法であり，局所のウロキナーゼによる血栓溶解療法や金属ステントの使用は有効な補助手段であると結論できよう．

Charnsangavejらは2例の，SVC症候群および後腹膜線維腫症による下大静脈閉塞患者に対する金属ステントの初期経験例を報告している[13]．Furuiらは2タイプの下大静脈膜様閉塞に対する成功例として，腫瘍圧排による下大静脈の閉塞をもつ6人の患者に対しGianturcoタイプの金属ステントを用いた例を，またPTA後3カ月か21カ月後に下大静脈膜様閉塞の再発を生じた3例を報告している[14]．

e. 合併症とピットフォール

心囊血腫は長い金属針による穿刺によりひき起こされる[9～12]．肝裂傷や下大静脈の破裂はまだ報告されていない．血栓を伴った膜様閉塞型の1例に，下大静脈膜様閉塞に対するPTA後の肺塞栓症が報告されている[18]．鼠径部の局所的血腫はまれな合併症ではない．ウロキナーゼによる活療中は全身の出血傾向に注意しなければならない．

金属ステントを用いた症例ではmisplacementやmigrationも合併症として可能性がある[14]．支柱により，ステント3ないし4個縦連結させることにより，ステントの位置をコントロールできる．ステントにかかり（barbs）をつけることによってmigrationを防止することができる．

f. 将来展望

Budd-Chiari syndromeのなかで，下大静脈の膜様閉塞は治療可能であり，PTAによる治療法は確立している．しかしながら，PTA後の長期予後成績やとくに金属ステントについての評価はまだ確立していない．広範な肝実質の障害が起こる前に下大静脈膜様閉塞を正確に診断し，PTAやウロキナーゼ血栓溶解療法，金属ステント留置などのインターベンションによる治療を行うことにより，このまれな病態を治療することができよう．

〔Jae Hyung Park；宮崎俊幸訳〕

文　献

1) Missal ME, Robinson JA, Tatum RW. Inferior vena cava obstruction, clinical manifestations, diagnostic methods, and related problems. *Ann Intern Med* 1965; **62**: 133-161.
2) Kimura C, Matsuda S, Koie H, Hirooka M. Membranous obstruction of the hepatic portion of the inferior vena cava : clinical study on nine cases. *Surgery* 1972; **72**: 551-559.
3) Eapana P, Figuera D, Miguel JFD, Anaya A, Menendez J, Durantez A. Membranous obstruction of the inferior vena cava and hepatic veins. *Am J Gastroenterol* 1980; **73**: 28-32.
4) Simson IW. Membranous obstruction of the inferior vena cava and hepatocellular carcinoma in South Africa. *Gastroenterology* 1982; **82**: 171-178.
5) Park JH, Lee JB, Han MC, et al. Sonographic evaluation of infeior vena caval obstruction : correlative study with venacavography. *AJR* 1985; **145**: 757-762.
6) Baert AL, Fevery J, Marchal G, et al. Early diagnosis of Budd-Chiari syndrome by computed tomography and ultrasonography : report of

five cases. *Gastroenterology* 1983 ; **84** : 587-595.
7) Rossi P, Sposito M, Simonetti G, Sposato S, Cusumano G. CT diagnosis of Budd-Chiari syndrome. *J Comput Assist Tomogr* 1981 ; **5** : 366-369.
8) Park JH, Han JK, Choi BI, Han MC. Membranous obstruction of the inferior vena caval with Budd-Chiari syndrome : MR imaging findings. *JVIR* 1991 ; **2** : 463-469.
9) Yamada R, Sato M, Kawabata M, Nakatsuka T, Nakamura K, Kobayashi N. Segmental obstruction of the hepatic inferior vena cava treated by transluminal angioplasty. *Radiology* 1983 ; **149** : 91-96.
10) Jeans WD, Bourne JT, Read AE. Treatment of hepatic vein and inferior vena caval obstruction by balloon dilatation. *Br J Radiol* 1983 ; **56** : 687-689.
11) Furui S, Yamauchi T, Ohtomo K, Tsuchiya K, Makita K, Takenaka E. Hepatic inferior vena cava obstructions : clinical results of treatment with percutaneous transluminal laser-assisted angioplasty. *Radiology* 1988 ; **166** : 673-677.
12) Lois JL, Hartzman S, McGlade CT, Gomes AS, Grang EC, Berquist W, Perrella RR, Busuttil RW. Budd-Chiari syndrome : treatment with percutaneous transhepatic recanalization and dilation. *Radiology* 1989 ; **170** : 791-793.
13) Charnsangavej C, Carrasco CH, Wallace S, Wright KC, Ogawa K, Richli W, Gianturco C. Stenosis of the vena cava : preliminary assessment of treatment with expandable metallic stents. *Radiology* 1986 ; **161** : 295-298.
14) Furui S, Sawada S, Irie T, Makita K, Yamauchi T, Kusano S, Ibukuro K, Nakamura H, Takenaka E. Hepatic inferior vena cava obstruction : treatment of two types with gianturco expandable metallic stents. *Radiology* 1990 ; **176** : 665-670.
15) Walker HS, Rholl KS, Register TE, Breda AV. Percutaneous placement of hepatic vein stent in the treatment of Budd-Chiari syndrome. *JVIR* 1990 ; **1** : 23-27.
16) Sato M, Yamada R, Tsuji K, Kishi K, Terada M, Shioyama Y, Nomura S. Percutaneous transluminal angioplasty in segmental obstruction of the hepatic inferior vena cava : long-term results. *Cardiovasc Intervent Radiol* 1990 ; **13** : 189-192.
17) Martin LG, Henderson JM, Millikan WJ, Casarella WJ, Kaufman SL. Angioplasty for long-term treatment of patients with Budd-Chiari syndrome. *AJR* 1990 ; **154** : 1007-1010.
18) Nagata Y, Kumada K, Yamada R, Abe M, Ozawa K. Pulmonary thromboembolism following angiopasty for membranous occlusion of the vena cava : case report. *Cardiovasc Intervent Radiol* 1990 ; **12** : 304-306.

2. レーザー血管形成術

レーザー血管形成術 (laser angioplasty) はレーザーを使用して閉塞性動脈疾患または静脈疾患を治療する血管形成術（表 2.1）の一つである．

表 2.1 Angioplasty
1. ガイドワイヤー，Dotter's あるいは Van Andel のカテーテル
2. バルーンカテーテル (Gruentzig)
3. a) Simpson atherectomy catheter
   b) Pullback atherectomy catheter
   c) Kensey catheter
   d) Rotablator
4. 吸引カテーテル (Dondelinger)
5. a) TEC システム
   b) 経皮的血栓摘出のための吸引カテーテル (Guenther & Vorwerk)
6. RF 血管形成術
7. レーザー血管形成術（レーザー単独またはバルーン拡張の追加）
8. その他

レーザー照射の血管壁に対する効果，レーザー照射時に血栓またはアテロームより発生するガスの分析，微細粉末の発生の有無，レーザー照射後の動脈壁の治癒過程の動物実験などの基礎的研究[1～18]を経て臨床へ応用された報告[19～36]は 1984 年に初めてなされた（表 2.2）．

閉塞性動脈疾患，とくに冠動脈疾患への応用を目標にしたレーザー使用の目的はアテロームまたは血栓を蒸散して気体と水蒸気として除去する点にあった．

レーザー血管形成術はまず末梢血管の閉塞へ応用された．以下に末梢血管の経皮経管レーザー血管形成術 (percutaneous transluminal laser angioplasty, PTLA) の現況を紹介し，将来展望において冠動脈形成術についても述べる．

表 2.2 臨床におけるレーザー血管形成術の手法

レーザーの種類	波長	技法	プローブ	病変	著者	年	文献
Argon, CW	(488,) 514	Contact	Bare fiber	P	Ginsburg, et al	1984	Clin Cardiol 7 : 54
Nd : YAG, CW	1060	Contact	Bare fiber	P	Geschwind, et al	1984	Lancet 1 : 844
Argon, CW	514	Contact	Bare fiber	C	Choy, et al	1984	Clin Cardiol 7 : 377
Nd : YAG, CW	1060	Non-contact	Laser probe	P	Takekawa, et al	1985	Nippon Acta Radiol 45 : 1167
Argon, CW	514	Contact	Metal tip	P	Cumberland, et al	1986	Lancet 2 : 1457
Argon, CW	514	Contact	Metal tip	C	Cumberland, et al	1986	Lancet 2 : 214
Argon, CW	514	Contact	Metal tip	C	Sanborn, et al	1986	J Am Coll Cardiol 8 : 1437
Nd : YAG, CW	1060	Contact	Ceramic tip	P	Takekawa, et al	1986	Sem IVR 3 : 231
Nd : YAG, CW	1060	Contact	Sapphire tip	P	Fourrier, et al	1987	Lancet 1 : 105
Argon, CW	514	Non-contact	Quartz optical fiber with a tiny lens and balloon Catheter (LASTAC)	P	Nordstrom, et al	1988	Radiology 168 : 359
Excimer, CW	308	Contact	Laser catheter with 12 concentric fibers (200 μm)	C	Litvack, et al	1989	Lancet 2 : 102
Excimer, PW	308	Contact	Laser catheter with 13 concentric fibers (200 μm)	C	Sanborn, et al	1989	Lancet 2 : 616
Excimer, PW	308	Contact	Laser catheter with 20 concentric fibers	C	Karsch, et al	1989	Lancet 2 : 647
Tunable Dye Laser, PW	480	Fluoressence-guided, contact	200 or 500 μm fiber (MCM Smart Laser)	P	Leon & Geschwind	1989	Endovascular Surgery p. 466, W. B. Saunders

CW : Continuous wave   P : Peripheral artery
PW : Pulsed wave   C : Coronary artery

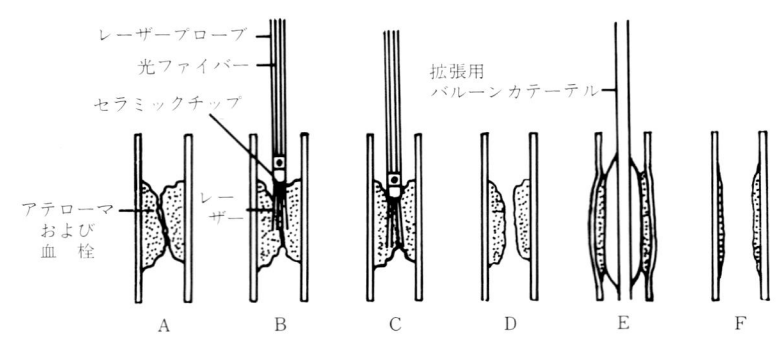

図2.1 レーザー血管形成術の手順

a. 原 理

レーザーの強力な組織蒸散能力により血栓またはアテローマを除去するのがレーザー血管形成術である．これは主としてレーザーの光熱作用の応用であるが，レーザーにはこのほかに光化学作用もあり，レーザーの血管壁への作用は単純なものではないと考えられる．レーザー血管形成術といってもアテローマをすべて蒸散すると周辺（正常）動脈壁への影響も大きいので，アテローマの一部を除去するのに止め，残った組織は従来のPTAと同じくバルーンカテーテルのバルーンで圧迫して治療を完成させるのが一般的である（図2.1）．

レーザーのみで閉塞物質を除去し，バルーン拡張を追加しない方法を "stand alone の laser angioplasty" と称している．

古い器質化した血栓にレーザーを照射してできた蒸散孔の周囲の病理組織標本をみると蒸散孔の壁には一番内側の炭化層から順に凝固層，空泡層が認められる（図2.2）が，これらの層の合計の厚さは100〜300μmであり，熱の効果はきわめて薄い層に限られているのがわかる．

表2.3 レーザー照射後の血栓とアテロームプラック*の分解産物の mass spectrometer 分析

組　成	濃　度 (% by volume)	
	血　栓	プラーク
Nitrogen	17	24
Oxygen	1	3.5
Argon	0	0.1
Carbon dioxide	50+	30
Hydrogen	15	15
Methane	3	13.5
Ethane	1.5	2
Ethylene	6	5
Propane	1	2
Propylene	3.5	4
C_4^+ hydrocarbons	0.7	1
Aromatic hydrocarbons	0.1	—

* Both samples contain liquid water.
（Kaminow らによる）

血栓またはアテローマより発生するガスの割合は Kaminow ら[8]によると表2.3のとおりである．この結果によるとガスの大部分は炭酸ガス，窒素，水素など（以上で70〜82%）である．炭酸ガスは30〜50%であり，血液によく溶解するので問題はないが，その他のガスは少量ずつ処理する必要があると考えられる．

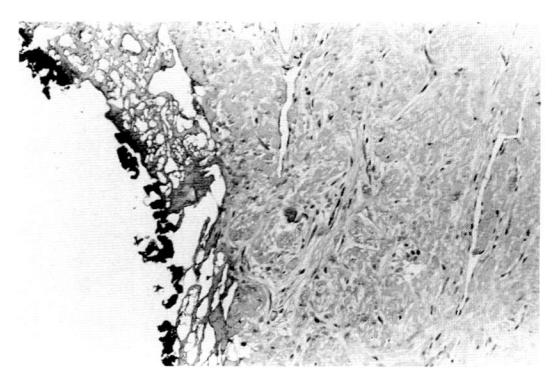

図2.2 レーザー照射により血栓に作成された蒸散孔の周囲の病理組織標本（強拡大）
孔の内壁から順に炭化層，凝固層，空泡層が認められる．これらの層の厚さは100〜300μmである．血栓は器質化し，毛細血管も認められる．

b. 適 応

従来のPTAで治療可能な閉塞性動脈疾患は全症例の70〜80%以上はあると考えられるが，患者の予後に改善の認められるレーザーの追加は30%以上あると思われる．

レーザー使用の絶対的適応はガイドワイヤーまたはバルーンカテテルの通過困難な10 cm以下の狭窄または閉塞である．

レーザー使用の相対的適応は70〜80％以上の狭窄または長区間の閉塞である．

われわれの5年間のPTLAの累積開存率をPTAの開存率と比べると改善[36]していたので，相対的適応でもレーザーを使用した方がよいと考えている．また，血栓溶解療法の併用により長区間閉塞の再開通[33]の可能性も開けてきた．

c. 実施手技
（1） 腸骨動脈領域の狭窄

腸骨動脈の病変の場合は反対側の総大腿動脈より閉塞用バルーンカテテルを挿入し，病変の上流にバルーンがくるように操作する．病変側の総大腿動脈から逆行性にシースを挿入して血管内視鏡またはレーザープローブを挿入する．血管内視鏡またはレーザー照射直前にバルーンを拡張して一時的に動脈を閉塞し，カテテルの中心ルーメンから生理的食塩水をフラッシュする．血管内腔が透明になったときに内視鏡で病変を観察したり，レーザーを照射したりする．生理的食塩水の流量は2〜4 ml/sである．狭窄が90％以上の場合はシース先端を狭窄に近づけると流量が0.5〜1.0 ml/sで十分なこともある（図2.3）．

（2） 大腿・膝窩動脈の狭窄

大腿・膝窩動脈領域の狭窄の場合は総大腿動脈から順向性にシースを挿入し，血管内視鏡またはレーザー照射の場合に総大腿動脈に圧迫を加えつつ生理的食塩水を注入する．生理的食塩水の注入速度は2〜4 ml/sである．

（3） レーザー照射方法

使用したレーザーは，1.06 μm連続波のNd：YAGレーザーである．レーザー血管形成術にはNd：YAGのほかにアルゴン，エキシマ，エルビウム，COなどが使用可能であるが，紙面の都合で割愛する．

レーザー照射方法には非接触法と接触法がある．非接触法は生理食塩水中で5 mmの距離から照射して蒸散効果を得るには出力80 Wを必要とする．

接触法の場合はベアファイバーで10〜15 W，セラミックチップ使用では20〜25 W程度が適当である．

照射時間は1〜2秒ごとに効果をみながら必要なだけ反復する．

レーザー照射中は血液排除のほかにプローブ先端の焼損および正常血管壁の熱損傷を防ぐために生理

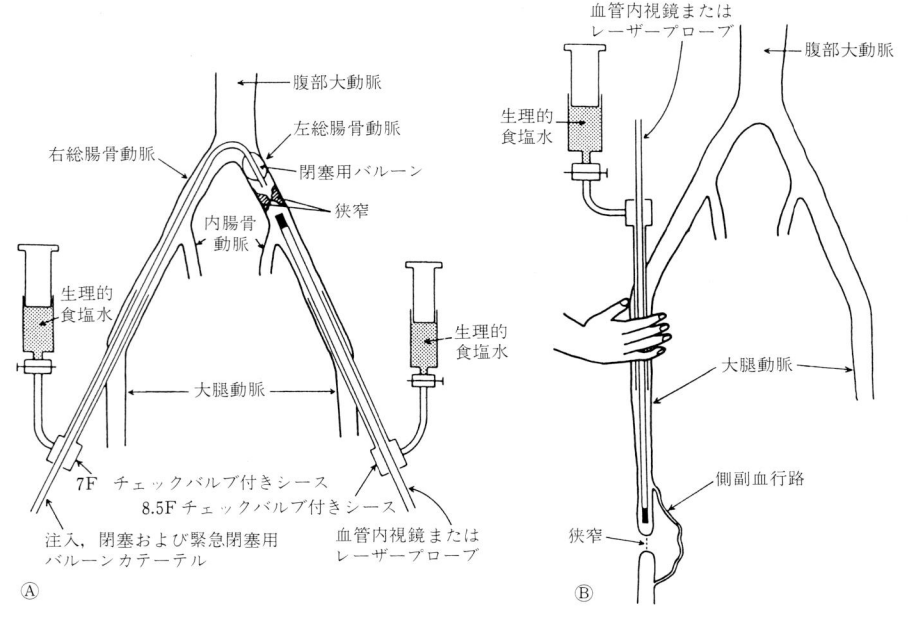

図2.3 レーザー血管形成術および血管内視鏡の手技

的食塩水でフラッシュして冷却を図る．

基礎実験によると動脈壁の温度はセラミックチップの側方1mmの点で，25W, 1.5秒の照射で90℃（1秒で80℃）へと上昇する．

セラミックチップ付レーザープローブはもっとも頻繁に使用されるが，X線透視下でセラミックチップ先端は通常狭窄部で通過が止められたり，段差によってチップ先端の走行に変化（迂回）をきたすのが観察される．プローブを柔らかく保持して進めていって，止まった部位が照射を行う部である．この部は造影剤テスト注入または血管内視鏡で確認した狭窄部に一致する．セラミックチップを狭窄部へ軽く押し当てレーザーを照射すると，チップは照射中にわずかに前進する．チップを5mmくらいずつ進めて，血管と同軸を保ちつつレーザーを照射する．

血管内視鏡直視下レーザー照射は内視鏡のチャンネルから直径0.8mmのベアファイバーを挿入し，その先端を病変部へ軽く押し当てて行う．

下腿の閉塞動脈の場合は4〜5Frのカテーテル内へベアファイバーを挿入し，カテーテルの前進が止まった部へベアファイバー先端を残して，カテーテル先端を5〜7mm引き戻してからレーザーを照射する．レーザーの出力は10〜15Wで，1〜2秒ずつ照射する．

d．レーザー装置および血管内視鏡

（1）レーザー装置

Nd：YAGレーザーの場合は現在では最大出力50W，空冷式のものが便利である．国内・外の各社から販売されている．

（2）血管内視鏡

観察用血管内視鏡にはOlympus社製AF-14, AF-22などがある．

レーザーファイバー用チャンネルを有する血管内視鏡にはわれわれの試作器Olympus PF 28, PF 25 CA, XAF-25 Tなどがあるが，製品としてはOlympus AF-28 C, Clinical Supply社CS VEC Type Cなどがある．

チャンネル径は1.0mmが確保されている．

e．治療成績

1985年3月から1991年3月までの6年間に獨協医科大学越谷病院および弘前大学医学部附属病院に

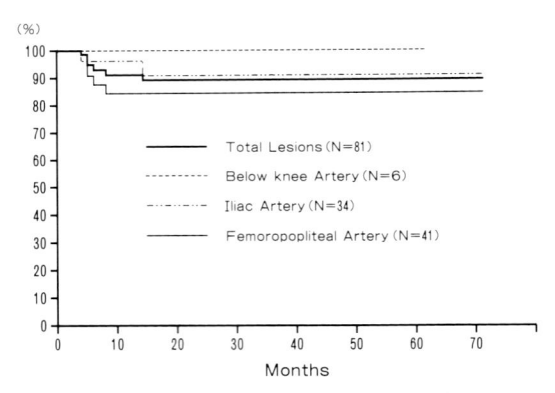

図2.4　レーザー血管形成術の累積開存率

おいてレーザー血管形成術が施行された90病変（患者61人）の初期成功率は90.0%（90病変中81病変）であり，累積開存率（Kaplan-Meier法）は図2.4のごとくである．

6年後の累積開存率は全例で89.7%，腸骨動脈領域で91.4%，大腿・膝窩動脈で85.8%である．

臨床例を紹介する．

症例1　60歳，男性．間歇性跛行

右外腸骨動脈起始部95%狭窄および左総腸骨動脈閉塞を認める（図2.5a）．

右外腸骨動脈狭窄はセラミックチップを使用し，接触法レーザー照射（20W, 1秒, 3回）とバルーン拡張により治療された．同動脈の十分な拡張が得られたが，バルーン拡張により総腸骨動脈の壁解離が発生した（図2.5b）．この解離は1カ月後ほとんど消失した（図2.5c）．4カ月後に左総腸骨動脈閉塞（2.5cm）がレーザー血管形成術で治療された．レーザーは25W, 2秒で合計9回（9カ所）照射された．バルーンで拡張したところ十分な拡張が得られた（図2.5d）．両側の動脈は治療後2年以上経過しているが，開通したままである．

症例2　61歳，男性．間歇性跛行

両側の浅大腿動脈閉塞がある．とくに右側で症状が強いので右浅大腿動脈閉塞の治療が行われた．

術前45cmの閉塞があるが（図2.6a），大部分は血栓で，アテロームによる高度狭窄は限局性で，3カ所程度である．血栓溶解療法後高度狭窄部へのみレーザーを照射し，バルーン拡張を追加したところ動脈の再開通が得られた（図2.6b）．5カ月後のDSAでこの動脈の開通が確認された．その後2年以上経過しているが，再閉塞をきたしていない．

2. レーザー血管形成術

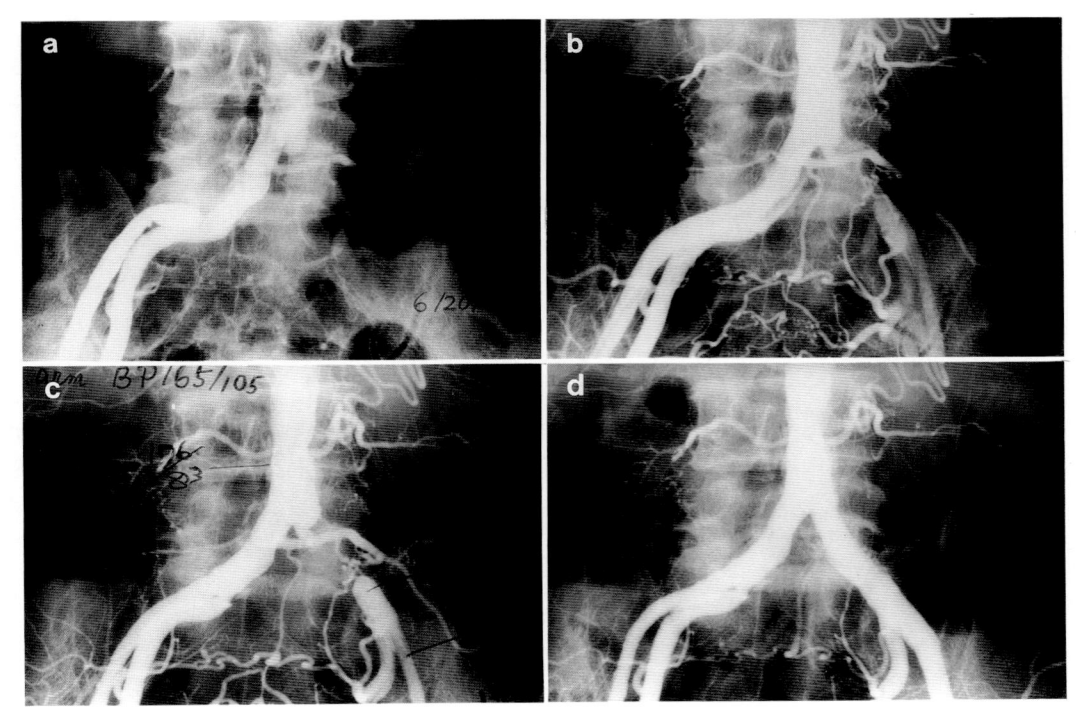

図 2.5 腸骨動脈狭窄および閉塞
a) 右外腸骨動脈起始部に 95% 狭窄を認める．左総腸骨動脈は造影されてこない．
b) レーザー血管形成術直後．右外腸骨動脈起始部の狭窄は十分に拡張された．バルーン拡張により総腸骨動脈に壁解離が認められる．
c) PTLA 術後 1 カ月．右総腸骨動脈の壁解離はほとんど治癒した．左総腸骨動脈の閉塞は 2.5 cm である．
d) 左総腸骨動脈の PTLA 直後．左総腸骨動脈の十分な再開通が得られた．

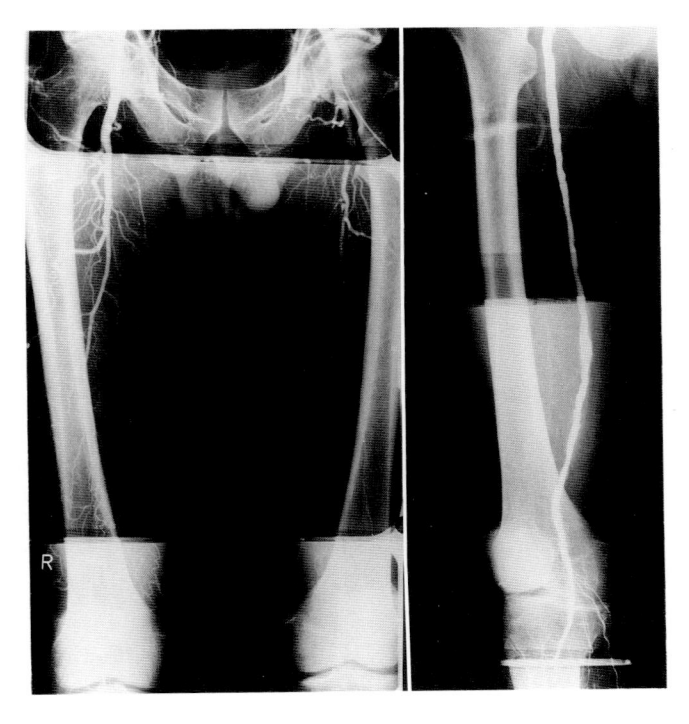

図 2.6
a) 右浅大腿動脈に 45 cm の閉塞を認める．左側の浅大腿動脈も閉塞している．
b) 血栓溶解療法およびレーザー血管形成術直後．右浅大腿動脈の再開通が得られた．

膝窩動脈より末梢では細いことと屈曲により治療に制限を受ける．前脛骨動脈は起始部に屈曲があるため治療が困難である．

後脛骨動脈および腓骨動脈は比較的直線的に走行するので，ベアファイバーの応用により再開通に成功することのあることはすでに述べた[25,27,30]とおりであるが，まだ経験数は少ない．

PTLAの初期成功率は，Lammerら[38]によると82.0%，吉田ら[39]によると77.0%である．PTLAの開存率はLammerらの6ヵ月で84.0%，吉田らの3年で87.5%である．

f. 合併症と対策

(1) 合併症

レーザー照射の合併症で留意すべき点は，組織を蒸散しすぎて動脈穿孔を起こさないようにすることである．われわれは照射エネルギーを少量宛にしたので穿孔は1例もなかった．hot tipを使用した施設においては穿孔の報告もある．

われわれの経験した合併症は表2.4のごとくである．

表2.4 レーザー血管形成術の合併症

Large hematoma	4.4%	(4/90)
Distal embolization	5.6%	(5/90)
Reaction to contrast media	1.1%	(1/90)
Hypotension	3.3%	(3/90)
Ileus & pulm. embolism	1.1%	(1/90)
Dissection due to balloon	13.3%	(12/90)
Perforation of artery	0.0%	(0/90)

(2) 合併症の対策

i) レーザーによる血管穿孔　この合併症を防ぐにはまず第一にレーザーエネルギーと動脈壁への効果をあらかじめ実験的に確認しておくことが大切である．次に使用するレーザープローブの先端よりのレーザーエネルギー分布を知っておく必要がある．

次にレーザーの直進性の基本を忘れずに血管とレーザーの同軸を保つことである．

他施設での動脈穿孔率は1.7～8%（セラミックチップ），4～16%（メタルチップ）である．

ii) 穿刺部大血腫　血管内視鏡またはレーザープローブ挿入のために8～9Frの弁付シースを使用し，なおかつヘパリン，時にはウロキナーゼを使用するので血液は凝固しにくくなる．したがって，シースを抜去して穿刺部を圧迫するときに動脈穿刺部に正確に位置を合わせて用手圧迫をする必要がある．ヘパリン，ウロキナーゼの使用量も考慮して圧迫の時間を決める．

iii) 末梢動脈塞栓（distal embolization）
PTAによるdistal embolizationは2～11%起こると報告[37]されているが，PTLAでもこの合併症は起こる．われわれの症例では5.6%に起こったが，これは閉塞動脈内の古い血栓，フイブリンなどが末梢に飛ぶためと思われる．

とくに閉塞例においては最終区間の1～0.5cmを開通する前に8Frのカテーテルで吸引すると古い血栓などがなくなりdistal embolizationが予防できる．われわれもこの点に気をつけてからはこの合併症は起こらなくなった．

iv) 造影剤への反応　造影剤への反応は非イオン性造影剤の使用後頻度は減少したが皆無ではない．眼球結膜充血，発疹，血圧低下などをきたす可能性を常に考慮しつつ治療を進める．

v) 血圧低下　レーザー血管形成術はPTAよりも複雑で時間が多くかかる．そのためか老齢患者が長時間仰臥位を強いられると具合が悪くなり，検査，治療の影響も加わり血圧低下をきたすものと考えられる．造影剤の影響もあるかも知れないが，厳密な原因は不明である．

症例ごとに最短時間で治療を完了するよう心掛けることが合併症予防には大切と考えられる．

vi) イレウス，肺動脈塞栓症　われわれの1例において術後イレウスと肺動脈塞栓症の症状を呈し，4日後に死亡した症例があったが，剖検の許可が得られなかったのでレーザー血管形成術と合併症，死因との厳密な因果関係は不明である．

最近，Seldinger法血管造影の合併症として肺動脈塞栓症，脳梗塞が報告され，術後の圧迫解除後の大腿静脈血栓の流出が原因となりうるとの考察があるので，この可能性は否定できない．この合併症予防のためには，大腿動脈の圧迫時間を2～4時間と短くするのが一つの方法である．

vii) 動脈壁の解離　バルーン拡張による動脈壁内膜の亀裂はしばしば認められている．われわれも追加のバルーン拡張で少なくとも13.5%の解離を認めている．この合併症の予防には動脈を過伸展させないことである．

viii）急性再閉塞
PTAの急性再閉塞は1〜7％と報告されている．レーザー血管形成術では頻度はPTAよりやや低いが発生している．

ix）スパスム
動脈のスパスムはPTAでも経験されているが，われわれも膝窩動脈の閉塞へレーザーを照射したところスパスムを起こした例を経験した．このような場合の治療法はニトログリセリン100〜150 μgの動注がよいとされている．1回で無効のときは2〜3回動注をくり返してもよい．あらかじめPTAまたはPTLA直前にヘパリンを投与しておくと血栓症の危険性が減少する．

g．将来展望

レーザーの利用法にアルゴン，Nd：YAG，エキシマ，Ho：YAG，エルビウム，一酸化炭素レーザーなどの光線自体を利用する方法と金属チップをレーザーで熱して変換された熱のエネルギーのみを使う方法がある．また，金属チップの中心に穴を開けて両方を使用するハイブリッドタイプもある．

エキシマレーザーはcool laserといわれ，熱作用が少なくablasionを起こすとされているが，振動波が動脈壁を分離する可能性が問題とされている．

レーザーの種類には一長一短があり，各特質を活かした使用法が重要である．

多数の細いレーザーファイバーを束ねて，その中心をガイドワイヤーが通るようにすると同軸性の安全性は高められるが，偏心性のアテローマの場合が問題となる．

理想的レーザー照射は動脈硬化壁を判断して行う方式で研究されているが，動脈硬化の色調（波長）確認のコンピューターの計算時間がまだ長すぎるようである．

最近の国内における波長308 nmのエキシマレーザー冠動脈形成術の臨床（36病変）[40]によると成功率95〜85％（石灰化病変），レーザー成功率74〜65％（石灰化病変）であった．6カ月後の検討では再狭窄が48％あった．

Holmium-YAG laserによるレーザー冠動脈形成術[41]ではレーザー成功率67％，バルーンPTA後成功率92％，再狭窄率39％と報告されている．

これらの報告をみる限りでは，もともとPTCA困難例ではあるが，レーザー冠動脈形成術にはまだ改善の必要があると思われる．

Stand aloneのcoronary laser angioplastyの成績はよいと外国では報告されている．

末梢動脈では累積開存率が向上[36]したので積極的に利用する価値があると考えられる．

〔竹川鉦一〕

文　献

1) Macruz R, Martins JRM, Tupinambas AS, et al. Possibili-dades terapeuticasio raio laser em ateromas. *Arq Bras Cardiol* 1980 ; **34** : 9-12.
2) Lee G, Ikeda RM, Kozina J, et al. Laser dissolution of coronary atherosclerotic obstruction. *Am Heart J* 1981 ; **102** : 1074-1075.
3) Abela GS, Norman S, Cohen D, et al. Effects of carbon dioxide, Nd-YAG, and Argon laser radiation coronary atheromatous plaques. *Am J Cardiol* 1982 ; **50** : 1199-1205.
4) Choy DSJ, Stertzer S, Rotterdam HZ, et al. Transluminal laser catherter angioplasty. *Am J Cardiol* 1982 ; **50** : 1206-1208.
5) Choy DSJ, Stertzer S, Retterdam HZ, et al. Laser coronary angioplasty : Experience with 9 cadaver hearts. *Am J Cardiol* 1982 ; **50** : 1209-1211.
6) Eldar M, Battler A, Neufeld HN, et al. Transluminal carbon dioxidelaser catheter angioplasty for dissolution of atherosclerotic plaques. *J Am Coll Cardiol* 1984 ; **3** : 135-137.
7) Geschwind HJ, Boussignac G, Teisseire B, et al. Conditions for effective Nd-YAG laser angioplasty. *Br Heart J* 1984 ; **52** : 484-489.
8) Kaminow IR, Wiesenfeld M, Choy DSJ : Argon disintegration of thrombus and atherosclerotic plaque. *Applied Optics* 1984 ; **9** : 1301-1302.
9) Isner JM, Clarke RH : The current status of lasers in the treatment of cardiovascular disease. *IEEE J Quantum Electronics* 1984 ; **QE-20** : 1406-1419.
10) Choy DSJ. Vascular recanalization with the laser catheter. *IEEE J Quantum Electronics* 1984 ; **QE-20** : 1420-1426.
11) Gessman L, Reno G, Maranhao V. Transcatheter laser dissolution of human atherosclerotic plaques : A model for testing catheters and techniques. *Cathet and Cardiodasc Diagn* 1984 ; **10** : 47-54.
12) Macruz R, Ribeiro MP, Brum JMG, et al. Laser surgery in enclosed space : A review. *Lasers in Surg & Med* 1985 ; **5** : 199-218.
13) Gerrity RG, Loop FD, Golding LAR, et al. Arterial response to laser operation for removal of atherosclerotic plaques. *J Thor Cardiovasc Surg* 1983 ; **85** : 409-421.
14) Geschwind J, Boussignac G, Teisseire B, et al. Laser angiopalsty : Effects on coronary artery stenosis. Letter to the editor. *Lancet* 1983 ; **2** : 1134.
15) Haller JD, Wholey MH, Fisher ER, et al. Physi-

cal and chemical effects of ultraviolet excimer laser on human atherosclerotic plaque. *Radiology,* 158(P) special edition 1984 ; 65.

16) 三浦 学, 竹川鉦一, 佐々木泰輔, 他：レーザー照射時における正常動脈壁の温度変化と温度分布について. 日本レーザー医学会誌 1989 ; **10**：335-338.

17) 三浦 学, 竹川鉦一, 佐々木泰輔, 他：Nd：YAG (1.32 μm, 1.06 μm), Ho：YAG および XeCl レーザー照射時における動脈壁貫通時の温度変化について. 第11回日本レーザー医学大会論文集 1990 ; 285-288.

18) 三浦 学：レーザーの動脈壁に対する焼灼効果について. 日本レーザー医学会誌 1992 ; **13**(1)：53-64.

19) Ginsburg R, Kim DS, Guthaner D, et al. Salvage of an ischemic limb by laser angioplasty : Description of a new technique. *Clin Cardiol* 1984 ; **7**：54-58.

20) Geschwind H, Boussignac G, Teisseire B, et al. Percutaneous transluminal laser angioplasty in man. Letter to the editor. *Lancet* 1984 ; **1**：844.

21) Choy DSJ, Stertzer SH, Myler RK, et al. Human coronary laser recanalization. *Clin Cardiol* 1984 ; **7**：377-381.

22) Takekawa SD, Takahashi M, Kudo I, et al. Combined use of percutaneous transluminal laser irradiation and balloon dilatation angioplasty in the treatment of arteriosclerotic stenoses of iliac and femoral arteries. *Nippon Acta Radiol* 1985 ; **45**：1167-1169.

23) Isner JM, Clarke RH. The current of status of lasers in the treatment of cardiovascular disease. *IEEE J Quantum Electronics* 1984 ; **QE-20**：1406-1419.

24) Ginsburg R, Wexler L, Mitchell RS, et al. Percutaneous transluminal laser angioplasty for treatment of peripheral vascular disease : Clinical experience with 16 patients. *Radiology* 1985 ; **156**：619-624.

25) Takekawa SD, Takahashi M, Kudo I, et al. Laser angioplasty. Fundamental studied and initial clinical experience. *Seminars in Interventional Radiology* 1986 ; **3**：231-241.

26) Takekawa SD, Kawashima M. Laser vascular endoscopy, Nd：YAG laser in medicine and surgery, fundamental and clinical aspects. p 343-347, Professional Postgraduate Services, Tokyo, 1986.

27) 竹川鉦一, 淀野 啓：レーザー利用による経カテーテル血栓除去. 外科診療 1988 ; **30**：45-54.

28) 竹川鉦一, 淀野 啓, 佐々木泰輔, 他：レーザー血管形成術. 手術 1988 ; **42**：1553-1559.

29) 竹川鉦一, 淀野 啓, 佐々木泰輔, 他：レーザーによる血管形成術の臨床. 日本レーザー医学会誌 1989 ; **10**：19-26.

30) 竹川鉦一, 淀野 啓, 佐々木泰輔, 他：経皮的レーザー血管拡張術の臨床. 日本レーザー医学会誌 1989 ; **10**：135-138.

31) 竹川鉦一：レーザー使用による血管形成術. 医学のあゆみ 1989 ; **152**：339.

32) 竹川鉦一：レーザーアンギオプラスティー. 医学のあゆみ 1986 ; **138**：414-417.

33) 三浦 学, 竹川鉦一, 淀野 啓, 他：レーザー血管拡張術により再開通に成功した長区間動脈完全閉塞例. 日本医放会誌 1990 ; **50**：499-503.

34) 竹川鉦一：血管拡張術用レーザー装置および内視鏡の開発. 病態生理 1991 ; **10**：137-142.

35) 竹川鉦一：レーザー血管形成術の最近の進歩—第1回心血管レーザーシンポジウムから. 医学のあゆみ 1991 ; **157**(11)：654.

36) 竹川鉦一：経皮的レーザー血管形成術（特別講演）. 日本医放会誌 1992 ; **25**(3)：8-18.

37) Morgenstern BR, Getrajdman GI, Laffey KJ, et al. Conventional balloon angioplasty for femoropopliteal artery occlusions. *Sem Interv Rad* 1990 ; **7**：159-168

38) Lammer J. MD, Karnel F. MD：Percutaneous transluminal laser angioplasty with contact probes. *Radiology* 1988 ; **168**：733-737.

39) 吉田正人, 岡田昌義, 辻 義彦, 他：下肢の慢性動脈閉塞症に対する laser angioplasty の応用と問題点. 第11回日本レーザー医学会大会（1990年11月8日〜9日金沢市）大会論文集 1990 ; 333-336.

40) 孫崎信久, 住吉徹哉, 河口正雄, 他：経皮的エキシマレーザー冠動脈形成術の臨床経験. 第6回心臓血管内視鏡レーザー形成術研究会大会（1992年9月19日川崎市）抄録 1992 ; 59-62.

41) 宮崎俊一, 野々木宏, 後藤葉一, 他：バルーン形成術困難例に対するホロミウム YAG レーザー冠動脈形成術の適用. *ibid* 1992 ; 74-76.

3. アテレクトミー

経皮的血管形成術（PTA）は10数年前に出現して以来，その間に生み出された数々の新しいPTAの手技の発展には目を見張るものがある．熱血管形成術，レーザー，バルーン血管形成術，血栓融解療法を併用した熱血管形成術，アテレクトミーなど，ここ数年のうちに目覚ましい発展をとげた．これらは，バイオメディカルテクノロジーの進歩によるものである[1]．しかし，これらのテクニックに対して，十分な統計学的評価が欠けているように思われる．臨床医としては，患者のために，新たな治療法を探求することが必要であるが，同時にわれわれは科学者であらねばならない．素晴らしいアイデアすべてが実用化されるとは限らず，アテレクトミーにおいても，そのことを念頭において慎重に評価していかなければならない．

a. 基礎的理論

最初に，正確なアテレクトミー（atherectomy）の定義が必要である．アテレクトミーとは，血管を閉塞しているアテローマを物理的に取り除くことである．一般的には，血管内で血流が閉ざされている部位に限定される．また，アテレクトミーはエンドアテレクトミーとは異なる．エンドアテレクトミーは，古い外科的用語で，内膜を完全に削除するものであり，アテレクトミーと比較すると術後の血管壁の状態も非常に異なっている．PTAにおいてもエンドアテレクトミーが理想的であるが，現在の技術では不可能である．アテレクトミーの有用性については，外科および放射線科の文献でくり返し言及されてきた[2~4]．アテレクトミーは血管の"debulking"に相当し，アテロームそのものを除去するため，再狭窄率が少なくなると言われている．

実際のアテレクトミーの技術について述べる前に，これが臨床上どのような位置づけにあるのかを考えてみよう．Mylerは次のように述べている．

「アテレクトミーの臨床における本質的な有用性が明白であれば，ただちに一般的な治療法として普及させてよいが，そうでなければ慎重にこれまでの確立された技術（たとえばバルーンPTA）と比較することが，必要である[5~8]．また，これらの技術の有用性は普遍的ではないことを心に留めておくことも大切であろう．」

b. アテレクトミーの一般手技

アテレクトミーは大きく二つに分類できる．ひとつは"extripative atherectomy"と呼ばれるものであり，アテローマを血管腔，血管壁から体外へ除去することである．この方法は"debulking"の利点に加え，病理学的検索も行える．もう一方のアテレクトミーは"ablative atherectomy"で，高速回転装置でアテローマを粉砕させる方法である．この方法ではアテローマは体外に除去されず，細片は末梢を塞栓することになる．末梢塞栓が生じるということは，身体に好ましくない状態であり，当然用いられる機器は厳しく制限される．

（1） Extrative atherectomy : directional atherectomy

もっともよく用いられているアテレクトミーの装置はSimpsonアテレクトミー装置である．Simpsonはそのテクニックを"directional atherectomy"と称し，1986年その機器および使用法を紹介した[9]．血管形成術後の経過観察中に内膜中膜解離が高頻度に認められ，ときには血管の閉塞が生じるのは，外科手術の経過観察中に認められる内膜中膜解離の機序とは異なり，血管形成術によって内膜が不規則になることが原因ではないかと考え，この血管内腔の不整をなめらかにするため，円形の刃をスライスさせて，アテローマを切除する装置が開発された[2]．この方法は，偏心性に取り付けられたバルーンによってアテローマに押しつけ，回転刃によってアテローマを削除する（図3.1）．数回位置を変えて同様の操作を行うことで，血管腔を滑らかにできる（図3.2）．

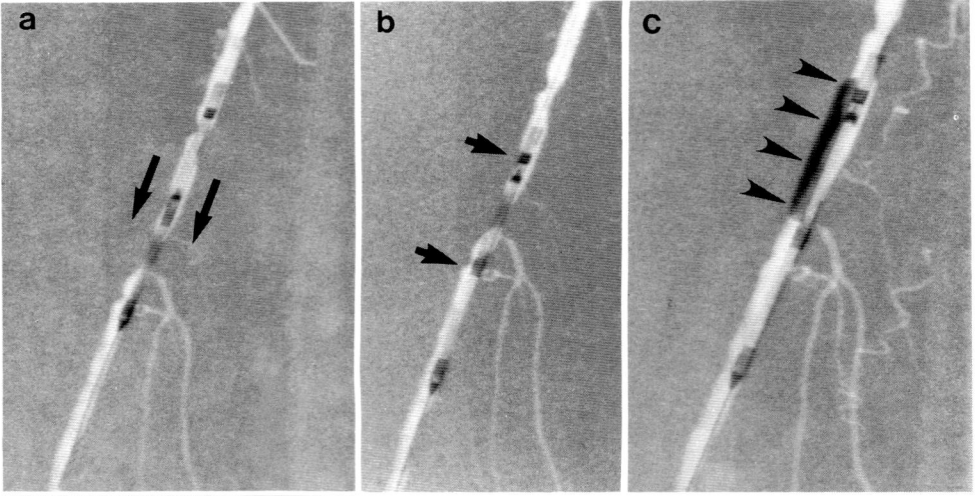

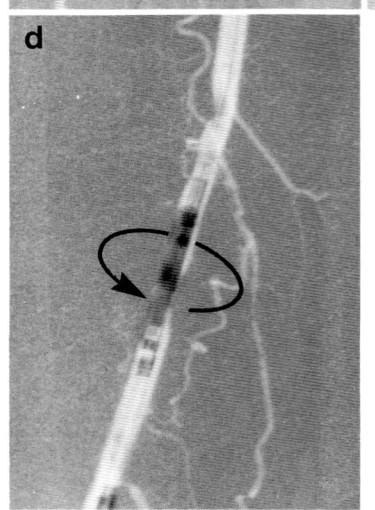

図 3.1 Simpson アテレクトミーの手技

a) アテレクトミーの装置を病変部位まで進める。この写真では装置は病変部位まで進められている（矢印）。0.018 inch 固定式ガイドワイヤーは狭窄部位を通過し、コレクティングチャンバーが通りつつあり、カッティングチャンバーはまだ狭窄部位に達していない。カップ形のカッティングブレードは完全に閉じた位置に進められている。

b) カッティングチャンバーを中心部にもってくる。器具は正確な位置に進められ、2本のX線不通過のバンド（短い矢印）は病変の両側に位置しており、ロードマップとなっている。カップ形のブレードは開いた位置にあり、ちょうど近位部のバンドの下方にある。

c) ポジショニングバルーンの拡張。この写真ではポジショニングバルーンは低濃度の造影剤で充満されている（矢頭）。このバルーンは偏心性のカッティングチャンバーをアテローマを取り除けるように病変部に押しつけるために用いられ、バルーンそのものによって病変部位を拡張するわけではない。遠位のコレクティングチャンバーは手技を通じて位置が変化していない。

d) バルーンの収縮および器具の回転。この写真では拡張していたバルーンはほぼ完全に収縮している。造影剤はすべて吸引された後、チャンバーを回転させて（矢印）、カッティングチャンバーを新たなアテローマの部分に位置させる。アテローマがすべて取り除かれるよう、注意深く重ねて切除していかなければならない。不十分な切除をすると、内腔はクローバ形になる。

Simpson は、この方法は大腿動脈や膝動脈、とくに早期の閉塞や再狭窄の例に非常に有用であると考えた。

今日販売されていて、入手可能な装置としてワイヤー固定型（Atherocath）とガイドワイヤー非固定型（Atheratrac）がある。初期にはアテローマ片を集める能力には限界があったが、大きなコレクティングチャンバーを取り付けたことで、より便利なものとなった。現在 Simpson アテレクトミーカテーテルは 6～11 Fr（2～3.67 mm）のサイズがある。重要なことは他のすべてのアテレクトミーカテーテルと異なり、Simpson アテレクトミーカテーテルはバルーン PTA と同じように拡張能を有していることである。そのため、何度もバルーンを膨らませカッティングチャンバーの位置を変えることによって血管内腔をそのカテーテル自体で 8 mm まで広げることができる。

Simpson アテレクトミー装置の費用は、すべての

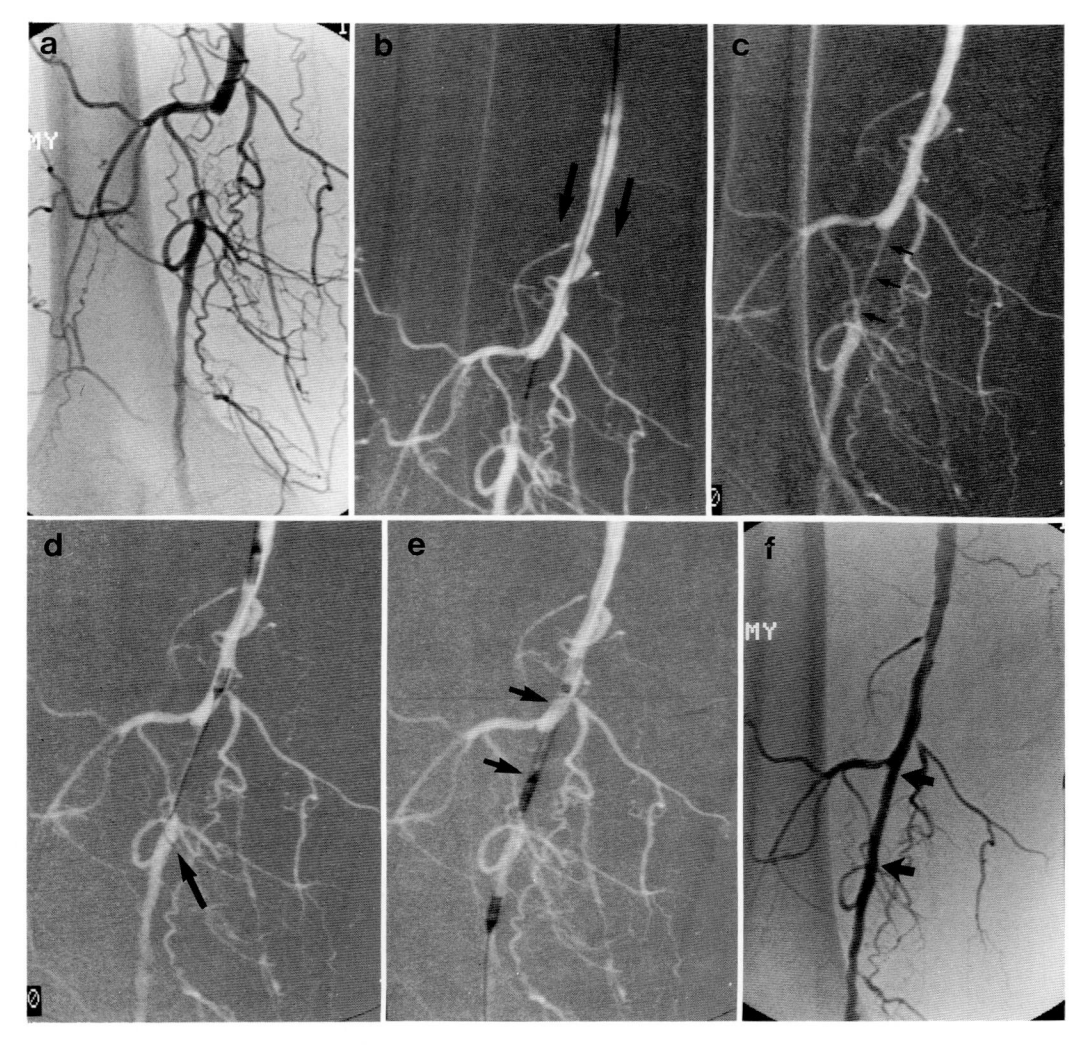

図 3.2 典型的な Simpson アテレクトミー

a) 治療前の血管造影．右大腿動脈造影にて浅大腿動脈遠位側に 2 cm の短い閉塞を認める．

b) 病変部位の横断．directional atherectomy catheter は病変部が開通していなければ使用できず，まず，コンベンショナルガイドワイヤーを正確な位置に進めなければならない．写真ではストレースガイドワイヤーが病変部位まで進められている（矢印）．ガイドワイヤーは閉塞したアテローマのほぼ中間部まで通っている．

c) 病変部位に通じた bone hole．造影剤を注入するとガイドワイヤーによって開通した小さな bone hole が描出されている（矢印）．

d) Simpson アテレクトミーカテーテルの誘導．0.018 inch のガイドワイヤーは先端に滑らかなカーブを有している（矢印）．ロードマップを利用して，このワイヤーは bone hole を通過したところである．これでカテーテルを安全に病変の中心まで進めることができる．

e) 切除の準備．この写真ではカッティングチャンバーの範囲が矢印で示されている．ロードマップを用いて，この部分を病変部位の中心にもってくる．とくに長い病変では，安全なアテレクトミーを行うためにチャンバーの位置を何度も変えなければならない．

f) アテレクトミーの完了．アテレクトミーが終了して装置が引き抜かれている．最終の血管撮影では完全閉塞だった部位が正常血管腔と同じように（矢印）描出されている．
　　　フラップや解離の所見がないのに注目して欲しい．再開通部の血流は速やかで，末梢閉塞の所見も認めていない．

アテレクトミー装置の中でもっとも安く，ワイヤー固定型がおよそ600ドル，ワイヤー非固定型で750～800ドルである．いずれのカテーテルも95ドルのドライブユニットが必要である．よって1症例につき，シングルカテーテルとドライブユニットを合わせて695～945ドルである．一方，現在用いられている末梢のバルーンカテーテルは200～400ドルである．

Directional atherectomy は，Interventional radiologist，Interventional cardiologist および外科医が好んで使用した[11～17]．しかし，その急激な発展にもかかわらず，最近まで長期予後を検討した論文はほとんどみられない．最近の文献を表3.1にまとめた．これらの結果はまちまちで，すべての施設で高率の成功が報告されているが，開存率はさまざまである．

Von Polnitz, Maguin, Graor, Kim らは，directional atherectomy で好成績を報告した[18～20]．しかし，1991年 Dorros は血管造影による経過観察で，6カ月の再発率が55%あったと報告している[22]．Katzen とそのグループも，2年間にわたり注意深い観察を行ったが，結果は好ましくなかった[23]．しかし，完全閉塞に対しては，アテレクトミーの方がバルーンPTAに比べてすぐれていた．

表3.1 Simpson アテレクトミー

出典	No. Pts.	閉塞(狭窄)	技術的成功(臨床的成功)	Total Comp's	PTAの併用	6カ月開存率	12カ月開存率	24カ月開存率
1992: Kim Radiology	42	2% (98%)	92%	21%	22%	NA	94%	86%
1992: Katzen JVIR (Abstr)	207	34% (66%)	97%	8%	0%	88%	69% (68/73%)	37% (32/55%)
1991: Graor JACC (Abstr)	162	NA	NA	NA	NA	NA	NA	73/88%
1991: Dorros Cath and Cardiovasc Diag	126	29% (71%)	98%	NA	0%	45%	NA	NA
1991: Maquin Radiology (Abstr)	116	13% (87%)	97% (97%)	3%	63%	90%	86% (～18 months)	
1990: von Pölnitz JACC	60	33% (67%)	90% (82%)	5%	0%	99%	72%	NA

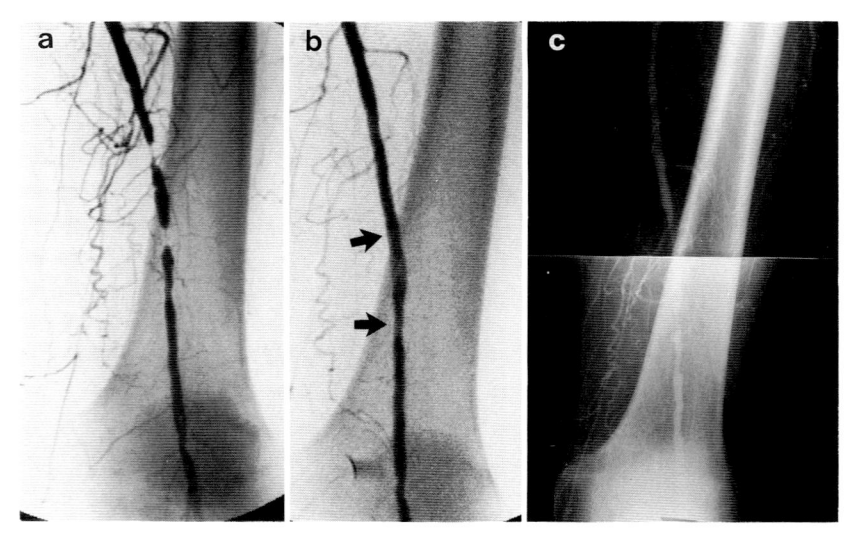

図3.3 Directional atherectomy follow 中の無症候性再発
a) 72歳男性の左浅大腿動脈-膝窩動脈接合部の連続した著明な狭窄を示した初回の血管造影．
b) アテレクトミー後の結果．以前の狭窄部位はもはやはっきりわからない（矢印）．内腔は平滑で亀裂はなく，血流は良好である．また，末梢塞栓も認めていない．
c) 病変の完全再発．アテレクトミー終了後107日目に再び左脚の軽度な再発症状を訴えた．血管造影にてアテレクトミーを施行した部位に完全再発を認めた．注意深く観察すると，病変の近位部の範囲はアテレクトミー前よりも悪化している．

新たな技術を評価するときは，その成功だけでなく，合併症や失敗も十分に検討されなければならない．Katzen の報告では，十分な経験を積んだ術者によって施行されたもので合併症は 8% あった[23]．これはバルーン PTA での合併症よりも高率で，この違いは directional atherectomy の手技上の問題による．この装置の拡張能は，バルーン PTA と比べて劣っており，バルーン PTA では 6 Fr (2 mm) のシースで十分だったのであるが，このアテレクトミーでは 9 Fr (3 mm)，10 Fr (3.3 mm)，場合によっては 12 Fr (4 mm) のシースを必要とする（図 3.4）．さらに，カテーテルが長く，柔軟性に乏しいため，肥満の患者，手術などで鼠径部に瘢痕のある患者，人工血管置換を行った患者やその他のさまざまな状況の患者には用いることができない（図 3.5）．カテーテルは固く，まっすぐな血管でしか用いることができないため，対側大腿動脈アプローチや腋窩動脈アプローチが必要な患者には適応とならない．最後に，アテレクトミーの効果については，アテローム除去による効果，単なる"Dotter 効果"，バルーン拡張の効果などがどの程度関与しているのか明白ではない[24]．また，臨床的検討ではアテレクトミー後も取り除いたはずのアテローム片は以前として残っているようである[25]．

(2) Extirpative atherectomy : TEC system

2 番目に広く用いられている extirpative athe-

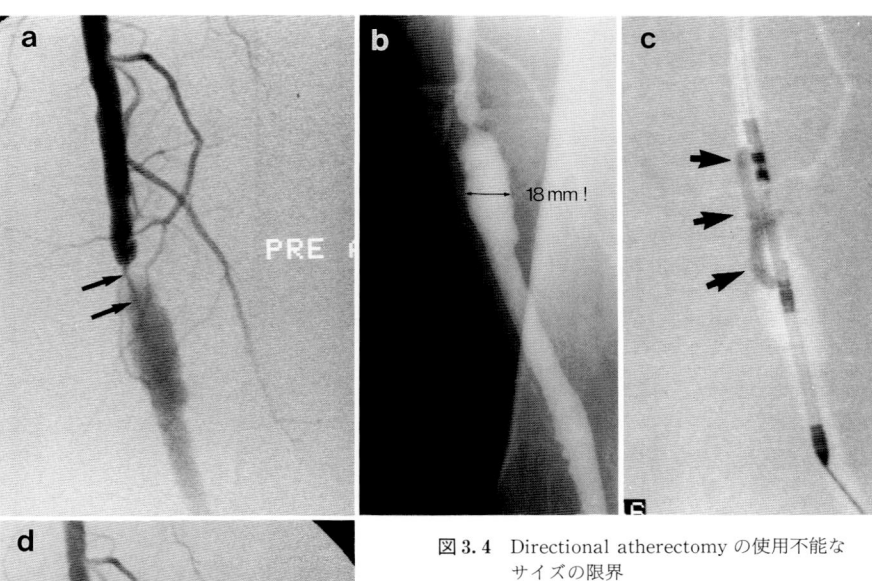

図 3.4 Directional atherectomy の使用不能なサイズの限界
a) 浅大動脈遠位部の局所的な病変によって，この患者は跛行を認めている．DSA 早期のフィルムにてジェット流の所見（矢印）を認めている．理論的にはこのような短い web（くもの巣？）様の病変は directional atherectomy の理想的な適応である．
b) 著明な post-stenotic dilatation．同部のカットフィルムで短い狭窄部の後に著明な post-stenotic dilatation を認め，計測すると 18 mm の幅であった．
c) Direction atherectomy．この写真では，バルーンは十分に拡張されており（矢印），カッティングチャンバーを病変の内側に押しつけている．コレクティングチャンバーがより広い下方の血管内に位置している．
d) 不十分なアテレクトミーの結果，大きな Simpson アテレクトミーカテーテル（9 Fr）を用いたのにもかかわらず，有意な狭窄部の残存を認める．アテレクトミーは，この症例では限界まで行われたが，それにもかかわらず血行動態上バルーン PTA が必要なくらいの有意な狭窄が残った．

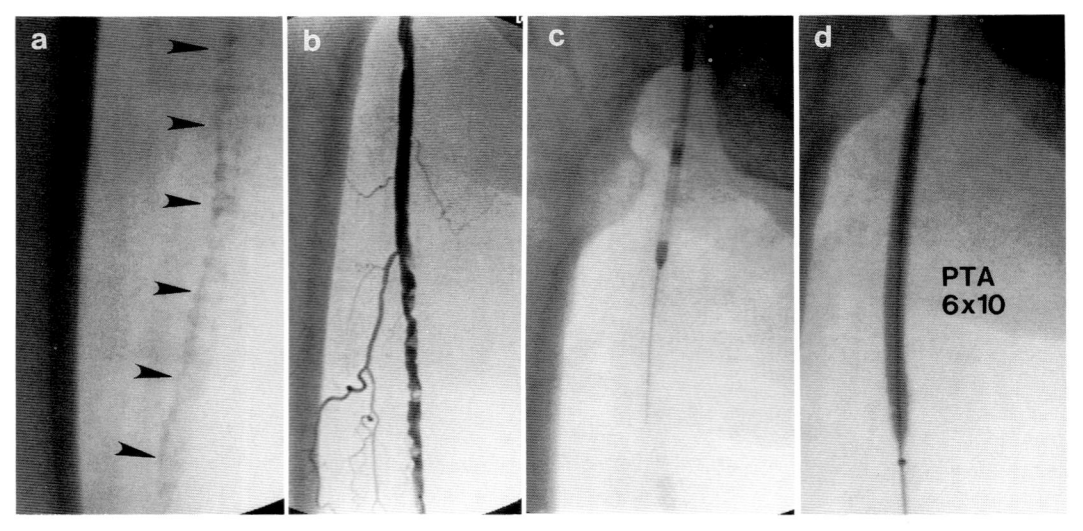

図 3.5 石灰化した大腿動脈へのアテレクトミー装置の通過の失敗
a）著明な大腿動脈の石灰化．単純写真でびまん性の石灰化が浅大腿動脈に認められる（矢頭）．このような所見は動脈硬化が進行した患者では珍しくなく，一般的にこのような症例がバルーン PTA や他のインターベンションの禁忌とはならない．
b）大腿動脈造影．右浅大腿動脈の近位部に多発性の病変を認める．これらの病変は偏心性であり，directional atherectomy の適応となった．
c）Simpson アテレクトミーカテーテル通過の失敗．9 Fr の Simpson アテレクトミーカテーテルが右大腿動脈のシースより進められた．カテーテルは小転子のレベルまで進んだが，それより先の浅大腿動脈まで進まなかった．根気強くカテーテルを進める試みがなされたが，失敗に終わり，カテーテルは引き抜かれた．
d）バルーン PTA の施行．アテレクトミー装置除去後ガイドワイヤーが通されて，長い "Katzen type" のバルーンカテーテルがそれに沿って進められた．5 Fr のシャフトについた 6 mm×10 cm のバルーンは容易に浅大腿動脈の狭窄した内腔を通過した．数回の PTA 施行にて良好な結果が得られた．

lectomy 装置は TEC system である．TEC は経皮的吸引式カテーテルであり，これはガイドワイヤー非固定型で，三角形の 2 枚の刃を有した円錐形のカッティングヘッドをもっており，ゆっくりと 700 rpm/分で回転する．中空のドライブシャフトはカッティングヘッドのすぐ後方へ位置し，吸引装置につながっている．そして血管腔より切除した物質を速やかに外部へ吸引できるようになっている．その装置は先端にボールチップのついた 0.0014 inch（0.36 mm）のガイドワイヤーで誘導され，閉塞部にカッティングヘッドを進める前に，まずガイドワイヤーを通過させなければならない．

TEC system は 1989 年 Wholey とそのグループによって紹介された[4]．Simpson カテーテルのような真の extirpative atherectomy 装置と異なり，TEC はそれ自体では拡張性をもたず，9 Fr（3 mm）のものでは最大 9 Fr（3 mm）の内腔までしか拡げることができない（図 3.6）．現在，装置は 5〜11 Fr（1.67〜3.67 mm）のサイズのものがある．

TEC system は非常に複雑な装置で，カッティングカテーテルのセットのほかにドライブユニット，特殊なガイドワイヤー，吸引ボトル，バッテリーパック，特殊なイントロデューサーシースが必要である．TEC の費用を計算すると，一例に一つのカテーテルとガイドワイヤーを使用するとして，アメリカドルで 1,083 ドルになる．臨床では，1 回では十分に血管内腔を拡げることができないことも多く，2 本またはそれ以上のカテーテルが必要となり，それに応じて費用も高くなる．

以上述べたように，TEC で得られた内腔は小さいため，明らかな症状の改善をみるほど効果がない．そのため，TEC を施行された患者ではバルーン PTA の併用が必要である．しかし，この場合，その装置の効果を評価するうえで，いくつかの困った問題が生じてくる．装置が単独で使われない場合，その効果を正確に計測することは困難である（図 3.7）．TEC をバルーン PTA と併用した場合，どちらが主でどちらが補助的なものか問題となり，また

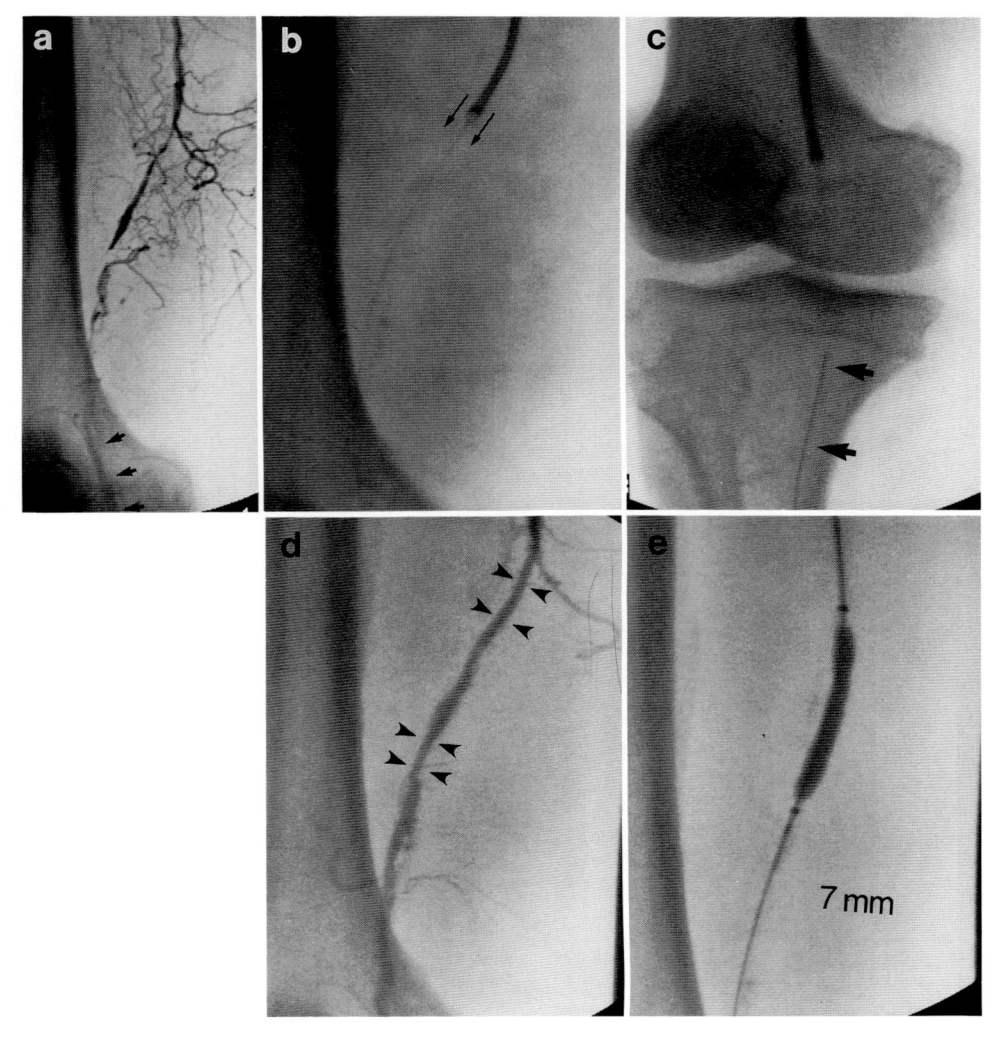

図 3.6 浅大腿動脈閉塞に対する TEC アテレクトミー

a) アテレクトミー前の血管造影．斜位像で浅大腿動脈遠位部の狭窄と膝窩動脈近位部の閉塞が認められた．側副血行路によってわずかに膝窩動脈の中間部が描出されている（矢印）．
b) TEC カテーテルの通過．コンベンショナルガイドワイヤーとカテーテルの組合せで狭窄，閉塞部に進めた．0.014 inch のボールチップガイドワイヤーが膝窩動脈に留置され，9 Fr の TEC アテレクトミーカテーテルが進められた（矢印）．
c) 膝窩動脈へのアテレクトミーの完了．アテレクトミー装置は完全に病変部を進み，膝窩動脈上部に認められる．ボールチップガイドワイヤーの遠位部は X 線上濃く映っており，内視鏡でも容易に同定できる．
d) TEC アテレクトミー後の血管腔．閉塞していたアテローマは大腿動脈遠位から膝窩動脈近位の病変部より取り除かれた．閉塞していた血管腔には造影剤が通るようになった（矢頭）．しかし，血管腔の拡張は不十分で，患者の症状を改善させるまでに至っていない．9 Fr の装置を用いたので，実際の血管腔は直径 3 mm 以下である．
e) バルーン PTA との併用．この成人男性では症状の改善をもたらすにはバルーン PTA が必要と思われた．この写真では 7 mm×4 cm のバルーンで拡張されている．何回ものバルーン拡張が行われ，症状の改善が認められた．

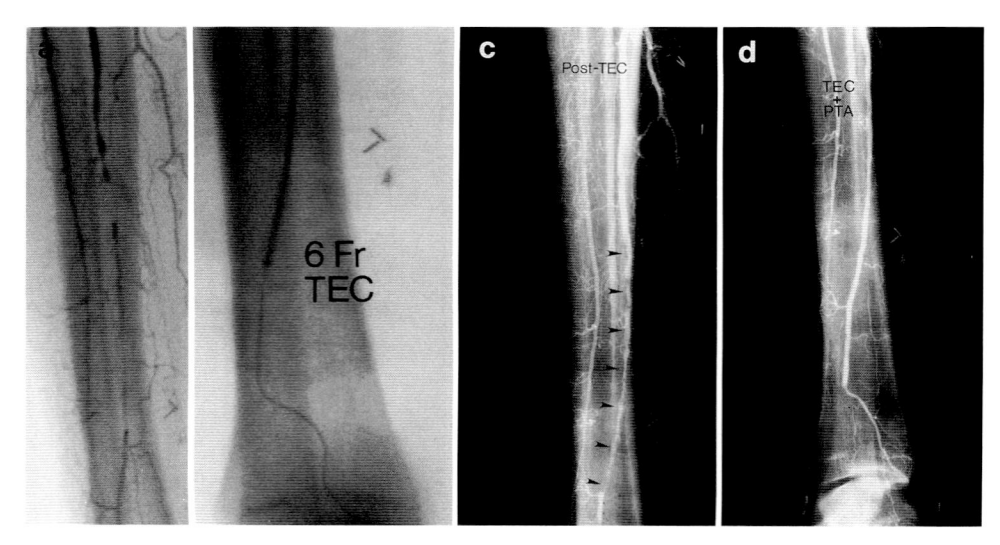

図3.7 TECアテレクトミーとPTAの併用
a) 進行した脛骨動脈閉塞．この安静時疼痛のある高齢の患者はDSA側面像にて脛骨動脈全体に著明な病変を認める．
b) TECアテレクトミー．6 Fr TEC装置が腓骨動脈の通過に成功した．ガイドワイヤーは腓骨動脈と後脛骨動脈遠位をつなぐ後交通側副血管に入っている．
c) TECアテレクトミー後の不十分な結果．6 Frカテーテルのアテレクトミー後の血管造影で腓骨動脈が開通しているのが認められる（矢頭）．しかし，血管腔は非常に不整で多数の残存狭窄を認め，血流は不十分である．
d) アテレクトミーとPTAの併用．2.5 mm×2 cmのバルーンにて何度も病変部の拡張が行われた．その後のフォロー血管造影で腓骨動脈の血管腔の拡張は良好であった．また，後交通側副血管の造影剤の通過も十分であった．おそらくTECアテレクトミーのみで症状の改善を得ることが可能であったかも知れないし，また逆に最初にTECを用いずにバルーンPTAのみでも同様の結果を得られたかもしれない．いずれにせよこの問題に対してはprospective studyを行わなければわからない．

表3.2 TECアテレクトミー

出典	No. Pts.	閉塞（狭窄）	技術的成功（臨床的成功）	Total Comp's	PTAの併用	6カ月開存率	12カ月開存率
1992: Jarmolowski JVIR (Abstr)	42	56%（44%）	100%（96%）	NA	74%（DA: 6%）	NA	NA
1990: Wholyy Radiology (Special Series) (Abstr)	132	36%（64%）	88%	NA	25%	NA	NA
1989: Wholey Radiology	92	NA	92%（90%）	NA	47%	75%（8/12）	NA
1989: Wholey Radiology (Abstr)	200	NA	92%	NA	28%	14〜24%（? time period)	

アテレクトミー後バルーンPTAでフォローされる場合，どのように初期効果および長期効果を評価するのか難しい．TECは長期予後に非常に効果がある，逆にまったくないという単なる推測上の議論は活発であるが，実際この問題の結論を得るには慎重な追跡調査が必要である．

TECアテレクトミーに関する文献（表3.2）では，まだ追跡調査の結果は確認されていない[4,26〜28]．また最近，directional atherectomyとバルーンPTAのように，テクニックを併用する例が増加してきているため，一つの結果を新たな報告と比較することは一概には困難であり，初期効果や長期効果を比較解析するための有用なデータがないのが現状である．

SimpsonおよびTECアテレクトミー装置以外にもextirpative atherectomyの器具は存在するが，この二つだけが現在臨床適応があり，入手することができるものである．1986年Leysenとそのグルー

プは，らせん状カッターの実験的報告を行っており[29]，Nakagawa らはそれを回転式円筒状カッターとして発展させた[30]．この PAC (pull back atherectomy catheter) は革新的な装置として現在研究中である[31]．

これらの装置は非常に画期的なものとして初期には報告されているが，ここ 20 数年間において，その初期には有効なものとして報告されたテクニックの多くが，現在では使われなくなっているという点を留意しなければならない．

(3) Ablative atherectomy：Kensey カテーテル

最初に紹介された ablative atherectomy の装置は Kensey らが発展させ，1987 年に臨床実施が報告された[32]．これは高速回転装置の側方からジェット流を噴出させると，その装置は血管腔の中心部に保持されるという原理を用いている．この装置では，100,000 rpm を超えるスピードで回転する楕円形の小さなカムに側方からジェット流が噴出する．実験的には，この高速回転によって切除片は非常に小さな細片になるまで回転しているカムのまわりを再循環する．回転しているチップは，石灰化したアテロームのように硬い表面に接触するとそれを砕こうとするが，正常動脈壁のように軟らかいものに対しては，それを振動させるだけで，傷つけることはない．つまりこの装置は，機械的および水流力学の連係でアテロームのみを破砕し正常血管を保つという選択的な削摩が可能である．

このカテーテルは血管腔で中心の位置を保ち，ゆっくりと閉塞部位に押し進めるだけで，正常の血管壁を傷つけずに進める．このカテーテルを高スピードで回転させるためには，非常に精巧なドライブユニットが必要である．この装置は 20,000 ドルのものと 30,000 ドルのものがあり，このような固定費用のほかに消耗品として plain catheter が 950 ドル，交換用カテーテルが 950 ドルかかる．こうした使用経費は一つの装置を何人使用するかで異なるため，それを計算するのは非常に難しい．固定費用 1 人あたりの割合は，二つの異なるドライブユニットのどちらを使うかによるが，50 例では 400 か 600 ドル，100 例では 200 ドルか 300 ドルとなり，少なく見積っても Kensey 装置の使用は 1 例あたり 1,000 ドルは下らない．

たいていのアテレクトミー装置と同様に Kensey カテーテルもそれ自体拡張性がないので，大きな血管腔を得るには，大きなカテーテルを通す必要がある．Kensey カテーテルは 5, 8, 10 Fr (1.67, 2.67, 3.33 mm) のものが入手できる．しかし，大きなカテーテル（たとえば 3.33 mm）を用いても，実際はそれほど大きな内腔を得ることはできない．このため，Kensey 装置はもっぱらバルーンカテーテルを通す穴を開けるために用いられてきた．前述したように，他のテクニックを併用すると，その装置の効果を評価するのが困難となるという問題がある．

他のいくつかのアテレクトミー装置と異なり，Kensey カテーテルは長期フォローアップを検討した報告（表 3.3）がある．最初の臨床報告は 1988 年 Zeitler によってなされ，1989 年に Wholey は最初のアメリカでの臨床経験を報告した[33,34]．このカテーテルを用いると，長い範囲に閉塞している大腿・膝窩動脈を再開通できる可能性があるように思われる（図 3.8）．何人かの研究者は，Kensey カテーテル

表 3.3 Kensey アテレクトミー

出典	No. Pts.	病変部の長さ (Range/cm)	技術的成功 (臨床的成功)	Total Comp's	解離	塞栓	PTA の併用	6 カ月開存率	12 カ月開存率
1992：Dyet *J Interv Radiol*	22	10.7 (3-25)	86% (80%)	24%	24%	0	100%	68%	45%
1992：Triller *Radiology*	25	8 (5-15)	80% (76%)	32%	20%	12%	100%	59%	38%
1991：Cull *J Vasc Surg*	46	7.2 (1-20)	67% (59%)	35%	24%	0	100%	43%	38%
1990：Desbrosses *Ann Vasc Surg*	46	9.8 (2-24)	87% (76%)	15%	9%	7%	100%	50%*	45%*
1990：Snyder *Radiology* (Abstr)	113	? NA	75% (68%)	18%	12%	<1%	62%	NA	NA
1989：Wholey *Radiology*	12	? NA	100% (67%)	25% ?	NA	8%	17%	NA	NA

* Estimated from author's data

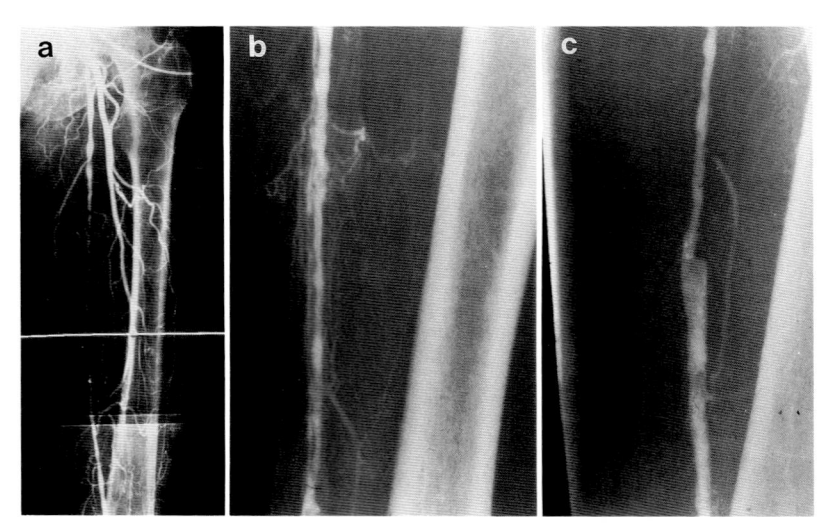

図3.8 Kensey カテーテルによる閉塞大腿動脈のアテレクトミー
a) 大腿動脈閉塞，左大腿動脈造影で浅大腿動脈の長い閉塞部を認める．
b) アテレクトミー後の血管造影．アテレクトミーに成功した直後の血管造影で閉塞していた部位に血流が認められるようになっている．外膜周囲組織の造影効果と周囲軟部組織内の小さな動脈内の造影剤のたまりが認められる．
c) 血管造影後期相．アテレクトミー後24時間のフォロー血管造影で，血管腔の拡張が描出されている．開通した血管外への造影効果は認められない．もし再開通した部位を正常の浅大腿動脈と同じ大きさにするのなら，バルーン PTA の併用が必要である．
(Dr. Wilfredo Castaneda-Zuniga の好意による)

は短い閉塞や局所的狭窄にも効果があるといっているが，主に長い範囲の閉塞に適応が限られてきたようである．一方，Kensey カテーテルは他の方法に比べて開通性は低く，合併症が有意に高いという研究報告もなされている[34〜39]．

Coleman とそのグループは，死体を用いた研究を行った．Kensey カテーテルで再開通された症例の切断下肢から得られた流出液をイヌの冠動脈，腎動脈に注入し，標的臓器を調べた[40]．この実験で，Coleman は Kensey カテーテルではアテローマは細かく砕かれるというこれまでの仮説とは異なる結果を得た．ほとんどの砕片は7ミクロン（赤血球の直径）より大きく，数ミクロンのものから，長さが2cmに及ぶものまであった．このことから，高率に臨床的に認められた末梢閉塞の理由の説明がつく．

また，カテーテルの血管腔内での安定性の問題についても検討された．再開通した血管を解剖学的に観察すると，どれも内膜解離や穿孔が認められており，Coleman は側方へのジェット流は血管腔内でカテーテルを安全な中心部に保つことはできていないと結論した．これらのことから，これまでの経験で透視下で造影剤が血管腔外に認められた症例の説明がつく[40]．Kensey は，このことについては高速のジェット流のため造影剤が内膜細胞間橋を通過するためであり，血管壁は実際は傷害されていないという説明をしていた．しかし，Coleman はこの現象は単なる穿孔による extravasation であると結論した．もう一つの Gahani らによる研究では，ブタの血管を用いて，Kensey カテーテルの位置が内視鏡で観察されており，カテーテルが中心の位置を保つには限界があることが観察された[41]．内視鏡の観察中，カテーテルが中心に位置している時間は全体の60%であり，残りの40%の時間では血管壁へ接触しており内膜損傷の原因となっていると考えられる．

Kensey 装置はもはや市販されてはおらず，その欠点は科学文献にも明らかなものとして認められるようになり，カテーテルの製造者は primary の血管再開通に対して用いることをやめ，血栓溶解療法の補助的な用途に制限した．初期の研究段階では積極的であった臨床医たちもその装置を使用しなくなった[38]．

（4） Ablative atherectomy : AUTH device

現在，唯一市販され使用されている ablative atherectomy の器具が "AUTH device" または Rotablater と呼ばれているものである．AUTH device は弾力性のないアテロームだけを削り，弾力性のある正常血管壁は損傷しない．この選択性の点においては Kensey カテーテルと同じであるが，AUTH device の cutting head は，楕円形のバーでその前方半分は細かいダイヤモンドがコートされ，ダイヤモンド片の高速回転によりアテロームが削られる．

AUTH device は 190,000 rpm 以上の超高速で回転する．他の atherectomy device と同じように拡張性がないので経皮的な使用法は限られてくる．現在用いられている cutting head は，1.25～4.5 mm の範囲のサイズであり，大腿動脈や膝窩動脈の十分な拡張を得るにはより大きなサイズが必要である．より安全に施行するには外科的アプローチが必要であり，手術室で外科医が用いるとこの装置の適応がより拡がるであろう．

1988 年に Ahn は AUTH device が使用可能であるという研究結果を発表した[42]が，それによるとこの装置の要点は次の 3 点である．

① 病変部位まで誘導でき，その部位を削ることができる．
② 狭窄部位を少なくとも 50% 以上減じることができる．
③ 血管腔内に保てる（つまり穿孔を生じない）．

Ex situ および in situ の血管でアテレクトミーを施行した結果をみると，それぞれ狭窄に対しては 100%，95% の効果があり，閉塞に対してはそれぞれ 62%，56% の効果があった．つまり ex situ では成功率 83%，in situ では成功率 76% である．

すべての ablative devices と同じように，末梢塞栓は不可避である．Ahn はその流出液を集めて coulter counter に通して調べた．その結果アテローム細片は 15～20 μm のものもあったが，たいてい[42]のものは 5～10 μm の範囲のサイズであった．これらの細片を ^{99m}Tc で標識し，それをイヌの大腿動脈に注入し，人の下肢にアテレクトミーを施行したとき同様のモデルをつくった．その結果，いくらかの細片は下肢に認められたが，虚血性の変化を示したモデルはいなかった．

ほとんどの細片は肝，肺，および膵の網内系の組織に認められた．これらの結果を考えると，この装置はアテロームを末梢の capillary bed を通るくらい小さく砕いて，それらの細片は害なく網内系に取り込まれることになる．

この特殊なアテレクトミー装置の最大の特徴の一つに，開通部の内腔がきわめて滑らかであることがあげられる．他の正常血管腔と区別できないくらい平滑な内腔が最も望ましいわけであるが，他の装置に比べ，AUTH device がマクロでもミクロの観察でももっともそれに近いと思われる．得られた血管腔はバルーン PTA や他のアテレクトミーで一般にみられ，dissection，flap，その他の血管壁の不整を認めない．

費用に関しては他のアテレクトミー装置の中間くらいであろう．コンソールやドライブユニットは 5,500 ドルであるが，再使用が可能である．ダイヤモンドをコートしている cutting head が 815 ドルで，特殊なガイドワイヤーが必要である．1 症例に二つずつガイドワイヤーを用い，50 症例行うとすると，1 症例あたりの費用はおよそ 1,960 ドルとなる．

AUTH device に対する関心が非常に大きいにもかかわらず，外科グループが，その効果を検討した科学論文は少ない（表 3.4）．1988 年に Ginsbey は 20 症例に対する結果を報告した[43]．6 カ月の開存率は 90% であったが，半数以上はバルーン PTA を併用していた．テクニカルな成功率は 90% と良好であったが，合併症が 15% に認められた．Ahn は AUTH device について 1988 年多方面にわたって検討して

表 3.4 AUTH アテレクトミー

出典	No. Pts.	施行前狭窄率	施行後狭窄率	技術的成功 (臨床的成功)	Major Comps (Minor Comps)	血尿	併用した治療	6 カ月開存率	12 カ月開存率
1991: Dorros Cathet Cardiovasc Diagn	43	85%	12%	88%	5% (46%)	63%	0%	NA	NA
1989: Zacca Am J Cardiol	6	88.4%	21.1%	100% (100%)	0%	33%	0%	37%	NA
1989: Ahn Endovasc Surg	9	50～99%	<30% (most<20%)	85%	35%	NA	78% (surgery)	44% (3～13 months)	
1988: Ginsburg Circulation (Abstr)	20	NA	NA	90%	15%	NA	52% (PTA)	90%	NA

いるが，臨床的には適応が限定されると述べている[44]．彼はこの装置を補助的に外科的バイパス術施行する前の下肢に用いているため，その短期および長期予後ははっきりわからない．

1989年にZaccaとそのグループは長い閉塞のある少人数の患者への施行例の報告を行った[45]．その結果，6カ月開存率37％という好ましくない結果であった．また，この論文ではこの装置特有の新たな合併症の報告がなされた．それは33％に血尿（おそらく正確にはヘモグロビン尿）を認めたということである．これは明らかにダイヤモンドをコートしたcutting headが高速回転し，赤血球を破壊するためである．

1991年Dorrosは88％という高い技術的成功率を得たが，短期および長期予後を決定するだけの十分なフォローアップはなされていなかった[46]．血尿は63％に認められた．

AUTH deviceは高度なテクノロジーの技術を用いているにもかかわらず，長期開存率に関して著明な効果をもたらしていないことは明らかである．以上を総合すると，アテレクトミー器具の中でバルーンPTAよりも著明な効果を示す新たな器具はないように思われる[44]．

c. 結果と今後の展望：病態生理の考察

これまでの論議の中でアテレクトミーに対する問題点および末梢血管病変へのアプローチについての疑問が浮きぼりにされてきた．多くの精巧な器具が発展してきており，多くの人がその装置が開通率と長期予後を伸ばすであろうという推論を活発に行ってきたが，結論は残念ながら理論と臨床結果が大きく異なっているといわざるえない．また，科学論文もそれらの器具の安全性と効果について支持的ではない．むしろ，バルーンPTAに代えてアテレクトミーを施行して，短期および長期の再狭窄が上昇したという多くの例も見受けられる．なぜであろうか．

そもそも，根本的な概念が誤っていると思われる．一般にPTA施行した血管は，血管造影，血管内視鏡および病理検査にて伸展，破砕した不整な所見を認めるが，そのような不整をつくるのを避けるよううまくやれば，再狭窄は起こさないであろうと推測された．よって，バルーンPTAよりも解剖学的に血管腔が滑らかになるアテレクトミーの方がよりよい結果を出すであろうと考えられてきたわけである．

さらに，再狭窄はアテレクトミー装置をよく理解し，操作することで避けられるのではないかと考えられた．実際，これはある意味では事実であるが，忘れてならないことは，アテローマは代謝疾患の単なる最終産物にすぎないということである．アテレクトミーでアテローマを除去しても疾患を治したことにはならないのである．このことは当り前のことであるが，"debulking"という概念が文献上も研究者や臨床家の考えにも定着してしまった感がある．バルーンPTAはアテローマは除去されず，その代わりに外膜が伸展させられ，中膜，内膜は破砕，偏位させられるのであるが，アテローマが除去されないため病気を残してきたと感じられる．つまり，アテローマの除去＝治癒と考えられてきた．アテレクトミー，バルーンPTAなどの装置の目的は単に血管腔を拡大させることであり，血管断面を拡張するよう努力されてきた．そういう意味では，これらのテクニックはすべて姑息的なもので，原疾患の生化学的な異常はまったく改善されていないのである．

ここで手短に，再狭窄の問題について考えてみよう．Interventionalistにとって再狭窄は治療の失敗を意味しており，もし，すぐれた血管内治療法が開発，施行されたら，再狭窄は少なくなり，0になることも可能であると考えられてきた．われわれは，再狭窄を病的なものと考えるかも知れないが，それは誤った考えで，本質的には正常な生理学的反応なのである．Mylerは，「再狭窄はインターベンションによりアテローマおよび血管内皮が損傷されることに対する治癒反応であり，内皮の線維性増殖は損傷後の治癒（瘢痕化）を意味する」と述べている[5]．

われわれが行っているインターベンションはすべて血管損傷の原因となる．このことは治療後，血管内皮のフラップが内腔へ突出していたり，内膜に穿孔があったりする所見を認めることにより明らかである．マクロのレベルではアテレクトミーはバルーンPTAに比べ内腔が平滑であり，それゆえに広く普及することとなった．しかし，ミクロのレベルでは明らかに正常組織まで切除している．実際アテレクトミーを施行するとアテローマを覆うfibrous capも除去され，中の脂肪を含んだ核が露出される．バルーンPTA後は血管腔は非常に不整であるが，血管内皮やアテローマを包むfibrous capは保たれ

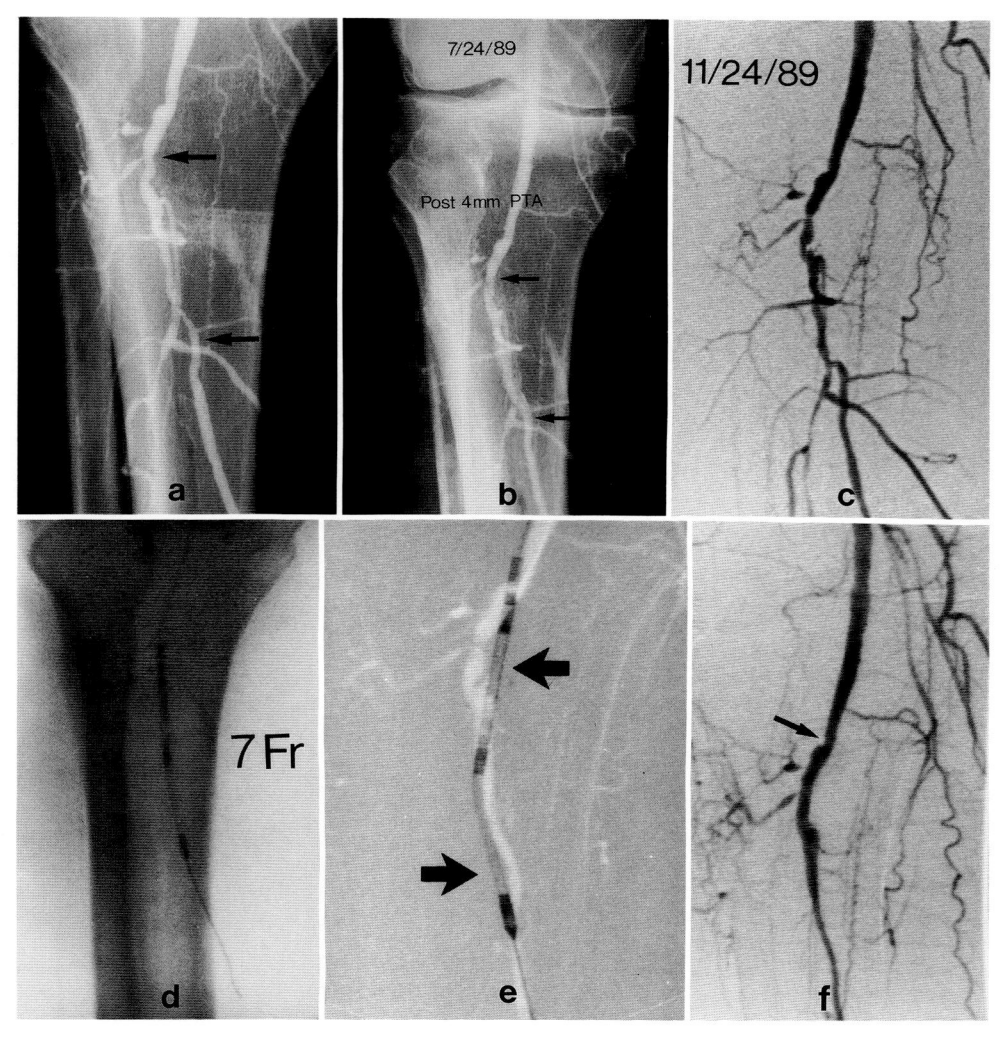

図 3.9 数回のいろいろなインターベンションの適応にもかかわらず、再発をきたした例

a) 診断的血管造影．膝窩動脈部の造影では脛骨-腓骨動脈幹にびまん性に狭窄部位を認める(矢印)．この患者は進行した IDDM で、足に潰瘍を有している．

b) PTA 後の血管造影．PTA 後著明な血管腔の拡張が認められる (矢印)．注意深く観察すると拡張部に多くの亀裂を認める．しかし血流は増大し、症状は改善した．

c) PTA 後間もなくの再発．PTA 成功後 4 カ月目に患者の症状は戻り、潰瘍は悪化した．この DSA フィルムでは病変部位が PTA 前の部位と一致させることができる．

d) Simpson アテレクトミーカテーテルの通過．PTA が失敗したため、Simpson アテレクトミー施行することとなった．7 Fr のアテレクトミーカテーテルが病変部に進められている．

e) カテーテルのポジショニング．拡大像でアテレクトミーカテーテルはちょうど病変部の中心部に認められる．アテレクトミーカテーテルは弾力性があまりないため、血管が変形しているのに注目して欲しい．これは小さな蛇行した血管に大きな硬いカテーテルを用いるためである．

f) アテレクトミー後の概観．小さな偏心性の欠損部を認めるものの(矢印)、狭窄部はずいぶん拡張している．その欠損部に対し何度もアテレクトミーを施行したが、除去は不可能であった．しかし、血流は良好となり、症状の改善をみた．6 カ月後電話で確認したところ、アテレクトミー施行 5 カ月弱で症状の再発を認めた．このような症例のように、コントロール不能な狭窄のある患者をフォローするときは成功した治療法に他の異なる治療法を併用したほうがいいかが問題となる．

ている．アテレクトミーされた血管腔はより滑らかであるが，本質的にはその表面は中膜であり，露出した脂肪を含んだプラークと変性した平滑筋細胞が強い生化学的反応を生じる．凝固因子血小板はこれらの物質に接触するとすぐ活性化され，局所因子も活性化され，平滑筋細胞が肥大し，治癒機転が生じる．つまり，アテレクトミーによって正常の損傷に対する反応が起こるわけである．この正常の治癒反応によって生じる再狭窄の割合はバルーンPTAと同じか，むしろ大きい．つまり，アテレクトミーは最終目的である閉塞性末梢血管病変そのものを治療することはできない．バルーンPTAと比較して，短期および長期予後は有意差はないばかりか，多くのケースにおいてアテレクトミーはより再狭窄をきたし，より危険性が高く，より費用がかかる．

いったい，この結果から学んだことは何であろうか？

まず第一に，動脈は生きた複雑な器官であることを忘れてはならないということである．それらは単なるパイプではなく，機械的なストレスには反応を示す生きた組織なのである．理論的には血管の基本的な構造および機能を熟知し，動脈硬化の病態生理および治癒機転の生化学的理論を理解すれば，血管に対する損傷を最小限に抑え，血管閉塞に対する治療法を開発することができるであろう．現在，データ上，またそれは成し遂げられていないのは明らかである．アテレクトミーは限られた症例では適応になるかも知れないが，ほとんどの症例では効果，費用を考えても，セカンドチョイスとなるであろう．

いったい，将来的なアテレクトミーの可能性はどうであろうか？

もし，機械的狭窄の原因である複雑な生化学的反応を解決できたならば，見通しが開けてくるのではないだろうか．もし，血管幾何学のみを追及していたら，再狭窄は避けることのできない問題であることがいやというほど思い知らされるであろう．われわれはアテレクトミーの適応を探求し，臨床的な問題を解決するためにその成功および失敗例を検討し，その適応となる患者層を拡大していかなければならない．この理論が確立すれば，末梢血管の病変に対するこのテクニックの真の役割が，数年後明らかになるであろう．

〔Gordon K. McLean；生嶋一朗訳〕

文 献

1) Fry SM. Overview of new angioplasty modalities. *J Invas Cardiol* 1991; **3**: 196-208.
2) Simpson JB, Selmon MR, Robertson GC, et al. Trasluminal atherectomy for occlusive peripheral vascular disease. *Am J Cardiol* 1988; **61**: 96G-101G.
3) Moore WS. Atherectomy as an alternative to balloon angioplasty. *Endovascular Surgery*. WB Saunders 1989: 289-298.
4) Wholey MH, Jarmolowski CR. New reperfusion devices: The Kensey catheter, the atherolytic reperfusion wire device, and the transluminal extraction catheter. *Radiology* 1989; **172**: 947-952.
5) Myler RK. Coronary angioplasty: balloons and new devices. How big is a niche, how much is it worth... and to whom? *J Invas Cardiol* 1992; **4**: 53-68.
6) Zemel G, Katzen BT, Dake MD, et al. Directional atherectomy in the treatment of stenotic dialysis access fistulas. *JVIR* 1990; **1** (4): 35-58.
7) Dolmatch BL, Rholl KS, Moskowitz LB, et al. Blue toe syndrome: treatment with percutaneous atherectomy. *Radiology* 1989; **172**: 799-804.
8) Maynar M, Reyes R, Cabera V, et al. Percutaneous atherectomy as an alternative treatment for postangioplasty obstructive intimal flaps. *Radiology* 1989; **170**: 1029-1031.
9) Simpson JB, Zimmerman JJ, Selmon RM, et al. Transluminal atherectomy: initial clinical results in 27 patients. *Circulation* 1986; **74** (Suppl II): II-203.
10) Johnson DE, Braden L, Simpson JB. Mechanism of directed transluminal atherectomy. *Am J Cardiol* 1990; **65**: 389-391.
11) Schwarten DE, Katzen BT, Simpson JB, et al. Simpson catheter for percutaneous transluminal removal of atheroma. *AJR* 1988; **150**: 799-801.
12) Newman GE, Miner DG, Sussman SK, et al. Peripheral artery atherectomy: description of technique and report of initial results. *Radiology* 1988; **169**: 677-680.
13) Selmon RM, Robertson GC, Simpson JB. Restnosis in peripheral transluminal atherectomy. *Circulation* 1988; **78** (Supp II): II-269.
14) Doros G, Sachdev N, Mathiak L, et al. Atherectomy in peripheral arterial obstructive disease: acute outcome. *Circulation* 1988; **78** (Suppl II): II-416.
15) von Pölnitz A, Backa D, Höfling B, et al. Acute and long-term results with percutaneous atherectomy of "ideal" and complicated stenoses. *Circulation* 1988; **78** (Supp II): II-415.
16) Graor RA, Whitlow PL. Transluminal atherectomy for occlusive peripheral vascular disease. *JACC* 1990; **15** (7): 1551-1558.
17) Wilms G, Pauwels P, Peene P, et al. Per-

cutaneous transluminal atherectomy: preliminary results. *Cardiovascular Intervent Radiol* 1990; **13**: 18-21.
18) von Pölnitz A, Nerlich A, Berger H, et al. Percutaneous peripheral atherectomy: angiographic and clinical follow-up of 60 patients. *JACC* 1990; **15** (3): 682-688.
19) Maquin PR, Toulouse F, Rousseau H, et al. Peripheral atherectomy with the Simpson catheter: midterm results. *RSNA* 1991; 294
20) Kim D, Gianturco LE, Porter DA, et al. Peripheral directional atherectomy: 4-year experience. *Radiology* 1992; **183**: 773-778.
21) Graor RA, Whitlow P. Atherectomy for directional atherectomy for peripheral vascular disease: two year patency and factors influencing patency. *JACC* 1991; **17** (2): 106A.
22) Dorros G, Iyer S, Lewin R, et al. Angiographic follow-up and clinical outcome of 126 patients after percutaneous directional atherectomy (Simpson AtheroCath) for occlusive peripheral vascular disease. *Cathet Cardiovasc Diagn* 1991; **22** (2): 79-84.
23) Katzen BT, Becker GJ, Benenati JF, et al. Long-term follow-up of directional atherectomy in the femoral and popliteal arteries. *JVIR* 1992; **3**: 38.
24) Erny RE, Gelbfish JS, Safian RD, et al. Does tissue removal explain all atherectomy improvement? *Circulation* 1989; **80**: (4) II-582.
25) Bauriedel G, De Maio SJ, Höfling B. Role of angioscopy in the treatment of peripheral vascular disease with percutaneous atherectomy. *Am J Cardiol* 1991; **68**: 226-231.
26) Wholey MH, Jarmolowski CR, Fein D, et al. Multicenter trial with the transluminal endarterectomy catheter in 200 patients with peripheral vascular occlusive disease. *Radiology* 1989; **173** (P): 267.
27) Wholey MH, Jarmolowski CR, Fein DL. TEC endarterectomy catheter: Its use in 132 patients with 204 lesions in the peripheral circulation. *Radiology* 1990; **174** (3): 1083.
28) Jarmolowski CR, Wholey MH, Lim CL. Efficacy of transluminal endarterectomy catheter atherectomy in peripheral vascular disease. *JVIR* 1992; **3**: 39.
29) Leyser LJ, Bundy MA, Abreo F, et al. Evaluation of a coronary lysing system: Results of a preclinical safety and efficacy study. *Cathet Cardiovasc Diagn* 1986; **12**: 246-254.
30) Nakagawa N, Cragg AH, Smith TP, et al. Peripheral atherectomy: experimental results with a new device. *JVIR* 1990; **1**: 127-132.
31) Fischell TA, Fischell RE, White RI, et al. *In-vivo* results using a new pullback atherectomy catheter (PAC). *Cathet Cardiovasc Diagn* 1990; **21** (4): 287-291.
32) Kensey KR, Nash JE, Abrahams C, et al. Recanalization of obstructed arteries with a flexible, rotating tip catheter. *Radiology* 1987; **165** (2): 387-390.
33) Zeitler E, Kensey K. First own results with dynamic angioplasty with the Kensey-catheter. *Cirse Porto Cervo* 1987; **38** (2): 77-81.
34) Wholey MH, Smith JAM, Godlewski BS, et al. Recanalization of total arterial occlusions with the Kensey dynamic angioplasty catheter. *Radiology* 1989; **172** (1): 95-98.
35) Snyder SO, Wheeler JR, Overlie PA, et al. Kensey catheter, a mechanical recanalization device: use in 113 patients with 157 lesions in the peripheral circulation. *Radiology* 1990; (Suppl) **177**: 203.
36) Desbrosses D, Petit H, Torres E, et al. Percutaneous atherectomy with the Kensey catheter: early and midterm results in femoropopliteal occlusions unsuitable for conventional angioplasty. *Annals of Vasc Surg* 1990; **4** (6): 550-552.
37) Cull DL, Feinberg RL, Wheeler JR, et al. Experience with laser-assisted balloon angioplasty and a rotary angioplasty instrument: lessons learned. *J Vasc Surg* 1991; **14** (3): 332-339.
38) Triller J, Do DD, Maddern G, et al. Femoropopliteal artery occlusion: clinical experience with the Kensey catheter. *Radiology* 1992; **182**: 257-261.
39) Dyet JF. High speed rotational angioplasty in occluded peripheral arteries. *J Interven Radiol* 1992; **7**: 1-5.
40) Coleman CC, Posalaky IP, Robinson JD, et al. Atheroablation with the Kensey catheter: a pathologic study. *Radiology* 1989; **170**: 391-394.
41) Gehani AA, Davies A, Stoodley K, et al. Does the Kensey catheter keep a coaxial position inside the lumen?: An *in vitro* angioscopic study. *Cardiovasc Intervent Radiol* 1991; **14**: 222-229.
42) Ahn SS, Auth D, Marcus DR, et al. Removal of focal atheromatous lesions by angioscopically guided high-speed rotary atherectomy. *J Vasc Surg* 1988; **7** (2): 292-300.
43) Ginsburg R, Jenkins N, Wright A, et al. Transluminal rotational atherectomy: clinical experience in 20 patients. *Circulation* 1988; (Suppl II) **78** (4).
44) Ahn SS. The rotablator-high-speed rotary atherectomy: indications, technique, results and complications. In: Moore WS, Ahn SS, eds. Endovascular Surgery. Philadelphia: WB Saunders, 1989: 327-335.
45) Zacca NM, Raizner AE, Noon GP, et al. Treatment of symptomatic peripheral atherosclerotic disease with a rotational atherectomy device. *Am J Cardiol* 1989; **63**: 77-80.
46) Dorros G, Lyer S, Zaitoun R, et al. Acute angiographic and clinical outcome of high speed percutaneous rotational atherectomy (Rotablator). *Cathet Cardiovasc Diagn* 1991; **22**: 157-166.

4. 血栓溶解療法

　動脈閉塞病変の開通術には，chemical thrombolysis と mechanical thrombolysis がある．前者は線溶薬剤によるもので，後者は吸引器具などを使用するものである．また線溶薬剤を圧力注入する場合，chemomechanical thrombolysis と呼称される．1973年，Dotter らの動脈閉塞病変に対する線溶療法の報告以来，種々線溶療法が試みられてきた．当初は，線溶薬物としてストレプトキナーゼが使用され，low dose streptokinase 法と命名された．ストレプトキナーゼの使用は，わが国では認可されず，その大量投与は効能を低下させる．また，発熱，アレルギーなどの副作用により，現在では欧米でもウロキナーゼに替わりつつある．ウロキナーゼの開発はわが国でなされ，その認可は早く広く使用されている．そこでウロキナーゼを用いた下肢動脈閉塞に対する線溶療法について述べる．

a. 作 用 機 序

　ストレプトキナーゼ，ウロキナーゼ，組織プラスミノーゲンアクチベーターの血栓溶解の作用機序を図4.1に示す．血栓溶解に直接作用するのはプラスミンで，血液内または血栓内に存在するプラスミノーゲンから生成される．この生成を促す酵素がウロキナーゼ，組織プラスミノーゲンアクチベーターであり，ストレプトキナーゼは，プラスミノーゲンの前駆物質であるプラスミノーゲンアクチベーターに作用する．ウロキナーゼ，ストレプトキナーゼ，組織プラスミノーゲンの半減期は，それぞれ15分，20分，17分である．組織プラスミノーゲンアクチベーターは，米国での学会報告によるとその血栓溶解能はウロキナーゼと大同小異であるとされる．

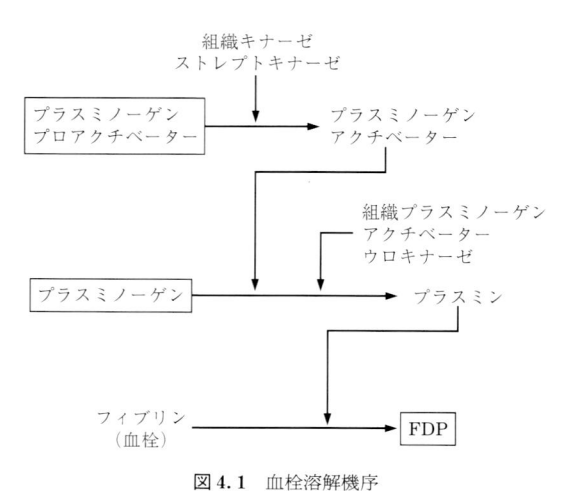

b. 投 与 方 法

（1） McNamara の方法

　米国でのウロキナーゼの投与法は，McNamara の報告が支持されているようである．high dose urokinase 法と称され，1分間 4,000 単位でインフュージョンポンプ下に投与される．いったん，閉塞部内をガイドワイヤーで通過させ，閉塞内あるいは閉塞部直前にカテーテルを進め，ウロキナーゼの持続投与を行う．従来の low dose strepotokinase 法と比較し，注入時間の短縮，治療効果の向上，副作用の減少がみられたとの報告がなされた．しかし，注入時間は，平均18時間で必ずしも短時間でない．

　インフュージョンポンプ使用の利点と欠点について述べる．利点として十分な血栓溶解を得ることができ，手操作注入の煩わしさから逃れることができる．一方，不利な点として注入中の穿刺部からの出血，血腫防止の管理を必要とする．またガイドワイヤー通過困難な閉塞病変の場合には，ガイドワイヤー通過困難部以降は溶解せず，インフュージョンポンプによる全開通は困難なことが多い．部分的溶解で終了せざるを得ない．

（2） ウェッジ下血栓内注入療法（図4.2）

　筆者らは1986年よりウェッジ下血栓内ウロキナーゼ注入療法と称する血栓溶解療法を行ってきた．McNamara の方法と比較すると，平均18時間の投

図 4.1　血栓溶解機序
□：血液中に存在，FDP：フィブリン分解産物

4. 血栓溶解療法

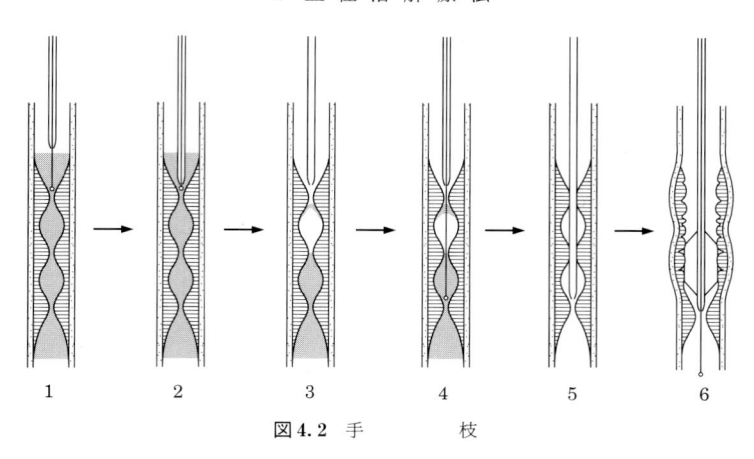

図 4.2 手　技

与時間を2時間以内に，4,000単位/分の注入速度を10,000単位/分に増量して投与する．この方法は，結果として注入時間を短縮し得たが，その主因は後述するように投与量の増量にのみよるものでない．インフュージョンポンプを用いないため，無駄な注入時間を省略し得たことによる．

方法の要点は次の通りである．
① 血流と順方向にアプローチする．
② カテーテルを閉塞部内に進め，ウェッジの状態でウロキナーゼを注入する．
③ 注入時，ウェッジの状態か常に確認する．
④ ウェッジが解除されれば，ウェッジの状態になるまでカテーテルを進める．
⑤ 閉塞部開通後，十分に血栓溶解の確認されるまでバルーンPTAを行わない．

以下，この方法について詳述する．

① 動脈閉塞は常に閉塞近位部よりアプローチする．すなわち，血流に順向性にカテーテルを進める．たとえば腸骨動脈閉塞の場合には，患側の大腿動脈ではなく，健側の大腿動脈よりアプローチし，腹部大動脈分岐部を山越しし，患側腸骨動脈の治療を行う．腹部大動脈，両側腸骨動脈閉塞の場合には左腋窩動脈より，大腿，膝窩，三分岐以下の場合には患側の大腿動脈を順向性に穿刺する（ただ，浅大腿動脈起始部閉塞の場合には，患側大腿動脈より山越しにアプローチするほうが閉塞部内にカテーテルを挿入させやすい）．浅大腿動脈起始部閉塞で順向性アプローチが困難で，患者を腹臥位にさせ，膝窩動脈より逆行性にアプローチしたが，膝窩動脈の走向は深く，カテーテル挿入の角度が急峻で，試みた2例ともに満足な結果が得られなかった．しかし，成功したとの報告もある．

順向性アプローチを原則とするのは，逆行性だと，ガイドワイヤーやカテーテルがしばしば偽腔に入る．とくに腸骨動脈閉塞で屈曲蛇行を伴う際，逆行性に患側大腿動脈よりアプローチすると偽腔に入り治療不能に陥る場合が多いためである．もちろん，逆行性アプローチでガイドワイヤーなどが偽腔に入らず真腔に入れば治療可能である．しかし，その場合も血栓を溶解させるには心臓（近位）側から行う．そのほうが経験上，血栓溶解のスピードが早く，溶解不十分な血栓の末梢性塞栓を防止しうる．

② カテーテルは，先端が柔軟でトルク（操作性）コントロールの容易なものを使用する．筆者らは，先端4 Fr（先端10 cm，カテーテル壁に金属性メッシュなし），手元部5.3 FrのYSカテーテル（Cook社）を使用する．シースとして，腸骨動脈領域ではC型シース（6 Fr, Cook社），左腋窩動脈領域では逆クェッション型シース（6 Fr, Cook社）を用いる．ピッグテイルカテーテル（5 Fr）を用いて大動脈造影を行い，閉塞部の部位，長さを知る．次いでY-Sカテーテルを挿入し，先端柔軟なガイドワイヤー（スーパーセレクタームーバブルタイプ，東レ）を閉塞部内に挿入する．もし閉塞部全長を容易に通過しうる際はほぼ間違いなく溶解する．ガイドワイヤー通過可能な完全閉塞の開通率は高いとMcNamaraらも述べているが，筆者らの経験でも溶解しうる成功率は100％である．しかし，慢性動脈硬化性閉塞の場合にはガイドワイヤーの閉塞部内通過困難な場合が多い（とくに近位端での通過困難なことが多い）．

McNamaraは，ガイドワイヤーの通過困難例の開通成功率は10%と述べている．しかし，ガイドワイヤーの通過困難な場合，その部位までカテーテルを進め，ウェッジの状態でウロキナーゼ注入を続けるとウェッジの状態が解除され，ガイドワイヤーの通過が可能となる．

ウロキナーゼ量についての定則はない．筆者らは経験に基づき以下の目安で行っている．ウロキナーゼ濃度10,000単位/10 ml 生理食塩水，ウロキナーゼ注入速度10,000単位/分，総投与量10,000単位/kgを開通の目標とし，限界量は20,000単位/kgあるいは120万単位とする．インフュージョンポンプを用いず3 ml シリンジを使用する．したがって，100万単位を注入するには生理食塩水1,000 ml を局所閉塞部に注入することになる．

③ 3 ml シリンジを使用する理由は，ウェッジの状態を常に把握し，無駄なウロキナーゼ量を減らし，効率よく投与するためである．ウェッジの状態とは，カテーテルを通して吸引しても血液の逆流はないが，生理食塩水や造影剤が容易に注入可能な状態である．この状態でウロキナーゼ注入を行う．

具体的手技を述べると，まず3 ml シリンジに3 ml 量のウロキナーゼを手にし，その1.5 ml を注入，いったん止め吸引し，ウェッジの状態確認後，残りの1.5 ml を注入する．3 ml のウロキナーゼ注入を行う間に2回ウェッジの有無を確認することになる．この単純作業をくり返すわけである．慣れてくると吸引しなくともウェッジの状態の解除が自明となってくる．すなわち，最初の1.5 ml を注入し，シリンジの動きを観察する．ウェッジが解除されるにつれ，シリンジの内筒が血圧を受け動きはじめてくるからで，最初は微妙な返りだが，徐々に吸引して血液の返りがみられるようになる．さらにウロキナーゼを注入し，内筒が3 ml の目盛りまで自然に戻るようになると，X線透視下のテストインジェクションで溶解が確認される．

④ ガイドワイヤーの通過が可能になると，ガイドワイヤーを次の閉塞内通過困難部まで進め，それに沿わせてカテーテルを挿入する．ウェッジの状態になるようにカテーテルの先端を調整し，上述の操作でウロキナーゼ注入をくり返す．同操作を閉塞部全開通までくり返す．カテーテルが閉塞部を通過しえても，残存血栓溶解のためカテーテルを戻し，ウロキナーゼ注入を続ける．この時点で閉塞の起因となった狭窄部をX線透視下のテスト造影で見極める．ウロキナーゼ量が20,000単位/kgあるいは120万単位を超えて閉塞病変の全開通を得ることができない場合には，2～3週後再開通術を行う．通常2回目の場合，初回時と異なり，溶解時間が短く再開通しうる．

⑤ 閉塞の起因となった狭窄部と二次血栓では，ウロキナーゼの感受性の異なるためか狭窄部は残存する傾向にある．二次血栓と思われる血管内の陰影欠損が縮小消失するまで注入を続ける．十分に血栓の溶解されたのを確認後，バルーンカテーテル(5 Fr)で拡張術を行う．腸骨動脈領域はバルーン部膨張径8～10 mm大，大腿・膝窩動脈領域6 mm大，三分岐以下3 mm大のものを使用する．バルーン拡張が不十分であれば早期に再閉塞するため，十分に拡張させる．術後の造影で，閉塞病変の開通状況のみならず，遠位の動脈造影を行い，末梢塞栓，残存病変の有無を検索する．術後のチェックは重要で，脈の触知，チアノーゼの有無を十分に検索し，治療効果を確認する．

穿刺部止血はウロキナーゼ注入終了3時間後に行う．ウロキナーゼの半減期を考慮しての処置で，再出血，血腫の頻度は著減する．術後翌日よりウロキナーゼ12万単位朝，夕5日，アスピリンを6カ月以上投与する．

c. 対　　　　象

慢性動脈閉塞57例，65閉塞に対し本療法を行った．閉塞部位は腹部大動脈4，腸骨動脈40，大腿動脈10，膝窩動脈6，三分岐以下5であった．閉塞部長は3～41 cmで平均閉塞部長は13.3 cmであった．

また，Bürger病7例(9閉塞)に本療法を行った．閉塞部位は，大腿動脈2，膝窩動脈1，後脛骨動脈3，腓骨動脈2，前脛骨動脈1である．

d. 成　　　　績　(表4.1, 図4.3～4.6)

慢性動脈閉塞の開通成績は，開通率94%，2週後開存85%，1年後開存72%であった．総ウロキナーゼ量は，36～120万単位(平均62万単位)，平均投与時間は62分(1万単位/分)，全例2時間以内に終了した(ただ，この中で1回目の治療で開通せず，2～3

4. 血栓溶解療法

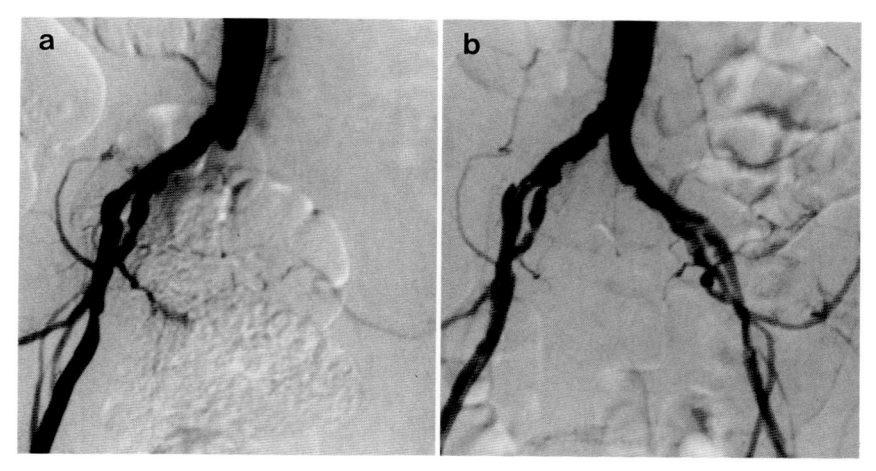

図4.3 左腸骨動脈閉塞例（20 cm 閉塞，a）
対側大腿動脈よりアプローチし，ウロキナーゼ120万単位注入後，バルーンPTAを行い再開通に成功した(b)．

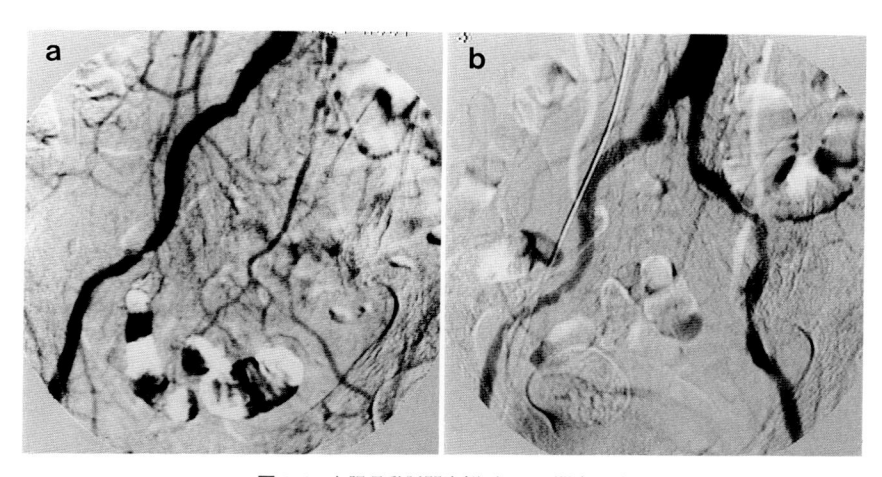

図4.4 左腸骨動脈閉塞例（22 cm 閉塞，a）
左上腕動脈よりアプローチし，ウロキナーゼ66万単位注入．バルーンPTA後3カ月のIVPSA造影(b)にても内腔の保持，血流改善が確認された．

表4.1 動脈閉塞の開通成績

		初期開通率	2週後	1年後
慢性動脈硬化閉塞		94%	85%	72%
閉塞長	<10 cm		91%	
	>10 cm		80%	
年齢	<60歳		95%	
	60≦ ≦80		83%	
	>80		50%	
部位	腹部大動脈		75%	
	腸骨動脈		90%	
	大腿動脈		72%	
	膝窩動脈		100%	
Bürger病		86%	43%	25%

週後の再治療で開通しえた場合は開通とし，その際のウロキナーゼ量で計算され，初回のウロキナーゼ量は加味されていない）．

Bürger病の開通成績は，開通率86%，2週後開存43%，1年後開存25%であった．

e. 適　　応

慢性動脈閉塞の2週後の開存成績と閉塞部長，年齢，部位，虚血症状との関連を検討すると以下のとおりである．閉塞部長10 cm未満では10 cm以上より開通率が高く，年齢分布では，60歳未満の開通率は80歳以上よりも高い．また部位別では，腸骨動脈閉塞の開通率がもっとも良かった．成績不良であったのは浅大腿動脈の起始部閉塞である．通常，浅大腿，膝窩の動脈閉塞では順向性に総大腿動脈からの

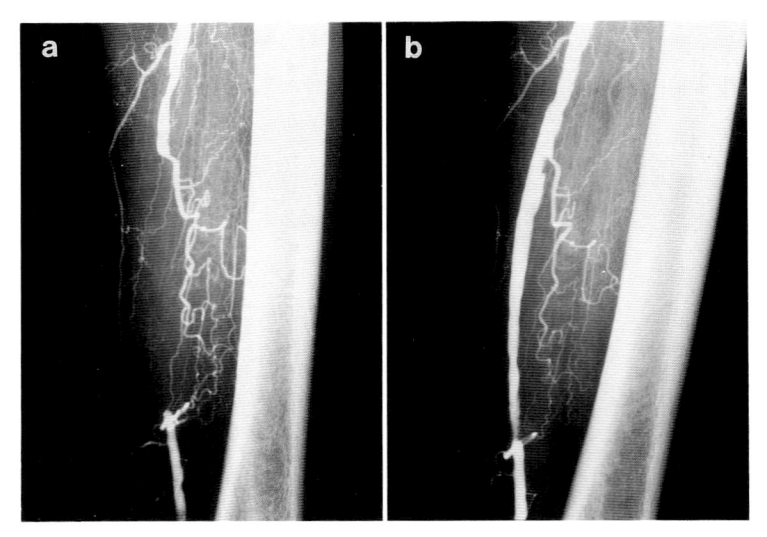

図 4.5 左大腿動脈閉塞（10 cm 閉塞）
ウロキナーゼ 72 万単位動注．バルーン PTA 後内腔の拡張と血流の改善を得た．

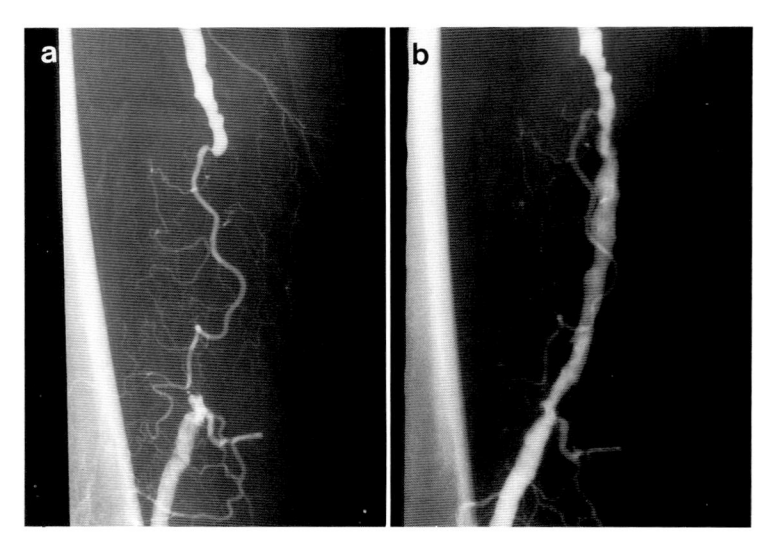

図 4.6 左大腿動脈閉塞（6 cm 閉塞，a）
ウロキナーゼ 42 万単位動注，バルーン PTA で良好な run off と内腔の拡張をみた．側副路は保たれている．

アプローチを行うが，起始部の閉塞では困難で，術者の手の X 線被曝もあり，対側からのアプローチとなる．腸骨動脈の屈曲蛇行が著しいと，C 型シースを挿入してもカテーテル操作が困難で，浅大腿動脈の起始部にカテーテル挿入のできないことがある．また，浅大腿動脈分岐部の同定が難しく，ウェッジの状態を得ることができず，線溶療法では開通できない場合が多い．

虚血症状の期間の検討では，6 カ月以内群では，以上群よりも再開通率の高い傾向にあった．

本療法は閉塞部が短く，年齢が 80 歳を超えず，腸骨膝窩病変で虚血症状の短いものに適応があるといえる．

一方，Bürger 病は開通しえてもその開存期間は短く，2 週後ですでに再閉塞する率が高い．したがって，Bürger 病は本療法で治癒せしめるのが目的でなく，術中プロスタグランディン E_1（リプル）の動注を併用し，虚血症状の緩和，側副路の発達を促す．

f. 限界について

禁煙を指導し，保存的静注療法を併用する．通常，虚血症状の増悪をみることはまれである．

本療法はウロキナーゼで血栓を溶解させる療法である．動脈内の血栓が器質化された閉塞病変には本法の適応はない．しかし，年余にわたる虚血病変においても閉塞部の開通をみる場合がある．また，器質化された病変は，筆者らの初期開通率94%に示すように，それほど頻度の多いものではない．

技術的限界については，上述した浅大腿動脈起始部閉塞があり，同閉塞に対する手技の改善，向上が期待される．

ウロキナーゼの量的限界については，くり返すが2万単位/kg，あるいは120万単位を超えると止血に難渋したり，止血後再出血をみる場合が高くなると予想され，いったん治療を止める．1〜2週後，再治療を行えばより少ないウロキナーゼ量で再開通を得ることが多い．

g. 合併症と禁忌

副作用として穿刺部再出血，同血腫，末梢性塞栓がみられた．穿刺部再出血は，通常止血後2時間以内にみることが多い．また，ウロキナーゼ100万単位を超える症例に多い．半減期が15分であることを常に考慮する必要がある．通常，止血後3時間を超えると再出血はほぼ皆無となる．巨大な血腫を3例に認めた．したがって上述したように，最近ではウロキナーゼ注入終了3時間後に穿刺部止血を行う．

末梢性塞栓には，回復可能な場合と困難な場合がある．前者は，線溶療法中には生じないでバルーンカテーテルで狭窄部拡張後，溶解不十分な塞栓が末梢分枝にとび，血管の閉塞をきたす場合で，通常，本幹の動脈が再開通されているため虚血症状が生じにくく，自然に溶解されている場合がフォローアップの血管造影で確認されることがある．また虚血が危惧されれば，引き続いて同閉塞部にカテーテルを進め，線溶療法を追加しうる．不十分なバルーン拡張により早期閉塞が生じ，末梢性塞栓が併存すると術前より虚血症状の悪化をみる場合がある．したがって，不十分な溶解の場合には2週間後に延期するか，そのまま持続動注に移行してもよい．

一方，回復困難な末梢性塞栓を2例に経験している．この末梢性塞栓子は，血管造影やテスト注入では描出されない．塞栓子はきわめて小さく，しかも虚血が広範にびまん性に生じるものである．2例中1例は腹部大動脈閉塞（腎動脈分岐直後）例で，術前両下肢にチアノーゼがみられた．ウロキナーゼ90万単位注入後，腹部大動脈の開通が得られたが，チアノーゼの悪化と無尿が直後より生じた．術後の血管造影では，末梢性塞栓子は同定できなかったが，血流の低下を認め，微小塞栓子による閉塞と考えられた．他の1例は総腸骨動脈閉塞例で，糖尿病性腎症を伴い，腎透析を受けている患者であった．健側の大腿動脈からアプローチし，腹部大動脈分岐を越えてカテーテルを閉塞部内に挿入し，ウロキナーゼ注入を行った．60万単位注入後も閉塞部長10 cm中2 cmしか溶解せず，通常より血栓溶解の速度が遅いため，2週後に再施行するつもりで注入を中止した．夜半より，患側の足指ではなく健側の足指にチアノーゼが生じた．その間，両脛骨動脈は触知された．母指壊死により，3週後に母指の切除術が施行された．ウロキナーゼにより生じた微小塞栓子が健側に飛来し，足先端を虚血壊死に陥らしめた．糖尿病の場合，微小血管の閉塞を伴っており，微小塞栓子により虚血が悪化することを示唆する症例であった．

これら症例の経験により，筆者らは，腎動脈分岐直後の腹部大動脈閉塞，糖尿病性腎症で腎透析を行っている患者の動脈閉塞は本療法の禁忌であると考えている．

慢性動脈閉塞に対するウロキナーゼを用いた開通術の方法，手技について詳述した．急性動脈閉塞のみならず，慢性動脈閉塞に対しても本療法は有用であり，短時間に開通させることが可能である．合併症についても新たな知見を付記した．

〔佐藤守男・山田龍作・寺田正樹〕

文　献

1) Dotter CT, Rosch J, Seaman AJ. Selective clot lysis with low-dose streptokinase. *Radiology* 1974；**111**：31-37.
2) Katzer BT, Breda A. Low dose streptokinase in the treatment of arterial occlusion. *AJR* 1981；**136**：1171-1178.
3) Totty WG, Gilura LA, MaClella BL, et al. Low dose intravascular fibrinolytic therapy. *Radiology* 1982；**143**：59-63.

4) Becker CJ, Rabe FE, Richmond DJ. Selective streptokinase infusion; Clinical and laboratory correlates. *Radiology* 1983; **148**: 677-680.
5) Grossman NA, Athanasoulis CA. Problems associated with regional infusion of streptokinase. *App Radiol* 1983; **6**: 33-37.
6) Eskridge JM, Becker GJ, Rabe FE. Catheter-related thrombosis and fibrinolytic therapy. *Radiology* 1983; **149**: 429-432.
7) Lammer J, Pilger F, Justich, et al. Fibrinolysis in chronic arteriosclerotic occlusions: Intrathrombolytic injections of streptokinase. *Radiology* 1985; **157**: 45-50.
8) McNamara JO, Fischer JR. Thrombolysis of peripheral arterial and graft occlusions: Improved results using high dose urokinase. *AJR* 1985; **144**: 769-775.
9) 佐藤守男，寺田正樹，光実　淳，他．下肢動脈の長区域閉塞に対する迅速超大量ウロキナーゼ投与法について．日医改誌 1986; **46**: 1001-1006.
10) 本宮　浩，山崎博男．血栓溶解酵素．綜合臨牀 1985; **34**: 2313-2318.
11) 佐藤守男，山田龍作．薬剤による血管拡張，血栓溶解．放射線医学大系，特別巻1．東京：中山書店 1986; 233-237.
12) 寺田正樹，佐藤守男，山田龍作．四肢血管閉塞性疾患に対する血管拡張療法．臨床画像 1987; **3**: 44-51.
13) 佐藤守男，寺田正樹，野村尚三，他．動脈閉塞病変に対する血栓内迅速超大量ウロキナーゼ投与—長期成績について．脈管学 1991; **31**: 205-208.
14) Terada M, Satoh M, Mitsuzane K, et al. Short-term intrathrombotic injection of ultrahigh dose urokinase for treatment of iliac and femoropopliteal artery occlusions. *Radiation Medicine* 1990; **8**: 79-87.
15) 山田龍作，工藤弘明，奥山和夫，他．われわれが考案したスーパーセレクターワイヤーの各種血管カテーテル術への応用．脈管学 1981; **21**: 95-102.
16) 林　透，住吉昭信．血栓の器質化に関する研究．血液と脈管 1981; **12**: 621-625.

5. ステント挿入療法

経皮的血管形成術（PTA）の臨床適応は広がっているが，急性閉塞や再狭窄などの問題点が依然として残っている．これらの問題点に対し，短期的および長期的の血管開存性を維持する別の治療法が開発されている．試行錯誤の結果レーザー血管形成術，アテレクトミー，あるいはさまざまな薬剤使用法などが行われるようになった．そのなかで血管内ステントはもっとも興味深い治療法の一つである．バルーン拡張による突出片を除去後，ただちに挿入する管内ステントは理論的に平坦な内腔を形成するうえでは効果的方法である（図5.1）．

本稿では，最近の器具の特徴，実験結果，および臨床適応について述べてみたい．

a. 背　景

生体内における管腔再開通の方法として，壁在支持組織の形成や補強用器具使用の概念は古代ヨーロッパにおける尿道狭窄に対する中空の葦の使用に始まる．

1969年にはじめて C. Dotter が血管内ステントの実験例を報告した．彼はこのステントが器質化しにくく，長期の開存性を保つことを示したが，その後10年間顧みられることはなかった[1]．

1980年代に再びこの話題が検討されるようになった．1982年以降さまざまな血管内ステントの実験結果が報告されている．さまざまな形態のステントがさまざまな形で報告されているが，基本的に self-expanding stent, thermal expansion stent および balloon expandable stent の3種類に分けられる．

各タイプのステントについて利点，欠点を以下に述べる．

（1）Self-expanding stent（図5.2）

弾力性を有するステントは折り曲げられた状態でシース内に収納されて，血管内では自らのバネの力で伸展する．

挿入後のステント径は血管壁の弾性反動力とステント固有の伸展力によって決まる．このタイプのステントの過伸展によって血栓形成および内膜過形成が生じることがある．各ステントは弾性係数によって特徴づけられる．弾性係数はステント固有の（最大伸展時の）半径によって決まり，ステント内径に比例し，ステント長に反比例する．伸展力と血管内での拡張力は算出可能であり，質的に適したステントを選択できる[2]．

i）Double helix spiral prostheses　Self-

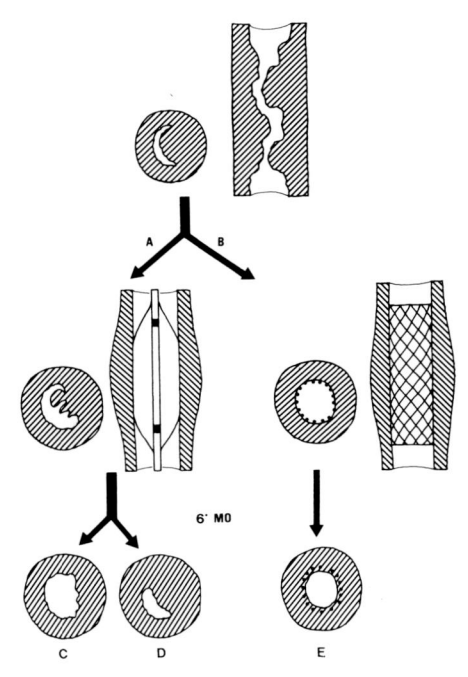

図 5.1 バルーン血管形成術（A）と血管内ステント（B）の模式図

A）バルーン血管形成術に伴って内膜解離と血管壁の不整像が認められる．多くの症例では血管壁損傷は内腔開存性を維持して治癒する（c）が，30％ほどの症例では直後あるいは長期経過後に再狭窄が認められる（d）．内膜解離の部位には急性血栓症あるいは内膜過形成の結果，再狭窄が生じる．

B）ステント挿入後も血栓は生じうるが，制御されており，血流を障害することはない．

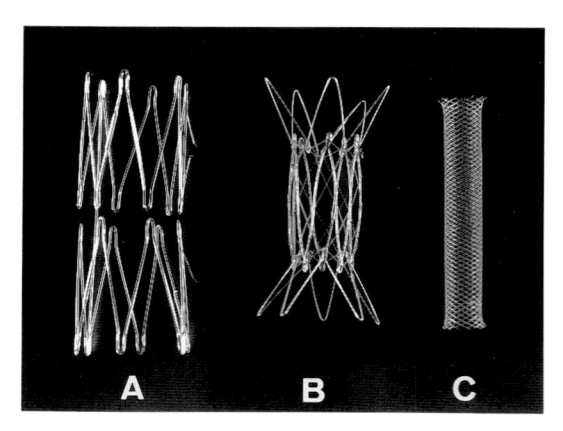

図5.2 Self-expanding stent
A) Double zig-zag Gianturco stent
B) Modified Gianturco stent
C) Wallstent

expanding spring coil stent の原型は，1982年 Maass らによって報告された．このステントはねじれの整復後挿入され，遊離や急性血栓症を起こすことなく目的の部位に留置された[3,4]．彼らは人工物によって生じる内膜化の性質と内膜化過程における壁在圧の影響をはじめて綿密に検討した．7mm径ステントの使用は面倒で複雑であり，さらに拡張力も小さかった．そのため，原型での臨床応用はあまり行われなかった．

ii) **Zig-zag stent** 別の種類の self-expanding spring stent が1985年 Wright らによって報告された[5]．このステントは外科用ステント鋼製ワイヤーからできており，Z字型に曲がっている．この伸展力はステント長，ワイヤー径および角部や屈曲の数によって決まる．しかし，伸展力の不均一性やワイヤー直線端の存在のため血管との接触が不完全であり，内皮化 (endthelialization) は一部にしか起こらない．動物実験においても円錐形に変形したり，遊離したりする傾向が確認された．そのためステントにナイロン糸を取り付けることによって改良されている．

iii) **Medinvent stent** (Wallstent) このステントは管状に編まれた外科用ステント鋼合金のフィラメントから成る[6]．フィラメントの交叉点は接合されておらず，ステントは屈曲可能であり，自己伸展能と長軸方向の柔軟性を有する．形成されたステントは二重の膜に覆われ，カテーテル内に挿入される．外側の膜を引くとステントはカテーテルからはずれ，自己伸展力によってステント固有の径にもどる．ステントの伸展力はフィラメント鋼線の太さによってさまざまである．経皮的ステント挿入のためには0.035 inch のガイドワイヤーと7Fr のカテーテルが必要である．

このステントの特性（細い鋼線，自己伸展能，屈曲性，長軸方向の柔軟性）は，血管内のステント部とそれに接する本来の血管壁との間が滑らかに移行し，層流が形成され，理論的に抗血栓性を有する．伸展力によってステントの遊離が防がれ，残存する狭窄部の拡張も可能である．しかし，このステントは透視下で見えにくいことが問題として残っている．

iv) **Polyester stent** 菱形の編目構造のステントが Eisenbud らによって報告されている．このステントは10.5 Fr のカテーテルに適合するような大きさに圧縮可能である[7]．

(2) **Thermal expansion stent**

血管内ステントの最初の実験報告の14年後，Dotter はニッケルとチタンの50%ずつの合金である nitinol 製の温度伸展性コイルの使用を報告した．高温下で形状をつくった後に冷却すると可塑性を有するが，変換温度下では最初の形態に戻る．

Nitinol の生物学的応用の草分けはアメリカでは Simon[8]，旧ソ連では Rabkin であった[9]．1983年の『Radiology』に形状記憶合金によるステントについて二つの報告があった．Dotter は変換温度を温生食 (60℃) に設定し[10]，一方 Cragg はステント挿入時 nitinol filament を10℃の冷生理食塩水で保護し，37℃を変換温度とした[11]．

この方法のステントの利点は優れた柔軟性と血管壁に対する放散力である．しかしながら，血管内留置時の温度をコントロールする必要があり，繁雑である．その他の欠点としては，血管壁に硬い突出片が存在すると不完全に伸展し，内腔表面が不整となる可能性がある．

(3) **Balloon expandable stent** (図5.3)

このステントは PTA 用カテーテルのバルーンに装着されており，9Fr あるいは10Fr のシースを介して血管内に挿入される．ステントの可塑性とバルーンの拡張力によってステントは伸展される．伸展後のステント径は PTA 用バルーンの径によって決まる．

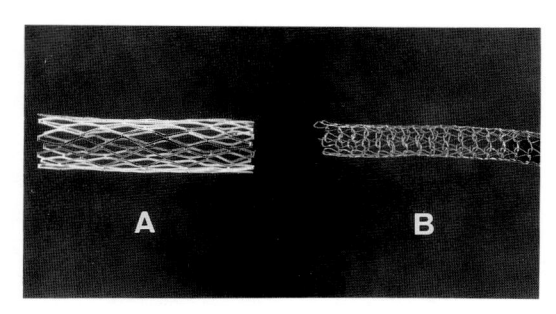

図 5.3 Balloon expandable stent
A) Palmaz stent
B) Strecker stent

i) Palmaz stent　1985 年 Palmaz はイヌの動脈において balloon expandable wire stent の実験経験を最初に報告した[12]．ステントは連続的に編まれた 150 あるいは 200 μm 径のステンレス鋼線によって構成されている．鋼線は内腔がつぶれないように接合されている．このステントは伸展する前に通常の血管形成用バルーンによって血管内に挿入する．

この形式のステントのもっとも効率的な原型は 1986 年 Palmaz によって最初に報告された[13]．そのステントは大血管に対して，1.67 mm 径，15 mm 長，壁厚 0.076 mm のステンレス鋼管によって構成されていた．拡張時に鋼線のメッシュが菱形を呈するように，ステントは 8 例の切れ込み (3.5 mm 長) を有している．このステントの欠点は長軸方向の柔軟性を欠くことである．そのため血管の直線部に使用が限られ，屈曲した血管に対しては数個の短いステントが必要となる．膨張性の欠如は非ステント部との移行部において拡張不良を生じ，過形成の促進を起こす．柔軟なステントを，冠血管に対する動物実験によって Schatz らが報告した[14]．

新しいタイプの Gianturco flexible, balloon expandable stent は外科用縫合ワイヤー (0.006 inch) を円筒状に巻いたもので，U 字型と逆 U 字型の連続した屈曲によって 360° 取り囲まれている．このステントは拡張前の PTA 用バルーンにぴったりと装着されて挿入される[15]．

ii) Strecker stent　このステントは 0.06 あるいは 0.1 mm の単一の金属フィラメントで編まれた管状編目構造を有している[16]．この金属フィラメントはステンレス鋼合金あるいは tantalum から成る．tantalum 製の利点は優れた放射線不透過性であ

るが，Palmaz stent のようにその長さが限られているために比較的短い範囲にしか利用できない．周辺に対する抵抗力の欠如のため遊離も起こりうる．

iii) Open-ended helix balloon expandable stent (Medtronik-Wictor)　この balloon expandable の血管内ステントは正弦波様形態のステンレス鋼ワイヤー (0.279 mm) にて形成されており，実験的大動脈解離の閉鎖を目的として挿入される．実験上このステントは偽腔の閉鎖によって大動脈真腔への血流回復と解離の拡大防止を可能にする[17]．胸部大動脈の外傷性断裂に対しても有効である．

iv) Self-expanding endovascular graft vascular grafting　血管内グラフトの経皮的挿入は切除不能な動脈瘤，吻合部仮性動脈瘤あるいは動静脈瘻に対する理想的治療法である．最近，合成素材で覆われた膨張性のある金属ステントが動物で使用されているが，臨床適応には至ってない．

v) Dacron stent　複数個の Gianturco stent の外部をダクロンで覆ったものであり，11 Fr のテフロンカテーテルによって挿入される[18]．イヌの正常な大動脈に挿入後 7〜35 週目には，組織学的に線維増生性の変化がグラフト周囲に生じ，グラフトと血管壁との間に広がる．欠点はダクロンに伸展性がなく，皺が寄りやすいことである．さらに，グラフトが覆ってしまう血管分枝は閉塞してしまう．

vi) Nylon graft　3〜4 個の Gianturco stent と膨張性のある円筒状のナイロン (nylon 88% と lycar spandex 12%) から成る血管内グラフトである[19]．イヌを用いた腹部大動脈での実験では 12 Fr のテフロンカテーテルによってステントは挿入された．組織学的にはグラフト全体は内膜増生によって覆われていた．ダクロン網と比較して，ナイロン網の大きさのため大動脈分枝は狭小化はしていたが，開存性は保たれていた．

膨張性のナイロンは新生内膜で覆われ，新しい血管内腔が形成され，嚢状動脈瘤は効果的に除去される．もっとも目立った欠点としては血管内挿入時に 12 Fr と大きな径のカテーテルが必要なことである．

vii) Coated Palmaz stent　Roeren らは医療用シリコンで覆った balloon expandable Palmaz stent を家兎の腹部大動脈に挿入した[20]．6 カ月後にはステント末端部にて内径の 30% 以上が内膜に覆

b. 実験結果

外科的バイパス術と同様に血管内ステントにも機械的問題，血栓形成性あるいは生物学的適合性の問題が生じうる．ステントの両端では血流の乱れを生じず，血管内腔と完全に適合しなければならない．

さまざまなステントがイヌ，家兎やブタの動脈に対して実験されており，臨床的にも期待できる結果が示されている．

（1）正常動脈に対するステント挿入

われわれの正常動脈に対するステント挿入の動物実験においては血管造影にて指摘しうる狭小化や明らかな閉塞，スパスム，遊離や動脈瘤形成を2年以上経過観察中に認めていない[6]．組織学的分析では動脈分枝が閉塞することなくステントは連続した線維層で完全に覆われていた．1年後内膜新生は平均厚約100 μmであった．

さまざまな動物実験においてステント挿入後の血液，血管壁およびステントにおける一連の相互反応が研究されている[6,12~16]．挿入数時間後，フィブリンと血小板を豊富に含んだ血栓がステントを構成する金属フィラメントに約150 μmの厚さで付着する．この血栓には局所血流の乱れおよび血管内皮細胞の消失と基底膜の露出によって遊離される血栓形成因子が関与している．血栓は血流の乱れた部位や不整な血管壁に形成されやすい．それに引き続いて3週後には筋線維芽細胞より血栓の器質化が生じ，さらに線維芽細胞が増生しおき替わる．これに付随してステント表面の内皮化が生ずる（図5.4）．

最終的には（1カ月後には）炎症細胞を含まず，筋線維芽細胞を有する安定した線維組織が形成される．Schatzらは約8週後に内膜過形成は最大厚に達し，実際には8カ月後になると薄く瘢痕化することを示した[14]．

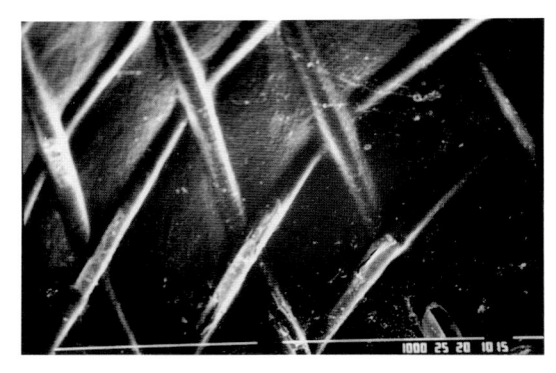

図5.5 表面に内皮化を伴うステントの電子顕微鏡像

Palmazらは電子顕微鏡を用いてこの治癒過程を証明した[21]．最初の内膜増生は72時間後に出現し，1週間後には突出した核を有する未熟な内皮細胞が表面を覆う（図5.5）．8週後までに内皮細胞は成熟し平坦化する．そして32週後には血流の方向に沿って整列する．これらの細胞が内皮由来であることは第8因子関連抗原染色によって証明された．この内皮によるステントの表面の被包化は増殖因子から下層を保護しているようでもある．この新生内皮はステントのワイヤー間に残存する内皮細胞より生ずると考えられる．内皮はステントが覆っている血管分枝に由来する可能性もある．あるいは血管壁（内膜や中膜）内や血液内に前駆物質が存在する可能性もある[22~25]．門脈-下大静脈短絡術時に肝実質内に挿入されたステント表面に形成される内皮の存在はこの可能性を示唆している[26]．

静脈内ステント挿入においても動脈と同様に新生内皮が生じるが，一般に，われわれの経験では静脈系で形成される内膜は動脈系より厚い傾向にある[4]．しかし動物実験において，静脈系での内膜過形成の退行は早く，ステント挿入2カ月以降において内膜厚の減少はより明瞭となってくる[27]．

（2）アテローマ変性血管に対するステント挿入

理論的にステント挿入による血管損傷は局所のア

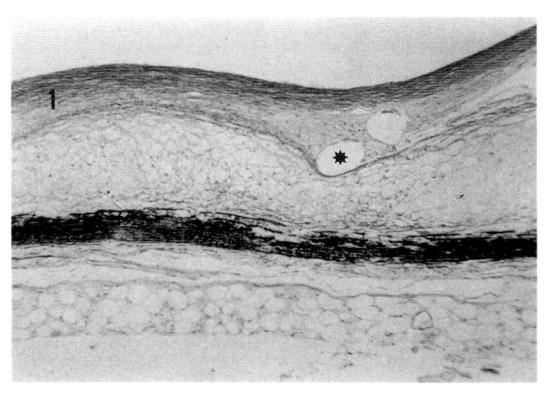

図5.4 ステント挿入2カ月後における動脈壁の縦断切片組織像
ステント表面の内皮化（I）が金属フィラメント（*）を完全に覆い，内腔の開存性を維持している．中膜は金属フィラメントによって外方に圧排されている．

テローム形成を促進する．この研究のために，動脈硬化食家兎の腎動脈下大動脈に対してさまざまなステントを挿入し，アテローム硬化症に対する血管損傷誘発の検討が行われている[28~30]．

ステントによる血管反応実験のためのアテローム変性を有する家兎モデルには大きな問題点を含んでいる．とくに2%コレステロール食が血管損傷研究のために使用されているが，実験上のアテローム片は非常に軟らかく，主に泡沫細胞を含んでいる．そのため人間でみられる硬く断裂するアテローム片とはまったく異なる．それにもかかわらず，Faxonの同じモデルによる血管形成術（PTA）において100%に再狭窄を認めたとする報告に対し，ステント挿入部には再狭窄を認めなかったとする報告は興味深い[31]．

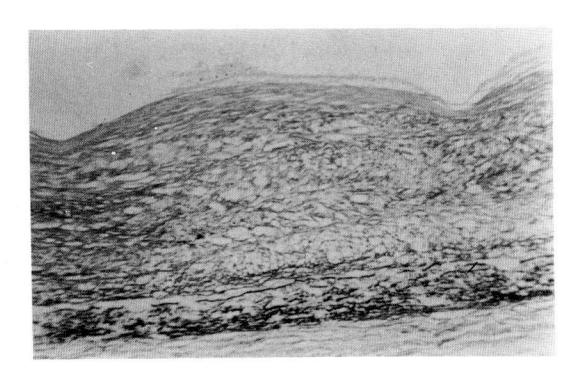

図5.6 ステント挿入1週間後のアテローマ変性家兎動脈壁の組織像

家兎における組織学的検討では拡張やステント挿入によって圧迫されたアテローム片は数週間後にステントの外側へ肥厚するが，ステントのワイヤー間から内腔へ侵入することなく，線維組織に覆われる．そして，その線維組織はステント挿入後約6カ月で安定化する（図5.6）．Palmazによると，これら家兎における新生内膜の平均厚は高コレステロール血症の存在にもかかわらず，1週間後に36 μm，さらに24週間後でも98 μmであった．われわれの実験でも8週間後に85 μmであった．ステントを覆う線維組織の平均厚は100 μm以下であり，家兎の大動脈径5 mmからすると比較的問題にならない厚さである．このモデルにおいて再狭窄が生じないのはステントを覆う線維組織の形成のためである．つまり，アテローム片はステントの外側でのみ増大可能である[30]．

Rollinsは2%コレステロール食に6%のピーナッツ油を加えたアテローマ変性家兎の改良モデルに対するzig-zagステントの使用実験を報告した[29]．彼の実験では8週間後ステント内腔は開存性を保ってはいたが，いくつかの点において彼の結果は不完全であり，血管造影上も8週間後の血流は著しく不均一であった．このステントが再狭窄予防というよりも内膜の断裂に対する治療に適したステントであったという問題が浮かび上がった．

動脈硬化家兎に対してRobinsonらはPTA後のステント挿入によって腸骨動脈の内腔改善を観察した．ステント挿入直後，対側でのPTAのみの治療後は平均内径1.07 mmであった[32]．しかし，この差は時間経過とともに減少し，4週間後ステント挿入側の平均内径1.38 mmに対し，対側では0.94 mmであった．

動脈硬化家兎に対するチタン-ニッケル合金性ステントの使用について，Suttonらは否定的結論を出している[33]．小動脈の狭窄部に対する治療として，PTAのみと血管内ステント挿入の追加を比較すると，組織学的変化および再狭窄率において両者には有意な差を認めなかった．正常およびアテローマ変性血管の両方においてPalmaz stentやWallstentを用いたわれわれの結果より彼らの実験では著明な過形成が観察されている．さらに，ステント挿入中および経過観察中に数本の動脈分枝の消失も認められた．この現象はチタン-ニッケル合金性ステントの構造の問題であろう．このステントは0.15×33 mmの直交部を有する平坦なワイヤーから構成されており，各ワイヤーコイル間には約30 μm（10~220 μm）の間隙が存在している．このステント構造上の違いが著明な過形成の原因とも考えられる．

ステントの長期開存性にはいくつかの要素が関与している．遠位への流出，血流の有無，ステントワイヤーの性質さらに抗凝固療法の有無などである．

i) **遠位への流出**（run off） 流出路閉塞があると実験的にステント挿入を行っても直ちに閉塞してしまう．流出路閉塞は静脈グラフトや外科的置換術においても悪影響を及ぼす．内膜増生の少ない部位では良好なrun offを有し，長期開存性が得られる．Noeldgeらは血流が悪いと内膜過形成が著明であると報告している[34]．Schatzらは末梢血管について

の研究において蛇行によって run off が不良である と内膜過形成の発生が起こりやすいと報告している[14]．

ⅱ) **血流**（vessel flow）　他の外科的代用血管と同様に内膜過形成の程度は実験的に治療前の内径に反比例する．この関係は Wallstent での実験によって示されている[35]．つまり，血流の早い腎動脈における内膜過形成は浅大腿動脈における過形成より程度が軽い．

小動脈に対して self-expanding stent を使用するとき，術前に血管が開存していることが必要である．ステント内径の選択は開存性の最も重要な決定因子である[36]．ステント-動脈比（SAR）1.0～1.2 のとき内腔の開存性は維持され，ステントのワイヤーは薄い内膜細胞層によって覆われる．しかし，SAR が 1.2 を超えるとスパスムや血栓形成（おそらく過度の血管壁損傷によって生ずる）が発生し，過剰な内膜過形成も起こる．そうなると長期開存は困難である．

ⅲ) **ステントワイヤー**（stent wire）（図 5.7）Wallstent や Palmaz stent では，少なくとも nitinol や Gianturco stent より小径の金属ワイヤーによって構成されており，表面の 80% 以上が構造的に金属ワイヤー間の間隙であり，内膜被覆が早く生じる．

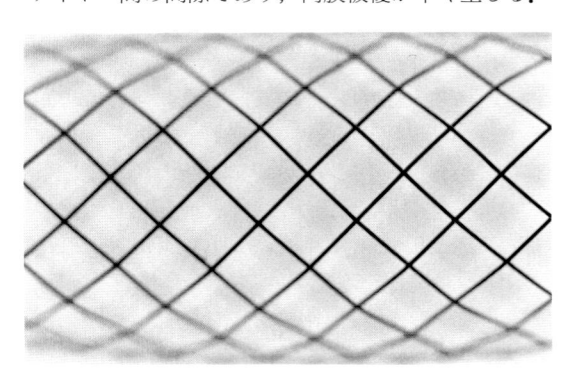

図 5.7　金属ワイヤーとその間隙の比率を示す Wallstent の拡大像

Cragg, Maass や Dotter らは間隙の存在から内膜化を予想でき，一方でフィブリン沈着と高度の血栓形成はワイヤーとの接触による血管壁の損傷部から生じると報告している．ワイヤー間に存在する内皮は急速な多中心性の内皮化を促進する．

金属ステントの厚さによって完全な内皮化までの期間は決定する．動脈においては 0.10～0.15 mm のワイヤーでは 2～3 週間後に内皮化が完成するが，0.45 mm のワイヤーは 1 カ月経過後でも 30% の内皮化が認められるのみである．

ⅳ) **抗凝固療法**（anticoagulation）　とくに小径血管に対して，ステント周囲を覆う細胞層をより薄くするために，この細胞層に対する研究が行われている．細胞層を薄くする最も優れた方法は抗凝固療法である．

ステントの臨床適応研究としてイヌを用いた研究が最適の薬剤開発のために行われた．しかし，種特異性のために解決困難な問題点がある．たとえば Roubin はイヌでの実験においてヘパリンと抗ビタミン剤（acenocoumarol）の併用は，ヘパリン単独より成績不良と報告している[37]．ジピリダモールの使用はヒヒに対して明らかに有効であるが，イヌや人間ではほとんど効果がない．そしてその効果は材質（心臓弁や bypass grafts など）によって決まるものと考えられる．Palmaz らはイヌの実験モデルを用い，以下の薬剤投与法について標識血小板の観察を行った[38]．① 無投与，② ヘパリン，③ アスピリン，ジピリダモールおよびヘパリン，④ ヘパリン，アスピリン，ジピリダモールおよび低分子デキストラン．血小板沈着がもっとも減少（ヘパリン単独の 30% 以下）したのは投与法（④）であったが，不思議なことに投与法（③），すなわち抗血小板剤とヘパリンの併用では血小板沈着はヘパリン単独より 30% 増加していた．

c. 臨床応用

Self expandable stent や balloon expandable stent は十分にその効果が期待できる．しかし，再狭窄の可能性があり，さらにまだ十分な経験の蓄積がなされていないため，動脈ステントの使用にあたっては適応の見極めが必要である．バルーン PTA の有効性に対して，ステントが高価なことおよび長期予後が判明していないことからも慎重な適応の選択が必要である．主な適応は PTA での失敗例である．すなわち，弾性部や石灰化の存在のため拡張困難な症例や 20 mmHg 以上の内圧差を有する 30～40% 以上の再狭窄例および狭窄残存例である．閉塞性内膜剝離の存在は血栓形成を促進するためステント挿入の良い適応となる．複雑な病変（長い閉塞部や複数部位での壁不整と長い狭窄部の合併）では PTA

が困難であり失敗に終わることが多く，PTAの適応自体を検討すべきである．

（1）冠動脈のステント

Wallstentを用いた最初の臨床応用は，安定型狭心症で，狭窄動脈は3mm以上の内径を有しrun offが良好である症例に用いられた[42]．

WallstentやPalmaz stentの使用経験では，初期成功率は90%とされている．しかし，術後閉塞率8%，緊急バイパス術3%，致死率1.5%と報告されている．さらに再狭窄率は高く30%以上とされている．これらの結果からもステント適応の慎重な見極めが必要である．現時点ではPTA後の再狭窄防止のため冠動脈ステントの有効性は確認されていない．

（2）腸骨動脈のステント（図5.8）

複雑な腸骨動脈病変に対してステントが劇的に予後を改善することが実証されている[41,45]．ステントによって長期開存が得られる．現在，各タイプのステント（Palmaz stentやWallstent, Strecker stent）における報告では，平均観察期間は2年以上であり，5年以上経過の症例もある．Wallstentに対するヨーロッパでの共同研究でも同様の結果が得られている．

臨床適応の内訳はPTA後の再狭窄（30%），閉塞（25%），PTA失敗例（32%），閉塞性内膜解離（13%）であった．合併症としてはステントの低いX線不透過性により透視下で見えにくいために生じる異所挿入（misplacement）（6例）があるが[1]，別のステントを追加することによって対応可能である[2]．他の合併症として急性血栓症（2例）および二次的血栓形成（5例）があげられる．3例にステント内狭窄が認められ，バルーンPTAやSimpsonアテレクトミーを施行した．

最近，Richterは興味深い事実を指摘している[46]．彼はバルーンPTAとステントの結果を比較した．各症例に対する治療法は無作為に選択された．ステントによる長期開存性は有意差をもってすぐれていた．しかし，現時点では単純な狭窄部に対してもステントが良い適応とを考えるのは早計なようである．腸骨動脈ステントのメリットは複雑な病変に対する効果とPTAの適応を広げることであろう．

（3）大腿・膝窩動脈のステント[47]

大腿・膝窩動脈ステントの長期予後は効果の面で問題点が残るが，PTAの補助的手技として十分である．早期血栓形成の危険性は20〜30%と高いが，coumadinによる長期の抗凝固療法によって一部分は制御可能である．早期血栓形成には病変部の長さおよびrun offの状態が影響する．再狭窄率は20〜45%である．再狭窄に対してはアテレクトミーが行われる．ステントによって1年目の初期開存率は

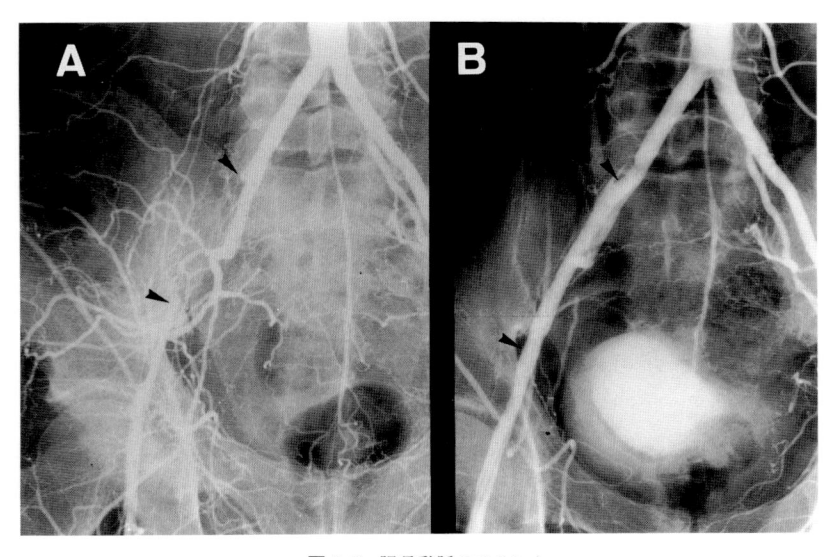

図5.8 腸骨動脈のステント
A）右外腸骨動脈に閉塞を認める（矢頭）．
B）Wallstent挿入後，内腔の開存性は良好である（矢頭）．

45～60％であるが，アテレクトミーの追加によって 55～75％ の開存性が得られる．高度な病変に対する PTA 直後や，PTA の失敗例あるいは他の治療（thrombolysis や thrombo aspiration atherectomy）後の急性動脈閉塞に対してのみステントの適応があるとする考えもある．

（4） 腎動脈のステント

腎動脈ステントは確立しつつある．Wallstent[48,49] や Palmaz stent[50]，Strecker stent[51] の使用が報告されている．PTA 後の再狭窄例や PTA の反応不良例が適応としてあげられる．さまざまなステントによって成功例が報告されているが，主に Wallstent の使用において，とくに起始部病変に対しては異所挿入（misplacement）も生じている．合併症の発生率は低く，29±14 カ月の観察期間における長期開存率は 78％ と高率である．再狭窄は 10％ に認められ，再拡張術が行われた．臨床的最適例は PTA 失敗後の症例であり，90％ の開存率が得られている．以上の結果より PTA の補助的手技としてステントを考慮すべきである．ステントは通常の PTA にて拡張不良例や再狭窄例に対して良い適応となる．しかし，起始部病変に対してはバルーン PTA にてしばしば拡張不良となることが知られてはいるが，ステントの適応については今後の検討を必要とする．

（5） 他動脈への応用

他のいくつかの動脈に対してもステントの使用が可能である．たとえば，腕頭動脈や内臓動脈，肺動脈に対しても同様の適応と制限のもとに応用されて

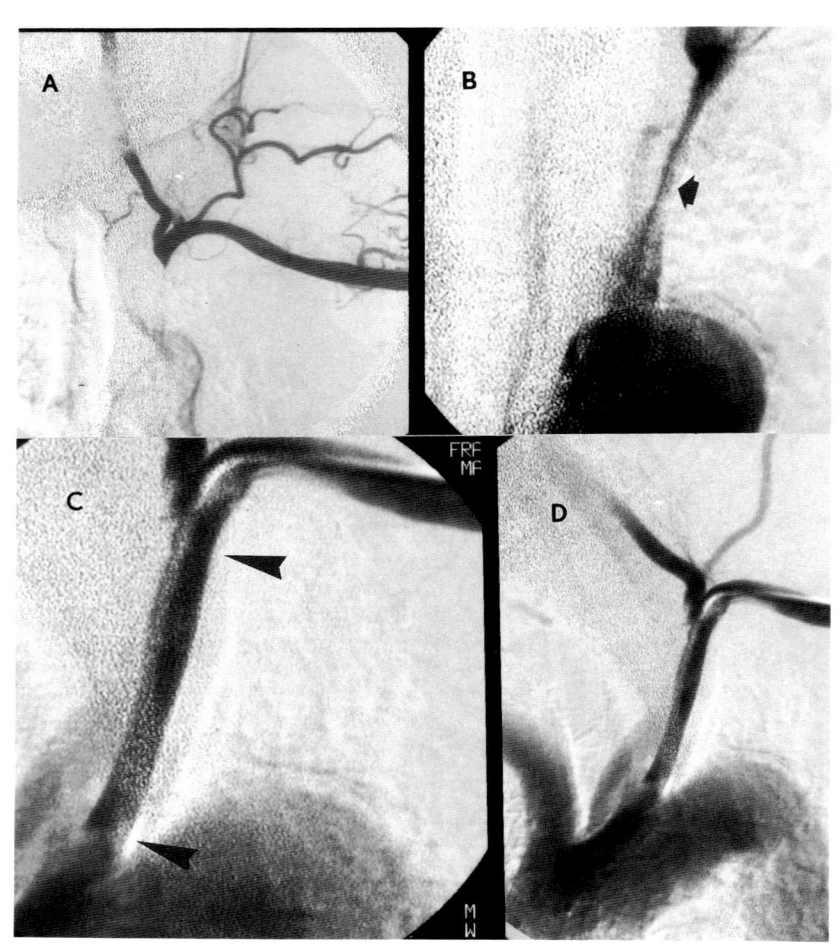

図 5.9 鎖骨下動脈のステント
A） 腋窩動脈像影：鎖骨下動脈起始部，椎骨動脈分枝直前に完全閉塞を認める．
B） PTA 施行後も強度狭窄が残存している（矢印）．
C） ステント挿入後，内腔の開存性は良好である（矢頭）．

いる（図5.9）．

　理想的血管内ステントの条件としては以下の項目があげられる．①小径のシースによって挿入可能なこと，つまり十分な伸展性を有することである．②安全かつ容易に留置できるように，柔軟性と良好な放射線透過性を有し，伸展力を制御できること．③一度伸展すると血管壁の反動力に抵抗し，遊離を防ぐため固着性を有すること．④高い開存性を有し，血栓形成が少なく，内膜新生も最小限に抑えられていること．多くのステントがこれらの条件の大部分を満たしているが，完全に理想的なステントはまだつくられていない．

　ほかに解決すべきいくつかの問題点も残っている．とくに抗凝固性については randomized study による臨床的研究が必要である．

　血管内ステントに対しては Dotter やその他の Interventional Radiology の先駆者たちが開発して以来，さまざまな興味深い新しい技術が加えられてきた．最近，動脈病変に対するさまざまな治療の中で動脈ステントは確立されたものになりつつある．しかしながら，動脈ステントは適応に制限があり，再狭窄を抑えるためにもさらに改良の必要がある．内膜過形成があまりみられない新しいタイプのステントの開発も研究されている．

　他の分野に対しても動脈ステントの適応は広げられている．大動脈瘤や大動脈解離に対するステントがその例としてあげられる．これらの開発は Charles Dotter による先駆的研究に由来するものである．

〔Francis G. J. Joffre；村上龍次訳〕

文　献

1) Dotter CT. Transluminally placed coilspring endarterial tube grafts: long-term patency in canine popliteal artery. *Invest Radiol* 1969; **4**: 329-332.
2) Fallone BG, Wallace S, Gianturco C. Elastic characteristics of the self-expanding metallic stents. *Invest Radiol* 1988; **23**: 370-376.
3) Maass D, Kropf L, Egloff L. Transluminal implantation of intravascular "double helix" spiral prostheses: technical and biological considerations. *ESAO Proc* 1982; **9**: 252-256.
4) Maass D, Zollikofer CL, Largiader F. Radiological follow-up of transluminally inserted vasular endoprostheses: an experimental study using expanding spirals. *Radiology* 1984; **152**: 659-663.
5) Wright KC, Wallace S, Charnsangavej C: Percutaneous endovascular stents: an experimental evaluation. *Radiology* 1985; **156**: 69-72.
6) Sigwart V, Puel J, Mirkovitch V, Joffre F. Intravascular stents to prevent occlusion and restenosis after transluminal angioplasty. *N Engl J Med* 1987; **316**, 701-706.
7) Eisenbud, Parsonnet D, Wiktor D. A polyester intravascular stent for maintaining luminal patency. *Tex Heart Inst J* 1988; **15**: 12-16.
8) Simon M, Kaplow R, Salzman E, A vena cava filter using thermal shape memory alloy: experimental aspects. *Radiology* 1977; **125**: 89-94.
9) Rabkin IK, Matevoscov AL. "X-ray endovascular prostheses". Moscow, Meditsina 1987.
10) Dotter CT, Buschmann RW, McKinney MK. Transluminal expandable nitinol coil stent grafting: preliminary report. *Radiology* 1983; **147**: 259-260.
11) Cragg A, Lund G, Rysavy J. Nonsurgical placement of arterial endoprostheses: a new technique using nitinol wire. *Radiology* 1983; **147**: 261-263.
12) Palmaz J, Sibbitt RR, Reuter SR. Expandable intraluminal graft: a preliminary study. *Radiology* 1985; **156**: 73-77.
13) Palmaz JC, Sibbitt RR, Tio FO. Expandable intraluminal vascular graft: a feasibility study. *Surgery* 1986; 199-205.
14) Schatz RA, Palmaz JC, Tio FO. Balloon-expandable intracoronary stents in the adult dog. *Circulation* 1987; **76**n°2: 450-457.
15) Duprat G, Wright KC, Charnsangavej C. Flexible balloon-expanded stent for small vessels. *Radiology* 1987; **162**: 276-278.
16) Strecker EP, Berg G, Schmeider B. A new vascular balloon-expandable prosthesis—Experimental studies and first clinical results. *J Interventional Rad* 1988; **3**: 59-62.
17) Trent MS, Parsonnet V, Shoenfeld R, Brenner BJ, Eisenbud DE, Novick AS, Campbell AY, Ferrara Ryan M, Villanueva A. A balloon-expandable intravascular stent for obliterating experimental aortic dissection. *J Vasc Surg* 1990; **11**: 707-17.
18) Lawrence DD, Charnsangavej C, Wright KC. Percutaneous endovascular graft: an experimental evaluation. *Radiology* 1986; **16** (p): 348.
19) Yoshioka T, Wright KC, Wallace S. Self-expanding endovascular graft: an experimental study in dogs. *AJR* 1988; **151**: 673-676.
20) Roeren T, Palmaz JC, Garcia OJ. Percutaneous vascular grafting with a coated stent (Abstract). *Radiology* 1989, **173**(p): 270.
21) Palmaz JC, Tio FO, Schatz RA. Early endothelialisation of balloon expandable stents: experimental observations. *J Interventional Rad* 1988; **3**: 119-124.

22) Brieler HS, Thiede A : Pseudo endothelial cell growth on auto-allo-plastic vascular prostheses. Experimental studies on rats. *J Cardiovasc Surg* 1980 ; **21** : 590-592.
23) Nomura Y. The ultrastructure of the pseudo intima lining synthetic arterial grafts in the canine aorta with special reference to the origin of the endothelial cell. *J Cardiovasc Surg* 1980 ; **21** : 590-592.
24) Brieler HS, Thiede A, Beck CH. Monocytogenic endothelialization in Dacron grafts. Experimental studies on rats. *J Cardiovasc Surg* 1982 ; **23** : 483-489.
25) Sottiurai VS, Batson RC. Role of myofibroblasts in pseudo intima formation. *Surgery* 1983 ; **94** : 792-801.
26) Rousseau H, Vinel JP, Bilbao I. Experimental porto-hepatic shunt with the "Wallstent" endoprostheses (Abstract). Cardiovascular and Interventional Radiological Society of Europe Brussel 1990 ; May 13-18.
27) Zollikofer CL, Largiader I, Bruhlmann WF. Endovascular stenting of veins and grafts : preliminary clinical experience. *Radiology* 1988 ; **167** : 707-712.
28) Palmaz JC, Windeler SA, Garcia F. Atherosclerotic rabbit aortas : expandable intraluminal grafting. *Radiology* 1986 ; **160** : 723-726.
29) Rollins N, Wright KC, Charnsangavej C. Self-expanding metallic stent : preliminary evaluation in an atherosclerotic model. *Radiology* 1987 ; **163** : 739-742.
30) Rousseau H, Joffre F, Raillat C. Self-expanding endovascular stent in experimental atherosclerosis. *Radiology* 1989 ; **170** : 773-778.
31) Faxon DP, Sanborn TA, Weber VJ. Restenosis following transluminal angioplasty in experimental atherosclerosis. *Arteriosclerosis* 1984 ; **4** : 189-195.
32) Robinson KA, Roubin GS, SIEGEL RJ. Intraarterial stenting in the atherosclerotic rabbit. *Circulation* 1988 ; **78** : 646-653.
33) Sutton CS, Tominaga R, Harasaki H, Emoto H, Oku T, Kambic H, Skibinski C, Beck G, Hollman J. Vascular stenting in normal and atherosclerotic rabbits. Studies of the intravascular endoprosthesis of titanium nickel alloy. *Circulation* 1990 ; **81** : 667-683.
34) Noeldge G, Giegerstettey V, Richter GM. Palmaz stent : Process of neointimal formati on in conditions of highly impaired flow. Presented at the 75th Scientific Assembly and Annual Meeting of the Radiological Society of North America, Chicago 1989.
35) Redha F, Zollikofer CL, Uhlschmid GK. Combination of angioplasty and intraarterial stent : an experimental study. Presented at the 73 rd Scientific Assembly and Annual Meeting of the Radiological Society of North America, Chicago 1987, November 29-December 4.
36) Duprat G, Wright KC, Charnsangavej C. Self-expanding metallic stents for small vessels : an experimental evaluation. *Radiology* 1987 ; **162** : 469-472.
37) Roubin G, Gianturco C, Brown J, Robinson K, King S. Intracoronary stenting of canine coronary arteries after percutaneous coronary angioplasty PTCA (Abstracts). *Circulation* 1987 ; **76** (Suppl IV).
38) Palmaz JC, Garcia O, Kopp DT. Balloon expandable intraarterial stents : effect of anticoagulation on thrombus formation. *Circulation* 1987 ; **76** (Suppl IV) : 45.
39) Joffre F, Rousseau H, Puel J. Arterial stenting. *J Interv Radiol* 1989 ; **4** : 155-159.
40) Puel J, Rousseau H, Joffre F, Haaterm S, Fauvel JM, Bounhoure JP. Intravascular stents to prevent restenosis after transluminal coronary angioplasty. *Circulation* 1987 ; **76** : 27.
41) Palmaz JC, Richter GM, Noeldge G, Schatz RA, Robinson PD, Gardiner GA. Intraluminal stents in atherosclerotic iliac artery stenosis : preliminary report of a multicenter study. *Radiology* 1988 ; **168** : 727-731.
42) Raillat Ch, Rousseau H, Joffre F, Roux D. Treatment of iliac artery lesions by using the wallstent endoprosthesis : mid-term results. *AJR* 1990 ; **154** : 613-616.
43) Strecker EP, Liermann D, Barth KH, Wolf HRD, Freudenberg N, Berg G, Westphal M, Tsikuras P, Savin M, Schneider B. Expandable tubular stents for treatment of arterial occlusive diseases : experimental and clinical results. Work in progress. *Radiology* 1990 ; **175** : 97-102.
44) Gunther RW, Vorwerk D, Bohndorf K, Peters I, El-Din A, Messmer B. Iliac and femoral artery stenoses and occlusions : treatment with intravascular stents. *Radiology* 1989 ; **172** : 725-730.
45) Kichilawa K, Uchida H, Yoshioka T, Maeda M, et al. Iliac artery stenosis and occlusion : preliminary results of treatment with Gianturco expandable metallic stents. *Radiology* 1990 ; **177** : 799-802.
46) Richter GM, Roeren TH, Noedlge G. Superior clinical results of iliac stent placement versus percutaneous transluminal angioplasty : four year success rates of a randomized study. *Radiology* 1991 ; **181** (Suppl) : 161.
47) Rousseau H, Raillat Ch, Joffre F, Knight C, Ginestet MC. Treatment of femoro-popliteal stenoses by means of self expandable endoprostheses mid-term results. *Radiology* 1989 ; **172** : 961-964.
48) Joffre F, Rousseau H, Bernadet P, Nomblot Ch, Montoy JC, Chemali R, Knight C. Mid-term results of renal artery stenting. *Cardiovasc Intervent Radiol* 1992 ; **15** : 313-318.
49) Wilms G, Peene P, Marchal G, Baert AL Renal arterial stent placement with use of the Wallstent endoprosthesis. *Radiology* 1991 ; **179** : 457-462.

50) Rees CR, Martin LG. Palmaz stent in atherosclerotic stenoses involving the ostia of the renal arteries preliminary report of a multicenter study. *Radiology* 1991 ; **181** : 507-514.

51) Kuhn FP, Kutkuhn B, Koch M, Torsello G, Modder U. Renal artery stenosis: preliminary results of treatment with the Strecker stent. *Radiology* 1991 ; **180** : 367-372.

6. 大静脈内フィルター

a. 原　　　理

大静脈内フィルターとは，経皮経静脈的に金属性のフィルターを大静脈（主として腎静脈分岐部以下の下大静脈）内に留置し，四肢や骨盤内の太い静脈に生じた血栓の遊離によって生じる肺動脈塞栓症を防止するために挿入される（図6.1）．この大静脈内に留置されたフィルターは遊離血栓を捕捉し，肺への到達を防止するとともに，捕捉された大きな血栓を血流によって自然溶解させる働きをもつ．なお，このフィルターによって捕捉される血栓の大きさは一般的に2～6 mm大以上のものである．

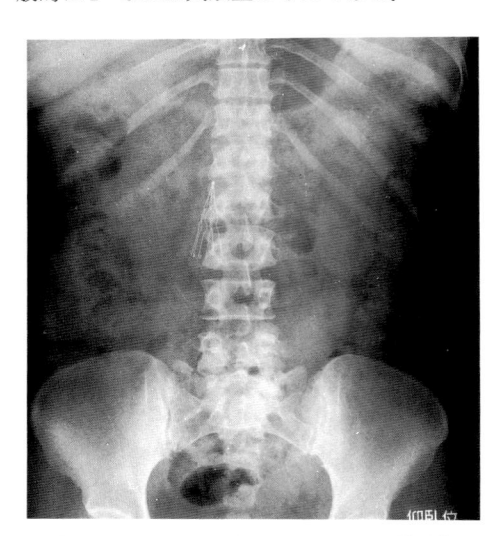

図 6.1　留置されたグリーンフィールド静脈内フィルター

この大静脈内フィルターの備えるべき理想的な条件は，① 細いシースで容易に挿入可能なこと，② 挿入後にフィルターの傾きがないこと，③ 血栓のトラップ率がよいこと，④ フィルター留置部で大静脈の閉塞をきたさないこと，⑤ 留置後の合併症，すなわちフィルターの移動，破損，フィルター脚の血管壁外への穿孔などを起こさないことであり，さらに留置後に取り出すことができ，一次的な挿入留置が可能なものが望まれる．

b. 適　　　応（表6.1）

肺塞栓症の原因の多くは深部静脈血栓症であり（図6.2），通常はヘパリンの経静脈内投与とワーファリンの経口投与で治療される[1,2]．しかし，内科的治療による肺塞栓症の再発率は3～9％と報告されており[3]（28％と高率の報告もある[4]）．さらに，現実には下記のような理由で内科的治療の継続が困難な場合がある．このため，今日，多くの施設で静脈

表 6.1　静脈内フィルター挿入の適応基準

［絶対的適応］
1) 既往歴，手術予定，血液凝固機能異常などで抗凝固療法ができない
2) 抗凝固療法にもかかわらず肺塞栓症の再発をみるもの
3) 深部静脈血栓や，遊離しかけている血栓のある場合
4) 妊　婦
5) 抗凝固療法による合併症のため，治療の中断

［相対的適応］
6) 肺塞栓症発生のハイリスク手術（深部静脈血栓除去術，股関節置換術）のための予防
7) 抗凝固療法との併用治療

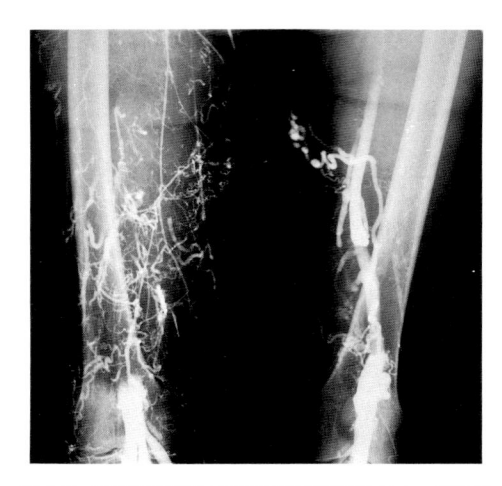

図 6.2　下肢静脈造影にて深部静脈は血栓によって途絶し，表在静脈への逆流を認める．

内フィルターの挿入が行われ,その挿入率は本症の約40%にも達している[5]).

一般的な静脈内フィルター挿入の適応基準は,①肺塞栓症の患者で最近の脳出血の既往,消化器潰瘍,外傷,手術予定,血液凝固機能異常などのために抗凝固療法ができない患者,②抗凝固療法にもかかわらず肺塞栓症の再発をみるもの,③肺高血圧症がある患者で深部静脈血栓が証明されたり,遊離しかけている大きな血栓を有している患者に対する予防的留置[1,6]),④肺塞栓症発生のハイリスク手術,すなわち深部静脈血栓除去術,股関節置換術(25%の発生率[7]))を予定されている患者に対する予防,および⑤妊婦である.

このような一般的な適応基準以外でも抗凝固療法中にはその合併症として,輸血を要する出血が1.5〜20%[8〜10]),血小板減少症が5〜15%[8〜10]),また長期間の投与では骨粗鬆症が生じるため静脈内フィルターの挿入が考慮されることが多い.

最近では,抗凝固療法単独ではただちに肺塞栓症を予防することは不可能であり,またフィルター単独では残存する深部静脈血栓症の治療が行えないため,フィルターの挿入を伴った抗凝固療法との併用療法との考え方も出てきている[1,5,6,11]).

c. 実 施 手 技

(1) 現在わが国で使用可能なフィルター

Cook社製のGünterチューリップフィルター(図6.3a),バーズネストフィルター(図6.3b)およびMeditech社製のグリーンフィールドフィルター(図6.3c)が使用可能である.いずれも10〜12Frのロングシースを用いて挿入しうる.また,グリーンフィールドフィルターは大腿静脈アプローチ用,内頸静脈アプローチ用とが区別されており,アプローチの方法によって,あらかじめ器具の選択が必要となる.

(2) フィルター挿入に必要な術前情報

まず,患者の背中の長軸に沿って含鉛メジャーを張りつけ,次いで左大腿静脈からSeldinger法にて5Frのピッグテイルカテーテルを挿入,その先端を総腸骨静脈付近に留置して,40mlの造影剤を秒間15mlで注入して下大静脈造影を施行する.この左大腿静脈アプローチは3%の頻度で存在する重複下

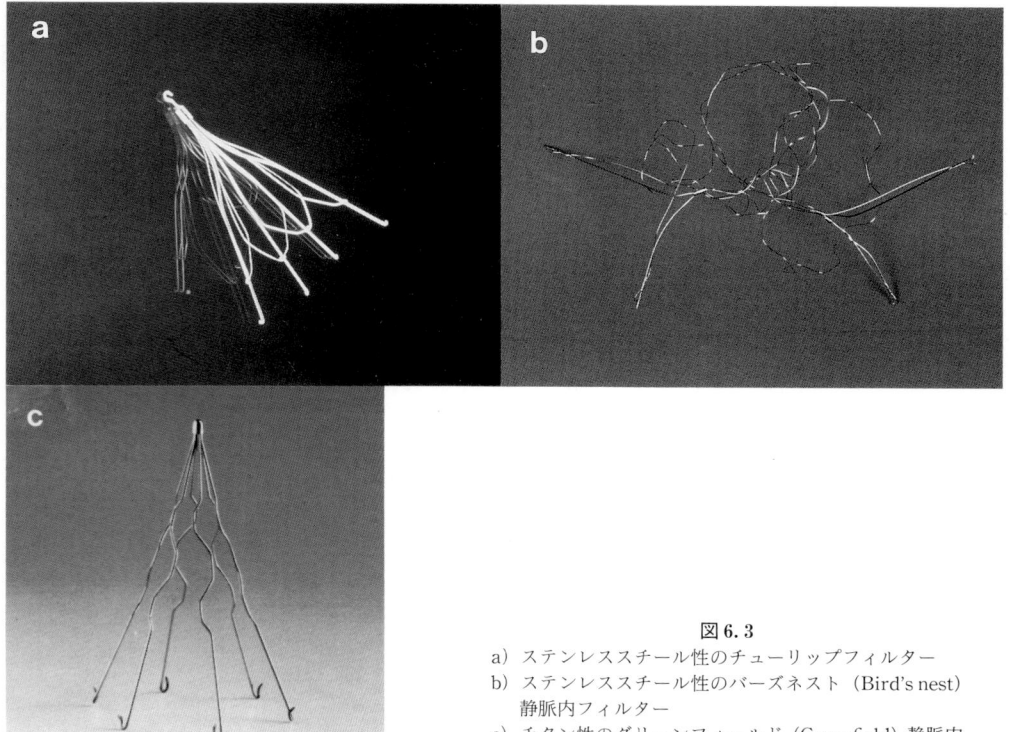

図6.3
a) ステンレススチール性のチューリップフィルター
b) ステンレススチール性のバーズネスト(Bird's nest)静脈内フィルター
c) チタン性のグリーンフィールド(Greenfield)静脈内フィルター

大静脈[12]を見逃さないために用いられる造影ルートである．なお，撮影間隔は秒間2枚で5秒間の撮影とする．造影剤の量が少ないと腎静脈開口部の同定が困難なことがあり，また下大静脈の血流はかなり早いことに留意すべきである．

この下大静脈造影の目的は，① 下大静脈直径の計測，② 腎静脈開口部の位置確認，③ 下大静脈内の血栓の有無，④ 破格の有無，などの確認である．

（3） 静脈穿刺のコツとそのルート選択

通常は右の大腿静脈穿刺法あるいは右の内頸静脈穿刺法を用いる．ただし，挿入ルートにかかる骨盤内静脈や下大静脈内に血栓が存在する場合には内頸静脈穿刺を選択しなければならない．

大腿静脈穿刺のコツは患者にバルサルバ法を命じて胸腔内圧を高めるか，患者自身に頭を枕から少し持ち上げてもらうことによって胸腹圧を高め，大腿静脈を緊満させてから穿刺を行うことである．また，穿刺の角度は動脈の穿刺時よりもねかせるようにするとよい（図6.4 a）．

内頸静脈穿刺は患者の両肩に枕を置き，首を反らせるようにして左手で内頸動脈の拍動を感じながら，その外側，すなわち乳頭の方向に19Gのエラスターで穿刺する（図6.4 b）．なお穿刺部位は，針先による気胸を避ける意味と止血が困難な腕頭静脈穿刺を避ける意味で，できるだけ高い位置での穿刺が好まれる．

穿刺後は外套に生理食塩水と空気を入れたシリンジを接続して，陰圧をかけながらエラスター針を引いてくる．針の先端が静脈内にくれば静脈血の強い逆流をみる．

（4） フィルター挿入時の注意事項

1) 内頸静脈穿刺で注意する点は挿入ルートが右房を通過することである．このため，シース単独で，これを押し進めて右心房を通過させることは危険であり，必ず透視下でJ型ガイドワイヤーの先端をモニターしながら先行させ，over the guide wire で慎重にシースを進める必要がある．また，ときにはJ型ガイドワイヤーの先端が右心房から右室の方向へ向かうことがあるので，この点にも注意を払う必要がある．

2) シースの先端が肝静脈，腎静脈，右精巣静脈や右房へ容易に挿入され，ときに，これらの静脈が下大静脈と紛らわしいことがある．このため誤ってこの部位にフィルターが留置される場合があるので注意を要する[13-15]．したがって，フィルターをキャリアからリリースする前には，必ずシースからの造影剤の注入によって先端位置を確認することはきわめて重要となる[16]．

3) 比較的太いシースを用いているため，術中の空気の流入に細心の注意を払わなければならない．

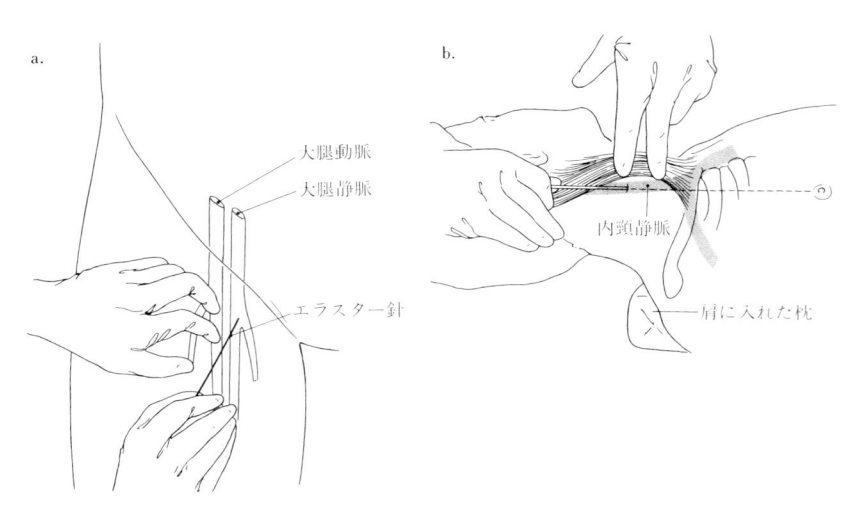

図6.4
a) 大腿静脈穿刺法：左手で大腿動脈の拍動を感じながら，右手に持ったエラスター針をねかせ気味にして穿刺する．なお，この際，バルサルバ法によって腹圧を高めれば大腿静脈は怒張し，穿刺が容易となる．
b) 内頸静脈穿刺法：両肩に枕を入れて，首を反らせ，左手で内頸動脈の拍動を触れながらその外側（乳線上）を穿刺する．

とくに，内頸静脈穿刺の場合には，吸気時の胸腔内圧の低下は一瞬にして大量の空気を吸い込むことになる．

4) 挿入操作は迅速に行い，かつフィルターが装着されているシースの生理食塩水フラッシュは頻回に行う．とくにフィルターのリリース直前にはこの生理食塩水フラッシュは必須となる．この理由は，フィルターの周囲に血栓が付着し，フィルター脚の広がりを障害しないようにするためである．

（5） フィルター留置部位の選択

通常は腎静脈の血流障害を避ける意味と捕捉された血栓の自然溶解を促す血流を十分得るために，フィルターは腎静脈開口部直下より末梢の下大静脈に留置される（infrarenal position）（図6.5, 6.6），換言すれば，グリーンフィールドフィルターの先端は腎静脈開口部を目印にして留置するとよい．

しかし，次のような場合には腎静脈開口部より中枢側にフィルターを留置することがある（suprarenal position）．すなわち，①血栓が腎静脈開口部より末梢レベルの下大静脈に存在する場合や（図6.7），②肺動脈塞栓症の原因が腎静脈血栓であった

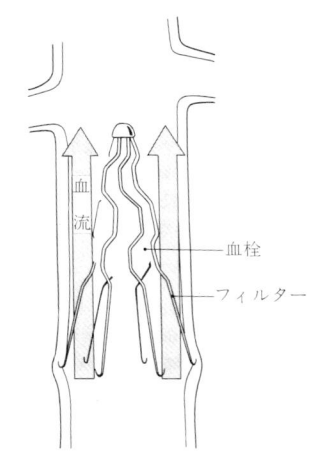

図6.5 静脈内フィルターの留置部位
フィルターはフックでIVCの壁に固定され，捕捉された血栓はフィルター周囲の血流によって自然溶解が促進される．

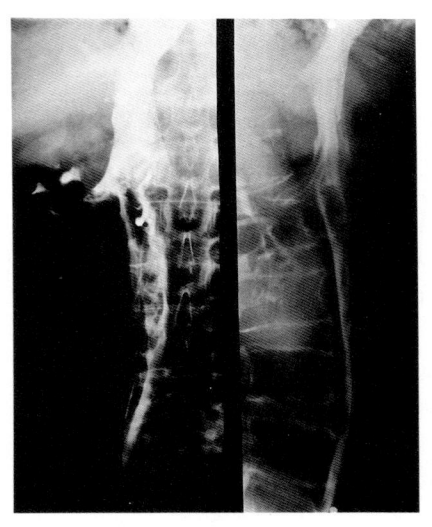

図6.7 suprarenal positionに留置されたフィルター．腎静脈分岐部以下の下大静脈内に大きな血栓を認める．

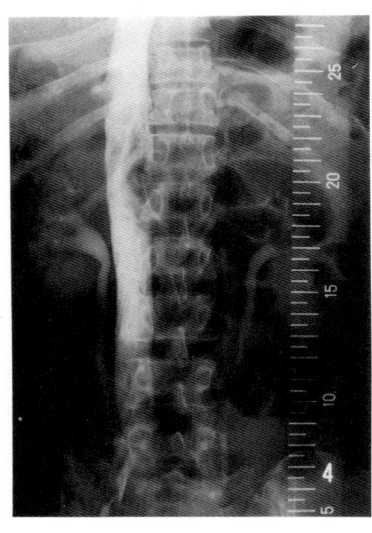

図6.6 下大静脈内に留置されたグリーンフィールドフィルター（infrarenal position）．患者の背中に含鉛メジャーが張りつけてある．

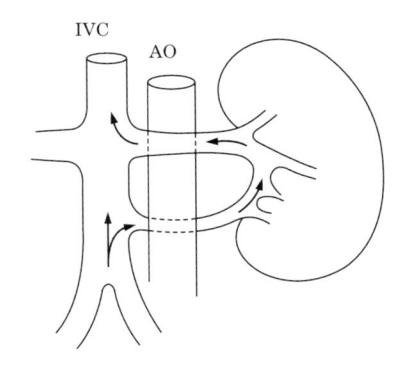

図6.8 Circumaortic venous ring. 2本の腎静脈が大動脈の周囲で輪を形成している．

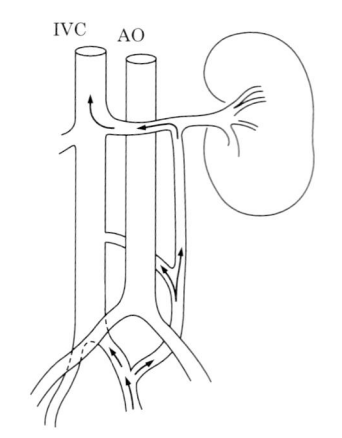

図6.9 遺残左下大静脈と左腎静脈との吻合

り，③すでに大静脈内にフィルターを留置したにもかかわらず肺動脈塞栓症の再発をきたした場合である．この際，考慮せねばならない原因は11%の割合で存在すると報告されているcircumaortic venous ring（図6.8）や重複下大静脈（図6.9）の存在であり，また大静脈の閉塞に起因する太い側副血行路の発達である[17]．この留置に際しては，フィルターの先端は肝静脈の開口部である心横隔膜角を目印とする．④妊娠中に静脈内フィルターを挿入しなければならない場合には，胎児に対する被曝を避ける意味でsuprarenalに留置される．

肺塞栓症の原因が上肢静脈の血栓形成による場合には上大静脈にもフィルターが留置される[18]．

（6）術後の処置

フィルターによって捕捉された血栓は生体の自然な血栓溶解作用と血流によって溶かされるため，フィルター挿入後の処置としての特別な抗凝固療法は必要でない[19]．また，全身的な術後処置としての血栓溶解剤の使用は術後出血の危険性を増し[2]，一方，肺塞栓症や血栓性静脈炎に対して有効ではない[2,20]．

（7）術後の経過観察

術後の数週間は臨床症状，とくに下肢の腫脹に注意を払うことが重要である．この理由はフィルターに付着した血栓による静脈閉塞をチェックすることにある．また，1～2回/週の割合で2～3週間にわたって単純写真を撮影し，静脈内フィルター移動の有無をチェックする必要がある．

この目的は，第1にフィルター位置の観察であり，移動と傾きに注意を払う．なお，5mm以内の上下のずれは呼吸性移動によることが多い．また，この大静脈内フィルターの取り出しは不可能であり，中枢側への移動が認められた場合には速やかに移動防止を目的として大静脈内フィルターの追加を行わなければならない．

第2の目的はフィルター脚の広がりや収縮に関する注意である．フィルター脚の広がりは脚の先端が分枝静脈の開口部へ挿入されたか，あるいは静脈壁をつらぬいた脚の穿孔を考慮しなければならない．一方，フィルター脚の狭まりは下大静脈内にできた血栓の器質化による退縮によって下大静脈の径が縮小した結果であり，このことは血栓による下大静脈の閉塞を意味する（図6.10）．

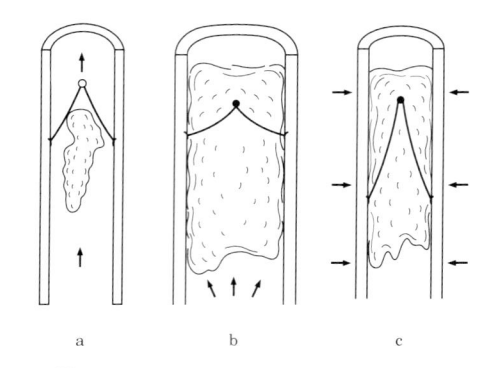

図6.10 フィルター脚が狭くなるメカニズム
フィルターに血栓が捕捉され（a），これが契機となって，その周囲に血栓が形成される．下大静脈は圧によって拡張する（b）．やがて器質化した血栓は退縮するため，下大静脈径は細くなる（c）

また，これら正側面の単純写真でフィルター脚の絡みや，広がりに疑問がもたれた場合はX線束の中心をフィルターに合わせ，かつ線束の角度が30度のcranio-caudal angulationの写真やCT（computer tomography）が有用なことが多い．

d. 各種の静脈内フィルターの特徴（表6.2）

現在わが国で多く使用されている静脈内フィルターの特徴は次のごとくである．

バーズネスト型のフィルターは，フィルター長が長く，またネストを構成しているワイヤー部分の移動の可能性が認められるが，モデル実験では小さな血栓をもよくトラップし得，フィルター留置による血液の乱流も少なく，また少量の血栓をトラップした後にフィルターの上下間で圧較差が少ないことがあげられる．一方，グリーンフィールドフィルター

6. 大静脈内フィルター

表6.2 各種の IVC フィルターの特徴

名　称	材　質	フィルターの大きさ		挿入器具の外径 (Fr)		フィルターが挿入できる最大 IVC 径 (mm)
		長さ (mm)	直径 (mm)	キャリアー	シース	
Titanium Greenfield	Beta-3 titanium	47	38	12	14	30
Bird's nest	304 stainless steel	70	54	11	14	40
Simon nitinol	Nickel-titanium	38	28	7	9	28
Vena Tech	Eligiloy	46	30	10	12	28
Günter tulip	304 stainless steel	45	30	8.5	10	25

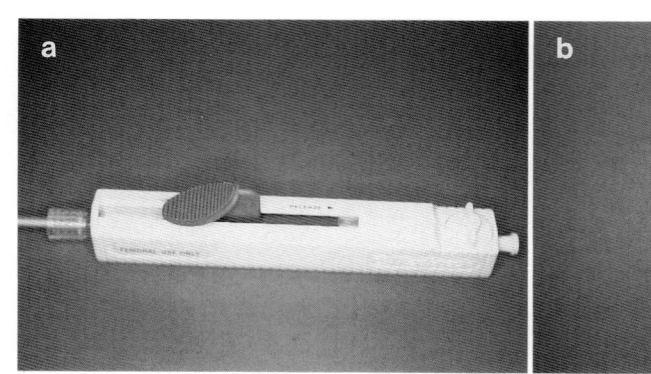

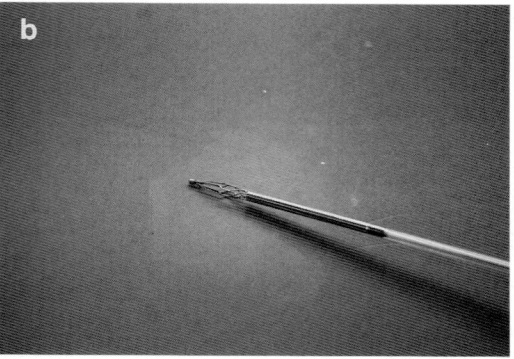

図 6.11 フィルター挿入用キット
手元のノブを引くと (a)，専用のキャリアーに収納されたグリーンフィールドフィルターが先端からリリースされる (b)．

は小さな血栓，乱流，圧較差のいずれをとってみてもバーズネストフィルターに劣り[21]，さらにフィルター自体が静脈内で傾くと，フィルターの構造上，篩の目が大きくなる欠点を有する．しかし，この状態でも臨床症状を生じるような 6 mm 大以上の血栓は捕捉可能であり，モデル実験結果と臨床的な有用性とは必ずしも合致しない．また，グリーンフィールドフィルターは現在までもっとも臨床応用例の多いフィルターであり[23~33]，かつ，その有用性が広く認められたフィルターである．

挿入手技に関して，グリーンフィールドフィルターは完成された挿入用キットが作成されており，その留置はきわめて容易である (図 6.11)．しかし，バーズネストフィルターはフィルターのリリースが時に困難なことがあり[22]，挿入手技に関する限り完成度は低い．

両者のフィルターとも挿入される下大静脈の太さには制限があり，グリーンフィールドではその直径が 30 mm を超えるとフィルターの挿入はできない．また，バーズネストフィルターは大静脈径の上限が 40 mm と報告されている[11]．これ以上の大静脈径を有する場合には両側の総腸骨静脈へのフィルター挿入を考慮することになる．

フィルター挿入後の MR 検査の可否に関しては，バーズネストフィルターとチューリップフィルターはステンレススチール製であるが，グリーンフィールドフィルターはチタン合金製であり，後者は MR 検査に際しても障害とはならない．

また，以前にわが国で用いられていた Günter のバスケット型大静脈フィルターは，フックがあるにもかかわらず中枢側への移動やフィルターの破損がみられ，現在では使われなくなった．

しかし，近年 Günter が新たに開発したチューリップフィルターは，これまでのフィルターにはみられない特徴を有している．すなわち，Neuerburg の報告によると[42]，このフィルターは血栓の捕捉率が良好であり，金属疲労によるフィルターの破損もなく，細径のシースイントロデューサーで挿入可能である．これに加えて，2週間以内には頸静脈経由で取り出すことが可能な新しいコンセプトに基づくものである．

今後，わが国でも臨床応用が可能な静脈内フィルターは図 6.12 に示すごとく，① 12 Fr のシースで挿入可能で，非磁生体，フィルター自体の傾きを防ぐ

a) Greenfield　　b) Bird's nest　　c) Simon nitinol　　d) Vena Tech　　e) Tulip

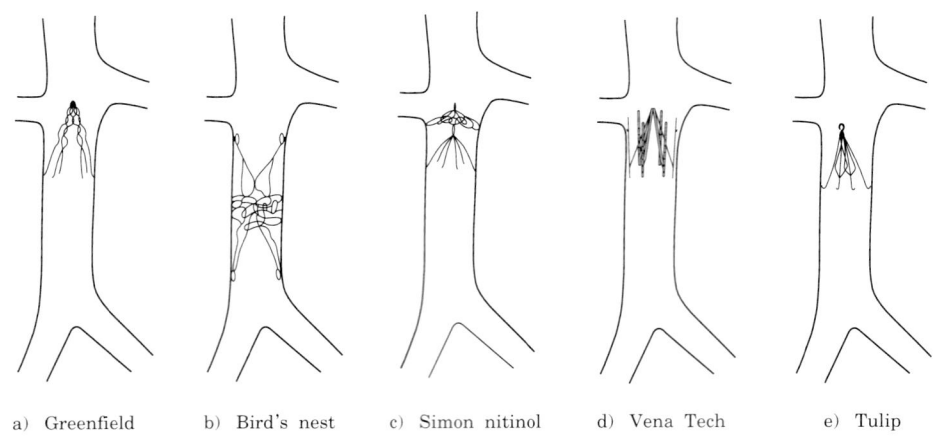

図6.12　各種の静脈内フィルター

stabilizing leg をもつベナテックフィルター，②形状記憶合金性で 9 Fr のシースから挿入可能なサイモンナイチノールフィルターがある．

e. 治療成績

治療成績に関する一番の問題は，肺塞栓症の再発率と大静脈の開存率である．グリーンフィールドフィルターはもっとも臨床応用が多いフィルターであり[23〜33]，これを用いた肺塞栓の再発率は 2〜5% であり[23〜33]，大静脈の開存率は 95〜98% と報告されている．この値は臨床応用に際して十分信頼できる値である．

一方，バーズネストフィルターに関しては臨床応用例が少なく，その臨床的な評価は明らかでないが，肺塞栓症の再発率は 1〜3%，大静脈の開存率は 81〜97% と報告されている[34,35]．

f. 合併症とその対策

（1）手技に関するもの

頸静脈アプローチに際しては一般的に内頸静脈を穿刺することが多い．外頸静脈の穿刺は容易であるが，この静脈は鎖骨下静脈との吻合部で屈曲しており，上大静脈へのガイドワイヤー誘導がきわめて困難なことが多い．しかしながら，この外頸静脈アプローチは絶対的な禁忌ではなく，内頸静脈穿刺が困難な場合には，ラジフォーカスガイドワイヤーとの組合せで上大静脈へのアプローチが行われることがある[36]．

シースからの陰圧で大量の空気が入った場合にはただちに患者を左側臥位にし，空気を右房に貯めて，肺に対する空気塞栓症を防止しなければならない．

（2）静脈内フィルターに関するもの

通常，5 mm 以内の移動は呼吸性移動によるが，数 cm の移動には厳重な経過観察が必要となる．この移動が続くようであれば，心臓内への移動を防ぐために Gianturco のメタリックステントフィルターをその中枢側に挿入したり，また同一フィルターの追加挿入が必要となることがある．

フィルターの移動に関して，文献的には静脈内フィルターの心臓内への移動が報告されており[37]，これをループスネアと特殊なシースで取り出したとの報告もみられる[38]．いずれにしても，大静脈径が 30〜40 mm 以上の場合には移動の危険性があり，この場合には両側の総腸骨静脈にフィルターの留置を行う．また，重複下大静脈が認められた場合には両者にフィルターの挿入が必要となる．

グリーンフィールドフィルターではその基部の脚の広がりにも注意を払わなければならない．穿孔に対しては，CT 検査が脚の壁外への突出と周囲の血腫を証明することが可能で，有用となるが，多くの場合は無症状であり，問題とならないことが多い．

挿入されたフィルターには 3〜12% の頻度で血栓の付着が起こるとされており[39,40]，これによる臨床症状の悪化に注意を払わなければならないが，多くは無症状であり臨床的に問題となるものではない[41]．

g. 将来展望

まず挿入手技が容易であり，かつ用いるシースの径が細いものが望まれる．さらに，血栓の補足率とフィルター上下間の圧較差は相反する関係にあるが，小さな血栓をも十分に補足することができて，かつフィルターの上下間で圧較差が少なく，血栓が補足された状態でも乱流を生じず，また大静脈の閉塞をきたさず，フィルター自体に抗血栓性を有するものが理想的である．さらに，一次的留置のために取り出し可能なフィルターや不必要になれば溶けて消失するフィルターが出現すれば，よりフィルターの応用範囲が広がるものと考えられる．

現在使用可能なフィルターに関しても，若干の改良が望まれる．すなわち，グリーンフィールドフィルターではフィルターの傾きを防ぐことである．このため，ガイドワイヤー誘導型あるいは留置に用いられるシースを工夫することによって self-centering type へのフィルターの改良が望まれる．またバーズネストフィルターでは，長さを短くすることやフィルターをリリースする機構がよりシンプルになることが望まれる． 〔澤田　敏〕

文献

1) Greenfield LJ, Michna BA. Twelve-year clinical experience with the Greenfield vena cava filter. *Surgery* 1988; **104**: 706-712.
2) Goldhaber SZ, Strategies for management. In: Goldhaber SZ, ed. Pulmonary Embolism and Deep Venous Thrombosis. Philadelphia: WB Saunders, 1985; 121-133.
3) Silver D, Sabiston DC. The role of vena caval interruption in management of pulmonary embolism. *Surgery* 1979; **77**: 1-10.
4) Glenny RW. Pulmonary embolism: comparison of therapy. *South Med J* 1987; **80**: 1266-1276.
5) Dorfman GS. Percutaneous inferior vena cava filters. *Radiology* 1990; **174**: 987-992.
6) Norris CS, Greenfield LJ, Barnes RW. Free-floating iliofemoral thrombus: a risk of pulmonary embolism. *Arch Surg* 1985; **120**: 806-808.
7) Woolson ST, Harris WH. Greenfield vena caval filter for management of selected cases of venous thromboembolic disease following hip surgery. *Clin Orthop* 1986; **204**: 201-206.
8) Carter BL, Jones ME, Waickman LA. Pathophysiology and treatment of deep vein thrombosis and pulmonary embolism. *Clin Pharm* 1985; **4**: 279-296.
9) King DJ, Kelton JG. Heparin-associated thrombocytopenia. *Ann Intern Med* 1984; **100**: 535-540.
10) Stead RB. Clinical pharmacology. In: Goldharber SZ, ed. Pulmonary Embolism and Deep Venous Thrombosis. Philadelphia: WB Saunders, 1985; 99-119.
11) Dorfman GS, Caronan JJ, Paolella LP, et al. Iatrogenic changes at the venotomy site after percutaneous placement of the Greenfield filter. *Radiology* 1989; **173**: 159-162.
12) Ferris EJ. The inferior vena cava. In: Abrams HL, ed. Abrams Angiography: vascular and interventional radiology; vol. 1. Boston: Little, Brown 1983; 949.
13) Aikens CW, Thurer RL. Waltman AC, Margolies MN, Schneider RC. A misplaced caval filter: its removal from the heart without cardiopulmonary bypass. *Arch Surg* 1980; **115**: 1133.
14) Allen HA, Cisternino SJ, Otteson OE, Queral L, Dagher F. The Kimray-Greenfield vena caval filter: a case of unusual misplacement. *Cardiovasc Intervent Radiol* 1982; **5**: 82-84.
15) Greenfield LJ, Peyton R, Crute S, Barnes R. Greenfield vena caval filter experience: late results in 156 patients. *Arch Surg* 1981; **116**: 1451-1455.
16) Greenfield LJ. Technical considerations for insertion of vena caval filters. *Surg Gynec Obst* 1979; **148**: 422-426.
17) Beckmann CF, Abrams HL. Circumaortic venous ring: Incidence and significance. *AJR* 1979; **132**: 561-565.
18) Pais SO, De Orchis DF, Mirvis SE. Superior vena caval placement of a Kimray-Greenfield filter. *Radiology* 1987; **165**: 385-386.
19) Langham MR, Hoffman MJ, Greenfield LJ. Effect of anticoaglation on the lysis of filter entrapped thromboembolism in dogs. *J Surg Res* 1985; **38**: 391-399.
20) Turpie AGG. Thrombolytic therapy in venous thromboembolism. In: Sobel BE, Cullen D, Grossbard EB, eds. Tissue Plasminogen Activator in Thrombolytic Therapy. New York: Marcel Dekker, 1987; 131-146.
21) Katsamouris AA, Waltman AC, Delichatsios MA, Athanasouris CA. Inferior vena cava filters: *In vitro* comparison of clot trapping and flow dynamics. *Radiology* 1988; **166**: 361-366.
22) 坂本　力．個人的情報，未発表：1991．
23) Denny DF, Cronan JJ, Dorfman GS, Esplin C. Percutaneous Kimray-Greenfield filter placement by femoral vein puncture. *AJR* 1985; **145**: 827-829.
24) Denny DF, Dorfman GS, Cronan JJ, Greenwood LH, Morse SS, Yoselevitz M. Greenfield filter: percutaneous placement in 50 patients. *AJR* 1988; **150**: 427-429.
25) Rose BS, Simon DC, Hess ML, Van Aman ME. Percutaneous transfemoral placement of the Kimray-Greenfield vena cava filter. *Radiology* 1987; **165**: 373-376.
26) Pais SO, Mirvis SE, De Orchis DF. Percutaneous

insertion of the Kimray-Greenfield filter : technical considerations and problems. *Radiology* 1987 ; **165** : 377-381.
27) Pais SO, Tobin KD, Austin CB, Queral L. Percutaneous insertion of the Greenfield inferior vena cava filter : experience with 96 patients. *J Vasc Surg* 1988 ; **8** : 460-464.
28) Welch TJ, Stanson AW, Sheedy PF, Johnson MJ, Miller WE, Johnson CD. Percutaneous placement of the Greenfield vena cava filter. *Mayo Clin Proc* 1988 ; **63** : 343-347.
29) Roberts AC, Geller SC, Waltman AC, Athanasoulis CA. Kimray-Greenfield inferior vena cava filter : safety of percutaneous insertion via the femoral vein (Abstr). *Radiology* 1987 ; **165** : 204.
30) Greenfield LJ, Zocco J, Wilk J, Schroeder TM, Elkins RC. Clinical experience with the Kimray Greenfield vena caval filter. *Ann Surg* 1977 ; **185** : 692-698.
31) Wingerd M, Bernhard VM, Maddison F, Towne JB. Comparison of caval filters in the management of venous thrombolism. *Arch Surg* 1978 ; **113** : 1264-1270.
32) Cimochowski GE, Evans RH, Zarins CK, Lu CT, DeMeester TR. Greenfield filter versus Mobin-Uddin umbrella. *J Thorac Cardiovasc Surg* 1980 ; **79** : 358-365.
33) Greenfield LJ, Peyton R, Crute S, Barnes R. Greenfield vena caval filter experience. *Arch Surg* 1981 ; **116** : 1451-1456.
34) Roeham JOF. Gianturco C, Barth MH. The bird's nest inferior vena cava filter. *Semin Intervent Radiol* 1986 ; **3** : 205-213.
35) Roehm JOF, Johansrude IS, Barth MH, Gianturco C. The birds nest inferior vena cava filter : Progress report. *Radiology* 1988 ; **168** : 745-749.
36) McCowan TC, Ferris EJ, Carver DK, Harchfield DL. Use of external jugular vein as a route for percutaneous inferior vena cava filter placement. *Radiology* 1990 ; **176** : 527-530.
37) Molina EJ. Interruption of the inferior vena cava for prevention of pulmonary embolism. *Semin Intervent Radiol* 1986 ; **3** : 188-192.
38) Tsai FY, Myers TV, Ashraf A, et al. Aberrant placement of a Kimray-Greenfield filter in the right atrium : percutaneous retreval. *Radiology* 1988 ; **167** : 423-424.
39) Denny DF Jr, Dorfman GS, Cronan JJ, et al. Greenfield filter : percutaneous placement in 50 patients. *AJR* 1988 ; **150** : 427-429.
40) Mewissen NW, Erickson SJ, Foley WD, et al. Thrombosis at venous insertion site after inferior vena cava filter placement. *Radiology* 1989 ; **173** : 155-157.
41) Kantor A, Glanz S, Gordon DH, et al. Percutaneous insertion of the Kimray-Greenfield filter : Incidence of femoral vein thrombosis. *AJR* 1987 ; **149** : 1065-1066.
42) Neuerburg J, Günter RW, Rassmussen E, et al. New retrievable percutaneous vena cava filter : Experimental *in vitro* and *in vivo* evaluation. *CVIR* 1993 ; **16** : 224-229.

7. 血管内異物除去

経静脈性高カロリー輸液（intravenous hyper-alimentation, IVH）は外科手術や化学療法の安全性を飛躍的に向上し，臨床の場に広く普及した．半面，IVHカテーテルの挿入抜去に伴うカテーテルの体内遺残事故も珍しいものではなくなっている．また，近年のInterventional Radiology（IVR）の普及によりさまざまな器具が体内に留置され，これらの抜去や，位置の変更の必要性も増加してきた．ここでは，経カテーテル的異物除去術の実際と問題点について，症例を提示し解説する．

a. 適　応

血管内に誤って留置された異物はときとして重篤な合併症をひき起こすことがあるとされ[1]，可及的に取り除くことが望ましいと考えられる．多くの異物は上大静脈や，心房内などに存在することが多く，外科的に回収するためには大手術が必要であり，危険性も大きい[2]．したがって，回収はまず経カテーテル的方法を考慮することが一般的であろう．

過去に留置され，長期間無症状のまま放置された異物の除去も可能であるが，その適応には十分な配慮が必要である．異物の留置による危険性と，経皮的回収に伴う合併症のリスクを患者に十分に説明し，理解を求めることが必要である．

近年，IVRの進歩により，塞栓術用金属コイルや静脈フィルターの除去や位置の変更の必要性も多くなっており，これらにも異物除去法が応用されている．

b. 実施手技

従来から報告されている方法は次のとおりである．

（1）気管支鏡用生検鉗子

鰐口の気管支鏡用生検鉗子を流用した方法は初期の報告に認められるが，システム全体の硬さや，十分な長さがないことなどより現在ではほとんど用いられていない[3]．

（2）バスケットカテーテル法

泌尿器用バスケットカテーテルを利用した方法はSoniら[4]により報告された．現在では血管内異物回収専用の器具が市販されており（Dotter intravascular retriever），容易に入手できる（図7.1a）．このシステムはヘリカルバスケットワイヤーとも呼ばれ，8Frカテーテルとバスケット型スネアの組合せで用いられる．目的部位でガイドカテーテル先端よりスネアを押し出すと，4本のワイヤーにより構成されたバスケットが開く．適当に回転させながら，異物の一端をバスケット内に把持する．ワイヤーが

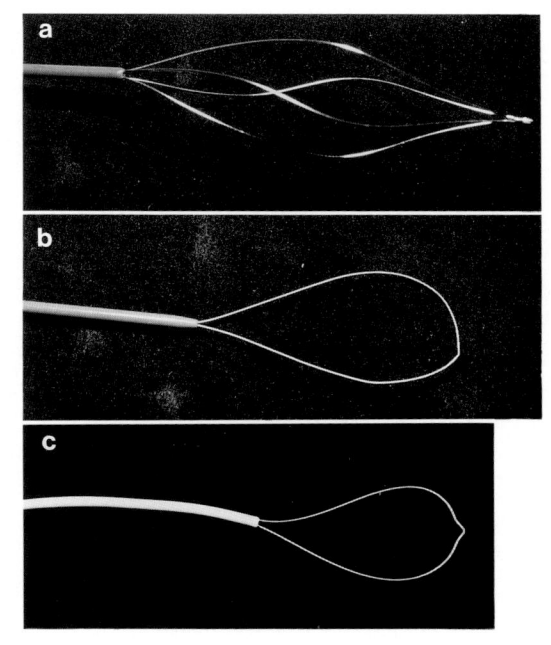

図7.1　わが国で利用可能な既製品リトリーバー
a）Dotter Intravascular Retriever（Cook社）
　（取扱い：メディコスヒラタ　06-443-2288）
b）Curry Intravascular Retriever（Cook社）
　（取扱い：メディコスヒラタ　06-443-2288）
c）Amplatz "Goose-neck" Snare（Microvena Co.）
　（取扱い：コーシンインターナショナル，03-3816-3471）

太く，透視で視認しやすいこと，コントロールがしやすいことなどから，成功率の高いシステムではある．しかし，バスケットが大きく，柔軟性がないため，心臓内や肺動脈の屈曲部などでは慎重な操作が必要である．

（3）ループスネア法

ガイドカテーテル先端からループ状のスネアワイヤーを出し，異物を捕捉する方法で，従来より広く用いられている[1～3,5]．市販の製品もあるが，手近な用具を用いて自作することも可能である（home-made）．できるだけ内径の大きい丈夫なカテーテルをガイドカテーテルとし，0.025 inch 程度の金属ガイドワイヤーを折り曲げてスネアとする．ガイドカテーテルとの摩擦を少なくするため，外側のコイル部を取り除き，中芯のみを利用してもよい．先端部の数 cm を 30～40° 程度屈曲させたうえ，菱形に開いておくと操作がしやすい．

市販の製品としては Curry Intravascular Retriever と Amplatz "Goose-neck" Snare の 2 種類（図 7.1 b, c）を入手することができる．前者は 8 Fr または 6.3 Fr カテーテルと柔軟なスネアワイヤーを組み合わせたシステムで，カテーテル先端よりスネアのループを十分に押し出し，異物をとらえる．ワイヤーは軟らかく，どのような部位でも安心して使用できるが，ループの方向などを手元でコントロールすることは困難である．後者はもっとも新しいシステムで，4 または 6 Fr カテーテルにループ状の固定スネアを組み合わせて使用する．目的に合わせて数種類の大きさのループ径を選ぶことができ，スネア方向のコントロールも可能である．

（4）その他

近年，種々の目的に血管塞栓用の金属コイルが多用されている．ポートシステムを用いた抗癌剤の持続動注療法には，支配動脈の一本化や不必要な部位への薬剤流入防止のために動脈塞栓術が必要で，しばしば金属コイルが用いられる．しかし，金属コイルはカテーテル操作やコイル選択の誤りのためしばしば不適切な位置に留置されてしまうことがある．コイルの多くは胃十二指腸動脈などの内臓の末梢枝に留置されていることが多く，従来の太いカテーテルシステムでは回収や，位置の変更が困難であった．最近，3 Fr 程度のコアキシャルシステムで利用可能な細い回収器具が開発され[6]，今後の利用が増加するものと思われる．

c. 異物回収の実際

透視装置はどのような装置でも可能であるが，透視方向を容易に変えることができる回転式の透視装置があれば最適である．心臓内や肺動脈内での作業が予想される場合には，不整脈の発生に備えて心電図モニターや，カウンターショック，適当な薬品などを準備する．術前の抗凝固療法は必ずしも必要ではないが，筆者はカテーテル挿入後 2,000 単位のヘパリンを静脈内に投与している．

通常の Seldinger 法で適当な部位よりアプローチする．事前に単純写真などから，もっとも異物をとらえやすい方向を検討し，必要であれば上腕や頸部よりのアプローチも考慮する．シースはカテーテルのサイズに合わせるが，やや大きめのシースを用いると最後の異物の体外抜去が行いやすい．前述の適当な方法で異物をスネア内にとらえたら，緩徐にカテーテル先端に引きつけ把持する．異物をスネアごとカテーテル内に格納できれば最良であるが，多くの場合困難である．あまり強い力でカテーテルに引きつけると，異物を破断させる危険性があり，異物はカテーテル先端に固定したままシステム全体を引き抜くようにした方がよい．システムの引き抜きは慎重を要する．助手と協力し，スネアにかける力を調節しながら行う．異物が心臓内にあるときなどには，このとき不整脈が発生しやすく，第三者に心電図をモニターさせ，不整脈発生時には絶対に無理な引き抜きは行わない．シース先端で再び異物が障害となり抵抗を感じることがあるが，この際前述したようにやや大きめのシースを入れておくと有用である．大きな異物や，折れ曲がりにくいガイドワイヤーなどの異物では，無理にシース内を通さず，シースごと体外に抜去する．

術後は普通の Seldinger 法に準じて圧迫，固定，安静を行うが，しばらく心電図モニターは継続する．また，肺血栓などの予防のため 1 時間 500 単位のヘパリンの連続投与を 24 時間程度行うこともある．静脈内の異物であれば，肺血栓の早期発見のため，血液ガスの測定を適時行う．また，早期に肺血流シンチグラフィーを施行することが望ましい．

7. 血管内異物除去

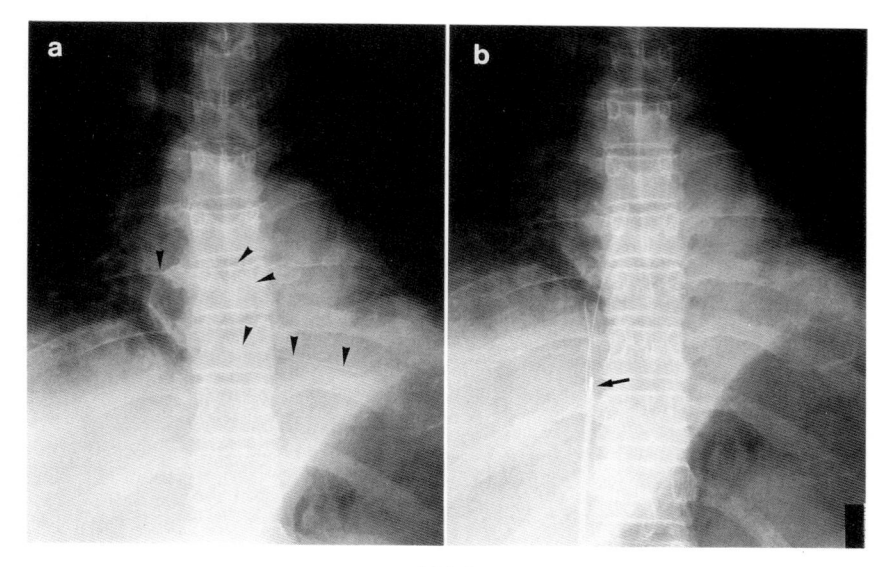

図 7.2
a) 破断し右心室内に迷入した IVH カテーテル (▼)
b) バスケットワイヤー内にとらえた異物をガイドカテーテル先端に固定し (←)，緩徐に引き抜いた．

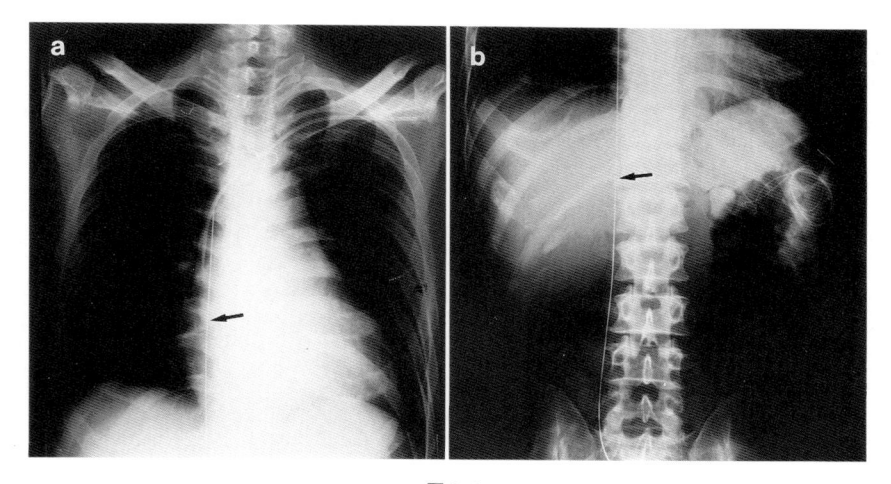

図 7.3
誤って，上大静脈から左腸骨静脈内に留置された IVH 挿入用金属ガイドワイヤー (←)．ガイドワイヤーを利用した手製のリトリーバーにより除去した．

d. 症　例

症例 1　37 歳，男性．大動脈弁置換術後 7 日
IVH カテーテル交換時，誤って金属ガイドワイヤーを静脈内に落下留置させた．ガイドワイヤーは上大静脈から左内腸骨静脈内に固定されていた (図 7.2)．土曜日の午後であったため既製品システムが入手できず，6.5 Fr カテーテルと 0.025 inch のガイドワイヤーを利用した home made システムにより回収した．

症例 2　60 歳，男性．大腸癌術後 10 日目 IVH カテーテルが破断．カテーテルは右心室内に迷入した．即日，ヘリカルバスケットワイヤーシステムにより抜去した (図 7.3)．

e. 合併症

本法は緊急事態として行われることもあり，他の IVR の方法と比較して合併症の可能性は少なくない．とくに，心臓内や肺動脈内での操作では常に肺血栓症や不整脈の危険性があり，これらに対する十分な準備と監視が必要であろう．不注意な操作は異

物を移動させたり，破断させたりして，より回収を困難にすることもある．事前に異物の位置や性状を十分に把握しておく必要がある．また，抜去の方法によっては，穿刺部の損傷も予想され術後の慎重な観察が必要である．

異物の血管内遺残は医療事故とされる状況にある場合が多く，場合によると所属する医療機関全体の信用問題に発展することもありうる．術者はこのことを十分留意したうえで，病院管理者，患者およびその家族と話し合い，本法の限界とリスクについて事前に十分な理解を求めておく必要がある．また，術者は自らの技量，装置・用具，パラメディカルの支援の状況，患者との関係などを，限られた時間の中で判断し，施行の適応と，適当な"引き上げ時"を判断する社会性が必要である．

本法の手技は異物の捕捉するときを除いてはそう難しいものではない．しかし緊急事態にあってカテーテルの挿入や交換などの基本的手技に不必要な時間をさくことは許されない．本法は Seldinger 法に十分習熟した専門医以外が行うべきではない．原因をつくった医師があせって，用具に関する知識や技術が不十分なまま本法を施行することは厳に慎むべきある．

〔煎本正博〕

文献

1) Fisher RG, Ferreyro R. Evaluation of current techniques for nonsurgical removal of intravascular iatrogenic foreign bodies. *Am J Roentgenol* **130**：541-548, 1978.
2) Uflacker R, Lima S, Melichar AC. Intravascular foreign bodies：percutaneous retrieval. *Radiology* 1986；**160**：731-735.
3) Dotter CT, Rosch J, Bilbao MK. Transluminal extraction of catheter and guide fragments from the heart and great vessels；29 collected cases. *Am J Roentgenol* 1971；**111**：467-472.
4) Soni CJ, Osatinsky M, Smith T, Vega S, Vela JE. Nonsurgical removal of polyethylene catheter from right cardiac cavities. *Chest* 1970；**57**：398-399.
5) Curry JL. Recovery of detached intravascular catheter or guide wire fragments. *Am J Roentgenol* 1969；**105**：894-896.
6) Selby JB, Tegtmeyer CJ, Bittner GM. Experience with new retrieval forceps for foreign body removal in the vascular, urinary, and biliary systems. *Radiology* 1990：**176**：535-538.

V. 気管・肺

1. 肺癌の動注・塞栓療法

a. 原理および歴史

肺癌の主たる栄養血管は，気管支動脈であり，これに制癌剤を動注することにより，局所効果を上げるとともに全身的副作用は少なくすることができる．

気管支動脈注入療法（bronchial artery infusion, BAI）の歴史は古く，Viamonte[1]が選択的気管支動脈造影を発表した翌年には，早くもKahnら[2]により始められた．わが国でも下里[3]，尾形ら[4]により詳細な報告がなされ，以来肺癌の補助療法として確立されている．

気管支動脈塞栓術（bronchial artery embolization, BAE）は，1974年にRemyら[5]により喀血に対する治療として発表されて以来，肺癌の治療にもBAIと併用して応用されるようになった．

b. 適 応

（1） BAIの目的と適応

肺癌の治療において，BAIは単独で根治を目的とするものではなく，補助療法の一つとして他の治療法との組合せで行われる．

i） BAIの利点 第1は，局所の高い薬剤濃度が得られるため治療効果が大きく，かつ全身への影響が少ないことであり，第2は効果が腫瘍と気管支近傍に限局しており，肺実質への影響が少ないことで，これにより放射線治療や全身化学療法との組合せが有利になる．

ii） BAIの欠点 侵襲的で頻回に行えないこと，薬剤の病巣内分布が必ずしも均一ではないこと，少数ではあるが重篤な合併症があることなどが上げられる．さらに，気管支動脈からの血流の乏しいものは無効である．

（2） BAEの目的と適応

i） 血痰や喀血のある患者に対する治療 肺癌においては，しばしば血痰や喀血がみられ，患者は強い不安を感じる．この際に，もっとも速く確実に止血できるのはBAEである．BAIと併用することにより，止血と同時に抗腫瘍効果を期待できる．

筆者らの臨床例では，BAI単独使用群とBAE併用群の間に，腫瘍縮小効果の有意差はみられず，肺癌治療におけるBAEの臨床的意義は，血痰および喀血に対する処置と考えている．

ii） 炎症巣の太いB-Pシャントの閉鎖 太いシャントのあるときには，BAIを行っても病巣への薬剤到達量は著しく減少するので，BAEを行ってシャントを閉鎖してからBAIを行う（図1.1）．

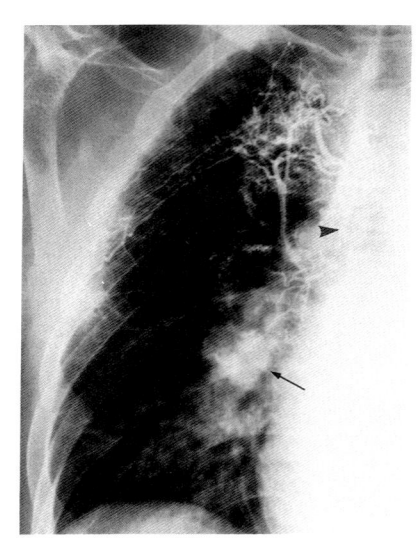

図1.1 BAIの前処置としての塞栓術
右下葉肺癌（矢印）の症例で，上葉に陳旧性肺結核による著しい血管増生とB-Pシャントがある．3 Frカテーテルを親カテーテルから上葉枝（矢頭）に誘導してこれを塞栓し，ついでBAIを行った．

c. 実 施 手 技

（1） 選択的気管支動脈造影の手技

Seldinger法の実際や気管支動脈の解剖と造影手技の詳細については，成書および文献[6~9]を参照されたい．

i) **前処置** 筆者らの施設では，5％ブドウ糖液による血管確保を行い，硫酸アトロピン 0.3～0.5 mg とアタラックス P 50 mg を筋注している．とくに神経質な患者ではペンタゾシンおよびジアゼパムを静注し，必要があれば適宜追加投与している．

ii) **カテーテルなど** 気管支動脈の位置と形状から，選択的造影には専用のカテーテルが必要である（図 1.2）．

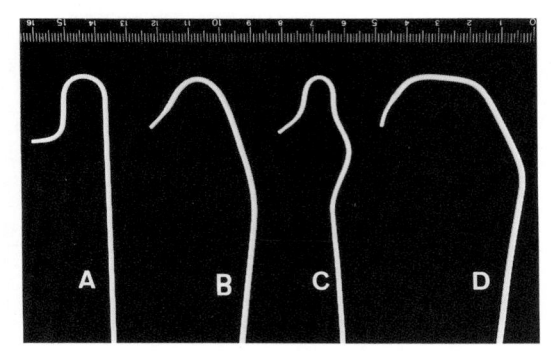

図 1.2 気管支動脈造影に用いる既製カテーテルの例
A) 左気管支動脈および肋間動脈に適した形状．
B), C) 万能型カテーテル．
D) 大動脈弓を越えた領域を探るときに有用．

鼠径部から気管支動脈が遠位にあるため，高齢者において骨盤や腹部での動脈の屈曲が強いときは，カテーテル操作が困難であり，気管支動脈以外の動脈も併せて造影する場合も多いので，カテーテルの交換をしやすくする意味も兼ねて，鼠径部から腹部大動脈まで届く long sheath introducer を初めから使用するのがよい．

iii) **カテーテル操作** 気管支動脈にカテーテルを挿入するのには，かなりの経験と「コツ」が必要であるが，詳細は紙数の関係もあるので，他の論文を参照されたい．

iv) **気管支動脈の分岐型** 気管支動脈の分岐は複雑で破格が多く，病巣に複数の栄養血管が入っている場合が多い（図 1.3, 1.4）．これをすべて造影しないで 1 本だけ注入療法を行った場合は，病巣内の薬剤分布が不均一で viable な腫瘍組織が残り，十分な BAI の効果が得られないばかりか，無効のこともある．すべての栄養血管に対して，注入を行うことが重要である．

気管支動脈の分岐型の詳細については，他の論文[8,9]を参照されたい．

（2） BAI の手技

検査用のカテーテルをそのまま留置し，自動注入器で薬剤を注入する．使用する薬剤の種類と量は，症例により適宜変更することになるが，当施設では CDDP 100 mg（200 ml）を 6 ml/分の速度で注入するのが標準的である．

注入速度は，速すぎると副作用が強いうえに効果も少なく，遅すぎれば検査時間が長くなって患者が耐えられない．注入中にカテーテルが目的の血管から外れることもあるので，注意を要する．

病巣に対する支配血管が複数存在する場合には，それぞれに分注する必要がある．縦隔リンパ節の栄養枝は対側の気管支動脈からも出ており，注入量の 20％ 程度を対側より分注することが勧められる．

合併症の防止のため，カテーテルを超選択的に末

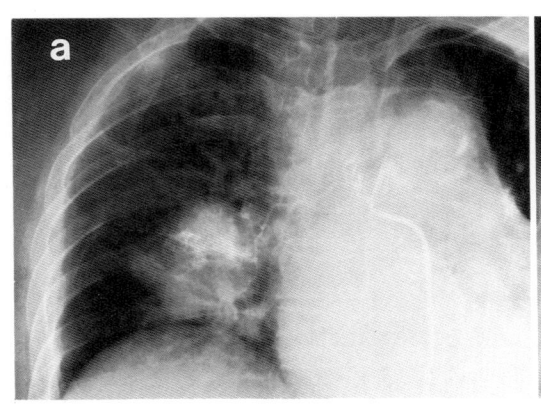

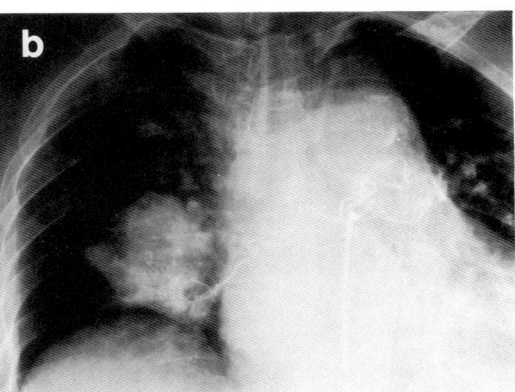

図 1.3 腫瘍の栄養血管が 2 本の症例
a) 病巣の上半分は，右気管支動脈（単独分岐）から栄養されている．
b) 腫瘍の下半分には，左気管支動脈と共同幹をなす枝が分布している．

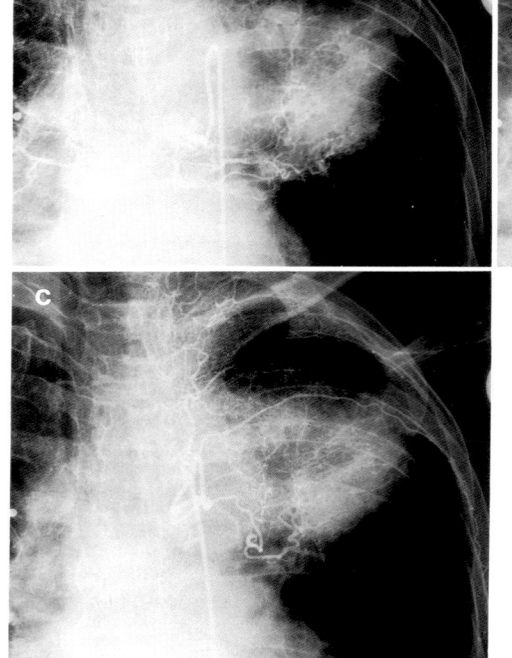

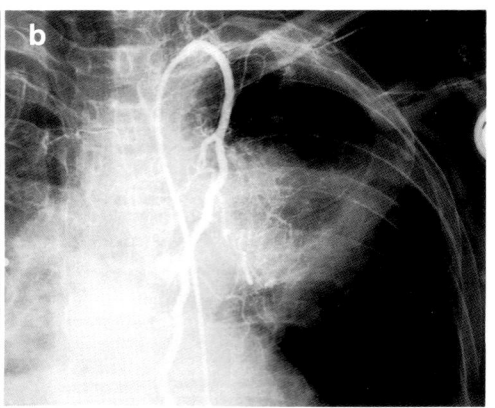

図1.4 腫瘍の栄養血管が3本の症例
a) 気管支動脈は左右共同幹で，病巣の多くが左気管支動脈で栄養されている．
b) 内胸動脈縦隔枝から入る血管により，腫瘍の前内側が栄養されている．
c) 左2，3肋間動脈から分岐する副気管支動脈が腫瘍の後面を栄養している．

梢に挿入する技術もあるが，縦隔リンパ節転移を考えれば，起始部での注入が望ましい．

(3) BAEの手技

塞栓物質としては，gelatin spongeがもっとも安全で，1～2 mmの賽の目に切った細片を作り，造影剤で浸軟して4～5個ずつを1 mlのシリンジに入れ，カテーテル内に注入する．次に，同じシリンジに生理食塩水を満たし，透視下で観察しつつカテーテル内の細片を静かに押し出すようにすると，細片が血管内に流れ込むのが見える．造影剤でテストを行い，気管支動脈の起始部から4 cmくらいまで塞栓された時点で終了とする．

d. 薬剤，塞栓物質

(1) BAIの薬剤

使用する薬剤は，施設により異なるが，現在ではCDDP (cisplatin) が広く使用されている．筆者らも以前には，BAIの12時間前に前処置として，vincristine (VCR) 1 mgを静注し，MMC 10 mgを50 mlの生理食塩水で希釈したものを注入していた．この方法は，腫瘍縮小効果は高かったが，食道合併症の頻度が高いのでCDDPに変更している．

渡辺ら[10]は，CQ, ADM, MMCのいずれか2者にACNUを加えた3者併用を行い，腫瘍の50%以上の縮小率が腺癌で75%，扁平上皮癌で93.8%の患者に得られたと，きわめて高い治療効果を報告しているが，どの薬剤をどのように使用するかは未だ統一された見解はなく，今後の研究課題である．

(2) 塞栓物質

上記の目的から考えて，BAEの塞栓物質としては，gelatin spongeの細片がもっとも良い．

e. 治療成績

BAIの効果について，下里ら[3]はMMC 10 mgの注入で放射線治療20 Gyに相当する変化がみられたとしており，筆者らもBAI後に手術された肺癌で，癌細胞がすべて壊死に陥っていた症例を経験している．

われわれの病院で気管支動脈造影を行った肺癌患者は，1981年1月から1989年12月までに398例あ

り，BAIを行った症例は手術例117例，非手術例128例の305例であった．

（1）近接効果

結節状陰影でX線写真上その大きさの変化を観察できた例について，BAI施行前および2週間後の胸部X線像から腫瘍縮小率を算出し，腫瘍の血管構築との関係をみた．

表1.1　腫瘍の血管増生と治療効果の関係

	PD+NC	MR	PR+CR	total
−	9(60.0)	6(40.0)	0(0.0)	15(100.0)
+	38(62.3)	16(26.2)	7(11.5)	61(100.0)
++	25(35.7)	35(50.0)	10(14.3)	70(100.0)
+++	22(38.6)	26(45.6)	9(15.8)	57(100.0)
total	94(46.3)	83(40.9)	26(12.8)	203(100.0)

p<0.05

その結果，BAIの効果は血管増生が強いものに著明で（表1.1），B-Pシャント（気管支-肺動脈吻合）の存在や，栄養血管の分布の状況，encasementの有無については明らかな差異は認められなかった．腫瘍の血管増生は重要な因子で，腺癌のうち細気管支肺胞型の発育をするものは，気管支動脈からの栄養はなく，肺動脈支配であり，BAIは無効である．

CDDP（75～125 mg）群の縮小率は平均31％であったが，VCR+MMC群の縮小率39％との間に有意差はなく，ほぼ同等の効果をもつものと考えられる．

（2）遠隔成績

BAIの遠隔成績をKaplan-Meier法を用いた単変量解析（図1.5）およびCoxの比例ハザードモデルを用いた多変量解析で検討すると，BAI施行群が長期生存率で非施行群に優る傾向を示した．さらに，治癒切除がなされた167例を対象として，切除後の無再発生存期間を解析すると，全体では明らかな差はなかったが，stage IIIa以上の症例では，2年以上の区間で有意差がみられ，BAIの遠隔転移予防効果が示唆された（図1.6）．

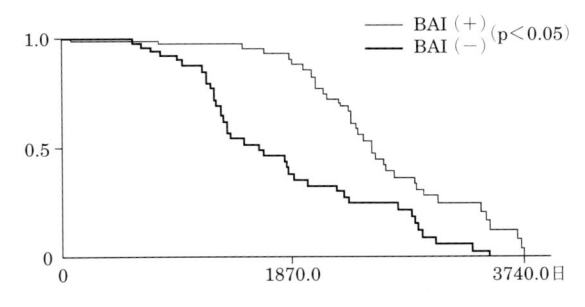

図1.5　手術例におけるBAI施行群と非施行群の生存率曲線

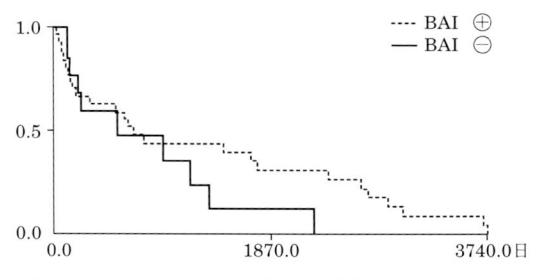

図1.6　Stage IIIa以上の進行癌手術例における無再発生存期間

われわれの成績は，retrospective studyであるが，BAI施行群と非施行群との間には母集団間に差異はなく，手術例では，むしろ非施行群の方に早期例が多かったので，上記の成績は信頼できるものと考えている．

増田ら[11]もBAIの長期生存率向上効果を示唆する報告を行っており，筆者らは意義のある治療方法と考えている．

f．合併症と対策

穿刺部の血腫や造影剤内膜下注入，造影剤の副作用など，血管造影一般における合併症については成書を参照されたい．ここでは気管支動脈に対するinterventional angiographyに特有な合併症について述べる．

（1）脊髄損傷

もっとも大きな脊髄枝である大神経根動脈は，下位胸椎レベルで分岐する場合がほとんどであり，通常の気管支動脈造影で影響がでる可能性は少ない．しかしながら，右気管支動脈と共通幹をなすことの多い肋間動脈からも脊髄枝は出ており，造影剤注入のみで発生したtransverse myelitisの報告がある．とくに，第4～6肋間動脈の領域は脊髄の血流の弱いcritical zoneとされており，注意が必要である．

重篤な脊髄損傷は，脊髄組織内の小血管が微細な栓子や薬剤により障害を受けたときに生ずると考えられ，脊髄枝のレベルでの閉塞では脊髄損傷は起きない．これは，他の肋間動脈や前脊髄動脈からの側副血行路があるためと考えられる．したがって，塞

栓術の場合には，gelatin sponge 粉末のような微細な物質や純アルコールのような組織毒性のある薬剤の使用は禁忌であり，制癌剤の動注や造影検査のみの場合にも，微細な血塊や神経毒性の強い薬剤を流さない注意が必要である．造影剤は患者の苦痛が少なく，安全性の高い第3世代の低浸透圧造影剤を使用するべきである．

村上ら[12]は，CDDP 200 mg の動注で脊髄損傷を経験し，薬剤による血管内皮の障害が原因であるとしており，薬剤による血管障害についても留意すべきである．とくに肋間動脈に注入するときは，CDDP 100 mg までに抑えた方がよい．

（2）食道合併症

気管支動脈は，大動脈から分岐した直後にかならず食道枝を出している（図1.7）．その程度はさまざまであるが，BAIを行うときまれに食道潰瘍をつくり，さらに気管食道瘻や食道大動脈瘻などの致命的な合併症をひき起こすことがある[13]．

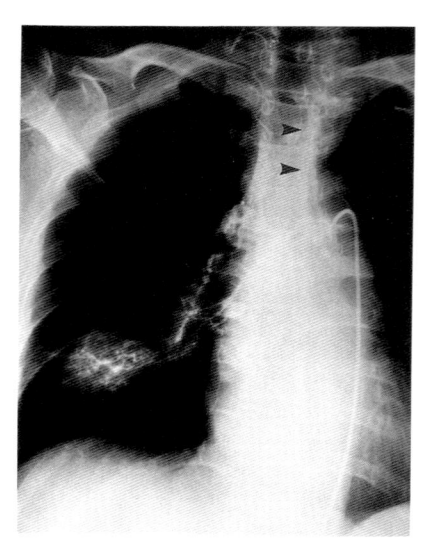

図1.7 食道合併症を起こした症例
気管の左を上行する食道静脈（矢頭）がみられ，食道への血流が多いことを示している．このような所見のあるときは，薬剤の注入量を考慮する必要がある．

（3）その他の合併症

BAI の後で手術を行った場合，気管支断端や気管・気管支吻合部の創傷治癒が悪く，気管支瘻を形成する頻度が増加する．とくに拡大手術が行われたときには，起こしやすい傾向があり，治療計画を立てるときに，十分検討しておくべきである．

（4）BAE で起こりうる合併症

気管支動脈支配域の虚血性変化として，気管支，食道，大動脈壁の壊死や脊髄損傷が可能性としてはあげられる．しかし現実には，gelatin sponge 細片を使用したかぎりでは Remy の報告や，筆者らの経験でも大きな合併症はない．gelatin sponge 粉末を使用した5例のうち2症例で，脊髄損傷と大動脈壁の血腫がみられた．Boushy ら[14]のイヌによる実験でも，栓子の大きさが 200μ 以下になると気管支壁の壊死による死亡が増加することが確認されており，この点からも微細な塞栓物質の使用は禁忌と考えるべきである．

g. 将来展望

BAI の一次的な腫瘍抑制効果についてはよく研究されているが，長期生存率への寄与については，その有効性を疑問視する見解もあり，北米では現在一般的には行われていない．また，血管造影のリスクを考えるとき，それに見合うだけの有用性が確立されていなければならない．

集学的治療が叫ばれて久しいが，外科手術，放射線治療，全身化学療法，BAI の適正な組合せは確立されていない．さらに，BAI における現在の制癌剤のもっとも適正な組合せも，まだ確立されていない．

以上の問題点をふまえて，わが国においても，多施設による prospective study を行い，真の有効性を確立する時期と考える．

将来的には，開発される制癌剤の性状によっては，BAI の重要性は増すであろう．また，抗腫瘍抗体に制癌剤や放射性物質を組み込ませた薬剤が開発されつつあり，その薬剤の性質上，BAI の手技はより必要度が増すであろう．　　　　〔鈴木謙三〕

文献

1) Viamonte M. Selective bronchial arteriography in man (preliminary report). *Radiology* 1964; **83**: 830-839.
2) Kahn PC, Paul RE, Rheinlander HF. Selective bronchial arteriography and intra-arterial chemotherapy in carcinoma of the lung. *J Thorac Cardiovasc Surg* 1965; **50**: 640-647.
3) 下里幸雄，馬場謙介，大星章一，他．肺癌に対する Mitomycin C 気管支動脈内投与の病理組織学的検討．癌の臨床 1968；**14**：945-957．
4) 尾形利郎．肺癌に対する気管支動脈内抗癌剤投与—併用療法としての意義．癌の臨床 1971；**17**：582-

5) Remy J, Arnaud A, Fardou H, et al. Traitement des hemoptysies par embolisation de la circulation systemique. *Ann Radiol* (Paris) 1974; **17**: 5-16.
6) Botenga ASJ. Selective Bronchial and Intercostal Arteriography. Baltimore: Williams & Wilkins, 1970; 163-173.
7) 鈴木謙三. 気管支動脈造影. 臨放 1988; **33**: 1309-1317.
8) 河西達夫, 千葉正司. 気管支動脈の起始と走行. 弘前医学 1984; **33**: 386-403.
9) 鈴木謙三, 鎌田憲子, 田中淳司, 他. 日本人における気管支動脈分岐型の臨床的研究. 日本医放会誌 1989; **49**: 979-985.
10) Watanabe Y, Shimizu J, Murakami S, et al. Reappraisal of bronchial arterial infusion therapy for advanced lung cancer. *Jpn J Surg* 1990; **20**: 27-35.
11) 増田秀雄, 尾形利郎, 菊池敬一. 肺癌の気管支動脈内抗癌剤注入療法. *Current Therapy* 1990; **8**: 550-554.
12) 村上昌雄, 橋村孝久, 広田省三, 他. 肺癌患者に対する CDDP の気管支動脈内注入療法による気管支動脈障害. 肺癌 1990; **30**: 471-475.
13) 鈴木謙三, 池田高明, 酒井忠昭, 他. 気管支動脈より分岐する食道枝の頻度とその臨床的意義. 臨放 1990; **35**: 157-163.
14) Boushy SF, Helgason AH, North LB. Occlusion of the bronchial arteries by glass microspheres. *Am Rev Respir Dis* 1971; **103**: 249-263.

2. 喀血の塞栓療法

a. 原　　理

喀血は，軽度のものでも患者のつよい不快，不安をきたし，大量のものは失血や窒息によって生命を脅かす．とくに，1日に300mlを超えるようなものは，内科的にも外科的にも治療が困難な例が多く，致命率が高い[1〜4]．喀血の原因としては，本稿でとり上げるのは肺・気管支の炎症性病変であるが[1〜4]，そのほか先天性心疾患，肺動静脈疾患，肺塞栓症なども知られている[4〜6]．

喀血の出血源は大部分が気管支動脈である．気管支動脈は末梢肺組織で肺動静脈毛細管叢との広い吻合をもつため，気管支動脈を塞栓しても毛細管叢が残っているかぎり肺・気管支組織が壊死に陥ることはまずないとされている[7〜9]．これが喀血に対する動脈塞栓術の安全性の根拠となる．

選択的気管支動脈造影の手技は1960年代にほぼ確立したが[4,10]，肺疾患の診断法としてはあまり普及していない．しかし，喀血への治療法としては1974年のRemyによる初回例とそれに引き続く1977年の104例の報告以来，大量喀血に対する気管支動脈塞栓術の有効性の報告が年々増えてきた[12〜21]．近年では大量喀血にとどまらず，持続または反復する少量喀血にまで適応が広がってきている[21,22]．

b. 適　　応

われわれの施設では，良性疾患による喀血約70例に対する動脈塞栓術を経験しているが，原因疾患は肺結核（図2.1），気管支拡張症（図2.2），肺アスペルギルス症（図2.3）が半数以上を占めている．ほかには，膿胸（図2.4），肺膿瘍，塵肺症，慢性気管支炎，非定型的抗酸菌症，アクチノマイコーシス，Wegener肉芽腫症などがある．肺癌による喀血については，その疾患の性質上長期的効果が期待できないので，救急救命的に行う場合を除いては積極的には行っていない．他の施設よりの報告でも同様で，喀血に対する動脈塞栓術の適応は肺結核症，気管支拡張症，肺真菌症などが主なものである．しかし，それに肺癌を加えている施設もある[12〜21]．上記疾患に加えて術後肺出血，放射線肺炎，気管支瘻孔，気管支異物，肺分画症，肺嚢胞性線維症，エヒノコッカス症，ブラストマイコーシス，Hodgkin病などの疾患による喀血が動脈塞栓術による治療の適応としてあげられている[12〜21]．

患者が喀血を訴えて来院した場合，まず気管支鏡

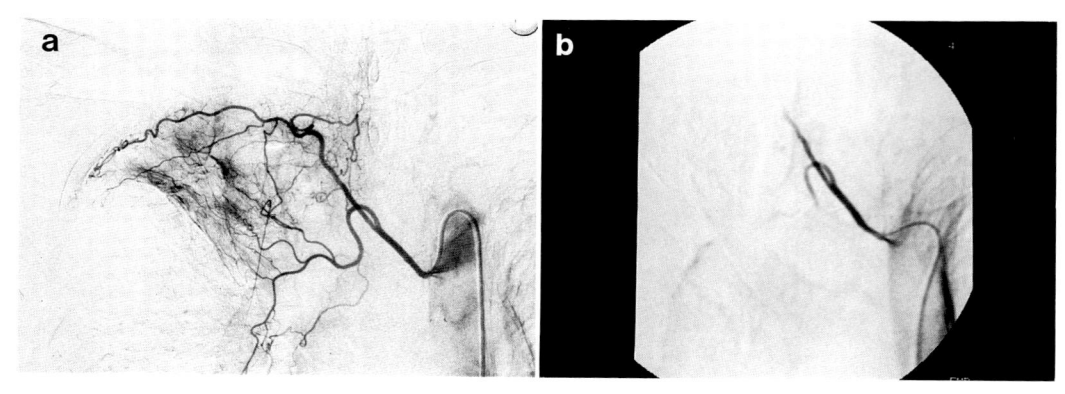

図2.1　45歳，男性．陳旧性肺結核症
1日コップ1杯程度の喀血を訴え，入院となった．右側のintercosto-bronchial trunkのbronchial，intercostalのいずれの分枝からも肺内病変の拡張増生した血管への供給が認められる（a）．IvalonとGelfoamによる塞栓（b）により喀血，血痰は止まった．

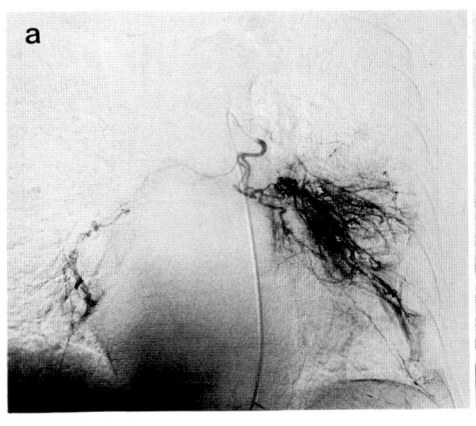

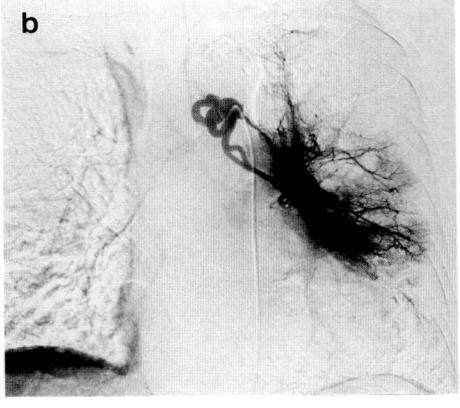

図 2.2　78 歳, 女性. 気管支拡張症
以前より血痰の既往があったが, 最近 1 日にコップ 2 杯程度の喀血があったため, 入院となった. 内視鏡的に左側より出血がみられたため, 左気管支動脈 (a) を塞栓したが, 2 週間後に再喀血をきたした. 再度の血管造影で 2 本目の左気管支動脈 (b) を同定し, 塞栓したところ, 喀血は止まった.

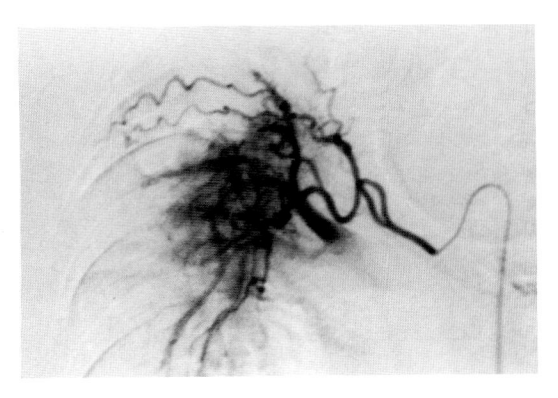

図 2.3　66 歳, 女性. 肺アスペルギルス症
長期間反復性の血痰に対して動脈塞栓療法となった. 右の intercosto-bronchial trunk より broncho-pulmonary shunt を介して肺動脈中枢部までの造影剤逆流がみられる. この患者は塞栓術後 8 カ月で再発のため再入院となり, 肋間動脈を含む動脈塞栓術を追加施行した.

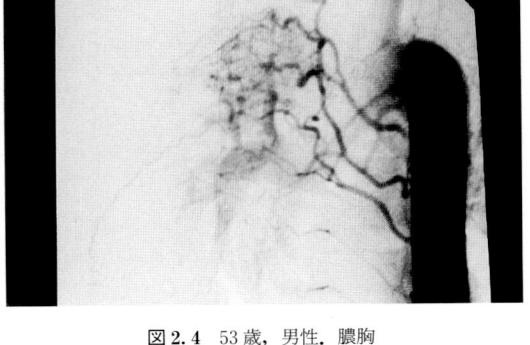

図 2.4　53 歳, 男性. 膿胸
1 日にコップ 1 杯程度の喀血があったため動脈塞栓術となった. 図の DSA による胸部大動脈造影で, 多数の肋間動脈より肺動脈へのシャントが形成されていることがわかる. このそれぞれの栄養動脈を選択的に造影し, 塞栓を行った.

を行い, 出血部位の特定と経気管支鏡的止血を図る. 内視鏡的に止血できないものは緊急動脈塞栓術を行う. 一時的に止血できても内科的な治療継続が困難なものや出血の頻度が高いものはあらためて気管支動脈塞栓術の適応となる. しかし, 動脈塞栓療法はあくまで対症療法であるので, 内科的に難治性の原疾患が肺内に限局しており肺機能も良好なものは外科的な根治療法を考慮すべきである.

気管支動脈の血流は一部分が気管支静脈に還流するのみで, 大部分が肺静脈に還流するとされているが[8,9], 正常例の血管造影ではこの還流を観察することは困難である[4,10]. 何らかの疾患により肺動脈が閉塞した場合や炎症などで血流の需要が高まった場合, 気管支動脈系の末梢血管が拡張, 増生し (図 2.1 a), 生理的に存在する broncho-pulmonary shunt が拡張し, 血管造影上でもそれが観察できるようになる (図 2.2 a, b). その著しい場合は気管支動脈よりの造影剤の肺動脈中枢部までの逆流をみることがあり (図 2.3), 病変内の血圧上昇により大喀血の原因となりやすい. 肺内への造影剤漏出もまれではあるが認められる. このような拡張, 増生した気管支動脈, broncho-pulmonary shunt, 肺出血などの所見が得られれば動脈塞栓術の対象となる[4,12~21]. また, 気管支動脈に加えて, 肋間動脈 (図 2.4, 2.5),

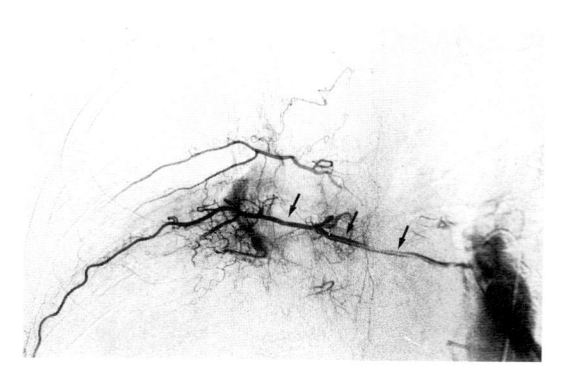

図 2.5 87歳，男性．陳旧性肺結核
5 Fr の親カテーテルより 3 Fr のカテーテル（矢印）を肋間動脈に進めて造影した．拡張した分枝より肺動脈へのシャントを認める．この 3 Fr のカテーテルにより，脊椎・縦隔枝より遠位部の肋間動脈のみを塞栓した．

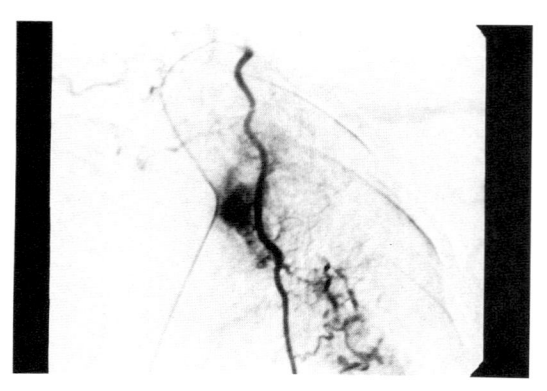

図 2.6 53歳，男性．陳旧性肺結核
左右の気管支動脈と右の肋間動脈を塞栓したのち喀血が再発し，図の左内胸動脈の塞栓を行った．

内胸動脈（図 2.6），側胸動脈，下横隔膜動脈などの血管より肺内への血管供給がみられれば，すべて病的所見であり，その多くが動脈塞栓術の対象となる[4,12~24]．肺結核や肺アスペルギルス症でこれらの多彩な栄養血管がみられることが多い．

c. 実施手技

通常，大腿動脈アプローチで 5～6 Fr のカテーテルを使用して気管支動脈または他の動脈を選択的に造影する．目的の血管に応じて多目的型，コブラ型，ヘッドハンター型などのカテーテルを使い分ける．ただし，気管支動脈には破格が多く，また他の体循環動脈よりの栄養枝をも同定する必要があることから，選択的造影に先だって，DSA にて大動脈造影を行っておくことが助けとなる（図 2.4）．

気管支動脈の分枝のパターンは種類が多いが，血管造影所見からは右 1 本左 2 本または，左右 1 本ずつのものが多いとされている[4,10,13,17]．しかし，解剖学的には左右とも 2 本ある頻度のほうが高いとの報告もある[24]．また，右気管支動脈と肋間動脈との共通幹（intercosto-bronchial trunk）（図 2.1, 2.3）や，左右気管支動脈の共通幹（図 2.2 a）の頻度も高い[4,10,13,17,24]．気管支動脈に加えて，他の体循環動脈が胸膜の癒着部を越えて肺内に入り，出血源となっている例も多く[21~23]（図 2.4～2.6），しかも，ごくまれであるが，肺動脈が出血源となるものもある[25]．これらの出血源を効率良く特定し，安全かつ効果的に動脈塞栓を行うには，術者の十分な疾患および血管解剖についての知識，熟練したカテーテル操作技術が求められる．

d. 塞栓物質，薬剤

もっとも広く用いられている塞栓物質は gelatin sponge (Gelfoam, Spongel) である[11~23]．通常 1～3 mm 角程度の細片にして用いられる．これは，可溶性の物質であるが，対症療法としての止血目的には十分であるとする報告が多い[11~13,17,21]．筆者らは，より長期の止血効果を求めて，永久塞栓物質である polyvinyl alcohol (Ivalon) 粒子（0.2～1.0 mm）を gelatin sponge と混合して用い，良好な結果を得ている[14,18]．その他に，血管が非常に太い場合や，動脈瘤を合併している場合は，血管内操作を少なく，安全に行う目的で金属コイルが用いられることがある[14,16,17]．

ほかに polyurethane[15]，cyanoacrylate[15,26]，無水アルコール[12,27]などの使用が報告されている．しかし，後にも述べるように液体や非常に細かい粒子による塞栓は，気管支動脈-肺動静脈吻合部の破壊による肺壊死や，脊髄動脈塞栓による脊髄横断麻痺，食道潰瘍などの危険性が高いので避けるべきである．

e. 治療成績

大量喀血のある場合は，内科的療法では約 22～54%，外科的療法でも 13～21% の高い死亡率が報告されている[1~3]．それに対し，動脈塞栓療法では，初期の Remy の報告[11]で，喀血持続中に塞栓療法を受けた 49 例中，41 例（84%）に即時止血効果があり，そのうち 7 カ月以内に再喀血をみたのは 6 名（15%）

のみと良好な結果が得られている．ほかに大量喀血に対する止血効果については，Uflacker[12]の64例中49例（77％），Rabkin[15]の306例中239例（78％）の報告がある．その後の報告では，大量喀血や持続喀血の動脈塞栓術による止血効果は短期的には81〜98％，1年以上の長期的効果でも71〜73％と良好な結果が報告されている[16〜20]．

1本または複数の動脈塞栓後も喀血が止まらない場合は，さらに他の気管支動脈や体循環動脈，あるいは肺動脈よりの出血が原因であることが多い[15,21〜25]．検査室でただちにこれらの血管を同定し，塞栓する努力をすべきであるが，患者の状態や手技上の問題によって困難な場合があり，不十分な塞栓の結果，緊急手術もしくは死の転帰をとった例も報告されている[12,15]．また，塞栓術後数日ないし数週間以内に再発したものは，塞栓の程度が不足であったか，または他の栄養動脈を見落としていた可能性が大きい[15]．再喀血例についても動脈塞栓術が有効であるが[12〜20]，喀血の量や頻度によってはリスクが大きくとも手術の方が望ましい場合もある[15,28]．

初回の喀血の量と再発率にはとくに相関はないようである[18]．再発は，血管造影にて著明な血管の増生や体循環・肺循環シャントのみられた例に多く，それらの原疾患としては肺アスペルギルス症，肺結核が多いとされている[11,12,18,22,23]．

f. 合併症と対策

気管支動脈や肋間動脈からはしばしば大神経根動脈（Adamkiewicz artery）や前脊髄動脈への連絡がある．元来，検査自体が造影剤の毒性による脊髄障害の可能性のため危険であった[4,10,29]が，近年の造影剤の改良により診断目的の検査による合併症の報告はほとんどみられなくなっている．

治療目的の検査では，抗癌剤注入による脊髄横断麻痺や食道潰瘍の報告がいくつかみられる[30〜32]．動脈塞栓術においても前述のごとく，硬化剤[15,26]，無水アルコール[27]などの液体，Gelfoam powderなどの細かい粒子[13]は気管支壊死，脊髄横断麻痺，食道潰瘍などをきたす可能性があるので避けるべきである．動物実験によれば0.2mm以上のサイズの粒子が望ましいとされている[7]．

造影検査で前脊髄動脈の描出があればその血管への塞栓は禁忌とされているが[4,11〜22]，描出がられなくても脊髄への合併症は起こりうる[21]．そのため，塞栓前にペントバルビタールやリドカインを注入して脊髄への影響を調べる，いわゆるspinal Wada test[31]や，塞栓手技中のsomatosensory evoked potentialによるモニタリング[34]などが提唱されている．われわれは現在まで横断性脊髄障害や食道潰瘍などの重篤な合併症は経験していない．一過性の発熱や疼痛を訴える例があるが，これらについては特別な治療は必要としない．

カテーテル操作上の合併症も起こさぬよう注意が必要である．われわれは，1例に大動脈解離，1例に造影剤の血管外漏出の合併症を経験したが，いずれも保存的治療で症状は軽快した．また，塞栓物質の大動脈への逆流による小腸や下肢の塞栓も起こりうる[11,12]．これらの合併症を防ぐには，塞栓すべき動脈分枝の形状に合ったカテーテルを，安定した位置に留置して塞栓を行うべきである．最近では3Frカテーテルを用いたコアキシャルシステムの発達で非常に末梢までカテーテルを進めることができるようになり，目的の肺内分枝のみの塞栓がより容易に行えるようになってきた（図2.5）．

g. 将来展望

以上述べたように，良性疾患による喀血に対する動脈塞栓術は，短期的にも，長期的にも良好な結果が得られ，とくに大量喀血や反復性喀血の治療に有効である．今後さらに日常臨床に用いられるべき治療法であると考える．しかし，本法はあくまで対症療法であるので，内科的治療，外科的療法との組合せを考慮すべきである．

動脈塞栓術の手技については，気管支動脈，肋間動脈，他の体循環動脈のそれぞれに適した形へのcoaxial catheter systemの改良，新しい，規格化されたサイズの塞栓物質の開発などが望まれる．

〔工藤　祥〕

文　献

1) Crocco JA, Rooney JJ, Fankushen DS, DiBenedetto RJ, Lyons HA. Massive hemoptysis. *Arc Intern Med* 1968 ; **121** : 495-498.
2) Garzon AA, Gourin A. Surgical management of massive hemoptysis, a ten year experience. *Ann Surg* 1978 ; **187** : 267-271.
3) Bobrowitz ID, Ramakrishna S, Shim YS. Comparison of medical v surgical treatment of major

hemoptysis. *Arch Intern Med* 1983; **143**: 1343-1346.
4) Pinet F. Angiography and embolization of the throracic systemic arteries. In: Abrams HL, Abram's Angiography. Boston: Little, Brown, 1983; 845-867.
5) Haroutunian L, Neill CN. Pulmonary complications of congenital heart disease: Hemoptysis. *Am Heart J* 1972; **84**: 540-559.
6) White RI, Lynch-Nyhan A, Terry P, et al. Pulmonary arteriovenous malformations: Techniques and long-term outcome of embolotherapy. *Radiology* 1988; **169**: 663-669.
7) Boushy SF, Helgason AH, North LB. Occlusion of the bronchial arteries by glass microspheres. *Am Rev Respir Dis* 1971; **103**: 249-263.
8) Pump KK. Distribution of bronchial arteries in the human lung. *Chest* 1972; **62**: 447-451.
9) 村田喜代史, 伊藤春海, 藤堂義郎, 他. 気管支動脈循環の血管構築. 臨放 1984; **29**: 941-948.
10) Viamonte M, Parks RE, Smoak WM. Guided catheterization of the bronchial arteries. *Radiology* 1965; **85**: 205-230.
11) Remy J, Arnaud A, Fardon H, et al. Treatment of hemoptysis by embolization of bronchial arteries. *Radiology* 1977; **122**: 33-37.
12) Uflacker R, Kaemmerer A, Picon PD, et al. Bronchial artery embolization in the management of hemoptysis: Technical aspects and long-term results. *Radiology* 1985; **157**: 637-644.
13) 鈴木謙三, 高橋元一郎, 深谷哲昭, 他. 気管支動脈塞栓術ならびに注入療法. 日獨医報 1985; **30**: 46-56.
14) 林 隆元, 岸川 高, 工藤 祥, 他. 喀血に対する気管支動脈塞栓術—Ivalon を用いて. 日医放会誌 1986; **46**: 41-48.
15) Rabkin JE, Astafjev VI, Gothman LV, et al. Transcatheter embolization in the management of pulmonary hemorrhage. *Radiology* 1987; **163**: 361-365.
16) 栗林幸夫, 渡辺恒也, 大滝 誠, 他. 動脈塞栓術による喀血の治療—血管造影所見および長期follow-up 成績を中心に. 日胸疾会誌 1987; **25**: 959-968.
17) 鈴木 真, 滝沢謙治, 伊藤真一, 他. 喀血に対する気管支動脈及び体循環動脈塞栓療法—その治療効果と長期経過観察. 日医放会誌 1987; **48**: 269-286.
18) 松本俊一, 岸川 高, 工藤 祥, 松尾義朋, 山田穂積, 加藤 収. 非腫瘍性肺疾患に対する気管支動脈および体循環系動脈塞栓術の効果—即時効果および長期成績について. 日医放会誌 1991; **51**: 1027-1036.
19) 薪田 修, 堀 晃, 大城 潔, 安谷 正, 島袋国定, 永田凱彦. 長期間繰り返す少量喀血に対する気管支動脈塞栓術. 臨放 1991; **36**: 113-119.
20) Hayakawa K, Tanaka F, Torizuka T, et al. Bronchial embolization for hemoptysis: immediate and long-term results. *Cardiovasc Intervent Radiol* 1992; **15**: 154-159.
21) Vujic I, Pyle R, Parker E, et al. Control of massive hemoptysis by embolization of intercostal arteries. *Radiology* 1980; **137**: 617-620.
22) Keller FS, Rosch J, Loflin TG, et al. Nonbronchial systemic collateral arteries: significance in percutaneous embolotherapy for hemoptysis. *Radiology* 1987; **164**: 687-692.
23) Jardin M, Remy J. Control of hemoptysis: systemic angiography and anastomoses of the internal mammary artery. *Radiology* 1988; **168**: 377-383.
24) 高橋大八郎, 佐々木泰輔, 鎌田紀美男, 淀野 啓. 気管支動脈の解剖と Interventional Radiology. 臨放 1990; **35**: 833-837.
25) Remy J, Emaitre L, Lafiette JJ, Vilain MO, Michel JS, Steenhouer F. Massive hemoptysis of pulmonary arterial origin. *AJR* 1984; **143**: 963-969.
26) Grenier P, Cornud F, Lacombe P, Viau, Nahum H. Bronchial artery occlusion for severe hemoptysis: use of isobutyl-2 cyanoacrylate. *AJR* 1983; **140**: 467-471.
27) Ivanick MJ, Thrwarth W, Donohue W, Mandell V, Delany D, Jaques PF. Infarction of the left main-stem bronchus: a complication of bronchial artery embolization. *AJR* 1983; **141**: 535-537.
28) Katoh O, Kishikawa T, Yamada H, Matsumoto S, Kudo S. Recurrent hemoptysis after arterial embolization in patients with hemoptysis. *Chest* 1990; **97**: 541-546.
29) Kardjiev V, Symeonov, Chankov I. Etiology, pathogenesis, and prevention of spinal cord lesions in selective angiography of the bronchial and intercostal arteries. *Radiology* 1974; **112**: 81-83.
30) 内野 晃, 北原靖久, 大野正人. 肋間動脈内への Lipiodol 注入によって脊髄障害を起こした1例. 臨放 1987; **32**: 531-533.
31) 西澤貞彦, 左野 明, 村上昌雄, 他: 気管支動脈内抗癌剤注入療法における血管解剖および手技上の考察. 臨放 1991; **36**: 103-111.
32) 藤善史人, 井上裕喜, 池田耕治, 他. 悪性腫瘍に対するCDDP 動注療法の合併症について. 日本医放会誌 1992; **52**: 928-933.
33) Doppman JL, Girton M, Oldfield EH. Spinal Wada test. *Radiology* 1986; **161**: 319-321.
34) Schrodt JF, Becker GJ, Scott JA, et al. Bronchial artery embolization: Monitoring with somatosensory evoked potentials. *Radiology* 1987; **164**: 135-139.

3. 気管内ステント挿入療法

　限局性の気道の狭窄や気管軟化症に対しては，通常外科的な切除や吻合術が施行されるが，病変部が長い場合には適応とはならず[1]，適合性が低く硬い T-tube が使用される[2]．そのほかにシリコンステントが使用されることもある[3,4]．気道の再開通を非観血的に行うもっとも簡便な方法としては腔内を直接支持するような器材や self expandable なステントを挿入する方法が考えられる．このような装置では大きな内腔を確保することによって，迅速な上皮形成が起こり，局所の感染や炎症が起こりにくくなる．われわれは self expandable な金属性のステントとして Wallstent と Gianturco ステントを手術適応のない非炎症性の気管および気管支の病変をもつ患者に対して臨床に使用した．

a. 対象と方法

　2種類の self expandable な金属ステント（Wallstent, Gianturco ステント）を使用した（図 3.1）．

　1) Wallstent[5]：使用するステントの直径は，このステント自身が気道壁に対して拡張する性質をもっているため目標とする気道よりも大きいものを使用する．またもともとがしなやかに作られているため気道の曲がりやたわみに適合する．大きさは気管に対しては直径 14 から 30 mm，気管支は 6〜14 mm，長径は 3〜5 cm のものを使用した．

　2) Gianturco ステント[6]：われわれが使用した2連のステントは Uchida によって改良され，気道壁に固定するためのフックを備えている．気管に対しては 30×50 mm のステントを，気管支の狭窄に対しては 30×25 mm のステントを使用した．

b. 挿 入 方 法

　以前は全身麻酔下に施行していたが，現在は全身麻酔なしに施行している．挿入の方法は病変部の局所の状況による．

　1) 気管への挿入方法：気管支内視鏡とCTにてあらかじめ病変部の広がりを確認しておきX線不透過のマーカーで狭窄の範囲をマーキングする．ステントを挿入する際に，マーカーは透視下で直接確認できるため病変部の状況を十分に観察できる．

　2) 気管支病変に対して：挿入は造影剤を気管-気管支幹部に充満させた後に行う．気管支は透視下で通常の血管造影時に行うテクニックを用いて，選択的にカテーテルを挿入しバルーン拡張術を行う．

　抗生物質と抗炎症薬の投与は全例1週間続ける．われわれは55人（男性19人，女性36人），62病変，平均年齢61歳（20〜83歳）に対して本法を施行した．患者は全員，病変部の大きさと全身状態によって外科的な適応のない症例であった．

　ステント挿入の内訳は気管に限局(33病変)，右主気管支 (10病変)，左主気管支 (11病変)，それよりも末梢 (8病変) であった．症例の 48% に狭窄を認め，27% に機能障害を認め，25% が両方を併発していた．1人の肺移植を受けた患者を除いて全員が局所の炎症は認めなかった．患者は全員呼吸困難を訴え，25人では病変部より中枢側に反復性の感染症を起こしていた．

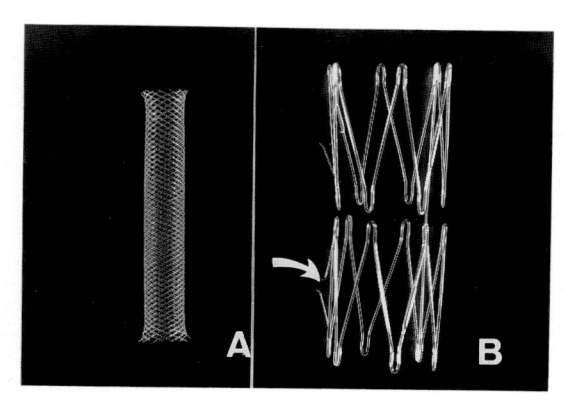

図 3.1　Self expandable prostheses
A) Wallstent
B) 二重のジグザグ構造をした Gianturco ステント：両方のステントともワイヤーが襞状になっており固定用のフックが横についている（矢印）．

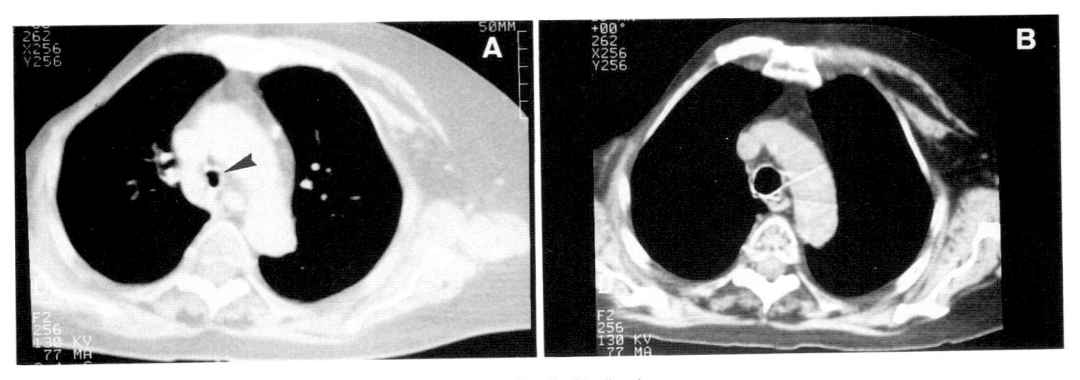

図3.2 気管軟化症
A) 挿入前のCT：吸気時に気管の内腔が虚脱している（矢印頭部）.
B) 挿入後のCT所見：良好な開通を示している.

症例の内訳は，①術後狭窄（13人），②COPD（14人），③肺移植（11人），④挿管後の狭窄（7人），⑤腫瘍による圧迫（5人），⑥感染症が原因であるもの（4人），そのうち結核によるもの（3人），⑦Wegener症候群によるもの（1人）であった.

55人，62病変に対して74個のステントを使用した．Wallstent 39個（気管に14個，気管支に25個）とGianturcoステント35個を使用した．病変部の数と使用したステントの数の違いは，①同じ病変部に対して2個のステントを使用する必要があった場合，②留置が不十分であった場合（2病変），③再狭窄をきたした場合（2病変）などの理由による．Gianturcoステントは運動障害を主体とする患者に使用し，線維化を主体とするに狭窄に対してはWallstentを使用した．放射線学的，臨床的，そして呼吸機能の検索をすべての患者に対して施行した．

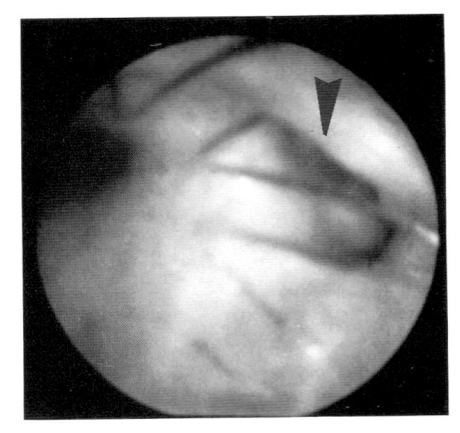

図3.3 Gianturcoステント
Gianturcoステント（矢印頭部）挿入後6カ月目の小葉細気管支分岐付近の内視鏡所見である．上皮が表面をきれいに覆っており，小葉細気管支の開通も良好である．

c. 結　果

透視下では，挿入の状況とステントの局所の状況が明瞭に描出される．末梢にステントが入り過ぎた2例については，次のステントは最初のものとオーバーラップするように留置し病変部に完全に挿入できた．平均10.4カ月（3〜27カ月）の経過観察中で，すべての患者で呼吸機能は改善し，その状態は持続した．直後の放射線学的，内視鏡的な検査では気道の劇的な拡張を認めた（図3.2）．内視鏡では上皮の過形成は認められず，3週間で細胞に被われ始め6カ月後には完全に上皮に覆われていた（図3.3）．ステントの挿入が気管-気管支の病変部で局所的な炎症をひき起こさなかったのは注目に値する．1例のみ炎症性の肉芽部位にステントを挿入した．その結果，直後に肉芽性の炎症反応が生じ，再狭窄をきたした．内視鏡的に炎症部位の切除を行い2カ月間シリコンステントを挿入した．その患者はステロイドの投与を受けながら退院しその後12カ月の経過は良好である．

（1）Wallstent

内視鏡上，上皮化は12日目から始まり，完全に上皮に覆われるのは普通6カ月目くらいであるので，その時期にステントが移動しないかどうか放射線学的に検索する必要がある（図3.4）．後方の腫瘍によって圧排されていた1例では，ステント内側に上皮が増殖してきたためレーザーを用いた．ステントの外側が十分に上皮に被われていなかった2例につい

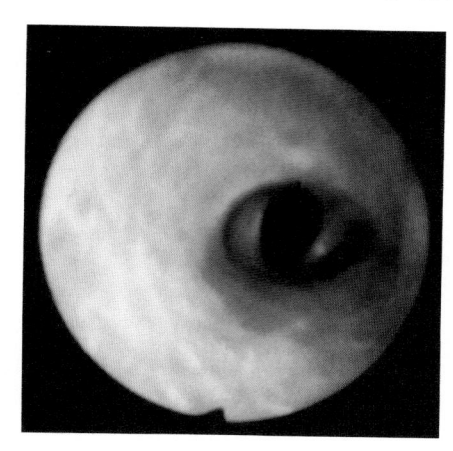

図3.4 Wallstent
左主気管支の炎症性の狭窄に対してWallstent留置後6カ月目のCT所見．表面を上皮がきれいに覆っており，内腔もよく開通している．

ては，2個目のステントを挿入した．Wallstentを用いた場合，ステント径が小さすぎて十分に気道壁に接していなかった例では咳と血痰が起こった．その他の例では合併症を認めなかった．腫瘍により狭窄が起きていた5例のうち4例は8カ月以内に癌が原因で死亡したが，全員生存期間中呼吸困難等の症状は認められなかった．ステント挿入後，深く挿入し過ぎたため細気管支の閉塞をきたした患者を1例認めたが，内視鏡的にレーザーを使用し，改善した．

① 炎症性の病変をもつ患者を除いて，平均7.8カ月（3～16カ月）の経過観察中全例でWallstentにより気管の拡張は保たれており，② 上皮形成も良好で，呼吸機能も改善していた．これはステントの寛容性と効果を示している．炎症の合併した2例ではバルーン拡張術により改善した．

（2） Gianturcoステント

このステントは気管軟化症の患者に対して有効であった．咳は劇的に改善した(70％)．このステントは損傷，移動しやすいため合併症の比率が高く，19人中6人（31％）に認められた．そのうち1人はステントを摘出しなければならなかったし，もう1人は呼吸不全を併発し，死亡した．

d. 考　察

気管-気管支幹部の狭窄の治療には多くの問題点が残されている．外科的な処置は，6 cmを超えるような病変部についてはあまり適応とならず，吻合術は再狭窄の原因となりうる[1]．外科的な処置はいかなる素材のものを使用しようとも適応は限られる．通常のprosthesisでは，上皮化せずに組織適合性があまりなく[7,8]，合併症の原因となったり，移動して小葉細気管支を閉塞したり，肺感染症を反復したりする[9]．これらの器材により気道は拡張するが[10,11]，その適応は良性の小児科的な疾患に限られ，運動障害のあるような患者には使用できず外力ですぐに圧排されてしまう．寒冷療法[12]やレーザー切除[13]も同様である．

金属ステントを気管-気管支の狭窄に対して始めて使用したのはBelsy[14]とBucher[15]である．self expandableなステントの使用には以下のメリットがある．

1) 外科的な処置を必要としないため比較的簡便である．

2) 非常に薄いため直ちに壁に適合し，機能上皮によって覆われる．Wallstentについては，われわれとGianturcoの両方のグループで効果が確認されている[16]．Wallstentの材質は気管上皮に組織学的に馴染みやすく，線毛で覆われ，偽層を形成し気道の特徴を残す．弱い炎症を伴った上皮の過形成性は1カ月後にもっとも強くなり，それから徐々に軽減し，最後には通常の線毛に覆われた1層の過形成性の上皮で覆われる．Rauberら[17]はGianturcoステントを用いた場合，もっとも圧力がかかる部位に，肉芽組織が形成されると述べている．これは気管よりも大きすぎるステントを挿入したためか，非常に堅い材質のものを使用したためと考えられる．こうした欠点も次第に改善されていくものと考えられる．

1988年の初めからわれわれは全身状態や病変部の状態によって，手術不能の患者に対してステントを使用して評価してきた．このステントは柔軟であり，3週間目までに細胞が覆い6カ月目までに完全に上皮化するため気管-気管支に対して使用した場合有利な点が多い．内視鏡上は上皮の過形成は，はっきりとは認められなかった．1人を除いてステント挿入による気管-気管支の炎症が認められなかったことは特記すべきことである．シリコンステントを使用した場合などは，炎症が存在すると瘢痕化するまで抗炎症薬を投与しなければならない．Wallstentを使用した患者で，1人はステント径が小さすぎて壁に接していなかったので咳と血痰の合併症を

訴えたが，その他の患者では合併症を認めなかった．気管支病変に対してもWallstentは有用であった．このステントは非常にしなやかで，適合性が高いため気管支の解剖上からもすぐれている．手術のできない血管性の病変によるものや，予後があまりよくないと思われるような腫瘍性の病変に関してもquality of life を高めることができる．またこのステントは，肺移植後におきた二次的な狭窄に対しても使用できると思われる．肺移植の問題点はサイクロスポリンが広く用いられる前には吻合部がなかなか瘢痕化しないことにあった．これらの合併症は，吻合部が肺動脈からの側副血行路から栄養の補給を受けるため，虚血になりやすいため起こっていた．前述のごとく炎症性の病変をもつ患者を除いて，Wallstentを使用した場合呼吸機能がすぐに改善し効果が持続するようである．Gianturcoステントは径が大きいため気管の病変に対して適しているようである．しかしながら気管支壁への圧力が小さいため，線維化した病変部よりも気管軟化症に使用したほうがよいようである．固定用のフックによって動物実験や臨床経験上認められたような移動しやすい点は解決できるはずである．しかしこのタイプのステントでは，われわれが使用した場合，破損や移動の高い合併症の発生率（30%）を認めた．

今回の研究により self expandable なステントは狭窄や気管-気管支の運動不全症に対して長期間，炎症を起こすことなく有効であることが確認された．多くの手術不能の患者において，狭窄を取り除くことが可能となる．Wallstentは気管支の大きさに対して適合しており，気管支の病変を有する患者にたいへん有用である．気管に対してはこのステントは小さすぎるが，直径30 mm 以上の径のものが現在作られようとしており，近々解決されるはずである．肺移植後の気管支の狭窄に対しては，炎症性のものは別にしてWallstentはシリコンステントよりもすぐれていると思われる．

〔Francis G. J. Joffre；西春泰司訳〕

文　献

1) Grillo HC, Mathisen DJ. Surgical management of tracheal strictures. *Surgical Clinics of North America* 1988；**68**：3, 511-524.
2) Landa L. The tracheal T tube in tracheal surgery. In：Grillo HC, Eschapasse H, eds. International Trends in General Thoracic Surgery, Vol II, Philadelphia；WB Saunders, 1987, 124-130.
3) Ameniyaz R, Matsushima Y, DUMI T, et al. Palliative tracheal tube stent without tracheostomy in tracheal sténosis. *J Thorac Cardiovasc Surg* 1985；**90**：631-632.
4) Dumon JF. A dedicated tracheobronchial stent. *Chest* 1990；**97**：328-332.
5) Rousseau H, Joffre F, Puel J, Duboucher C, Wallsten H, Sigwart U, Imbert C. A new-type of self-expanding endovascular stent prosthesis：experimental study. *Radiology* 1987；**164**：709-714.
6) Uchida BT, Putnam JS, Rosch J. Modifications of Gianturco expandable wire stents. *AJR* 1988；**150**：1185-1187.
7) Barker WS, Litton WB. Bladder osteogenesis aids tracheal reconstruction. *Arch Otolaryngol* 1973；**98**：422-425.
8) Toohill RJ. Autogenous graft reconstruction of the larynx and upper trachea. *Otolaryngol Clin North Am* 1979；**12**：909-917.
9) Irvingj D, Goldstraw P. Tracheobronchial stents. Sem of Interv Radiol vol 8, 4, dec 1991.
10) Cohen MD, Weber TR, Rao CC. Balloon dilatation of tracheal and bronchial stenosis. *AJR* 1984；**142**：477-478.
11) Carlin BW, Harrell JH, Moser KM. The treatment of endobronchial stenosis using balloon catheter dilatation. *Chest* 1988；**93**：6, 1148-1151.
12) Homasson JP, Renault P, Angebault M, Bonniot JP, Bell NJ. Bronchoscopic cryotherapy for airway strictures caused by tumors. *Chest* 1986；**90**：159-164.
13) Dumon JF, Reboud E, Garbe L, Aucomte F, Meric B. Treatment of tracheobronchial lesions by laser photoresection. *Chest* 1982；**81**：278-284.
14) Belsey R. Resection and reconstruction of the intrathoracic trachea. *Br J Surg* 1951；**38**：200.
15) Bucher RM, Busnett WE, Rosemond GP. Experimental reconstruction of tracheal and bronchial defects with stainless steel wire mesh. *J thorac Surg* 1951；**21**：572.
16) Wallace MJ, Charnsangavej C, Ogawa K, Carrasco CH, Wright KC, McKenna R, McMurtrey M, Gianturco C. Tracheobronchial tree：expandable metalic stents used in experimental and clinical applications. *Radiology* 1986；**158**：309-312.
17) Rauber K, Franke C, Rau WS. Self-expanding stainless steel endotracheal stents：an animal study. *Cardiovasc Intervent Radiol* 1989；**12**：274-276.

VI. 肝臓，胆管および脾臓

1. 肝　　　　　臓

1.1　肝癌の塞栓療法

　肝臓における血管塞栓療法の主な対象は肝悪性腫瘍に対する肝動脈塞栓療法（transcatheter arterial embolization, TAE）である．その他の血管塞栓療法の対象疾患としては種々の外傷あるいは医原性の肝内外出血（あるいは，偽性動脈瘤），経皮経肝的肝穿刺後の hemobilia，肝動脈-門脈短絡（arterio-portal shunt, A-P shunt）による門脈圧亢進症，肝内門脈-肝静脈瘻による肝性脳症などがあるが，いずれもまれなもので，本稿では肝悪性腫瘍に対する塞栓療法について述べる．

　肝悪性腫瘍に対する肝動脈塞栓術（transcatheter arterial embolization, TAE）は1974年にフランスの Doyon ら[1]によって初めて報告され，その後 Wallace ら[2]のグループによって多数の転移性肝癌例に対して施行された．一方，わが国に多い肝細胞癌（肝癌）に対しては，並存する肝硬変や門脈腫瘍栓のためにその応用が危惧されたが，1978年に山田らによってその劇的な治療効果が報告された[3]．その後，肝硬変合併例における安全性が確認されるに及んで切除不能肝癌に対するもっとも有効な治療法としての地位が確立している．

　肝悪性腫瘍に対する TAE 療法はすでに広く施行されているが，いまだ問題点も多い．より安全により強い抗腫瘍効果を得るために，われわれは常に多く事柄を理解し考察しながら TAE を施行する必要がある．

a.　原　　　　　理

　悪性腫瘍に対する動脈塞栓療法は，阻血による腫瘍壊死，抗癌剤の局所長期滞留による作用の増強（化学塞栓療法：chemoembolization），を主な目的として施行される．また，腫瘍出血の止血や多血性腫瘍に対する術前の処置としても施行される．いずれの場合でも腫瘍に対する阻血をできるだけ強く惹起し，正常組織に対する障害をできるだけ少なくする必要がある．すなわち，塞栓療法は治療効果と臓器障害の最適のバランスを考慮しながら施行される．このバランスの理解には肝臓と腫瘍の血行の理解が必須である．

（1）　肝および肝内の血行

i）　**肝動脈解剖**　　TAE に際し重要な肝動脈の

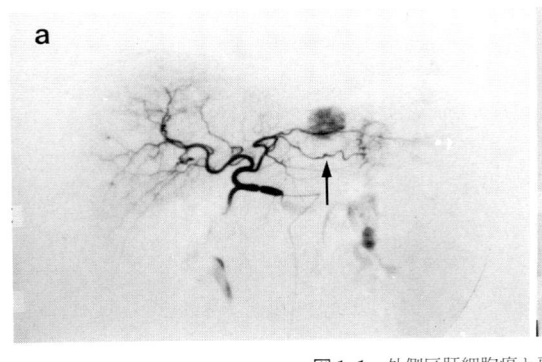

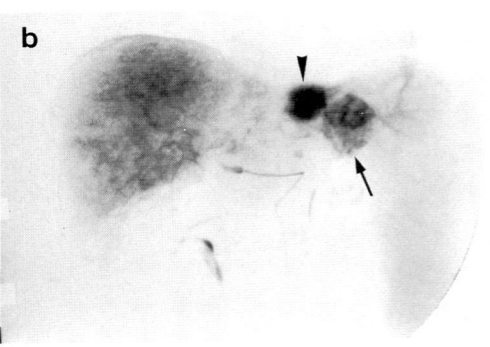

図1.1　外側区肝細胞癌と副左胃動脈による胃壁濃染
a）　動脈相で左肝動脈より副左胃動脈の分枝を認める（矢印）．
b）　毛細管相で肝細胞癌の濃染（矢頭）と胃壁の部分的濃染を認める（矢印）．腫瘍濃染と誤認しないよう注意が必要である．

変異としては，右肝動脈あるいはその一部（主として後区域枝）が上腸間膜動脈から分岐するもの，左肝動脈あるいはその一部（主として外側区域枝）が左胃動脈から分岐するもの，などが頻度が高く重要である．常に腹腔動脈造影と上腸間膜動脈造影を施行しこれらの変異を見逃さないようにする．逆に，左胃動脈の一部が左肝動脈から分岐することがあり（副左胃動脈：accessory left gastric artery），この場合は胃壁の濃染が肝細胞癌（肝癌）の濃染と類似し鑑別に苦慮することがある（図1.1）．外側区域枝との区別は，本動脈が umbilical portion (UP) より手前で分岐することで一般に可能であるが，基本的には門脈像との対比で確定するとよい．すなわち，外側区の肝内門脈枝と伴走しないことで肝内門脈枝と区別できる．また胃を発泡錠で膨らませると形態が変化することでも腫瘍濃染との鑑別に有用である．肝癌と誤認して TAE が施行されることがあり注意を要する．また，TAE に際し塞栓物質の流入しないように注意が必要である．区域あるいは亜区域塞栓術に際しては肝内区域動脈枝の解剖の把握が重要であるが，これまでに十分に検索された報告はない．基本的には図1.2のごとき分岐である．左葉枝は umbilical portion を通り，後区域枝は P-point を通ることが診断のポイントとなる．しかしながら，肝内動脈の分岐パターンはバリエーションがきわめて多く，必ず門脈像との対比で診断する必要がある．経動脈性に十分な門脈像が得られない場合は立体拡大像で判定するとよい．尾状葉は特異な部位に位置し，その動脈枝の分岐も左右肝動脈の近位より分岐する小動脈であるという特異性がある．多くは右肝動脈起始部よりもっとも太い枝が分岐する．尾状葉 paracaval portion は右肝門部上部から左右肝静脈根部間に存在し肝表に達する場合もある（図1.3）．尾状葉の解剖を理解しておくことは，尾状葉のみならず，その周辺の肝癌に対し効果的な TAE を施行するうえで重要である[4,6]．

肝動脈と吻合する主な動脈系としては下横隔膜動脈や胆管周囲動脈叢がある．Reiman ら[6]の報告では剖検肝に下横隔膜動脈より注入すると全肝内動脈が描出される．下横隔膜動脈は腹膜の存在しないいわゆる bare area から肝内に進入し肝動脈と吻合する．これらは肝内動脈に対する TAE 後の側副血行路として重要であるが，そのほかに胆嚢動脈，内胸動脈などが側副路となることがある（図1.4）．腫瘍が肝外に進展すれば周辺の大網動脈，上腸間膜動脈，副腎動脈，胃動脈，肋間動脈などからも栄養される（図1.4）．これらの側副血行路は再発とその治療に際しきわめて重要である．

その他の TAE の理解に必要な肝血管系としては，肝門部や葉間あるいは capsular artery を介して区域間に多数の吻合の存在が証明されている[6]．今後の区域性肝動脈塞栓術（segmental or subsegmental TAE）の普及でこの側副路の解析が必要となろう．

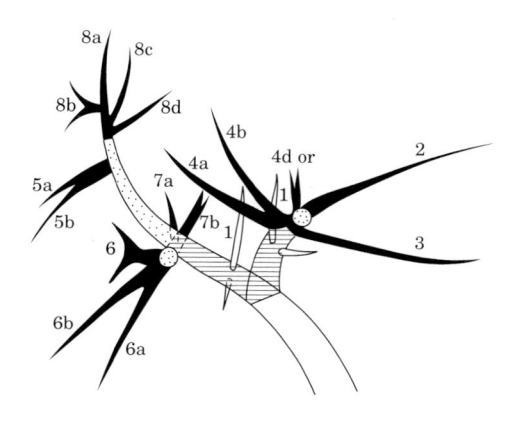

(a) 肝内門脈枝

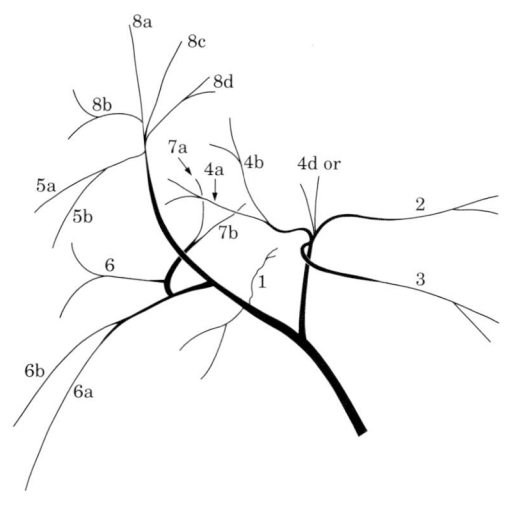

(b) 肝内動脈枝

図1.2 肝内脈管分岐基本型（高安分類模式図）
1：尾状葉枝　2：外側上区域枝　3：外側下区域枝　4：内側区域枝　5：前下区域枝　6：後下区域枝　7：後上区域枝　8：前上区域枝

▨ : para-caval portion
MH : middle hepatic vein
RH : right hepatic vein

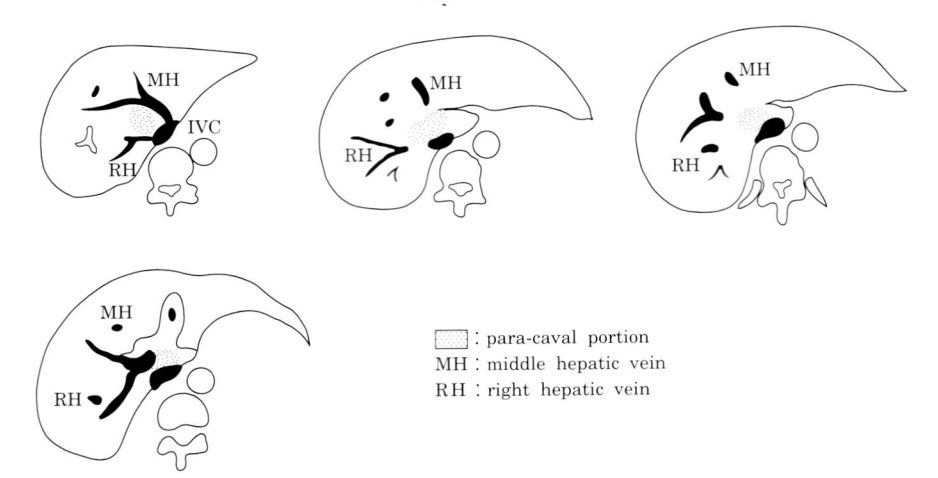

図1.3 尾状葉 paracaval portion の CT 解剖（松井ら[4], 1988）

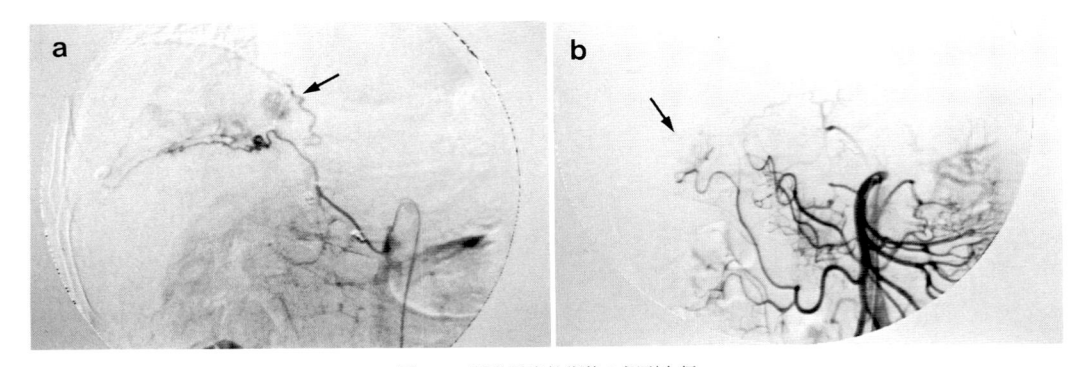

図1.4 肝動脈塞栓術後の側副血行
肝細胞癌に対し頻回の TAE を施行した後，肝動脈からの腫瘍濃染はみられなくなったが，右下横隔膜動脈造影（a），上腸間膜造影（b）で肝内の腫瘍濃染が描出された（矢印）．後者は癒着を通じて右結腸動脈より側副路が形成されたものと考えられた．

ii) **肝内微細脈管構造**　肝内の微細脈管構造については鋳型走査電子顕微鏡による観察がもっともすぐれている．われわれがラットを用いて行った検討結果の模式図を図1.5に示す[7]．人間の肝臓については十分な結論が得られているわけではないが，図1.5のごとき相互関係と考えてよい[8,9]．肝への血流は門脈と肝動脈を通じて流入する．肝類洞の血流はその約70〜80%が門脈に由来し残りが肝動脈に由来するとされる．酸素分圧からの割合では肝動脈の割合がより増加する．類洞からの血液は肝静脈に還流する．肝動脈と門脈はグリソン鞘内を胆管とともに伴走し，peribiliary plexus (PBP)（図1.5）や periportal plexus (PPP) および類洞にさまざまな分枝を送る．肝動脈の終末枝は interlobular arteriole，PBP に注ぐもの，PPP に注ぐもの，および portal vein に直接吻合するものに大別される．

interlobular arteriole は肝小葉間を走行するもので，小葉の境界部で微細毛細管網を形成し類洞に注ぐ．PBP に注ぐ肝動脈終末枝は量的にきわめて多く，他の吻合が容易には捉え難いのとは対照的である．肝動脈終末枝と門脈枝との直接の吻合はラットや人間では認められるものの頻度は低い．人間では認められないとする報告もある．PBP はグリソン鞘内の胆管周囲の密な血管網で，近位のグリソン鞘では2層の血管網がみられる．内層は毛細管網で外層は静脈網で形成される．内層には肝動脈から多数の分枝が分布し，外層からは導出血管がみられる（図1.5）．末梢では PBP は毛細管網単独で形成される．PBP からの導出血管としては直接類洞に注ぐもの（lobular branch）あるいは門脈の分枝に注ぐもの（prelobular branch）がある．すなわち肝動脈は PBP を介して門脈あるいは類洞に連絡し，直接類洞

A：肝動脈（hepatic artery）
B：胆管（bile duct）
P：門脈（portal vein）
S：肝類洞（hepatic sinusoid）
PBP：peribiliary plexus
PPP：periportal plexus
CV：中心静脈（central vein）
1：peribiliary efferent venule (lobular branch)
2：peribiliary efferent venule (prelobular branch)
3：interlobular venule
4：interlobular arteriole
5：peribiliary efferent arteriole
6：periportal venule

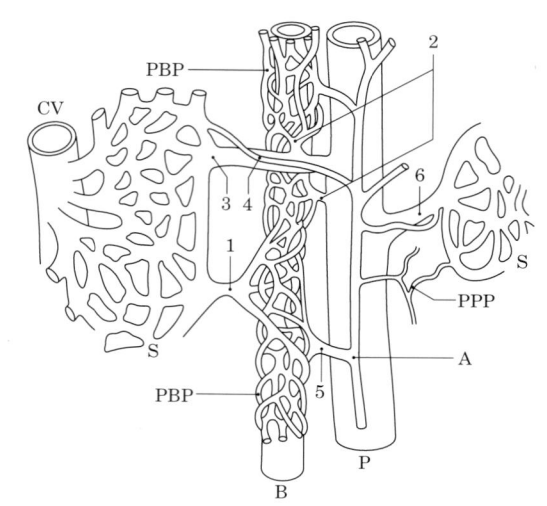

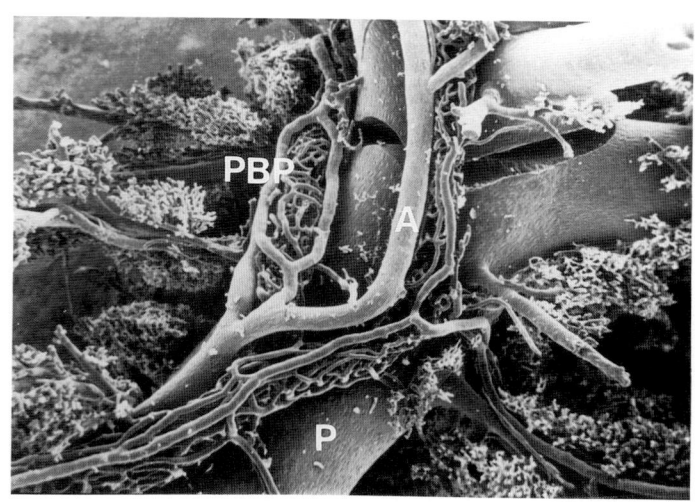

図1.5　肝内微細血管
上）　模式図
下）　ラット鋳型走査電顕像（肝動脈内注入）

に連絡するものは少ない．肝動脈から注入された鋳型作成のための樹脂は主としてPBPを介する吻合を通じて門脈，類洞に流入する．Kanら[10]は生体顕微鏡下の観察で肝動脈に注入されたLipiodolは順行性に門脈末梢枝に流入することを確認しており，in vivoでも肝動脈血の大部分はPBPを介して門脈あるいは類洞に流入していると考えられる．一方，門脈より注入された樹脂は肝動脈系には逆流せず，interlobular venules（小葉間を走行するもの），periportal venuleあるいはPBPを介して類洞に流入する[7]．

肝硬変では，門脈の末梢枝は狭小化するのに対し，PBPは拡張かつ増加する．また再生結節周囲にperinodular vascular plexusが形成され，多数の肝動脈-門脈吻合（A-P communication, A-P shunt）が増加するとされる．すなわち，肝硬変例では種々のA-P communicationsが正常例に比し著増している点がTAEを考えるうえで重要である[11]（図1.6）．

このような脈管構造を通じて，門脈と肝動脈は相補うような血行動態で肝を栄養している．すなわち，門脈血流が減少した場合は肝動脈よりA-P communicationを通じて血行が代償される．この現象は画像ではsegmental stainingとしてしばしば観察される[12]（図1.7）．肝動脈が途絶した場合は種々の

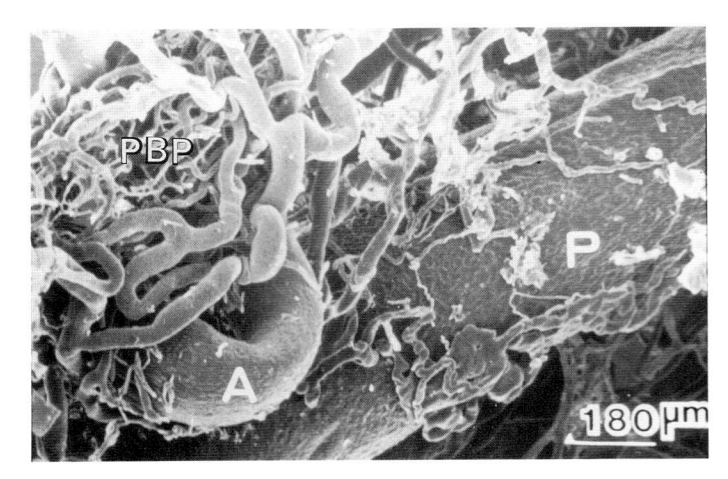

図1.6 ラット実験肝硬変の鋳型走査電顕像
肝動脈の拡張蛇行（A）と peribiliary plexus（PBP）の拡張が著明である．P：門脈

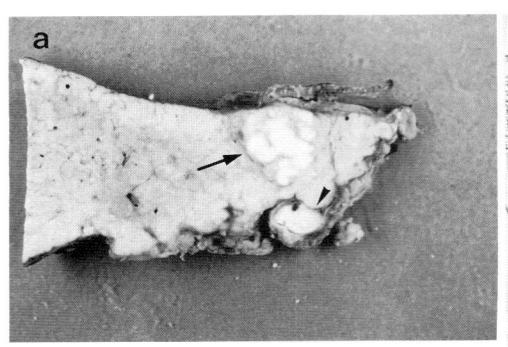

図1.7 肝内門脈閉塞による区域性濃染像
a) 切除標本にてS6に小肝細胞癌（矢印）を認め門脈後下枝に腫瘍塞栓（矢頭）を認める．
b) 肝動脈造影でS6全体が濃染し腫瘍濃染が不明瞭である（区域性濃染：矢印）．

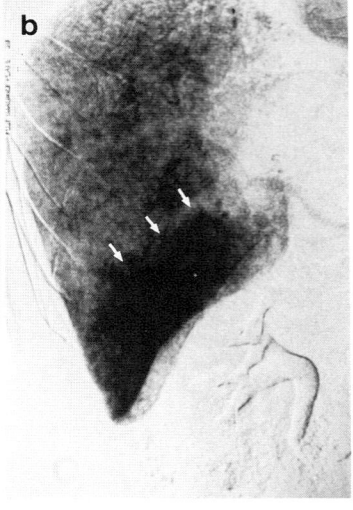

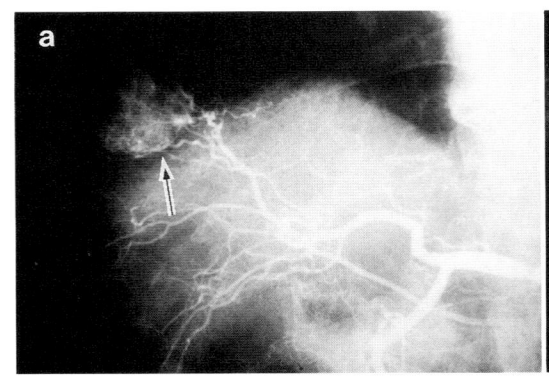

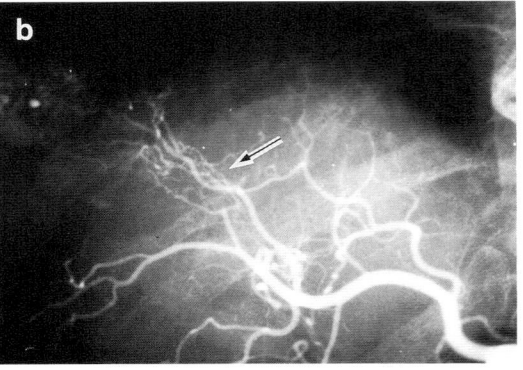

図1.8 Peribiliary plexus による肝内側副路前上区域
肝動脈枝（A8）末梢に肝細胞癌を認める（a．矢印）．TAEを施行し6カ月後の再肝動脈造影でPBPの一部の拡張によると思われるA8の側副路を認める（b．矢印）．

動脈間側副路が形成されるが,とくに PBP が重要な側副路となる(図1.8).一方,肝動脈の閉塞後に門脈からの側副路が形成されるか否かについては明確に解明されていない.われわれは,ラットにおいて肝動脈塞栓術後に門脈-肝動脈短絡が生ずることを報告した[13]が,人におけるこのような現象については解明されていない.

(2) 肝癌の血行支配

病巣の血行支配の理解は TAE を行う際には必須である.肝癌の血行支配については種々の方法で検討がなされてきた.図1.9にラット DAB 肝癌の透徹標本像を示すが,肝動脈から注入した赤い樹脂が腫瘍内部に分布し,門脈から注入した白い樹脂は腫瘍辺縁部にわずかに関与している.すなわち,肝癌は大半が肝動脈支配で,門脈血は辺縁の一部を栄養している可能性がある.肝腫瘍に対する injection study の報告は同様のものが多い[14~18].われわれの経動脈性門脈造影下 CT(門脈 CT)による観察でも,Edmondson II 型以上の肝癌(図1.10)や臨床的に認知しうる転移性肝癌には門脈血の流入はほとんどないと考えられる[19~21].一方,Lin ら[15]は径 1 cm 以下の転移性肝癌で高頻度に腫瘍中心部に門脈枝の分布を認めたと報告している.また,柳らの報告のごとく,周辺肝細胞と接するように発育する肝細胞癌は周辺肝と類洞を共有し門脈血の関与が推定される[16].Kita らは肝癌に対する鋳型走査電顕による検討で同様の類洞の共有所見を報告している[17].ただし,injection study や組織学的に門脈枝の関与が考えられても,それらが即 in vivo での門脈血の栄養

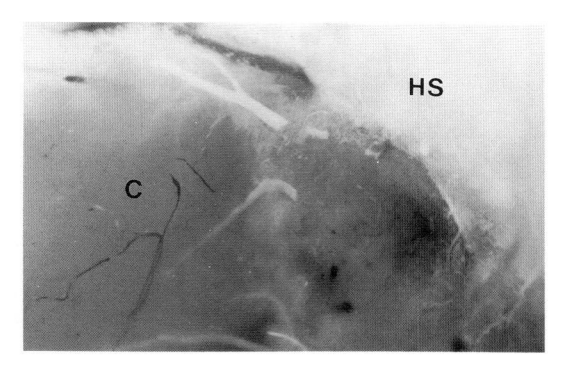

図1.9 ラット DAB 肝癌透徹標本像
肝癌部(C)には肝動脈より注入された赤い樹脂がみられ,肝実質(HS)は門脈より注入された白い樹脂で満たされている.肝癌の周辺は一部門脈よりの樹脂が混在している.

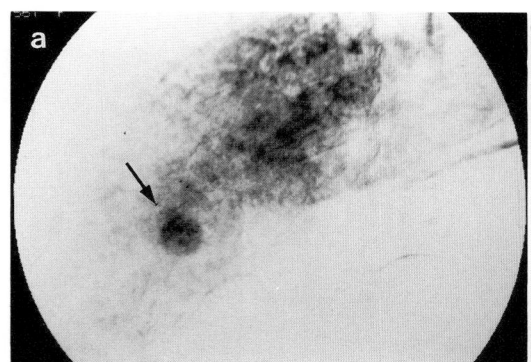

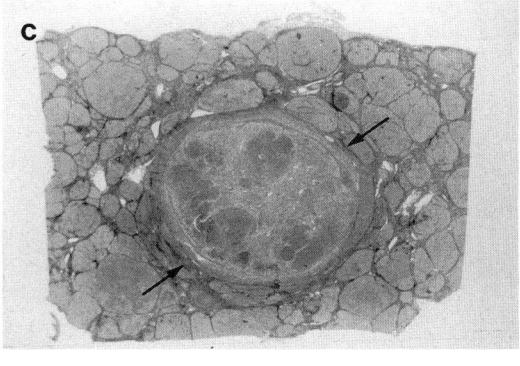

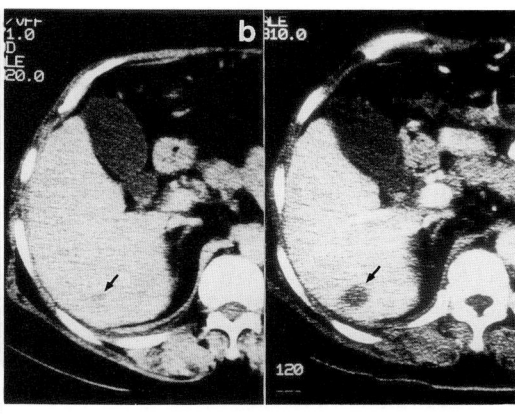

図1.10 中分化肝癌
a) DSA で濃染像として描出される(矢印).
b) 造影 CT では淡い低吸収域として描出され(左,矢印),門脈 CT では明瞭な低吸収域として描出される(右,矢印).
c) 被膜を有する中分化肝癌であった(矢印).

を示すものかどうかは明らかではない．すなわち，圧較差より考えて，これらは導出血管として働いている可能性が大きい．また，導出血管であってもTAE後は栄養血管として働く可能性もある．今後，解明されるべき重要な問題であろう．

高分化型肝癌（EdmondsonⅠ型）では，組織学的に内部にグリソン鞘が認められることがあり，門脈血の栄養が十分推定される．われわれの門脈CTによる in vivo での検討によると，腺腫様過形成では腫瘤内に周辺肝とほぼ同様の門脈血流が認められ，Edmondson Ⅱ型以上の古典的肝癌が明瞭な門脈血流欠損域として認められるのとは好対照であった．これに対し，高分化肝癌ではこれらの中間の門脈血行を示し，門脈CT上では淡く描出される場合が多い[19,21]（図1.11）．このようなものでは組織学的に内部にグリソン鞘が残存し，被膜形成がみられず，腫瘍血管増生も軽度であり，動脈性の造影で濃染を示さない．このような肝癌はTAEで十分な壊死が得られない．

古典的肝癌の多くは被膜を有するが，この場合は門脈枝は被膜部で扁平化，狭小化し，被膜内部には直接分布しない．したがって，被包型肝癌はほぼ100％肝動脈支配と考えられる[18,22]．すなわちTAEの良好な適応である（図1.10）．

肝癌の導出静脈については十分解明されていないが，術中の腫瘍穿刺造影像，走査電顕像や組織学的検討あるいは血管造影像より，被膜あるいは隔壁内の門脈枝を介して周辺類洞へ還流するものと考えられる．この場合，血管造影で認定できる程度の門脈が描出されることは少なく，通常は腫瘍周辺の類洞に浸み込むように造影剤が還流していく（図1.12）．被膜の存在しない肝癌では腫瘍内血洞から周辺類洞へ還流するものと考えられる[17]．まれに動脈造影で早期肝静脈還流が描出されることがあり，肝静脈を直接の導出動脈とするものも存在すると思われる．

肝癌は進展すると門脈ないしは肝静脈内腫瘍塞栓を形成する．これらは基本的にはPBPやPPPを介する肝動脈支配である[18]が，周辺部は門脈あるいは肝静脈から直接血液を供給される可能性がある．

b．塞栓術の手技

目的部位に選択的にカテーテルを挿入し，症例に応じて適切な塞栓物質を選択することが，合併症を軽減し治療効果を高めるためにきわめて重要である．

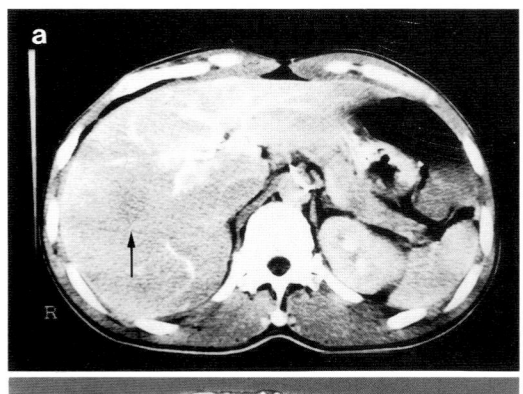

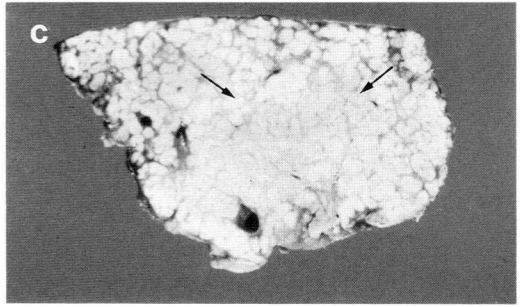

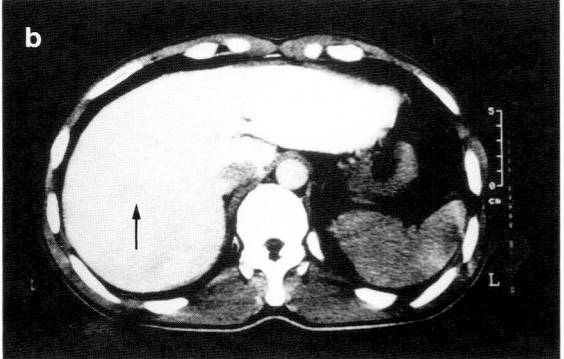

図1.11　高分化肝癌
a) CT arteriography（肝動脈造影下CT）で淡い低吸収域として描出される（矢印）．
b) 門脈CT（経動脈性門脈造影下CT）ではきわめて淡い低吸収域として描出される（矢印）．
c) 切除標本肉眼像では被膜のない辺縁の不明瞭な結節で内部にグリソン鞘が残存している(矢印)．組織学的にはEd.Ⅰ型が大半を占める高分化肝癌と診断された．(厚生連高岡病院症例　北川清秀博士の御厚意による)

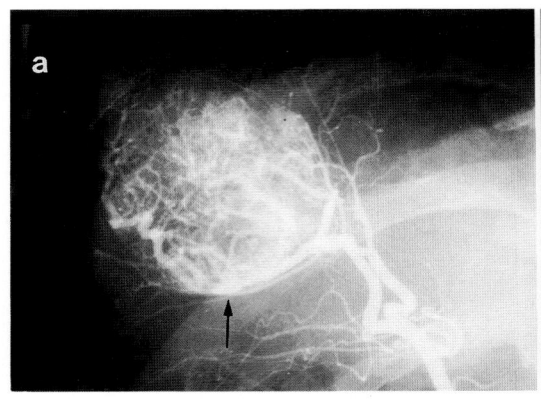

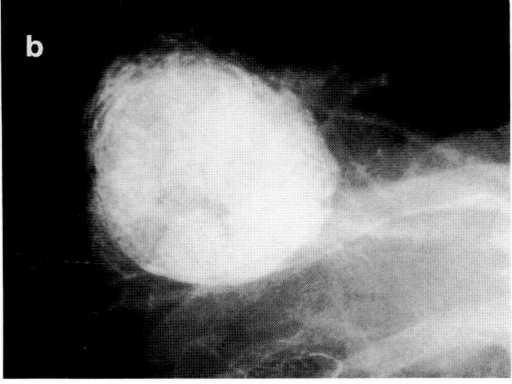

図1.12 被包型肝細胞癌,肝動脈造影立体拡大像
a) 動脈相で著明な腫瘍血管増生を認める(矢印).
b) 毛細管相後期に腫瘍周辺被膜外に微小な門脈末梢枝の描出が観察される.

(1) カテーテル挿入技術

 選択的腹腔動脈造影と上腸間膜造影は必ず施行し,血管解剖と門脈の血行状態の把握を行う.すでにTAEの既往があればさらに症例に応じて,下横隔膜動脈,腎動脈造影や大動脈造影で側副血行を検索する.小肝癌の場合は栄養動脈の確実な認定のために立体拡大撮影が有用である.
 カテーテルの超選択的挿入はTAEの基本として重要である.種々の方法があるが,digital subtraction angiography (DSA) とそのロードマップ機構を利用した,コアキシャル法によるマイクロカテーテルの挿入が末梢動脈の選択性と安全性にもっともすぐれている.高価な点に欠点があるが,最近では小肝癌がTAE対象となる場合が多く,末梢レベルでの確実なTAEが予後の改善には必須である.進行した肝癌では左右あるいは固有肝動脈レベルでTAEを行うことが多い.この場合は親水性ポリマーでコーティングされたガイドワイヤーを目的部位に先行し,これを軸としてカテーテルを直線型に交換し挿入する.ガイドワイヤーの挿入固定が困難な場合はスパイラル型やシモンズ型などのpreshapedカテーテルを使用する.
 いずれにしても安全で確実なカテーテル挿入に習熟することはTAEの基本としてもっとも重要である.vasospasmusや内膜剥離などでTAEが施行不能になることが予後を著しく悪化させることを念頭において,細心の注意をもって施行する必要がある.
 TAE後の側副路からの再発に対してはできるだけマイクロカテーテルを用いて該当動脈が栄養する臓器を避けるようにする.横隔膜動脈は胸膜の癒着を通じて肺動静脈と短絡を形成することがある.とくに肺静脈との短絡はTAEの禁忌であるので注意深い観察が必要である.

(2) 塞栓物質

 塞栓物質の理解には,塞栓部位(レベル)と塞栓の持続期間が重要である.肝悪性腫瘍に対してよく選択される塞栓物質としては,gelatin sponge (Gelfoam, Spongel), Lipiodolがある.そのほか,Ivalon粒子,アビテン,無水エタノール,金属コイル,自己血栓などがある.
 gelatin spongeはもっとも広く使用される.1 mm前後の細片で注入した場合は比較的近位の塞栓となり,PBPの塞栓は軽度である.したがって,PBPを介する側副路が塞栓早期より働き[7],肝実質に与える障害は強くない.塞栓の持続期間は数週間とされ,吸収,再開通が起こるとされる.再開通の原因としてはgelatin sponge細片の近位での一時的停滞も重要である.すなわち,塞栓終了数分後に明らかな血流の再開がみられることがあり,十分な塞栓を行う際には留意が必要である.粉末状のgelatin sponge (Gelfoam powder)はPBPも広範に塞栓する.Lipiodolは液状の油滴で海面活性剤の付加や浸透で大きさが変化する.PBPを通過し門脈末梢枝や類洞に流入する特徴がある.少量では塞栓効果に乏しくまた塞栓時間も短いが,大量に注入すれば毛細管レベルの強力な塞栓物質となる[7](図1.13).金属コイルは近位動脈の永久塞栓物質であり外科的結紮と同様の効果がある.無水エタノールは毛細管レベ

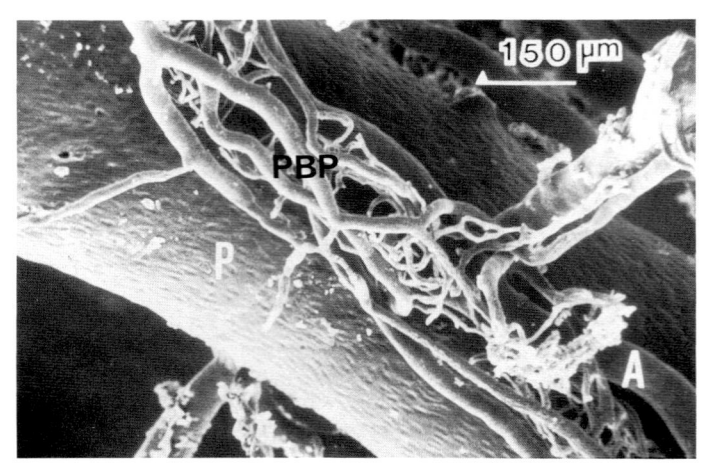

図1.13 ラット肝動脈内 Lipiodol 注入後の鋳型走査電顕（肝動脈主幹を塞栓しない程度の注入）peribiliary plexus (PBP) は粗造となり途絶部が散在する．A：肝動脈，P：門脈

ルから比較的近位の動脈まで広範に内膜に障害をひき起こし，血栓を形成する[23]．これに加えて直接の細胞毒とされ肝実質や胆管にも直接障害を与えるとされる．無水エタノールを肝動脈に使用する場合は末梢域（亜区域レベル以上）で逆流のないように注意する．とくに肝門部胆管の栄養枝や胆嚢動脈への流入は避ける．Ivalon やアビテン粒子は gelatin sponge と同様の塞栓効果があるが，より塞栓の持続期間が長く，とくに Ivalon は永久塞栓物質とされている．

これらの塞栓物質を目的に応じて選択する．一般には，Lipiodol と抗癌剤の混合物で微細な腫瘍血管を充填し，その後 gelatin sponge 細片で塞栓する方法が行われる[24,25]．抗癌剤を浸した gelatin sponge 細片のみで行う場合[3]や Lipiodol と抗癌剤の混合物のみで行う場合もある[24]．これらの使用量は肝機能障害の程度，塞栓部位，腫瘍の大きさや進展度，などさまざまな点を考慮して決定する必要がある．

一般的には，広範な肝癌に対しては，塞栓物質と抗癌剤の混合物による化学塞栓療法（chemoembolization）に重きをおき，塞栓効果の比較的弱い TAE を行う．この場合，Lipiodol の量は腫瘍径（cm）と同じ量（ml）が推奨されているが，腫瘍が乏血性である場合は少量でも強い胆管障害や肝障害をきたすことがあり，血流の状態をみながら適宜調整する．ふつう，Lipiodol の量は全体として 10 ml 前後以下にとどめる．Lipiodol を左右肝動脈より近位レベルで血流が停滞するまで注入することは危険である．その後 1 mm 角の gelatin sponge を血流が軽く停滞するまで注入する．完全な遮断は障害を惹起するのみならず，再 TAE が困難となる．

一方，限局した小肝癌に対しては，担癌亜区域を選択的に強力に塞栓する（区域塞栓術：segmental TAE[26]，亜区域性塞栓術；subsegmental TAE[27]，medical subsegmentectomy）．この場合は周辺肝のある程度の梗塞はむしろ望ましく，Lipiodol は周辺肝内の門脈枝が描出されるまで（必ずしも描出されない）できるだけ大量に注入し[28]，その後細かい（1 mm 角以下）gelatin sponge で十分に塞栓する．われわれはこの目的で無水エタノールを使用し，その有用性を報告したが，亜区域レベルの塞栓では通常の Lipiodol と gelatin sponge による TAE と治療成績に明確な差異がなく，現在はあまり使用していない[27]．

Lipiodol は PBP や腫瘍の導出静脈を通じて周辺門脈に流入し[10,28]，したがって門脈血行の遮断効果もあり，この目的では有用性が大きい．しかしながら，gelatin sponge 細片は門脈に達せず Lipiodol のみの門脈遮断となるために，門脈塞栓効果は一時的である．動脈からの注入で動脈と門脈に同時に塞栓可能な物質が開発されれば真の経カテーテル的区域切除（medical segmentectomy）も可能であり，今後の研究が期待される．金属コイルは一般には使用されないが，大きな A-P シャントを有する例などで

その閉塞を目的として使用されることがある.

肝癌に対しては，一般に抗癌剤と塞栓物質の混合物が使用されている．抗癌剤としては adriamycin 10～60 mg, epirubicin 20～60 mg, mytomycin-C 2～10 mg, cis-platinum 50～100 mg などが gelatin sponge や Lipiodol に混和されることが多い. Nakamura らは，抗癌剤を Lipiodol と等比重の液 (60% の urographin とその 1/5 の蒸留水で作成) で溶解することによって，安定な water-in-oil 型の emulsion を作成することが可能とし，推奨している[29]. Lipiodol と混和する場合は，三方活栓でパンピングを行い混和するが，過度に行うと Lipiodol 粒子が小さくなり腫瘍血管や毛細管を通過することがあるので注意が必要である．このように，塞栓物質と混和された抗癌剤は 24～48 時間以上の長期にわたって腫瘍部に停滞し，塞栓効果と抗癌剤の徐放化による強力な化学療法効果が期待される（化学塞栓療法）[30].

これらの方法以外に種々の抗癌剤と Lipiodol の混合の工夫のなされたものや，^{131}I-Lipiodol を肝動脈内に注入し組織内照射を行う方法などが報告されている[31].

(3) 門脈塞栓術

TAE と同時に門脈血流も遮断すればより確実な塞栓効果が期待される．超音波誘導下に経皮経肝的に門脈を穿刺し担癌区域あるいは亜区域枝を選択し塞栓を行う. Nakao ら[32] は肝動脈塞栓と同時性に門脈塞栓を行い，木下ら[33] は肝動脈塞栓 2 週間後に異時性に門脈塞栓を行っている. Nakao ら[32] は gelatin sponge 細片を使用し，木下らはバルーン閉塞下にフィブリン糊を注入し塞栓を行っている．いずれもそのすぐれた治療効果を報告したが，手技の煩雑さのためにあまり施行されていない．むしろ肝切除の前処置として残肝の代償肥大を促すために，担癌区域（葉）に対して施行される[33].

(4) 肝癌に対する TAE 治療効果判定

血清 α-fetoprotein (AFP) 値が高値を示す場合はその値が参考となるが，AFP 高値を示す肝癌は約 1/3 と少なく，また軽度の上昇では肝癌に由来するものかどうか判断できない．したがって，画像での判定が必要となる．

Lipiodol を使用した場合は，その 1 カ月以上の明瞭な残存部位には，多くの場合，組織学的に壊死がみられる．したがって，TAE 後 1 カ月以上の CT で，Lipiodol が明瞭に残存する部位は壊死と診断してよい[34]（図 1.14）．逆に壊死を免れた部位からは Lipiodol は消失するので，腫瘤内の Lipiodol 欠損域は残存腫瘍あるいは再発と診断できる（図 1.15）．さらに dynamic CT を併用した造影 CT を行い，造影される部位の有無で残存腫瘍の診断を行う（図 1.15, 1.16）. Lipiodol を使用しない場合は dynamic CT や造影 CT での濃染の有無で再発の診断を行う．壊死部は濃染を示さないことで診断できる（図 1.17）．しかしながら，内部や辺縁に残存する小さな (5 mm 前後) viable tumor 部の正確な診断にはこれらの方法では限界があり，1～2 カ月ごとの CT による頻回のチェックが望ましい. dynamic MRI ではより正確な評価が可能で，今後装置の普及に伴って

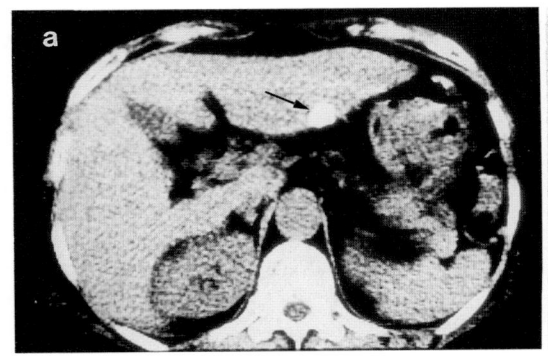

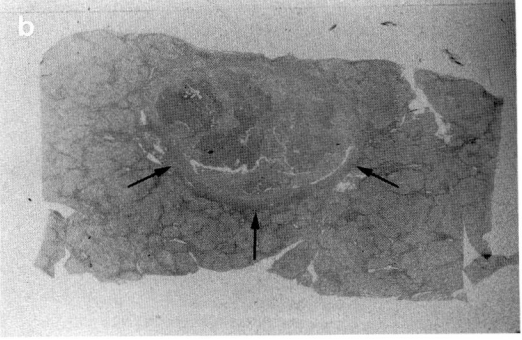

図 1.14 Lipiodol を併用した肝動脈塞栓術後の小肝癌完全壊死例
TAE 後 2 カ月目の単純 CT で Lipiodol は腫瘍全体に明瞭に集積，残存している (a. 矢印)．切除にて完全壊死を示す被包型肝癌が認められた (b. 矢印).

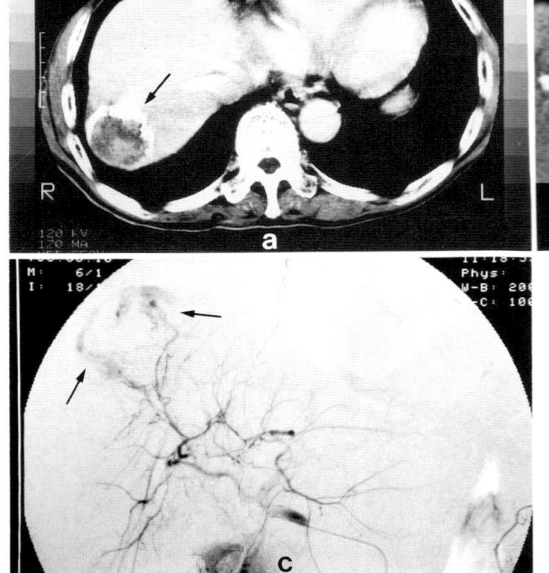

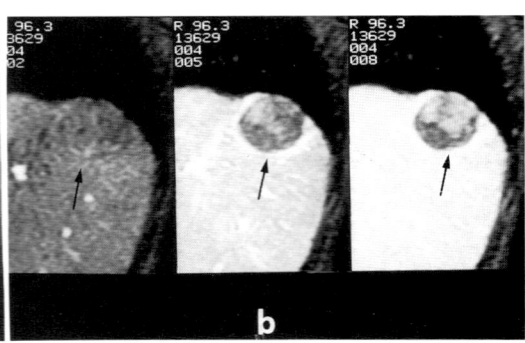

図1.15 Lipiodolを併用した肝動脈塞栓術後の肝癌再発例
a) 造影CTで腫瘍内のLipiodol欠損部と同部の造影効果が認められる（矢印）．
b) Gd-DTPAによるdynamic MRIで腫瘍内部の濃染が明らかである（矢印）．
c) DSAで腫瘍の再発が確認された（矢印）．

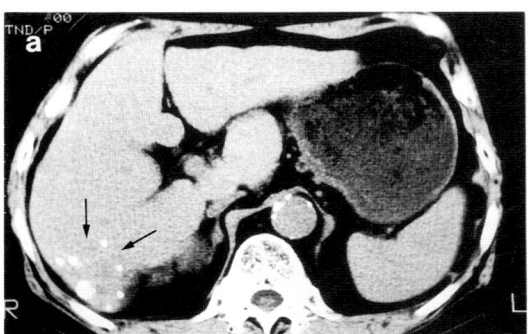

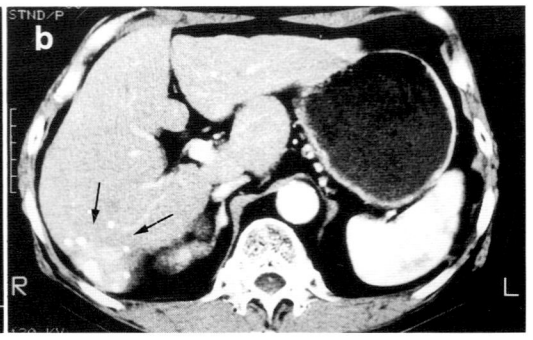

図1.16 Dynamic CTによる肝癌周辺再発の診断
a) 造影CTではLipiodol集積部以外に明確に病巣を指摘できない（矢印）．
b) Dynamic CTでLipiodol集積部周辺の結節状濃染が明瞭であり（矢印），周辺再発の診断ができる．

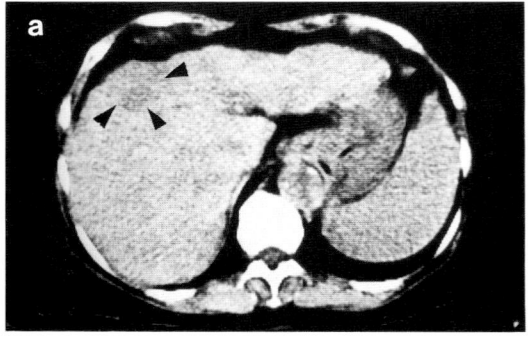

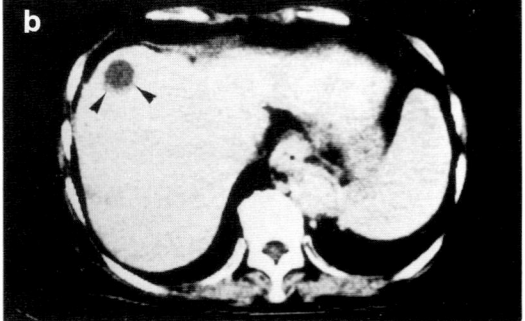

図1.17 Lipiodolを併用しない肝動脈塞栓術後の小肝癌壊死像
a) TAE前造影CTで腫瘍全体が造影され淡い低吸収域として描出される（矢印）．
b) TAE後の造影CTでは腫瘍は造影されず強い低吸収域を示す（矢印）．

重要な診断法となろう(図 1.16)．最終的には血管造影(DSA が望ましい)における濃染像で確認するが(図 1.16)，小さな局所再発や肝内転移は本法ではじめて確認される場合が少なくない．とくに，TAE 後に AFP 値が上昇するにもかかわらず CT や US，MRI で病巣が検出されない場合は，小肝内散布巣が散在する場合が多く，必ず血管造影を行う必要がある．

c．治療成績

組織学的には被膜を有する小肝細胞癌に最も壊死効果の高いことが知られている[35)](図 1.14, 1.18)．一方，被膜を有さない肝癌の周辺肝と類洞を共有する癌発育先端部や，あるいは被膜外浸潤部，門脈血流を有する高分化肝癌などでは TAE の効果が弱く完全壊死が得られにくい[35,36)](図 1.11)．高分化肝癌以外でも種々の組織学的亜型による乏血性肝癌(硬化型，肉腫様変化を伴うものなど)は TAE で十分な壊死効果が得られないことが多い．また，壊死効果は使用された塞栓物質やその量および注入部位などによって異なり，より腫瘍近位で毛細管レベルの塞栓物質がより多量に注入されればもっとも強い壊死効果が得られる．小肝癌に対する区域あるいは亜区域塞栓術では組織学的に約 70〜80％の症例に完全壊死がみられている[26,27)](図 1.18)．また技術的には肝内のみならず肝外からの栄養血管や側副路を十分に検索して塞栓を行うことによりより確実な壊死効果が得られる．Lipiodol を使用した場合は腫瘍全周にわたって周辺肝に Lipiodol が存在することが技術的に十分な TAE が行われたか否かの目安になる(図 1.19)．門脈腫瘍塞栓や肝静脈内腫瘍栓は TAE で完全壊死に陥ることはまれである．

切除不能肝細胞癌に対して TAE はもっとも有効な治療法として広く施行されてきた．日本肝癌研究会による第 9 回全国原発性肝癌追跡調査報告[37)]によれば，TAE で治療された 4,960 例の 1 年生存率は 58.3％，2 年生存率 34.0％，3 年生存率 20.7％，5 年生存率 8.3％ であった(図 1.20)．Yamada ら[38)]もほぼ同様の 5 年生存率を報告している．一方，Lipiodol を併用する TAE を施行してきた Ohishi ら[39)]は 5 年生存率 14％ とやや良好な成績を報告している．Nakao ら[40)]も gelatin sponge 細片単独の化学塞栓療法に比し Lipiodol を併用する化学塞栓療法の成績が有意に良好であったと報告している．

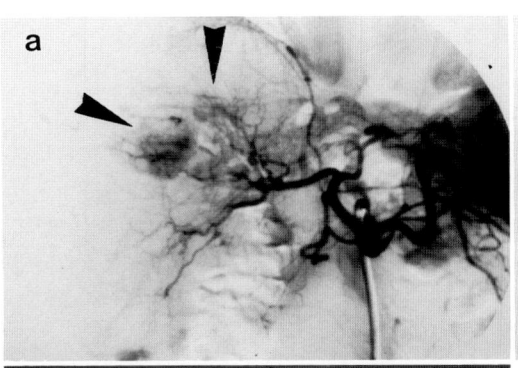

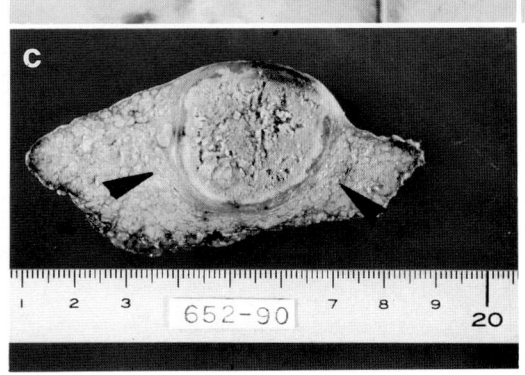

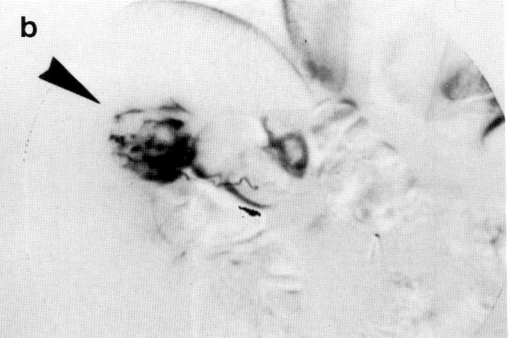

図 1.18 小肝癌に対する亜区域塞栓術後の完全壊死例
a) DSA にて S8 と S5 に 2 個の小肝癌が認められる(矢印)．
b) S5 の病変に対し前下区域動脈末梢にマイクロカテーテルを挿入しエタノールで TAE を施行した(矢印)．
c) 切除標本で完全壊死を示す被包型肝癌が証明された(矢印)．

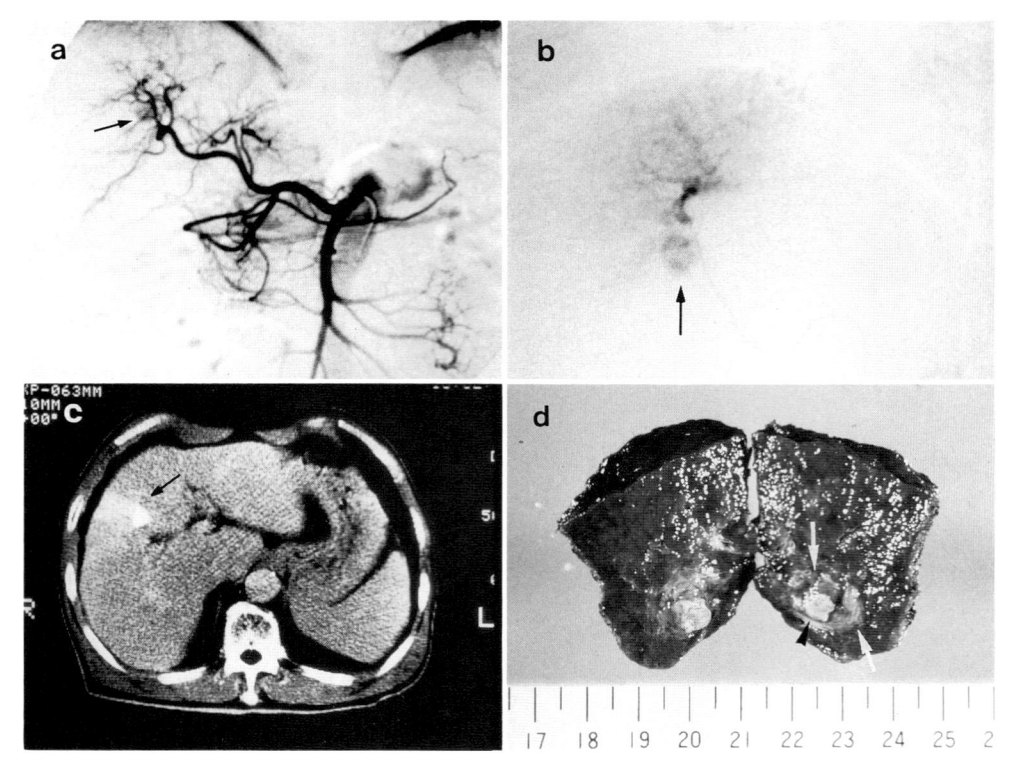

図 1.19 小肝癌亜区域塞栓術における技術的不良例
a) 総肝動脈が上腸間膜動脈より分岐し，前上区域枝（A 8）の領域に小濃染像を認める（矢印）．
b) マイクロカテーテルを A 8 末梢に進めて TAE を施行した．腫瘍はほぼ全体が描出されているが，周辺の肝実質は尾側で濃染がみられない（矢印）．
c) TAE 後の CT で腫瘍には Lipiodol の集積がみられるが内側肝実質には Lipiodol の注入がみられない（矢印）．
d) 約 3 週間後に切除されたが腫瘍の約半分に壊死がみられたのみであった（矢印：壊死部，矢頭：肝癌）．

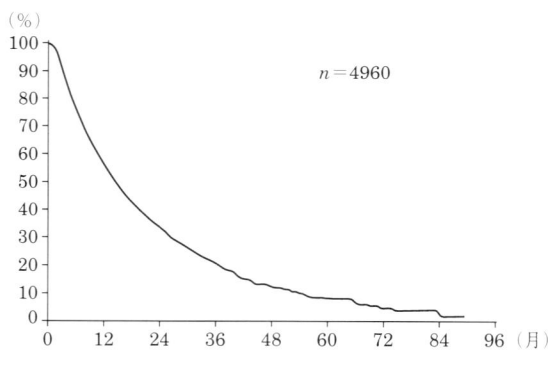

図 1.20 肝細胞癌に対する肝動脈塞栓術の治療成績
（第 9 回全国原発性肝癌追跡調査報告書より引用）

しかしながら，これらの成績は種々の腫瘍径，腫瘍数や臨床病期を有する症例を包含したものであり TAE の治療効果を真に反映するものとはいえない．岡崎ら[36,41]は TAE の治療成績にもっとも大きな影響を与える因子として門脈内腫瘍塞栓をあげている．すなわち，血管造影で認知可能な門脈腫瘍栓を有する例（Vp+）の平均生存日数が 127 日であったのに対し，有しない例（Vp−）のそれは 652 日と大きな差異がみられたと報告している．そして，最近の報告では Vp− で stage I（径 2 cm 以下）では，5 年生存率は 35% ときわめて良好であったと報告している．Nakao ら[40]も同様に門脈内腫瘍塞栓の程度と TAE の予後が相関することを報告している．stage 別あるいは腫瘍径別ではその増加に伴って予後は悪化する．また被膜形成の明らかなものはそうでないものに比して TAE の予後がよい．以上の成績は諸家の他の報告にも共通している．その他の TAE の治療成績に影響を与える重要な因子としては肝機能障害の程度（臨床病期）があげられる．

TAEは主として切除不能肝癌に対して施行されてきたために臨床病期による差異を詳細に解析した報告はない．しかしながら，肝機能障害の進行に伴って予後が悪化することはいうまでもない．

TAEの成績は従来の進行肝癌の治療成績を著しく改善したが，小肝癌については他の治療法に比しその治療成績は必ずしも良好ではない．Nakaoら[40]は3cm以下の肝癌で3年生存率34.2%，4年生存率21.7%，5年生存率9.2%であったと報告している．以前のわれわれの3cm以下の小肝癌のTAEによる治療成績はより不良で3年生存率は28%で4年以後の生存はほとんどみられなかった[42]．岡崎ら[36]の以前の報告でも同様に2cm以下で4年生存率13.3%と急激な低下を認めている．一方，小肝癌に対する手術での治療成績は，肝癌研究会の第9回集計[37]によれば，2cm以下で5年生存率60.5%，2〜5cmで5年生存率39.3%と良好である．またpercutaneous ethanol injection therapy (PEIT) による小肝癌（3cm以下）の治療成績は，Tanigawa[43]

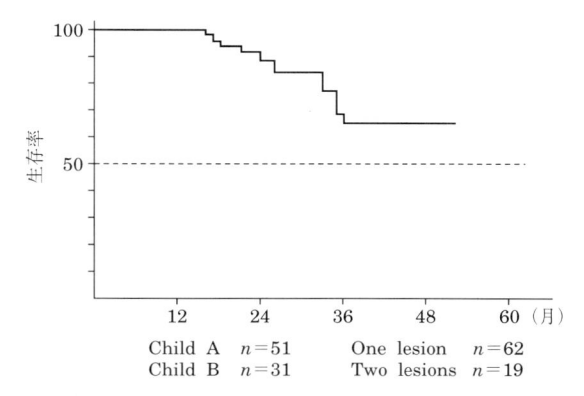

図1.21 小肝癌（径4cm以下）に対する亜区域塞栓術の治療成績（1988〜1992年，金沢大学放射線科）

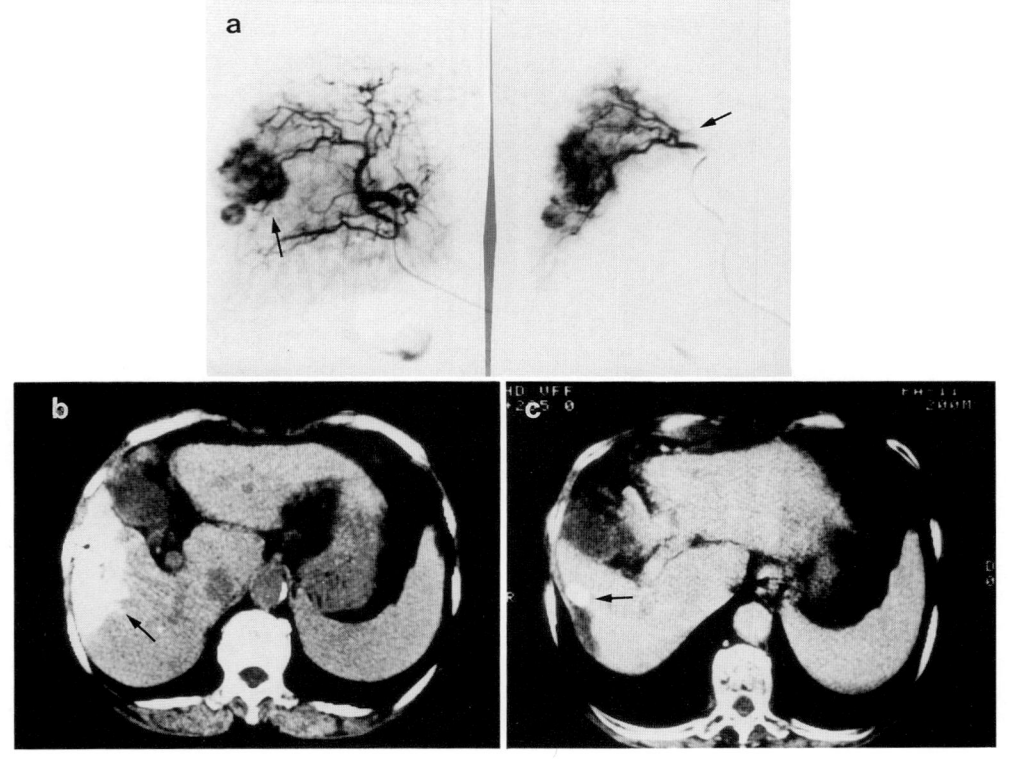

図1.22 小肝癌に対する亜区域塞栓術施行例
 a) 肝動脈造影でS5に2個の濃染を認める（左，矢印）．マイクロカテーテルを前下枝に挿入しLipiodolと抗癌剤の混合物とgelatin sponge細片でTAEを施行した（右，矢印）．
 b) TAE直後のCTでS5と腫瘍に選択的にLipiodolの集積がみられる（矢印）．
 c) 約3年後のCTで腫瘍内のLipiodolの強い集積と縮小が明瞭である（矢印）．完全壊死状態と考えられる．

によれば5年生存率48.4%（高分化癌が2/3を占める），Ebaraら[44]によれば5年生存率39.2%ときわめて良好である．TAE症例には手術例に比し多発例が多くまた肝機能障害も高度のものが多い点，PEIT例には高分化肝癌が多くTAE例はほぼすべてが多血性の古典的肝癌（中，低分化肝癌）である点，など単純な比較は困難であるが，従来のTAEの小肝癌治療成績は不良である．この原因としては，従来のTAEの小肝癌に対する壊死効果が十分ではなく，局所再発に対し頻回のTAEを余儀なくされ，結果として肝癌の進行と肝機能低下を招来したためと考えられる．

近年の肝細胞癌スクリーニング法の普及とともに小肝癌に対する確実なTAE療法の必要性が高まっている．Uchidaら[26]はこの目的で担癌区域に選択的にTAEを行う区域性塞栓術についてその有用性を報告した．一方，マイクロカテーテルの進歩とDSAの普及で意図的にカテーテルを亜区域枝末梢まで挿入することが可能となり，われわれはより安全で塞栓効果の強い亜区域塞栓術を1988年より小肝癌に対しほぼルーチンに施行してきた．その結果，4 cm以下の肝癌に対し現在67%の4年生存率を得ている[27]（図1.18，1.21，1.22）．長期観察例がまだ少数であり，今後の検討が必要であるが，従来のTAEの治療成績をはるかに凌ぐものでTAEの新しい方向を示すものといえる．

門脈本幹や肝内門脈一次分枝に門脈内腫瘍塞栓を有する例では従来TAEは禁忌とされてきたが，岡崎ら[36,41]や佐藤ら[45]はTAEによる長期生存例を報告している．著効例では門脈内腫瘍栓は縮小し，Lipiodolが長期に腫瘍栓内に滞留し，末梢肝区域が縮小する．

肝細胞癌の切除後の肝内再発は40〜60%の高率にみられる[46]．この肝内再発に対してはTAEは必須の治療法でありその治療成績も良好である．高安ら[47]によれば術後再発例のTAEによる予後は1年，3年，5年生存率がそれぞれ64%，24%，5%であったと報告している．

肝細胞癌の術前TAEについては，とくに術後の生存率を向上させないとする報告が多い[48]が異論もある．術前の担癌葉の門脈塞栓術が切除率を向上させると同時に術後再発率を減少させるとの報告も

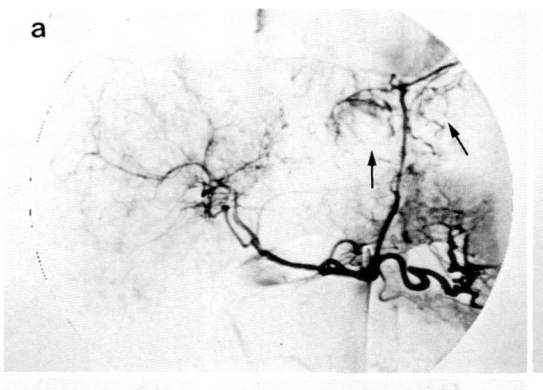

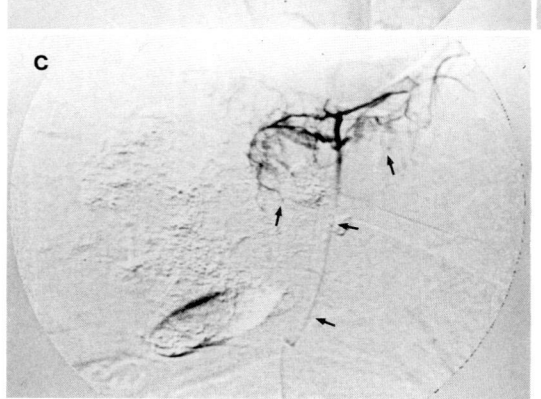

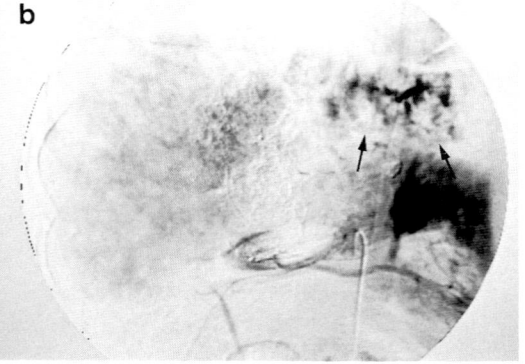

図1.23　進行肝細胞癌破裂に伴う腹腔内出血
a) 腹腔動脈造影で全肝に広範に不整血管増生が認められる．左葉の腫瘍は主として左横隔膜動脈で栄養され同部にpoolingが顕著である（矢印）．
b) 腹腔動脈造影毛細管相で外側区にpoolingとそれらの長期の持続がみられ腫瘍破裂の所見である（矢印）．
c) 肝機能がきわめて不良であったが，マイクロカテーテルを左横隔膜動脈に選択的に挿入し，TAEを行い止血した（矢印）．術後肝機能の悪化は認めなかった．

ある[33]).

肝細胞癌破裂による腹腔内出血はTAEでほぼ確実に止血できる。しかしながら，進行例で一般状態が不良な場合の生命予後は不良である。Okazakiら[49])は血清ビリルビン値が3mg/dl以上のものはTAE後肝不全が進行し平均生存日数13日ときわめて不良であったと報告している。肝機能不良例ではCT像や動脈造影像より出血部位を推定し，マイクロカテーテルで超選択的に塞栓すると，侵襲を最小限とすることができる（図1.23）。

転移性肝癌に対するTAE療法の治療成績についてはその効果を証明する十分な報告はなされていない。多血性転移については肝細胞癌に匹敵する効果がみられることがあるが，被膜を有しないことが多く，腫瘍辺縁部は残存することが多い。乏血性である場合が多い消化器腺癌の肝転移は十分な壊死に陥ることは少なく，抗癌剤動注療法との優劣について今後の検討が必要である。

d. 副　作　用

肝腫瘍に対するTAEの副作用は腫瘍の大きさ，肝の性状，塞栓部位および物質，血管解剖などでさまざまである。

塞栓に伴う疼痛は末梢塞栓物質を多く使用すると頻度と程度が強い。たとえばgelatin sponge細片に比しLipiodolでの肝動脈の停滞はより強い疼痛を惹起する。また，腫瘍が小さく塞栓物質がより多く肝実質に流入すると疼痛はより強くなる。また，われわれの経験では肝動脈の細い正常肝のほうが硬変肝に比し疼痛が強い傾向がある。胆嚢や腸管の塞栓も疼痛の原因となる。TAEはくり返して施行されることが多いので，鎮痛剤を投与してその軽減に努める必要がある。区域性に強力な塞栓を行う場合は，塞栓前にxylocainの動注を行うと痛みを軽減できる。

TAE後の発熱はほぼ必発であるが解熱剤で容易に対処できる場合が多い。3～4cm以上の腫瘍が壊死に陥るとスパイク状の発熱が数日認められる。大きなあるいは広範な腫瘍が一気に壊死に陥ると高度の発熱やsepsis様症状，腎不全などがみられ，肝不全も急速に進行することがある。われわれは，腫瘍径が6～7cmを超えるものは2期的にTAEを施行している。

TAEは通常の方法では急激な肝梗塞をきたすことはない。しかしながら，大量の毛細管レベルの塞栓物質を注入すればその危険性は大きい。また，門脈血流低下例やあるいはショック時のTAEは広範な肝壊死を惹起することがある。閉塞性黄疸例では門脈やPBPが狭小化しておりTAEによる肝実質障害がより強いとされる。膵頭十二指腸切除例のような肝動脈側副路（胆管周囲動脈網）が遮断された場合も危険性が高い。臨床的に認知しうるような肝梗塞が明確でない場合でも胆管や胆嚢梗塞は高頻度に惹起されている。高度の場合は壊死性胆嚢炎や胆管壊死によるbilomaなどがみられるが，これらはLipiodolや粉末状のgelatin spongeなどの微小塞栓物質使用例に多い[50～53])（図1.24）。胆嚢障害は胆嚢動脈を避けることで防止できるが，胆管障害は局所的には避けがたい。固有肝動脈や左右肝動脈レベルからの微小塞栓物質による高度の塞栓（肝動脈血流が一時的に完全に停滞する程度）は避ける必要がある。bilomaの形成には近位胆管の障害による狭窄が必要と考えられており，末梢レベルでの強力な塞栓でも大きなbilomaの形成は少ない。われわれの経験では，胆管障害は肝動脈が細く，Lipiodolが高度に肝動脈内に停滞した場合に起こりやすい。この場合はつよい疼痛が持続することが多い。これらを基盤として肝膿瘍の発生をみることもある[54])。

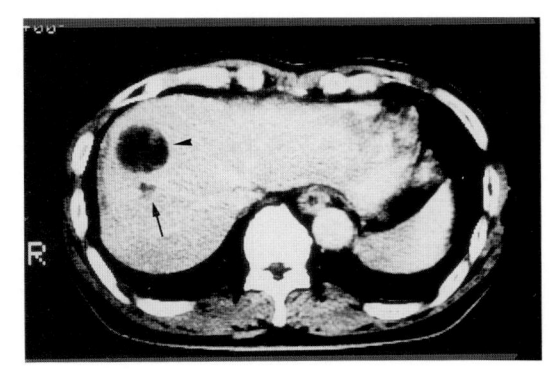

図1.24　肝動脈塞栓術後のbiloma
小肝癌に対するTAE後の造影CTで肝内胆管の拡張（矢印）と囊胞形成（矢頭）を認める。胆道シンチグラフィでbilomaと診断された。

肝癌に対するTAE後の消化管合併症については土亀らの詳細な報告[55])がある。彼らの報告によれば，固有肝動脈レベルからのLipiodolとgelatin sponge細片を用いたTAEで約16%に消化管合併

症がみられたと報告している．胃前庭部から十二指腸にかけてのびらんや潰瘍が多く，塞栓物質のこの領域への流入が原因と考えられ，その予防策としてPGE 1製剤の投与が有効としている．この報告は内視鏡検査によるもので，臨床的に発見される頻度はより低いが，穿孔や大量出血を伴う場合もあり注意が必要である．塞栓物質を右胃動脈，副左胃動脈，胃十二指腸動脈などに流入しないように注意することで避けられるが，予測できない場合もあり術後の観察を十分に行う必要がある．食道静脈瘤破裂はもっとも注意すべき術前後の合併症である．理論的にはTAE後に門脈圧はむしろ減少することが予想され，TAEにより食道静脈瘤の破裂の危険度が上昇することはないと思われる．しかしながら，広範なTAEでは，肝機能や腎機能障害の進行や一般状態の悪化で破裂をみることも少なくない．術前には必ず内視鏡で精査し，必要であれば硬化療法を施行しておく必要がある．さらに，肝硬変例では胃のびらん性潰瘍から出血をきたしやすいことが知られている．TAE後はよりその危険が高まることが予想されるが，詳細な検討報告はみられない．

　肝機能諸検査値は種々の程度に一時的な悪化をみることが多い．ビリルビン値，アルブミン値，コリンエステラーゼ値，ヘパプラスチンテスト，GOT，GPTなどの変動に注意し，肝不全の進行に注意しながら術後管理を行う．腹水の増加や肝性脳症の悪化も肝不全の兆候として注意する．

　腫瘍壊死物質や使用した多量の造影剤のために腎機能障害をきたすことがある．術前後の腎機能のチェックと適切な補液による脱水状態の回避が重要である．

　これらの副作用の多くはマイクロカテーテルの導入による亜区域塞栓術や2期的なTAEの施行で大幅に減少している．しかしながら，常にこれらの副作用を念頭において適切なTAEを行うことは予後の改善に必須である．

e. 適　　応

　わが国の肝細胞癌は大半が肝硬変に合併し，また多中心発生が高頻度に認められるために，治療方針は種々の条件で決定され，一定した公式が確立されていない．

　単発で肝機能が良好（臨床病期I，表1.1[56]）であれば基本的には手術適応となる．しかしながら，最近のPEITや区域塞栓術の進歩と切除術後の高い再発率（多くは多中心発生と考えられる）のために，2〜3 cm以下の小肝癌では逆にPEITや区域塞栓術で治療する施設が増加している．この点は今後のさらなる検討が必要であるが，3 cm以上で，手術適応のないもので，Vp 3（門脈一次分枝，門脈本幹に腫瘍塞栓を認めるもの）以外は一応TAEの絶対的適応と考えられる．3 cm以下で，2個以下で，手術適応のないものはPEITかTAEが選択されるが，最近ではPEITを施行する施設が多い．しかしながら，われわれの成績では多血性の古典的肝癌に対しては亜区域塞栓術がすぐれており，血管造影施行時にできるだけ同時に施行する方針で対処している．現実にはほとんどの施設で肝細胞癌に対しては血管造影が施行されており，したがって，その場で侵襲のほとんどない亜区域塞栓術を行うべきであろう．そのうえ，治療効果が不十分であればPEITを加えればよい．乏血性の高分化肝癌に対してはPEITがすぐれており選択されるが，最近のいわゆる超高分化肝癌（癌か非癌か肝臓病理医の間でも見解の分かれる病変）がその時点で積極的な治療を要するか否かについては，今後の検討が必要と思われる．

表1.1 臨床病期（日本肝癌研究会[56]，1992）

項目＼臨床病期	I	II	III
腹　水	ない	治療効果がある	治療効果が少ない
血清ビリルビン値(mg/dl)	2.0 未満	2.0〜3.0	3.0 超
血清アルブミン値 (g/dl)	3.5 超	3.0〜3.5	3.0 未満
ICG R$_{15}$ (%)	15 未満	15〜40	40 超
プロトロンビン活性値(%)	80 超	50〜80	50 未満

肝細胞癌患者の臨床病期は臨床所見，血液生化学所見により3期に分類する．各項目別にその患者の状態を判定して進行度を求め，そのうち2項目以上が該当したstageをとる．

Vp3についてはTAEは一般に適応外とされるが,門脈の閉塞程度や塞栓部位の選択などで施行可能な場合もある[36].とくに門脈側副路の形成が良好(cavernous transformation)であればTAEは可能である.腫瘍塞栓は動脈支配が優位であることが多く,著効を示す場合もあり,種々の条件を考慮して慎重に適応を決める.

TAEの適応を決める際には肝機能も当然のことながら重要な因子となる.臨床病期IIIの場合は小肝癌以外はTAEの適応とはならない.小肝癌の場合は亜区域塞栓術でほとんど侵襲なくTAEが可能であるが,生命予後を改善することは少なく,症例毎の検討が必要であろう.臨床病期IやIIでも塞栓範囲や程度は肝機能と合わせて調整する必要がある.これについては明確な基準が決定されておらず経験的に判断されているが,両葉に及ぶものや5～6cm以上の大きな腫瘍では2期的に施行するのが安全である.

術中の肝内散布や微小な肝内転移の診断と治療を目的とする術前TAEは,その有効性が確認され[48]ず,現在あまり施行されていない.しかしながら,その有効性を認める報告もあり,またLipiodol CTによる肝内転移巣の診断のために施行する施設もある.Lipiodol CTは多血性の肝内転移巣の検出にはすぐれるものの,多発する高分化肝癌(乏血性)の検出には欠点がある.最近では後者による多発病巣の場合が多く,この場合は門脈CT (CT during arterial portography, CTAP)が有用で,この点からも術前TAEを施行する施設が減少している.

初回治療の種類にかかわらず,再発や多発病巣のために最終的にはほとんどの肝癌例がTAEの適応となる.また当初より切除やPEITと組み合わされた治療が選択される場合もある.主病巣が大きくTAEで完治が困難であれば主病巣を切除し,残存病巣に対しTAEやPEITが施行される(減量手術).TAEとPEITの併用でより強力な抗腫瘍効果が期待されるが,われわれの検討ではPEIT後には門脈血流障害が必発であり[57],PEIT後にTAEを行う際には門脈血流障害の程度を評価した上で慎重に施行する必要がある.

f. 将来展望

肝癌に対するTAE療法の現況について述べた.TAEは,切除不能肝癌に対するもっとも重要な治療法として広く普及し,肝癌の予後を著しく改善しているが,その適応や他の治療法との組合せには多くの検討課題が残されている.

技術的には,区域あるいは亜区域塞栓術(medical segmentectomy)における塞栓物質の進歩で,小肝癌に対する根治療法となりうる可能性が期待される.また,進行肝癌に対しては,留置カテーテルを通じての少量ずつの頻回TAEや化学療法との組合せでの治療成績の向上が期待される.

〔松井 修〕

文 献

1) Doyon D, Mouzon A, Jourde A, et al. L'embolisation arterielle hepatique dansles tumoeurs malignes du foie. *Ann Radiol* 1974; **17**: 593-603.
2) Wallace S. Interventional radiology. *Cancer* 1976; **37**: 517-531.
3) 山田龍作,中塚春樹,中村健治,他.各種悪性腫瘍に対するtranscatheter arterial embolizationの経験.脈管学 1978; **18**: 563-571.
4) 松井 修,高島 力,角谷真澄,他.肝尾状葉paracaval portionのCT解剖.日医放会誌 1988; **48**: 841-846.
5) 公文正光.肝鋳型標本とその臨床応用―尾状葉の門脈枝と胆道枝.肝臓 1985; **26**: 1193-1199.
6) Reiman B, Lierse W, Shreiber HW. Anastomosen zwischen Segmentarterien der Lever und phrenico-hepatishe arterio-arterielle Anastomosen. *Langenbecks Arch Chir* 1983; **359**: 81-92.
7) Demachi H, Matsui O, Takashima T, et al. Scanning electron microscopy of intrahepatic microvasculature casts following experimental hepatic artery embolization. *Cardiovasc Intervent Radiol* 1991; **14**: 158-162.
8) Ohtani O, Murakami T, Jones AL. Microcirculation of the liver, with special reference to the peribiliary portal system. In: Basic and Clinical Hepatology. London: Martinus Nijhoff publishers, 1982; 85-96.
9) Yamamoto K, Sherman I, Phillips MJ, et al. Three-dimentional observations of the hepatic arterial terminations in rat, hamster and human liver by scanning electron microscopy of microvascular casts. *Hepatology* 1985; **5**: 452-456.
10) Kan Z, Ivancev K, Hagerstrand I, et al: *In vivo* microscopy of the liver after injection of Lipiodol into the hepatic artery and portal vein in the rat. *Acta Radiologica* 1989; **30**: 419-425.
11) Hirooka N, Iwasaki I, Horie H, et al. Hepatic microcirculation of liver cirrhosis studied by corrosion cast scanning electron microscope examination. *Acta Pathol Jpn* 1986; **36**: 375-

387.
12) Matsui O, Takashima T, Kadoya M, et al. Segmental staining on hepatic arteriography as a sign of intrahepatic portal vein obstruction. *Radiology* 1984 ; **152** : 601-606.
13) Matsui O, Kawamura I, Takashima T, et al. Occurence of an intrahepatic porto-arterial shunt after hepatic artery embolization with Gelfoam powder in rats and rabbits. *Acta Radiol* (Diag) 1986 ; **27** : 119-122.
14) Breedis C, Young G. The blood supply of neoplasms in the liver. *Am J Path* 1954 ; **30** : 969-985.
15) Lin G, Hagerstrand I, Lunderquist A. Portal blood supply of liver metastases. *AJR* 1984 ; **143** : 53-55.
16) 柳 東：肝細胞癌の病理形態学的研究―肝細胞癌の局所発育形式と血管構築について．久留米医学会雑誌 1982 ; **45** : 367-381.
17) Kita K, Itoshima T, Tsuji T. Observation of microvascular casts of human hepatocellular carcinoma by scanning electron microscopy. *Gastroenterologia Japonica* 1991 ; **26** : 319-328.
18) Nakashima T, Kojiro M. Hepatocellular carcinoma. In : An Atlas of its Pathology. Tokyo : Springer-Verlag, 1987.
19) Matsui O, Kadoya M, Kameyama T, et al. Benign and malignant nodules in cirrhotic livers : Distinction based on blood supply. *Radiology* 1991 ; **178** : 493-497.
20) Matsui O, Takashima T, Kadoya M, et al. Liver metastases from colorectal cancers ; detection with CT during arterial portography. *Radiology* 1987 ; **165** : 65-69.
21) 松井 修，角谷真澄，吉川 淳，他：肝硬変に伴う結節性病変の画像所見―画像による悪性度の推定．腹部画像診断 1990 ; **10** : 1020-1029.
22) 岡部正之：原発性肝癌の病理形態学的研究―肝細胞癌における癌結節の被膜並びに隔壁の形成機転について．肝臓 1979 ; **20** : 144-156.
23) Ellman BA, Parkhill BJ, Curry TS, et al. Ablation of renal tumors with absolute ethanol : A new technique. *Radiology* 1981 ; **141** : 619-626.
24) Konno T, Maeda H, Iwai K, et al. Effect of arterial administration of high-molecular-weight anticancer agent on hepatocellular carcinoma. *Eur J Cancer Clin Oncol* 1983 ; **19** : 1053-1065.
25) Ohishi H, Uchida H, Yoshimura H, et al. Hepatocellular carcinoma detected by iodized oil : use of anticancer agents. *Radiology* 1985 ; **154** : 25-29.
26) Uchida H, Ohishi H, Matsuo N, et al. Transcatheter hepatic segmental arterial embolization using Lipiodol mixed with an anticancer drug and Gelfoam particles for hepatocellular carcinoma. *Cardiovasc Intervent Radiol* 1990 ; **13** : 140-145.
27) 松井 修，角谷真澄，吉川 淳，他：小肝細胞癌に対する亜区域性塞栓術．*JSAIR* 1992 ; **7** : 31-32.
28) Nakamura H, Hashimoto T, Oi H, et al. Iodized oil in the portal vein after arterial embolization. *Radiology* 1988 ; **167** : 415-417.
29) Nakamura H, Hashimoto T, Oi H, et al. Transcatheter oily chemoembolization of hepatocellular carcinoma. *Radiology* 1989 ; **170** : 783-786.
30) 津田正洋，山田竜作，佐藤守男，他：抗癌剤併用肝動脈塞栓療法における抗癌剤の動態の検討．日本医放会誌 1990 ; **50** : 504-511.
31) Kobayashi H, Hidaka H, Kajiya Y, et al. Treatment of hepatocellular carcinoma by transarterial injection of anticancer agents in iodized oil suspension or of radioactive iodized oil solution. *Acta Radiologica Diagnosis* 1986 ; **27** : 139-147.
32) Nakao N, Miura K, Takahashi H, et al. Hepatocellular carcinoma : Combined hepatic arterial and portal venous embolization. *Radiology* 1986 ; **161** : 303-307.
33) Kinoshita H, Sakai K, Hirohashi K, et al. Preoperative portal vein embolization for hepatocellular carcinoma. *World J Surg* 1986 ; **10** : 803-808.
34) 松井 修，高島 力，角谷真澄，他：肝癌内 Lipiodol 集積および停滞機序について―Lipiodol 単独動注例における検討．日本医放会誌 1987 ; **47** : 1395-1404.
35) Kuroda C, Sakurai M, Monden M, et al. Limitation of transcatheter arterial chemoembolization using iodized oil for small hepatocellular carcinoma. *Cancer* 1991 ; **67** : 81-86.
36) 岡崎正敏：原発性肝癌の IVR. C. 進行肝癌に対する動脈塞栓術―出血のコントロールを含む．画像診断（別冊）1991 ; **11** : 85-91.
37) 第 9 回全国原発性肝癌追跡調査報告（1986～1987）．日本肝癌研究会，1990.
38) Yamada R, Kishi K, Terada M, et al. Transcatheter arterial embolization for unresectable hepatocellular carcinoma. In : Tobe T et al, eds. Primary Liver Cancer in Japan. Tokyo : Springer-Verlag, 1992 ; 283-290.
39) Ohishi H, Yoshimura H, Uchida H, et al. Transcatheter arterial embolization using iodized oil (Lipiodol) mixed with an anticancer drug for the treatment of hepatocellular carcinoma. *Cancer Chemother Pharmacol* 1989 ; **23** (suppl) : S33-36.
40) Nakao N, Kamino K, Miura K, et al. Transcatheter arterial embolization in hepatocellular carcinoma : A long-term follow-up. *Radiation Medicine* 1992 ; **10** : 13-18.
41) 岡崎正敏，中村卓郎，和田耕一，他：肝細胞癌に対する肝動脈塞栓術―長期生存例を中心に．腹部画像診断 1991 ; **11** : 218-225.
42) Arai K, Matsui O, Takashima T, et al. Efficacy of transcatheter arterial embolization therapy for small hepatocellular carcinomas : Comparison with other treatments. *Radiation Medicine* 1990 ; **8** : 191-198.
43) Tanikawa K : Multidisciplinary treatment of hepatocellular carcinoma. In : Tobe T et al, eds. Primary Liver Cancer in Japan. Tokyo : Springer-Verlag, 1992 ; 327-334.

44) Ebara M, Kita K, Yoshikawa M, et al. Percutaneous ethanol injection for patients with small hepatocellular carcinoma. In: Tobe T et al, eds. Primary Liver Cancer in Japan. Tokyo: Springer-Verlag, 1992; 291-300.
45) 佐藤守男, 諏訪和宏, 野村尚三, 他: 門脈一次, 本幹腫瘍栓を有する肝細胞癌例 (Stage IV) に対する経カテーテル治療. 腹部画像診断 1991; **11**: 241-248.
46) Yamasaki S, Hasagawa H, Takayama T, et al. Clinicopathological features of reccurent primary liver cancer in Japan. In: Tobe T, Kameda H, Ohto M et al, eds. Primary Liver Cancer in Japan. Tokyo: Springer-Verlag, 1992; 291-300.
47) 高安賢一, 若尾文彦, 森山紀之, 他. 肝細胞癌の術後残肝再発に対する肝動脈塞栓療法. 腹部画像診断. 1992; **12**: 182-192.
48) Monden M, Okamura J, Sakon M, et al. Significance of transcatheter chemoembolization combined with surgical resection for hepatocellular carcinomas. *Cancer Chemother Pharmacol* 1989; **23** (Suppl): S90-S95.
49) Okazaki M, Higasihara H, Koganemaru F, et al. Intraperitoneal hemorrhage from hepatocellular carcinoma: emergency chemoembolization or embolization. *Radiology* 1991; **180**: 647-651.
50) Kuroda C, Iwasaki M, Tanaka T, et al. Gallbladder infarction following hepatic transcatheter arterial embolization: angiographic study. *Radiology* 1983; **149**: 85-89.
51) Makuuchi M, Sukigara M, Mori T, et al. Bile duct necrosis: complication of transcatheter hepatic arterial embolization. *Radiology* 1985; **156**: 331-334.
52) Doppman JL, Dunick NR, Girton M, et al. Bile duct cysts secondary to liver infarcts: report of a case and experimental production by small vessel hepatic artery occlusion. *Radiology* 1979; **130**: 1-5.
53) 芦澤和人, 松永尚文, 森川 実, 他: 肝動注塞栓療法の合併症としての bile lake. 日本医放会誌 1991; **51**: 121-126.
54) 小泉 淳, 古寺研一, 金田 智. TAE 後の合併症としての肝膿瘍—原因と対策. 日本医放会誌 1990; **50**: 592-598.
55) 土亀直俊, 高橋睦正, 渡辺興光, 他: TAE 後にみられる消化管合併症の成因とその予防. 日本医放会誌 1990; **50**: 798-803.
56) 日本肝癌研究会編: 原発性肝癌取扱い規約, 第3版, 東京: 金原出版, 1992.
57) 松下栄紀, 鵜浦雅志, 稲垣 豊, 他: 肝細胞癌に対する経皮的エタノール注入療法後にみられる門脈血行障害について. 日消誌 1990; **87**: 1537-1543.

1.2 肝癌の動注療法

a. 肝癌治療における位置づけ

肝癌の治療に寄与する IVR には，動脈塞栓療法，抗癌剤動注療法，エタノール局注療法があるが，対象に応じ，状況に応じて，切除不能肝癌の治療成績を向上させている。このうち，動注療法の位置づけは，原発性肝細胞癌か，転移性肝癌かによって大きく異なる。すなわち，肝細胞癌では塞栓療法の有効性が高いこと，抗癌剤に対する感受性が低いことなどから，動注療法の位置づけは高くなく，塞栓療法が不能あるいは無効の場合などに行われるのが一般的である。しかし，最近，新しい regimen の開発，Lipiodol などによる drug delivery system によって動注療法の有効性が高まりつつある。また，肝切除，塞栓療法の補助療法として動注療法を追加するケースも増えてきている。

転移性肝癌では，塞栓療法が有効とする報告[1]もあるが，その多くを占める消化管からの転移が hypovascular であり，一般にその効果は肝細胞癌ほど期待できない。また，抗癌剤に対する感受性は比較的高いことから，動注療法のよい適応となる。

b. 技術的側面

動注療法が IVR の一つとして認識されるようになったのは，荒井ら[2,3]の経皮的カテーテル留置法の開発とリザーバーの出現によるものといっても過言でなく，金属コイルによる血流改変の技術がこの方法をより安全なものにしたと考えられる。

荒井らは，小切開により左鎖骨下動脈の分枝を確保し，血管造影の手技により肝動脈にカテーテルを留置し，リザーバーを左前胸部皮下に埋め込む方法をとっている。また，左鎖骨下動脈を直接確保する方法や超音波ガイドで直接穿刺する方法も行われている[4]。

左鎖骨下動脈以外からのアプローチとして，大腿動脈直接穿刺による留置法[5]があり，angiologist にとっては異和感がなく容易に行いうる方法である。

持続動注療法では留置カテーテルの血栓による閉塞も大きな問題である。このため抗血栓性を考慮した留置カテーテルを用いる必要があるが，種類が少なく改良が望まれている。筆者らは，カテーテルの外表面のみならず内表面にも抗血栓性にすぐれたコーティングをほどこした留置用カテーテル（ポリウレタン製）を開発中である[6]。

c. 肝細胞癌に対する動注療法

前述のように，肝細胞癌に対する抗癌剤動注療法は，塞栓療法（TAE）不能例（門脈一次分枝以上に腫瘍塞栓を認める例など）を主たる対象として行われており，当然ながら多くの症例において予後は不良であった。しかし，ときには驚くほどの response を示す症例があり，IVR の手技による経皮的動注システムの普及とともに，リザーバーを埋め込まれる症例が増えている。ちなみに，Vp 3 の進行肝細胞癌を対象とした熊田らの報告では，奏効率 50%（10 例中 5 例），13 例の 1 年生存率 10.1%，50% 生存日数 167 日である[7]。

一方，動注療法の治療効果を改善すべく，多くの工夫が行われている。とくに動脈血流の多い肝細胞癌では，薬剤の delivery system として血流の停滞あるいは緩徐化が重要と考えられ，キャリアーとしての Lipiodol[8~13]，一過性の塞栓物質である degradable starch microsphere (DSM)[14~16] などが抗癌剤とともに動注されている[17]。また，バルーンカテーテルも同様な目的で使用されている[18]。

本稿では，筆者らが関与した油性抗癌剤と Lipiodol との suspension の肝動注，DSM 併用動注化学療法の成績について少し詳しく述べる。

(1) Lipiodol 併用動注療法

Lipiodol は，肝細胞癌の塞栓療法に gelatin sponge とともに用いられ，有用性が高いが，今野らの動注療法としての SMANCS-Lipiodol はこれに先がけて行われている[8]。その後，adriamycin, mitomycin-C との suspension (ADMOS)[10] や adrimycin あるいは cisplatin との emulsion あるいは suspension[12] による投与が行われているが，adriamycin との emulsion を用いたわれわれの経験では，gelatin sponge を用いた場合に比べて効果は弱く，また SMANCS ほど徐放性が強くない。したがって，比較的短期間にくり返し行う必要があるが，間歇動注療法のように頻回に行えば，肝硬変の程度にもよるが，肝機能の悪化は避けられない[19]。

前田らによって合成された SMANCS，すなわち蛋白質性抗癌剤 neocarzinostatin (NCS) にブチル

1. 肝臓

エステル化したスチレンマレイン酸交互共重合体 (SMA) を結合させた zinostatin stimalamer[20] は, Lipiodol と懸濁させて投与することによって腫瘍内に長期間停滞し, すぐれた徐放性を有する. 実験的には, 約 1 週間かかって油の相から水の相へ移行するとされている. この前田, 今野らの SMANCS は SMA の重合の程度により品質が一定していなかったが, その後, 一定した規格の zinostatin stimalamer (YM 881) が製造可能となり, 筆者らも多施設共同研究 (代表 田口鐵男)[21,22] に参加したので, その成績を紹介する.

対象となった肝細胞癌症例は 167 例で, 男性 138 例, 女性 29 例, 年齢は 32〜81 歳で, 50 歳代, 60 歳代が 3/4 を占める. 薬剤の調製は, YM 881 1 mg に対して Lipiodol 1 ml の割合で超音波を用いて懸濁させた. 1 回投与量は原則として 4〜6 ml の懸濁液で, CT による経過観察で Lipiodol の腫瘍内への停滞が不十分であれば, 約 4 週間間隔でくり返し投与することとした. 効果判定は CT によって縮小率を

表 1.2 YM 881 油性懸濁液の肝細胞癌に対する効果

項目		完全例	抗腫瘍効果					奏効率 (%)
			CR	PR	MR	NC	PD	
肉眼的進行度	I	14		2		12		14.3
	II	50	1	19	8	19	3	40.0
	III	50		23	4	17	6	46.0
	IV-A	52		15	13	18	6	28.8
	IV-B	1				1		0.0

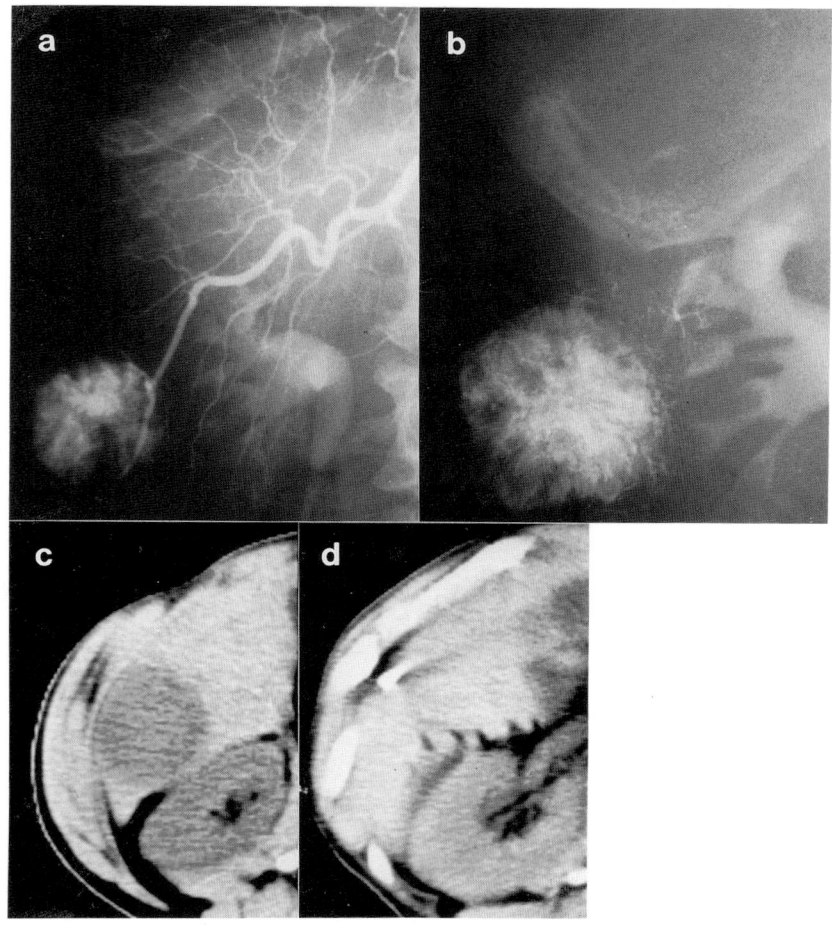

図 1.25 65 歳, 男性. 油性制癌剤懸濁液を動注した肝細胞癌症例
 総肝動脈造影 (a) で S_6 に約 4 cm の hypervascular な腫瘍を認めた. 右肝動脈後区域枝より YM 881 4 mg と Lipiodol 4 ml の懸濁液を注入した. 腫瘍周囲の門脈枝にも懸濁液が流入している (b). 2 回の動注が行われ, 腫瘍は術前の CT (c) に比し, 10 カ月後の CT (d) で著しく縮小している.

計算したが，担当医が MR 以上と判定した症例については，判定委員会が CT あるいは血管造影などを再測定し確認した．

167 例に対する抗腫瘍効果は，CR 1 例，PR 59 例，MR 25 例，NC 67 例，PD 15 例で，奏効率（CR+PR）は 35.9% であった．原発性肝癌取扱い規約による stage 別の奏効率では，表 1.2 のように，stage III において 46.0% と高い奏効率を示した．投与回数や Lipiodol の停滞度と奏効率の関連をみると，投与回数 4 回までは，回数が多いほど，奏効率も良好であり，Lipiodol の停滞度も高いほど奏効率が良好であった．腫瘍の大きさとの関連では，5～10 cm がもっとも奏効率がよく，10 cm を超えると不良であった．また，筆者らは 5 例において肝区域あるいは亜区域動脈から YM 881 懸濁液を投与したところ，4 例に PR を認めた（図 1.25）．

このような高い奏効率は，YM 881 が Lipiodol とともに腫瘍内に停滞するためと考えられるが，実際，峠ら[23] は 2 切除例において YM 881 の組織内濃度を測定し，投与後 2 週目あるいは 4 週目においても腫瘍部に 230 ng/g あるいは 380 ng/g（非癌部 13.9 あるいは 6.9 ng/g）という高濃度で存在していることを証明している．

遠隔成績においても，167 例の 1 年累積生存率は 56.9%，50% 生存期間は 407 日と良好であった．

副作用としては，発熱（90.4%），食欲不振（61.6%），悪心・嘔吐（45.2%）が自覚的なもので，動脈塞栓療法のような強い腹痛はほとんどみられなかった．臨床検査値異常としては，総ビリルビン値上昇（11.9%），LDH 上昇（11.9%），GOT，GPT 上昇（10.2～10.7%）などが認められたが，いずれも軽度であった．白血球，血小板は投与後，軽度の増減を示したにすぎなかった．

以上の結果から，この油性懸濁液の動注療法は，塞栓療法に匹敵する効果をもつものであるが，副作用の点からいえば明らかに軽度で，適応範囲もそれだけ広くなる．今後，大いに期待される治療法の一つである．

（2） DSM 併用動注療法

DSM は馬鈴薯でんぷんを化学処理した平均直径 40 μm の小球体で，血中では α-アミラーゼによって分解される（図 1.26）．したがって，適当な投与量によって短時間（10～30 分）の血流遮断が可能である．

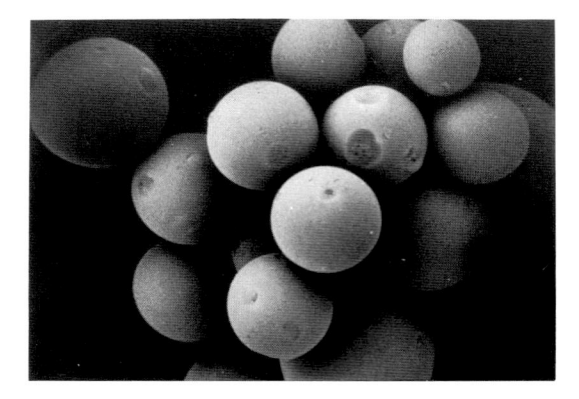

図 1.26 DSM の拡大像

すなわち，小池ら[24] による術中の肝動脈血流量の測定では，転移性肝癌 5 例の平均血流量 316±79 ml/min は，DSM 300 mg 動注後に 43±86 ml/min と 86% の減少を示し，回復に 20～40 分を要したとしている．その間，DSM と混合して投与された抗癌剤は比較的高濃度のまま，肝動脈内，腫瘍血管内に停滞し，高い抗腫瘍効果が期待できる[25]．実際，平井ら[15] によれば，DSM とともに投与した adriamycin の末梢血中濃度は，one shot 例に比べて明らかに低値であった．わが国では，1985 年以来肝細胞癌，転移性肝癌の両者に対する DSM 併用動注療法の多施設共同研究（代表　田口鐡男）が行われており[14～16]，ここでは肝細胞癌に対する治療成績の一端（1988～1989 年に行われた comparative randomised trial）[26] を示す．

43 例の肝細胞癌症例が無作為に DSM（+抗癌剤）投与群と非投与群（抗癌剤のみ）に分けて比較検討された．投与群と非投与群の間に，年齢，性，peformans status（0～3 が対象），腫瘍径，腫瘍の stage に関する有意差はない．いずれも肝切除不能と判定された症例であるが，門脈には明らかな閉塞のないものである．薬剤投与量は，DSM 900（±300）mg，adriamycin 30 mg/m² で，原則として皮下埋込型カテーテルから 2 週間ごとに投与し，合計 3 回を 1 クールとした．30 例における DSM の平均 1 回投与量は 682.2±345.2 mg であった．

DSM 投与群 22 例の抗腫瘍効果は，CR 2 例，PR 6 例，MR 4 例，NC 10 例，PD なしで，奏効率（CR+PR）は 36.4% であった（図 1.27）．一方，非投与群では，CR なし，PR 2 例，MR 1 例，NC 11 例，PD 7

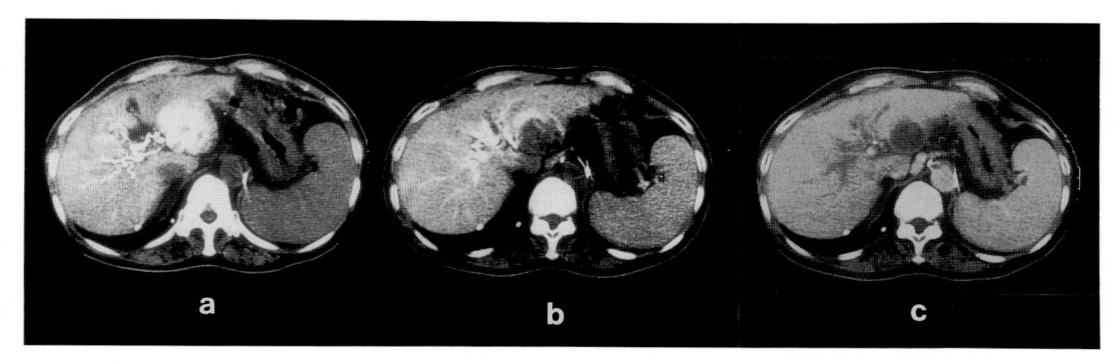

図1.27 57歳，女性．リザーバーより DSM 併用動注療法を行った肝細胞癌症例
治療前（a）に CT arteriography で認められた腫瘍は，治療とともに縮小し腫瘍濃染がみられなくなった（b）．follow-up の造影 CT（c）でも腫瘍内には造影剤は入らない．

例で，奏効率（CR+PR）は 9.5% で，投与群と非投与群の間に統計学的有意差（$P<0.01$）があった．

遠隔成績においても，投与群の累積生存率1年 60.9%，2年 45.1%，平均生存日数 661 日に対して，非投与率では，1年 45.2%，2年 11.3%，平均生存日数 259 日で，DSM 投与群において生存期間の延長が認められた．

副作用としては，腹痛（73.1%），悪心・嘔吐（46.2%），発熱（46.2%）が投与群においてみられたが，腹痛は数時間以内，悪心・嘔吐は 5 日以内，発熱は 18 日以内に消失した．動注後の臨床検査値の変動のうち，投与群と非投与群の間に有意差のあったのは血小板数の減少だけで，投与群の 15.4% に対して非投与群は 39.3% とより多くみられた．

以上の結果や筆者らの経験から，DSM 併用間歇動注療法は，DSM による一過性の血流遮断効果と併用する抗癌剤が高濃度に長時間作用することにより，抗腫瘍効果の増強を期待できる方法である．動脈塞栓療法に比べるとより安全に，より広い範囲に行うことができ，chemoembolization の一つの方法として切除不能肝細胞癌の治療に貢献するものと信ずる．　〔中村仁信・高安幸生〕

d．転移性肝癌に対する動注療法
（1）リザーバーによる動注療法

各種の悪性腫瘍とくに消化器癌の肝転移の頻度は高く，かつもっとも予後を不良にする因子である．本来，転移性腫瘍は全身的な疾患と解すべきで，これに対する化学療法は経静脈性または経口的投与が原則であった．しかし，固形癌とくに肝転移巣に対する全身投与の治療成績はきわめて不十分なものであった．そこで，局所の抗腫瘍効果と全身の副作用の軽減が可能な動注化学療法が検討され実施されてきた．したがってその対象は，病変が肝に限局しているか，少なくとも肝病変が最大の生命予後決定因子である症例に限られる．

手術療法や TAE と異なり，化学療法は間歇的または持続的にくり返し施行しなければならない．治療効果とその評価のためには，薬剤投与を十分計画的に行うことが肝要である．この意味で，Seldinger 法による血管造影カテーテルを介しての one shot 薬剤注入では，実際上，計画的動注療法を施行することはほとんど不可能といわざるをえない．

長期体内留置可能なカテーテルや埋め込み式のリザーバーが開発され，臨床に応用されて，ようやくきめ細かい計画的な動注療法が行えるようになった．その結果，患者の負担を軽減し QOL を向上させただけでなく，治療成績を科学的に評価し検討することも可能となった．

欧米では，大腸癌肝転移に対する動注療法に体内埋め込みポンプが盛んに用いられ，おもに floxuridine（FUDR）の持続的投与が行われてきた．システムの埋め込みは開腹による外科的手技が大半であるが[27,28]，高位上腕動脈から肝動脈にカテーテルを留置してこれに持続動注ポンプを接続する，血管造影の手技による経皮的埋め込みも施行された[29]．

わが国では，三浦[30]が肝転移をみない大腸癌手術症例 40 例に予防的に肝動注を行って良好な成績を報告したが，ポンプが高価なことや管理が煩雑なことに加え，おもに dose dependent の抗癌剤が多用さ

れるという理由などで，今日では埋め込み型の注入ポート；リザーバーが普及してきた．

血管造影の手技による経皮的なリザーバー埋め込み術は荒井らによって確立された[31]．本法は，開腹による方法と比較して，侵襲が圧倒的に小さいので患者側からも受け入れやすい．また，手術侵襲による患者の免疫能の低下，それに起因するとされる腫瘍の増大を防止するという観点からもすぐれている[32]．

(2) 治 療 成 績

転移性肝癌に対する動注化学療法の治療成績は報告者により相当のバラツキがみられる．動注療法の技術的な標準化がいまだなされていないことと使用する抗癌剤の regimen が多種にわたることがその主な原因である．

まず，大腸癌肝転移について動注化学療法の治療成績を文献的にみてみると，欧米では体内留置ポンプによる FUDR の持続肝動注の成績についての報告が多い．

実験的に Riemenschneider[33] は，ラットの移植肝癌に対する FUDR の持続的または間歇的動注について比較したところ，有意に持続動注の方が有効であったと報告した．

Kemeny[34] や Horn[35] は FUDR の持続動注と全身投与の randomized trial による比較試験で，直接効果判定では明らかに差を認めたが，生存率では有意差をみなかった．しかし最近になって Rogier[36] や Chang[37] らは同様の randomized trial の臨床研究で，動注療法が直接効果のみならず生存期間の延長にも有意に寄与していることを証明した．

直接効果でみると FUDR で 15〜62%，5-FU で 25〜63% の有効率が得られている．多くの regimen は，数日から数週間の持続動注と休薬期間をくり返すものであるが，FUDR の持続動注と 5-FU の全身投与を組み合わせたもの[38]，FAM の間歇的動注を加えたもの[39] など特徴的なものもある．大腸癌肝転移の場合，5-FU の持続動注は FUDR と同様の効果があるが，hepatobiliary toxicity はより少ないようである[40]．

最近 Kemeny[41] は leucovorin の併用が有用で，FUDR との持続動注が治療成績を向上させたと報告した．直接効果で 72%，生存期間 (中央値) で 27 カ月以上を得ている．ただし，肝毒性は高くなり，

表1.3 胃癌大腸癌肝転移に対するリザーバー動注療法の regimen

FAM：	Doxorubicin	30 mg/m² or Epirubicin 45 mg/m², q 4 w
	MMC	2.7 mg/m², q 2 w or 6 mg/m², q 4 w
	5-FU	300〜333 mg/m², qw
WHF：	5-FU	1,000 mg/m²/5 hrs, qw

表1.4 大腸癌肝転移に対するリザーバー動注療法の抗腫瘍効果

	N	CR	PR	NC	PD	NE	response rate
WHF	26	5	13	6	2	0	69.2%
FAM	34	4	8	13	8	1	36.4%

regimen に工夫が必要となる．

大腸癌肝転移に対する筆者 (高安) の regimen は，初期の間歇的 FAM 療法 (以下 FAM) と，現在の毎週 1 回 5-FU 大量 5 時間動注 (以下 WHF) の 2 種である (表1.3)．

直接抗腫瘍効果は奏効率で WHF 69.2% に対し FAM 36.2% で，統計学的に有意の差をもって WHF が良好な治療効果を示した (表1.4)[42]．

Kaplan-Meier 法による累積生存率曲線を図1.28に示す．50% 生存期間は WHF 525 日，FAM 483 日であったが，とくに有意差は得られなかった．しかし，FAM 群のほとんどが死亡しているのに対し WHF 群はほぼ半数が生存中で，今後，生存期間がさらに延長することが期待され，二つの群間の生存期間に差が得られる可能性がある．

WHF では 13 例，FAM では 33 例死亡している．その死因を検討すると，肝病変による腫瘍死が，WHF 6 例 (46.2%) に対し FAM では 20 例 (60.6%) と後者に若干多かった．このことは WHF が肝病変のコントロールにすぐれていることを示唆している．むしろ，今後は奏効例の肝外病変のコントロールに対策が必要である．

胃癌については，欧米の症例数が比較的少なく報告も少ない．しかし胃癌肝転移は FAM の間歇的動注の奏効率がきわめて高く，良好な成績を得ている[39]．筆者の成績では奏効率 75%，1 年生存率は 68% であった[43]．

(3) 合 併 症

FUDR や 5-FU の持続動注による合併症として重要なのは胆道障害とくに硬化性胆管炎[44]の発症である．頻度も高くかつ重篤であることが多い．

Hohn[45] は FUDR の持続動注と全身投与を多数例で比較した．動注群の 96% に ALP, SGOT, T-Bil の異常を認めたのに対し静注群ではまったくみられず，また硬化性胆管炎は動注群の 56% という高率に発生したと報告している．FUDR と異なり 5-FU の場合は胆道障害の発生率は有意に低い[40]が，わが国でも報告がみられ[46]積極的に ERCP を施行して診断する必要がある．なお，消化管障害や骨髄抑制も 5-FU の方が少ない[40]．

肝動注の場合，胃十二指腸領域への抗癌剤の流入を完全に防止するのは難しいことが多い．そのため胃十二指腸潰瘍など AGML の発症が多くみられる[47]．この病変は中心に belag を伴う多発性びらん潰瘍が特徴である[48]．もっとも症候と内視鏡の所見の程度とは必ずしも平行しない[49]ので，日常の注意深い観察と頻繁な内視鏡検査が必要である．

WHF を含め 5-FU の持続動注は消化器症状が強い傾向がある（表 1.5）が，最近は末梢神経系の制吐剤塩酸グラニセトロンで効果的に抑制できるようになった．

表 1.5 大腸癌肝転移に対するリザーバー動注療法の副作用

WHO grade	WHF (n=26) 1-2	3-4	FAM (n=34) 1-2	3-4
Hb	5	1	7	3
WBC	4	1	7	4
Plt	7	0	5	5
Bil	2	0	4	0
GOT/GPT	7	0	6	0
ALP	2	0	1	0
anorexia	10	2	6	0 *
N/V	10	1	1	0 *
diarrhea	2	0	1	0
BUN	0	0	2	0
fever	2	0	0	0
pigmentation	1	0	0	0
aropecia	1	0	17	0 *
pain	2	0	0	0
constipation	2	1	0	0

* $P < 0.05$

FAM では骨髄抑制が dose limiting factor となることが多いが，これも G-CSF が有効で，全身投与でなく肝動注であることもあって，輸血を必要とすることはほとんどない．

（4） 動注化学療法と他治療法との併用

抗癌剤動脈内投与に用いられる主な薬物担体として，マイクロカプセル，リピオドール，アルブミン小球体，DSM[16,50,51]，リポソームなどがあり，それぞれ臨床的にも用いられて有用性が証明されつつある．

放射線療法と動注化学療法の併用は，肝に関するかぎりあまりよい成績は得られていない[52]．それどころか肝障害が強いため否定的な意見がある[53]一方で，FAM による化学療法が放射線療法の治療効果を増強する[54]という報告もある．

（5） DSM 併用動注化学療法

転移性肝癌は一般に腫瘍血管が豊富でなく，いわゆる被包型の腫瘍型をとらないので，一般には TAE のよい適応とはいえない．DSM は短期塞栓物質で，抗癌剤の drug carrier としての役目と阻血効果を狙え，結果として抗癌剤の肝内停留時間を延長することができる．従来の局所動注療法に DSM を加味することで治療成績の向上が期待できると考えられる．

本法は頻回にくり返さなければならない．患者のQOLを高めるためには，在宅率を向上し外来で治療を行うことが必要なので，リザーバーを用いることが意味のあることになる[16]．

DSM は細かい粒子でリザーバーシステムの通過には問題がない．また，その動脈塞栓時間は抗癌剤の肝内停滞には十分長く，肝内血管を損傷閉塞させない程度には十分短い．動注システムから使用する塞栓物質としては，現在求め得るもっとも妥当なものといえる．

DSM は，塞栓時間が短い（数十分）とはいえ，動脈塞栓物質であるから，これを注入する場合，肝外動脈への薬剤流入を防ぐための血流改変はきわめて重要である．胃十二指腸動脈はもちろん，右胃動脈へ DSM が注入されると胃潰瘍はほぼ必発で，これらの動脈は必ず塞栓しておかなければならない．

筆者らの消化器癌肝転移に対する DSM 併用動注化学療法の regimen は，MMC 8 mg/m² を DSM 300〜900 mg に加え，これを 2 週ごとにリザーバーから注入するものである．最大 9 回まで施行した[16,51]．

DSM 注入の都度，リザーバーから DSA を撮影し腫瘍と肝全体の血管床を把握して，300〜900 mg の範囲で注入量を決定した．患者の一般状態や疼痛などを十分観察しながら動注することはもちろん，over flow や過度の肝動脈塞栓を避けるため，DSM

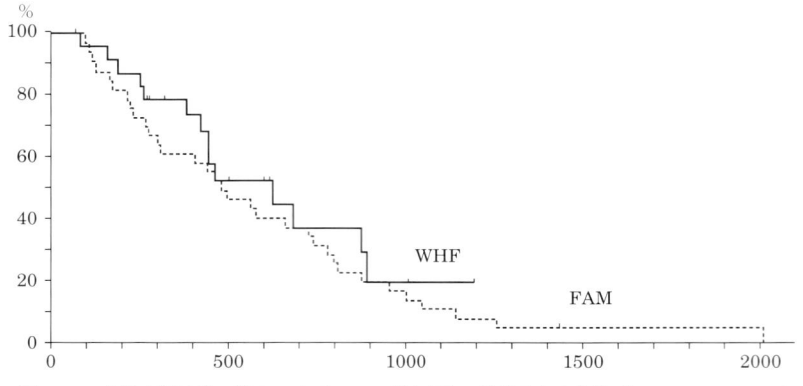

図 1.28 大腸癌肝転移に対するリザーバー動注療法の累積生存率曲線（Kaplan-Meier 法）

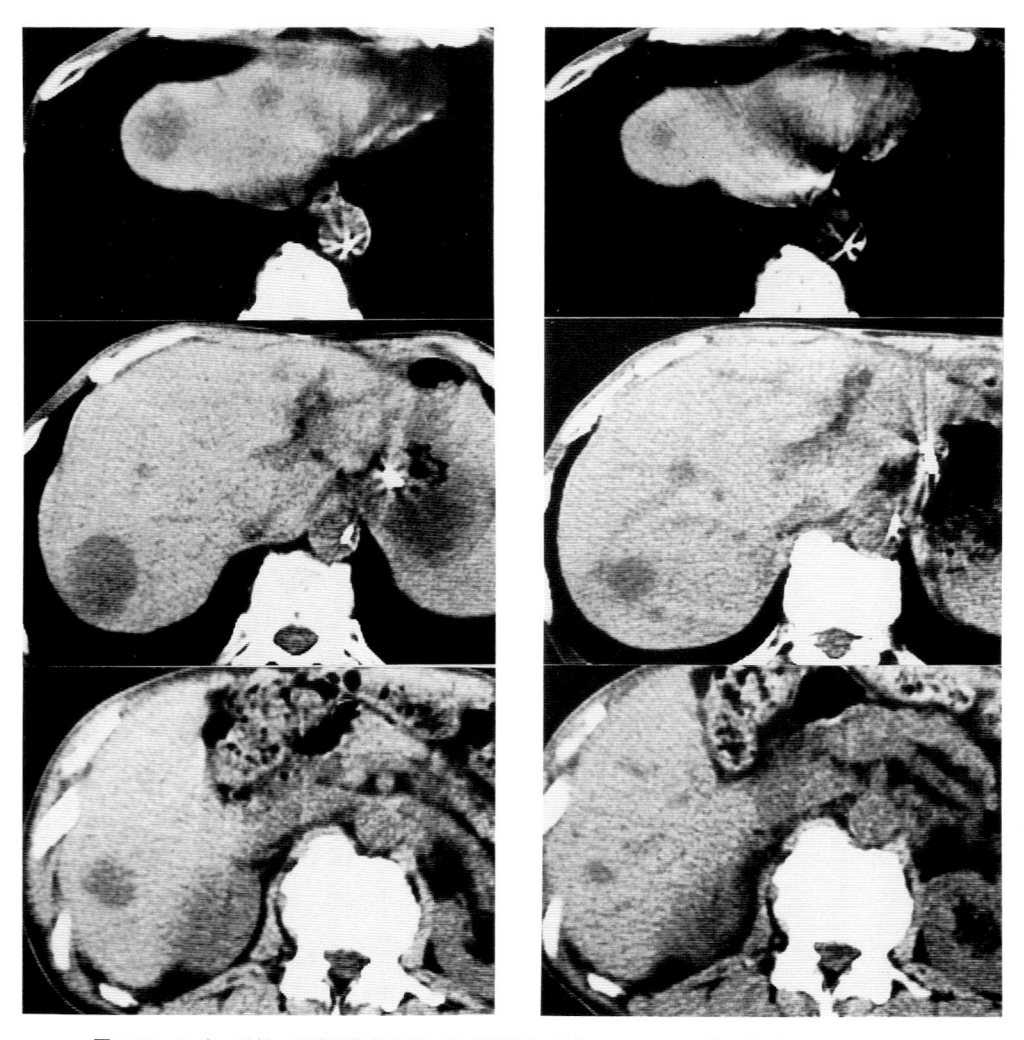

図 1.29 71 歳，男性．胃癌肝転移症例の治療開始前（左）と DSM 5 回動注終了後（右）の CT 像
治療開始前，肝内に多数認められた転移巣は著明に縮小し PR と評価した．しかし，このあと突然肝機能が悪化し不幸な転機をとった．

には造影剤を混じ，透視下で注意深く行わなければならない．また，注入終了後はシステム全体を十分に生理食塩水で洗浄し，DSM をリザーバーや留置カテーテル内に残さないように注意しなければならない．

疼痛は必発であるが，ほとんどは自制可能かペンタゾシンなどの鎮痛剤投与でコントロールできる．また，その持続時間はたかだか 1 時間以内で，DSM の溶解時間に見合って軽減消失する．本法では，併用した MMC の dose limiting factor である骨髄抑制は，筆者の経験ではまったく認めなかった．

一方，嘔気・嘔吐 62.5％，AGML 50％ と消化管関係の副作用が高頻度に認められ，治療の継続にもっとも大きい影響を与えた．前述のように，潰瘍性病変の発症には不十分な血流改変によることが多い[55]．

DSM 自身が肝機能に与える影響は非常に少ないと思われるが，併用する抗癌剤の肝毒性が高度に強められることがあるので注意を要する．筆者は，良好な治療効果が得られていた症例に抗癌剤による薬剤性肝炎が原因と思われる死亡例を経験した[16]（図1.29，1.30）．原発性肝癌の場合と異なり，転移性肝癌は一般に腫瘍血管床に乏しい．とくに良好な治療効果が得られ著しく腫瘍血管床が減少した場合は，DSM は塞栓効果と相俟って抗癌剤の目的臓器内滞留時間を想像以上に延長させると考えられる．このため，動注後にも 5〜10 分ごとに DSA を撮影し，治療効果や DSM 動注後の血流回復状態を確認することが賢明な方法である[51]．

表 1.6　転移性肝癌に対する DSM 併用 MMC 動注療法の治療成績[58]

DSM	N	CR	PR	MR	NC	PD	奏効率
併用群	22	1	11	0	6	4	54.5%
非併用群	20	0	4	1	7	8	20.0

$P < 0.05$

筆者らが参加して行った DSM の phase III study[58] は，DSM の使用の有無による多施設間の prospective randomized study で，その奏効率は

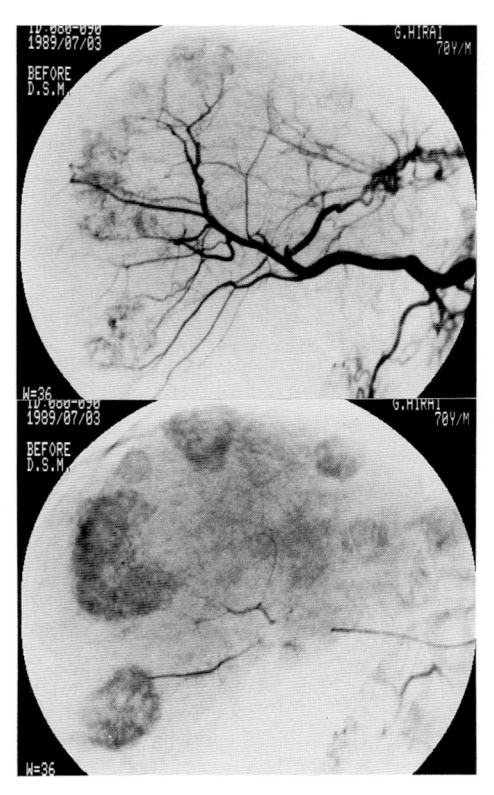

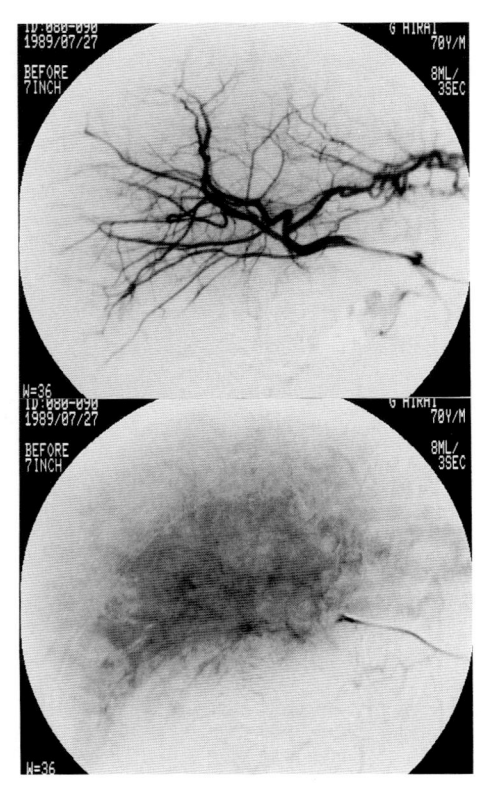

図 1.30　DSM 動注前にリザーバーから撮影した DSA 像
治療前（左）に認められた腫瘍濃染像は 5 回目動注時（右）にはほぼ完全に消失している．

54.5％であった．対象の DSM 非併用群の奏効率は 20.0％で，両者間に有意の差を認めた（表1.6）．

以上のように，リザーバーを用いた DSM の間歇的化学塞栓療法は，新しい化学塞栓療法の一つとして期待される．

〔高安幸生・中村仁信〕

文　献

1) 阪口　浩，打田日出夫，松尾尚樹，大石　元．転移性肝癌に対する TAE の適応と治療成績．腹部画像診断 1992；**12**：459-464.
2) 荒井保明，木戸長一郎．手技の実際．田口鐵男，中村仁信編，動注がん化学療法—基礎と臨床．東京：癌と化学療法社，1988；68-78.
3) 荒井保明，遠藤登喜子，三宅康弘，木戸長一郎．転移性肝癌のリザーバーを用いた動注化学療法—手技の実際と治療成績．画像診断 1990；**10**：1054-1061.
4) 熊田　卓，中野　哲．超音波ガイド下左腋窩動脈直接穿刺によるカテーテル留置法．日本医放会誌 1990；**50**：1617-1619.
5) 仲本亜男：大腿動脈経由肝動脈挿管法　②経皮直接穿刺法．リザーバー研究会編，リザーバーによる動注化学療法．東京：蟹書房，1990；60-67.
6) 高安幸生，横山英世，田渕幸子，他．新たに開発した体内留置用カテーテルの犬大動脈分枝への長期留置実験．日本血管造影・IVR 研究会雑誌 1990；**5**(2)：29-30.
7) 熊田　卓，中野　哲，武田　功，他．肝悪性腫瘍に対するリザーバーを利用した動注化学療法の有用性について．肝臓 1990；**31**：44-52.
8) Konno T, Maeda H, Iwai K, et al. Effect of arterial administration of high-molecular weight anticancer agent SMANCS with lipid lymphographic agent on hepatoma. A preliminary report. *Eur J Cancer Clin Oncol* 1983；**19**：1053-1065.
9) Kanematsu T, Inokuchi K, Sugimachi K, et al. Selective effects of lipiodolized antitumor agents. *J Surg Oncol* 1984；**25**：218-226.
10) 日高　仁，小林尚志，大山三郎，他．原発性肝癌に対する油性抗癌剤（mitomycin C, adriamycin）の肝動脈内注入療法．日本医放会誌 1985；**45**：1430-1440.
11) 谷口弘毅，山口俊晴，高橋俊雄．制癌剤（5-FU, ADM, MMC）懸濁油性造影剤リピオドールからの薬剤徐放性に関する基礎的検討．癌と化学療法 1986；**13**：255-260.
12) Shibata J, Fujiyama S, Sato T, Kishimoto S, Fukushima S, Nakano M. Hepatic arterial injection chemotherapy with cisplatin suspended in an oily lymphographic agent for hepatocellular carcinoma. *Cancer* 1989；**64**：1586-1594.
13) Nonami T, Isshiki K, Katoh H, et al. The potential role of postoperative hepatic arterial chemotherapy in patients with high-risk hepatomas. *Ann Surgery* 1991；**213**：222-226.
14) 太田　潤，藤田昌英，田口鐵男，中村仁信．肝癌に対する動脈塞栓剤 DSM を併用した化学塞栓療法の臨床的検討．癌と化学療法 1988；**15**：2640-2645.
15) 平井賢治，山下　健，青木義憲，他．肝癌に対する Degradable Starch Microsphere（DSM）を用いた治療成績の検討．癌と化学療法 1988；**15**：2653-2658.
16) 高安幸生，横山英世，竹原満登里，他．肝癌の Degradable starch microspheres 併用間歇的化学塞栓療法．癌と化学療法 1990；**17**：1715-1720.
17) 中村仁信，橋本　勉，田口鐵男．Chemoembolization．癌と化学療法 1987；**14**：1656-1663.
18) 川端　衛．肝細胞癌に対する一時的血流遮断下抗癌剤動注療法の開発とその臨床応用に関する研究．日癌治 1988；**23**：1740-1751.
19) 高安幸生，小竹正昌，竹原満登里，他．抗癌剤リピオドール・エマルジョン大量動注の功罪．癌と化学療法，1988；**15**：2562-2567.
20) Maeda H, Takeshita J, Kanamaru R. A lipophylic derivative of neocarzinostatin. A polymer conjugation of an antitumor protein antibiotic. *Int J Peptide Protein Res* 1979；**14**：81-87.
21) 田口鐵男，斉藤達雄，太田　潤，他．YM 881（ジノスタチン　スチマラマー）懸濁液の肝動注における第Ⅰ相試験．癌と化学療法 1991；**18**：1657-1663.
22) 田口鐵男，斉藤達雄，太田　潤，他．YM 881（ジノスタチン　スチマラマー）懸濁液の肝動注における第Ⅱ相試験．癌と化学療法 1991；**18**：1665-1675.
23) 峠　哲哉，地主和人，沢村明広，他．ジノスタチンスチマラマー（YM 881）懸濁液肝動注時のジノスタチン　スチマラマーの肝腫瘍内濃度の検討．癌と化学療法 1991；**18**：1677-1680.
24) 小池正造，藤本　茂，宮司　勝，他．DSM 肝動注による肝血行動態の変化．癌と化学療法，1989；**16**：2818-2821.
25) Sigurdson ER, Ridge JA, Daly JM. Intraarterial infusion of doxorubicin with degradable starch microspheres. *Arch Surg* 1986；**121**：1277-81.
26) Taguchi T, Ogawa N, Bunke B, Nilsson B, DSM study Group (Japan). The use of degradable starch micropheres (Spherex) with intra-arterial chemotherapy for the treatment of primary and secondary liver tumours-results of a phase III clinical trial. *Regional Cancer Treatment* 1992；**4**：161-165.
27) Buchwald H, Grage TB, Vassilopoulos PP, et al. Intraarterial infusion chemotherapy for hepatic carcinoma using a totally implantable infusion pump. *Cancer* 1980；**45**：866-869.
28) Ensminger W, Niederhuber J, Dakhil S, et al. Totally implanted drug delivery system for hepatic arterial chemotherapy. *Cancer Treatment Report* 1981；**65**：393-400.
29) Cohen AM, Greenfield A, Wood WC, et al. Treatment of hepatic metastases by transaxillary hepatic artery chemotherapy using an implanted drug pump. *Cancer* 1983；**51**：2013-2019.
30) 三浦　健．大腸癌の化学療法．臨床消化器内科 1986；**1**：197-210.
31) 荒井保明，高安幸生．カテーテル留置とリザーバーの埋め込み．リザーバー研究会編：リザーバーによ

32) 本田　宏, 阿岸鉄三, 大場　忍, 他. 抗癌剤動注用植え込み型カテーテルの留置法・開腹手術か血管造影手技か？ 癌と化療 1987；**14**：2359-2364.
33) Riemenschneider T, Ruf C, SpÄth G, et al. Continuous or bolus chemotherapy with 5-fluoro-2'-deoxyuridine in translated experimental liver tumors? *J Cancer Reserch Clinical Oncology* 1988；**114**：482-486.
34) Kemeny N, Daly J, Reichman B, et al. Intrahepatic or systemic infusion of fuluorodeoxyuridine in patients with liver metastasis from colorectal carcinoma. *Ann Int Med* 1987；**107**：459-465.
35) Horn D, Stagg R, Friedman M, et al. The NCOG randomized trial of intravenous vs hepatic arterial FUDR for colorectal cancer metastatic to the liver. *Proc Am Soc Clin Oncol* 1987；**6**：85.
36) Rougier PH, Hay JM, Clivier J, et al. A controlled multicentric trial of intra-hepatic chemotherapy (IHC) vs. standard palliative treatment for colorectal liver metastasis. *Proc Am Soc Clin Oncol* 1990；**9**：Abst 403.
37) Chang, A, Schneider P, Sugarbaker P, et al. A prospective randomized trial of regional versus systemic continuous 5-fluorodeoxyuridine chemotherapy in the treatment of colorectal liver metastases. *Annal of Surgery* 1987；**206**：685-693.
38) Planting AT, Runhaar EA, Verwey J, et al. Treatment of liver metastases from colorectal cancer with continuous high dose intra-arterial floxuridine (FUDR) and systemic fluorouracil. *Eur J Cancer Clin Oncol* 1989；**25**：1887-1888.
39) 荒井保明, 遠藤登喜子, 三宅康弘, 他. 胃大腸癌肝転移に対する動注化学療法についての検討. 癌と化療 1989；**16**：2731-2734.
40) Schlag P, Hohenbergen P, HÖlting T, et al. Hepatic arterial infusion chemotherapy for liver metastasis of colorectal cancer using 5-FU. *Eur J Surg Oncol* 1990；**16**：99-104.
41) Kemeny N, Cohen A, Bertino JR, et al. Continuous intrahepatic infusion of floxuridine and leucovor in through an implantable pump for the treatment of hepatic metastases from colorectal carcinoma. *Cancer* 1989；**65**：2446-2450.
42) 高安幸生. 胃癌大腸癌の肝転移に対する肝動注化学療法の研究. 厚生省がん研究助成金による転移性肝がんの動注療法の確立に関する研究, 平成3年度業績集 1992；25-27.
43) 高安幸生, 中尾宣夫, 三浦貴士, 他. 抗がん剤動注療法（肝がん）. *INNERVISION* 1992；**7**：30-32.
44) Haq MH, Valdes LG, Peterson DF, et al. Fibrosis of extrahepatic biliary system after continuous hepatic arterial infusion of floxuridine through an implantable pump. *Cancer* 1986；**57**：1281-1283.
45) Hohn DC, Rayner AA, Economou JS, et al. Toxicities and complications of implanted pump hepatic arterial and intravenous floxuridine infusion. *Cancer* 1986；**57**：465-470.
46) 沢田俊夫, 北条慶一, 森谷宜皓. 大腸癌肝転移に対する動注化学療法の合併症とその対策. 癌と化療 1989；**16**：3087-3091.
47) Shike M, Gillin JS, Kemeny N, et al. Severe gastroduodenal ulcerations complicating hepatic arterial infusion chemotherapy for metastatic colon cancer. *Am J Gastroent* 1986；**81**：176-179.
48) 石塚達夫, 小坂譲二, 山北宜由, 他. Mitomycin C動注後の急性胃病変の内視鏡的検討. *Gastroent Endoscopy* 1983；**25**：1493-1499.
49) Wells JJ, Nostrant TT, Wilson JAP, et al. Gastroduodenal ulcerations in patients receiving selective hepatic artery infusion chemotherapy. *Am J Gastroent* 1985；**80**：425-429.
50) Gyves JW, Ensminger WD, VanHarken D, et al. Improved regional selectivity of hepatic arterial Mitomycin by starch microspheres. *Clin Pharm Therap* 1983；**34**：259-265.
51) 高安幸生, 小竹正昌, 横山英世, 他. 間歇的DSM化学塞栓療法のための動注ポートシステムとその留置技術. 癌と化療 1989；**16**：3075-3080.
51) 高安幸生, 横山英世, 竹原満登里, 他. 肝癌のDegradable starch microspheres併用間歇的化学塞栓療法. 癌と化療 1990；**17**：1715-1720.
52) Wiley AL, Wirtanen GW, Stephenson JA, et al. Combined hepatic artery 5-fluorouracil and irradiation of liver metastases. A randomized study. *Cancer* 1989；**64**：1783-1789.
53) McCracken JD, Weatherall TJ, Oishi N, et al. Adjuvant intrahepatic chemotherapy with Mitomycin and 5-FU combined with hepatic irradiation in high-risk patients with carcinoma of the colon. *Cancer Treatment Reports* 1985；**69**：129-131.
54) Friedman MA, Phillips TL, Hannigan JF, et al. Phase III trial of irradiation plus chemotherapy forpatients with hepatic metastases and hepatoma. *NCI monographs* 1988；**6**：259-264.
55) Shike M, Gillin JS, Kemeny N, et al. Severe gastroduodenal ulcerations complicating hepatic arterial infusion chemotherapy for metastatic colon cancer. *Am J Gastroent* 1986；**81**：176-179.
56) 高安幸生：薬剤分布とリザーバーを用いた画像評価（DSA, ACTを用いて）. リザーバー研究会編：リザーバーによる動注化学療法の手技と実際. 東京：蟹書房, 1990；113-127.
57) 高安幸生：DSM併用動注療法. *KARKINOS* 1993；**6**：339-346.
58) Taguchi T, Ogawa N, Bunke B, et al. The use of degradable starch microspheres with intra-arterial chemotherapy for the treatment of primary and secondary liver tumors-results of a phase III clinical trial. *Regional Cancer Treatment* 1992；**4**：161-165.

2. 胆嚢・胆道

2.1 ドレナージ

a. 原理

胆嚢および胆道は非血管 IVR の花形とでもいうべき分野であり，今日では，非手術的に行われることが，一般の病院のレベルでもまったく常識化するに至っている．基本的な原理そのものは膿瘍ドレナージと共通しており，要は異常な液体のたまったところにチューブを入れて，これを外へ出してやろうという考え方である．

b. 適応

（1）胆嚢

胆嚢ドレナージは，非常に簡単に，ベッドサイドでも行えるものであり，一時期爆発的に普及したが，われわれは，むやみに適応を広げるのは良くないと考えている．まず，急性胆嚢炎であるが，有石胆嚢炎に関しては，手術のリスクの少ない患者であれば基本的に手術を優先すべきと考えている．胆嚢ドレナージがはなばなしく登場した当時，常に引き合いに出されたのは，緊急手術の死亡率の高さであるが，抗生物質など薬物療法が発達し，外科医が日常的に肝切除を行っているわが国で，緊急手術のリスクは必ずしも高いものではない（もちろん外科医によるが……）．それなら，1期的に手術した方が患者の負担は少ないと考えている．

逆に無石胆嚢炎は経皮的ドレナージの非常に良い適応である．術後によくみられるこの病態は，ドレナージにて容易に軽快し，そして炎症が軽快してドレナージチューブを抜去すれば，それでピリオドで，根治術なしでも問題ないことが多いからである．

ポリープの評価や癌との鑑別，また結石の除去などはもはや適応があるとはいい難く，今後は腹腔鏡下胆摘術に任せることになっていくと思われる．

（2）胆道

閉塞性黄疸はもっとも頻度の高い適応である．手術が不能な場合は，これにより内瘻化，さらにはステント挿入へと移行していく．手術が可能な場合は術前処置として行われるが，これはどちらかというと減黄効果よりも，浸潤範囲を正確に知って，手術形式や適応を評価するための診断的意義や，胆道感染を治療あるいは予防して手術を行いやすくする意義の方が高い．

化膿性胆管炎は PTCD のもっとも良い適応の一つである．この多くは閉塞性黄疸や胆道結石を伴っているが，ごくまれに，まったく胆管拡張を伴わず，結石もなくて起こることがあるので，不明熱が続くときには，一応疑ってみる必要がある．また，総胆管結石があって胆管炎を起こしていても胆管拡張がないことは必ずしもまれではなく，この場合，超音波のスクリーニングではきわめて高率に見逃されるので，注意が必要である．

胆道結石はすべて経皮的治療の対象となりうるし，とくに胆嚢摘出後に見出されたものでは手術の適応はほとんどない．この場合，内視鏡的治療の対象を除いたものが対象となる．この内視鏡的治療の適応は術者の技術によってかなりの差があるが，基本的には胆摘後で胆管拡張に乏しい総胆管の結石ということになろう．

c. 実施手技

ほぼすべて超音波ガイド下に行われる[1,2]．すべてを超音波下で行うことでベッドサイドで施行することも可能であり，ベッドから動かせないような患者にも有用な方法である．しかし，基本的には超音波で穿刺し，ガイドワイヤーが入ったら X 線透視へと移行するのが通常である．

患者は前処置として術前 3 時間は絶飲食とする．出室時に硫酸アトロピン 0.5 mg とペンタゾシン 30 mg を筋注する．さらにドルミカム 10 mg を生理食

塩水に混ぜて 20 ml に伸ばしたものを用意し，1～2 mg ずつ，患者の様子をみながら側注する．一般的に，1 mg を穿刺前に使い，5 Fr カテーテルが入れば 1～2 mg 追加し，その後，呼吸抑制に注意しながら，患者の苦しみに応じて追加していくようにしている．

消毒は右の後腋窩線から左の前腋窩線まで，乳頭から臍までと広範に行い，血管造影と同様に，完全に清潔シーツで被う．また，術者は手袋だけでなく清潔ガウンを着用すべきである．

穿刺は 3.5 MHz のマイクロコンベックス型・電子セクター型，あるいはメカニカルセクター型探触子に穿刺用アダプターを装着して行うが，これらの用具は前もってガス滅菌しておくとよい．胆嚢や 5 mm 以上に拡張した胆管では最初から 18 G で穿刺し，5 mm 以内の胆管では 21 G で穿刺するのを基本にしている．

まず，穿刺部位であるが，胆嚢では，肺は決して貫いてはならず，胸膜も可及的に避けられるように，肺のガスより最低 3 cm は距離をとるような場所を選ぶ．肝臓を経て穿刺するのが基本であるが，これもなるたけ free wall でなく，胆嚢床と胆嚢が漿膜を経ずにくっついている所をねらった方が安全である．胆管では，閉塞が総胆管より下流のときは左側より開始することにしている．これは，チューブの安定性がよく，術後に患者の苦痛が少ないからである．左葉外側区の前下行枝がもっとも腹壁に近く，第 1 選択となるが，これは，その腹側を門脈枝が走るので，少し探触子を頭側にふって門脈を避けるようにする．右葉の場合は，前枝およびその分枝をまず穿刺するようにしている．

穿刺部位が決まれば，十分に局所麻酔を行い，尖刃刀にて小切開を入れた後，モスキート鉗子で十分に創部を開いておく．これは，腹壁の厚い患者における左胆管穿刺ではとくに重要である．また，胃切除などの術後の場合はさらに硬いので十分な処理が必要であるが，側副血行路の発達のために局所の出血も多いので注意が必要である．

穿刺針はわれわれはハナコ US 針を愛用しているが，セクター型の探触子ならどの針でも十分よくみえる．21 G を用いる場合は細いので針が曲がりやすく，18 G の外筒針を用いて，この中を通して穿刺するようにしている．

わが国では，18 G 針で穿刺してすぐに 0.035 inch のガイドワイヤーを入れ，カテーテルを入れていくのを 1 ステップ法，21 G 針で穿刺して 0.018 inch のガイドワイヤーを入れ，種々のコアキシャルシステムにて 0.035 inch のガイドワイヤーの入る状態にもっていくのを 2 ステップ法ということが多い．ここではまず 2 ステップ法の基本について説明する．

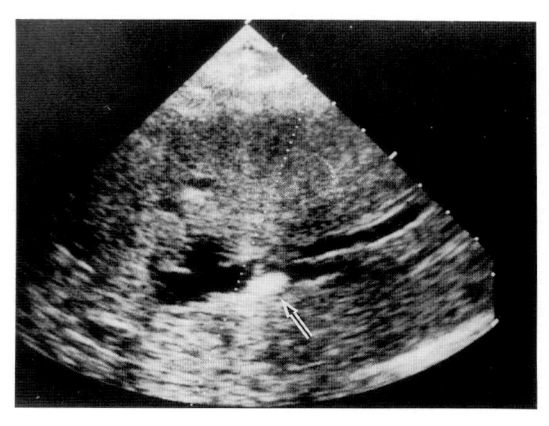

図 2.1 超音波ガイド下穿刺
特殊加工された穿刺針の先端が胆管内に入っている（矢印）．

まず 21 G 針で胆管を穿刺し，内針を抜く（図 2.1）．あたっていれば胆汁が逆流するのだが，21 G 針が細いことと，21 G 針を用いねばならないような例は胆管拡張が軽いので，逆流には少し時間がかかる．これが，確認されたとき，胆管がある程度太くて超音波にてガイドワイヤーが入っていくのを十分に評価できるくらいなら，すぐにガイドワイヤーを入れる．しかし，2 ステップ法を用いるような例では多くは胆管が細いので，少し薄めた造影剤で軽く胆管造影をするようにしている．これには細い延長チューブと注射筒側に三方活栓をつけてやると便利である．造影は穿刺した分枝が映って総胆管方向へと流れていくのが見えれば十分で，決して高い圧をかけてはならない．まったく胆管拡張がなくて，門脈枝をねらいながら穿刺せざるをえないときは，逆流を頼りにするのは難しく，同様に注射器を用意して，60% の造影剤を原液のまま少しずつ注入しつつ針を引いてくる．管腔に入ればスッと圧力が弱くなるのがわかる．血管であればすぐに消えていく．胆管内だと胆管像がゆっくりと現れるのだが，グリソン鞘内に造影剤が入ったときも，やや樹枝状に停滞す

るために一瞬，胆管に入ったと勘違いすることがある．こうなるとますます後の穿刺が難しくなるので，くれぐれも多量に造影剤を入れてはならない．

さて，胆管に針が入れば 0.018 inch のガイドワイヤーを入れる．われわれは Cook 社の Cope Mandril Wire を愛用している．これは鋼線の先に柔らかいプラチナ加工されたワイヤーがくっついている，いわゆる Lundequist 構造であり，先端のプラチナ加工部が X 線透視にて非常に高い視認性を示している．ガイドワイヤーは柔らかい部分が翻転して，硬い部分が胆管内に入るまで十分に送り込む．そこでこれをささえに，もっと太いガイドワイヤーを通せるシステムへとアップしていくわけであるが，これにも多数の器具が市販されている．われわれは Meditech 社製の AccuStick（図 2.2）というシステムを愛用している．これは 4 Fr のダイレーターと 6 Fr のシース，そして内腔に 0.018 inch のガイドワイヤー通す金属の内筒よりなる．この 6 Fr のシースは 0.018 inch のワイヤーと 0.038 inch のワイヤーが同時に入れられる内腔を有している．したがって，0.018 inch を常に safety wire として残しておけるのが便利である．AccuStick のシステムは深く入れる必要はなく，6 Fr のシースが胆管内に入ればそれでよい．このシステムが入れば，ついで金属の内筒と 4 Fr のダイレーターを抜去する．そこで 6 Fr のシースの中に，0.018 inch ワイヤーを残したままで 0.035〜0.38 inch のワイヤーを挿入する．これが十分入れば太い方のワイヤーを残して，他をすべて抜去する．これによって 0.035 inch 以上のワイヤーが胆管内に入った状態ができるわけで，1 ステップ法であれば，18 G 針にて穿刺して，ただちにこのサイズのワイヤーを入れるわけである．この場合はほとんど造影は必要なく，超音波にてガイドワイヤーが胆管内を下流へと進んでいく，あるいは，胆嚢内にてガイドワイヤーが十分翻転するのを確認しつつワイヤーを進め，十分入ったところで X 線透視に切り替える．

さて，続いては経路の拡張である．これは，細く柔らかく探って，長く硬く支えるのが基本である．柔らかい 5 Fr のカテーテルの，先端を数 mm だけ 30〜45°に曲げたものを（図 2.3）用意し，Terumo 社のラジフォーカスガイドワイヤーを用いてこのカテーテルを奥深くへと進めていく．われわれは，患者がきわめて状態不良であったり，高度の化膿性胆管炎を併発して敗血症状態にあるときを除いて原則的にすべて初回より内瘻化を試みることにしてい

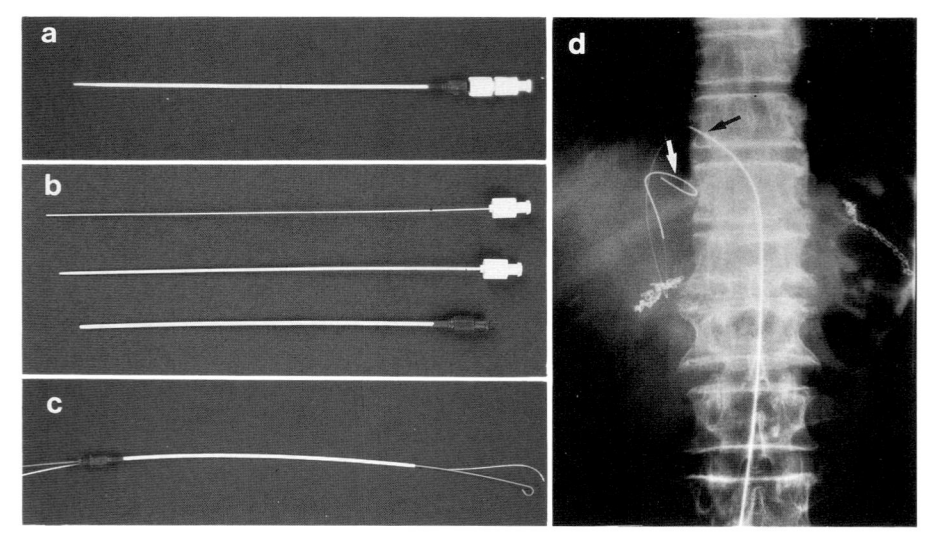

図 2.2 AccuStick
a) システムの概観
b) 分解図．上から金属内針，4 Fr 内筒，6 Fr シース．
c) 6 Fr シース内に 0.018 inch と 0.038 inch の 2 本のワイヤーが同時に通る．
d) AccuStick が 0.018 ワイヤーに沿って進められているところ（白抜き矢印）．矢印はプラチナ加工された Cope Mandril Wire の先端．

2. 胆嚢・胆道

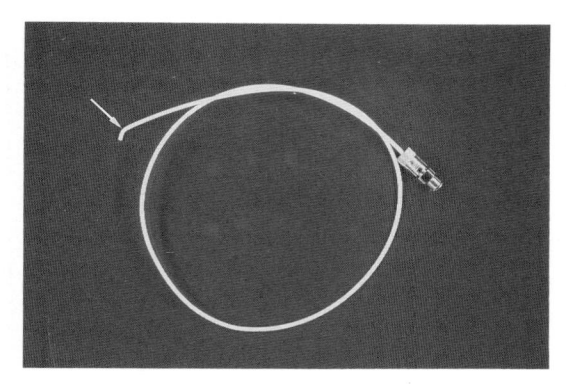

図 2.3　5 Fr ホッケー型カテーテル
先端が数 mm だけ 30〜45°に曲がっている（矢印）．

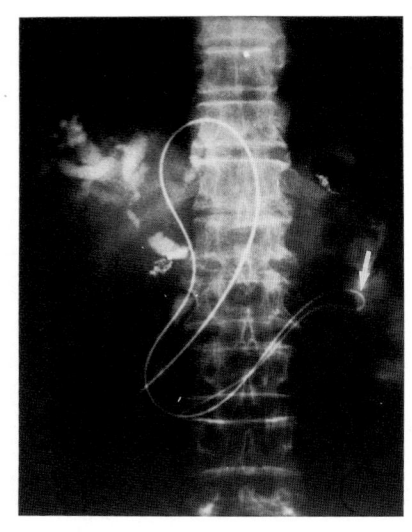

図 2.4　拡張手技
硬いガイドワイヤーをトライツ靱帯の手前まで十分奥深く入れると拡張が容易となる（矢印）．

る．これは，ほとんどの例を前述のホッケー型 5 Fr カテーテルとラジフォーカスワイヤーのコンビネーションにて行うのだが，閉塞部の突破は，ほぼ全例に，5 分以内で可能である．われわれが初回より内瘻化してしまう理由は，なによりもチューブの自然抜去を防ぐためであるが，他にも，拡張を容易にする，生理的に胆汁を腸管へと流せる，容易にステント挿入に移行できるなどの利点がある．狭窄部を越えれば，ファーター乳頭も越えてガイドワイヤーとカテーテルをトライツの靱帯で翻転するまで進める（図 2.4）．これは，全経路を直線化させ，拡張を容易にするためである．5 Fr カテーテルが奥深く入ったなら，中に Coons Interventional Wire (Cook 社) のような硬い，いわゆる heavy duty wire を通す．これが長く硬く支える所である．次は拡張であるが，われわれはルーチンで 7.5 Fr，9 Fr のダイレーターを使うが，これは 30 cm の Coons dilator (Cook 社) を用いている．ついで 10 Fr のドレナージチューブを留置するが，これは，柔らかいチューブを用いるために，11 Fr のピールアウェイシースを入れて，この中に 10 Fr チューブを挿入し，シースを引き裂き抜去している（図 2.5 a, b）．留置するチューブはチューリップロック，ロッキングピッグテールなど，抜けない工夫をもったチューブがよく，これにパンチャーを用いて適宜穴を開ける（図 2.6）．側孔は，総胆管末端の閉塞で手術前であれば，追加の必要はなく，この手前にチューブを留置する．高位の閉塞や，低位でもステント挿入前は，狭窄部を越えてチューブを留置するが，この場合，狭窄部の前後に側孔がなければならず，これには，透視画面にてガイ

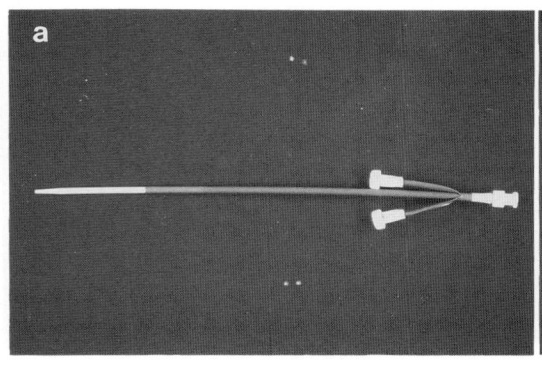

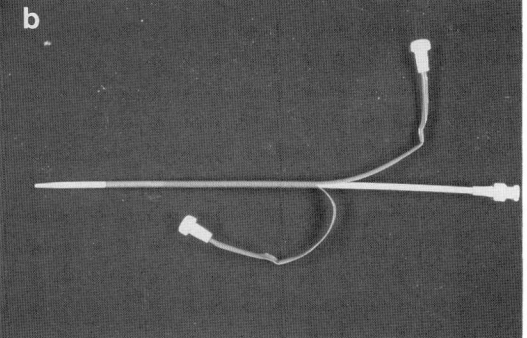

図 2.5　ピールアウェイシース
a) ピールアウェイ前
b) 外のシースは引き裂いて除去できる．

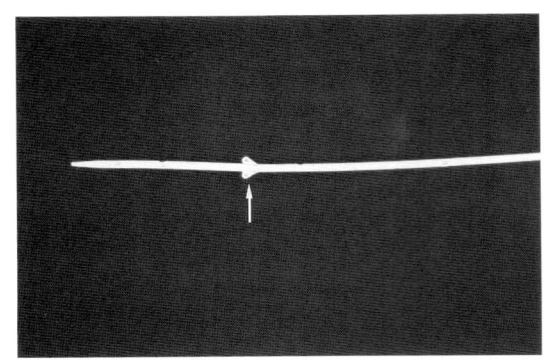

図2.6 ドレナージカテーテル
チューリップロック（矢印）がチューブの逸脱を防ぐ．

ドワイヤーの先端を見ながら，狭窄部の手前と向こう側にてガイドワイヤーをカテーテルのハブで折り曲げるのが有用である．また側孔の距離を，やはりガイドワイヤーを折り曲げて測っておくと便利である．

d. 合併症と対策

腹腔内の出血は著しくまれだが，血圧が下がって超音波で横隔膜下やモリソン窩に free space をはっきり認めるようなら急いで開腹手術をした方がよい．

胆道出血はかなり頻度が高い．チューブが透けるようなのはほとんど心配いらないが，間歇的に大量に出るのは動脈損傷の疑いが高く，動脈造影を行って，偽動脈瘤を確認し塞栓術を施行する．

肝機能の悪い例で，大量の胆汁排泄があり，電解質バランスが狂うことがある．内瘻化して生理的に胆汁を流してやることで改善することが多い．この場合はチューブはクランプし，1日に1～2回生理食塩水にてフラッシュする．

なお，止血剤と抗生物質は予防的に全例に用いている．　　　　　　　　　　　　　〔林　信成〕

文献

1) 林　信成．超音波・CTガイド下穿刺術；生検からドレナージまで IVR の実際．京都：金芳堂，1990．
2) 幕内雅敏編．図解腹部超音波穿刺術—適応と手技の know how．東京：文光堂，1984．

2.2 経皮的胆嚢ドレナージ

胆嚢は，これまで外科医の領域であり，Interventional Ragiologist が手をつけていない臓器の一つであった．胆嚢に対する IVR は，胆汁性腹膜炎の恐れがあるということから，Interventional Ragiologist は，あまり行おうとはしなかった．1980年に最初の経皮的胆嚢ドレナージの報告がされた．多くの IVR と同様に最初の胆嚢造瘻術は手術リスクが高い人に対して施行された．

しだいに，IVR による他の臓器に対する技術が胆嚢にも応用され始めた[1]．本稿では，IVR による胆嚢に対する一連の手技を論じ，とくに外科的治療に関連づけて，その手技の役割を明確にしたい．

a. 経皮的胆嚢生検

胆嚢腫瘍に対する経皮的生検は，超音波もしくは CT下で行われる．経皮的胆嚢生検の方法は，他の臓器に対する生検と同じである．経皮的胆嚢生検の一番の適応は，胆嚢内腔もしくは壁内の腫瘍を有する患者で悪性かどうか診断をつけることにある（図2.7）．多くの場合，20Gもしくは21Gの穿刺針で行われ，生検材料は細胞学的分析が行われ，非常に有用な検査である．

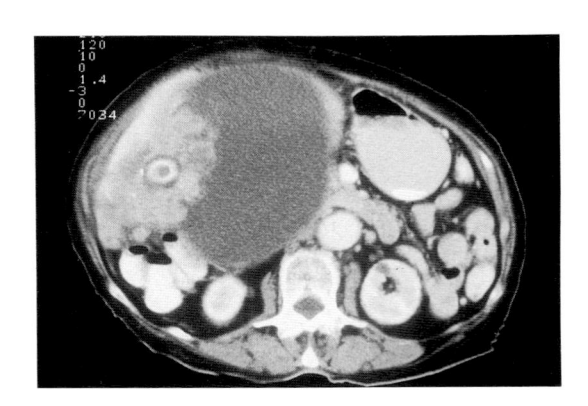

図2.7
CT は胆嚢より発生した嚢胞性と充実性の部分を有する腫瘍を示している．腫瘍の中央に胆石を認める．22Gの生検針による経皮的生検で胆嚢癌の診断がついた．

b. 経皮的胆嚢吸引術

経皮的胆嚢吸引術の一番の適応は，多臓器不全および敗血症になっている患者で，急性胆嚢炎の診断

2. 胆嚢・胆道

をつけることにある．非侵襲的な胆道シンチ検査や超音波による診断は偽陽性が多く，正診率が低い．胆道シンチ検査で胆嚢が描出されれば胆嚢管の閉塞は除外できる．しかし，多臓器不全の患者では，胆嚢はしばしば描出され，絶食のため胆嚢は腫大し，超音波上，胆泥が観察される．

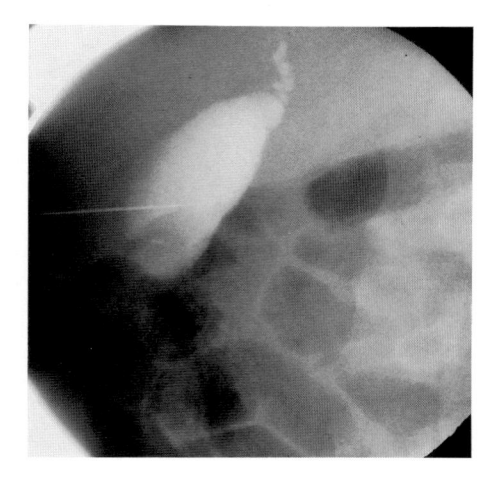

図2.8 経皮的胆嚢吸引術中の透視写真
胆嚢内に経肝的に22Gの針が入っている．胆汁が吸引される．造影剤にて胆嚢管の閉塞が認められる．

経皮的胆嚢吸引術は超音波下で22Gの針を使って行われる（図2.8）．この手技は，ICUでもベッドサイドで簡単に施行することができる．吸引した胆汁は，グラム染色が行われる．しかし，これらの分析は，技術的には簡単であっても臨床的には有用でないこともある．胆汁の培養は十分な結果を得るためには，しばしば24～48時間かかり，とくに多くの抗生物質が投与されている場合にはその傾向が強い．McGahanと彼の大学のスタッフは，敗血症が疑われる患者における胆嚢吸引術では，感度が50％以下と低く，グラム染色または培養が陰性となれば診断的価値はほとんどないと結論づけている[2]．経皮的胆嚢吸引術は非常に感度が低いので，急性胆嚢炎の診断の助けにはならない．よって，多くのInterventional Ragiologistは，原因不明の敗血症や多臓器不全がある患者に対して，経皮的胆嚢造瘻術を施行し，診断と治療を同時に行っている．

c. 経皮的胆嚢造瘻術

胆嚢ドレナージのため経皮的にカテーテルを胆嚢内に挿入する経皮的胆嚢造瘻術は，胆嚢に対して最も一般的に行われているIVRによるテクニックである．外科的な胆嚢造瘻術は，以前より行われており，状態不良で胆嚢が摘出できない患者に対してもっとも一般的に行われてきた．経皮的胆嚢造瘻術は，このように危険な患者に対して行われる外科的胆嚢造瘻術にとって変わることができよう．

手術が非常に危険な急性胆嚢炎の患者における胆嚢減圧も経皮的胆嚢造瘻術の適応となる（図2.9）．同様に悪性疾患の患者における胆嚢管，総胆管を含めた閉塞した胆管の減圧，そして，経皮的な胆石の治療も適応となる[3,4]．

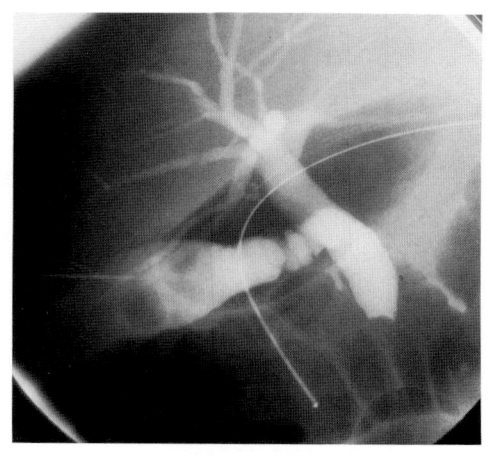

図2.9 経皮的胆嚢造瘻中の透視写真
77歳の男性で敗血症に伴うショックを起こし，ICUで人工呼吸器をつけている．経皮的胆嚢造瘻術により，末梢の総胆管結石による胆管の閉塞の解除を行っている．膿汁を造瘻チューブを入れる前に吸引する．この患者は元気になり，括約筋切開術により内視鏡的にすべての石は取り除かれた．

経皮的胆嚢造瘻術は，超音波下で簡単に施行でき，また，超音波と透視を組み合わせてIVRの技術としても行える．この手技はTracker法あるいはSeldinger法で行われる．Tracker法では，Trackerカテーテルを使用し，簡単に患者のベッドサイドで胆嚢造瘻術を行うことができる．Tracker法の一番の利点は，1回の手技で行われるので，ルートを拡張する際にガイドワイヤーが抜ける危険性が少なく，腹腔内に胆汁が漏れる危険性も少ないことにある．われわれは，Tracker法による胆嚢ドレナージでは，McGuhanのカテーテルを好んで使用している．多くのInterventional Ragiologistは，Seldinger法で

行っている．最初に針を刺し，続いてガイドワイヤーを留置する．そして，ルートを最終的にはドレナージするカテーテルに合う大きさまで拡張する．Seldinger法の一番の利点は小さな穿刺からはじまり少しずつ径を拡張していくので，胆嚢に到達する操作が行いやすいことにある．

さらに，経皮的胆嚢造瘻術の重要な操作には，胆嚢をドレナージするだけでなく胆嚢を洗浄することも含まれる．急性胆嚢炎の患者では常に胆汁は感染しており，胆嚢は腫大している．過度の操作は胆汁性腹膜炎を起こしてしまう．上述のとおり固定されたカテーテルは，突発的に抜けたり，胆汁性腹膜炎を起こす危険性は少ない．しかし経皮的胆嚢造瘻術の際に，濃縮した胆汁が体内に漏れたことによると思われる迷走神経性の反応を起こすことがある[5]．そのため一般に，胆嚢に到達する前にアトロピンを前投薬として与える（0.5〜1 mg/1 V）．それに続いてドレナージを行う．チューブから自然排液され，滅多に洗浄が必要となることはない．炎症がおさまってから，最後に胆管造影を行う．

胆嚢を穿刺する際に経肝的に行うか，経腹腔的に行うかは議論が分かれるところである[6,7]．われわれは，以下の理由により経肝的アプローチを行うことが多い．重要な点は，胆嚢は肝下面にいつも固定されているということである．肝を経由する胆嚢へのアプローチは，胆嚢壁の陥入，胆嚢からダイレーターやカテーテルがはずれてしまうという合併症が起こりにくい．それに加えて経肝的なアプローチでは胆汁が腹腔内に漏出する危険性も少ない．経腹腔的なアプローチを支持する人は，肝を通って大きな経路をつくることは危険すぎると感じている．しかし，われわれは100例以上の症例で経肝的なアプローチを行ったが合併症を経験していない．Copeは経腹腔的なアプローチをする際は，胆嚢壁の陥入や胆汁が腹腔内に漏出するのを防ぐため，着脱式の錨型の止め具を使用することを勧めている[8]．われわれもときどき使用し良い結果を得ている．

前述したように，経皮的胆嚢吸引術は急性胆嚢炎の診断的役割はほとんどない．Leeらは，原因不明の多臓器不全や超音波で胆嚢が腫大しており，くり返し起こる原因不明の敗血症の患者に対し診断的および治療的手技として経皮的胆嚢造瘻術を行っている[9]．24人中14人において解熱，白血球の正常化といった劇的な改善を認めた．他の10人は効果がなく，別の原因による敗血症と思われた．重篤な原因不明の敗血症の患者に対する経皮的胆嚢造瘻術は有効と結論づけている．24人中10人に効果がなく，その割合が比較的高いのは，外科医が正常な人を急性

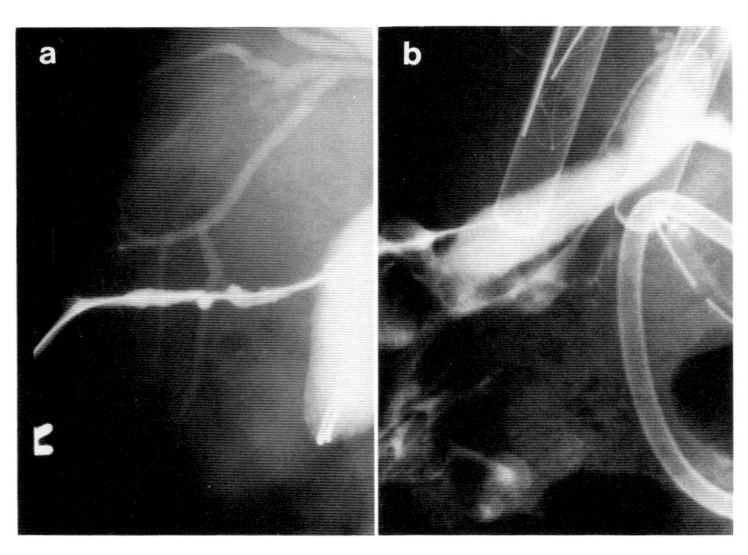

図2.10　胆嚢管造影の透視写真
a) ガイドワイヤーが胆嚢内に留置され，造影剤が経皮的経路を通り注入される．この胆嚢管造影は，皮膚への経路が十分に完成していることを示している．造影後，造瘻チューブを取り除く．
b) この患者では，ルートは完成しておらず，造影剤は腹腔内に漏出した．それゆえ再びチューブをガイドワイヤーを通して挿入し，ルートが修復するまでそのままの状態に保った．

虫垂炎と診断し手術してしまう割合に似ている．われわれもまた原因不明の多臓器不全および敗血症の患者にはこの方法を選択する．経皮的胆嚢造瘻術はこのような患者に対して安全な手技であり，疾患を治すこともできる．もし敗血症の原因が胆嚢でなければ，胆嚢への経路が修復されしだいチューブを抜けばよい．

Van Sonnenverg らによる経皮的胆嚢造瘻術の結果と合併症についての検討では，127人中98％が造瘻に成功し，重度な合併症が8％だった．その内訳は胆汁性腹膜炎，迷走神経の反応，出血などであり，軽度なものは4％であった[10]．

われわれの検討では，多くの場合，合併症はチューブを抜こうとするときに起こっている．瘻孔となっているルートは，ゆっくりと治癒する．とくに低栄養状態で衰弱している患者では治癒は遅延する．3から6週間経過していても皮膚と胆嚢の間のルートは閉鎖せず，チューブを抜くときに，胆汁瘻出をひき起こす．このためわれわれは，胆嚢チューブを抜く前に経路の評価を行っている．ガイドワイヤーを胆嚢内に置き，それに沿わせて造影剤を注入するためのシースを入れる．胆嚢と皮膚の間の経路に問題がなければガイドワイヤーを抜却する．もし造影剤が腹腔内へ漏出するときは，チューブはルートが閉鎖するまでそのままにしておく（図2.10）．

結石がない胆嚢炎の患者では，経皮的胆嚢造瘻術は確実な治療である．胆嚢管が開通しており，経皮的経路が治れば，カテーテルを抜くことができる．結石がある胆嚢炎の患者では，胆嚢造瘻のためのチューブを抜く前に結石に注意を払わなければならな

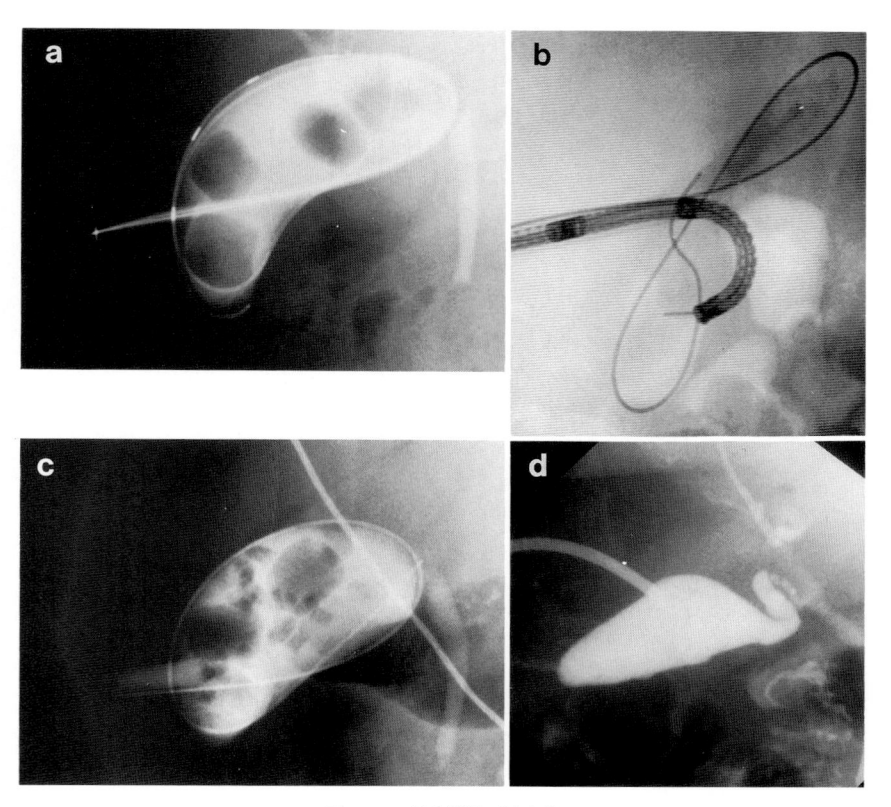

図2.11　経皮的胆石摘出術
a) 最初に安全のためのガイドワイヤーと操作をするためのガイドワイヤーが，胆嚢内に挿入する．4個の大きな石を認める．
b) ルートを拡張し，18 Fr のシースを留置する．胆管鏡胆嚢内腔で認められる．また，safety ガイドワイヤーもコイル状に胆嚢の中に存在する．
c) 電気水圧砕石術により大きな2個の結石は砕石される．これらの石の破片はシースを通して回収される．
d) 最後の胆管造影で，胆嚢内，胆嚢管，胆管枝に結石がないことを確認する．ルートが完成するまで，チューブの内側へのドレナージに栓をする．

い．全身状態がよければ，われわれは外科的胆囊摘出術の方がよいと思う．しかし，手術が危険を伴うときは，経皮的胆石摘出術を行うほうが良いと思われる．

d. 経皮的胆石摘出術

健康な患者では，外科的胆囊摘出術は，合併症の発生率，死亡率が 0.5% 以下と低い．しかし，高齢で状態不良の患者では，合併症の発生率，死亡率は 10～30% に上昇する．このような危険性の高い患者にとって，経皮的胆石摘出術は侵襲が少ない治療法である[11,12]．経皮的胆石摘出術は，以下の四つのステップで行われる．① 経皮的胆囊造瘻術，② 経路の拡張，③ 結石除去，④ チューブを取り除く前の評価（図 2.11）．経皮的胆石摘出術を行う患者は，一般的に全身麻酔に耐えられない患者である．経皮的胆石摘出術は軽度の不快感を伴うのみであり，有効な治療法である．われわれは，リドカインによる局麻やモルヒネなどにより無痛覚状態で経皮的胆石摘出術を行う．

ルートは，経皮的胆囊造瘻術の項でも述べたように経肝的ルートがよい．ピッグテイルカテーテルを胆囊内におき，急性胆囊炎の症状が治まるまで外部ドレナージを行う．

炎症が治まると経路の拡張を行う．通常の IVR の技術を使って，別の safety ワイヤーを胆囊内におき，皮膚に一針縫合する．最初のガイドワイヤーに沿って 18 Fr の coaxial telescopy テフロンの拡張器を入れルートを拡張する（図 2.12）．18 Fr のテフロンシースをおき，すべての操作はこのシースを通して行う．

可動性の胆石の除去は，透視と柔らかい胆管鏡を併用する[13]．われわれはオリンパス製の 15 Fr の胆管鏡をよく用いている．この 15 Fr の胆管鏡は，保持や洗浄が行える 5 Fr の側孔がついている．大きな結石はこの側孔を通した電気水圧による砕石術により小さくする．この体内電気水圧砕石術の詳細は文献[14,15]を参照されたい．大半の結石は洗浄のみで胆囊から取り除くことができる．nitinol 製バスケットは，とくに胆囊より胆石を回収するのに便利である．Cope バスケットと Wittich バスケットの 2 種類の nitinol 製バスケットが Cook 社より製品化されている（図 2.13）．

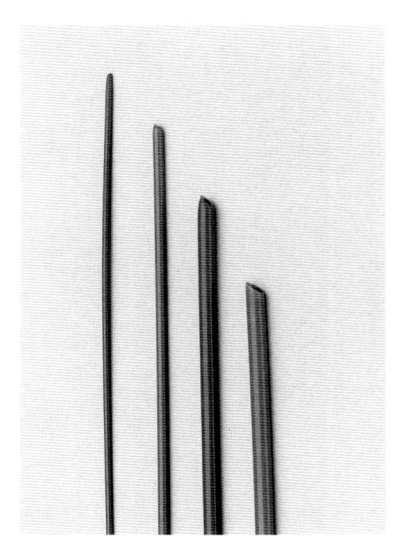

図 2.12 胆管拡張器
8，12，18 Fr の拡張器が挿入され，最後には 18 Fr のテフロンシースを挿入する．

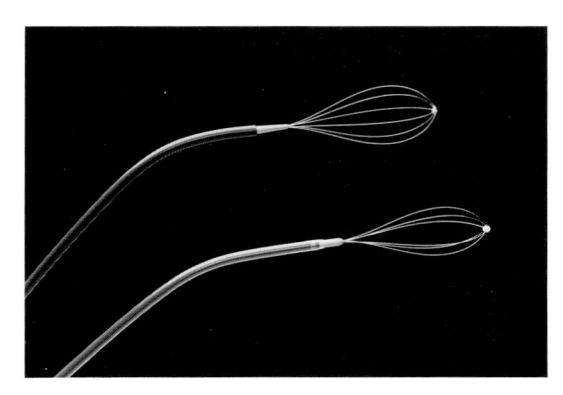

図 2.13 Wittich の biliary basket
これらのバスケットのワイヤーは nitinol 製であり，非常にねじれにくい．さらに，胆管の大きさに適合している通常の結石を回収するバスケットと比較して，これらの大型のバスケットは，腫大した胆囊から結石を回収するのに便利である．

結石が除去されると胆管鏡にて胆囊内に充影欠損がみられなくなる．胆管造影により胆管内，総胆管内の石を除外する．結石が除去された後に 14 Fr のピッグテイルカテーテルを胆囊内に入れ替える．この胆囊造瘻術用のカテーテルにより，1 から 2 週間の間外部ドレナージを行い，さらに 2 週間，ドレナージのカテーテルに栓をする．胆囊造瘻術用のカテーテルを抜く前には，前述したような瘻孔の評価を行う．そして，皮膚へのルートに異常がないときの

みこのチューブを抜去する．

　われわれは胆石による症状があり，外科的胆嚢摘出術の適応がない29～97歳の81人の患者に対して経皮的胆石摘出術を施行した[11]．結石の数は1個から200個まであり，大きさは3mmから4cmであった．さらに，17人の患者に胆管内結石を認め，14人には，総胆管結石も認めた．

　81人中79人（98％）ですべての結石が除去できた．多くの場合，すべての結石を取り除くためには胆石摘出術を少なくとも2回する必要があった．小さな石は胆管造影ではみえず，完全に結石がないことを確認するには直接内視鏡でみることが必要となる．重篤な合併症が81人中5人（5％）に認められた．5例中3例は皮膚との間のルートに関係していた．チューブを抜く前にルートの評価を行うようにしてからは，この合併症はほとんどみられなくなった．

　経皮的胆石摘出術は，全身麻酔の必要がないという利点がある．それゆえ，全身麻酔ができない状態不良の患者でも治療することができる．この手技によりいかなる形，数，大きさの石を有する急性胆嚢炎であっても治療することができる．なお，最大の欠点は長時間かかること，また，胆嚢が残るので結石が再発したり，悪性病変が存在している可能性があることである[16,17]．これらの欠点は，手術によらないすべての治療に存在する．これらの欠点のため，われわれは手術ができない患者にだけこの手技を選択している．このような患者では，予後があまり期待できないので，その後の胆嚢疾患が原因となる症状はほとんどみられない．経皮的胆石摘出術は，手術に危険が伴い胆石による症状を有する患者にだけ選択される治療法である．

e. 胆嚢除去

　経皮的胆嚢除去は，手術を行わずに胆嚢疾患を治療する究極の治療法である．経皮的胆嚢除去が胆嚢疾患に対する治療として，外科的な胆嚢摘出と競争するには，経皮的胆嚢除去は合併症が少なく，致死率が少ない非常に有効な治療法でなければならない．しかし残念なことに，これまで危険性が少なく有効な方法は報告されていない．経皮的胆嚢除去には，胆嚢管の塞栓と胆嚢粘膜の破壊の二つのステップが必要である．胆嚢管の閉塞は，除去物質が胆嚢から胆管へ流出して胆嚢粘膜が胆管内で再生しないために必要である．これまで，胆嚢粘膜を完全に除去する方法として，レーザーエネルギーやradiofrequencyエネルギー，あるいは熱した造影剤やアルコール，ソトラデコール，トリクロロ酢酸などが使用された．このなかで一番よい結果を示したのは，液体による塞栓であった．

　胆嚢の粘膜除去は非常に困難である．慢性胆嚢炎の患者の胆嚢は非常に深いところにあり，すべての腺組織を破壊することは困難である．もし，部分的に正常の腺組織が残ると，その胆嚢粘膜は非常に活発な自己再生能力を有するのでmucoceleになる可能性がある．また，感染の可能性や，胆嚢癌が発生する可能性も有している．

　Beckerらは胆嚢除去についての経験を報告している[18~20]．最初，彼らは，胆嚢管の破壊にendoluminal radiofrequencyによる電気凝固療法を行った．それから，エタノールとソトラデコールによる胆嚢除去を行った．手技上の成功にかかわらず，8人中5人は1週間から9週間の間に再度治療が必要となった．8人中3人は瘻孔より粘液の漏出が続いた．このデータは，胆嚢粘膜を完全に除去することが困難なことを示している．

　胆嚢除去術は外科的胆嚢摘出術と比較されなければならない．外科的胆嚢摘出術は，合併症が少なく，致死率が低く，100％の効果がある．おそらく胆嚢除去術の適応は，手術，麻酔に対して危険があるため，手術できない患者に限られると思われる．

　過去10年間に，胆嚢疾患に対する治療としていくつかのIVRによる手技が確立された．経皮的生検は，手術ができない患者で悪性の診断をつけるのに非常に有用である．経皮的胆嚢造瘻術は，手術の危険性が高い患者の治療に効果がある．

　究極の方法はまだ確立されていない．経皮的胆石摘出術は，手術の危険を伴う患者で，症状を伴う場合に有用である．しかしながら，外科的胆嚢造瘻術は，症状を有する胆嚢疾患の患者に対する治療としてもっとも広く行われている．経皮的胆嚢除去が臨床的に広く浸透するには，もっと有効な方法を研究しなければならない．

〔Daniel Picus；松川哲也訳〕

文 献

1) Picus D. Percutaneous gallbladder intervention. *Radiology* 1990 ; **176** : 5-6.
2) McGahan JP, Lindfors KK. Acute cholecystitis : diagnostic accuracy of percutaneous aspiration of the gallbladder. *Radiology* 1988 ; **167** : 669-671.
3) Werbel GB, Nahrwold DL, Joehl RJ, Vogelzang RL, Rege RV. Percutaneous cholecystostomy in the diagnosis and treatment of acute cholecystitis in the high-risk patient. *Arch Surg* 1989 ; **124** : 782-786.
4) van Sonnenberg E, Wittich GR, Casola G, Princenthal RA, Hofmann AF, Keightley A, Wing VW. Diagnostic and therapeutic percutaneous gallbladder procedures. *Radiology* 1986 ; **160** : 23-26.
5) van Sonnenberg E, Wong VW, Pollard JW, Casola G. Lifethreatening vagal reactions associated with percutaneous cholecystostomy. *Radiology* 1984 ; **151** : 377-380.
6) Nemcek AA, Bernstein JE, Vogelzang RL. Percutaneous cholecystostomy : does transhepatic puncture preclude a transperitoneal catheter route ? *JVIR* 1991 ; **25** : 543-547.
7) Warren LP, Kadir S, Dunnick NR. Percutaneous cholecystostomy : anatomic considerations. *Radiology* 1988 ; **168** : 615-616.
8) Cope C. Suture anchor for visceral drainage. *AJR* 1986 ; **146** : 160-161.
9) Lee MJ, Saini S, Brink JA, Hahn PF, Simeone JF, Morrison MC, Rattner D, Mueller PR. Treatment of critically ill patients with sepsis of unknown cause : value of percutaneous cholecystostomy. *AJR* 1991 ; **156** : 1163-1166.
10) van Sonnenberg E, D'Agostino HB, Goodacre BW, Sanchez RB, Casola G. Percutaneous gallbladder puncture and cholecystostomy : results, complications, and caveats for safety. *Radiology* 1992 ; **183** : 167-170.
11) Picus D, Hicks ME, Darcy MD, Vesely TM, Kleinhoffer MA, Aliperti G, Edmundowicz SA. Percutaneous cholecystolithotomy : analysis of results and complications in 58 consecutive patients. *Radiology* 1992 ; **183** : 779-784.
12) Gillams A, Curtis SC, Donald J, Russell C. Technical considerations in 113 percutaneous cholecystolithotomies. *Radiology* 1992 ; **183** : 163-166.
13) Bower BL, Picus D, Hicks ME, Darcy MD, Rollins ES, Kleinhoffer MA, Weyman PJ. Choledochoscopic stone removal through a T-tube tract : experience in 75 consecutive patients. *JVIR* 1990 ; **1** : 107-112.
14) Picus D. Intracorporeal biliary lithotripsy. *Radiol Clin North Am* 1990 ; **28** : 1241-1249.
15) Picus D, Weyman PJ, Marx MV. Role of percutaneous intracorporeal electrohydraulic lithotripsy in the treatment of biliary tract calculi. *Radiology* 1989 ; **170** : 989-993.
16) Gibney RG, Chow K, So CB, Rowley VA, Cooperberg PL, Burhenne HJ. Gallstone recurrence after cholecystolithotomy. *AJR* 1989 ; **153** : 287-289.
17) So CB, Gibney RG, Scudamore CH. Carcinoma of the gallbladder : a risk associated with gallbladder-preserving treatments for cholelithiasis. *Radiology* 1990 ; **174** : 127-130.
18) Becker CD, Quenville NF, Burhenne HJ. Long-term occlusion of the porcine cystic duct by means of endoluminal radio-frequency electrocoagulation. *Radiology* 1988 ; **167** : 63-68.
19) Becker CD, Quenville NF, Burhenne HJ. Gallbladder ablation through radiologic intervention : an experimental alternative to cholecystectomy. *Radiology* 1989 ; **171** : 235-240.
20) Becker CD, Fache JS, Malone DE, Stoller JL, Burhenne HJ. Ablation of the cystic duct and gallbladder clinical observations. *Radiology* 1990 ; **176** : 687-690.

2.3 胆石除去術

a. 総論

外科的胆石除去術では，遺残結石が問題となる．胆嚢摘出術を施行した患者の20～40%に対して総胆管の再検索を行ったところ，約5%の患者に総胆管に遺残結石がみつかった[1]．肝内結石の場合は遺残結石の発生率が非常に高い．しかも，肝左葉外側区域切除や肝左葉切除で治療できそうな限局性の病変でも，結石が複数個存在する場合や胆管狭窄が合併していると，手術によって完全な結石除去ができることはまれである．したがって，外科的治癒率は13.3%と非常に低い[2]．術中胆管造影がルーチン化し，外科的テクニックが進歩すれば，遺残結石発生率の低下も望めようが，今なお術後の遺残結石は多い．しかも，初回手術と比べると再手術は死亡率も再発率も高い．そこで，このような患者に対しては，非手術的な経皮的結石除去術が適切な治療法と思われる．

新しい放射線学的テクニックである非手術的な結石除去術を用いれば，術後のマネージメントも外来診療で可能となり，患者の負担も軽くなる．ドレーン再開通のためには，標準的な血管造影用カテーテルとガイドワイヤーを使ったT字管挿入で，沈着物や凝血塊を除去する[3,4]．T字管の抜去時期は，遺残結石がT字管内を通過して排除されてからだが，胆道を開通させておくために術後4～5週間はチューブを留置する．Mondetは1962年に特別に設計した鉗子を用い，開通後のT字管を利用して結石を除去した[5]．MargareyはDormia尿管バスケットカテーテルと小さな血管造影用カテーテルを使用した[6]．Burhenneは先端部操作が可能な特殊カテーテルを開発し，総胆管の遺残結石に対して素晴らしい治療結果を得たと報告した[1]．

先端部操作が可能なカテーテルを使用することで，肝外胆管結石に対して良好な成績が得られたが，蛇行や彎曲のある小さな肝内胆管には使用が困難であった．蛇行した肝内胆管を通過させるため，Chenら[7]はファイバースコープ型胆道鏡を用い，Parkら[8]は患者に合わせ先端に屈曲をつけたカテーテルを用いた．

各方法に長所，短所があるが，概して，胆道鏡のほうが結果は良好と思われる．しかし，胆道鏡は，高価な装置や熟練した術者を必要とし，合併症が生じる率が高い．先端に屈曲をつけて成型したカテーテルを使用した結石除去のほうが簡単で安価である．先端に屈曲をつけたカテーテルは胆管の彎曲部や狭窄部を通過できるため，末梢の細胆管まで結石にアプローチすることができる．しかし，カテーテルの場合は胆道鏡と違って，直接像を確認できず，効果的に大きな結石を破砕できる体内衝撃波砕石術（ISWL）のような方法を使えないため，胆道鏡より成功率は低い[9,10]．しかも，患者や術者の手に対する放射線被曝が多い[1]．放射線被曝を最小限にするためには，X線透視野を十分絞ってできるだけ被曝を小さくすべきである．放射線科医の手がX線透視野に入らないように，T字管は右側腹壁から総胆管の向きに真っ直ぐ挿入するとよい．

b. 適応

術後遺残結石をもち，T字管を留置されていたり，肝胆管空腸吻合術が施行されている患者はすべて経皮的胆管結石除去術の適応である（図2.14）．ときに，胆管への交通がなく胆管炎の症状をもつ胆石例は，経皮的経肝胆嚢ドレナージ（PTBD）でつくられたルートを利用して治療される．

c. 実施手技

（1）X線透視下結石除去術

一般に，この手技はルートを完全に開通させるために行うが，手術後4～6週目かPTBD後2週間目より開始する．術前に肝臓の単純CTで結石の位置を確認しておく．単純CTは高度な胆管狭窄例，Oddi括約筋の開大例やドレナージ施行例に非常に有用である．これらの場合は胆管に造影剤を完全充塡することが難しいため，経T字管胆管造影では描出がうまくいかない場合がある．単純CT施行後，患者を透視台に寝かせて滅菌布にて覆う．除痛のため，術前にペチジン（Demera®）を50 mg筋注する．感染予防のため，術後3日間は広域スペクトルの抗生物質を経口投与する．その後，チューブを静かに引き抜く．この操作で，総胆管は平均1～2 cm移動して，ただちに元の位置に戻る．柔軟な先端をもつガイドワイヤーと先端に屈曲をつけたカテーテル（9 Fr，ポリエチレン製）をT字管やPTBDを通して挿

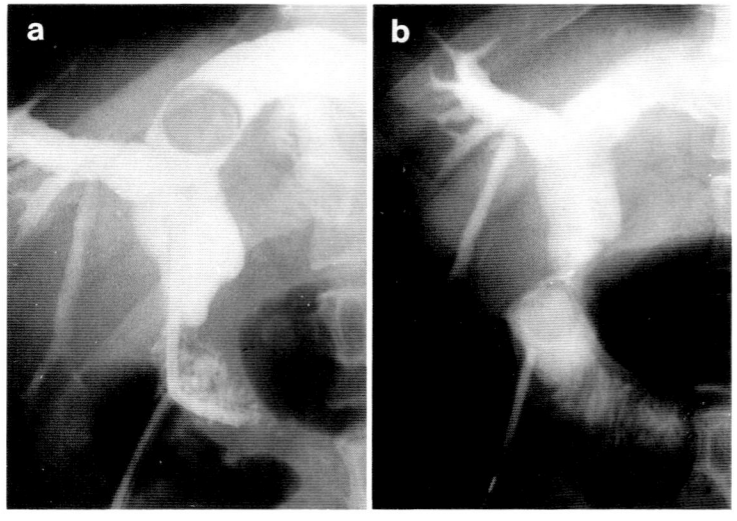

図 2.14
a) 胆管空腸吻合後の経T字管胆管造影である．左肝内胆管に大きな肝内結石がみられる．
b) 左肝内胆管の遺残結石をストーンバスケットで捕捉し，空腸へ排除した．

入する．先端に屈曲をつけたカテーテルは，あらかじめいろいろな曲がり具合のものを数種類用意しておき，胆管の解剖学的構築や分枝角に合わせて最適なカテーテルを選ぶ．

通常の経T字管胆管造影でも胆管狭窄や嵌頓結石によって胆管分枝が描出されにくい場合は，それぞれの胆管に対して選択的胆管造影を行う．胆管の形状と結石の位置をすべて評価した後に，先端に屈曲をつけたカテーテルを，結石より先の末梢胆管まで挿入する．カテーテル内を通してDormiaストーンバスケットを結石の先まで挿入する．そして，カテーテルを抜去するとバスケットが拡張する．バスケットを回転させることで結石を捕捉し，チューブ内を通して引き抜く．Dormiaバスケットは通常直径9～25 mmのものを使用するが，もっとも好まれるものは9～15 mmのものである．捕捉した結石があまりに大き過ぎて摘出できない場合，カテーテルをしっかり握ってバスケットを強く引けば，結石はバスケットとカテーテルの間で破砕される．通常，肝内結石は脆いため容易に破砕される．破砕後の砕片は，一つひとつバスケットで摘出したり，何度も灌注と吸引をくり返すことで除去される．T字管内を通して，多くのサイドホールが付いた大きなNelatonラバーチューブ（外径16～20 Fr，長さ30 cm）を胆管分枝まで挿入する．このチューブで何度も生理食塩水の灌注と吸引をくり返す．ずっと陰圧をかけていれば，チューブより微小な塵粒は吸引され，大きな砕片でもチューブのサイドホールに吸着させて除去することができる．

Dormiaバスケットで捕捉できない大きな結石は，特殊に設計された砕石バスケットやガイドワイヤーを折り返して作ったスネアーを使って，捕捉して破砕できる．9 Frカテーテルが通過できない高度な胆管狭窄例は，胆管内に2%リドカイン5～10 mmを注入した後，5～7 Frの血管形成バルーンカテーテルで胆管形成術が行われる．バルーンカテーテルは通常，直径5～10 mm，長さ2 cmのもので，5～10気圧を1～3分間持続して負荷する．

末梢胆管に多数の小結石をもち，胆管開口部の狭窄がない症例は，Fogartyバルーンカテーテルで結石を総胆管まで簡単に排除できる（図2.15）．小結石片は通常，経過観察しているだけで自然排石される．

結石を容易に捕捉して移動，排除するためには，外径1 cmのFogartyバルーンや留置バルーンカテーテルを使用するとよい．さらに，力を入れてカテーテル内に生理食塩水を灌注，吸引しても，簡単に結石の移動ができる．

末梢胆管に嵌頓した多数の結石を除去するには，8～9 FrカテーテルのPTCDで行うことができる．カテーテルを結石のある胆管まで挿入する．それから，結石を捕捉して破砕するか，または捕捉が簡単な中枢側胆管に移動させる．一般に，径の細い

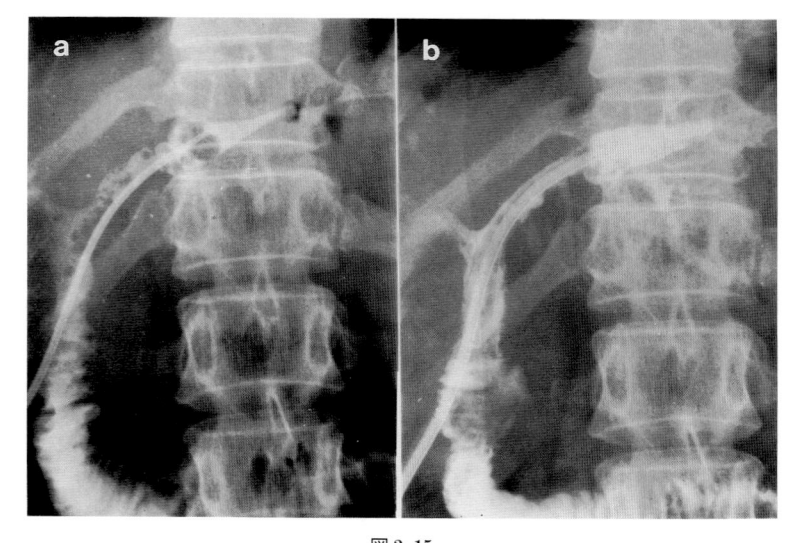

図 2.15
Fogartyバルーンカテーテルを左肝内胆管で拡張し、多数の肝内細結石を引き出した(左)。多数の結石は空腸へ排除された(右)。

PTBD内を通して大きな結石を取り除くのは、PTBDを損傷して胆管へのルートを使えなくしてしまう危険性があるため推奨できない。その代わりに結石を小さく破砕し、それを灌注と吸引で除去する[8〜10]。

摘出できる結石の大きさはルートの大小に左右される。これを考慮して、外科手術の際には管径の大きなT字管を使用してもらうように努めるべきである。チューブは、側腹の穿刺口より真っ直ぐに、皮膚面より総胆管に対して適当な角度で留置する[1]。

(2) 遺残結石に対する体外衝撃波砕石術 (ESWL)

ESWLは遺残胆管結石に対する非手術的な新しい治療手技である。今までの手技では、大きな結石が捕捉できなかったり、嵌頓結石がバスケットの拡張を妨げたりするため、しばしば遺残結石摘出に失敗することがある。非手術的手技はほかにもいくつかあり、レーザー砕石法や電気衝撃波砕石法などが開発されている。しかし、レーザー砕石法や電気衝撃波砕石法を用いる場合、胆管の穿孔を避けて確実な効果をもたらすには、プローブと結石は密着することが必要である。さらに、結石を捕捉するバスケットや胆管鏡のような他の装置が必要なこともあって、これらの手技は高度な技術が要求される。ESWLを用いれば、胆管結石の非手術的な砕石手技が可能である。圧電砕石器は低エネルギーのパルスで小領域に限局した高圧力が得られる。したがって、今までの他の方法と比較して疼痛が軽度で組織障害も小さくて済み、将来、肝内結石に対する最適な砕石方法となるであろう。

患者を砕石器に寝かせる前に、まずエコーで肝内結石の位置を確認しておく。次に患者を砕石器に寝かせて、衝撃波発生装置をエコーゲルの上から患者の皮膚に密着させる。腹臥位肋骨下走査や右側臥位肋間走査を行う。患者のとるべき体位は、結石と結石が鮮明に描出できるエコーウインドウとの位置関係によって決まる。トランスデューサーで結石を捕らえ、ESWLの全過程にわたりリアルタイムで結石の持続的エコー下モニタリングを行う。圧電砕石器の場合には (EDAPLT. 01; EDAP, Croissy Beaubourg Marine La Val, France)、衝撃波が1秒につき5回の頻度で発生し、30〜50%の仕事率が得られる。1回の治療時間は30〜60分である(衝撃波数 9,000〜18,000回)。1回の治療ごとに、ESWL後1日目に選択的胆管造影が行われる。結石が破砕されれば摘出が可能であり、ESWLをくり返す必要はない。しかし、砕石が不十分な場合、砕石が満足のいくものとなるまで1週間の間隔をあけて何度もESWLをくり返す。砕石をさらに促し、結石を明瞭に描出して位置確認をするために、T字管やPTBD管を通して胆管に生理食塩水を注入する。肝内結石

の砕石は総胆管結石のようにうまくいくとは限らず，自然除去できない大きな砕石片は，バスケットで摘出する必要がある．結石が2～3個の砕石片に分割されると，通常はバスケットで摘出が成功する．ときどき，結石の破砕がうまくいかないけれども，結石が脆くなったり胆管の中枢側に移動してしまうと，嵌頓や閉塞した部分に間隙ができるため，器械による摘出が可能になる[11]．

注意すべきことは，砕石片は自然排石がほとんどなく，除去には器械の使用が必要なことである．そこで，ESWLはT字管やPTBDカテーテルを使用している患者だけに適用する．合併症なく安全に施行できる衝撃波数の上限についてはいくつか議論がある．圧電砕石器は，ほかのどの砕石手技よりも疼痛や組織障害が少なく，動物実験では肝臓や胆嚢にいくらかの臓器実質障害を起こしただけである[12]．しかし，人体適用例では，圧電砕石器によるESWLでの明らかな合併症は未だ報告されていない．

（3）術後遺残結石の胆道鏡下砕石術

この手技は，外科的な結石探索後4週間目に，ジアゼパムの注射で軽度の鎮静をかけるか，あるいは前処置なしでも行われる．複雑な外傷性操作が予定される場合にだけ，全身麻酔が使用される．施行後に必ず3～5日間抗生物質を投与する．ルートは通常，手術で留置されているT字管である．しかし，PTBDや特殊な肝胆管空腸吻合術（Roux-en-Y肝胆管空腸吻合術で，前腹壁へ付着するblind loopをもっている）を用いた経路も使われる．胆道鏡は操作可能な先端部，生理食塩水の灌注や把持鉗子，ストーンバスケット，バルーンカテーテルなどのさまざまな道具のための通過経路をもつ．カテーテルが柔軟なため総胆管や第2次，第3次肝内胆管分枝を完全に描出できる．Debrisや小胆石の細片は，生理食塩水の灌注にて除去される．結石があれば，ストーンバスケットを結石の先まで挿入し開いて，うまく操作して結石を捕捉する．そして，堅く閉じてからバスケットと胆道鏡を一緒に引き出す．バルーンカテーテルは小胆管部嵌頓結石の除去に使用する．大きな結石は，砕石バスケットや生検鉗子で細かくし，そのバスケットや把持鉗子で摘出する．また，体内電気水圧衝撃波砕石術も柔軟性のある電極を使用して直視下にて行われる[12]．胆管に狭窄がある場合，狭窄部の先にある結石を摘出するために，狭窄部をGrüentzigバルーンカテーテルで拡張し，胆道鏡を通過させる．毎回，胆道鏡操作の前後に胆管造影を行う．胆管造影でも胆道鏡でも共に結石がすべて除去されたと確認できるまで，この全過程を5～7日おきにくり返す．肝胆管空腸吻合部は胆道鏡のルートに使用するが，結石をすべて除去してしまったら，局所麻酔下に漿膜筋層を結節縫合して空腸吻合部を閉じる[14,15]．

d．臨 床 成 績

遺残結石除去の成功率は遺残結石の数や位置，胆管狭窄の存在や程度，胆管の解剖学的構築などいくつかの要因に左右される．肝外胆管の結石除去は比較的容易で良好な成績を修めており，完全結石除去率は95～100%と報告されている[8～10,13]．しかし，肝

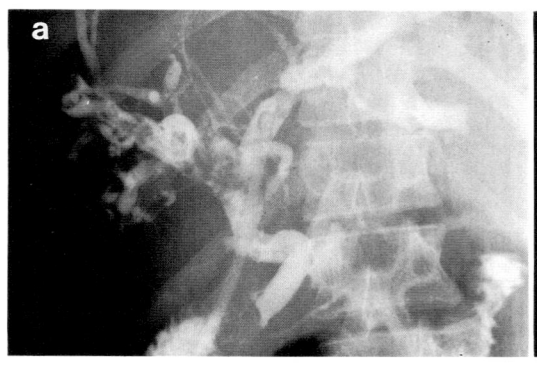

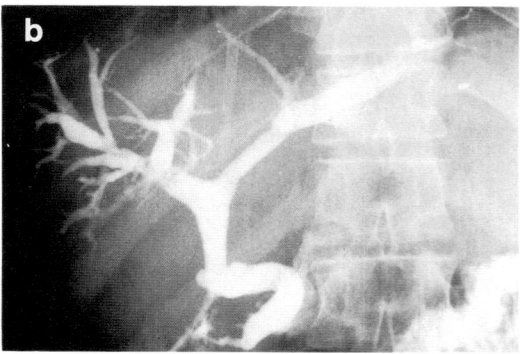

図2.16
a）肝内胆管と総胆管に多数の結石が詰まっている．
b）先端に屈曲を付けたカテーテルとストーンバスケットで結石破砕を何度かくり返し，多数の肝内結石を完全に摘出できた．

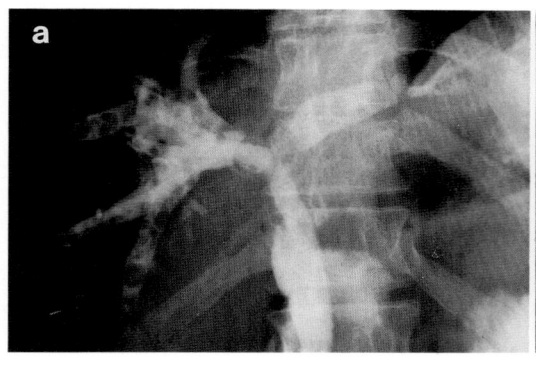

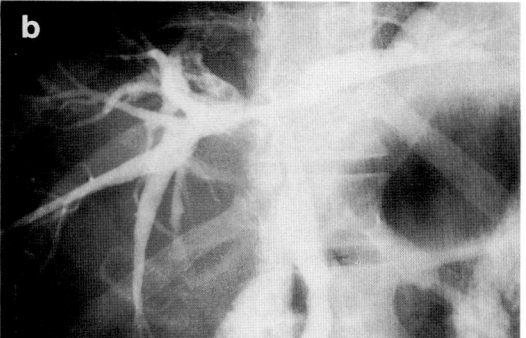

図 2.17
a) 多数の肝内結石が数カ所の狭窄をもつ左右肝内胆管に詰まっている．
b) 体外衝撃波砕石術を組み合わせた透視下経皮的結石除去術を何度かくり返し，右肝胆管分枝以外の大部分の結石を除去した．完全除去はできなかったものの，患者はチューブをクランプした後，再発症状もなく臨床的成功と思われた．

内遺残結石の除去は肝外結石より成功率が低い．透視下結石除去では，約50％の患者で完全除去，20％の患者で2/3以上の結石が除去できるが，患者はチューブをクランプしてから症状の再発は起こっていない（図2.16）．全体的な臨床成功率は約70％である[8～11]．平均治療回数は，3.7±2.9回（1～22回）である．胆道鏡下結石除去は，完全除去が82～90％可能である．平均治療回数は，4回（1～11回）である．ひどい胆管形態異常やガイドワイヤーや器械の通過できない胆管狭窄，嵌頓結石の問題がもっとも多い（表2.1）．もし大きなトランスデューサーを使って結石を捕らえられれば，最近使われているESWLで，これらの問題が解決される．Seoul National University Hospital におけるわれわれのここ2年間の経験では，ESWLを組み合わせた透視下結石除去は30例中25例で遺残結石完全除去，5例は部分除去という結果であった（図2.17）．完全成功率は71.4％で全体的な臨床成功率は85.7％であった．治療の組合せは，ESWLが8.3±5.7回，透視下結石除去が5.9±4.1回であった[11]．

結石除去成功後の長期追跡の結果は結石の再発は肝外結石グループが3％，肝内結石グループが21％であった[10,11]．

e. 合併症とその予防

カテーテル法による結石除去の合併症として，まれに術中に右上腹部痛や悪心，嘔吐が起こる．バルーン拡張術では通常少量の胆道出血がある．しかし，これらの合併症は安静と鎮痛剤投与でコントロールされる．操作に伴う感染により発熱や悪寒が起こるが，経口抗生物質を投与すれば，通常2～3日後には消失する．われわれの10年間における170例のカテーテル下砕石経験では，肝やT字管内に膿瘍をつくったものがそれぞれ1例，カテーテル挿入後，外傷性胆道出血を起こし，輸血が必要となったものが1例である．術後死亡はまだ報告されていない．

胆道鏡下結石除去術の合併症を起こす割合は透視下カテーテル結石除去よりも高い．Grandini[14]は97例中3例の死亡と13例の合併症を報告した．膵炎を起こしたものが4例，造影剤によって急性尿細管壊死に陥ったものが1例ある．また，横隔膜下に貯留液が生じ，経皮カテーテルドレナージを行ったものが4例，消化管穿孔をひき起こしたものが1例ある．さらに，総胆管の無症候性解離があり，3日間解離部分内部のドレナージを続けて自然治癒したものが2

表 2.1 170 症例における遺残結石除去術不成功の原因

原因	症例数
胆管の屈曲	14
胆管狭窄	24
嵌頓結石	16
巨大結石	2
胆管の蛇行	2
細小末梢胆管内結石	1
大量の結石	1
無回答	5
計*	65

* 1人の患者につき複数回答を含む．

例あり，もう1例は持続性胆道出血となり輸血が必要となった．

　胆管やルートの損傷を避けるためには，慎重な操作が必要である．カテーテルは，ガイドワイヤーに沿わせ，注意して進めなければならない．胆管開口部に高度の狭窄があるときに生理食塩水や造影剤を胆管へ無理に注入すると，胆汁の流入や肝実質や血管への注入，ひいては菌血症や肝膿瘍をひき起こす．一部の患者では手術4週間後でもルートの形成が不十分で，とくにPTBDを挿入した患者ではルートを拡張する場合に少し損傷が加わることがある．このような場合には，2本のガイドワイヤーの挿入が勧められる．1本は安全操作目的のものでもう1本は処置操作目的のものである．

f. 将来展望

　さらによい結果を得るためには，治療法を各症例ごとに，実行可能なすべての方法の中から選択して組み合わせるべきである．しかし，現在のところ，頻回の治療回数と多種類のテクニックを組み合わせるにもかかわらず，完全に満足のいく結果は得られていない．透視ガイド下で使用できるさらに効果的で安全な結石破砕法が待ち望まれている．ほかに残されている問題は，胆管狭窄をもつ肝疾患では，遺残結石を完全に摘出してしまっても肝内結石が再発する可能性があることである．self expandable metallic stent が難治性の胆管狭窄の治療のため，実験的にいくつかの研究機関で使われている．多数の症例による長期フォローアップはまだなされておらず，今後の研究が必要である．

〔Man Chung Han；松川哲也訳〕

文　献

1) Burhenne HJ. Nonoperative retained biliary tract stone extraction, *AJR* 1973；**117**：388-399.
2) Wenn CC, Lee HC. Intrahepatic stones：a clinical study. *Annals of Surgery* 1972；**175**：166-177.
3) Margulis AR, Newton TH, Najarian JS. Removal of Plugs from T-tube by fluoroscopically guided catheter：report of case. *AJR* 1965；**93**：975-977.
4) Short WF, Howard JM, Diven WF. Trans T-tube catheterization. *Arch Surg* 1971；**102**：136-138.
5) Mondet A. Technica de la extraccion incruenta de los calculos la litiasis residual del coledoco. *Bol Soc Cir B Air* 1962；**46**：278-290.
6) Margarey CJ. Non-surgical removal of retained biliary calculi. *Lancet* 1971；**1**：1044-1046.
7) Chen MF, Chou FF, Wang CS, Jang YI. Postoperative choledochofiberscopic removal of intrahepatic stones. *J Form Med Assoc* 1980；**79**：700-705.
8) Park JH, Choi BI, Han MC, Sung KB, Choo IW, Kim CW. Percutaneous removal of residual intrahepatic stones. *Radiology* 1987；**163**：619-623.
9) Han JK, Choi BI, Park JH, Han MC. Percutaneous removal of retained intrahepatic stones with a pre-shaped angulated catheter：review of 96 patients. *BJR* 1992, **65**：9-13.
10) Choi BI, Han JK, Han MC. Percutaneous removal of retained intrahepatic stones utilizing combination of techniques with emphasis on a preshaped angulated catheter：review of 170 patients. *Eur Radiol* 1992；**2**：199-203.
11) Choi BI, Han JK, Park YH, Yoon YB, Han MC, Kim CW. Retained intrahepatic stones：Treatment with piezoelectric lithotripsy combined with stone extraction. *Radiology* 1991；**178**：105-108.
12) Picus D, Weyman PJ, Marx MV. Role of percutaneous intracorporeal electrohydraulic lithotripsy in the treatment of biliary tract calculi. *Radiology* 1989；**170**：989-993.
13) Choi TK, Lee M, Lui R, Fok M, Wong J. Postoperative flexible choledochoscopy for residual primary intrahepatic stones. *Ann Surg* 1986；**203**：260-265.
14) Gandini G, Righi D, Regge D, Recchia S, Ferraris A, Fronda GR. Percutaneous removal of biliary stones. *Cardiovasc Intervent Radiol* 1990；**13**：245-251.

2.4 胆道拡張療法・ステント挿入

最近の5年間で，balloon expandable および self expandable metallic stent は，angioplasty 後の動静脈の狭窄および閉塞の治療に盛んに用いられるようになった。これら血管系への良好な使用結果[1~5]を経て，胆道系の狭窄の治療にも金属ステントの臨床応用が盛んに試みられるようになってきている[5~8]。胆道系へのステントの適応は，狭窄の原因によって，姑息的な場合と根治的な場合とに分けられる。姑息的な目的の場合には，患者の生存期間中に，胆道の開存が保たれるのが理想である。

動物実験モデルの研究[5~6]では，胆管に置かれた金属ステントは，胆泥やステントの間に乳頭状の過形成により閉塞の起こる可能性がある以外は，良好な生体適合性を示した。この新しい世代の胆道系ステントの主な欠点としては，設置してから数日後には取り除くことができないことである。動物実験を経て数年間は，臨床応用が盛んになり，良性および悪性の胆道閉塞疾患に対する金属ステント使用の利点と欠点について，多くの報告がなされている。

a. 良性胆道閉塞

良性の胆道狭窄は，その90%以上が胆嚢摘出術後に起こり，術後の再発率の高さが治療上の問題となっている[9~14]。これらの狭窄を外科的に修復することも一つの方法で，78~88%[9~11,13,14]の成功をおさめているが，15~20%に再狭窄が生じ，再手術のたびにその成功率は減少する。そのため，3度の手術後の永久的な成功率は61%以下であると報告されている[9,12,13]。胆汁性肝硬変症，門脈圧亢進症の合併率や死亡率も手術のたびに増加する[13,14]。

最近いくつかの施設から，良性の胆道狭窄の治療に，経皮的バルーン拡張術は合併症の発生率も低く，臨床的に有用であると報告されている[15~19]。cholangioplasty ともよばれるこのテクニックは，外科手術にとってかわる方法として，今では広く受け入れられている。しかし，この治療もまた，慢性の炎症や瘢痕組織の中の弾性な線維がもたらすコンプライアンスの低下により，再狭窄をきたす。再狭窄例では，拡張術を何度か試みても治療効果は限られている。外科的治療をくり返すのは危険を伴い，成功率も限られているし，カテーテルを長時間留置して cholangioplasty を追加しても永久的な開存は十分には得られない。そのため，こういった症例において金属ステントは，胆管の開存が機械的に保たれるため非常に有用であろう[20~22]。

b. 悪性胆道閉塞

悪性の胆道狭窄は，良性狭窄の4倍の頻度で，胆管閉塞のもっとも多い原因である。われわれの経験では，胆道閉塞の原因疾患は膵臓癌(36.7%)，転移性のリンパ節腫大 (20.5%)，胆管癌 (11.4%)，胆嚢癌（4%），その他（肝癌乳頭部癌）の順である。90%以上の症例では姑息的な治療が必要で，治療により3カ月以下の予後を5~7カ月に延ばすことができる。根治手術は約20%にしか適応がなく，手術における死亡率も高く（13~33%），再発率も高い（23~24%）。一方，姑息的手術は非常に効果的でありうるが，その効果は，原疾患の再発率や死亡率に左右される。そのため，最良の減圧術は内視鏡的あるいは経皮的なステント術である。

内瘻外瘻のためのカテーテルやプラスチックのステントは，減黄のためによく使用される。伝統的なプラスチックやシリコンのステントやカテーテルは，低価格である。また，適応が広く，個々の症例の解剖に応じて加工でき，簡単に交換できる。しかし，その有効性や開存率は，内径や長さ，およびサイドホールのサイズで強く異なっている。こういった理由から，直径の大きなステントを使う傾向にある（12~18Frかそれ以上）。それにもかかわらず，とくに感染で生じた胆泥はプラスチックステントを閉塞し，抗生物質や胆汁酸や違ったデザインのステントを使っても，予防することができない。さらに，内瘻や外瘻では皮膚刺激（過敏症）や感染，カテーテルが抜けたりする欠点がある。

ステントが移動したり閉塞したりする問題点は，18~23%の症例に生じる[25~28]。Leeらはステントが閉塞するまでの平均期間は3.7カ月と報告しており[27]，われわれの経験（4.2カ月）と同等である。利点は，いつ閉塞してもプラスチックのステントは取り除いて新しいものと交換できる点である。

過去3年間の知見から，金属ステントは悪性胆道閉塞疾患に対して，プラスチックのステントやカテーテルによるドレナージ術にかわりうることがわか

っている．さらに，強い狭窄のためこれまで十分に拡張できなかった場合でも，金属ステントでは，より十分な拡張が得られ，再狭窄が起こってドレナージが必要なときでも簡単にガイドワイヤーを通過させることができる．胆泥による閉塞が起こることはまれだが，金属ステントは癌がステントの中に発育していくのを防ぐことができないし，癌がステントを越えて発育すると胆泥による完全閉塞をきたしやすくなる．

現在，ヨーロッパで胆道系に使用できるステントには Gianturco Z stent, Wallstent, Strecker stent, Palmaz stent の四つのタイプがある．すべての金属ステントは，特殊な形に作られた細い鋼線からできている（図 2.18〜2.21）．これらは基本的にバルーンで拡張するタイプと，ステント自体が拡張するタイプの二つのグループに分けられる．Gianturco Z stent はジグザグパターンのステンレス鋼線からできているためより硬いが，他のステントは非常に柔軟性のある細い鋼線からできている．さらに，腫瘍の発育を防ぐためにシリコンカバーしたステントや，さらに柔軟性を高め，挿入手技を簡単にした spiral Z stent が研究・開発されている[47]．各ステントの手技上の特徴については材質と改良の項目で概説する．

c．金属ステント
（1）金属ステントの利点
i）一段階挿入　胆道に大きなステントを置くためにカテーテル操作を行い，肝内にそのための経路をつくる際には，かなりの痛みや出血，ある程度の合併症の発生が予想される．これに対し金属ステントは，内径の小さな経路で挿入することができるし，診断のための胆道造影と同日に行うことができる[29〜31,32]．それゆえ，Lammer が報告しているように重症例での死亡率が低い（金属ステント 20% に対しプラスチックステント 36%）[33]．

ii）大きな内径　金属ステントが従来のステントよりもっともすぐれている点は，その内径が 8〜12 mm（26〜34 Fr）とプラスチックステントよりかなり大きいことである．Rey らの実験的研究[34]から，ステントの通過性はステントの直径と直接相関することがわかっており，径が数倍大きい金属ステントでは，より良好な通過性とドレナージが得られることになる．

ステントの内外径の比は，金属ステントはプラスチックステントよりも十分小さい．さらに金属ステントでは，表面積が小さいため胆泥の付着も少ない．良好な伸展力に関係のあるこれらの構造的特徴は，金属ステントがプラスチックステントより長期の開存率が得られる要因となっており，最近の報告では，金属ステントでは閉塞率 3%，プラスチックステント 16% である[33]．個々の金属ステントも，後述するように，狭窄部位のタイプとともにその直径，長径，デザインや構造によって，開存率は異なってくる．

（2）金属ステントの欠点
balloon expandable および self expandable のどちらの金属ステントも，その構造上留置後 1〜2 週で胆管の粘膜に被われるので，経皮的および経内視鏡的いずれの方法でも取り除くことはできない．しかし，閉塞したステントを動かすことができなくても，ガイドワイヤーを通すことができるので十分再開通させることができる．閉塞したステントを再開通させる方法は，バルーン拡張術，electrocutting，あるいはあらたに金属ステントやプラスチックステントを置くなど多数ある．胆泥によって閉塞することはまれだが，金属ステントは腫瘍のステント内発育，胆泥などによる閉塞を完全に防ぐことはできない．

i）価格　市販の金属ステントは，すべて非常に高価である．胆道のドレナージの手技に使われる金属ステントは，少なくともプラスチックの 3 倍である．狭窄の長さによって，2 個あるいはそれ以上の金属ステントが必要な場合は，コストはさらに高くなる．

ii）手技上の欠点　Wallstent と Strecker nitinol stent は，狭窄の程度によっては金属ステントが十分拡張しないため，通常留置後短縮し，その程度は予測できない．ステントは，拡張の程度により 10〜30% 短縮する．そのため，ときどき新たな金属ステントの留置が必要である．Wallstent と Strecker nitinol stent の場合は，透視下で見えにくいためステントの留置位置を誤る可能性がある．Z ステントでは，留置後しばらく移動することがある．操作中に移動することは，すべてのステントで可能性がある．

d. 適　応

　胆道系のステントは，良性および悪性の胆道狭窄の限られた患者に適応がある．2回以上のインターベンション治療後の再発性の良性狭窄の症例では，外科手術はあまり有効ではない．事実，側副路側に豊富な炎症性線維性組織が存在する場合や，総胆管がかなり短縮している場合は，効果的な外科的再建は望めない．よって，cholangioplastyは，良性胆道狭窄の症例では外科手術にかわる治療法の一つになりうる．良性胆道狭窄の経皮的バルーン拡張術は成功率が高く（約80％），再発率，死亡率も低い．

　良性胆道狭窄の症例では，長期予後が望めるため長期開存を得る必要がある．バルーン拡張術をくり返したり，長期にステントを留置してもうまくいかないときにのみ金属ステントが考慮される．カテーテルによる永久的ドレナージ術を除くと，金属ステントが胆道を再開通させる最後の手段である．単一の総胆管の狭窄と側復路の狭窄のある例が最も良好な結果が得られており，平均の開存率は40カ月以上である．肝内胆管の狭窄，多発狭窄，硬化性胆管炎では成功率が低く，開存率も低いため相対的な適応となる．

　根治的あるいは姑息的な外科手術の適応になりそうにない悪性の胆道狭窄の症例では，金属ステントは従来のドレナージ術にとってかわるもう一つの方法である．金属ステントは，転移リンパ節や局所再発した腫瘍の外部からの圧排による狭窄には特に効果的であるし，左右の肝管へのステントの留置が必要な場合にも使用される．腫瘍が内膜まで発育浸潤している場合は，早期の閉塞が予想されるため，金属ステントは相対的適応となる．これらの症例では，病変の上下の十分な範囲に金属ステントを留置する必要がある．体内体外の放射線照射と抗癌剤動注療法は，腫瘍の発育を遅らせ，予後を平均5-6～18-19カ月延ばすことができる．

e. 方法およびその改良

　悪性の胆道狭窄や再発性の良性胆道狭窄の大多数の症例では，ステント留置の際にはすでにカテーテルが留置され減黄されていることが多い．高濃度の広域スペクトルの抗生物質を，手技の24時間前から投与するのが望ましい．

（1）Gianturco "zig-zag" stent

　Zステントは，Gianturcoのデザインに基づいて，直径0.08～0.1 mmのステンレス鋼線で作られている[35]．この鋼線はジグザグパターンに配列され，先端は小さな穴を通したナイロンで縫合されている．それ自身拡張性を有し，完全に拡張した場合は直径8～12 mm，長径1.5 cmとなり，圧排されたときは8.5～10 Frのdelivery catheterを通すことができる．2～3個のステントを連結することができ，長い狭窄部でも拡張可能である（図2.18）．

　Zステントを置く際は，狭窄部は通常バルーンカテーテルで前もって拡張し，ガイドワイヤーは8.5～12 Frのテフロンシースを通して，狭窄部の遠位側より先に進めておく．ステントはガイドワイヤーを通してシース内に入れ，プッシャーによってシースの先端まで進める．そしてプッシャーを動かないように保持しながらシースをゆっくり引いてステントをリリースする．ポイントは，狭窄部の中心にステントの中心をもってくることである．いったんリリースしてしまえば，Zステントは12～36時間で完全に拡張する（図2.19）．リリース後は，ステントの位置が動く危険があるので，インターベンショナルな手技は行うべきではない．

　ステント留置後は，洗浄用に5 Frのアンギオ用のカテーテルを狭窄部に残しておき，ステントが十分に拡張した時点で抜去する．

　複数個のステントが必要な場合は，より遠位側にステントを最初に置き，そこから手前へ置いていく．先に置いたステント内にイントロデューサーを通すと，ステントが移動することがある．肝内胆管の多発狭窄では，ステントを入れる胆管にはあらかじめガイドワイヤーを進めておく必要がある．主分枝の胆管に置かれたステントが十分に拡張すると，より末梢の胆管が起始部から閉塞してしまうことがある．よって，最初のステントが拡張した後は，それぞれの枝に入れたガイドワイヤーが目安となる．

（2）Wallstent

　Self expandableタイプのステントで，円筒状の編目構造の細いステンレス鋼線でできている[8,36]．拡張すると，この胆管用のステントは，直径8 mmか10～12 mmで，長径は4～8 cmである（図2.20）．このステントの利点は，7 Frか9 Frの小さいカテーテルで挿入可能で，十分な伸展力があり，他のステ

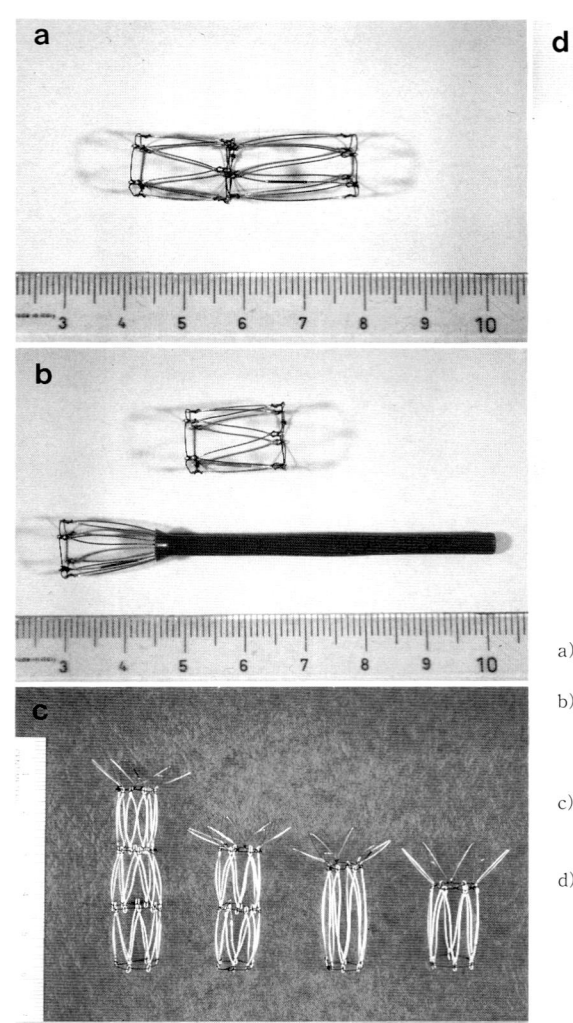

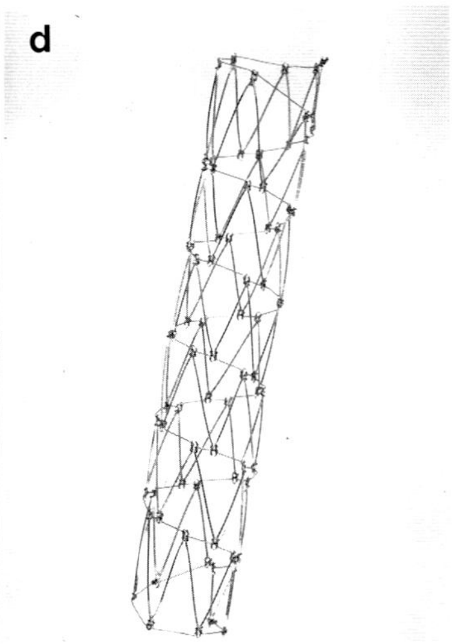

280   VI. 肝臓，胆管および脾臓

図 2.18
a) 2個の Gianturco Z stent（2 cm と 1.5 cm の長い Z ステントが，proleene 線維でつながれている）
b) 上：1個の Gianturco Z stent．十分拡張した状態で長径 1.5 cm ある．
   下：同じステントの一部がイントロデューサーに挿入されている．
c) スカートのついた Z ステント．ステントの迷入を防ぐために，J. Rosch が Gianturco デザインを修正したもの．
d) Spiral Z stent．奈良医大打田教授と前田の考案した自家製のステント．このタイプは，従来の Z ステントよりも長径が大きく柔軟性がある．

ントより開存率も長いことである．しかし，X線透過性が低く，留置後短縮することがあり，ステントの留置はやや難しい．

　Wallstent はカテーテルの先端に装着され，プラスチックの膜でカバーされている．プラスチックの膜をゆっくり引くと，ステントが開きもとの形状に戻り，まずステントの遠位端が開いていく．近位端はまだカテーテルの中にあるので，ステントを置く位置の微調整が可能である．ステントは装着後から2～3日の間拡張して，長径は短縮する．ステントを留置する前に，このことはあらかじめ計算にいれておかなければならない（図2.21）．

　（3） **Strecker nitinol stent**（"Ellastalloy"）
　新しい self expandable タイプのステントで，実験的にしか使用されていない．このステントの鋼線はニッケルとチタンとの合金からできており，デザインはメッシュタイプである（図2.22）．挿入と留置は Wallstent と同様に容易であるが，X線透過性が低く，留置後，予測できない長径の短縮が起こる．予備実験的な報告によると，伸展力が強く，十分な開存率が得られるようである．これまでのところ，使いやすい長さ，直径は4～5 cm，8～10 mm で，より長く径の大きいステントは目下開発中である．Strecker nitinol stent は，10 Fr のシースの中にいれ，狭窄部に置いたら，シースをゆっくり引いていきながら留置する．手技的に大事な点は，Wallstent と似ており，主な問題点は X 線透過性が低いことであるが，カテーテルに入れた後は X 線非透過性のマ

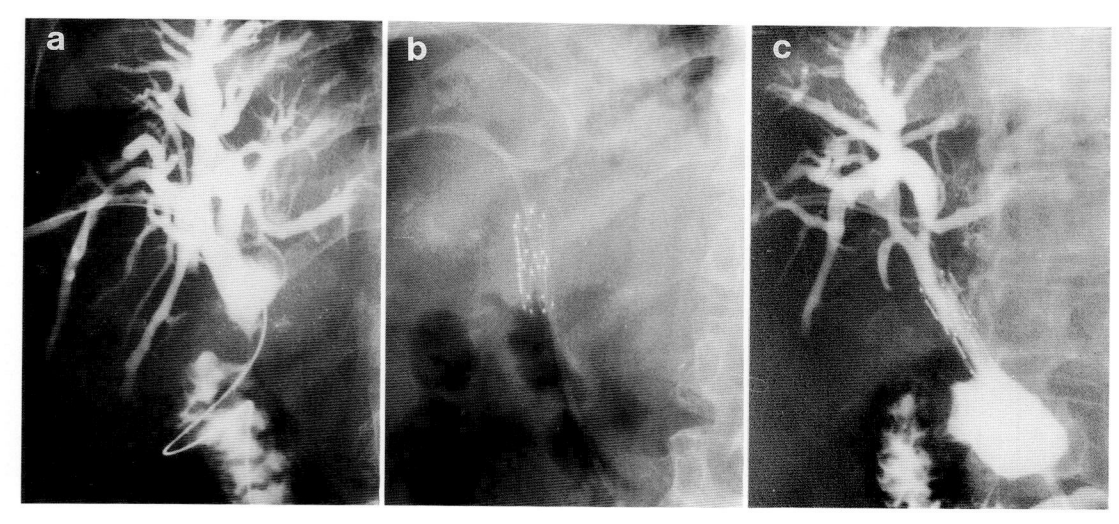

図 2.19
a) 55歳, 女性. 胆囊摘出術後の狭窄で, 何回かの外科的治療を受けたが成功しなかった. 胆道造影で認められる総胆管と十二指腸の間の狭窄は, 何回ものバルーン拡張術や長期のカテーテルドレナージを行ったにもかかわらず, 改善しなかった.
b) 2連のZステントが, 狭窄部位に置かれている. ステントは, 装着後良好に拡張している. 後日, 胆道造影を行うために, 7Frのカテーテルがステントを通過した状態で留置した.
c) 1週間後の造影では, ステントは正しい場所に位置し, 造影剤の通過も良好であるのでカテーテルは抜去された. ステント留置後44カ月経過して, 再発傾向はみられていない.

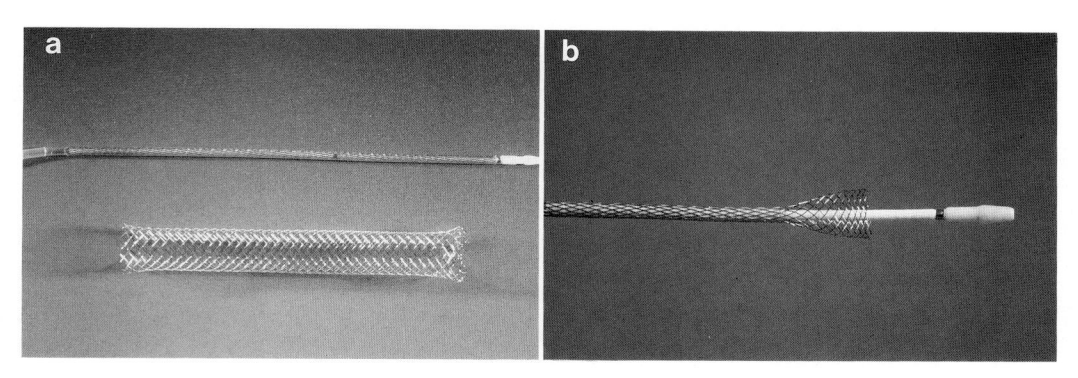

図 2.20
a) Wallstent (self expandable タイプの金属ステント)
　　上: 7Frサイズに圧縮されたステント
　　下: 十分に拡張したステント
b) プラスチック膜が引き抜かれ, 先端よりのステントが拡張している.

ーカーが正確なステント装着の助けとなる (図 2.23).

(4) Strecker tantalum stent

Tantalum mesh でできた, balloon expandable タイプの金属ステントである. X線透過性が高く, 留置後の長径の短縮もわかるので, 位置決めは簡単である. このステント用のバルーンカテーテルを用いて装着する (図2.24).

狭窄部位にステントを合わせたら, バルーンを膨らませステントを完全に拡張させ, 次にバルーンの空気を抜いてから注意深くカテーテルを引いていく.

Strecker stent に関しては, 閉塞率が高く, 開存率も低い傾向にある (図2.25).

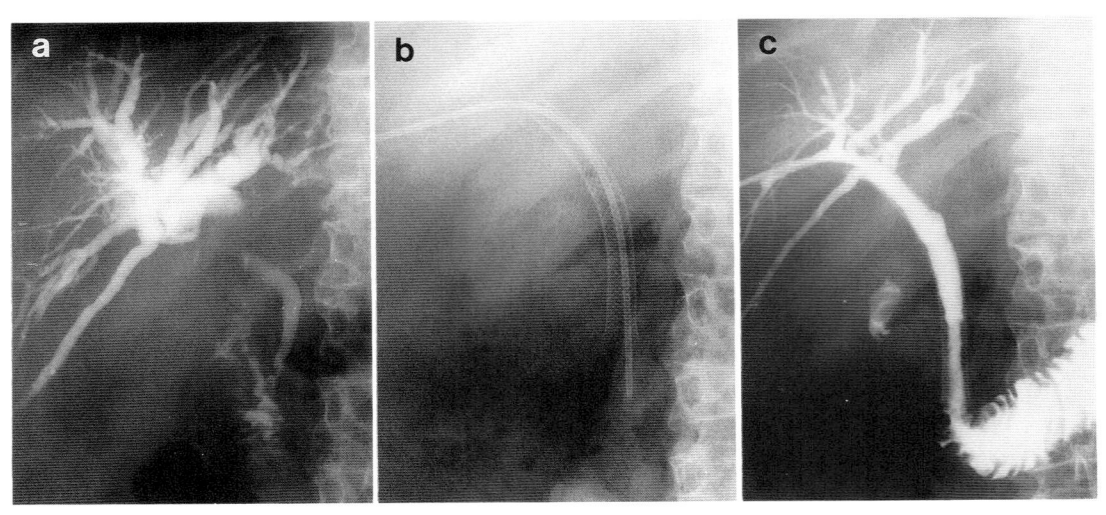

図 2.21
a) 53歳，女性．胆管細胞癌による閉塞性黄疸経皮的胆道造影で，総肝管レベルでの閉塞が認められる．
b) 内瘻外瘻ドレナージ2週間後，Wallstent を設置した．
c) 数日後の胆道造影で，造影剤がステントを通して，十二指腸に流れているのが明瞭に描出されている．この患者は施行3カ月現在無症状で経過している．

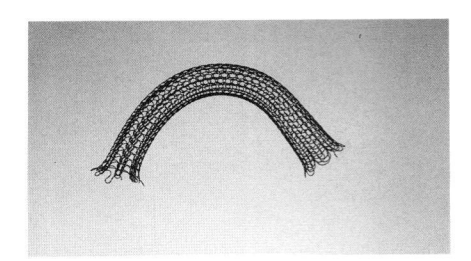

図 2.22 Strecker nitinol stent（self expandable タイプ）
ステントは開放した状態である．ワイヤーの端が曲がっているのに注意．

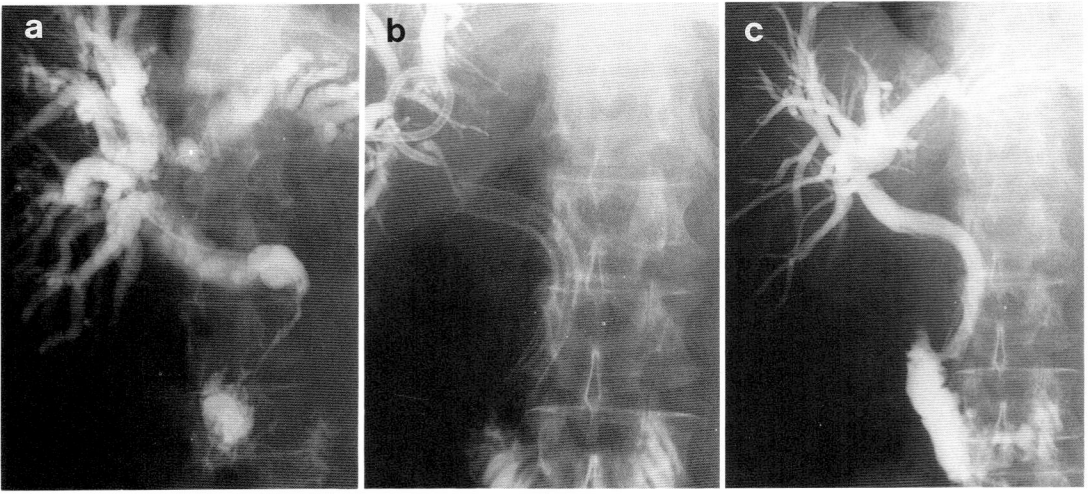

図 2.23
a) 66歳，女性．経皮的胆道造影膵臓癌による．総胆管の狭窄．Strecker nitinol stent ("Ellastalloy")
b) 狭窄部は通過させることができ，2個の nitinol stent を1回目の治療で設置した．3日後の造影でステントが大きく傾いていたので，次に3個目のステントを置いた．
c) 最後の造影では，胆道は完全に再開通している．この患者は黄疸は出現しなかったが，3カ月後に死亡した．

2. 胆嚢・胆道

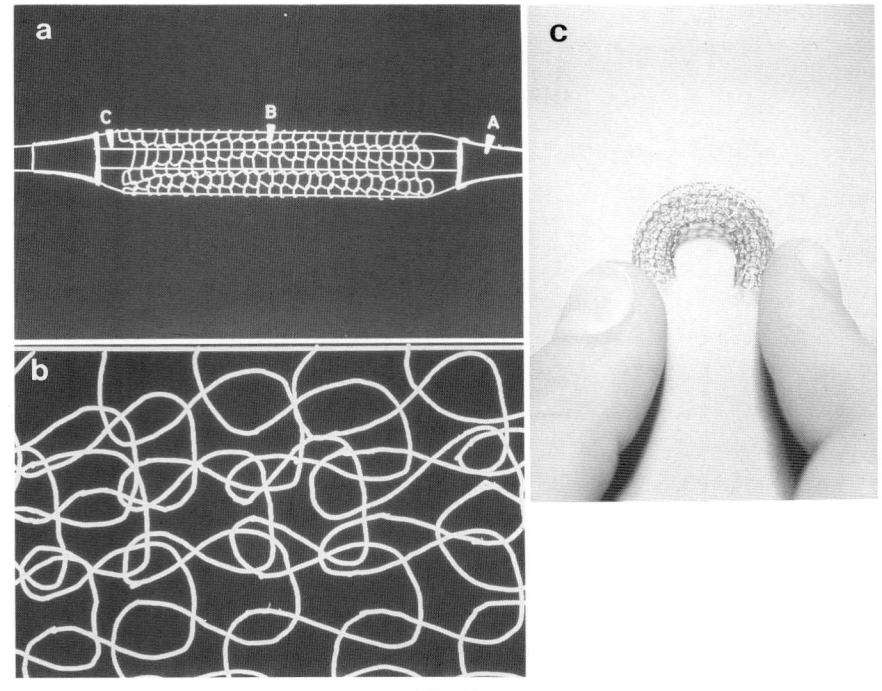

図 2.24
a) Strecker tantalum stent は，狭窄部を通過しやすいように，ステントの端から端までプラスチックカバーのついたバルーンを装着した状態である．
b) 細かなメッシュのデザイン．
c) 拡張した状態のステントの写真で，高い柔軟性を示している．

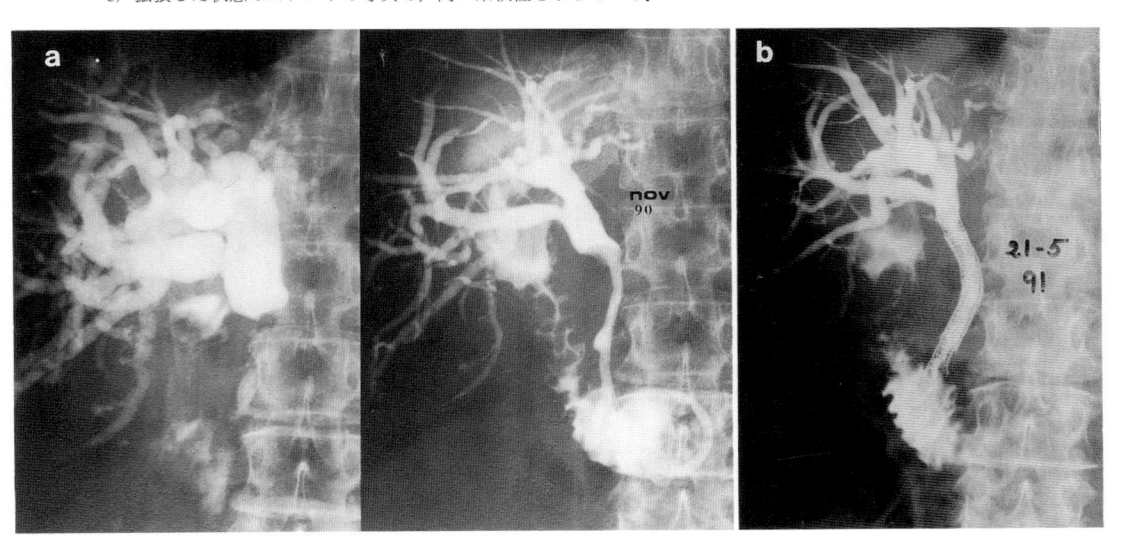

図 2.25
a) 58歳，女性．経皮経肝胆道造影で，乳癌のリンパ節転移が総胆管を圧排している（左側）．内瘻外瘻のドレナージカテーテルが，最初に挿入され（右側），数日後1個の ballon expandable タイプの Strecker tantalum stent を置いた．
b) 5カ月間無症状で経過してから再発を認め，再入院となった．ハケではいたような粘膜の過形成のステント内増殖により，ステントはほぼ完全に閉塞している．2個目のステントが最初のステントの中に置かれ，良好な再開通が得られた．3カ月無症状で経過した後，ステントの部分的な狭窄が生じ，外瘻を必要とした．患者は3カ月後に死亡，最初の治療から12カ月生存した．

(5) Palmaz stent

Palmaz stent は balloon expandable タイプの金属ステントで，0.015 mm のステンレス鋼線でできており，直径は 8～10 mm（30 Fr）である．長径は約 3 cm で，9 Fr シースを使って留置する．手技的なものは Strecker tantalum stent と同様である．

f. 結　　果

1988 年 11 月以後，81 症例（悪性胆道狭窄 63 例良性胆道狭窄 18 例）に 145 個の金属ステントを使用した．悪性胆道狭窄の 63 例には異なったタイプの金属ステントを使用した（Gianturco Z stent 13 例 34 個，Strecker nitinol stent 18 例 33 個，Strecker tantalum stent 8 例 13 個，Wallstent 24 例 36 個）．腫瘍性の胆道閉塞の閉塞部位は，肝門部 17 例，総肝管 18 例，総胆管 22 例，胆管と腸管の瘻孔形成 6 例であった（表 2.2）．金属ステントの留置は，患者の全身状態を考慮しながら，胆道ドレナージ後 1 日から 6 週後に施行した．最近ではわれわれは可能な限りステントの留置を早く行うようにしており，留置前には 8～10 mm のバルーンカテーテルを使用している．表 2.3 に悪性胆道狭窄の 63 症例の結果の概略を示す．25 例は生存中であり，3 例において追加のドレナージを必要としたものの，無症状に経過している．生存中の患者の平均経過観察期間は，1～19 カ月であった．9 例は Strecker nitinol stent 使用例で，16 例は Wallstent を使用した．

死亡した 30 例のうち 21 例は，5 例に追加のドレナージを必要としたものの無症状で，10 例では症状の改善を認めず，6 例は追跡不能であった．平均生存期間は 7.1 カ月だった．追跡不能例に含まれる悪性胆道狭窄例の 17/56 例（30%）において，ステントの閉塞が起こった．17 例のうち 13 例では再治療を行い，5 例は末期状態のため行わなかった．閉塞の原因は，腫瘍のステント内発育を認めたもの 7 例，腫瘍がステントを越えて発育したもの 7 例，組織学的に粘膜の過形成が証明されたもの 2 例，凝血塊とフィブリンが認められたもの 1 例であった．

閉塞は，ステント留置後 5 日から 9 カ月（平均 4 カ月）で起こったが，生存中の症例も考慮にいれると，全悪性胆道狭窄症例ステントの開存率は 5 日から 23 カ月である．われわれの経験上，悪性胆道狭窄症例では，Strecker nitinol stent と Wallstent の開存率が他のステントよりすぐれていた．Gianturco Z

表 2.2

悪性閉塞	症例数	狭窄部位*				ステントの種類**			
		H	M	L	PS	Z	S	N	W
膵	19	–	2	16	1	11	3	9	10
リンパ節	8	–	4	4	–	–	6	9	2
肝原発および肝転移	4	2	2	–	–	–	–	2	4
胆石・胆嚢腫瘍	30	15	9	2	4	22	4	13	18
その他	2	–	1	–	1	1	–	–	2
計	63	17	18	22	6	34	13	33	36
良性閉塞	18	–	5	–	13	28	–	–	1

* 狭窄部位
H：肝門部，M：肝管，L：総胆管，PS：術後
** ステントの種類
Z: Gianturco "Z" stent (Cook, Bloomington, IN, USA), S: Strecker tantalum stent (Meditech, Watertown, MA, USA), N: Streckers nitinol stent (Meditech, Watertown, MA, USA), W: Wallstents (Medinvent, Lausanne, Switzerland)

表 2.3　悪性胆道閉塞 63 例の結果

生存例 25 { 22 無症状
　　　　　 3 無症状（ドレナージを追加）

死亡例 32 { 21 無症状（5 例ドレナージを追加）
　　　　　 11 有症状（4 例ドレナージを追加）

経過観察不能例 6

表 2.4　良性胆道狭窄疾患における金属ステント留置後 3 年間の経過観察結果（35～47 カ月　平均 42 カ月）

結果	症例数	移動	開存	閉塞
無症状	10 (55.5%)	1	9	–
再発	5 (27.7%)	1	1	3
死亡	3 (16.6%)	–	1	2
計	18	2	11*	5*

* 総開存率（11/16）：68.7%
（ステント留置後十分経過してステントが移動した 2 例を除く）

stent と Strecker tantalum stent は開存率が低く（平均2～7カ月），早期に腫瘍がステント内に発育する傾向があった．

悪性胆道狭窄症例の金属ステントの閉塞率は，現在出されている文献とは相当異なっている．Irving は閉塞率66%[37]，Gillams は40%[36]，Adam は7%[29]，Salomonowitz は12%[38]と報告している．データが一致しないのはおそらく症例数が少ないのと使用した金属ステントのタイプが異なるためと思われ，近い将来にはもっとはっきりしたデータが報告されるであろう．

良性の胆道狭窄には，18症例28個の Gianturco Z stent と1個の Wallstent を使用した．18例すべて外科手術後の狭窄で，いずれも複数回の経皮的バルーン拡張術や長期のカテーテル留置が奏効しなかった例である．経過観察の期間は35～46カ月で，平均42カ月である．3年以上の経過観察例では，10例(55.5%)が無症状で，5例(27.7%)に再発を認め結局再治療を行った（表2.4）．3例が死亡し，このうち2例は閉塞性黄疸から肝不全で，1例は黄疸はなく胃癌の転移で死亡した．黄疸の再発の原因は，3例が反応性組織の増殖によるステントの閉塞，1例がステントの移動，もう1例がステントは開存していたがファーター乳頭部の炎症のために閉塞が起こったもので，全症例の開存率は68.7%であった[22]．

g. 合併症

金属ステントの合併症は，術後早期に起こるものと，時間の経過して起こるものとに分けられる．

早期の合併症は，通常の胆道ドレナージで起きる一過性の出血，敗血症や胸水貯留と同様である．しかし，金属ステントは，self expandable タイプのものでは，従来のプラスチックステント（3～4.5 mm, 10～14 Fr）と比較してより非侵襲的にずっと内径の大きいステント（10 mm, 34 Fr）をいれることができる．実証されてはいないが，肝組織内のカテーテルの通過する経路の径が大きいほど，合併症の発生率は高いと考えられる．プラスチックステントを使用した場合の早期合併症の発生率は，13～51%で，30日以内の死亡率は10～33%[25～26,28,39～44]であるのに対し，金属ステントの最近の臨床使用例では，早期合併症の発生率は10～16%である[27,36,45～46]．黄疸の再発以外の晩期の合併症はまれである．粘膜に対して常にステントの圧がかかることにより，胆嚢炎や十二指腸潰瘍や総胆管の穿孔が起こる可能性がある．手技に起因した死亡例は非常にまれだが，胆管細胞癌の患者で，総胆管の穿孔を起こした一例のみ死亡が報告されている[46]．

われわれの知験例では，手技上に関連して起きた死亡例はなかった．30日以内の死亡率は2/78例(2.5%)で，2例とも進行膵臓癌であった．金属ステント設置に伴う晩期の合併症は1例もなかった．

h. 将来展望

現在，胆道狭窄に使用されている金属ステントにはさまざまな性質がある．良性胆道狭窄の場合は，長期予後が期待され，一度ステントを入れると閉塞や機能異常が起きても取り除けないため，金属ステントを使用することには慎重でなければならない．しかし，十分に治療されない場合は，病態が進行し胆汁性の肝硬変や二次性の硬化性胆管炎を起こす可能性が考えられる．金属ステントの使用は，これが胆道を再開通させる最後の手段であり，胆道閉塞の合併症が避けられる場合に適応となる．

良性胆道狭窄に使用する金属ステントの，長期の開存率を悪くする主な要因の一つに，胆管粘膜の反応性の過形成性増殖があり，胆汁の流れが遅くなり，胆泥の形成が促進され，閉塞が起きると考えられる．結局，金属部分が少ないデザインで，外方への伸展力の小さいステントでは，粘膜の反応が少ないであろう．一方，メッシュデザインのステントは，腫瘍のステント内発育を妨げ，悪性症例の強い狭窄にも強い伸展力が有効であろう．よって，新しいステントは，良性狭窄と悪性狭窄例用に分けて開発するべきである．現状では，Zステントは，短い良性線維性狭窄により効果的で，柔軟性のある薄いメッシュの長いステントは悪性の症例に合っている．現在開発中の新しいZステントは従来のZステントよりも長く柔軟性があり，挿入がより簡単である[47]（図2.18 d）．

腫瘍のステント内発育を避けるために，ステント全体が中心部にシリコンカバーを施したステントの研究が数多くなされている[48]．このステントは，カバー内に抗癌剤を含ませることもできるようになるかもしれない．悪性の症例では，金属ステント治療に，体内体外の放射線照射や抗癌剤の動注療法を加える

ことにより,生存期間をかなり延ばすことが可能になると思われる.

〔Plinio Rossi;山本宏昭訳〕

文 献

1) Palmaz JC, Richter GM, Noeldge G, et al. Intraluminal stents in atherosclerotic iliac artery stenosis: preliminary reports of a multicentric study. *Radiology* 1988; **168**: 727-731.
2) Palmaz JC, Carcia O, Schatz RA, et al. Balloon-expandable intraluminal stenting of the iliac arteries: the first 171 procedures. *Radiology* 1990; **174**: 969-975.
3) Gunther RW, Vorwerk D, Bohnderf M, et al. Iliac and femoral artery stenoses and occlusions: treatment with intravascular stents. *Radiology* 1989; **172**: 725-729.
4) Rousseau HP, Raillat CR, Joffre FG, et al. Treatment of femoropopliteal stenoses by means of self-expandable endoprostheses-midterm results. *Radiology* 1989; **172**: 961-965.
5) Carrasco CH, Wallace S, Charnsangavej C, et al. Exp andable biliary endoprostheses: an experimental study. *AJR* 1985; **145**: 1279-1281.
6) Alvarado R, Palmaz Jee, Garcia OJ, et al. Evaluation of polymer-coated balloon-expandable stents in bile ducts. *Radiology* 1989; **170**: 975-978.
7) Coons HG. Self-expanding stainless steel biliary stents. *Radiology* 1989; **170**: 979-983.
8) Dick R, Gillams A, Dooley JS, Hobbs KEF. Stainless steel mesh stents for biliary strictures. *Intervent Radiolol* 1989; **4**: 95-98.
9) Warren KW, Mountain JC, Midell AI. management of strictures of the biliary tract. *Surg Clin North Am* 1971; **51**: 711-730.
10) Bolton JS, Braasch JW, Rossi RL. Management of benign biliary strictures. *Surg Clin North Am* 1980; **60**: 313-332.
11) Glenn F. Iatrogenic injuries to the biliary ductal system. *Surg Gynecol Obstet* 1978; **146**: 430-434.
12) Way Lw, Bernhoft RA, Thomas MJ. Biliary strictures. *Surg Clin North Am* 1981; **61**: 963-969.
13) Pitt HA, Miyamoto T, Parapatis SK, Tompkins RK, Longmire WP Jr. Factors influencing outcome in patients with postoperative biliary strictures. *Am J Surg* 1982; **144**: 14-19.
14) Blumgart LH, Kelley CJ, Benjamin IS. Benign bile duct strictures following cholecistectomy: critical factors in management. *Br J Surg* 1984; **71**: 836-843.
15) Mueller PR, van Sonnenberg E, Ferrucci JT, et al. Biliary strictures dilatation: multicenter review of clinical management in 73 patients. *Radiology* 1986; **106**: 17-22.
16) Moore AV, Illescas FF, Mills SR, et al. Percutaneous dilation of benign biliary strictures. *Radiology* 1987; **163**: 625-628.
17) Williams HJ, Bender ME, May GR. Benign postoperative biliary strictures: dilation with fluoroscopic guidance. *Radiology* 1987; **163**: 629-634.
18) Citron SJ, Martin LG. Benign biliary strictures: treatment with percutaneous cholangioplasty. *Radiology* 1991; **178**: 339-341.
19) Rossi P, Salvatori FM, Bezzi M, Maccioni F, Porcaro ML, Ricci P. Percutaneous management of benign biliary strictures with balloon dilation and self-expanding metallic stents. *CVIR* 1990; **13**: 231-239.
20) Bezzi M, Salvatori FM, Maccioni F, Ricci P, Rossi P. Biliary metallic stents in benign strictures. *Seminars in Interventional Radiology* 1991; **8**: 321-329.
21) Rossi P, Bezzi M, Salvatori FM, Maccioni F, Porcaro ML. Recurrent benign biliary strictures: management with self-expanding metallic stents. *Radiology* 1990; **175**: 661-665.
22) Maccioni F, Rossi M, Salvatori FM, Ricci P, Bezzi M, Rossi P. Metallic stents in benign biliary strictures: three years follow-up. In press; accepted for pubblication on special issue on metallic stents. *CVIR* 1992; **15**: 6.
23) Sonnenefeld T, Gabrielsson N, Granquist S, Perbeck L. Nonresectable malignant bile duct obstruction. Surgical by-pass or endoprosthesis? *Acta Chir Scand* 1986 Apr; **152**: 213-300.
24) Adson MA, Berquist TH, Johnson CM. Percutaneous biliary decompression: internal and external drainage in 50 patients. *AJR* 1981 May; **136** (5): 901-906.
25) Dooley S, Dick R, Irving D, Olney J, Sherlock S. Relief of bile duct obstruction by the percutaneous transhepatic insertion of an endoprosthesis. *Clin Rad* 1981; **32**: 163-172.
26) Mueller PR, Ferrucci JT, Teplick SK, et al. Biliary stent endoprosthesis: analysis of complications in 113 patients. *Radiology* 1990; **176**: 531-534.
27) Lee JS, Stoker J, Nijs HGT, Zonderland HM, et al. Malignant biliary obstruction: percutaneous use of self-expandable stents. *Radiology* 1991; **179**: 703-707.
28) WD Bradley, LG Roy, La Berge JM, Doherty MM, Ring EJ. Percutaneous transhepatic placement of biliary endoprostheses: Results in 100 consecutive patients. *JVIR* 1990; **1**: 97-100.
29) Adam A, Chetty N, Roddie M, Yeung E, Benjamin IS. Self-expandable stainless steel endoprostheses for treatment of malignant bile duct obstruction. *AJR* 1991; **156**: 321-325.
30) Mueller PR, Tegmeyer CJ, Saini S, et al. Metallic biliary stents: early experience (abstr). *Radiology* 1990; **177**: 138.
31) Mueller PR. Metallic endoprostheses: boon or bust? *Radiology* 1991; **179**: 603-605.
32) Lammer J. Biliary endoprostheses: plastic ver-

33) Lammer J, et al. Cardiovascular and Interventional Radiological Society of Europe (CIRSE). Annual Meeting, Barcellona 1992.
34) Rey JF, Marpetit D, Greff M. Experimental study of biliary endoprostheses efficiency. *Endoscopy* 1985; **17**: 145-148.
35) Uchida BT, Putnam JS, Rosh J. Modification of Gianturco expandable wire stents. *AJR* 1988; **150**: 1185-1187.
36) Gillams A, Dick R, Dooley JS, et al. Self-expandable stainless steel braided endoprosthesis for biliary strictures. *Radiology* 1990; **174**: 137-140.
37) Irving JD, Adam A, Dick R, et al. Gianturco expandable metallic biliary stents: results of a European clinical trial. *Radiology* 1989; **172**: 321-326.
38) Salomonowitz EK, Antonucci F, Heer M, et al. Biliary obstruction: treatment with self-expanding endoprostheses. *CVIR* 1992; **3**: 365-370.
39) Coons HG, Carey PH. Large-bore, long biliary endoprostheses (stent) for improved drainage. *Radiology* 1983; **148**: 89-94.
40) Dooley JS, Dick R, George P, et al. percutaneous transhepatic endoprosthesis for bile duct obstruction. *Gastroenterology* 1984; **86**: 905-909.
41) Mueller P, Ferrucci JT Jr, Teplick SK, et al. Biliary endoprosthesis: analysis of complications in 113 patients. *Radiology* 1985; **156**: 637-639.
42) McLeod G, Armstrong D, McLross A, Buist TA, McLeod I. management of malignant biliary obstruction by prcutaneously introduced biliary endoprostheses. *JR Coll Surg Edinburgh* 1986; **31**: 210-213.
43) Speer AG, Cotton PB, Russel R, et al. randomised trial of endoscopic versus percutaneous stent insertion in malignant obstructive jaundice. *Lancet* 1987; **2**: 57-62.
44) Dick R, Platts A, Gilford J, Reddy K, Irving D. Carey-Coons percutaneous biliary endoprosthesis: a three-centre experience in 87 patients. *Clin Radiol* 1987; **38**: 175-178.
45) Yoshioka T, Sakaguchi H, Yoshimura H et al. Expandable metallic biliary endoprostheses: preliminary clinical evaluation. *Radiology* 1990; **177**: 253-257.
46) Lameris JS, Stoker J, Nijs H, et al. Malignant biliary obstruction: percutaneous use of self-expandable stents.
47) Maeda M, et al. Spiral Z-Stents—its mechanical characteristics and clinical use in biliary obstruction. Cardiovascular and interventional Radiological Society of Europe (CIRSE). Annual Meeting, Barcellona 1992.
48) Roeren T, Brambs HJ, Ritcher GM, Kauffmann GW. Coated ballonexpandable stent for percutaneous treatment of malignant biliary obstruction (abstr). *Radiology* 1990; **177**: 238-239.

3. 脾　　　臓

塞栓療法（機能亢進症を中心として）

脾機能亢進症に対する治療は，従来手術による脾摘術が主体であった．しかしながら，出血傾向の強い症例や巨脾例では術死が14％にものぼることがあり[1]，また術後の敗血症の発生や免疫能の低下などの問題点も指摘されている[2,3]．

脾動脈塞栓術（splenic arterial embolization, SAE）は，経カテーテル的に脾動脈血流を減少させ脾機能を可能なかぎり温存させながら非手術的に機能亢進を抑制する点に特徴がある．1973年Maddisonら[4]によりはじめて報告されたが，その後脾膿瘍，敗血症などの合併症の報告が相つぎ，一時はわずかに脾摘術の術前処置のみがその適応と考えられていた．

これに対し，1979年Spigosらは部分的脾動脈塞栓術（partial splenic embolization, PSE）を発表し，これはその後の追試により現在ほぼ確立した方法として定着している[5〜8]．

a．対　　象

1981年11月から1992年5月までに日本医科大学附属病院放射線科にてPSEを施行した90例（男性58例女性32例．年齢は36〜81歳，平均61歳）を対象として検討を行った．原疾患は，肝硬変・特発性門脈圧亢進症85例，特発性血小板減少性紫斑病5例である．

b．方　　法[9,10]

（1）腹腔動脈造影および選択的脾動脈造影

まず，通常の腹腔動脈造影を行い，脾動脈の管径・走行，脾内枝の分布状態，脾腫の程度などを確認する．ついでカテーテル先端を脾動脈末梢に進める．この際，ラジフォーカス型ガイドワイヤーをあらかじめ脾門部まで進めておき，Cカーブ先細りカテーテルに置き換える（図3.1）．バルーンカテーテルを使用し，血流に乗せてカテーテルを送り込んでもよい．選択的脾動脈造影によって目的とする塞栓範囲および塞栓すべき脾内血管を決定するが，脾静脈の十分な描出を得るために造影剤は通常より多く使用した方がよい．また，むしろ遅い相を重点的に撮影するプログラムを設定すべきである．脾腫の程度にもよるが，われわれは通常ioxaglate 320 mgI/ml 40 mlを8秒間で注入し，1秒1枚で8秒，2秒1枚で14秒の計22秒間撮影を行っている．

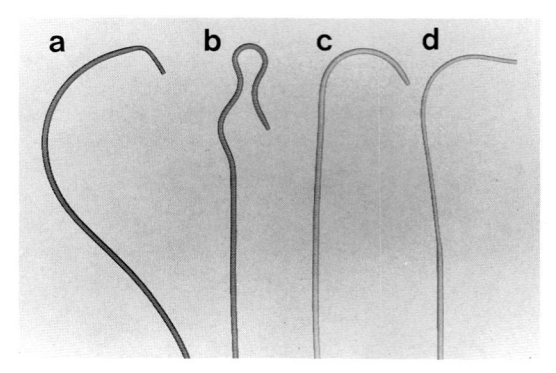

図3.1　使用カテーテルの種類[9]
a) コブラ型，b) ミカエルソン型，c) Cカーブ脾動脈型，d) Cカーブ先細り型．腹腔動脈造影にはa), b), c)を，脾動脈造影にはa), d) を用いる．

（2）塞栓手技

PSEでは厳重な無菌的手技，抗生物質の予防的投与，「部分的」な脾塞栓が強調されている[5〜8]．脾全体の塞栓は，脾静脈への腸間膜静脈血の逆流を招き，脾内の細菌感染を誘発する危険があるため，正常脾実質は必ず温存させるべきである．また，脾実質を温存させることにより，免疫能低下を抑えることができる．

塞栓物質としては，gelatine sponge 細片（2 mm角）を抗生物質と混和させて用いる．カテーテル先端は十分に脾内枝まで進め，透視下に塞栓物質を用手的に注入する．塞栓範囲は，初回の塞栓術で脾容

3. 脾　　臓

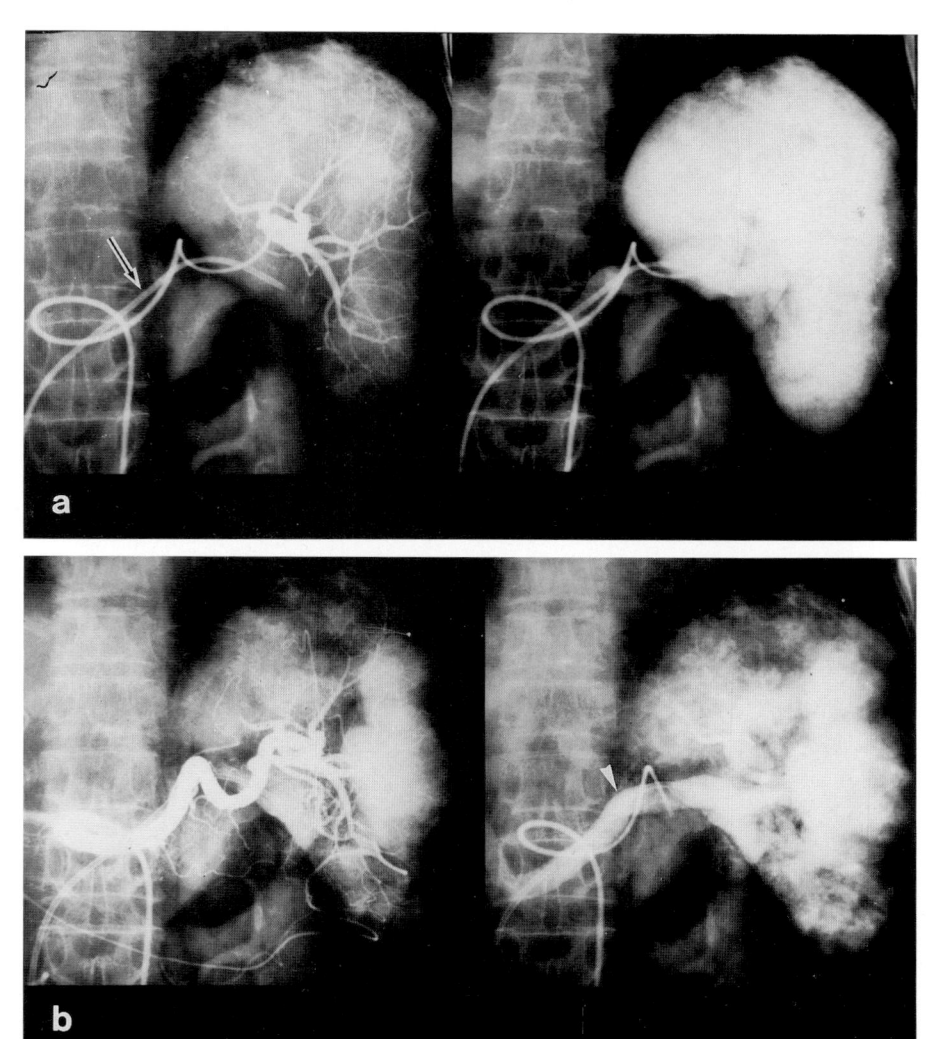

図 3.2　PSE の実際　(a) 塞栓前, b) 塞栓後)[9]
いずれも左が動脈相, 右が静脈相である. 圧測定のため脾静脈にもカテーテルが挿入されている (矢印).
塞栓術後, 脾静脈の順行性血流は保たれている (矢頭).

積の約 40% になることを目標とする. その判定には, 塞栓術施行中は, 脾実質濃染欠損部位から判断するのが実際的である. 脾静脈の順行性血流保持のためには, これ以上の塞栓範囲は一度に求めない方がよい. 患者の反応をみながら段階的に塞栓術をくり返し, 巨大な脾腫のある場合には最終的に 70% 程度の塞栓範囲に達すべきと考えている (図 3.2, 図 3.3). 金属コイルを使用した報告もみられるが[11], 塞栓手技が煩雑であり, また, 塞栓範囲の調整がしづらく, なにより, くり返しの塞栓が困難という欠点がある.

(3) 門脈圧の測定

経皮経肝食道胃静脈瘤塞栓術 (percutaneous transhepatic gastroesophageal varices obliteration, PTO) または経回結腸静脈食道胃静脈瘤塞栓術 (trans ileocolic vein gastroesophageal varices oblitaration, TIO) を併用する場合は, カテーテルを門脈内に留置し, PSE による門脈圧の降下を確認する.

(4) 術後の処置

塞栓術後は, 脾膿瘍の起因菌としてもっとも多い黄色ブドウ球菌およびクレブシエラに感受性のある

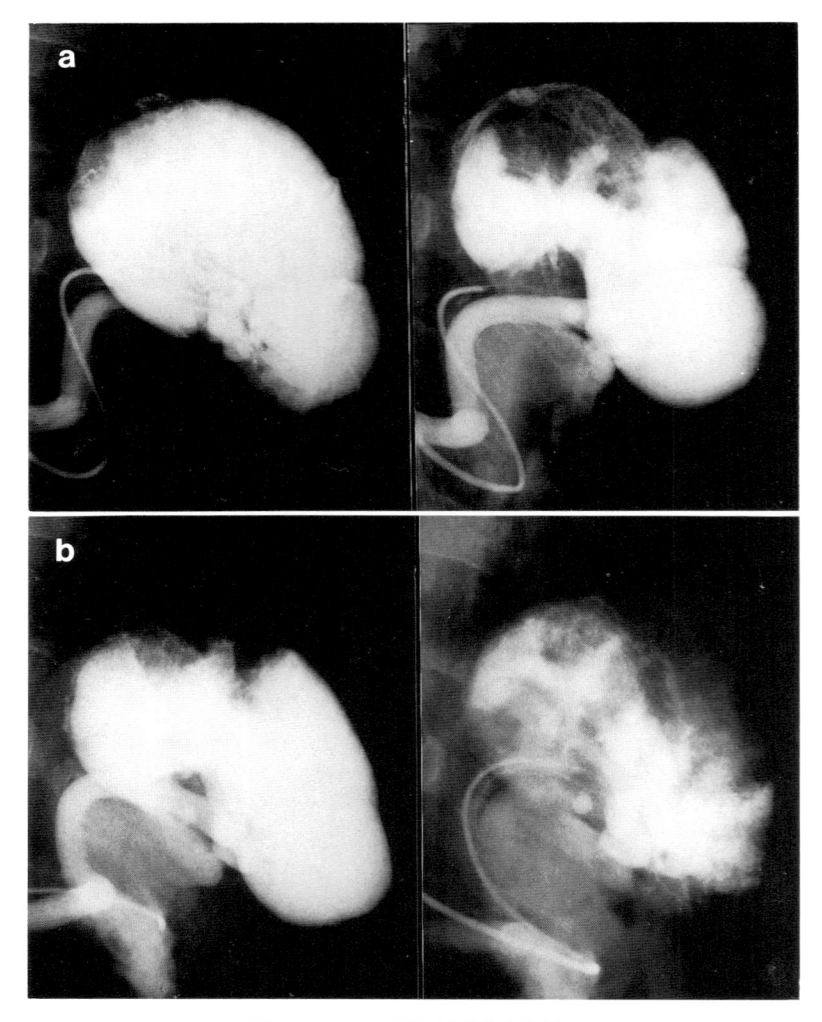

図 3.3 PSE の実際（段階的塞栓法）[14]
いずれも左が塞栓前，右が塞栓後である．血小板減少性紫斑病症例．1回目の PSE (a) による塞栓範囲は約 30% と判定されたが血小板数は十分には増加しなかったため，14 日目に 2 回目の PSE (b) を追加した．塞栓範囲は約 75% と判定され，血小板数の増加が得られた．

広域スペクトル抗生物質を 1 週間程度全身投与する．

疼痛の訴えは術中，術直後よりみられ，1 週間以上持続する．程度は個体差があるものの，一般に肝や腎の塞栓術と比較して著しいため，可能ならば硬膜外麻酔により十分に疼痛を制御する方がよい．塞栓術後脾臓は一時的に腫大するので，外力により容易に損傷を受けやすい．したがって，術後 2 週間程度の安静が必要であり，この間はできるかぎり腹部に鈍的外傷の加わることは避けるべきである．

発熱その他の合併症は他の臓器の塞栓術とほとんど差異はなく，抗生物質・補液などを主体とした対症療法にて対応可能である．

c. 結　　　果
（1） 肝硬変・特発性門脈圧亢進症
i) 血小板数の変化　　図 3.4 は，塞栓術前後の血小板数の推移を脾摘群と比較したものである．塞栓術後 1〜4 週にて血小板数は急速に増加し，1 ヵ月後より漸減する．脾摘群と比べて 1 ヵ月後より漸減することが特徴的であるが，6 ヵ月以降は安定した血小板数が維持される．

3. 脾臓

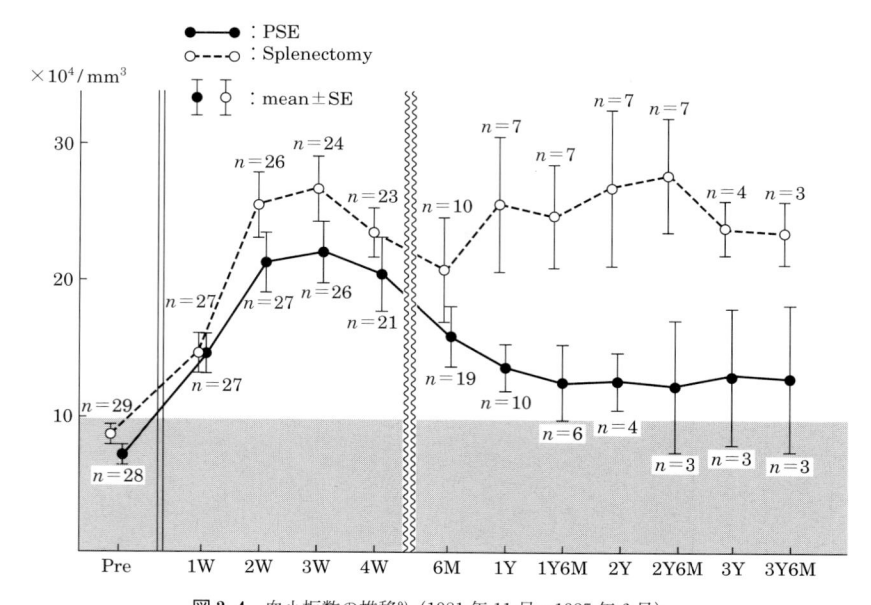

図3.4 血小板数の推移[9]（1981年11月〜1985年6月）
PSE後，血小板数は4週を境に漸減するが，その後安定した状態で10万/mm³以上の値を保っている．

ii) **食道静脈瘤の変化** 一般に食道静脈瘤破裂に対するPTO・TIOの効果は2週間から1カ月とされるが[12]，PSEの併用により内視鏡所見の改善が長期にわたり持続している[13]（図3.5）．これは，脾循環血流が減少するため，短胃静脈を主体とする食道静脈瘤への血流量が減少し，結果的に食道静脈瘤の改善が得られるものと考えられる．

iii) **脾臓の変化** 塞栓部分は，1週間以内では出血性梗塞を示すが，1カ月後には黄白色の凝固壊死に陥るといわれている[5,8,9,13]（図3.6）．X線CT上は，梗塞巣は低吸収領域として認められ，その後萎縮する（図3.7）．脾の容積自体も通常縮小する．

（2） 特発性血小板減少性紫斑病[14]

本疾患に対する治療としては，まず副腎皮質ホルモン剤が使用されるが，これに反応しない例や減量ないし中止後再発する例では脾摘術の適応となる．また，副腎皮質ホルモン剤の大量維持療法が必要である場合も外科的処置が考慮される．しかしながら，脾摘術を行っても約30%の頻度で完全寛解が得られないとする報告が多い．われわれがPSEを行い，その後脾摘術にすすんだ本症の5例を検討してみると，脾摘後血小板数が増加安定した4例では，いずれもPSEにて血小板数の増加がみられていた（図3.3）．このうち3例では，いったん増加した血小板

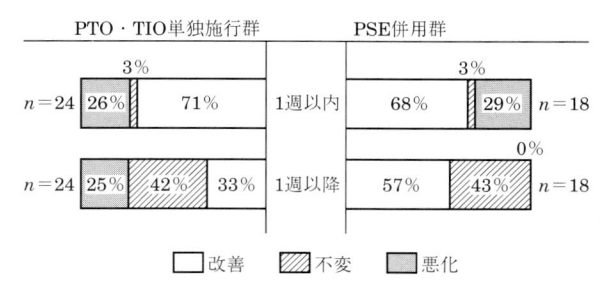

図3.5 内視鏡所見の改善[9]
PTO・TIO単独施行群とPSE併用群との食道静脈瘤内視鏡所見の比較では，PSE併用群で，1週間以降での明らかな効果の持続が認められる．

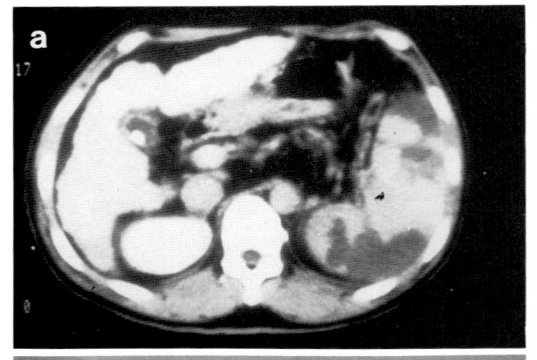

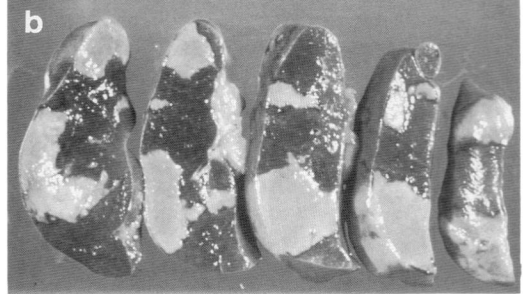

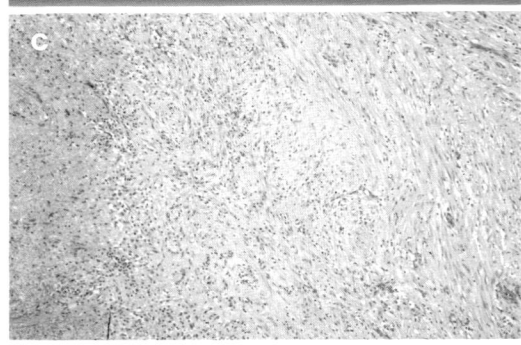

図 3.6 PSE 後 4 週にて脾摘術を施行した例[9]
a) 脾摘術前の造影 X 線 CT. 脾梗塞部分は低吸収領域となっており,正常実質との境界は明瞭である.
b) 摘出標本.肉眼所見では梗塞部の黄白色凝固壊死が認められる.
c) 組織標本.フィブロブラストの増生を伴う肉芽組織に囲まれた壊死層が認められる.

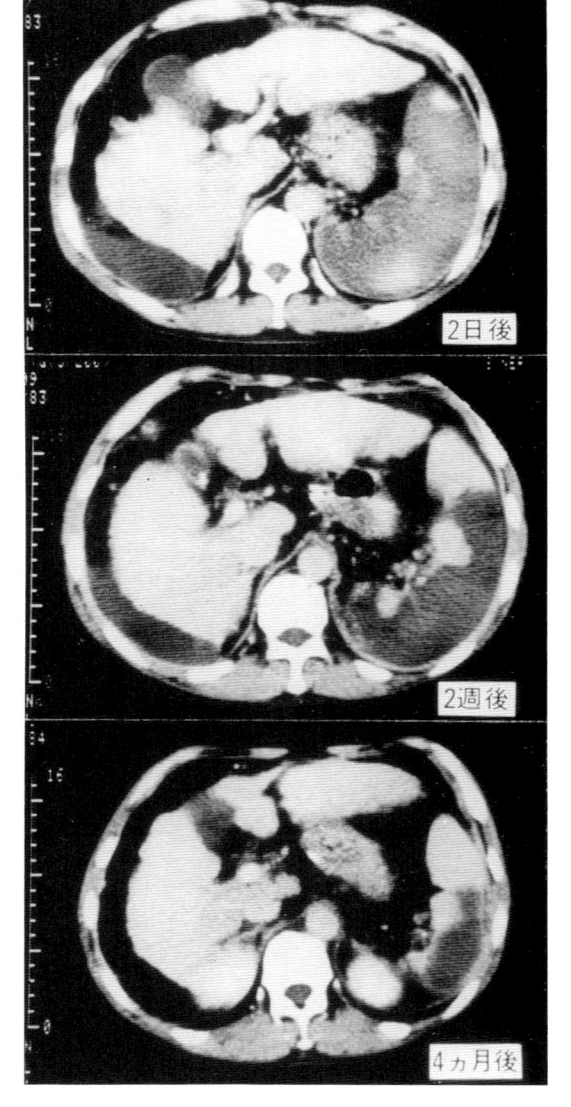

図 3.7 CT による経過観察[9]
梗塞部分は,低吸収領域として認められる.造影 CT が必須である.

数が再び下降した時点で手術を行った.また残る 1 例では血小板数の増加中途で手術を行い,その後急速に血小板数の増加をみた.これに対し,手術にても血小板数が増加しなかった 1 例では,術前の PSE 後にまったく血小板数の変動がなく低値のままであった(図 3.8).

以上のことより,われわれは,特発性血小板減少性紫斑病に対する PSE の役割として,脾摘術の効果をある程度予測しうるものとしての可能性を考えている.

d. 合 併 症

全例に発熱と腹痛,5 例にびらん性胃炎,1 例に左側胸水貯留がみられたが,いずれも厳重な経過観察と対症療法にて十分対応できるものであった.1 例に門脈内血栓と脾膿瘍が認められたが,特発性門脈

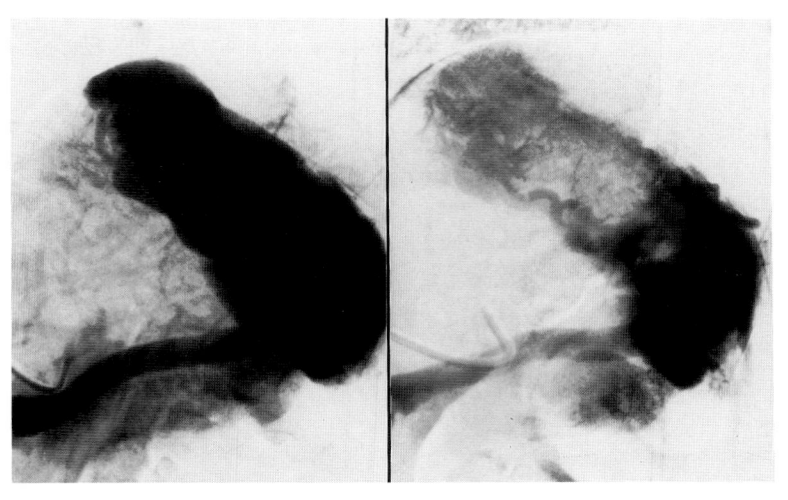

図3.8 PSEの実際（脾摘術の効果予測）[14]
　左が塞栓前，右が塞栓後で，サブトラクション像を示す．特発性血小板減少性紫斑病．
　塞栓範囲は80％と判定されたにもかかわらず，血小板数は8日後で8.4万/mm³とほとんど効果がみられなかったため，14日後に脾摘術を施行した．しかしながら，脾摘後3カ月で，血小板数は1.3万/mm³と低値をつづけている．

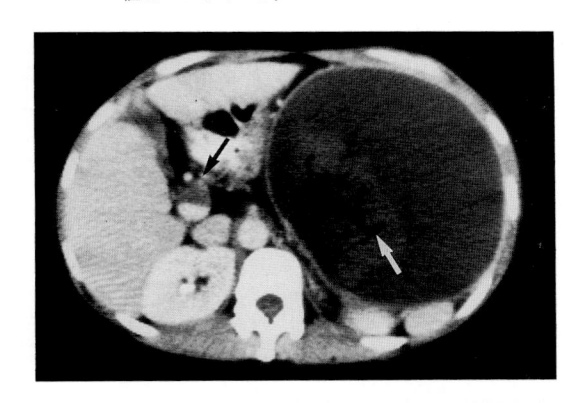

図3.9 PSEの合併症[9]
　CTにて，門脈内に半月状の低吸収領域が認められ，門脈内血栓と思われる(矢印)．脾臓は均一な低吸収領域に陥っており，一部にair densityも認められる（矢頭）．

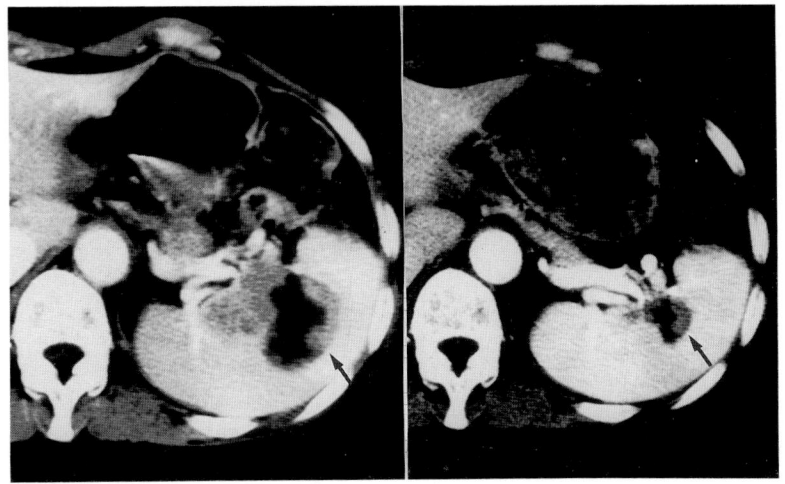

図3.10 脾転移に対するPSE[16]．55歳，女性．卵巣癌術後肝脾転移症例．CT像を示す．
　左が塞栓術前，右が塞栓術後である．脾転移巣（矢印）は明らかに縮小し，partial responseと判定された．

圧亢進症の臍部に至る巨脾に対して一期的に初回80％の広範囲塞栓を行ったため生じたものと思われる（図3.9）。

文献的には重篤とされる脾梗塞による膵炎の発生は脾内枝への十分なカテーテル挿入，あるいはバルーンカテーテルの使用により避けうることができ，脾破裂も安静の徹底により回避しうるものである。

e. 将 来 展 望

PSEは，腎移植後の免疫抑制剤使用に伴う脾機能亢進症と，門脈圧亢進症に伴う脾機能亢進症を中心として発展してきた[6,7]。また，特発性血小板減少性紫斑病以外にも，遺伝性球状赤血球症，サラセミア，骨髄線維症などの血液疾患に対する報告もみられるようになっている[7,8]。

今後は，脾機能亢進症を呈さない疾患に対しても適応の拡大が図られていくものと思われる。悪性腫瘍に対する化学療法に際しての予防的使用[15]，あるいは脾転移に対する動注塞栓療法の試み[16]（図3.10）などが報告されているが，なかでも，外傷性脾損傷に対するPSEの応用は，多数例によるすぐれた結果も報告されはじめており[17,18]，今後有望な適応となろう。 〔隈崎達夫・田島廣之〕

文　献

1) Goldstone J. Splenectomy for massive splenomegaly. *Am J Surg* 1978；**135**：385-388.
2) Horan M, Colebatch JH. Relation between splenectomy and subsequent infection：a clinical study. *Arch Dis Child* 1962；**37**：398-414.
3) Krivit W. Overwhelming postsplenectomy infection. *Am J Hematol* 1977；**2**：193-201.
4) Maddison F. Embolic therapy of hypersplenism. *Invest Radiol* 1973；**8**：280-281.
5) Spigos DG, Jonasson O, Mozes M, et al. Partial splenic embolization in the treatment of hypersplenism. *AJR* 1979；**132**：777-782.
6) Alwmark A, Bengmark S, Gullstrand P, et al. Evaluation of splenic embolization in patients with portal hypertension and hypersplenism. *Ann Surg* 1982；**196**：518-524.
7) Mozes MF, Spigos DG, Pollak R, et al. Partial splenic embolization, an alternative to splenectomy—Results of a prospective, randomized study. *Surgery* 1984；**96**：694-702.
8) 水野敏彦，高橋雅明，富永幹洋，他．Partial splenic embolization (PSE)の適応と効果について．外科 1983；**45**：277-283.
9) 隈崎達夫，細井盛一，田島廣之，他．脾：食道静脈瘤に対する脾動脈塞栓術．平松京一，打田日出夫編，Interventional Radiology．東京：金原出版，1987；203-213.
10) 細井盛一，田島廣之，隈崎達夫．脾機能亢進症に対する脾動脈塞栓術．治療 1986；**68**：773-777.
11) Yoshioka H, Kuroda C, Hori S, et al. Splenic embolization for hypersplenism using steel coils. *AJR* 1985；**144**：1269-1274.
12) 細井盛一，本多一義，隈崎達夫，他．経カテーテル的胃・食道静脈瘤塞栓術の経験．消化器外科 1983；**6**：745-749.
13) 田尻 孝，梅原松臣，鄭 淳，他．食道静脈瘤手術成績向上への工夫．特に選択的食道静脈瘤塞栓術を中心として．手術 1985；**38**：79-86.
14) 田島廣之，細井盛一，大矢 徹，他．特発性血小板減少性紫斑病に対する部分的脾動脈塞栓術の経験．臨放 1987；**32**：635-639.
15) Lokich J, Costello P. Splenic embolization to prevent dose limitation of cancer chemotherapy. *AJR* 1983；**140**：159-161.
16) 田島廣之，奥山 厚，福永 淳，他．大腸癌肝脾転移に対するinterventional angiographyの応用．臨放 1990；**35**：1653-1656.
17) 保坂純郎，隈崎達夫，伊藤公一郎，他．腹部実質臓器の外傷性出血に対するTAEの有用性．日外傷研究会誌 1988；**2**(2)：165-171.
18) Sclafani SJA, Weisberg A, Scalea TM, et al. Blunt splenic injuries：Non surgical treatment with CT, arteriography, and transcatheter arterial embolization of the splenic artery. *Radiology* 1991；**181**：189-196.

VII. 消　化　管

1. 消化管の動脈性出血

　消化管出血は日常よく遭遇する疾患である．その多くは自然に止血するが，出血性ショックとなり，緊急に積極的止血治療が必要な大量消化管出血患者も10〜20%に認められる．また，集中治療学の進歩と普及に伴って重症基礎疾患に併存するストレス潰瘍からの出血が増加しており，かつその止血治療は困難を極めるために新たな問題となっている[1]．一方，これの重症消化管出血に対する非手術的止血治療法の中で血管造影による上部消化管出血の診断と治療[2]は，内視鏡による診断と治療がこの10年間に緊急検査も含めその役割を著しく拡大したことや，抗潰瘍治療薬の新たな開発もあって，緊急手術による止血治療の減少と同様，大きな変貌を遂げたといえる．

　ここでは，これらの背景を考慮しながら消化管の出血性病変に対するIVR，とくに塞栓療法による治療の現状について述べる．

a. 原　　　理

　塞栓療法による止血原理は，出血血管の大きさで異なる．穿孔性潰瘍の潰瘍底に見られる露出した大きな動脈からの出血の場合には，出血に関与する血管は通常複数であり[3]，これらをすべて閉塞しなければ止血できなかったり，再出血することが多い．このような場合の塞栓物質としては，ミリ単位の大きさのgelatin spongeあるいは金属マイクロコイルが使われる．一方，ストレス潰瘍などに見られる浅い潰瘍からの出血の場合は，出血血管に連なる豊富な血管網を考慮して止血しなければならないが，これに対する止血機序としては二つ考えられる．一つは，中枢側から比較的大きめの塞栓物質を用いて血流と血圧を低下させ，出血動脈に血栓を形成し血管を閉塞するproximal embolizationである．副血行路が形成されると再出血するのが難点である．もう一つは，できるだけ出血血管の近くにカテーテルを進めて出血動脈を直接塞栓するdistal embolizationである．

b. 適　　　応

（1）背景因子と出血のパターン

　手術的止血に高いリスクを伴う，つまり重症基礎疾患に合併する消化管出血が血管カテーテルによる止血治療の絶対的適応となる．併存基礎疾患をもたない場合にも，本法によって全身状態を一時的に安定させ，緊急手術を避けて待期的に手術ができれば理想的である．しかし，出血性ショックとなる大量出血でも輸液と輸血によって止血し，全身状態が回復することも多いので必ずしもこの治療に固執することはない．現時点では輸血・輸液，塞栓療法などで全身状態を改善させつつ，大量輸血に至らない前にタイミングよく手術するのが肝要である．

　大量出血の場合，急速型あるいは持続型は血管撮影で造影剤の血管外漏出像がとらえられる確率が高い．しかし，間歇型，急速止血型をとる出血の多くは血管撮影で必ずしも診断できるわけではなく，出血しているときに合わせて血管撮影をいかにタイミングよく施行できるかが診断の決め手となる．Browderらは[4]，下血後2時間の総輸血量が4単位以上で収縮期血圧が100 mmHg以下である場合を血管撮影の適応とし，血管撮影で下部消化管出血患者の79%を診断できたと報告している．われわれの経験ではこれ以外に，たとえば検査直前まで新鮮な下血を認めるような症例は，血管撮影で造影剤の血管外漏出が描出されることが多く，下血の肉眼的所見にも十分な注意が必要である．なお，血管撮影時造影剤の血管外漏出像が確認できない場合，血栓溶解剤や血管拡張剤を併用して出血を積極的に誘発する試みが報告されているが[5]，危険も伴うので一般的な方法とはなっていない．症例を選んで試みられるべき方法である．

（2）画像診断によるスクリーニング

　出血シンチグラフィは，赤血球を放射性医薬品で

標識し，これが消化管に漏出する状態をとらえる検査法である．患者に侵襲を加えることなく出血の有無を簡単に検査でき，しかも毎分 0.1 ml と血管撮影より出血を鋭敏にとらえることができる．また，出血の有無を 24～36 時間にわたって観察できるなど，血管撮影にない特徴ももっている．この診断技術がもたらした最大の功績は，出血シンチグラフィで出血していることを確認してから血管撮影を行うことができるようにしたことである．

現在，^{99m}Tc sulfar colloid を静注して検査を行う方法と，赤血球を生体内あるいは生体外で標識する方法があるが，後者の検出率がすぐれている[6]．われわれはピロリン酸を静注して赤血球に付着させ，この 30 分後に ^{99m}Tc O$_4^-$ を静注して赤血球を生体内で標識する方法を行っている．最近，本法の出血の感度が高いことを利用してカテーテルから ^{99m}Tc sulfar colloid を直接動注して消化管出血の診断に成功した例が報告されている[7]．また，内視鏡で診断できなかった胃や直腸からの出血が，出血シンチグラフィで診断できることもある．したがって，出血が不明である場合は，できるかぎり出血部位が確認できるまでこの検査をくり返し行うことが薦められている[8]．

（3）適応疾患

以前は消化管出血の多くが血管撮影による診断と治療の適応となっていたが，内視鏡検査の進歩と普及によって，現在はこの検査で診断と治療ができない場合が血管撮影の適応となっており，内視鏡による診断が困難な小腸からの出血，胆道出血，大量消化管出血などがその大半を占める[9]．

i) 小腸出血　メッケル憩室，腫瘍，動静脈奇形，動脈瘤などは，血管造影時造影剤が消化管に流出する，つまり造影剤の血管外漏出像が描出されなくとも，これらの疾患の特徴的所見が確認できれば診断できる．しかし，吻合部潰瘍やストレス潰瘍からの出血，縫合不全に合併する出血などは，造影剤の血管外漏出像が描出されなけれが出血の診断は不可能で，出血を的確に診断するためには臨床情報をもとに画像診断を効果的に行うことが重要である．

メッケル憩室：メッケル憩室からの出血は若年者で，慢性間歇型，急速型あるいは急速止血型の出血パターンを呈する．血管撮影で尿膜管遺残による異常血管を認めれば造影剤の血管外漏出がなくともメッケル憩室と診断できる．急速型の出血に対して塞栓療法で止血に成功した症例が報告されているが[10]，この場合の IVR の役割は一時的止血であり，輸血や輸液で止血する場合は無論のこと，出血があまり大量でない場合は手術による根治的治療が優先して行われる．

腫瘍：腫瘍からの出血は主として静脈性であり，出血が造影剤の血管外漏出として描出されることはまれであり，したがって塞栓療法の適応となることも少ない．大量出血の場合は金属コイルによる proximal embolization が一時的止血法として効果的なことがある．

血管性病変：腸管の血管性病変はまれではなく，われわれの施設における血管造影による検討では，腸間膜動脈領域の選択的血管撮影を受けた患者の 4.8% に血管性病変を認めている[11]．このうち動静脈奇形の発生頻度は 1.3% で，血管造影で造影剤の血管外漏出が描出できるのは約 10% である．

IVR による治療の適応となる症例は少なく，したがって塞栓療法による治療成績も明らかにされていないが，Ivalon による塞栓術で一時的に止血した症例が報告されている[12]．門脈圧亢進症患者の人工肛門にみられる stomal varices からの出血には上腸間膜静脈分枝の塞栓療法が有効である[13]．

ii) 胆道出血　胆道疾患に対する IVR の普及により医原性の胆道出血が増加しており，PTCD の 6.8% に合併している[14]．これらの胆道出血は胆管洗浄，径の太いカテーテルによる圧迫などで多くは止血するが，これらの治療で止血しない場合には，肝動脈塞栓術の適応になる．コアキシャルカテーテルを用いた金属コイルによる塞栓が有効で，動静脈瘻がある場合は仮性動脈瘤も含めて流入動脈を完全に閉塞するのがよい．

iii) その他の消化管出血　上部消化管出血は内視鏡による止血治療が最初に行われるが，これが困難な患者，たとえば意識不明状態にある患者や大量出血で内視鏡による観察が不可能な場合，緊急血管造影の適応になる．また，消化管周囲に分布する血管が仮性動脈瘤を形成し，これが消化管出血の原因となることもあり[15]，このような場合は血管撮影による診断と治療が不可欠である．

c. 実 施 手 技

血管カテーテルによる止血治療の中心が塞栓療法になっている．最近の手技的な進歩は，出血の血管解剖と病態に合致した治療技術，つまり①極力出血血管の近くにカテーテルを挿入する超選択的カテーテル挿入術と②血管閉塞の技術，③ DSA などの撮影技術，が開発されたことがあげられる[3]．

超選択的カテーテル挿入の技術としてわれわれが現在行っている方法は，シャフト 5.0 Fr，先端 4.0 Fr のコブラ型 long tapered curved catheter を出血血管近くに進め，さらにコアキシャルシステムで Tracker 18 カテーテル[16]を血管アーケードに近づけ，できるだけ少量の塞栓物質で止血する．古くは，コアキシャルシステムの内側のカテーテルとして 3 Fr のテフロンのカテーテルを用いたが，滑りは良好であるがカテーテル自体が硬いために超選択的カテーテル挿入には限界があり，また止血に大量の塞栓物質を必要とする．

d. 塞栓物質，薬剤

塞栓療法と動注療法がある[2]．出血血管の近くにカテーテルを挿入する，いわゆる超選択的カテーテル挿入の技術が著しく進歩し，かつ止血成績も良好であることから塞栓療法が優先して行われるようになっている．塞栓物質としては，自家凝血塊，gelatin sponge 細片[17]と Ivalon 粒子[18]，金属マイクロコイル[19]がある．血管収縮剤としてはバソプレッシン[20]とプロスタグランジン F 2-alpha[21]がある．

Ivalon は，現在フランス Ingenor 社と米国 Ivalon 社から瓶詰の無菌の Ivalon 粒子が市販されており，米国のものは 200 μm から 2,800 μm サイズで 7 種類ある．また，Ivalon にはバリウムが混入してあるので放射線不透過である．消化管出血に使用する場合は総使用量がわれわれの経験では最高 40 mg であり，超選択的カテーテルの挿入が可能な場合には 10 mg で止血できる．Ivalon のサイズの選択は出血動脈の径によるが，小腸の粘膜下層に分布する動脈の径は約 40～150 μm であるので，これらの血管を広範に閉塞すると腸管梗塞を起こす．したがって，小腸出血の場合には 250 μm 以下の Ivalon の使用は危険であり[18]，500～700 μm の Ivalon が最適であると考えられる．

Ivalon 粒子が凝集し，大きな塊になることが指摘されている．これを避けるために，注入に際しては少量 10 mg の Ivalon をツベルクリン用注射器につめ，三方活栓と注入用の注射器を使って造影剤と十分に混合しながら滑りをよくし，少しずつゆっくり注入する．われわれの雑犬による実験では小腸の粘膜下層の小さな動脈まで Ivalon が到達しており，一部は砕け，小さくなると考えられる．

gelatin sponge は出血動脈が小さな小腸出血の場合には proximal embolization の状態になりやすく，一時的に止血できても豊富な副血行路を介して再出血することが多い[18]．

自家凝血塊は，血管閉塞による腸管狭窄などの合併症の頻度が gelatin sponge や Ivalon に比べて少ないので，一時的止血を目的とする症例では有効である[17]．

e. 治 療 成 績

(1) 小 腸 出 血

敗血症，多臓器不全，腹腔内膿瘍，汎発性血管内凝固などの重傷基礎疾患を有する小腸出血の多くは，手術適応とならないので IVR による治療が必要になる．Ivalon による塞栓療法の成績は良好で，全例止血に成功し，37% が生存退院した．残りは多臓器不全や多発潰瘍からの再出血で死亡している[8]．重症の基礎疾患がない小腸出血は，輸血や IVR で一時的に止血し，全身状態を改善したのち手術による根治的治療を行い，全例生存退院している．

症例 1　50 歳，男性

胆管癌に対する胆管空腸吻合術を施行した後大量消化管出血を併発した．上腸間膜動脈造影で空腸分枝から造影剤の血管外漏出がある（図 1.1 a）．同軸法で 2.2 Fr Tracker 18 カテーテルを空腸動脈の血管アーケード近くに超選択的に挿入し造影すると出血が明瞭に描出されている（図 1.1 b）．Ivalon 10 mg で塞栓し，完全に止血した（図 1.1 c）．周囲の腸壁動脈に閉塞がないことが本法の特徴であり，出血血管がより選択的に閉塞されていることを示す．

(2) 胆 道 出 血

塞栓療法を完全に行えば 100% 近い止血成績が得られる[14]．

症例 2　50 歳，男性

C 型肝炎が疑われ，肝生検が施行された．3 日後から消化管出血がはじまり，CT にて総胆管内の胆汁

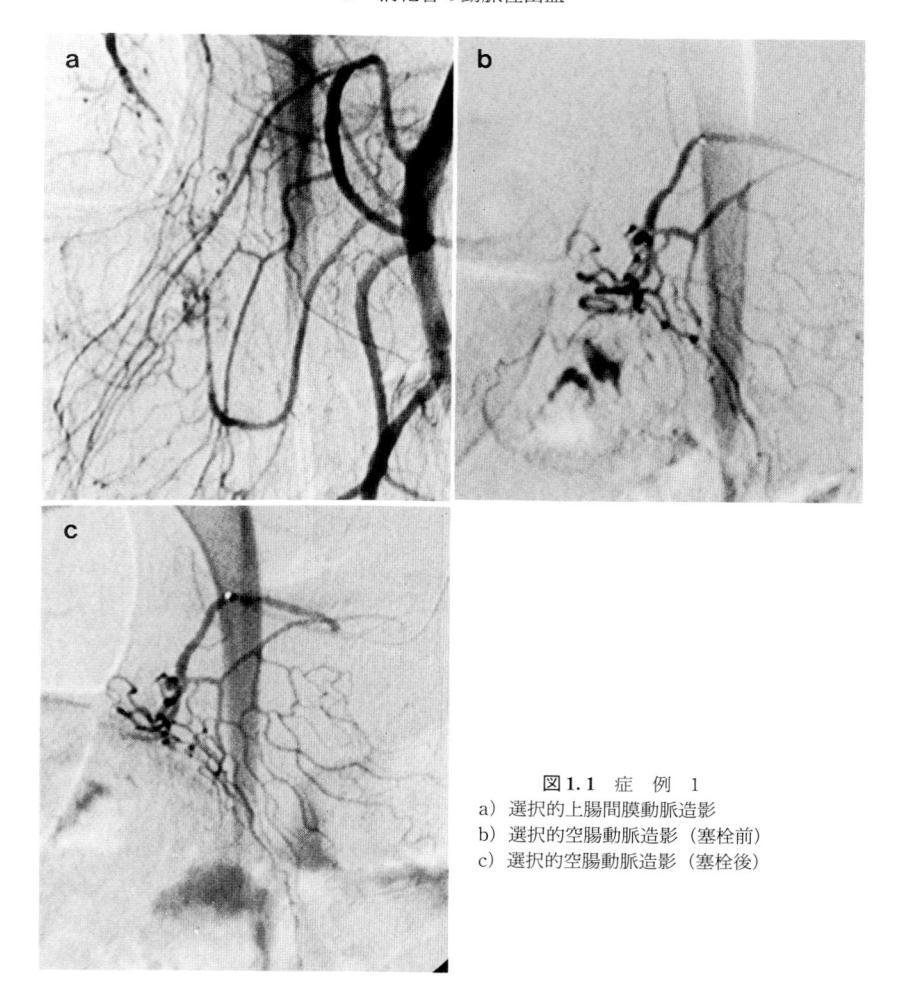

図 1.1 症 例 1
a) 選択的上腸間膜動脈造影
b) 選択的空腸動脈造影（塞栓前）
c) 選択的空腸動脈造影（塞栓後）

が高吸収になっており，胆道出血が疑われた（図1.2 a）．腹腔動脈造影で，右肝動脈の後区域枝に動門脈短絡がある（図1.2b）．同軸法でTracker 18 カテーテルを肝動脈後区域枝に進め，金属マイクロコイルで塞栓し，完全に止血した（図1.2c）．

（3）その他

上部消化管出血に対する塞栓療法の止血成績は，成功率69～75％である[17]．問題は長期止血成功率が低い，つまり再出血が少なくないことである．出血性胃潰瘍で25％[22]，十二指腸出血で56％が一時的止血に止まっている[17]．

症例3 55歳，男性

直腸癌と肝転移にて低位前方切除術と肝左葉外側切除術がそれぞれ施行された．3年後骨盤内再発を認め，骨盤内臓器全摘出術が試みられたが，浸潤が高度で人工肛門造設術のみ施行された．その1カ月後，大量下血があり，血管造影が施行された．左総腸骨動脈造影で，左外腸骨動脈からの造影剤の血管外漏出があり（図1.3a），金属コイルで外腸骨動脈を塞栓し（図1.3b），完全に止血できた[15]．

f．合併症と対策

消化管出血に対する塞栓療法による合併症としてもっとも重篤なのが腸管梗塞による消化管穿孔である．われわれは塞栓療法にバソプレッシン動注療法を併用して胃梗塞を合併した症例を1例経験したが，その頻度は少なく，また報告も少ない．塞栓範囲を出血部に極力限定し，確実に止血することが重要である．最近，十二指腸出血に対する塞栓療法の合併症が報告され，その中で消化管穿孔は認めないものの，十二指腸狭窄が多いことが明らかにされている．とくに，distal embolizationでの頻度が高く，

300　　　　　　　　VII. 消　化　管

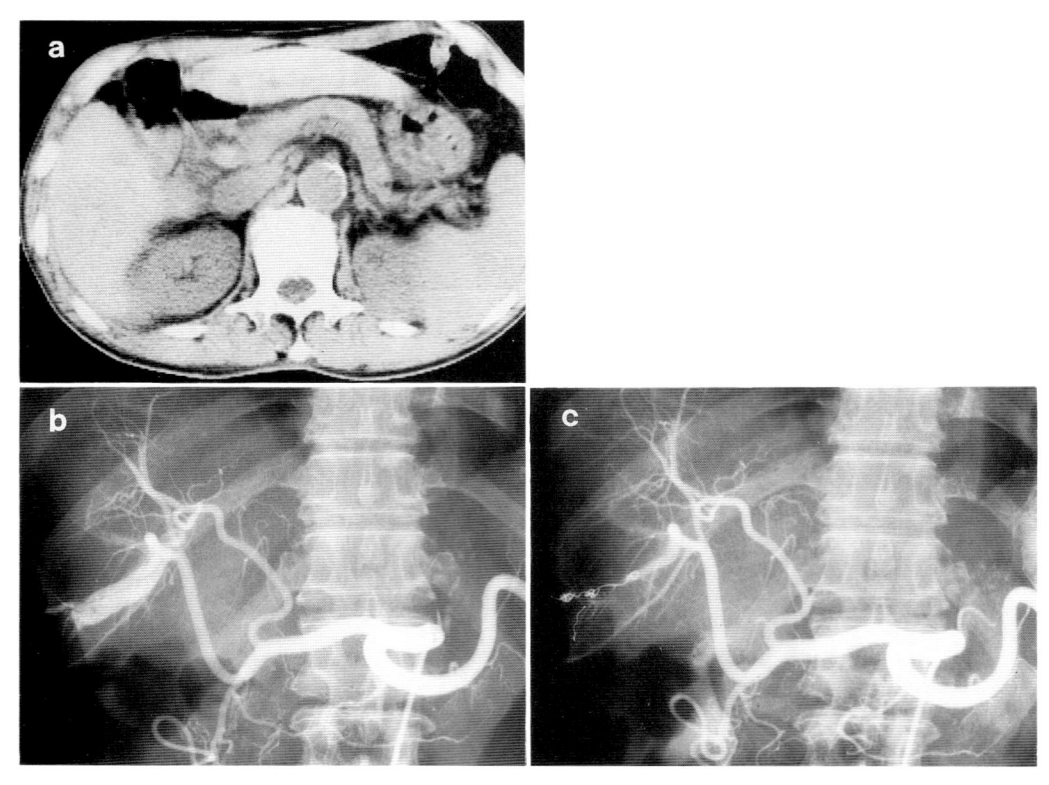

図1.2　症　例　2
a）CT
b）選択的腹腔動脈造影（塞栓前）
c）選択的腹腔動脈造影（塞栓後）

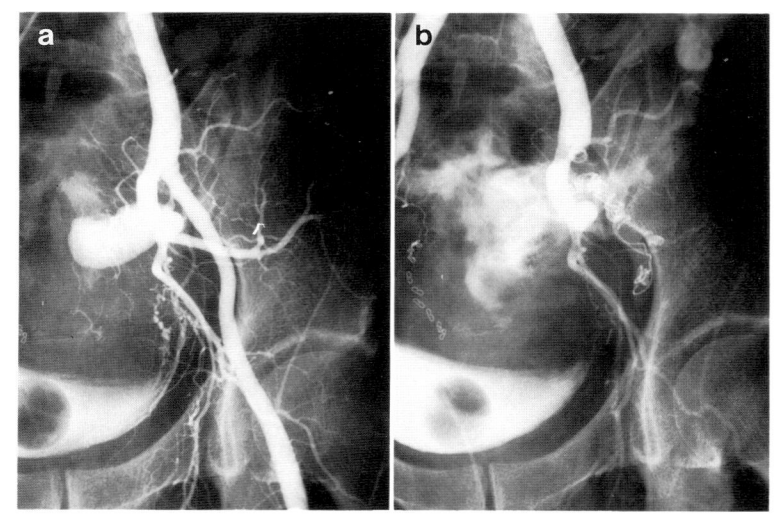

図1.3　症　例　3
a）選択的左総腸骨動脈造影（塞栓前）
b）選択的左総腸骨動脈造影（塞栓後）

一時的止血が主たる治療目的である場合には自家凝血塊による proximal embolization が薦められている[17]。

g. 将来展望

消化管出血に対する塞栓療法の技術は，カテーテルの挿入技術や塞栓物質の開発によって進歩してきたが，今後は消化管の小動脈からの出血に対しても腸壁動脈にカテーテルを直接挿入し，出血血管のみ塞栓する止血法が行われるであろう。

大量輸血による血液凝固能の低下が止血治療を困難にする背景因子として注目されており[23]，このためには大量輸血に至らないうちに止血する緊急治療体制を確立することが必要になろう。

また，消化管出血を合併する多臓器不全患者の生命の予後がきわめて不良であることから，このような患者に対する IVR の是非が問われている[24]。この問題の解決にあたっては，重症基礎疾患と消化管出血，さらに全身臓器の機能が関連するきわめて複雑かつ多様な病態の治療であり，困難を伴うことは明白であるが，消化管出血を安全かつ確実に止血できる治療技術が確立できれば，多臓器不全になることを防いだり，なっても軽症に止める効果が期待できるであろう。 〔草野正一〕

文 献

1) 岡部治弥．消化管出血の臨床．日内会誌 1980；**69**：921-936.
2) 草野正一，小林 剛，真玉寿美生，鎗水民生，中 英男．血管造影による消化管出血の診断と治療．胃と腸 1980；**15**：739-750.
3) 草野正一：腸管出血の Interventional Radiology による治療．外科 1990；**52**：790-794.
4) Browder W, Cerise EJ, Litwin MS. Impact of emergency angiography in massive lower gastrointestinal bleeding. *Ann Surg* 1986；**204**：530-536.
5) Glikrtman DJ, Kowdley KV, Rosch J. Urokinase in gastro-intestinal tract bleeding. *Radiology* 1988；**168**：37-376.
6) Bunker SR, Lull RJ, Tanasescu DE, et al. Scintigraphy of gastrointestinal hemorrhage-superiority of 99 mTc red blood cells over 99 mTc sulfur colloid. *AJR* 1984；**143**：543-548.
7) George JK, Pollak JS. Acute gastrointestinal hemorrhage detected by selective scintigraphic angiography. *J Nucl Med* 1991；**32**：1601-1604.
8) 草野正一，岡田吉隆，遠藤 高，他．小腸の出血性病変における画像診断の役割—血管造影による診断と治療を中心に．胃と腸 1992；**27**：777-785.
9) Rollins ES, Picus D, Hicks ME, et al. Angiography is useful in detecting the source of chronic gastrointestinal bleeding of obscure origin. *AJR* 1991；**156**：385-388.
10) Okazaki M, Higashida H, Yamasaki S, Akita Y, Toriya H, Shirai Z. Arterial embolization to control life-threatening hemorrhage from a Meckel's diverticulum. *AJR* 1990；**154**：1257-1258.
11) 大内 寛，西巻 博，本橋 修，他．腸間膜動脈領域における血管性病変—血管造影による検討．腹部救急診療の進歩 1986；**6**：15-18.
12) Tadavarthy SM, Castaneda-Zuniga W, Zollikofer C, Nemer F, Barron J, Amplatz K. Angiodysplasia of the right colon treated with embolization with Ivalon (polyvinyl alcohol). *Cardiovasc Intervent Radiol* 1981；**4**：39-42.
13) Samaraweera RN, Feldman L, Widrich W, et al. Stomal carices：percutaneous transhepatic embolization. *Radiology* 1989；**170**：779-782.
14) 高原 理，市川正章，久永康宏，清水深雪，鬼塚俊夫，市川和男．PTCD に伴う胆出血の治療．日消誌 1992；**89**：2030-2036.
15) 竹下浩二，古井 滋，牧田幸三，他．外腸骨動脈に対する塞栓術後に F-F バイパス術を行った大量下血の1例．臨放 1992；**37**：605-607.
16) 三屋公紀，田所康正，松岡幹雄，中沢秀昭，関沢英一．Tracker infusion catheter の肝臓癌への応用．臨放 1990；**35**：541-544.
17) Lang EK. Transcatheter embolization in management of hemorrhage from duodenal ulcer：long-term results and complications. *Radiology* 1992；**182**：703-707.
18) Kusano S, Murata K, Ohuchi H, Motohashi O, Atari H. Low-dose particulate polyvinylalchohol embolization in massive small artery intestinal homorrhage. Experimetal and clinical results. *Invest Radiol* 1987；**22**：388-392.
19) Morse SS, Clark RA, Puffenbarger A. Platinum microcoils for therapeutic embolization：non-neuroradiologic applications. *AJR* 1990；**155**：401-403.
20) 草野正一，他．上部消化管出血—保存的止血法のトピックス．緊急止血のための薬物療法—ピトレッシン—．臨床外科 1980；**36**：1089-1196.
21) Kusano S, et al. The response of neoplastic intestinal vessels of prostaglandin F2 alpha：Angiographic observations with emphasis on therapeutic applications. *Cardiovasc Intervent Radiol* 1983；**6**：97-103.
22) 小金丸史隆，岡崎正隆．出血性胃潰瘍に対する救急左胃動脈塞栓術の検討．臨放 1990；**35**：607-613.
23) Encarnacion CE, Kadir S, Beam CA, Payne C. Gastrointestinal bleeding：treatment with gastrointestinal arterial embolization. *Radiology* 1992；**183**：505-508.
24) Lang EV, Picus D, Marx MV, Hicks ME. Massive arterial hemorrhage from the stomach and lower esophagus：impact of embolotherapy on survival. *Radiology* 1990；**177**：249-252.

2. 胃，食道静脈瘤の塞栓療法

食道・胃静脈瘤に対する直接的な治療法には，保存的療法としてバルーンによる圧迫法，血管収縮剤による薬物療法，内視鏡を用いた硬化療法（endoscopic injection sclerotherapy, EIS），結紮術（endoscopic variceal ligation, EVL），クリップ，留置ループ結紮法，経皮経肝的食道静脈瘤塞栓術（percutaneous transhepatic obliteration, PTO)[1,2]，経回結腸静脈食道静脈瘤塞栓術（transileocolic obliteration, TIO)[3]，バルーン下逆行性経静脈的塞栓術（balloon-occluded retrograde transvenous obliteration, B-RTO），左胃動脈塞栓術などと手術療法があり，緊急的，待期的および予防的治療としておのおのが単独あるいは併用されている．なかでも EIS は高い治療効果から緊急，待期，予防を問わずすべてに汎用されており，とくに緊急的治療では現在第1選択の治療法となっている．手術療法は Child C 肝硬変症例や緊急時の術死率が高いことから，待期的治療法としての位置づけが大きい．PTO，TIO は EIS が出現するまではいずれの治療時期にも施行されていたが，現在は EIS をはじめとする内視鏡的治療法の補助療法あるいは併用療法としての位置づけが大きく単独で用いられることは少なくなっているものの，いまなお重要な地位を占めている．

本稿では，筆者らが行っている PTO について，無水エタノールを用いた塞栓方法ならびに治療成績を中心に概説する．

a. 原　理

経皮的に肝臓を通してあるいは小さく開腹して門脈内にカテーテルを挿入し，これを介して，食道・胃静脈瘤を形成している側副血行路を選択的に塞栓化して血行遮断を行うことにより静脈瘤出血を止血する治療法である．

b. 適　応

緊急例では，EIS を用いても止血が困難な場合は PTO がよい適応となる．また，待期および予防的治療例でも，EIS では治療が困難な巨木型静脈瘤（門脈造影上 pipe line varix）や大きな孤立性胃静脈瘤[4]などに対して PTO が併用されるだけでなく，EIS の術前処置として側副血行路の血流遮断を行ったり，とくに血流が著しく多い静脈瘤に対しては EIS を安全に施行するために用いられることが多い．しかし，PTO では多量の腹水を伴う症例，高度な肝性昏睡例，腎不全合併例は適応外であり，とくに腫瘍塞栓などによる門脈本幹閉塞例や穿刺経路に腫瘍の存在するような肝癌合併例は経肝的アプローチでは適応外となるが，経回結腸的アプローチは適応となる場合がある．

c. 実施手技[5〜7]（図 2.1）

穿刺方法と使用器具は施行者により多少異なるが，基本的には経皮経肝的胆道造影（PTC）と同ドレナージ（PTCD）の方法に準拠している．

（1）使用器具

chiba 針（22 G）
鋼線ワイヤー（0.018 inch．長さ 65 cm，径 0.45 mm，先端部は柔軟）
誘導針（18 G）
19 G エラスター針（30 cm）
ガイドワイヤー（0.035 inch）
カテーテル（5.0 Fr）
血管造影シース（5.5 Fr, 25 cm）
延長チューブ
gelatin sponge シート
注射器（1, 10, 20 ml）

（2）方　法

22 G chiba 針で穿刺し，血管造影用シースで門脈枝までの肝実質経路を確保する方法を採用している．この方法では安全に穿刺できるとともにカテーテルの交換が容易で患者の苦痛も少ない．

① chiba 針を用いて超音波ガイド下で穿刺する

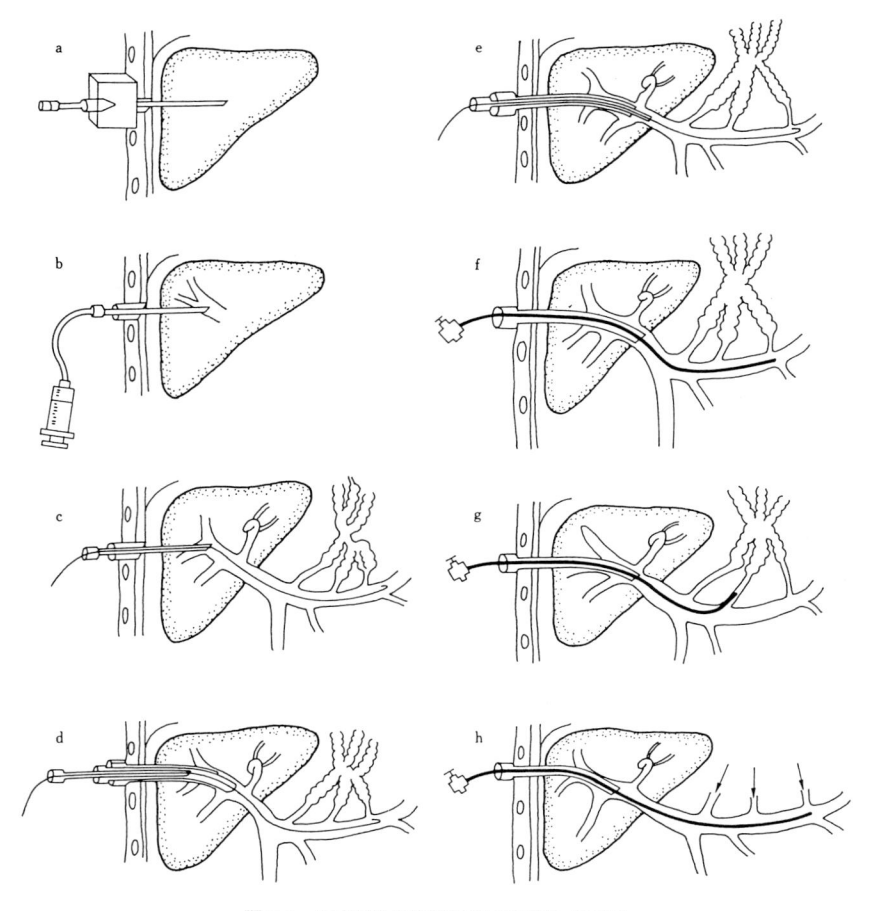

図 2.1　経皮経肝的食道静脈瘤塞栓術（PTO）
a) 超音波ガイド下に誘導針を通して chiba 針で肝内門脈枝を穿刺
b) chiba 針の外套をゆっくりと抜去しながら血液の吸引を確かめた後，肝内門脈枝を造影
c) 鋼線ワイヤーを挿入後穿刺針を抜去
d) エラスター針にシースをかぶせたものを鋼線ワイヤーにかぶせて挿入
e) エラスター針内套と鋼線ワイヤーを抜去後エラスター外套内にガイドワイヤーを挿入
f) シース内のエラスター外套抜去後カテーテルを挿入し，ガイドワイヤー抜去後に門脈造影
g) 静脈瘤の選択造影
h) 胃・食道静脈瘤塞栓術後の門脈造影

が，彎曲を避けて正確に目標に到達するために，必ず誘導針を穿刺点で一部肝実質に届くまで挿入してその中に穿刺針を通して穿刺する．

　②穿刺針の内套針を抜去した後，外套に延長チューブを接続し，陰圧をかけながらゆっくりと抜去しつつ血液の逆流を確かめ，テスト注入で肝内門脈に穿刺されていることを確認する．

　③鋼線ワイヤーを穿刺針内に挿入し，上腸間膜静脈や脾静脈にまで十分に誘導されたことを確認して穿刺針を抜去する．

　④エラスター針にシースをかぶせたものを鋼線ワイヤーにかぶせて挿入する．

　⑤エラスター針内套と鋼線ワイヤーを抜去すると，シースとエラスター外套が肝実質から門脈内に留置されていることになる．このエラスター外套内にガイドワイヤーを挿入する．

　⑥エラスター外套を抜去後に，カテーテルをガイドワイヤーにかぶせて門脈内に挿入し，ガイドワイヤーを抜去後に門脈造影に移る．

　⑦胃冠状静脈，短胃静脈などの門脈枝を選択造影した後に塞栓術を施行し，その後再度の門脈造影を行って，静脈瘤の閉塞程度を確認する．

⑧ カテーテルの先端をシースの先端より少し出し、造影しながらカテーテルとシースを同時にゆっくり抜去してくる。カテーテルの先端が門脈分枝からはずれ、肝実質内であることを確認した後、gelatin sponge（約 15 mm×10 mm×2 mm を圧縮した棒状の細片）を 1 ml の注射器を用いてカテーテルより注入して、肝実質穿刺孔を塞栓する。この際、金属穿刺針で穿刺した時点で門脈分枝の刺入点に目印をつけておくと、肝実質穿刺部位の確認が便利である。

経回結腸的方法については外科医の協力が必要である。局所麻酔した後、傍腹直筋小切開により小腸を露出し、上腸間膜静脈の末梢枝に Seldinger 法を用いて血管造影用シースを挿入する[8]。

d. 塞栓物質

50% glucose, gelatin sponge, thrombin, 金属コイル、無水エタノール、凝血塊, alonalpha, isobutyl 2-cyanoacrylate（IBC, Ethicon, Bucrylate）, etolein, sotradecol, polyvinyl alcohol（Ivalon）などが単独使用あるいは併用されている。最近の報告では無水エタノール、IBC, Bucrylate と金属コイルとの併用などが多い[8〜13]（図 2.2）。

速効性、持続性には IBC がもっともすぐれているが、カテーテル先端近傍で塞栓化しやすいのが欠点であるため、Lipiodol と混合（1：1）すると塞栓時間を延長できる[11]。また無水エタノールは IBC より塞栓時間は遅く、広範囲の塞栓が可能であることなどをはじめ他の固形塞栓物質にはない特徴を有し、かつ使用しやすい。

（1） 無水エタノールの塞栓機序

無水エタノールの直接の刺激作用と脱水作用による血液中の蛋白成分の変性および泥状化、小血管のスパスムの惹起、血管壁とくに内膜に対する破壊、血管周囲組織への障害など[14〜19]が推察されている。いずれの作用も食道静脈瘤の塞栓には重要である

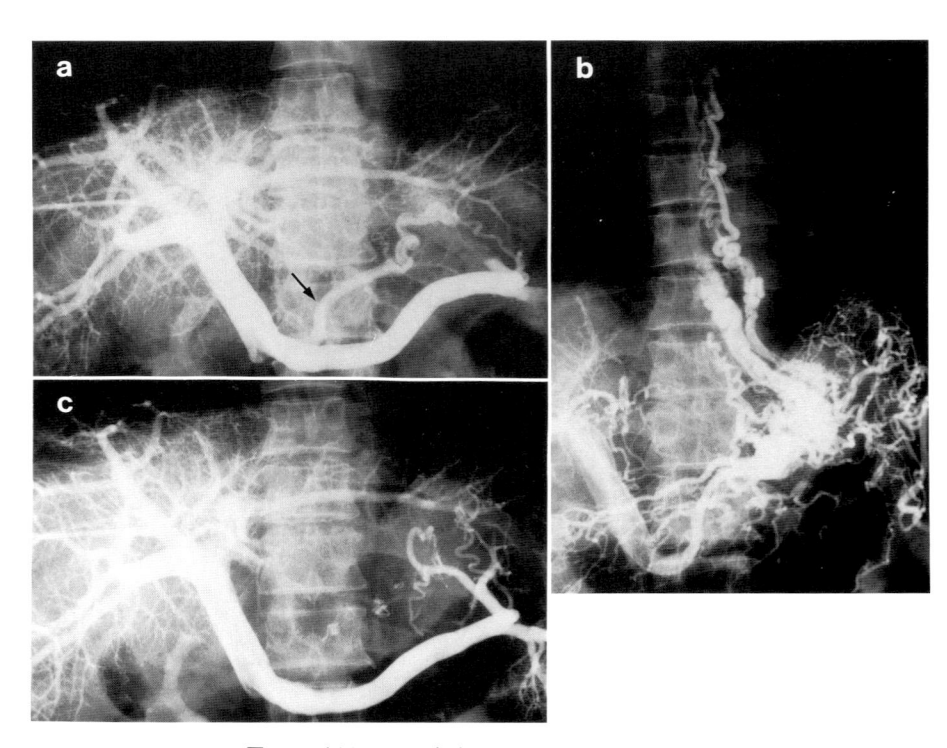

図 2.2 金属コイルと無水エタノールを併用した PTO 例
a) 門脈造影で胃冠状静脈（↘）の逆流がみられた。
b) 選択的胃冠静脈造影により食道静脈瘤が明瞭となり、金属コイル 6 個と無水エタノール 11 ml で塞栓した。
c) 直後の門脈造影では食道静脈瘤は描出されなくなった。

が、とくに血管周囲組織を障害するという特徴は、主要血行路に用いるとこれと吻合している細い側副血行路も同時に塞栓されるという点において有用である。また、無水エタノールは20%希釈までは効力を有する[20]が、これ以上希釈されると効力がなくなることから、porto-pulmonary anastomosis[21] やspleno-renal shunt などの門脈大循環短絡に流入しても希釈されることから塞栓効果がなくなり、systemic embolization[22] などの合併症の危険性は少なくなる。

（2）塞栓方法

バルーンカテーテルを用いると効果的であるが、コイル併用症例ではバルーンカテーテルを通るコイルが少ないため、カテーテルの交換を余儀なくされるなどの問題がある。また、血流が多いときは金属コイルの留置や高張ブドウ糖液の注入により血流を遅滞させると塞栓しやすくなる。

注入量と注入速度は、塞栓静脈の太さ、血流量、カテーテルの種類と先端の位置、静脈瘤の程度と範囲、併用塞栓物質などが関係する。注入速度については、原則として約 2 ml/sec で行っているが、1 ml/sec という報告もある[17]。至適注入量についても

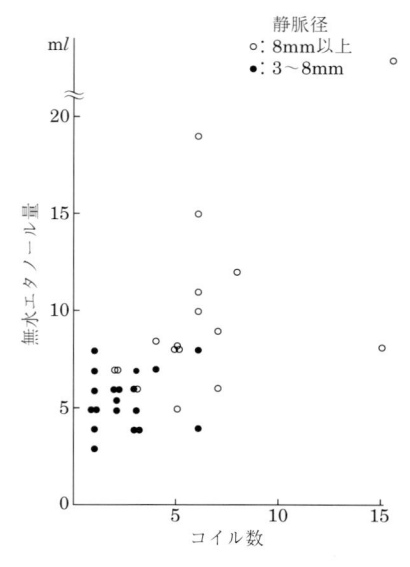

図 2.4 使用金属コイル数と無水エタノール注入量の関係

種々の報告がある[17,18,20]が、筆者らの検討では静脈径が 3 mm 以下では無水エタノール単独使用でよく、注入量は 3 ml 以下で十分であり、静脈径が 3 mm 以上では金属コイルを併用すれば無水エタノール注入量は静脈径に相当し（図 2.3）、多くとも 15 ml 以内の注入でほとんどの静脈瘤血管が塞栓される。

使用コイル数は静脈径が 3〜8 mm では 3 個程度を、静脈径が 8 mm 以上では 7 個程度を基準にするとよい[6,7]（図 2.4、2.5）が、最初に留置するコイルは静脈径に相当する少し長い目のものを使用し、その後は少し短めのものから静脈径よりも小さいもので血流をコントロールしながら追加していく。

e. 治療成績

治療成績は塞栓物質の種類や塞栓内容によりかなりのバラツキがみられるが、肝機能が良好なほど再出血率が低く、生存率は高い傾向にある。

（1）PTO 単独療法

緊急例の止血率は glucose, thrombin, gelatin sponge あるいは金属コイルの併用では 92.2%[23]、gelatin sponge と sotradecol では 71〜95%、Bucrylate では 43〜59%[24]、IBC では 86%[25]、Bucrylate あるいは無水エタノールと金属コイル併用では 83%[13]に認められている（図 2.6）。

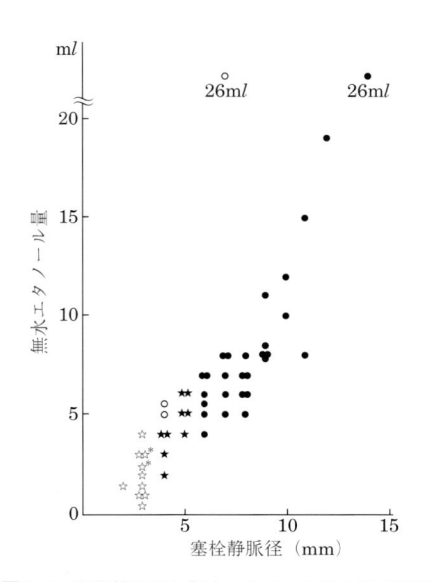

図 2.3 塞栓静脈径と無水エタノール注入量の関係
○：胃冠状静脈
☆：短胃静脈
Closed：金属コイル併用
Open：金属コイル非併用
＊：gelatin sponge 併用

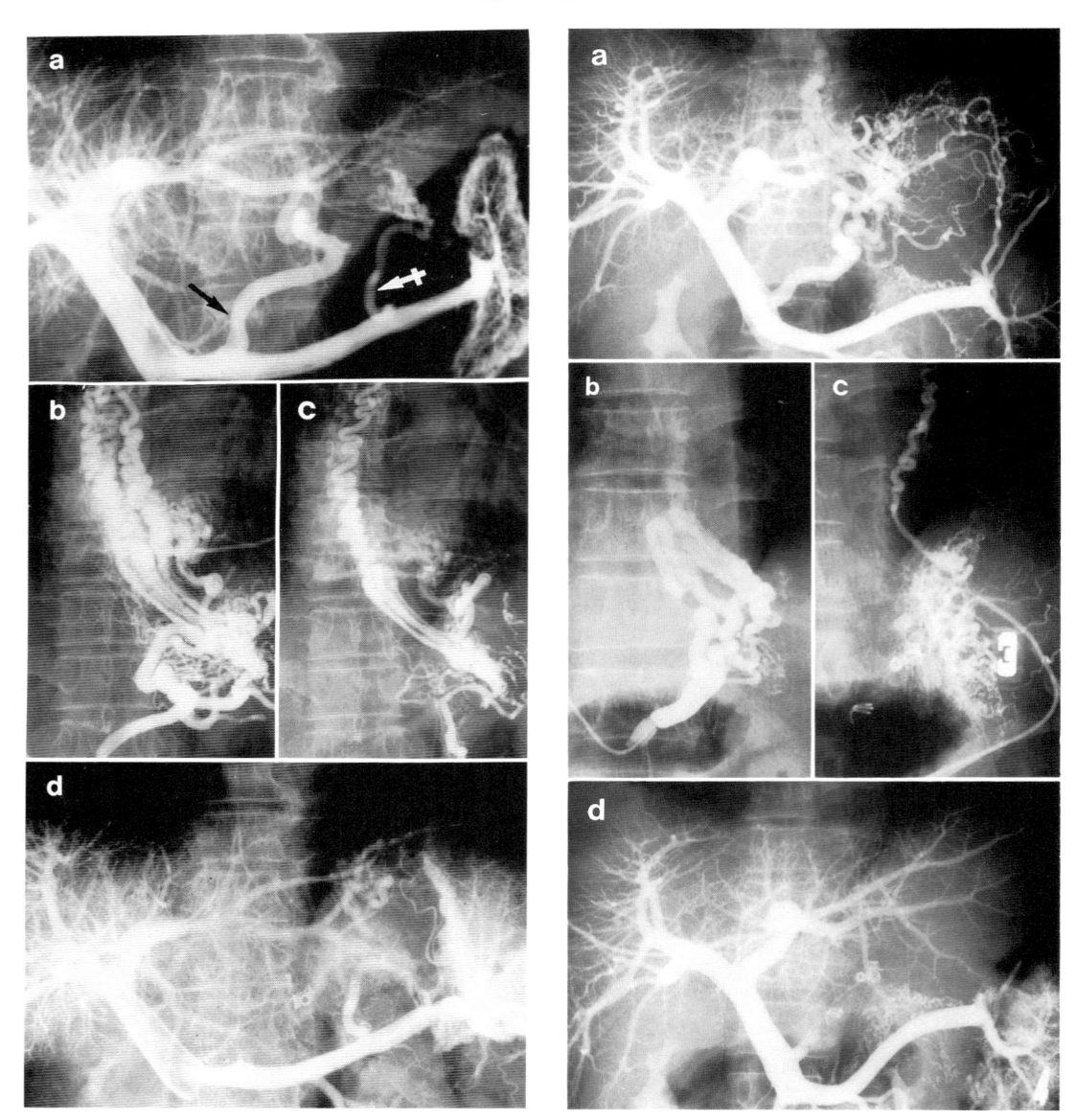

図 2.5 金属コイルと無水エタノールを併用した待期的 PTO 例
a) 門脈造影では胃冠状静脈（↘）と短胃静脈（←+）が描出された．
b) 選択的胃冠状静脈（静脈径 6 mm）造影では著明な静脈瘤が描出され，金属コイル 4 個と無水エタノール 7 ml で塞栓した．
c) 選択的短胃静脈（同 4 mm）造影でも静脈瘤が認められたため，金属コイル 2 個と無水エタノール 2 ml で塞栓した．
d) 直後の門脈造影では食道静脈瘤はまったく描出されなくなった．

図 2.6 緊急的 PTO 例
a) 門脈造影により食道静脈瘤が描出された．
b), c) 静脈瘤に関与していた胃冠状静脈を金属コイル 3 個と無水エタノール 10 ml で，また短胃静脈を無水エタノール 2 ml のみで塞栓した．
d) 直後の門脈造影では食道静脈瘤はまったく描出されなくなり，塞栓した静脈の閉塞が確認された．

再出血については，glucose, thrombin, gelatin sponge の三者を併用（19例）すると，再吐血率が 46.7％，累積再出血率1カ月では 15.8％，2年では 43.9％であり，無水エタノールと金属コイルを併用 (29例)すれば，それぞれ 16.7％，6.9％，20.8％ であった[6]．また，gelatin sponge と sotradecol の併用では1年で30％，2年で38％[24]に，IBC でも 35％[25]に再発がみられている．

予後については，glucose, thrombin, gelatin sponge の併用では累積生存率1年55％，3年 18％[23]，Bucrylate あるいは無水エタノールと金属コイル併用では1年48％，5年26％であった[13]と報告されている．

（2） 併 用 療 法

i） PTO-EIS 併用療法　安原ら[10]は PTO と EIS を併用した 128 例では，食道静脈瘤の完全消失 63％，累積静脈瘤出血率4年 5.7％，累積生存率4年 68.1％であったと報告し，三木ら[9]は IBC ある

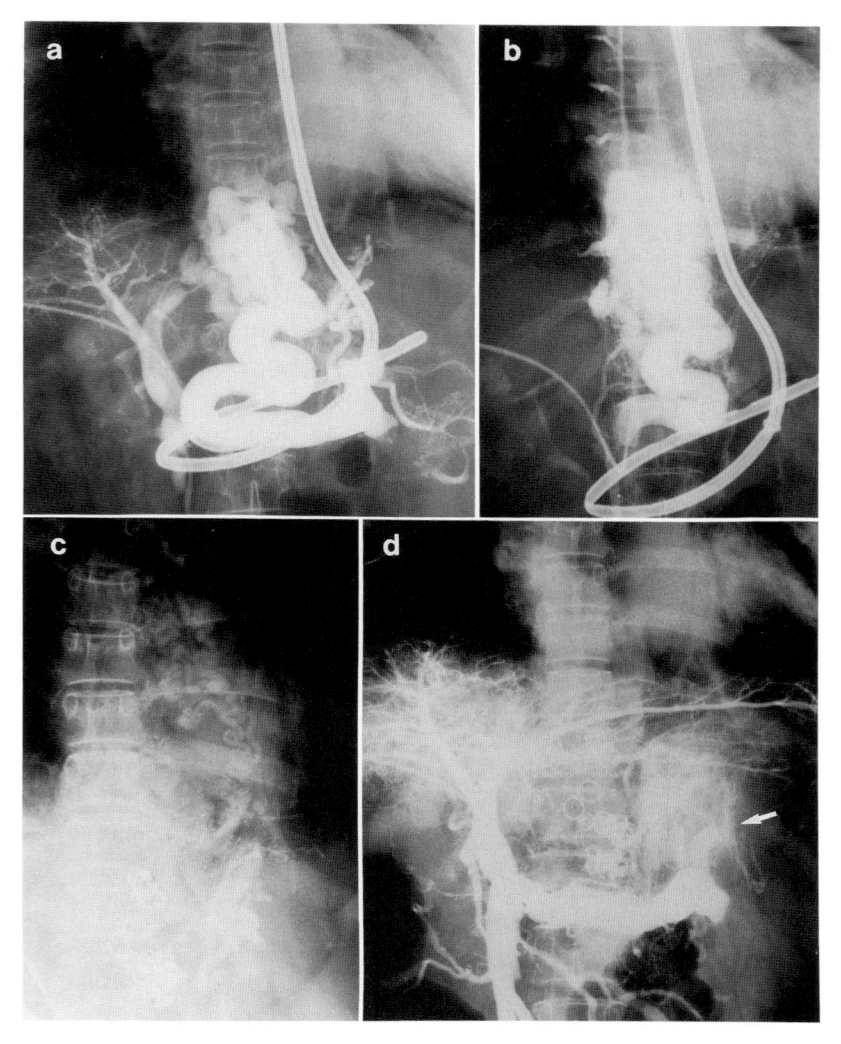

図2.7　緊急的 EIS 併用 PTO 例
a） EIS を施行したが胃静脈瘤からの出血がみられたため緊急的 PTO を施行した．門脈造影では食道に一致した静脈瘤はみられず，著明な巨木状の胃静脈瘤が描出された．
b），c） 胃冠状静脈を金属コイル 24 個と無水エタノール 26 ml で，短胃静脈を無水エタノール 3 ml のみで塞栓した．
d） 脾門部付近にはガイドワイヤーでひき起こした造影剤の血管外漏出（←）がみられるものの，食道静脈瘤はまったく描出されなくなった．

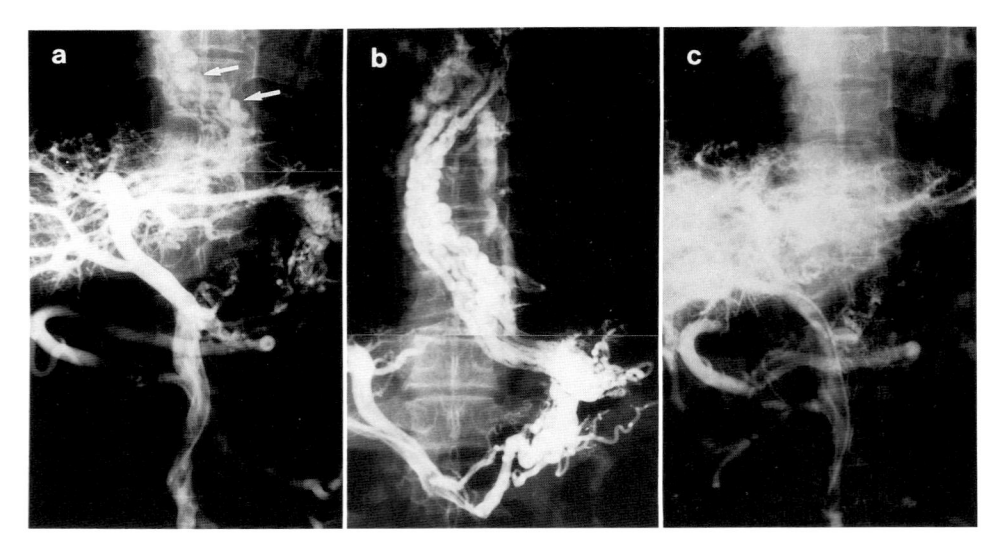

図2.8 食道離断術および脾摘後に生じた再発食道静脈瘤に対する予防的PTO例
a) 門脈造影ではうっすらと食道静脈瘤（✓）がみられている．
b) 胃冠状静脈から静脈瘤が形成されており，金属コイル6個と無水エタノール4mlで塞栓した．
c) 塞栓後の門脈造影では胃冠状静脈は完全に閉塞し，静脈瘤は認められなくなった．

いは無水エタノールと適宜金属コイルを併用したPTOとEISの併用41例では，静脈瘤の消失90.2％，改善9.8％，消失例の累積再発率1年17.9％，5年10カ月48.3％，再出血率1年10.5％，6年4カ月21.7％，生存率1年91.4％，6年4カ月62.2％であったと報告しており，PTOとEISとを併用すればさらに効果は大きくなる（図2.7）．

ii) 脾動脈塞栓術あるいは左胃動脈塞栓術併用療法　脾循環血流量を減少させることにより門脈圧を低下させることが可能な脾動脈塞栓術が補助療法として用いられ，止血効果を持続させ再出血を遅延させることなどに寄与している[26,27]（図2.8）．また，胃冠状静脈をはじめとする遠肝性の門脈側副路を塞栓しても，なお左胃動脈造影で描出される左胃動脈から直接形成される静脈瘤[28]に対しては左胃動脈塞栓術の併用が有効である[29]．

iii) B-RTO併用療法　Gastro-renalシャントを伴う胃静脈瘤の治療にはB-RTOとの併用が有用である．B-RTOはシャントの血流に逆らって逆行性に腎静脈にバルーンカテーテルを進め，血流遮断下に5％ethanolamin oleate with iopamidol（EOI）で塞栓する方法である．諸家の報告では再出血はほとんどなく今後期待される治療法であるが，門脈血行動態の変化やより効果を高めるための他の治療法との併用など，十分なる検討が必要である．

f. 合併症と対策

(1) PTOの手技による合併症

手技に伴う合併症は穿刺およびカテーテル抜去に伴うものが多く，肝表面あるいは腹壁からの出血による肝被膜下血腫，腹腔内出血[30]や血胸[11]，肝動脈-門脈短絡[7]などがある．腹水貯留例では，腹水が胸腔内に流入すれば重篤になりやすいので，胸腔内経由による穿刺を避けるように注意する．これらの予防には超音波映像下に穿刺することを基本にし，穿刺は右肝にこだわらず，右肝が萎縮していたり，門脈を描出しにくい場合などは必要に応じて左肝穿刺や経回結腸的アプローチ（図2.9）を行うことで合併症を軽減できる．

カテーテルあるいはシース抜去時は前述したように肝実質穿刺孔にgelatin spongeあるいは金属コイルの併用による十分な塞栓が大切である．カテーテル操作に伴う合併症は通常の血管造影検査でみられるものと同様に対処する．

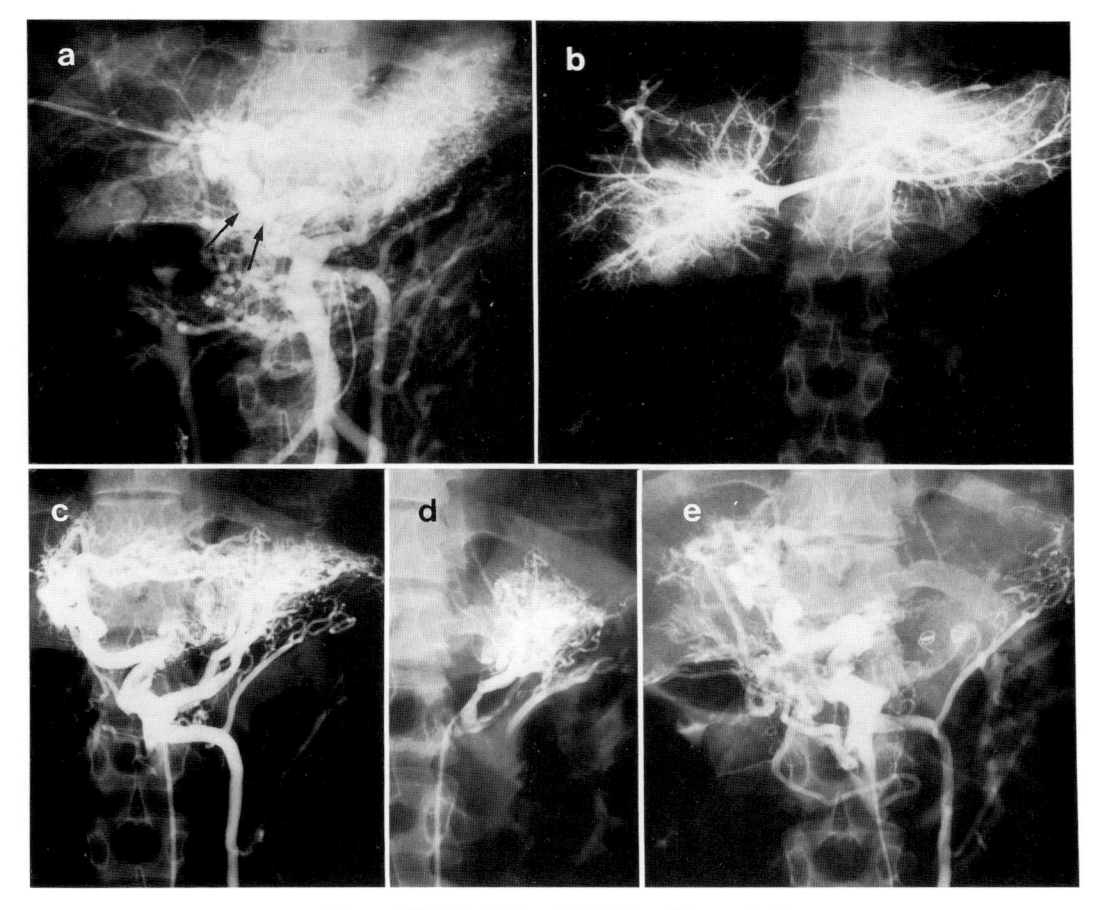

図2.9 門脈血栓症を伴った胃静脈瘤に対するTIO例
食道離断術および脾摘の既往があり，その後はEISをくり返し施行されていた．
a) 上腸間膜動脈経由門脈造影では門脈本幹は明らかでなく，側副血行路(ノ)により肝内分枝が造影された．
b) 経皮経肝的門脈造影を施行したが，門脈本幹は造影されなかったためTIOを施行した．
c) 門脈造影では食道静脈瘤は描出されなかったが，胃静脈瘤が造影された．
d) 胃冠状静脈の2本の分枝を各々選択的に金属コイル2個と無水エタノール7 ml および gelatin sponge で塞栓した．
e) 塞栓術後の門脈造影では静脈瘤はまったく造影されなくなった．

(2) 塞栓術あるいは塞栓物質による合併症

合併症は塞栓物質の種類によって異なる．塞栓物質の逸脱や逆流による合併症は，gelatin sponge では門脈[20,24,25,31]，肺[32~34]，脳，冠動脈[22]などの塞栓が，金属コイルでは肺塞栓[32]が報告されており，筆者らも金属コイルで肺塞栓を，無水エタノールにより門脈塞栓（図2.10）を経験していることから，とくに門脈-大循環短絡（図2.11）には注意を払い，塞栓物質の選択，量，塞栓方法などを判断すべきである．無水エタノールでは注入中の一過性の胸痛は全例にみられるが，ときに胃・食道粘膜うっ血や潰瘍，蠕動運動の消失[23]，ショックやDIC[11]，嚥下困難，腎不全，脳症，肝腎症候群，敗血症[17]などが起こることがある．またIBCでも約半数に一過性の発熱を認める[12]．

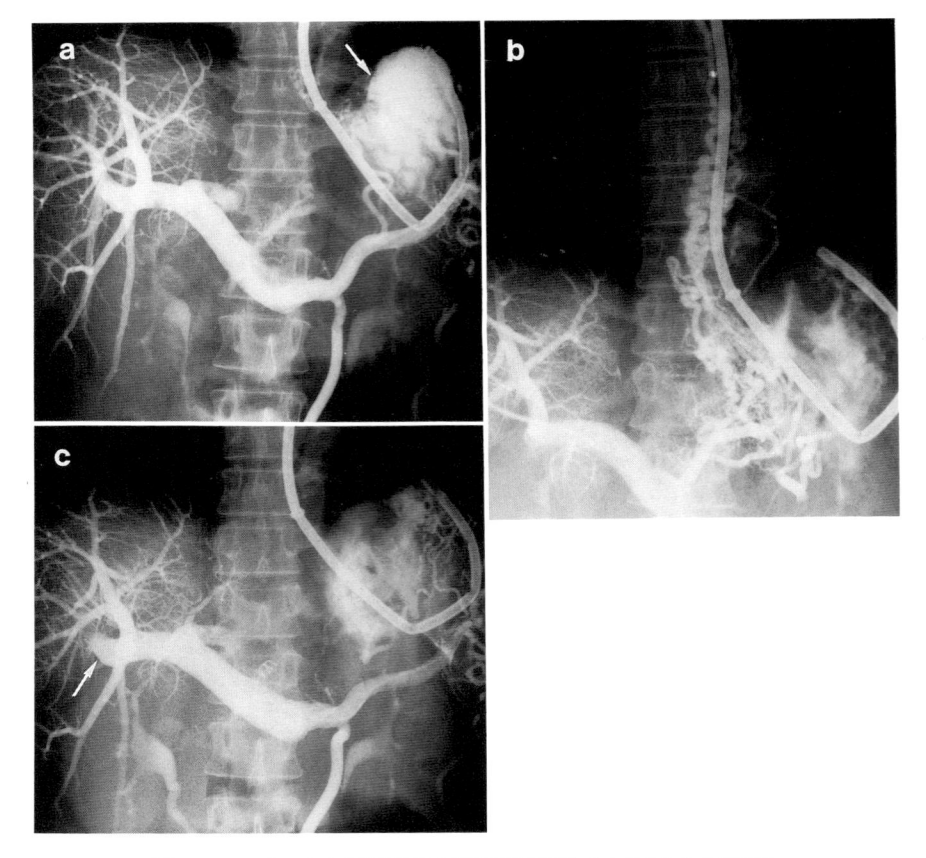

図 2.10 PTO による血管外漏出と門脈分枝閉塞をひき起こした合併症例
a) 門脈造影では胃冠状静脈と短胃静脈に逆流がみられ，胃穹隆部付近にガイドワイヤーによって起こった造影剤の血管外漏出がみられる（↘）．
b) 胃冠状静脈の選択的造影で食道静脈瘤が明確となり，無水エタノールと金属コイルで塞栓した．
c) 塞栓術後の造影で食道静脈瘤がまったく描出されなくなったが，肝右葉門脈枝は分岐部から閉塞している（↗）．

g. 将来展望

食道・胃静脈瘤に対しては静脈瘤の制圧と門脈圧の制御が不可欠であり，両者が平行して行われることがより高い治療効果をもたらすことになる．したがって，前者では PTO あるいは TIO と内視鏡的硬化療法との併用療法を中心に，左胃動脈塞栓術も適宜併用されることであろう．後者では，脾動脈塞栓術に代わり，まだ始まったばかりで多くの問題が未解決ではあるが，画期的な方法で求肝性血流を維持しながら門脈圧を低下させることができる trans-jugular intrahepatic porto-systemic shunt（TIPS）におおいに期待がかかる．このように今後は緊急，待期，予防のいずれの時期をも問わず，徐々にではあるが侵襲の大きい外科治療に代わって複数のインターベンションを組み合わせた保存的治療が主流になるであろう．

〔吉岡哲也・打田日出夫〕

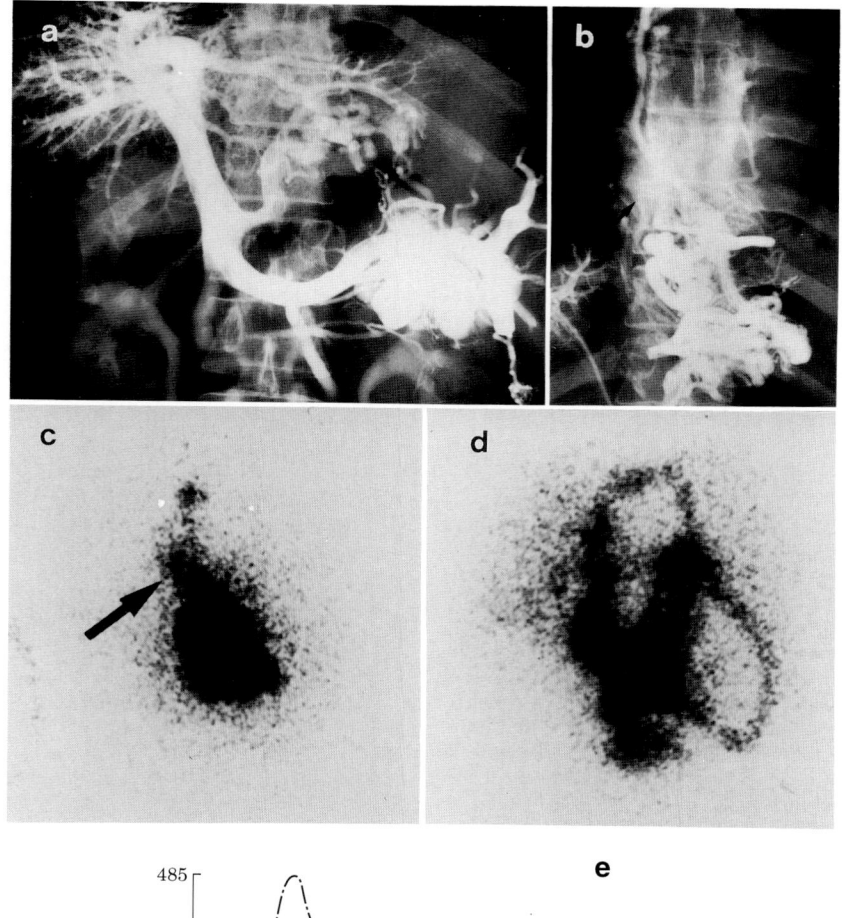

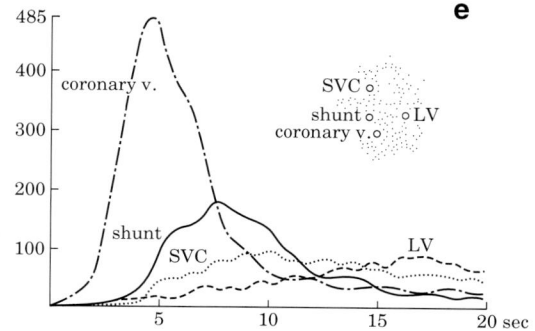

図 2.11 門脈-大循環短絡を伴った食道静脈瘤

a) PTP で胃冠状静脈から食道静脈瘤が造影され，さらに脾門部から腎静脈に向かう側副血行路もみられる．
b) 選択的胃冠状静脈造影で食道静脈瘤ならびに下大静脈から右心系への短絡を示唆する造影剤の噴出を認める（↗）．
c) RI angiography での 4～6 秒後の dynamic image で矢印の位置が短絡と一致する．
d) 8～10 秒後には肺動脈幹から肺野まで RI が流入し，短絡を裏づけている．
e) 胃冠状静脈より注入した RI の各部位での dynamic curve で，シャント部での ROI は 8 秒後にピークを示し SVC よりも高く，左室は約 16 秒後にピークを示すことから，IVC から右心系への短絡であることがわかる．胃冠状静脈を無水エタノールとコイルで塞栓後 2 年 6 カ月再出血はない．

文献

1) Lunderquist A, Vang J. Transhepatic catheterization and obliteration of the coronary vein in patients with portal hypertension and esophageal varices. *New Engl J Med* 1974; **291**: 646-649.
2) 中尾宣夫, 杉木光三郎, 打田日出夫, 他. 経皮経肝門脈造影法を用いた胃・食道静脈瘤塞栓術. 日医放会誌 1978; **38**: 852-861.
3) Goldman ML, Philip PK, Shar DM, et al. Minilaparotomy for occlusion of coronary veins and control of varices. *Radiology* 1982; **144**: 924-926.
4) 幕内博康, 町村貴郎, 島田英雄, 他. 胃・食道静脈瘤の硬化療法. 外科治療 1992; **66**: 175-182.
5) 打田日出夫, 吉岡哲也, 大石 元, 他. 経カテーテル塞栓術―食道静脈瘤. 外科治療 1983; **49**: 285-297.
6) 吉岡哲也, 大石 元, 仲川房幸. Absolute ethanol を用いた経皮経肝食道静脈瘤塞栓術. 肝臓 1986; **27**: 622-629.
7) 吉岡哲也, 大石 元. 胃・食道静脈瘤. Absolute ethanol による塞栓術. 平松京一, 打田日出夫編集, Interventional Radiology―放射線診断技術の治療的応用. 第1版. 東京: 金原出版, 1994; 160-174.
8) Durham JD, Kumpe DA, Stiegmann GV, et al. Direct catheterization of the mesenteric vein: combined surgical and radiologic approach to the treatment of variceal hemorrhage. *Radiology* 1990; **177**: 229-233.
9) 三木 亮, 唐沢英偉: 食道静脈瘤塞栓硬化療法. IRYO 1991; **45**: 1079-1082.
10) 安原一彰, 木村邦夫, 松谷正一, 他. PTO-EIS 併用療法による長期予後および肝癌合併食道静脈瘤の検討. 日消誌 1987; **84**: 2112.
11) 松谷正一, 石井 浩, 古瀬純司, 他. 経皮経肝的食道静脈瘤塞栓療法 (PTO). 最新医学 1990; **45**: 1141-1146.
12) 木村邦夫, 松谷正一, 大藤正雄, 他. 食道静脈瘤に対する PTO. 腹部救急診療の進歩 1988; **8**: 151-157.
13) L'Hernine C, Chastanet P, Delemazure O, et al. Percutaneous transhepatic embolization of gastroesophageal varices: results in 400 patients. *AJR* 1989; **152**: 755-760.
14) Ellman BA, Parkhill BJ, Curry TS, et al. Ablation of renal tumors with absolute ethanol. A new technique. *Radiology* 1981; **141**: 619-626.
15) Rabe FE, Yune HY, Richmond BD, et al. Renal tumor infarction with absolute ethanol. *AJR* 1982; **139**: 1139-1444.
16) 内山典明, 園田俊秀, 小林尚志, 他. Absolute ethanol を使用した transcatheter embolization について. 日医放会誌 1983; **43**: 770-776.
17) Keller FS, Rosch J, Dotter CT. Transcatheter obliteration of gastroesophageal varices with absolute ethanol. *Radiology* 1983; **146**: 615-619.
18) Uflacker R. Percutaneous transhepatic obliteration of gastroesophageal varices using absolute ethanol. *Radiology* 1983; **146**: 621-625.
19) 松尾尚樹, 葛城正巳, 畠山雅行, 他. 腎動脈塞栓術における absolute ethanol の効果に関する実験的ならびに臨床的研究. 日医放会誌 1985; **45**: 462-474.
20) Yune HY, Klatte EC, Richmond BD, et al. Absolute ethanol in thrombotherapy of bleeding esophageal varices. *AJR* 1982; **138**: 1137-1141.
21) Sano A, Kuroda Y, Moriyasu F, et al. Portopulmonary venous anastomosis in portal hypertension demonstrated by percutaneous transhepatic cineportography. *Radiology* 1982; **144**: 479-484.
22) Ellman BA, Curry TS, Glotzbach RE, et al. Systemic embolization as a complication of transhepatic venography. *Radiology* 1981; **141**: 67-71.
23) 中尾宣夫: 胃・食道静脈瘤. 胃・食道静脈瘤塞栓術. 平松京一, 打田日出夫編集. Interventional Radiology―放射線診断技術の治療的応用. 第1版. 東京: 金原出版, 1994; 149-159.
24) Widrich WC, Robbins AH, Wabseth DC. Transhepatic embolization of varices. *Cardiovasc Intervent Radiol* 1980; **3**: 298-307.
25) Bengmark S, Borjesson B, Hoevels J, et al. Obliteration of esophageal varices by PTP. *Ann Surg* 1979; **190**: 549-554.
26) 田尻 孝, 梅原松臣, 鄭 淳, 他. 食道静脈瘤手術成績向上への工夫, 特に選択的食道静脈瘤塞栓術を中心として. 手術 1985; **38**: 79-86.
27) 隈崎達夫, 細井盛一, 田島廣之, 他: 食道静脈瘤に対する脾動脈塞栓術. 平松京一, 打田日出夫編集. Interventional Radiology―放射線診断技術の治療的応用. 第1版. 東京: 金原出版, 1994; 184-194.
28) 青木春夫: 食道. 胃静脈瘤に対する流入動脈塞栓療法の考え方と成績. 消外セミナー 18: 1985; 179-186.
29) 梅原松臣, 田尻 孝, 吉田 寛, 他: 食道静脈瘤に対する脾動脈および左胃動脈塞栓術併用の有用性について. 日消外会誌 1989; **22**: 1953-1958.
30) Viamonte M Jr, Pereiras R, Russell E, et al. Transhepatic obliteration of gastroesophageal varices result in acute and nonacute bleeders. *AJR* 1977; **129**: 237-241.
31) Yune HY, O'Connor KW, Klatte EC, et al. Ethanol thrombotherapy of esophageal varices: further experience. *AJR* 1985; **144**: 1049-1053.
32) Witt WS, Goncharenko V, O'Leary JR, et al. Interruption of gastroesophageal varices: steel coil technique. *AJR* 1980; **135**: 829-833.
33) Conroy RM, Lyons KP, Kuperus JH, et al. New technique for localization of therapeutic emboli using radionuclide labeling. *AJR* 1978; **130**: 523-528.
34) Mendez Jr G, Russel LE. Percutaneous transhepatic therapeutic embolization in 54 patients. *AJR* 1980; **135**: 1045-1050.

3. 経皮的肝内門脈静脈短絡術

経頸静脈的肝内門脈静脈短絡術（transjugular intrahepatic portosystemic shunt, TIPS）とは，門脈圧亢進症に対し頸静脈よりアプローチし，肝内に門脈と静脈に短絡路を非外科的に作成する新しい治療法である．

TIPS の概念は，1969 年 Rösch ら[1] により提唱されたものであるが，当時は肝内の瘻孔を拡張させ，長期間開存維持させる手段に乏しかった．1982 年バルーンカテーテルの導入[2] により肝実質に作成した短絡路をバルーンカテーテルでくり返し拡張する臨床応用がなされたが実りある結果を得なかった．1988 年には Richter ら[3] の expandable metallic stent の留置の報告があり，短絡路を開存維持させることができるようになった．その治療成績により門脈圧亢進症に対する本法の有用性が認識され，全世界的に普及[4,5]しつつあり，1992 年よりわが国でも[6]その報告をみるに至っている．

本法の特徴・利点として，非外科的治療で経皮的に行い得るため侵襲が少ないこと，外科的短絡術と比べて短絡路が肝内に設けられるため門脈血流は肝臓に向かって生理的に近い状態になること，また，手技がすべて経皮的に血管内を通じて行われるので，失血の危険性が少なく腹水貯留例や出血傾向のある患者に対しても比較的安全に施行できることなどがあげられる．

a. 方　　　法

米国では，本法の材料として Colapinto transjugular needle set[8〜10] と Rösch-Uchida transjugular liver access set[12] が使用されている．Colapinto の門脈穿刺の針は 16 G と太く，わが国の硬く小さな肝硬変には不向きと考えられ，筆者らは穿刺針が 0.038 inch の後者のセット（図 3.1）を用いる．

まず 19 G エラスター針で右内頸静脈を Seldinger 法で穿刺する．穿刺部位は右頸動脈外側の下顎角から 3〜4 cm 部で，穿刺方向は右鎖骨 1/3 内側，あるいは右乳頭である．穿刺部をダイレーターで拡張した後，10 Fr シースを右内頸静脈から下大静脈を介して右肝静脈内に挿入する（図 3.2）．

10 Fr curved tip catheter, 14 G curved tip cannula, 5 Fr カテーテル，0.038 スタイレット針をコアキシャルにセットさせ，10 Fr シース内に挿入する．門脈穿刺方向は前下方であるが，わが国の肝硬変の

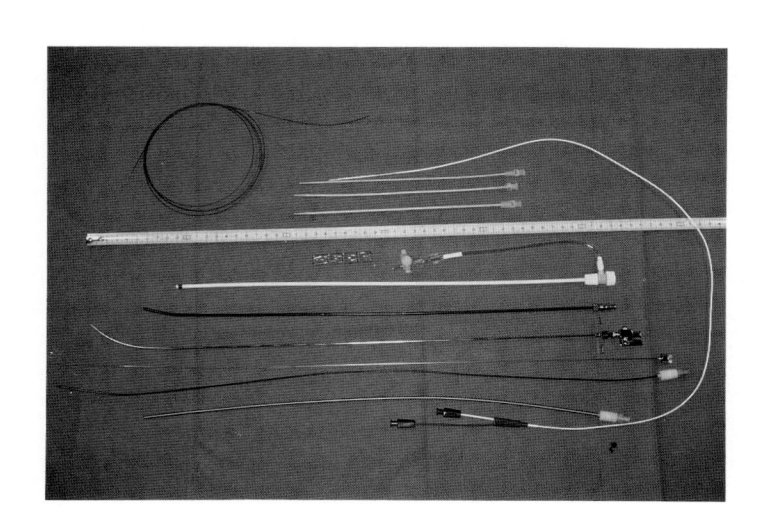

図3.1 Rösch-Uchida transjugular liver access set
上から Amplatz 型ガイドワイヤー，7 Fr バルーンカテーテル（10 mm，4 cm 長），ダイレーター（8 Fr，10 Fr，12 Fr），Rösch modified expandable stent（10 mm，8 cm），10 Fr シース，10 Fr curved tip catheter，14 G curved tip cannula，0.038 inch スタイレット針，5 Fr カテーテル，ポジショナー（プッシャー）

VII. 消化管

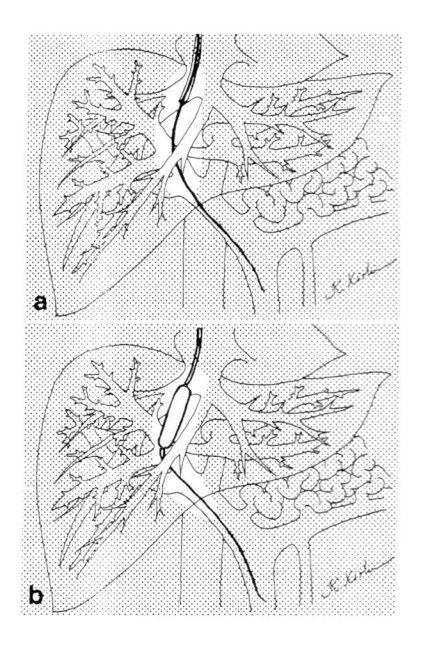

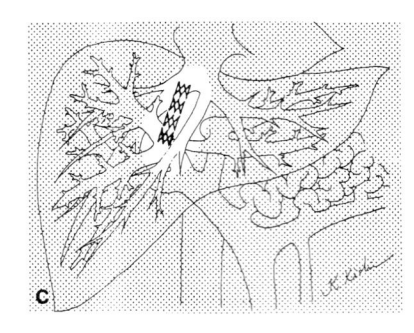

図3.2 右肝静脈から門脈右一次分枝にスタイレット針で穿刺し，Amplatzのガイドワイヤーを挿入する（a）．短絡路をバルーンカテーテルで拡張後（b），Z stentを留置する．

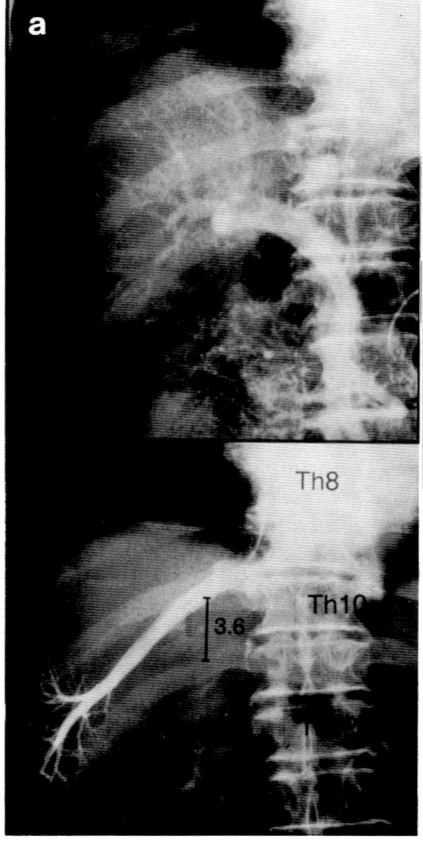

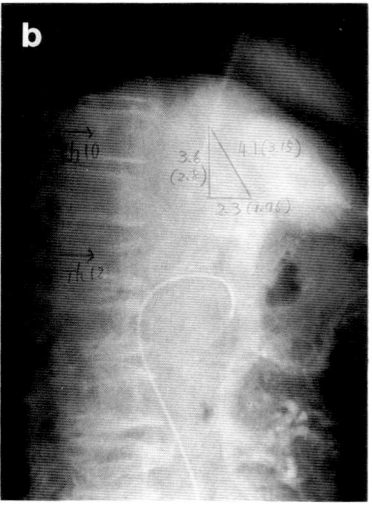

図3.3 a）動脈性門脈造影と右肝静脈造影をTIPS前に施行し，短絡部の位置関係を把握する．b）とくに側面写真で前下方の角度を知ることは，14Gカニューラの角度を調整するうえで大切である．

3. 経皮的肝内門脈静脈短絡術

場合，アルコール性肝硬変と異なり右葉の萎縮が高度であるため，穿刺方向は，より前方となる．したがって，カニューラの角度は市販されている場合よりも大きな角度になるようにしごく．その際，カニューラが急峻に折れ曲がる場合があり，これを防止するため，あらかじめ 5 Fr カテーテルを挿入しておいて角度を傾けさせることが大切である．穿刺部位は右肝静脈起始部から 1～2 cm でカニューラを前方に回転させ，しっかり固定させる．緊急でなく時間的余裕があれば，あらかじめ別の日に右肝静脈と動脈性門脈造影の正面，側面の同時撮影を行う．位置関係を把握することはきわめて大切である（図3.3）．

5 Fr カテーテル内の 0.038 inch スタイレット針で右肝静脈から肝実質を穿刺し，右門脈枝に到達させる．正面透視で穿刺困難であれば側面透視の併用が有用であることが多い．通常右門脈一次分枝は第10，11 肋間に位置し，第 11 肋間を越える場合，スタイレット針は肝外にあることが多く，深く穿刺し過ぎないことが大切である．門脈枝に到達すれば，Amplatz 型ガイドワイヤーを通し，脾静脈あるいは上腸間膜静脈の奥深くまで挿入し，ピッグテイルカテーテルを挿入させる．血管造影で食道胃静脈瘤の存在を確認し，門脈圧を測定する．Amplatz 型ガイドワイヤーを再挿入してコアキシャルに各カテーテルを再セットし，10 Fr シースを門脈内にまで進め門脈の穿刺部を拡張させた後，肝静脈から門脈への短絡路をバルーンカテーテル（7 Fr．内径 10 mm，長さ 4 cm）で拡張する．肝静脈，門脈移行部では瓢箪型のくびれを生じる．バルーン部をさらに拡張させると高度な疼痛を訴えるため，あらかじめモルフィン 1 A の筋注を行うが，このくびれがなくなるまでバルーンカテーテルを拡張させる．ついで，内径 10 mm，長さ 6 cm あるいは 8 cm の expandable metallic stent を留置させる（図 3.4）．

ステントは，Wallstent あるいは Rösch modified Z stent を用いる．Z stent の場合には，カートリッジにステントを収納させ，目的部にまでプッシャー

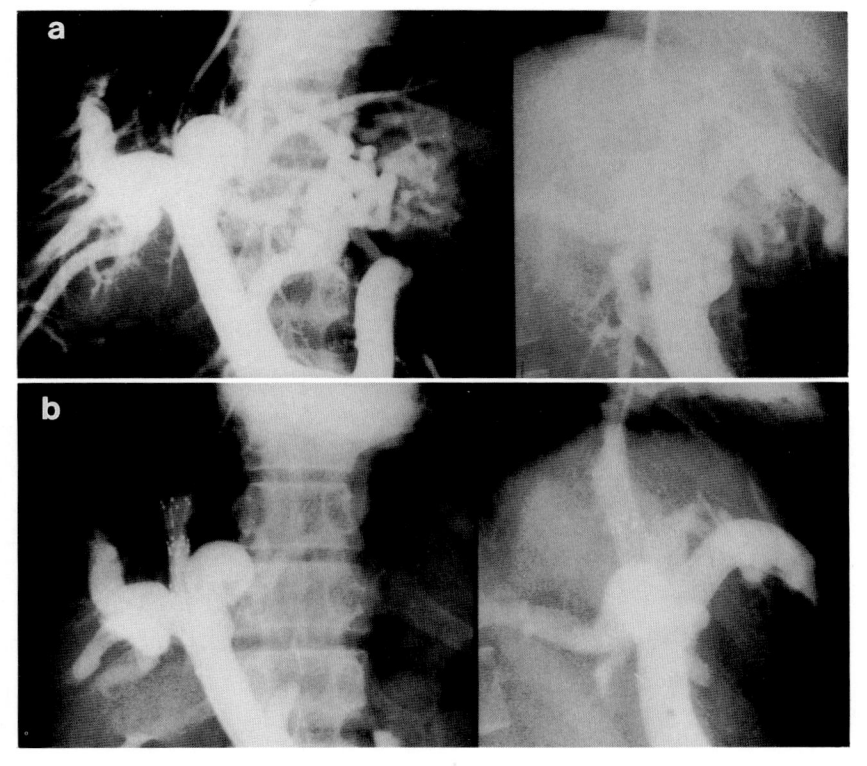

図 3.4 右肝静脈から右門脈一次分枝穿刺直後の造影で coronary vein よりの varices の描出がみられる（a）．ステント留置後 varices は描出されず，ステント部の血流は良好である（b）．

でシース先端とステント先端が一致するまで押し込む．その後はプッシャーを固定させ，シースを引き戻すことによりステントをシース外に押し出させる．ステント1cm（あるいはone body）を門脈，肝静脈にそれぞれ出しておく．ステント留置後，門脈圧の測定と血管造影を行い，治療効果を確認する．

b. 適　応

本法の適応を以下に示す．
① 内視鏡的硬化療法で止血できない，あるいは外科的手術に耐えられない食道胃静脈瘤出血例，② 内視鏡所見で食道胃静脈瘤破裂の危険性のある red color sign（とくに cherry red color spot）陽性例，③ 食道胃静脈瘤の急性出血例，④ 食道胃静脈瘤に伴う難治性腹水例．このほか，欧米では肝移植待機の患者における食道胃静脈瘤例にも適応があるとされる．

c. 治療効果

TIPS直後に門脈圧の著減が得られる．通常，術直後に，術前と比べて10 mmHg以上の減少が得られることが多い[7]．術後2週の測定では術直後よりさらに門脈圧の減少が得られる．内視鏡的検索では red color sign の減少・消失，食道胃静脈瘤身体の縮小・消失が得られる[6〜11]（図3.5）．難治性腹水も門脈圧減少により著明に減少し，消失に至る場合も少なくない（図3.6）．短絡路のステント内面は3週後で偽血管内膜に包まれると報告されている[9]．内膜肥厚がいかなる時期まで続くのか，内腔がいかなる期間にまで維持されるかについては今後の課題であるが，5カ月時点でZemelら[4,8]は100％，LaBergeら[5,9]は88％の開存率であったと報告している[3,7]．本法の先駆者の一人であるRichterらは，50例中2〜40カ月間の経過観察で閉塞をみたのは1例のみであったと報告している．年単位の長期経過が今後報告され，その率が高ければ本法の有用性が評

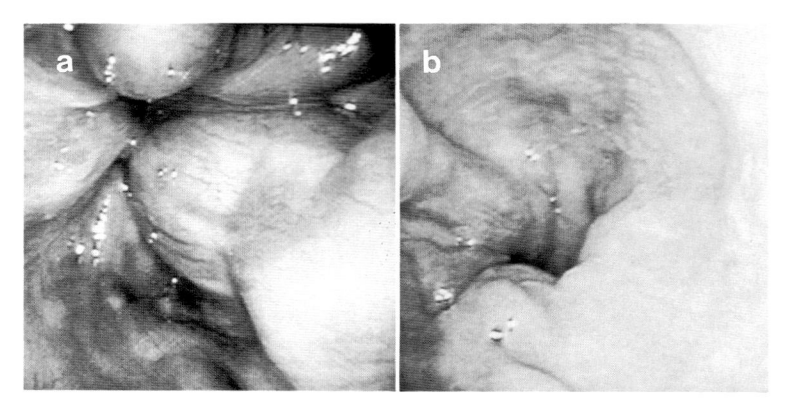

図3.5　TIPS施行前（a）にみられた食道静脈瘤の縮小消退（b）がみられた．red color sign も消失した．

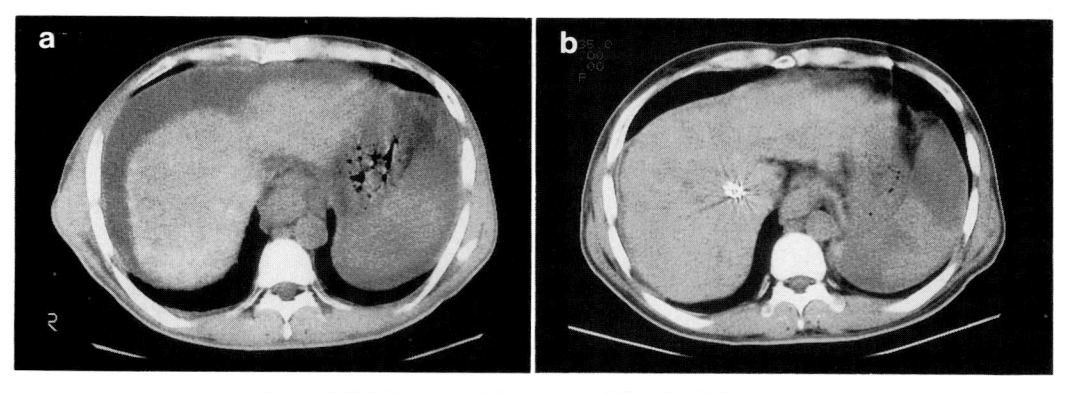

図3.6　TIPS前にみられた腹水（a）は術後1週で消失した（b）．

価されるものと思われる．

d. 副作用，合併症

TIPS の副作用として肝性脳症が危惧されるが，内科的治療に反応し，一過性であることが多い．肝性脳症は短絡路が大きければ発生頻度が高くなる．内径 12 mm ではその頻度は高く，内径 10 mm のステント留置の経験では低い傾向にある．また，8 mm では早期閉塞が危惧される．

合併症として腹水，腹腔内出血，hemobilia などがあげられる．腹腔内出血は，肝外へ穿刺針が出たために生じる．肝内で穿刺をくり返すことが大切で肝の下縁，門脈の位置関係を術前，十分に把握することが大切である．胆管に穿刺された場合には一時的に hemobilia をみる場合がある．また，肝胆嚢床から胆嚢に至り，胆嚢穿刺により胆汁が腹腔に入ると急性腹症をみる場合もある．これらはいずれも一時的でまれである．予想外の事態が生じれば中断し，時間的余裕があれば別の日に本法を行う．また，術後 acute respiratory distress syndrome をみたとの報告もある．

e. 今後の展望

今後の問題点としてステントの材質，内腔の大きさ，長期観察での有用性があげられる．expandable metallic stent の種類として Palmatz stent, Wallstent, Strecker stent, Gianturco-Rösch Z stent などがあげられる．柔軟性に富む Wallstent の評価が高いが，なお今後の課題である．ウイルス性肝硬変の多いわが国では肝も小さく硬いため，欧米のように 12 mm 大の内径のステントの使用は躊躇せざるをえない．ステント内径と肝性脳症の発生頻度との関連を今後も検討する必要がある．ただ，TIPS 後の短絡路の再狭窄，再閉塞をみてもバルーンカテーテルで再開通，再拡張が可能である．またシャント部の内腔を長期保持するため，被覆された金属ステントの使用が将来なされるかもしれない．門脈圧亢進症に伴う難治性腹水，食道胃静脈瘤に対する新しい治療法として TIPS は臨床的に確立されることが期待される．

〔山田龍作・佐藤守男・木村誠志〕

文　献

1) Rosch J, Hanatee WN Snow H. Work in progress. Transjugular portal venography and radiologic portacaval shunt; An experimental study. *Radiology* 1969; **92**: 1112-1115.
2) Calapinto RF Stronell TP, Birch SJ. Creation of an intrahepatic portsystemic shunt with a Gruntzig balloon catheter. *Can Med Assoc J* 1982; **126**: 267-270.
3) Richter GM, Palmat JC, Noldge G. Der transjugulare intrahepatische portosystemische stent shunt (TIPSS). *Radiology* 1989; **29**: 406-410.
4) Zemel G, Katzen BT, Becker GJ. Percutaneons transjugular portosystemic shunt. *JAMA* 1991; **266**: 390-394.
5) LaBerge JM, Ferrell LD, Ring EJ. Histopathologic study of transjugular intrahepatic portosystemic shunts. *JVIR* 1991; **2**: 549-555.
6) 山田龍作，佐藤守男，岸　和史，他：経皮的肝内門脈静脈短絡術 (TIPS) の経験．日医放誌 1992; **52**: 1328-1330.
7) Richter GM, Noeldge G, Palatz JC, et al. The transjugular intrahepatic portosystemic stent-shunt (TIPSS): Results of a pilot study. *Cardiovasc Intervent Radiol* 1990; **13**: 20-26.
8) Zemel G, Katzen BT, Becker GJ, et al. Percutaneous transjugular portosystemic shunt. *JAMA* 1991; **266**: 390-395.
9) LaBerge JM, Ferrell LD, Ring EJ, et al. Histopathologic study of transjugular intrahepatic portosystemic shunts. *JVIR* 1991; **2**: 549-554.
10) Ring EJ, Lake JR, Roberts JP, et al. Using transjugular intrahepatic portosytemic shunts to control variceal bleeding before liver transplantation. *Ann Int Med* 1992; **116**: 304-309.
11) Uchida BT, Putnam JS, Rosch J. "Atraumatic" transjugular needle for portal vein puncture in swine. *Radiology* 1991; **163**: 580-581.

4. 食道静脈瘤硬化療法

歴　史
1940～50 年代　　各種のシャント術→肝性脳症
1960 年代　　直達術→再吐血率が高い，侵襲が大きい
1978 年代　　内視鏡を用いた硬化療法（endoscopic injection sclerotherapy, EIS）→高瀬ら[1]が Johnston ら[2] の方法を導入
1980 年代　　急速に普及してきた．

a. 原　理
主なものは，静脈内に硬化剤を注入し血栓を形成させ，静脈瘤を消失させようとするものであるが，次の二つの方法がある．

i) 血栓性静脈炎を起こさせる　　静脈瘤内に硬化剤を注入することによって血管内皮細胞を破壊し，これに血小板が付着して血栓を形成して血液が止まるために，血栓性静脈炎が発生する．炎症が治まるとともに血栓が器質化し，静脈瘤の消失をみる．

ii) 人工的な潰瘍をつくらせる　　下部食道に人工的な潰瘍をつくらせ，粘膜固有層の小静脈を破壊し，これが治癒することによる粘膜の再生上皮化と粘膜固有層，粘膜下層の線維化を起こして静脈瘤の消失をみる．

しかしながら，静脈瘤を消失させても原疾患が有する門脈圧亢進の状態は変わることがないので，他の部位の静脈が拡張してくることがあるのは当然である．

b. 硬化剤
使用する硬化剤として現在 2 種類が発売されている．原理の項で述べた i)に用いるのが血管内注入用で ethanolamine oleate（EO），ii) が血管外注入用で aethoxysklerol（AS）である．最近では，EO と AS を併用する施設が増えつつある．

そのほか，sodium morrhuate, GX-XIII, thrombin や胃静脈瘤に対して組織接着剤である histoacryl（アロンアルファ®）を用いて好成績をあげている施設もある．

c. 適　応
最近は EIS が安全にできるようになっており，出血の可能性のあるすべての静脈瘤が硬化療法の適応

表 4.1　硬化療法の適応

治療時期	緊急（適）[*1]	待期（適）	予防（適）
Child 分類	A（適）	B（適）	C（一部不適）[*2]
静脈瘤の種類	EV（適）	CV（適）	FV（一部適）[*3]
合併疾患	肝癌（適，一部不適）[*4] 肺機能低下 虚血性心疾患 腎機能低下 糖尿病 脾機能亢進 （注意，一部不適）[*5]		

EV: esophageal varices, CV: cardiac varices,
FV: fornix varices

[*1] 硬化剤の量は必要再少限とし，肝不全防止を第 1 とする．
[*2] Child C のうち 3～4 項目を満足するような症例は積極的な適応はない．
[*3] 熟達した医師のみ適，そうでない場合は Hassab の手術を．
[*4] 大部分ぜひ施行すべきであるが，肝癌末期例では積極的適応はない．
[*5] 肺機能・腎機能低下例，虚血性心疾患例には硬化剤の量に注意．糖尿病は感染に注意．脾機能亢進では血小板 30,000/mm³ 以下は注意．

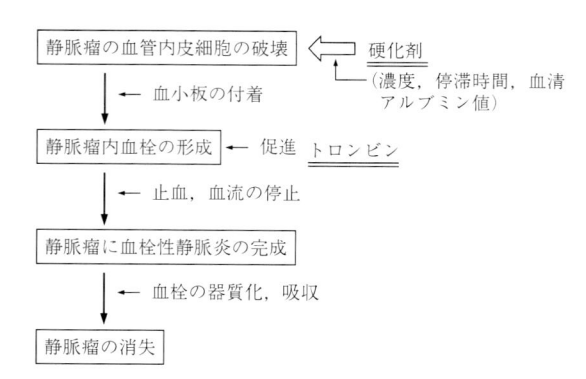

（幕内ら）

図 4.1　硬化療法の原理と硬化剤の作用機序（幕内ら）

となると思われる．われわれは，内視鏡的に red color sign（RC sign）があるものは出血の可能性があるものとして EIS を行っている．ただし，一部適応外としているものは Child C，肝癌を合併した重症例，その他全身状態の悪い症例（表 4.1）である．実際 Child C，肝癌合併症では，EIS により静脈瘤の消失はみても原疾患により予後の悪化をみるので，われわれは躊躇しているのが現状である．

d．実 施 手 技
（1）内 視 鏡
内視鏡機種は通常内視鏡検査に使う機種を使用しているが，free hand 法（バルーンなどを用いない場合）は太めの fiber の方が吸引，洗浄が容易である．最近は電子内視鏡（Olympus Q 200）を用いることが多い．

（2）前 処 置
通常の内視鏡検査に準じるが，血管の確保とジアゼパムの静脈内投与を行う．

（3）手　技
i）器　具
　　静脈瘤穿刺針（23 G）
　　EO
　　トロンビン（散布用）
場合により使用するもの：スライディングチューブ，内視鏡装着用バルーン，造影剤

ii）手　技　　左側臥位で行うが，介護のための看護婦1人は必要である．なお，さらに1人の助手がいれば十分である．

穿刺部位は，E-G junction のやや口側 2～3 cm の部で行う．この部は，静脈瘤の屈曲があまりなく穿刺しやすいことによる．これより口側での注入は，奇静脈や傍食道静脈へ注入されたり，肺静脈，下大静脈へシャントを形成していることがあり，注意を必要とする．このため，造影剤を混注し X 線モニター下で観察していた方が安全である[3]．

通常，1本の静脈瘤には EO を 10 ml まで注入しているが，一般には EO の適量は静脈瘤によって異なり，5 ml の少量でも門脈に流入することがあり，X 線透視下に注入することが門脈血栓の防止上大切である．巨木型の場合はむしろ 20 ml 前後と多量の EO を必要とし，十分量注入しないと効果が得られない[4]．ただし，0.4 ml/kg 以内にしないとショックを起こす恐れがある．しかし，硬化剤の注入量は一定したものはなく，注入範囲によって決定される．

また，内視鏡にバルーンを装着させ食道内に挿入し 30～40 ml の空気で膨らませると食道静脈瘤内の血液が停滞させられ，より効果的である．

iii）硬化剤の注入
①静脈内注入法：透視下で穿刺し硬化剤（造影剤を混入したもの）を注入するが，静脈内へ刺入されていれば静脈瘤の造影所見が得られる．透視下でなくても観察していると白っぽく変色するのがよくわかる．通常硬化剤は，脾静脈に流入する起始部まで注入する．その方が静脈瘤の消失効果がよい．もし注入中に他の副血行路へのシャントがみられたら注入を中止する．注入後は，硬化剤をできるだけ静脈瘤内に停滞させるため装着バルーンを膨らませたままにしておく（2～3分間で十分である）．刺入部より出血がみられた場合は，装着バルーンもしくは内視鏡を胃内に挿入し，空気を抜きながら内視鏡そのもので圧迫する．

②静脈瘤外注入法：1% aethoxysklerol（AS）の主成分は表面麻酔剤として開発された polidocanol とアルコールである．これを静脈瘤外の粘膜，粘膜下に注入すると膨疹が形成される．これが，物理的に静脈瘤を圧迫して血流量を減少させ，止血を促すものである．また，注入局所は AS の薬理作用によって炎症が煮起され，潰瘍が形成される．そして，その修復の結果組織の線維化が生じる．食道粘膜に潰瘍を人工的に形成させ，その結果 fibrosis を起こさせ，静脈瘤の形成を防ごうとするものである．

穿刺が終了したら，一度胃内に内視鏡を挿入し，空気や出血した血液などを吸入し内視鏡を抜去するが，このとき刺入した部位にトロンビンを 10,000 単位散布する．

iv）注入回数　　定まった回数はない．原則として初回の硬化療法ですべての静脈瘤内に硬化剤を注入する．しかし，各静脈瘤間には交通があり 3，4 回目の注入では，すでに硬化されている場合もあり，硬化剤が注入できにくいこともある．原則として，1週ごとにこれをくり返し，静脈瘤や小静脈の怒張が消失するのを目標とする．

終了後は，1～3カ月後に内視鏡検査を行い，適宜追加する．

（4）後処置

治療後は，vital sign をみ，出血などがないか注意する．一般には翌朝まで安静にする．

水分は当日は禁止し翌朝より許可し，2日後より流動食を開始し徐々に普通食に戻す（1週間後）．抗生物質は2日間（点滴内），粘膜保護剤の経口投与を1週間続ける．

（5）緊急出血の治療

基本的には，通常の治療方法と同様である．まず，出血が確認できればその部位に注入する．すでに S-B チューブが挿入されている場合は，抜去し，同様のことを行う．

しかし，出血が大量の場合出血部位を確認することが困難なことが多い．この場合いったん S-B チューブを挿入し，一時的な止血が得られるまで待つか，内視鏡先端にバルーンを挿着させ圧迫止血をくり返しながら止血部位の確認を行うと，短時間であるが出血部が確認でき，すばやく硬化剤を注入する．もし，出血部位がわからなければ E-G junction から4 cm 口側部位に注入する．この部が一般的にもっとも出血の可能性が高いとされている．

［附記］

① スライディングチューブ使用法：1979年 Williams ら[5]が発表した黒いゴムで作られたオーバーチューブ法を改良し，北野ら[6]が透明スライディングチューブを用いた方法で，あらかじめ，内視鏡に透明スライディングチューブを装着し，内視鏡を挿入する．いったん，胃内までチューブを挿入し，徐々に食道まで戻す．チューブには側孔があるので，ここに静脈瘤が突出してくる．したがって，注入も容易であり，大量出血時でも良い視野が得られ，透明壁を通して出血点が確認され正しい位置に十分量の硬化剤が注入できる．また，注入後の止血もチューブを回転させ，ほかの静脈瘤刺入中にそのまま圧迫止血できるという利点がある．

しかし，ときに挿入が困難な症例があったり，丈の低い静脈瘤が側孔より突出してこない場合があったり，大量の硬化剤を注入したときはこれが風船状となって嵌頓する危険性があるのが欠点であるが，何よりも良い視野が得られ操作が簡単であるのが利点であり，われわれもときどき用いている．

② 内視鏡的食道静脈瘤結紮術（endoscopic variceal ligation, EVL）：本法は静脈瘤に対して，硬化剤を注入することなく静脈瘤を結紮してこれを消失しようとするものである．

1986年 Stiegmann ら[7]によって報告され，1990年山本ら[8]によりわが国に紹介されたもので，内視鏡先端に装置したコード内に静脈瘤を吸引しゴムリングにより静脈瘤を結紮する方法である．結紮された静脈瘤は直後より阻血に陥り，3～7日目に結紮部が脱落し潰瘍を形成する．したがって，硬化療法に比べてさらに副作用や合併症も軽微である．

しかし，本法のみでは静脈瘤の完全消失は困難であり，硬化療法と併用が必要である[9,10]．

③ 内視鏡下静脈瘤クリッピング法（endoscopic variceal clipping, EVC）：中井ら[11,12]が行っている方法で，止血に用いられているクリップを静脈瘤に応用したもので，通常，再発静脈瘤が粘膜内の細静脈として出現したもの（venous branch と名付けられている）に対して施行している．クリップする部位は EGJ の直上とその1～2 cm 口側の2カ所で，1週ごとに2回行う．成績は，これらの完全消失を12/18例（66.7％）に得ている．利点は，EVL などと同様である．欠点として操作ミスによる食道粘膜の損傷があり，静脈瘤外注入法が必要とされる．

（6）静脈瘤の完全消失と再発予防

現在，EIS の最終目標は静脈瘤の完全消失におかれている．血管内注入のみで静脈瘤が消失することもみられるが，残存する細い静脈瘤や毛細血管の怒張がみられることがあり，血管外注入を併用し食道壁に潰瘍を形成させ，静脈瘤をすべて消失させるように試みている施設が多い．北野ら[13]は EO による食道粘膜消滅法で，小原ら[14]は EO, AS 併用法による地固め療法で完全消失を計っている．

しかし，完全消失した症例でも経過を観察していると，再び出現したり，再出血をきたしてくる症例もある．荒川ら[15]は，硬化療法により静脈瘤が完全消失した症例の病理学的検討を報告し，再発の原因として，粘膜下層静脈瘤の器質化血栓内の細血管拡張と，粘膜固有層の静脈拡張を認め，この所見が内視鏡所見の atypical red color sign や teleangiectasia の増強に一致するものと考えている．何回か EIS を行っていくと，atypical red color sign や teleangiectasia のみが残り，この部位から出血がみられることがある．この場合でも，血管内注入がもっとも有効である．

e. 成　　績

現在硬化療法に対する取扱い規約のようなものがないため，その方法，薬剤の種類と量，治療回数とその頻度，経過観察の仕方など統一されたものがなく，各施設の判断のもとに行われているのが現状である．

したがって，治療成績について述べる場合にも，何を評価の基準にするのかが問題になる．しかし，本来硬化療法の治療目的は静脈瘤出血を止めること，およびその出血防止のため静脈瘤を消失させることにあるので，ここでは各施設の治療成績として静脈瘤の消失効果，再発率，再出血率，緊急止血率について取り上げる（表4.2）．

先にも述べたように，各施設での硬化療法に対する考え方にかなり差があり，対象となっている症例にもかなりの差がある．すなわち，待期予防例なのか急性出血例を対象としているのかによっても差がでてくるし，長期観察例では，原疾患である肝硬変症の程度，肝癌合併例であるかどうかなどで極端な差がでてくるのは当然であるので，一応の目安としていただきたい．静脈瘤消失率に関しては，まず消失を目標にしてEISを行うのであるから，一般的には100％と考えればよいと思われる．しかし，Child C例などでは全身状態の悪化によることより不十分になることは当然予想され，その場合は完全消失をみないまま断念していることがあり，低率になっていることを認識してもらいたい．北原ら[16]は静脈瘤が完全に消失した例の再発は8.3％だが不完全施行例の85.2％が再発したと述べている．

したがって，EISの成績は有効期間が食道静脈瘤硬化療法に関するアンケート報告[17]によると，平均有効期間は緊急・待機治療例では8.6カ月，予防治療例では12.4カ月で，やはり定期的に検査を行い静脈瘤がみられたら，その時点でEISを施行するというのが一般的といえる．さらに，つけ加えれば，①巨木型静脈瘤（左胃静脈を血液供給路とし，噴門小変側から食道へ連絡するもので，太くて血流量が多い），②食道壁外へ太いシャントがあるもの，③胃底部静脈瘤，④肝癌合併食道静脈瘤などの症例をいかに征服しているかが成績としてあらわれることと思われる．

f. 合併症と対策

食道静脈瘤硬化療法に伴う合併症は数多く報告されている．その原因は，硬化剤の作用によるものと手技によるものがある．1988年の硬化療法研究会[17]によるアンケート調査では，食道潰瘍がもっとも多くみられ34.3％，胸痛21.7％，発熱21.2％，胸水貯留6.2％などで，いずれも軽症であるが，ショック1.9％，食道穿孔0.3％などの重篤な合併症も2％近く存在することを命じておかねばならない．

また，EIS後に他の消化管の静脈瘤が形成されることが報告されている[18〜21]．胃食道静脈瘤を消失させることによって，他の経路への門脈血流が増加し，新たに静脈瘤が形成されるものと考えられ，消化管出血をきたすことがあると考えられ，十分注意をはらっておかねばならない．

その他，重篤なものとして脳塞栓[22]，門脈血栓[23]，脊髄麻痺[24]，脳膿瘍[25]，DIC[26]などが内外に報告されている．

一般にみられる食道潰瘍，胸痛，発熱などの合併症は薬剤によるものと考えられ，ある程度避けられないが，それ以外は手技上の問題点が関与していると思われ，注意せねばならない．

食道穿孔は，多量の硬化剤の血管外に注入によるものであり，脳塞栓，脊髄麻痺，門脈塞栓は側副血行路に硬化剤が注入された結果であり，脳膿瘍は硬化剤注入時の感染が考えられ，いずれも硬化剤の注入に注意していれば避けられると思われる（表4.3）．

さらに，晩期合併として食道癌の発生がわが国でも9例が報告[27]されており，EISによる慢性的な粘

表4.2　硬化療法の治療成績

静脈瘤消失効果	木下ら[28] ($n=559$) 91%	鈴木ら[29] ($n=229$) 90%	大橋ら[30] ($n=175$) 52%	安部ら[31] ($n=120$) 92%	大原ら[32]	北原ら[16] ($n=60$) 91.7%
再　　発	35%					8.3% ($n=60$)
再 出 血	13%	52.6% Foよりは1.3%		22.5%（1年）		
緊急止血率	23.5% ($n=17$)	92% ($n=93$)	96.3% ($n=54$)	92.7% ($n=41$)	90% ($n=40$)	

VII. 消　化　管

表4.3 治療時期別合併症の発生数と死亡数[17]

合併症	緊急例	待期例	予防例	合計
a. 食道潰瘍	424 (15)	621 (10)	1,042 (8)	2,087 (33) **34.3%**
b. 食道びらん・潰瘍出血	50 (9)	32 (2)	49 (2)	131 (13) **2.2**
c. 食道穿孔	7 (5)	10 (6)	4 (2)	21 (13) **0.3**
d. 食道狭窄	38 (0)	54 (1)	109 (0)	201 (1) **3.3**
e. 食道静脈瘤出血（器具による損傷に限る）	8 (3)	2 (0)	3 (0)	13 (3) **0.2**
f. 胸水貯留	97 (7)	120 (7)	159 (1)	376 (15) **6.2**
f'. 排液を要した症例	5 (0)	3 (0)	2 (0)	10 (0) **0.2**
g. 出血性胃炎，胃・十二指腸潰瘍出血	37 (8)	21 (7)	25 (0)	83 (15) **1.4**
h. 菌血症	4 (1)	3 (1)	0 (0)	7 (2) **0.1**
i. 門脈血栓	8 (3)	4 (1)	5 (0)	17 (4) **0.3**
j. 肺塞栓	6 (1)	2 (0)	4 (0)	12 (1) **0.2**
k. 肝障害	34 (9)	27 (5)	14 (2)	75 (16) **1.2**
k'. 肝性昏睡の症例	20 (15)	5 (1)	8 (1)	33 (17) **0.5**
l. 腎障害	9 (5)	8 (1)	10 (1)	27 (7) **0.4**
l'. 透析を要した症例	2 (2)	2 (0)	1 (0)	5 (2) **0.1**
m. 脳血管障害	3 (0)	1 (0)	4 (0)	8 (0) **0.1**
n. 肺炎	12 (2)	3 (0)	3 (0)	18 (2) **0.3**
o. ショック	35 (8)	38 (2)	45 (3)	118 (13) **1.9**
p. DIC	5 (2)	1 (0)	0 (0)	6 (2) **0.1**
q. 胸痛	296 (6)	392 (6)	635 (8)	1,323 (20) **21.7**
r. 発熱	332 (9)	381 (7)	576 (5)	1,289 (21) **21.2**
s. その他	52 (5)	99 (4)	76 (3)	227 (12) **3.7**
合計	1,484 (115)	1,829 (61)	2,774 (36)	6,087 (212)

太字は合併症例中の各合併症例症発生率（％）を示す．
（　）内は死亡数．

膜障害と発癌を結びつけるには発癌までの期間が短すぎるように思われるが，注意深い経過観察が必要である．

g. 将来展望

食道静脈瘤は内視鏡的硬化療法にてコントロールができるようになった．しかし，原因である門脈圧亢進症に対する治療としては対症療法にすぎない．

そのほか，胃静脈瘤に対してもほとんどEISが行われており，食道静脈瘤ほどはないにしても十分対処可能となってきており，今後は，十二指腸静脈瘤，直腸静脈瘤や腸間膜静脈瘤が問題となってくるだろう．

門脈圧亢進症に対する根本的な治療として，わが国でも肝移植が適応されるようになるものと思われるが，社会的な問題が数多く残されており，今後かなり時間を要するだろう．また，経皮経肝による経頸静脈門脈静脈短絡術（TIPS，p.313を参照）もすでにわれわれは行っており，これらをうまく組み合わせれば門脈圧亢進症に対してやがて光明が訪れる日もそう遠くないだろうと思われる．

さらには，門脈圧亢進症の原因となる肝硬変の発

生を防止することが究極の食道静脈瘤に対する方法であることはいうまでもない．

本文を作成するに当たり幕内博康氏, 高瀬靖広氏, 岩瀬弘明氏, 熊谷義也氏, 鈴木博昭氏論文, いずれも臨床消化器内科, 特集 内視鏡的食道静脈瘤硬化療法, 1991, vol. 6, No 1 を参考にさせて戴いた．ここに改めて謝意を表する．

〔土亀直俊〕

文 献

1) 高瀬靖広, 岩崎洋治, 南風原英生, 他. 内視鏡的食道静脈瘤治療法―とくに手技について. *Progress of Digestive Endoscopy* 1978; **12**: 105-108.
2) Johnston GW, et al. A review of 15 years' experience in the use of sclerotherapy in the control of acute hemorrhage from esophageal varices. *Br J Surg* 1973; **60**: 797-800.
3) 岩瀬弘明, 森瀬公友, 堀内 洋, 大橋 満. 硬化療法の一般的手技. 臨床消化器内科 1992; **6**: 33-43.
4) 小原勝敏, 坂本弘明, 粕川礼司. 各種硬化剤の作用機序とその治療成績 (1) EO (ethanolamine oleate). 臨床消化器内科 1991; **6**: 79-88.
5) Williams KGD, Dawson JL. Fileroblic injection of orsophageal varices. *Br Med J* 1979; **279**: 766-767.
6) Kitano S, Sugimachi K. A rapid and relatively safer method of sclerosing esophageal varices utilizing a new tranoparent tube. *Am J Surg* 1987; **153**: 317-320.
7) Stiegmann GV, Sun JH, Hammond WS. Results of experimental endoscopic esophageal varix ligation. *American Surgeon* 1988; **54**: 105-108.
8) 山本 学, 鈴木博昭, 青木 哲, 一志公夫, 大西健夫, 朝山 功, 三穂乙實. 内視鏡的静脈瘤結紮術 (EVL). 消化器内視鏡 1990; **2**: 269-275.
9) 北野正剛, 磯 恭典, 川中博文, 森山正明, 杉町圭蔵. 食道静脈瘤に対する内視鏡的結紮療法 (EVL) と硬化療法との併用療法. 消化器内視鏡 1992; **4**: 129-133.
10) 北野正剛, 杉町圭蔵. 食道静脈瘤の内視鏡的結紮療法 (EVL) 併用硬化療法の手技と成績. *Gastroenterol Endosc* 1992; **34**: 2705-2706.
11) 中井謙之, 他. 硬化療法の合併症の予防と対策. 消化器内視鏡 1990; **2** (10): 1289-1296.
12) 中井謙之, 岡本英三. EIS 後再発静脈瘤に対する内視鏡下クリッピング法 (EVC) の手技. *Gastroenterol Endosc* 1992; **34**: 2706-2707.
13) 北野正剛, 和田富也, 田上和夫, 他. 食道静脈瘤出血の治療. 消化器内視鏡 1989; **1**: 1053-1059.
14) 小原勝敏, 大平弘正, 坂本弘明. 食道・胃静脈瘤硬化療法に対する EO・AS 併用法の新しい工夫―AS 地固め法. *Gastroenterol Endosc* 1989; **31**: 2977-2981.
15) 荒川正博, 鹿毛政義, 井上桃太郎, 他. 食道静脈瘤硬化療法の病理組織像―長期生存例について. *Gastroenterol Endosc* 1988; **30**: 1491-1497.
16) 北原大文, 酒井英訓, 稲葉 宏, 早田謙一, 小林良正, 長沢正通, 他. 食道静脈瘤硬化療法後の再発と治療. *Gastroenterol Endosc* 1991; **33**: 688-692.
17) 食道静脈瘤硬化療法研究会. 昭和 63 年度食道静脈瘤硬化療法に関するアンケート調査報告―適応, 使用薬剤, 合併症に関して. 1988.
18) 柴田 好, 池 薫, 奥山修治. 内視鏡的食道静脈瘤塞栓療法後に生じた胃幽門静脈瘤の 1 例. *Gastroenterol Endosc* 1985; **27**: 508-512.
19) 笠井保衣, 野浪敏明, 滝 茂実, 春日輝明, 黒江幸四郎, 鈴木祐一, 他. 内視鏡的食道静脈瘤硬化療法による合併症の検討―特に硬化療法による門脈血行動態の変化を原因とした 2 症例について. 日消誌 1989; **86**: 1417-1423.
20) 大久保賢治, 鈴木亮一, 富永静男, 並木庸浩, 沼田和司, 森 隆, 他. 著明な隆起を呈した上行結腸静脈瘤の 1 例. *Gastroenterol Endosc* 1992; **34**: 2102-2107.
21) Fouch PG, Sivak MV. Colonic variceal hemorrhage after endoscopic sclerosis of esophageal varices. A report of three cases. *Am J Gastroenterol* 1984; **79**: 756-760.
22) 酒井昌博, 萩原 勇, 佐藤泰治. 食道静脈瘤硬化療法後に発生した脳塞栓の 1 例. *Gastroenterol Endosc* 1988; **30**: 742-745.
23) 池田直樹, 卜部 健, 種井正信, 他. 食道静脈瘤硬化療法後に生じた門脈血栓症の 2 例. 第 10 回食道静脈瘤硬化療法研究会抄録集, 1990; 18.
24) Seidman E, Weber AM, Morin CL, et al. Spinal cord paralysis following sclerotherapy for esophageal varices. *Hepatology* 1984; **4**: 950-954.
25) Cohen FL, Koerner RS, Taub SJ. Solitary brain adscess following endoscopic injection sclerosis of esophageal varices. *Gastrointest Endosc* 1985; **31**: 331-333.
26) Sanowslay RA, Waring JP. Endoscopic techniques in sclerotherapy. *J Clin Gastroenterol* 1987; **9**: 504-13.
27) 寺田光宏, 萩野英則, 足立浩司, 中川彦人, 広瀬昭一郎, 三輪淳夫. 食道静脈瘤硬化療法後に出現した食道癌を含む胃癌・肺癌の三重癌の 1 例―本邦報告例の検討. *Gastroenterol Endosc* 1992; **34**: 2347-2353.
28) 木下栄一, 二川俊二. 硬化療法の長期予後 手術療法との比較. 臨床消化器内科 1991; **6**: 57-68.
29) 鈴木博昭, 大政良二, 増田勝紀, 他. 各種硬化剤の作用秩序とその治療成績 (2) AS (aethoxysklerol). 臨床消化器内科 1991; **6**: 89-95.
30) 大橋 満, 岩瀬弘明, 堀内 洋. 各種硬化剤の作用機序とその治療成績 (3) TSS (sodium tetradecyl sulfate). 臨床消化器内科 1991; **6**: 97-104.
31) 安部 孝. 食道静脈瘤に対する内視鏡下食道静脈瘤硬化療法に関する研究―とくに ethanolamine oleate の少量注入法について. *Gastroenterol Endosc* 1989; **31**: 3171-3179.
32) 大原秀一, 浅木 茂, 山口典男, 関根 仁, 枝 幸基, 中山裕一, 他. 内視鏡的静脈瘤硬化療法―緊急例に対する止血. 消化器内視鏡 1990; **2**: 1247-1256.

5. 消化管ステント

a. 原　　　理

食道や胃噴門部の癌は，進行性の嚥下障害をきたし，治療が行われなければ，栄養不良で死にいたる[1]。食道癌の治療として外科的手術が行われる一方，60％以上の患者が手術の適応にならず，いかなる方法で治療が行われようとも，1年生存率は18％にしかすぎない[1]。根治不能な上部消化管癌による嚥下障害のある患者の経口摂取を可能とし，quality of life を改善させることが姑息的治療の主な目的である。しかしながら，嚥下能を回復させるもっとも良い方法は，現在議論のあるところであり，胃，結腸や空腸を使用したバイパス術は術死が多く，満足のいく結果を期待できないことが多い[2]。根治術が施行できても，およそ20％の患者が再発や吻合部の狭窄のため，後に嚥下障害が生じる[3,4]。放射線治療は，患者の約半数に有効であるが，症状が改善し経口栄養摂取が可能であるのは，治療後4～6週間にすぎない[1,2]。さらに，放射線治療後の線維性の瘢痕狭窄のため，25％以上の症例に嚥下障害が出現する[4,5]。食道挿管術は，嚥下困難を和らげ，簡単な手技で迅速な効果が期待できるという長所をもっている[2]。

食道の悪性狭窄への挿管は，最初，1845年にLeroy d' Etiolles より可能性が示唆され，1885年にSymonds により，留置チューブとして最初に報告されたが[2,6]，現在までに，多種類の unexpandable stent が開発されてきた[1,4,7~29]。Symonds のステントは，つげ材と象牙でできていた。unexpandable stent の挿入法は，経口的に上方から狭窄部へ押し込む方法（pulsion 法）と，高位の胃切開術を行い下方より狭窄部へ引き上げる方法（traction 法）とがある。traction 法を行うには，開腹術と胃切開術が必要なので，致死率が高く，合併症も多い。経口的に行う pulsion 法では，この致死率と合併症を減らすことができる[1,2,10]。また，pulsion 法は，内視鏡を使って種々の型の unexpandable な食道 prosthesis を置くことができ，手術的挿管術や硬内視鏡的挿管術よりも食道破裂の頻度や致死率が低いので，手術不能な上部消化管癌の姑息的療法の一つとして考えられてきた[1,2,10,28]。pulsion 法は，さらに，全身麻酔を必要としないという利点ももっている。しかしながら，内視鏡的挿管術で食道破裂を起こす頻度も，8～19％と依然として高い[1,10,16]。そのうえ，unexpandable stent による姑息的挿管術を行っても，上部消化管癌の患者の39％は，固形物の摂取ができないとされている[29]。今までのような食道 prosthesis の留置に伴う高い致死率と合併症はもちろん，嚥下障害の治療の限界を改善するために，多くの研究者らは，一般に血管，気管支や胆道系に用いられる金属ステントを食道用に改良して用いている[30~40]。金属ステントは，unexpandable stent よりも多くの利点を有するため，よい結果が期待できる[30,31]。

良性の食道狭窄においても，unexpandable あるいは expandable stent による食道拡張術の有用性が証明されている[11,12,15,31]。しかし，それらは幾度のバルーン拡張にもかかわらず，再発をくり返す狭窄に対する最後の手段として，使用すべきである[31]。

b. 適　　　応

食道癌における経口的挿管術は，重篤な症状を緩和し，経口摂取を可能にできる効果的で安全な方法である。食道癌は増大傾向が強く，種々の合併症を生じるが，それによる食道狭窄を緩和することによって，患者の quality of life を改善できる。患者は経口的に食物摂取が可能となり，医者や病院から一時的に解放され，家族や友人たちとともに快適に生活することができる。食道挿管術は，嚥下障害を訴える，次のような患者に対して適応がある。

1) 切除不能，あるいは，手術不能な上部消化管癌の患者
2) 手術後，あるいは/および，放射線治療後に再発した上部消化管癌の患者

3) 手術を拒否する切除可能な食道癌の患者
4) 術前に絶対的な栄養摂取の必要な患者
5) 悪性腫瘍による食道気管支瘻の生じた患者
6) 良性の食道狭窄に対するバルーン拡張後に再狭窄をくり返す患者

c. 禁　　　忌

絶対的禁忌はないが，次のようなものが相対的禁忌と考えられる．
1) コントロールできない出血性素因をもつ患者
2) 余命のほとんどない重症患者
3) 食道入口部より下方2cm以内の食道癌

d. 材料と器具

最近，GianturcoステントとStreckerステントが，食道狭窄の治療用に改良されてきた．現在，2種類のexpandableな食道用ステントが市販されており，その一つが，GianturcoステントをSongステント（Myung Sung Medi-tech, Seoul, Korea）で，もう1種類がStreckerステント（Medi-tech, Watertown, Massachusetts）である．Songステントは，円筒型の中央部とやや太い両端部をもつ肩のあるステントである．中央部は，伸展時直径が14mm, 16mm, 18mm, 20mmの4種類で長さが2cmの円筒型ステントを2から6個を金属の支柱で縦に連結して作られている．両端部は，長さ2cmで中央部分より4mm太いステントで，中央部の四つの金属の支柱で連結されており，この肩がステントの迷走を防いでいる．ステントの周囲は100%のナイロンメッシュで覆われ，ステント内への腫瘍伸度を防ぐため，シリコンゴムで覆われている．Streckerステントは弾性のある合金線維からなり，伸展時には最大径が18mmとなる．そのステントは，食道壁への固定をよくするために，その口側は直径20mmに漏斗状に広げられ，長径は7, 10,

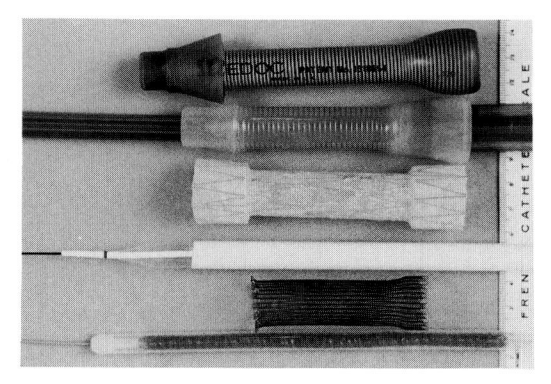

図5.1 上から下へ，Celestinチューブ，ブジーが通されポジショナーで押されたAtkinsonチューブ，拡張したSongステントチューブ，Songイントロデューサーセット（ガイディングカテーテル，圧縮されたSongステントチューブとプッシャーカテーテルが挿入されたイントロデューサー），完全に拡張したStreckerステント，ゼラチンの鞘に納められたStreckerイントロデューサーセット

15cmの3種類がある．2種類のexpandable stent（SongとStrecker）と2種類のunexpandable stent（CelestinとAtkinson tube）を比較したのが，表5.1と図5.1である．

Songステントを挿入するための材料と装置として，次のようなものが必要である．

材料および装置：透視装置，ガイドワイヤー，expandable stent，イントロデューサー，プッシャーカテーテル，バルーンカテーテル，注射器，活栓，エロソールスプレー，水溶性造影剤，バリウムなど．

ガイドワイヤーは，テルモ製の長さ220cm，径0.035あるいは0.038 inchのアングルガイドワイヤーを使用した．ステントは，狭窄部より4cmほど長いものを使用し，狭窄部の上下にステントの両端部がはみ出るようにした．われわれは，直径18mmのステントを主に使用しているが，食道気管瘻のときは20mmのものを，放射線治療後の重度の食道狭窄

表5.1　expandable stentとunexpandable stentの比較

	unexpandable		expandable	
	Celestinフランジ	Atkinsonチューブ	Songステント	Streckerステント
ステントの内径（mm）	12	11	14〜20	18
ステントの外径（mm）	15	15	14〜20	18
近位端の外径（mm）	26	29	18〜24	20
狭窄部の最小径*（mm）	18	20	10〜12	8

* ステントが狭窄部を通るために拡張すべき直径

や頸部食道癌のときは，14 あるいは 16 mm のものを使用している．イントロデューサーは，直径 18 あるいは 20 mm のステントでは 12 mm のものを用い，14 あるいは 16 mm のステントでは，10 mm のものを用いている．バルーンカテーテルは，直径 12〜15 mm，長さ 6〜8 cm のものを，狭窄の程度と長さに応じて使用し，イントロデューサーのガイド用には，直径 12 mm，長さ 3〜4 cm のバルーンカテーテルを用いている．ディスポーザブルの 20 ml 注射器を用いてバルーンを膨らまし，活栓でバルーンの圧力を維持する．エロソールスプレーは，咽頭の局所麻酔に，水溶性造影剤はバルーン拡張に，バリウムは食道内腔の造影に用いている．

e. 手　　技

透視下での expandable stent チューブの経口的な挿入は，以下の 3 段階に分けられる．
1) 狭窄部の測定とバルーン拡張
2) イントロデューサー挿入
3) ステント挿入

（1）狭窄部の測定とバルーン拡張

エロソールスプレーによる咽頭の局所麻酔を前処置としてルーチンに行っている．鎮静剤は，通常投与していない．透視下に，少量のバリウム（約 10 ml）を飲ませ，狭窄した食道腔を造影し，狭窄の範囲を計測する．ガイドワイヤーを単独で，あるいは先端が細くなったストレートカテーテルに通して狭窄部の遠位端まで挿入し，狭窄部の近位端まで引き上げた距離でも，狭窄部の長さを知ることができる．狭窄部の長さを確認した後，ガイドワイヤーを狭窄部を越えて，遠位食道あるいは胃まで挿入する．脱気した食道用バルーンカテーテルをガイドワイヤーに沿わせて狭窄部まで挿入する．希釈した水溶性造影剤をバルーンへゆっくりと注入し，狭窄部の「砂時計様変形」が消失するまで拡張させる．バルーン拡張を 2 回行った後脱気して，ガイドワイヤーを食道に残したまま，カテーテルを抜去する．

（2）イントロデューサーセットの準備

血管形成術用バルーンカテーテルをプッシャーカテーテルに通して，さらに，それをイントロデューサーに通す．次に，ステントの中にそのバルーンを通してイントロデューサーの末端部の中で圧縮してセットする．イントロデューサーがスムースに挿管できるようにバルーンに希釈した水溶性造影剤を注入して拡張させ，ステントをバルーンとプッシャーカテーテルの間で固定する．

（3）ステント挿入

透視下で，患者に約 20 ml のバリウムを飲ませ，狭窄の範囲を確認する．患者を左前斜位とし，頸部を十分に伸展させ，ステント留置セット（イントロデューサー，圧縮したステント，拡張させたガイディングバルーンカテーテル，プッシャーカテーテル）をガイドワイヤーに沿わせて食道へ挿入し，狭窄部よりさらに約 2 cm 奥までステントの先端を進める．ガイドバルーンを脱気したのち，イントロデューサーを引き込む間，プッシャーカテーテルはしっかりと固定し，ステントをリリースし，狭窄部に留置する．イントロデューサー，プッシャーカテー

表5.2 治療成績と合併症の比較

	unexpandable		expandable	
	Den Hartog Jager ら(10)	Ogilvie ら(1)	Ivancev ら(32)	Song
挿入手技	押込み法（内視鏡的）	押込み法（内視鏡的）	押込み法（透視下）	押込み法（透視下）
ステントチューブ	Tygon	Celestin & Silocone	modified Gianturco	modified Gianturco
症例数	200	121	12	66
失敗例（％）	3.5	2.5	0	0
穿孔（％）				
挿入時	8.0	12.4	0	0
遅延性	4.0	7.4	8.3	3.0
迷走（％）	22.0	13.2	16.7	6.1
閉塞（％）				
食物嵌入	6.5	21.5	0	3.0
腫瘍増大	8.5	5.8	8.3	6.1

ル，脱気したバルーンカテーテル，ガイドワイヤーの抜去直後に，ステントの位置と開存を確かめる．また，食道穿孔の有無を確認するために食道造影を行う．

f. 結　　果

われわれの施設において，69個の expandable stent を65例の悪性狭窄の患者に，2個を1例の良性狭窄の患者に留置した．性別では，男性が59例，女性が7例，年齢は35〜83歳（平均65歳）であった．65例の悪性狭窄の患者のうち，放射線治療後あるいは手術後に食道再狭窄したものが37例，手術の適応とならなかったものが27例であった．後者は，遠隔転移の存在（10例），周囲臓器への腫瘍進展（6例），食道気管支瘻（5例），食道破裂（1例），手術拒否（4例），重度の心肺疾患（2例）が原因であった．

表5.2に，unexpandable stent と expandable stent との成績の比較を示す．

（1） ステント留置の成功

手技的失敗や合併症はわれわれの経験では1例もなく，expandable stent を使用した他の報告でも認められなかった．一方，pulsion 法や traction 法による unexpandable stent の留置では，悪性狭窄が硬すぎてガイドワイヤーが通らなかったり，十分に拡張できなかったり，ステントが大きなカーブで折れ曲がったりしたため，3〜9%の例で不成功であった[1,2,10,14,16]．

（2） 食物摂取

ステント留置前は，われわれの患者の17例は完全な経口摂取不能，36例は流動食のみ摂取可能，また，13例は軟らかい食物のみ摂取可能であった．留置後は，61例の患者（92.4%）でほとんどあるいはすべての食物摂取が可能になった．残る5例も，軟らかい食物はとくに問題なく摂取可能になった．Ogilvie らの報告によると，ステント留置前は患者の41%が少量の流動食でさえも嚥下困難であったが，留置後は96%で軟らかい食物の摂取が可能となった．姑息的なバルーンによる拡張術によって，嚥下困難の改善と同時に，食道気管支瘻の5例と食道破裂の1例の患者では呼吸器症状が著明に改善した（図5.2）．expandable stent の直径は unexpandable stent より大きいので，患者は固形物がより楽に摂取でき，食物による食道閉塞の頻度も低かった．

（3） 生　　存

66例中17例の患者は，ステント留置後2〜76週間（平均20週）たった現在でも，ステントは開存し患者も生存している．他の49例の患者は，他臓器への転移，悪液質，心筋梗塞や出血のため，ステント留置後6〜64週間（平均19週）で死亡した．この49

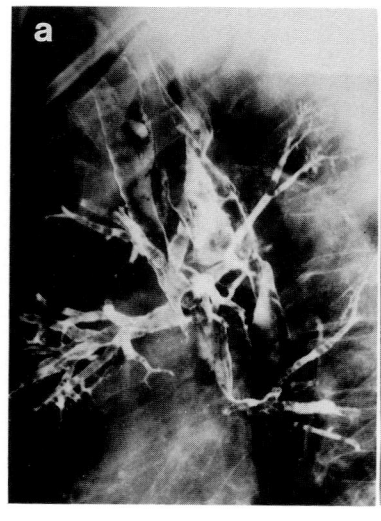

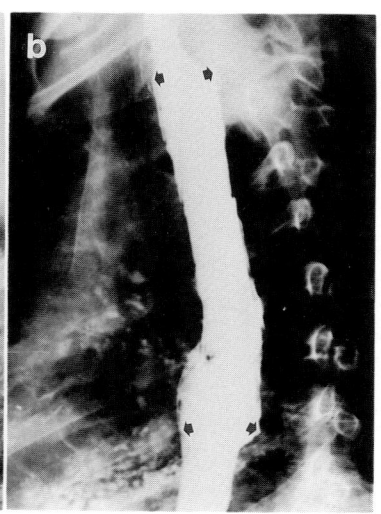

図5.2
a) 食道透視では，食道気管瘻を認める．
b) Song ステントチューブ（矢印）は瘻孔を閉塞し，造影剤の流入を防いでいる．

例の患者のうち，73.5％が2カ月以上，38.3％が4カ月以上，22.4％が6カ月以上，12.2％が8カ月以上，そして，4.1％が1年以上生存した．Den Hartog Jagerらは，161例の患者において，同様の期間での生存率をそれぞれ53％，29％，17％，9％，3.5％であったと報告している．

g. 合併症と予防
（1）穿　　　孔

もっとも危険な合併症は穿孔である．食道穿孔は，Ogilvieらによると8.0％[1]，Den Hartog Jagerらによると12.4％[10]に見られたと報告されている．われわれの症例では，完全閉塞の症例でさえも，expandable stentを使用した他の報告と同様にステント留置中の穿孔は一例も経験しなかった．ステントの圧排による食道壊死に伴う遅延性の穿孔が，

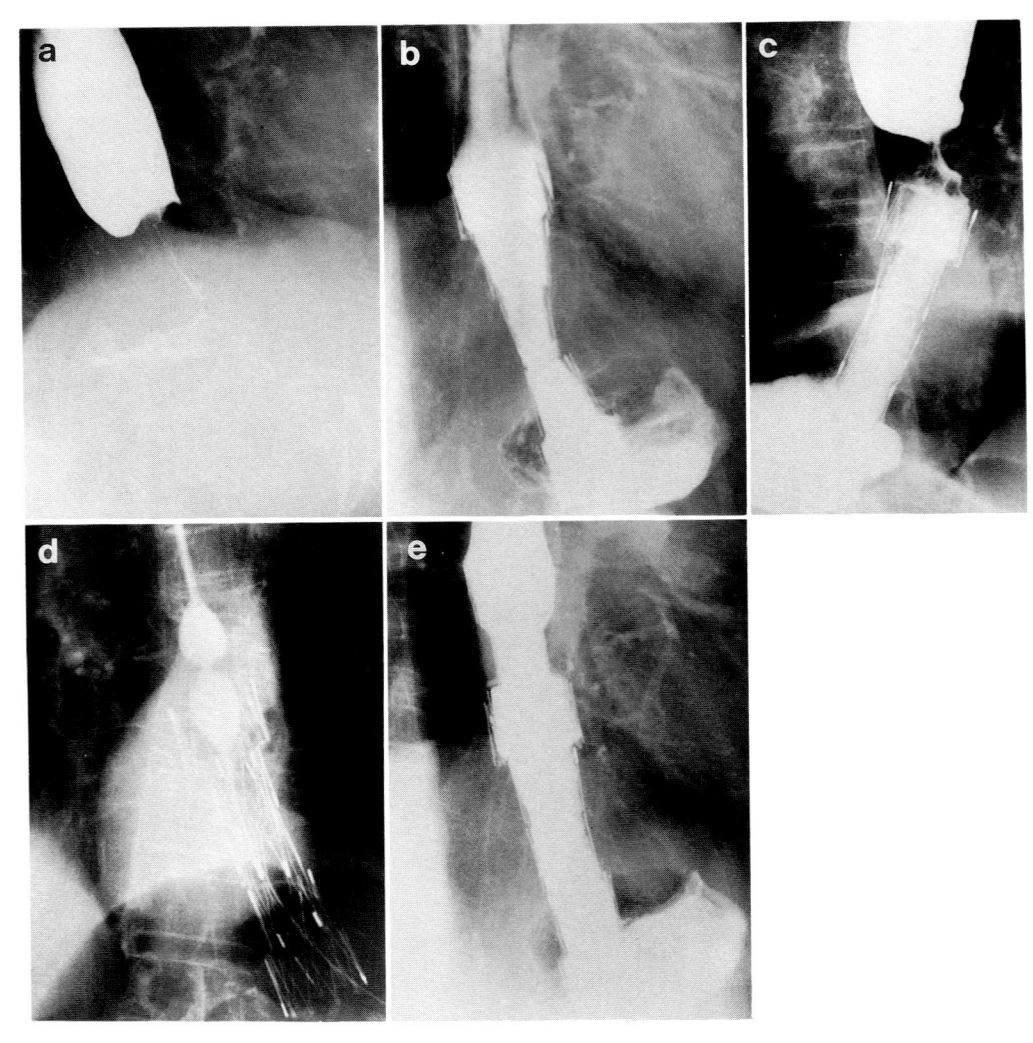

図5.3
a) ステント留置前の食道透視では，食道遠位部の同心性の狭窄を認める．
b) ステント留置直後の食道透視
c) ステント留置5カ月後の食道透視では，腫瘍の増大を認める．
d) 狭窄部でバルーン拡張中の単純撮影
e) 2回目のステント留置5日後の食道透視では，バリウムの良好な通過を認める．

われわれと他の報告を併せて2例に認められた（表5.2）. unexpandable stent は圧縮されないので，expandable stent より，食道は無理に拡張される. このことから, expandable stent は，他より患者の不快感が少なく，また，食道穿孔の危険性もきわめて低い. たとえステント留置中に食道穿孔が起きたとしても，カバーが裂け目を目張りすることから，留置が成功する. また，もし，食道穿孔が起きても，早期に発見され，患者が経口摂取する前に適切な処置が行われれば，保存的に治療できる可能性がある.

（2）迷　　走

われわれの症例において，3例でステントが肛側へ迷走し，1例で口側へ迷走した. 肛側へ迷走した3例はすべて3日〜3週間後に患者の肛門から排出された. 口側へ迷走した1例は，バルーンカテーテルで合併症なく取り除かれた. このときはわれわれは，0.35 inch のガイドワイヤーをステントの内腔を通して胃まで挿入した後, 径 20 mm, 長さ 4.5 cm のバルーンカテーテルを挿入し，迷走したステントの中に通した. そこでバルーンを膨らましてステントの中央にしっかり固定し，バルーンカテーテルを引き抜くことによりステントを抜去することができた. ステントの迷走は，良好な形状の肩をもったステントを使用することで予防できると考えられる. 一般的に，近位部と遠位部が狭窄にあった肩をもつステントは迷走する頻度が低い.

（3）閉　　塞

2例が食物の嵌入により，また，4例が腫瘍の増大によりチューブが閉塞した. 食物嵌入の2例の患者は，膨らませた径 15 mm のバルーンカテーテルを閉塞したステントに出し入れし，嵌入した食物を胃へ押し込むことにより再び食物摂取が可能となった. 食物の嵌入を予防するためには，食物は良く嚙んで食べ，大きな食物は食べないようにし，ステント内の食物残渣を洗い流すために炭酸飲料水を食事中および食後に飲むように指導したらよいと思われる. 腫瘍の増大に伴う再閉塞は，短めのステントを最初のステントの端に少し重ねて留置することによって治療することができた（図5.3）. 覆いのない expandable stent では，そのすき間から内部へ腫瘍が侵入してくるが，ステントに覆いをつけることで，それが予防できると考えられる.

（4）逆　　流

ステントが食道の下部 1/3 に留置され食道胃吻合部にかかれば，逆流が生じる. 閉塞の上方で逆流や停滞があろうとなかろうと，食道炎は通常，症状を伴わず，一般的に治療の必要はない. 胸焼けや輪状咽頭括約筋を越える逆流は，制酸剤や体位，就寝前の大食を避けるといった保存的療法で，対症的に治療すべきである.

（5）疼　　痛

多くの患者はステント留置後, 1〜3日間で胸部の鈍痛は軽快することが多い. しかし，放射線治療による重度の狭窄のある5例の患者は，バルーン拡張時とステント留置後に強い疼痛を訴え，そのうち3例の患者は，死亡するまで鎮痛剤が必要であった.

（6）その他の合併症

頸部食道狭窄に対してステントが留置された患者は，軽度の異物感を訴えた. 他の合併症として，輸血が必要な大出血，ステントのゴムの変性，無気肺，食道気管瘻，嚥下性肺炎や逆流性食道炎が報告されている.

h. 将 来 展 望

IVR において，食道ステントは，まだ新しい分野ではあるが，手術や経皮的穿刺を必要としないので，今後十分に発達する可能性をもっている. 言い換えれば，われわれは自然のルートである口を使って，経口的に治療することができる.

理想的なステントは，しなやかで，非圧縮性で，周囲を傷つけず，目が詰まって，十分な内腔をもち，迷走しにくいものであると, Henry Souttar は述べている[4]. 私は，異物感がなく，留置が簡単で安価であるべきだということをそれに付け加えたい. expandable stent は，姑息的な治療法として近い将来広く受け入れられ，安全性を増すだけでなく，患者のストレスと治療費用を減少できるように，デザインや挿入手技がいろいろと改良されるであろう.

〔Ho-Young Song, 濱武　諭訳〕

文献

1) Ogilvie AL, Dronfield MW, Percuson R, Atkinson M. Palliative intubation of oesophagogastric neoplasms at fiberoptic endoscopy. *Gut* 1982; **23**: 1060-1067.
2) Angorn IB, Haffejee AA. Chapter 51. Endoesophageal intubation for palliation in obstructing esophageal carcinoma. In: Manning TA, ed. Interventional Trends in General Thoracic Surgery, Vol 4. St. Louis: Mosby. Delarue and Eschapasse, 1988; 410-419.
3) Jackson JW, Cooper DKC, Guvendik L, et al. The surgical management of malignant tumors of the oesophagus and cardia: a review of the results in 292 patients treated over a 15-year pariod (1961-75). *Br J Surg* 1979; **66**: 98-104.
4) Earlam R, Cunha-Melo JR. Malignant esophageal strictures: a review of techniques for palliative intubation. *Br J Surg* 1982; **69**: 61-68.
5) Earlam RJ, Cunha-Melo JR. Oesophageal squamous cell carcinoma. II. A critical review of radiotherapy. *Br J Surg* 1980; **67**: 457-461.
6) Symonds CJ. A case of malignant stricture of the oesophagus illustrating the use of the new form of oesophageal catheter. *Trans Chir Soc Lond* 1885; **18**: 155-158.
7) Saunders NR. The Celestin tube in the palliation of carcinoma of the esophagus and cardia. *Br J Surg* 1979; **66**: 419-421.
8) Ghazi A, Nussbaum M. A new approach to the management of malignant esophageal obstruction and esophagorespiratory fistula. *Ann Thorc Surg* 1986; **41**: 531-534.
9) Valbuena J. Endoscopic palliative treatment of esophageal and cardial cancer: a new antireflux prosthesis. A study of 40 cases. *Cancer* 1984; **53**: 993-998.
10) Den Hartog Jager FCA, Bartelsman JFWM, Tytgat GN. Palliative treatment of obstructing esophagogastric malignancy by endoscopic positioning of a plastic prosthesis. *Gastroenterology* 1979; **77**: 1008-1014.
11) Mackenzie I, Whyte AS, Tankel HI. Structural deterioration in Celestin tubes. *Br J Surg* 1976; **63**: 851-852.
12) Wilson MG, Bristol JB, Mortensen NJ, John HT. The Celestin tube in the treatment of benign esophageal strictures. *Br J Surg* 1980; **67**: 506-508.
13) Hankins JR, Cole FN, Saffu A, Satterfield J, Mc Laughlin J. Palliation of esophageal carcinoma with intraluminal tubes: experience with 30 patients. *Ann Thorc Surg* 1979; **18**: 226-229.
14) Atkinson M, Ferguson R, Ogilvie AL. Management of malignant dysphagia by intubation at endoscopy. *JR Soc Med* 1979; **72**: 894-897.
15) Banson MB, John HT. Complications associated with the use of the Celestin tube for benign oesophageal obstruction. *Br J Surg* 1979; **66**: 110-112.
16) Buset M, Marez BD, Cremer M. Endoscopic palliative intubation of the esophagus invaded by lung cancer. *Gastrointest Endosc* 1990; **36**: 357-359.
17) Spinelli P, Cerrai FG, Meroni E. Pharyngo-esophageal prostheses in malignancies of the cervical esophagus. *Endoscopy* 1991; **23**: 213-214.
18) Girardet RE, Randell HJ, Whear MS. Palliative intubation in the management of esophageal carcinoma. *Ann Thorac Surg* 1974; **18**: 417-430.
19) Celestin LR. Permanent intubation in inoperable cancer of the esophagus and cardia. *Ann R Coll Surg Engl* 1959; **25**: 165.
20) Gourevitch A. Intubation of the cardia for inoperable carcinoma. *Lancet* 1959; **2**: 258-260.
21) Angorn IB, Hegarty MM. Palliative pulsion intubation in esophageal carcinoma. *Ann R Coll Surg Engl* 1979; **61**: 212.
22) Souttar HS. A method of intubating the esophagus for malignant stricture. *Br Med J* 1984; **1**: 782-783.
23) Sarr MG, Harper PH, Kettlewell MGW. Peroral pulsion intubation of malignant esophageal strictures using a fiberoptic technique. *Am Surg* 1984; **50**: 437-440.
24) Lishman AH, Dellipiani AW, Delvlin HB. The insertion of oesophagogastric tubes in malignant oesophageal strictures: endoscopy or surgery? *Br J Surg* 1980; **67**: 257-259.
25) Spinelli P, Cerrai FG, Mancini A, Meroni E, Pizzetti P. Esophageal intubation for malignant fistulas. *Surg Endosc* 1991; **5**: 127-129.
26) Haynes JW, Miller PR, Steiger Z, Leichman LP, Kling GA. Celestin tube use: radiographic manifestations of associated complications. *Radiology* 1984; **150**: 41-44.
27) Boyce HW. Peroral prostheses for palliating malignant esophageal and gastric obstruction. *Gastroenterorogy* 1979; **77**: 1141-1153.
28) Watson A. Chapter 51. Endoesophageal intubation for palliation in obstructing esophageal carcinoma discussion. In: Manning TA, ed. Interventional Trends in General Thoracic Surgery. Vol 4. Chicago: Mosby-Year Book, 1988; 420-421.
29) Diamantes T, Mannell A. Oesophageal intubation for advanced oesophageal cancer: the Baragwanath experience 1977-1981. *Br J Surg* 1983; **70**: 555-557.
30) Song HY, Choi KC, Cho BH, Ahn DS, Kim KS. Esophagogastric neoplasms: palliation with a modified Gianturco stent. *Radiology* 1991; **180**: 349-354.
31) Song HY, Choi KC, Kwon HC, Yang DH, Cho BH, Lee ST. A new design of modified Gianturco stent for treatment of esophageal strictures. *Radiology* 1992; **184**: 729-734.
32) Ivancev K, Uchida BT, Rosch J, et al. Silicone-

33) covered Gianturco stents for treatment of malignant esophageal obstructions. Supplement to *Radiology* November 1991 ; **181** (p) ; 166.
34) Maynar M, Rivero L, Maynar J, de Gregrio MA, Reyes R, Pulido JM. Palliative treatment of malignant dysphagia with nitinol esophageal endoprosthesis (Strecker). Preliminary results. 4 th International Symposium of Interventional Radiology & New Vascular Imaging, Kumamoto, Japan 1992. Abstracts, p 98-99.
35) Song HY, Han YM, Kim HN, Kim CS, Choi KC. Corrosive esophageal stricture : safety and effectiveness of balloon dilatation. *Radiology* 1992 ; **184** : 373-378.

VIII. 泌尿器・骨盤

1. 腎　　　臓

1.1　腫瘍の塞栓療法

　腎細胞癌に対する治療法は,腎摘除術を主体とし,化学療法,放射線療法,免疫療法ならびに,TAEなどが併用されているが,腎摘除術以外は,いずれも姑息的な治療法である.

　摘除術においても,腎被膜内に局在した腫瘍における腎摘除術の予後は比較的良好であるが,腎静脈への浸潤や腫瘍塞栓形成を認める進行例での予後は悪い.腎細胞癌は一般に腫瘍血管が豊富であり,術中出血量が多く,手術操作が困難な場合がある.このような症例に対して術中出血量の減少と癌細胞流出防止などの目的で,血管カテーテル術を応用した腎動脈塞栓術(transcatheter arterial embolization, TAE)が積極的に行われてきた[1～16].しかし,術前処置としてのTAEは,患者への負担や効果が明確でないことなどの理由から,最近,行うことが少なくなってきた.一方,何らかの理由で手術が適応とならない腎細胞癌に対して,TAEは姑息的治療法として施行されることが多い.

　本稿では,腎細胞癌に対するTAE療法について,筆者らの実験的検討ならびに臨床経験に基づき概説する.

a.　歴　史　的　経　緯

　腎疾患に対するTAE療法は,1969年にLalliら[1]がイヌを用いて実験的に試み,治療的応用への可能性を示唆し,1970年にLang[2]がradon gold seed radium needleを使用して腎癌の梗塞と局所的放射線療法を行ったことに始まる.その後,腎疾患に対するTAEの適応範囲は急速に広がり,1973年に腎生検後の腎動静脈瘻による出血[3],1977年に腎血管性高血圧症[4],1978年に腎外傷による出血[5],先天性腎動静脈奇形による出血[6],悪性高血圧に対する治療法として応用され,適応と効果に関する多数の報告がみられている[1～16,19～28].

b.　原理と適応基準

　腎細胞癌に対するTAEの位置づけを図1.1に示した.基本的には術前処置と切除不可能例に対して施行する保存的療法に大別される.TAEの適応は,一般的に腎細胞癌の進行度に制約されず,血管造影が禁忌の症例以外は,いかなるstageに対しても施行できる.著明な腎外進展や遠隔転移を伴う進行腎細胞癌,合併疾患や高齢者などのために手術適応とならない場合は,TAEが腫瘍縮小を目的とした保存的療法のための第1選択となる.また,腫瘍の縮小により手術が可能となることもある.

　保存的療法は,手術非適応腎細胞癌の抗腫瘍効果と止血,疼痛の寛解などによる全身状態の改善や下大静脈内腫瘍栓による下腿浮腫の消退を期待して行う.腎細胞癌はとくに高抗原腫瘍とされ,TAEにより免疫反応を高め,原発巣のみでなく転移巣の縮小

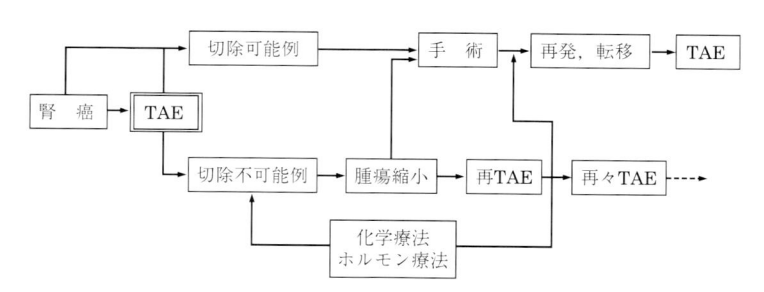

図1.1　腎癌に対するTAEの位置づけ

も期待できる場合がある[12,13]．

一方，術前処置としてのTAE療法は術中出血量の減少ならびに手術時間の短縮，さらに手術困難な巨大腎癌を縮小して手術可能にすることや，術中の腫瘍細胞散布による遠隔転移の防止などに対する効果を期待している．一般にstage II以上の腎細胞癌は，腫瘍が大きく，腫瘍血管に富み，腫瘍表面の静脈の著明な屈曲，蛇行，拡張がみられ，さらにリンパ節腫大や腫瘍塞栓のため腎門部静脈の処理が困難である．TAEを行うと静脈の拡張が減少し剝離が容易となり，術中の出血量の減少と手術時間の短縮が可能となる．しかし，一過性の疼痛や発熱など患者への負担も皆無ではない．腎細胞癌に対する術前TAEは，腎細胞癌の集学的治療法としての地位を確立しつつあったが，しかし最近では，手術技術や術後の免疫療法の進歩などにより，施設によっては，stage II, IIIでも術前TAEを施行していない[23,24]．

c. 実施手技

血管造影により診断が確定した後に，塞栓方法ならびに塞栓物質を検討する．腹部大動脈造影および腎動脈造影後，まず腎動脈の数と分岐状況，側副血行路や寄生動脈の存在を確認し，通常腎動脈の完全閉塞と腫瘍を含めた腎実質全体の梗塞を目的としたTAEを行う．寄生動脈が存在する場合は選択的造影を行うが，上腸間膜動脈および下腸間膜動脈よりの寄生動脈では手技的に困難なこともありうる．使用する塞栓物質により多少手技は異なるが，塞栓物質がカテーテル内につまった場合のカテーテル交換やバルーンカテーテルの使用が容易なことからシースの使用を原則とする．造影剤と混和した各種の固形の塞栓物質を注入する場合と，金属コイルを用いる場合とがあるが，両者の併用もある．金属コイルを用いる場合には，側孔のないカテーテルを使用する．塞栓物質の注入は，X線透視下において造影剤のテスト注入により腎動脈の塞栓状況を観察しながら，大動脈への逆流がないように注意し慎重に行う．

d. 塞栓物質と薬剤

腎癌のTAEに用いられる主な塞栓物質として，比較的長期間効果があるgelatin sponge (Gelfoam, Spongelなど)，セルロース膜で抗癌剤を封入した直径が220 μm程度のmitomycin-C microcapsule (MMC. m. c.)，永久塞栓物質である金属コイル，Ivalon (polyvinyl alcohol), isobutyl-2-cyano-acrylateならびに無水エタノールがある．各々の塞栓物質には一長一短があり，目的に応じて使い分けられ，腫瘍のvascularity, A-Vシャントの有無，寄生動脈の有無などにより適宜選択されている．

gelatin spongeは，粉末と角片があり，角片は塞栓子のサイズを自由に調節可能であり，また入手も容易であるため，よく用いられている．塞栓期間は1〜3週間と適当であり，術前処置として使用する場合には十分な塞栓効果が期待できる．また保存的療法として使用する場合には，寄生動脈の発達の前に再開通が起こるためにくり返してTAEが可能である．最近，無水エタノールの報告が多い．無水エタノールは，1980年にElmannら[8]が雑種成犬の腎動脈塞栓術に使用して以来，新しい塞栓物質として注目され，その後の臨床経験から安全性と抗腫瘍効果

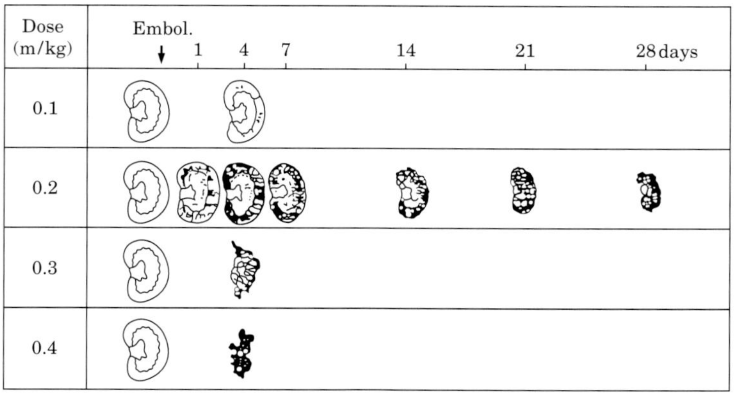

Dose (m/kg)	Embol. ↓	1	4	7	14	21	28 days
0.1	◯	◯					
0.2	◯	◯	◯	◯	◯	◯	◯
0.3	◯		◯				
0.4	◯		◯				

図1.2 無水エタノールによる雑種成犬腎動脈塞栓術後の形態学的変化

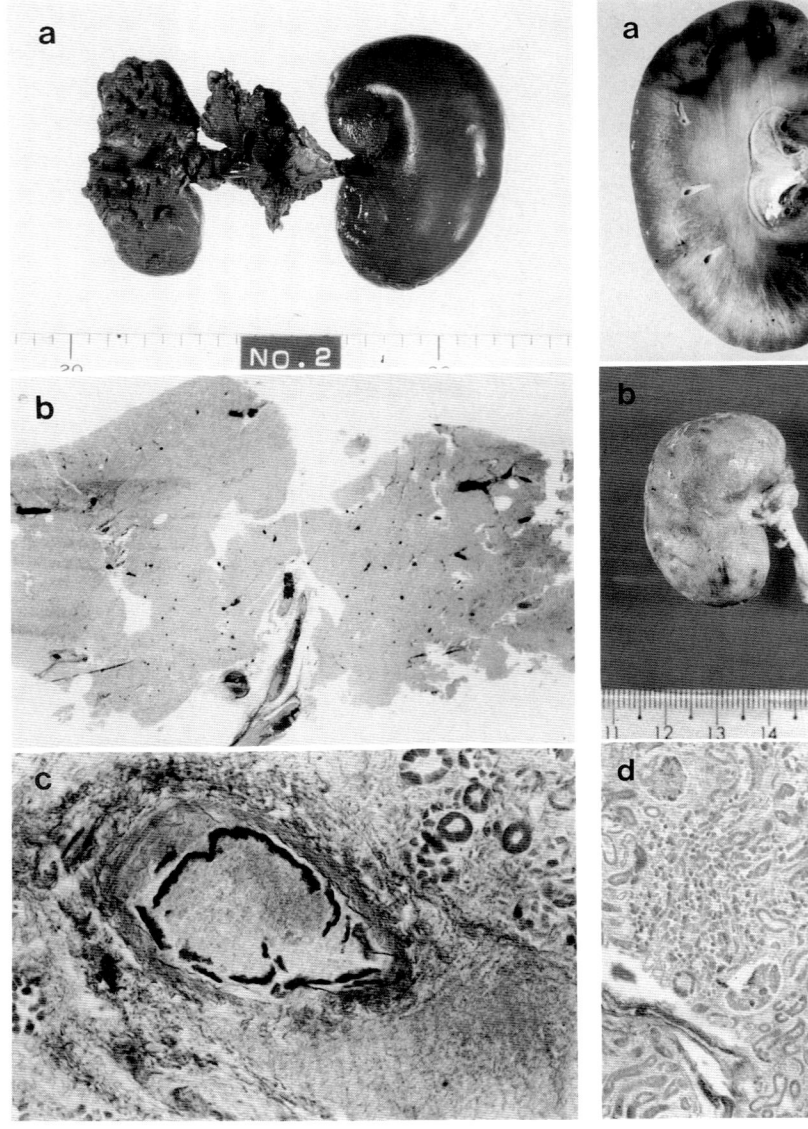

VIII. 泌尿器・骨盤

図1.3 イヌ腎における無水エタノール注入による塞栓術—0.4 ml/kg 注入例の4日後の変化
a) 肉眼的変化：塞栓側の左腎は，著しく萎縮して変性壊死を示し，至るところに組織脱落を認め，豆腐状化していた．
b), c) 組織学的変化：腎全体に著明な壊死がみられ，血管内は血栓で充満し，血管壁の破壊が著しい．

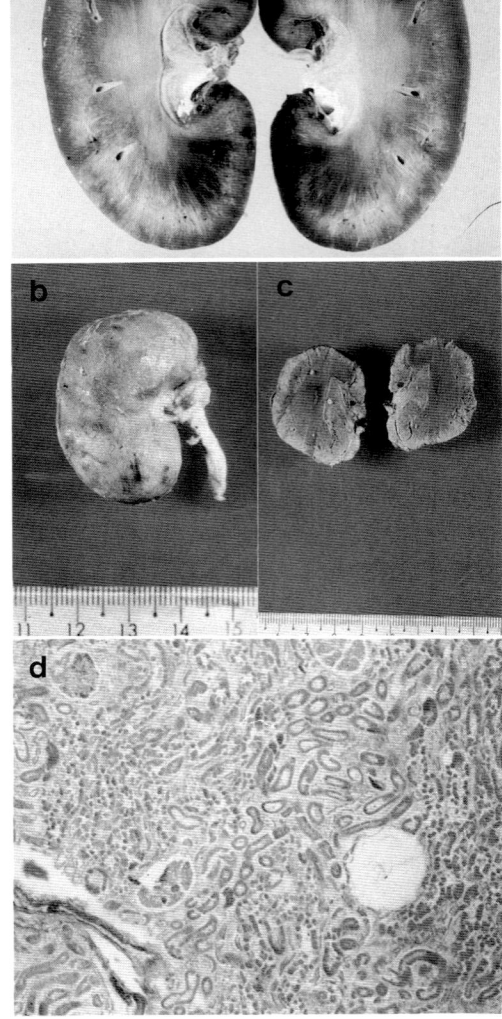

図1.4 イヌ腎における無水エタノール注入による腎動脈塞栓術—0.2 ml/kg 注入例の4日と28日後の変化
a) 4日後の肉眼的変化：注入側の左腎では，皮質を中心として髄質を含む腎実質の広範囲な梗塞をみる(右腎は無処置)．
b), c) 28日後の肉眼的変化：注入側の左腎は，周囲との癒着や組織脱落などはなく，腎の原形を保ちながら著明な萎縮と変性がみられる（右腎は無処置）．
d) 28日後の組織学的変化：腎全体にわたる変性壊死と血管内の血栓充満を本幹から末梢血管に至るまで認めた．

1. 腎　　臓

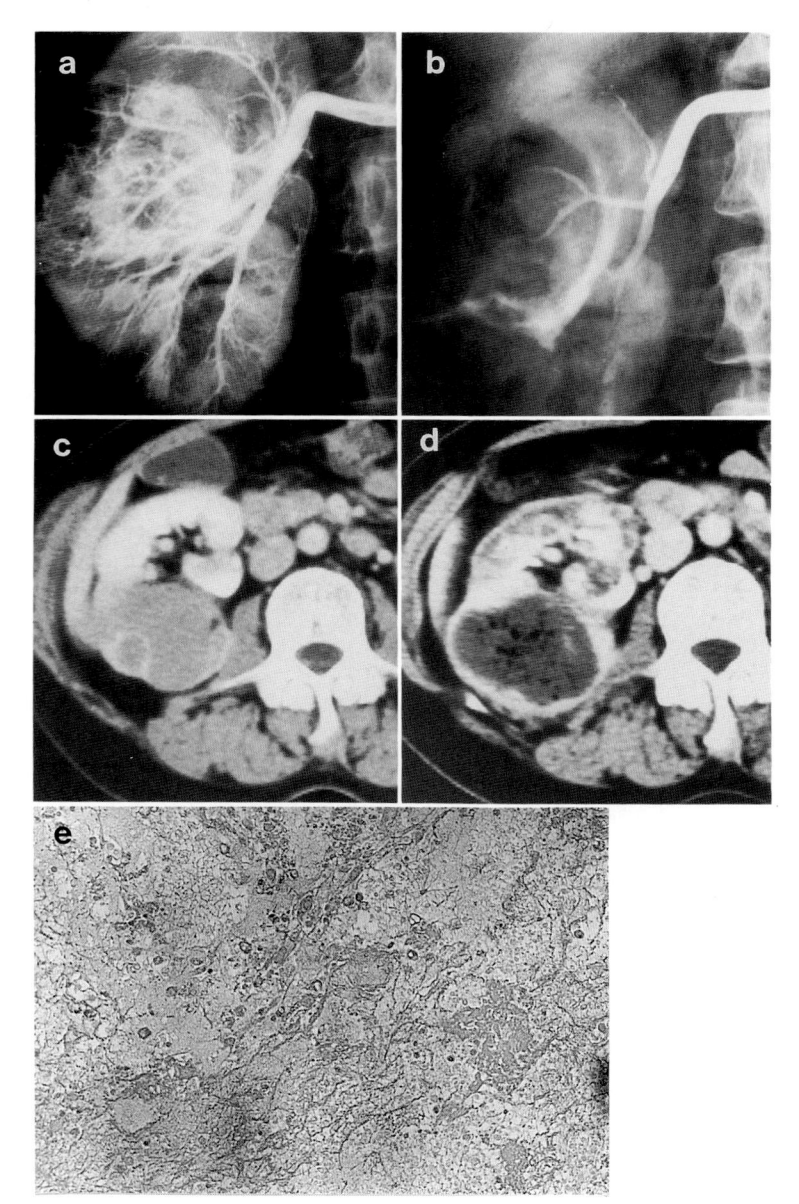

図 1.5 無水エタノールを用いた TAE を施行した腎癌症例—バルーンカテーテル使用
a) 右腎動脈造影：右腎下極に豊富な腫瘍血管と腫瘍濃染を認める．
b) TAE 直後の腎動脈造影：腎動脈は完全に塞栓され，腫瘍血管は認められない．
c) TAE 前の CT 像：右腎後方に突出する腫瘍を認める．
d) TAE 後 1 カ月の CT 像：右腎は腫瘍を含む全域が低濃度化し，腫瘍内には多数の小円形ガスの集合像を認める．
e) 同組織学的変化：TAE 5 日後に腎摘出術を施行したが，腫瘍は完全に壊死化していた．

が確認されている．無水エタノールによる塞栓効果は，血液中の蛋白成分の泥状化，小動脈レベルのスパスム，内膜に対する破壊などの直接刺激作用と脱水作用の二次的な障害によるものと考えられる．無水エタノールの塞栓物質としての特徴には，①腫瘍ならびに腎の広範な壊死が得られる，②手技が容易である，③永久的塞栓が得られる，④疼痛，発熱などの塞栓術後症候群が軽微である，⑤感染を起こしにくい，⑥側副血行路が発達しにくい，などがあげられている[8,9]．

筆者らは，無水エタノールの効果と至適注入量を明確にする目的で，雑種成犬19頭を用い，注入量の差異によるTAE後の組織学的変化を経時的に検討した（図1.2）．0.3，0.4 ml/kg注入腎では（図1.3），変性脱落，血性腹水や癒着などの高度な障害がみられたが，0.2 ml/kg注入腎では，経時的に原形を保ちながら変性萎縮し，組織学的にも梗塞部に一致して尿細管および糸球体の完全な壊死を認めた（図1.4）．また，0.1 ml/kg注入腎では，腎皮質に散在性梗塞をみるのみで塞栓不良であったことからも，0.2 ml/kgが至適注入量であり，一方大量使用は重篤な副作用をひき起こす可能性があることも示唆された．

臨床応用として，31例の腎細胞癌（術前処置23例，保存的療法8例）に無水エタノールを使用した（図1.5〜1.7）．注入量は症例により著しく差があ

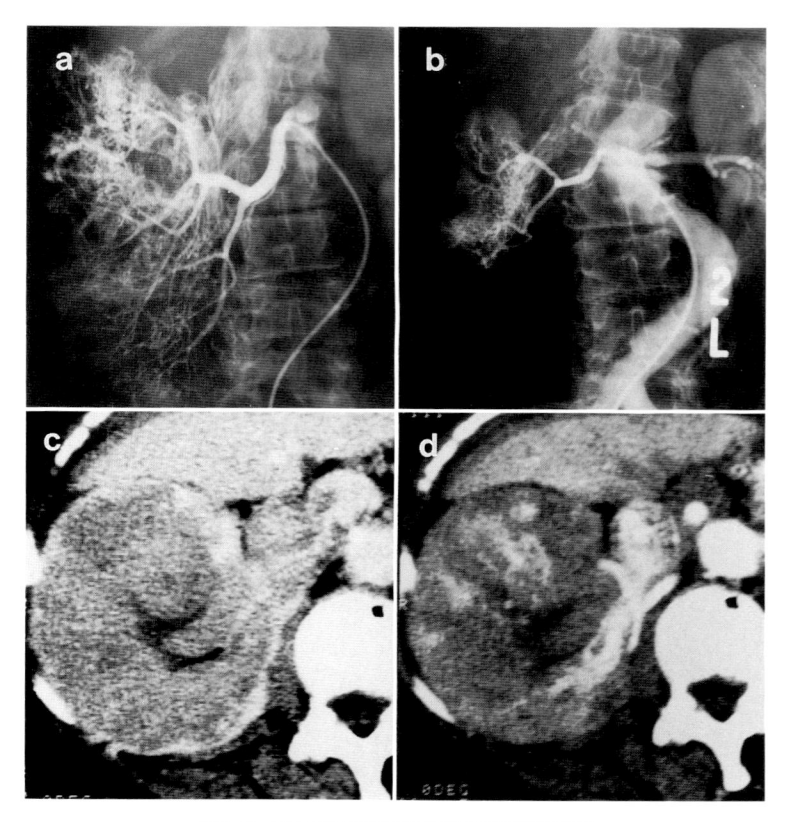

図1.6　下大静脈腫瘍塞栓を伴う進行腎癌症例
a）TAE前の右腎動脈造影：右腎全域に豊富な腫瘍血管と下大静脈へ伸びるthread and streaks signを認める．バルーンカテーテルを使用せず10 mlの無水エタノールによりTAEを試みたが，十分な塞栓効果が得られなかったので，gelatin sponge細片を追加してTAEを終了した．
b）TAE 8カ月後の右腎動脈造影：腫瘍と下大静脈内腫瘍塞栓の著明な縮小がみられる．8 mlの無水エタノールのみで完全に腎動脈起始部まで閉塞可能であった．
c）初回TAE前のCT（dynamic CT動脈相）：右腎の腫大が著明で，豊富な腫瘍血管の存在を示唆する高吸収域がほぼ全域に出現し，高濃度の束状線が腎内から右腎静脈を経由して下大静脈へ連続性にみられる．
d）初回TAE後4カ月のdynamic CT：右腎は著明に縮小し，辺縁を除く全域がCE効果のみられない低濃度に変化している．下大静脈内には，血管の集合像がみられる．

1. 腎　臓

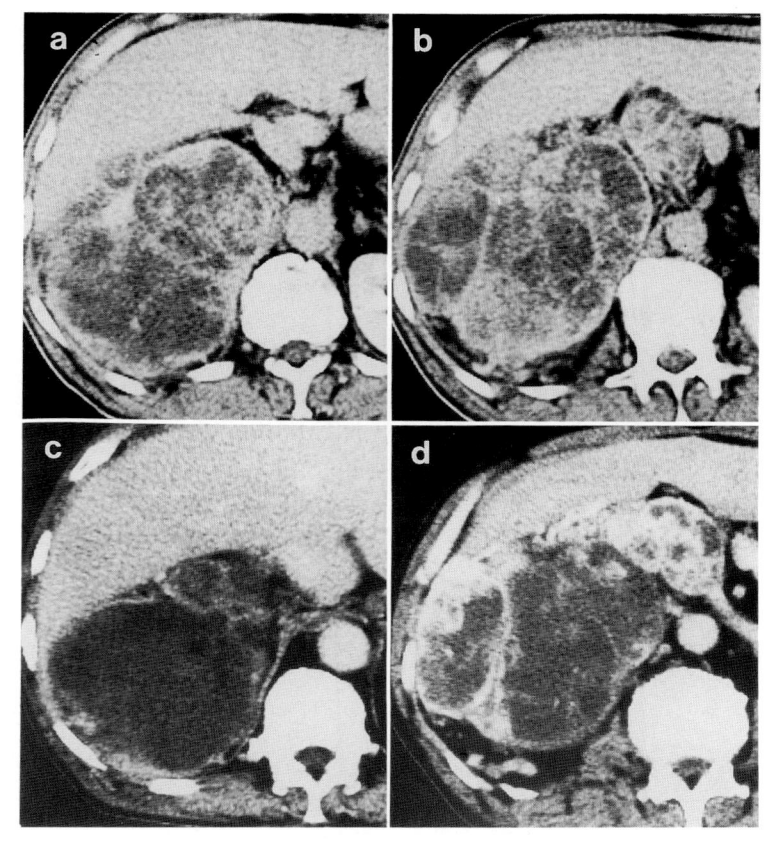

図1.7　右腎全体を占める進行腎癌症例
a), b) TAE前の造影CT：右腎は，全体が腫瘍で腫大し，腎静脈内にも腫瘍の進展を認める．バルーンカテーテルを併用し14 m*l*の無水エタノールによりTAEを行った．
c), d) TAE後3カ月の造影CT：右腎の腫瘍は縮小とともに，腎静脈内の腫瘍も含め，全域が低濃度化に変化している．

り，0.04～0.47 m*l*/kgであったが，バルーンカテーテルを併用した24例では0.2～0.43 m*l*/kgであった．無水エタノール注入による副作用は，一過性の疼痛と熱感がみられたが，gelatin sponge使用群より軽度であった．腎摘除術例での組織学的検索では（図1.5），全例に広範囲な出血，変性ならびに腫瘍部を含めた壊死がみられ，バルーンカテーテル使用例で変化がより強度であった．臨床例における至適注入量に関しては，腫瘍の大きさや腫瘍血管の多寡も関与し一概には論じられないが，バルーンカテーテル使用例では，約0.2 m*l*/kgの注入例でも完全な塞栓効果が得られていた．一方，13 cm大の腎細胞癌に対して0.38 m*l*/kgを注入後に腎摘出を行った例では，腎全体が浮腫状であり，限局性に豆腐状に変性しており，他の塞栓物質を用いたTAE後に比較し

て癒着などのために手術操作が困難であった．以上より，無水エタノールは臨床例においても0.2 m*l*/kg程度がバルーンカテーテルを使用した場合での至適注入量であると考えられ，術前処置のみならず保存的治療にも有効であることが判明した．しかし，乏血性腫瘍や萎縮腎では減量する必要があり，増量すると障害が危惧される．このように本剤は，塞栓物質としては欠点もあり，注入量と塞栓物質の選択には十分な注意が必要である．

最近，筆者らは抗癌剤混入Lipiodolと無水エタノールあるいはgelatin spongeによるTAEを腎細胞癌に対して施行している．Lipiodolが選択的に腫瘍血管に集積し，TAE後の経時的CTで腫瘍部のみが高濃度として明確に描出され，治療効果もすぐれている．また，TAE後の腫瘍の縮小経過と再発の診

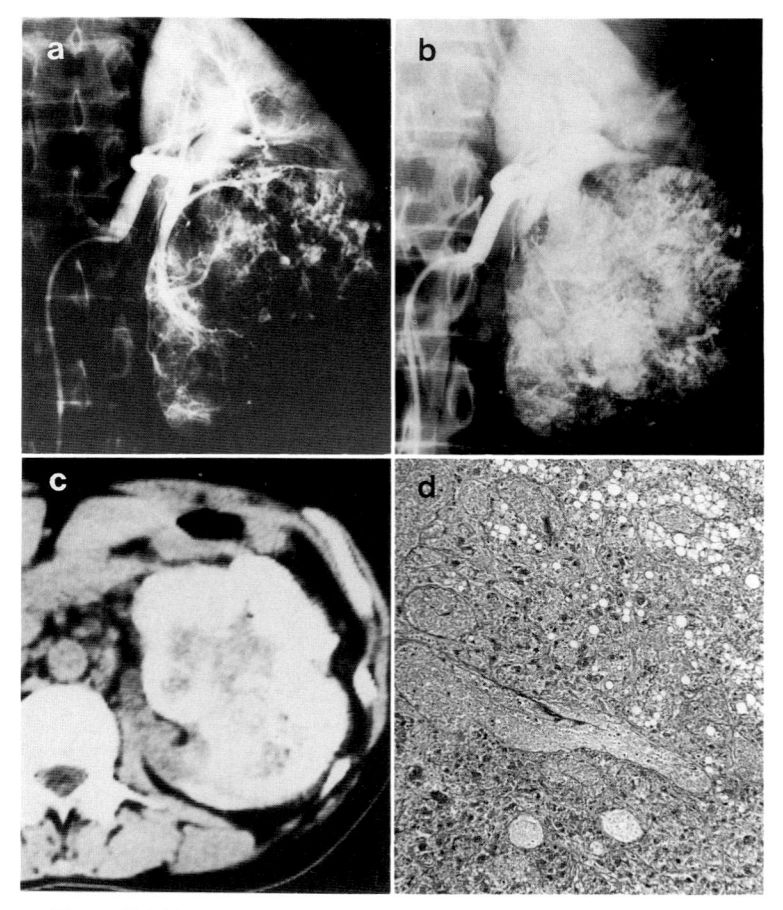

図1.8 抗癌剤混入 Lipiodol と gelatin sponge を用いて TAE を施行した腎癌症例
a) TAE 前の右腎動脈造影:右腎下極を中心とした豊富な腫瘍血管を認める.
b) TAE 直後の右腎動脈造影:腎動脈は完全に閉塞され,腫瘍血管に一致して Lipiodol の集積を認める.
c) TAE 後3日の CE 像:腫瘍部に一致して Lipiodol の集積による高濃度域がみられる.
d) 摘出腎の組織学的変化:5日後に腎摘出腎を施行したが,腫瘍はほとんど完全に壊死化していた.

断にも有効と考えられる(図1.8).

e. 治療成績

腎細胞癌 TAE 施行例は134例で,術前処置として施行したものが103例,手術不能のため保存的療法として施行したもの31例であった(表1.1). Robson 分類に従った stage 分類別にみると, stage I が14例, II が51例, III が36例, IV が33例で,塞栓物質は,56例に gelatin sponge を,30例に gelatin sponge とコイル併用を,17例に gelatin sponge と Lipiodol を使用し,31例に無水エタノール(7例は Lipiodol 併用)を使用した.これらの腎細胞癌に対する TAE 効果ならびに予後についての検討結果を述べる.

表1.1 TAE 施行腎細胞癌—Stage 別,塞栓物質別分類

Stage	症例数	塞栓物質			
		GS	GS+Coil	GS+Lp	Ethanol
I	14 (2)	7 (2)	3 (0)	2 (0)	2 (0)
II	51 (7)	20 (2)	14 (1)	8 (0)	9 (0)
III	36 (7)	12 (3)	6 (1)	7 (2)	11 (4)
IV	33 (15)	16 (5)	8 (4)	4 (3)	5 (4)
合計	134 (31)	56 (12)	30 (6)	17 (5)	31*(8)

GS: gelatin sponge, LP: Lipiodol,
( ) 非切除例 (1976.1〜1991.12), *7例は Lp 併用

(1) 塞栓効果

i) 術前処置に対する効果 術前処置として施行した多くの例では,腫瘍表面にみられる静脈の怒張が軽減し,剝離が容易で,かつ腎門部での血管処理が容易となった. TAE 非施行例と比較すると術

中出血量軽減により手術操作が容易となったという報告もある[23]が，多くの因子が関わるので評価はできないとされる意見もある[24]．TAE後，腫瘍の縮小や全身状態の改善のため手術が可能になった例も含まれていた．しかし，TAE施行から手術までの期間の長かった例では，側副血行路が発達することにより，TAEを行っているにもかかわらず出血量が多く，手術操作が困難であった．

術後TAE施行例における摘出腎の組織学的変化は，塞栓物質の種類や，寄生動脈，A-Vシャントの有無などによって，その範囲と程度に差がみられる[23,25]．gelatin sponge使用例では，梗塞部と非梗塞部が斑状に存在する場合が多く，糸球体毛細管レベルの末梢塞栓が困難であり，非塞栓部分が存在しやすいことを示唆している[23]．これに対して無水エタノール例では，梗塞がさらに広範囲である傾向が強い．これは，糸球体毛細管に血栓を形成させることにより，より強い壊死効果が得られるためと考えられる（図1.5）．

ii) 保存的療法に対する効果　CTや血管造影で経過観察した例では，すべて腫瘍の縮小が確認できた．また，血尿の認められた例では，血尿の完全消失がみられ，疼痛の軽減などの全身状態の改善がみられた．

（2）画像による経過観察

CTは，TAE後の腫瘍内部の質的変化を反映するため，経過観察には有効な検査法で，腫瘍内部の吸収値や腫瘍径，腫瘍面積の推移が，治療効果判定に重要である．TAE後早期より腫瘍部は低濃度に変化し，腫瘍径も縮小する．すなわち，単純CTで腫瘍部の吸収値はTAE前より低下し，造影CTで吸収値は上昇せず低濃度域は明瞭になる（図1.5〜1.7）．この変化は，TAEによる腫瘍内部の壊死性変化を示している．Lipiodol併用TAEのCT像では，腫瘍部は高濃度域を呈し，長時間にわたって停滞することから経過観察にも有用と考えられた（図1.8）．TAE後数日目より腫瘍内にガスが発生することが知られている．このガス像はCT上，腫瘍部のほぼ中心部に小円形または樹枝状集合像として認められ（図1.5），通常はTAE後3週前後で消失する[10,15]．

TAE後の経時的血管造影では，術前にみられた腫瘍血管は著明に減少し，壊死を示唆する無血管野の増大と腫瘍径の著しい縮小がみられる．gelatin spongeによるTAE施行例では，閉塞血管の細小化はみられるが再開通し，腫瘍血管は著しく減少しているものの，多くの例で一部に残存がみられ，再TAEが必要となる．金属コイルによるTAEの併用は，gelatin sponge単独群に比べ一過性の阻血効果が強力であるが，側副血行路が早期に発達するためTAE後の手術は3日以内に行う必要がある[12]．一方，手術不能例に対する保存的療法に金属コイルを使用することは，側副血行路を高度に発達させ，さらに腎動脈本幹の完全閉塞のため再TAEが不可能となるため不適当である．

（3）予　　後

術前TAE施行群と非施行切除群の予後を図1.9に，術前TAE施行例の各stage別生存率を図1.10に示した．

術前TAE施行群ならびに非施行群の予後を比較すると[17,19,21,23]，筆者らのTAE施行例の5年生存率は56%で，TAE非施行例の報告例による生存率46%を上回っていた．術前TAE施行例の各stage別生存率では，stage IIでは95%で，非施行例の65%を上回っており，stage IIIでも術前TAE例の5年生存率は73%で，非施行例の36%を上回っていた．stage IVでは，有意な差はみられなかった．以上よりstage II，IIIにおける術前TAE施行群の予後がTAE非施行群の予後と比較して良好である事実は，遠隔転移の防止にTAEが寄与していると推察される．

また増田ら[23]は，stage I，III群が，Bonoら[22]は，

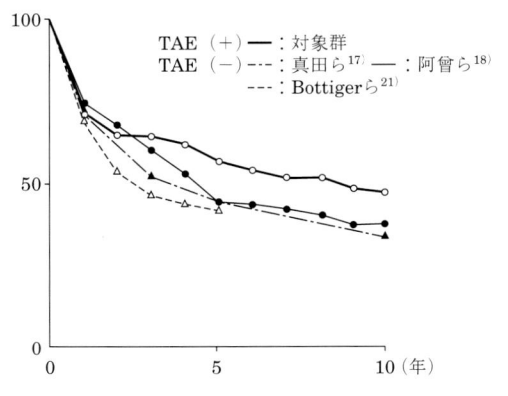

図1.9　術前TAE施行腎細胞癌の累積生存率—術前TAE非施行群との対比

TAE (＋) ——：対象群
TAE (－) ‑‑‑：真田ら[17]　——：阿曾ら[18]　‑‑‑：Bottigerら[21]

図 1.10　術前 TAE 施行腎細胞癌の stage 別累積生存率―術前 TAE 非施行群との対比

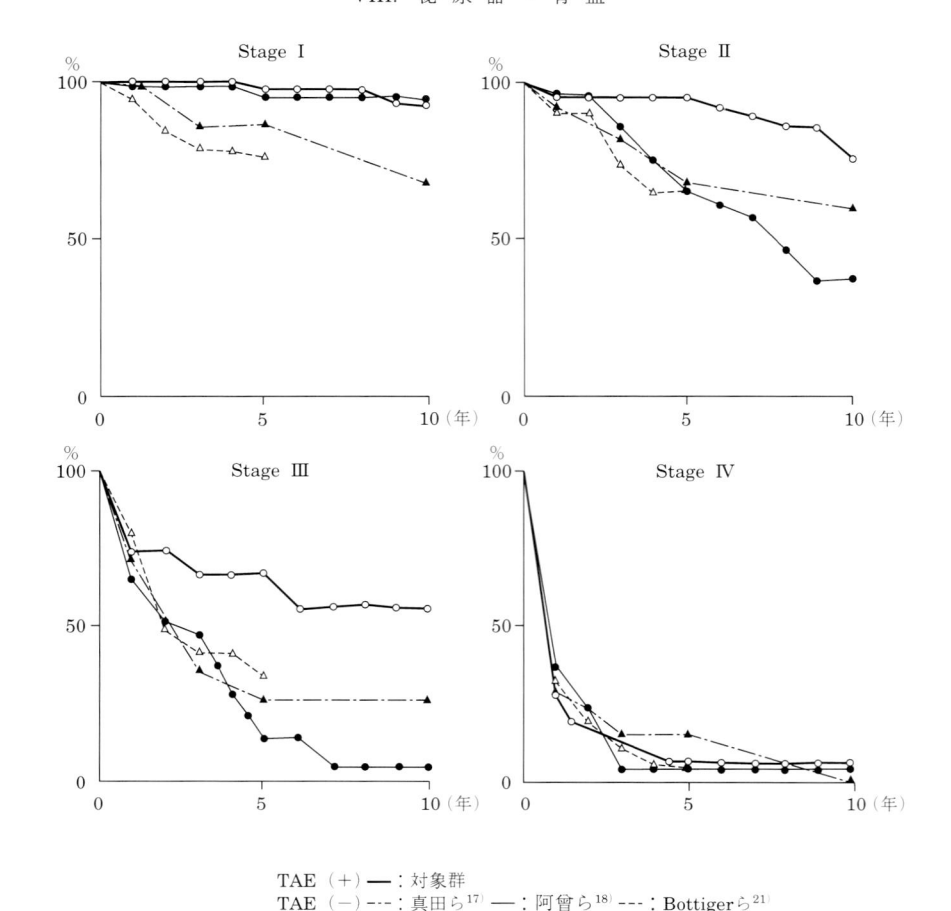

stage I, II 群で TAE 施行例の方が生存率が良好であったと述べているが，ともに stage IV では有意差はみられなかったと報告している．これらの結果は TAE が予後に対する効果をある程度有していることを示唆しているが，一方では，予後に対する効果を否定した報告もみられる[24]．術前 TAE は，手術技術の進歩や免疫療法の進歩とともに施行されない施設が増えており，術前 TAE の意義については，さらに検討が必要である．

f. 合併症と対策

TAE 施行中のものと術後に発症するものとに大別でき，血管造影の手技や塞栓方法に起因することが多い．なお合併症の頻度は 9.9％ で，死亡率は 3.3％ であったと報告されている[20]．筆者らの経験から死亡例はない．

手技に関する合併症は，すべての血管造影と塞栓術に共通している．カテーテルの粗雑な操作は，動脈スパスムと内膜損傷による解離性動脈瘤や血管閉塞の原因になる．ガイドワイヤーとカテーテル先端部の動きに細心の注意を払い，慎重に操作する努力が必要である．

塞栓方法に関する合併症のうち，塞栓物質が大動脈に逆流して末梢分枝を塞栓することによる合併症は，重篤なものが多い．両下肢壊疽発症による下肢切断例や結腸梗塞などが報告されているが[13]，これらは初期のものであり，経験の積み重ねや技術と器具の進歩によりほとんどなくなった．動脈分岐形態に適合したカテーテルを用いて腎動脈に確実に挿入し，先端部の位置を確認した後に塞栓物質を慎重に緩徐に注入する．この際に gelatin sponge は造影剤を混和して透視下で，また無水エタノール注入の場

合はバルーンカテーテルを用いて注入するなどの注意を厳守することが必須である.

術後の合併症として，TAE 後ほぼ全例に一過性の腹痛，発熱，嘔気，嘔吐などいわゆる TAE 後症候群が出現する．これは，塞栓物質による異物反応，腫瘍の変成や壊死などに起因するものである．gelatin sponge や金属コイル使用例よりも無水エタノール使用例の方が軽度であることが多い．腰痛などは数日から 1 週間で消失するが，腫瘍が大きく梗塞と壊死が広範であればさらに持続することがある．これらの TAE 後症候群は大多数の症例で鎮痛剤，解熱剤，ステロイドなどにより寛解する．しかし，1～2 週間持続することがあるので，十分な対処が大切である．TAE 後 2～3 日目より CT や超音波で腫瘍内にガス産生を認める場合がある．通常は，TAE 後 20 日前後で漸次消失するが，白血球数の増加などの炎症所見を伴い，腫瘍内産生ガスが 3 週間持続すれば膿瘍との鑑別が重要である．成因に関しては，網状赤血球の嫌気性代謝による二酸化炭素と酸化ヘモグロビンからの酸素遊離によるものと推定されているが，塞栓物質が関与している場合もある[10,15]．臨床上，TAE に伴ったガス産生像と膿瘍との鑑別が重要であるが，前者では，① 重篤な臨床像を呈さないこと，② 血管内のみガス像が存在すること，③ niveau を伴う空洞形成を認めないこと，④ TAE 後 3 週間程度でガス像は消失すること，があげられ，鑑別が可能である．大多数の症例では，重篤な梗塞や膿瘍などを併発することがなく腹痛と発熱は消退するが，注意と迅速な対応を怠ってはならない．術直後に血圧上昇のみられるものもあるが，数時間後には無処置で術前血圧に通常は回復する．重篤な合併症として腎不全があるが，TAE により，結果的に片腎となることが原因である．腎機能低下例では，造影剤の使用量の制限や CO_2-DSA の使用などを考慮する．また十分な術前からの輸液が大切である．

g. 将 来 展 望

腎細胞癌に対する TAE 療法は，今後種々の塞栓物質の開発と塞栓技術の改善により，保存的療法としての有用性が高まることが期待される．また，免疫能の増強を目的として免疫賦活剤の併用も考えられている．しかし，術前処置としての TAE の有用性については，現時点で結論を出すことはできず，再度検討する必要があると考える.

〔松尾尚樹・大石 元・打田日出夫〕

文 献

1) Lalli AF, Bookstein JJ, Lapides J. Experimental renal infarctions in dogs. *Investigative Urology* 1970 ; **8** : 516-520.
2) Lang KK. Superselective arterial catheterization as a vehicle for delivering radioactive infarcts to tumors. *Radiology* 1971 ; **98** : 391-399.
3) Bookstein JJ, Goldstein HM. Successful management of postbiopsy arteriovenous fistula with selective arterial embolization. *Radiology* 1973 ; **109** : 535-536.
4) Bachman DM, Casarella WJ, Spiegel R, Bregman D. Selective renal artery embolization—Treatment of acute renovascular hypertension. *JAMA* 1977 ; **238** : 1534-1535.
5) Blackwell JE, Potchen EJ, Laidlaw WW, et al. Traumatic arterio-caliceal fistula. *Radiology* 1978 ; **129** : 633-634.
6) Cho KJ, Stanley JC. Non-neoplastic congenital and aquired renel arteriovenous malformations and fistula. *Radiology* 1978 ; **129** : 333-343.
7) Adler J, Einhorn R, Mccarthy J, et al. Gelfoam embolization of the kidneys for treatment of malignant hypertension. *Radiology* 1978 ; **128** : 45-48.
8) Ellman BA, Green CE, Eigenbrodt E, et al. Renal infarct with absolute ethanol. *Invest Radiol* 1980 ; **15** : 318-322.
9) 松尾尚樹，葛城正巳，畠山雅行，他：腎動脈塞栓術における absolute ethanol の効果に関する実験的ならびに臨床的研究．日医放会誌 1985 ; **45** : 8-20.
10) Lang KK, Sullivan J, Dekrnion JB. Transcatheter embolization of renal cell carcinoma with radioactive infarct particles. *Radiology* 1983 ; **147** : 413-418.
11) Wallace S, Dhung VP, Suanson D, et al. Embolization of renal cell carcinoma. *Radiology* 1981 ; **138** : 563-570.
12) Wright KC, Soo CS, Wallace S, et al. Experimental percutaneous renal embolization using BCG-satulated gelfoam. Cardiovasc. *Intervent Radiol* 1982 ; **145** : 260-263.
13) Cox GC, Lee KR, Price HI, et al. Colonic infarction following ethanol embolization of renal cell carcinoma. *Radiology* 1982 ; **145** : 343-345.
14) 平松京一，打田日出夫 編：Interventional Radiology—放射線診断技術の治療の応用．経カテーテル動・静脈塞栓術と動注療法—腎（松尾尚樹，大石元），東京：金原出版，1994.
15) Ekelund L, Karp W, Mansson W, et al. Palliative embolization of renal tumors: Follow up of 19 cases. *Urol Radiol* 1981 ; **3** : 13-16.
16) 松尾尚樹，打田日出夫，西村幸洋，他．腎癌術前処置としての TAE．日獨医報 1991 ; **36**.
17) 眞田壽彦．腎細胞癌の予後．日泌尿会誌 1981 ; **72** : 10-25.

18) 阿曽佳朗, 田島 惇. 腎癌の治療成績とそれを左右する因子—特に尿路外症状との関連について. 癌の臨床 1986; **27**: 867-876.
19) Mohr SJ, Whitesel JA. Spontaneous regression of renal cell carcinoma metastasis after preoperative embolization of primary tumor and subsequent nephrotomy. *Urology* 1979; **14**: 5-8.
20) Lammer J, Justich E, Schreyer H, Pettec R. Complication of renal tumor embolization. *Cardiovasc Intervent Radiol* 1985; **8**: 31-35.
21) Bottiger LE. Prognosis in renal carcinoma. *Cancer* 1970; **26**: 780-787.
22) Bono AV, Caresano A. The role of embolization in the treatment of Kidney carcinoma. *Eur Urol* 1983; **9**: 334-337.
23) 増田富士男, 仲田浄治朗, 高坂 哲, 他: 腎細胞癌における術前腎動脈塞栓術の評価. 癌の臨床 1985; **31**: 289-292.
24) 山崎喜久, 栃木宏水, 田島和洋, 他. 腎細胞癌における腎動脈塞栓術. 泌紀 1985; **31**: 387-395.
25) Jitsukawa S, Tachibana M, Deguchi N, et al. Renal devasculalization with ethanol injection in management of patients with advanced hypernephroma. *Urology* 1984; **23**: 87-92.
26) Lang EK, Sullivan J. Management of primary and metastatic renal cell carcinoma by transcatheter embolization with iodine 125. *Cancer* 1988; **62**: 274-282.
27) Stoesslein F, Schwenke A, Muenster W. Percutaneous transluminal embolization for improved prognosis of renal cell carcinoma—Dependence on tumor stages. *Cardiovasc Intervent Radiol* 1988; **11**: 91-96.
28) Kozak BE, Keller FS, Rosch J, Barry J. Selective therapeutic embolization of renal cell carcinoma in solitary kidneys. *J Urol* 1987; **137**: 1223-1225.

1.2 腎出血の血管造影ならびにIVR

大量の腎出血は，腎癌，腎血管筋脂肪腫などの腫瘍性疾患，多発性囊胞腎や外傷，あるいは腎生検や経皮的腎瘻造設術などの合併症，動静脈奇形，動脈瘤などの血管性病変で生じる．腎出血に対する治療は，まず内科的な保存療法が試みられるが，出血が大量で止血困難な場合や出血がくり返す場合，診断目的で血管造影が行われ，さらに従来の外科的手段に変わりIVRによる治療（transcatheter arterial embolization, TAE）が積極的に行われる[1~3]．

大量腎出血を生じる原因では外傷，動静脈奇形などの良性疾患が大部分を占めるのが特徴であり，病変部の治療とともに健常部をいかに温存するかが重要である[3]．従来は腎摘が行われることが多かったが，超選択的に出血血管にカテーテルを挿入することで，健常部腎組織の梗塞を最小限に止めることが可能である．全身への侵襲も軽く，短時間で施行できることから救急で行うことも可能である．そのため診断，治療を兼ねて大量腎出血例では第1選択の治療法として，血管造影ならびにTAEが広く行われている．

a. 適応疾患
（1）腎損傷

腎損傷の原因として代表的なものは腹部外傷，あるいは腎生検，手術，経皮的腎瘻造設術などの医療行為の合併症があげられ，保存的治療でコントロールできない場合TAEの適応となる[4~7]．大量腎出血は腎周囲あるいは尿路系へ出血し，腎周囲へ広がる場合は後腹膜腔に血腫をつくるのに対し，後者では大量の血尿として認められ，ときには尿路のタンポナーデをひき起こすことがある．この場合，膀胱内は血液で充満されているが，膀胱洗浄を行って血液を洗い流してはならない．これは血液がタンポナーデ効果をもち，腎からの出血を防いでいる場合が多いからである．一方，血尿の程度と腎損傷の程度とは一致するものではなく，血尿のないことは腎損傷のないことを必ずしも意味するものではないことを念頭におかねばならない．腎周囲への出血は，まず腎被膜下出血として認められ，腎被膜が破綻し出血が被膜を越えて広がった場合，腎周囲腔内の出血としてあらわれ，出血量が多くなると前傍腎腔や後傍腎腔にも広がる．これらの変化はCTでよく描出される[8]．血管造影では腎血管の断裂，血腫による血管の伸展圧排，閉塞，ネフログラムの欠損像などがみられる．activeな出血が起こっている場合は造影剤血管外漏出（extravasation）を認めることがある．腎茎部の損傷では腎動脈本幹の急激な途絶を認める．腎動脈が断裂していることはまれで，多くの場合腎動脈の伸展，内膜の剝離による二次的な断裂のことが多い[8]．

腎生検後や腎瘻増設後に腎周囲に血腫をつくる頻度は90％以上にのぼると報告されているが[9]，臨床的に問題となることはまれである．生検後に動静脈瘻を形成することは16％にみられると報告されているが[10]，大多数は自然に閉鎖する．腎生検後にはあまり血腫をつくらなくとも，大きな腎動静脈瘻を形成することがあり，塞栓術が必要となることがある[6,7]．

（2）血管性病変

血尿の原因となる血管性病変には腎の動静脈奇形（arteriovenous malformation, AVM）および動静脈瘻（arteriovenous fistula, AVF），動脈瘤がある．

腎AVMは，動静脈間に異常交通をもつ先天奇形で，比較的若年者に多い．先天性の腎AVMは，血管造影上多発，小型で蛇行した血管を有するcirsoid type（図1.13～1.15）と大型でAVFを主体としたaneurysmal typeに分類され（図1.16），多くのものはcirsoid typeである[11,12]．aneurysmal typeのものは比較的まれであり，血管造影上は後天性のものとの鑑別が困難である．

腎AVM, AVFの症状としては血尿を主訴とすることがもっとも多いが，これは動静脈短絡に伴う静脈圧の上昇によるものと言われている[13]．また血尿以外にも瘻孔が大きいものは高拍出量の心不全を起こすことがあり，瘻孔の閉鎖が必要である[14]．瘻孔によるsteal現象のため末梢が虚血となり，高血圧の原因となることもある．以前は本疾患の治療は内科的治療を行い，それでも改善しない場合に腎摘出術，部分切除術，腎動脈結紮術などの外科的治療が行われていたが，1973年にRinz[15]が塞栓術の報告をして以来，しだいに普及し，近年わが国でも数多く報告されるようになってきた．

腎AVMの血管造影像は，動脈相の早期から静脈

が造影され，その間に拡張，蛇行した小血管網がみられ，その栄養動脈は複数で腎の末梢部に発生することが多い．一方，後天性の腎 AVF では，通常輸入動脈は1本で小血管網を形成せずに直接輸出静脈と交通している．

（3）腎腫瘍

腎腫瘍，特に腎癌から大量の腎出血をきたすことは稀である．腎血管筋脂肪腫は時に大量の腎出血をきたし，塞栓療法の適応となることがある．この場合，著明な腫瘍血管，動脈瘤を認めることが多い．

b. 手　　技

外傷や腎 AVM などの良性疾患における TAE では，病変部を確実に塞栓すると同時に健常腎の温存のために，可能なかぎり超選択的塞栓を行い正常組織の梗塞を避け，また塞栓物質は輸入動脈や瘻孔のサイズにより選択する必要がある．しかし，正常組織の梗塞を危惧するあまりに不十分な塞栓になると再開通を起こし再発することも多い．

このような目的のため，カテーテル先端をできるかぎり出血動脈枝あるいは異常血管の近くまで進め TAE を行うことが望まれる．とくに，術前から腎機能が不良であった例や単腎であった例に対してはこの操作が必須となる．目的血管が末梢腎動脈の場合はコアキシャルシステムを用いる場合もある．解剖学的理由により，この超選択的カテーテル挿入手技が困難な場合は，血管収縮剤の動注を併用し，出血血管のみを選択的に塞栓する試みも報告されている[16]．すなわち，TAE に先立ってエピネフリン 4～10 μg を動注し，正常血管を収縮させた状態で塞栓物質を注入すると，正常部の腎動脈がエピネフリンに反応して収縮し末梢血管抵抗が上昇するのに反し，腎損傷における AVF や後述する AVM はエピネフリンに反応せず，このため病変部へ向かう血流が健常部に比しより優勢になることを利用したものであり，塞栓物質は血管収縮剤に反応しない腫瘍血管や AVM のみに流れ込むわけである．しかし，われわれの経験では血管収縮剤の効果は個人差が大きく不確実で，塞栓が不十分になることも予想され，ほとんど行っていない．

c. 塞栓物質および塞栓方法

腎動脈の塞栓では，原因疾患でその方法，塞栓物質を選択する必要がある．外傷に対する止血目的の塞栓では gelatin sponge 細片がもっとも頻用されており，止血目的ではこれで十分なことが多い．一方，AVM の治療においては脊髄や後述の四肢の AVM とも同様，輸入動脈を塞栓することにより著しく増加した局部の血流を遮断し，nidus を完全に塞栓することが必要である．nidus が塞栓されずに中枢側のみを塞栓しても再発することが多い．feeder が多数ある場合にも完全に塞栓することが必要である．いろいろの塞栓物質が試みられてはいるが，まだ確立されたものはない．わが国での腎 AVM, AVF に対する塞栓物質の使用頻度では，cirsoid type が多いためか gelatin sponge がもっとも多く，ついで無水エタノールの使用例が多いようである．しかし，AVF を主体とした aneurysmal type あるいは外傷性の AVF では，小さな塞栓物質や液体の塞栓物質では瘻孔を通過してしまい十分な塞栓が得られないばかりか肺梗塞などの合併症の危険性もあり，金属コイルや detachable balloon の使用が望ましいと考えられる[17~19]．瘻孔が大きい場合は多数のコイルが必要である．以下，さまざまな塞栓物質について述べてみたい．

（1）自家凝血塊

腎損傷の TAE における塞栓物質としては，自家血栓を用いている報告も多い．自家血栓は傷害を受けた血管内では溶解されにくく，数日間塞栓効果が持続するのに反し，正常腎血管内では数時間以内に溶解し，このため健常腎実質に対する傷害がわずかで済むといわれている．しかし，自家血栓を用いても腎の部分的梗塞は避けえず，再出血の可能性もあるため，最近ではあまり使用されていない．

（2）Gelatin sponge

Gelatin sponge は塞栓血管の径に合わせて種々の大きさの細片を作成することができ，また各種カテーテルより比較的容易に注入できるため汎用されている．われわれも扱いやすさと確実な塞栓効果が得られる点から外傷例などには 1 mm 角の gelatin sponge 細片を用いることが多い．しかし，AVM では初期に再発を幾度となく経験しており，単独で用いることは最近では行っていない．AVF が太く，塞栓物質が通過し，静脈側に流入して肺塞栓の危険があるような症例には gelatin sponge 細片は不適当であり，金属コイルや detachable balloon を用いる

べきである.

（3） 金属コイル

金属コイルは永久塞栓物質として確実な方法で多用されている[10]. AVM においてコイルのみで塞栓すると中枢側のみを塞栓してしまい, nidus が塞栓されず再発することが多い. 一方, AVF ではコイルは非常に有用である. 瘻が大きい場合は多数のコイルが必要である. われわれは初めに径の大きなコイルを用い, その後で小さなコイルを大きなコイル内に留置することにより塞栓を完全なものとしている[17].

Gianturco 型のコイルがもっとも汎用されているが, 最近はコアキシャルシステムのカテーテルから挿入できるマイクロコイルが登場し, かなり細い血管にも応用できるようになった. また, 金属コイルは, 血管自体の閉塞のみならず, 動脈瘤内に多数のコイルを留置し動脈瘤自体を器質化することにも用いることができる.

（4） 無水エタノール（absolute ethanol）

95％ エタノールが一般的に用いられる. エタノールは血管内膜の損傷, 血液成分の凝固, 血管のスパスムなどをひき起こし, 血管の閉塞が生じる. 液体であるため, nidus まで十分に塞栓することが可能である. しかし, AVM などの血流の速い血管に対しては無水エタノールが希釈され, 十分な塞栓が行われない. また, 無水エタノールは透視で見えないため思わぬ部位まで塞栓されることもある. このため, バルーンカテーテルを用い血流を減少させて使用するか, 塞栓部位までカテーテルをすすめ, ウェッジさせて塞栓する必要がある. また, 無水エタノール注入時には疼痛, 灼熱感が強い.

（5） Ivalon（polyvinyl alcohol）

現在わが国では手に入らないが, 永久塞栓物質であり, 小さな pariticle として nidus を塞栓するには適当な物質である.

（6） Isobutyl-2-cyanoacrylate（IBC）ほか

IBC を初めとするさまざまな液体の塞栓物質が主に中枢神経系の AVM の治療のために開発され, 腎 AVM でも応用されている[20]. 至適量を選択し, AVM の nidus 近くまでカテーテルを挿入できれば, nidus 自身および栄養血管に限局した確実な塞栓効果を得ることが可能で, 有用な塞栓物質といえる. IBC は液状の永久塞栓物質であるが, 血液と接するとすぐに固まる性質を有するため, Lipiodol と混合することでポリマー化が遅延し, 末梢の nidus の塞栓が可能となる. しかし取扱いが難しく, ポリマー化が速く進み, 中枢側で塞栓されたり, カテーテルが閉塞してしまうこともある.

そのほか detachable balloon[21], 脂肪片なども用いられる.

表 1.2 非腫瘍性疾患に対する腎出血の動脈塞栓術の自験例

番号	年齢, 性	原因	血管造影所見あるいはタイプ	塞栓物質	予後
1	21 歳男性	外傷	extravasation	gelfoam	軽快
2	19 歳男性	外傷	extravasation	gelfoam	軽快
3	45 歳男性	外傷	extravasation	gelfoam	軽快
4	56 歳男性	腎生検後	extravasation	gelfoam	軽快
5	34 歳女性	腎生検後	fistula	coil	軽快
6	29 歳男性	腎生検後	fistula	coil	軽快
7	26 歳女性	AVM	cirsoid	gelfoam	再発
8	34 歳女性	AVM	cirsoid	gelfoam	再発
9	41 歳男性	AVM	cirsoid	gelfoam＋coil	再発
10	44 歳女性	AVM	cirsoid	gelfoam（ボスミン併用）	軽快
11	65 歳男性	AVM	cirsoid	ethanol	軽快
12	55 歳男性	AVF	cirsoid	gelfoam＋coil	軽快
13	33 歳女性	AVM	cirsoid	ethanol	軽快
14	33 歳女性	AVM	cirsoid	ethanol	軽快
15	48 歳男性	AVM	cirsoid	ethanol	再発
16	18 歳女性	AVM	cirsoid	cyanoacrylate	軽快
17	55 歳女性	AVM	cirsoid	cyanoacrylate	軽快
18	49 歳女性	AVM	aneurysmal	coil	軽快
19	26 歳女性	AVM	aneurysmal	coil	軽快

AVM：arteriovenous malformation

d. 成　　績

過去10年間の自験例（前ページ表1.2）を示し，症例を紹介する．

腎外傷に対してはいずれもgelatin spongeで塞栓を行い，良好な塞栓効果を得た．

Cirsoid typeの腎AVMでは，初期にはgelatin spongeを用いて塞栓を行っていたが，高頻度に再発をきたし複数回の塞栓を余儀なくされ，一部症例では腎摘を余儀なくされた．最近5年間は液体の塞栓物質を用いてきたが，塞栓効果は良好で今のところ再発をみていない．しかし，無水エタノールを使用した1例ではoverflowによると考えられる腎臓の萎縮をきたした．その他，feederのみを選択的に塞栓可能であった例では術後のCTで楔型の腎梗塞を生じ，時間とともに吸収された．

先天性あるいは生検後の腎AVFは複数のコイルのみで完全に塞栓され，再発をみていない．

e. 症　　例

症例1　21歳，男性．事故による腎鈍的損傷

海を泳いでいたところボートのスクリューに巻き込まれ腹部を強く打撲した．来院時左側に裂傷があり，腸管破裂が疑われ開腹手術となるも，腸管の損傷は認めず閉腹される．その際，後腹膜に多量の血腫を認め腎損傷が疑われた．CTでは左後腹膜，前，後腎傍腔に多量の血腫を認め，腎実質の断裂もみられる（図1.11a矢頭）．選択的左腎動脈造影では，左腎は頭側へ圧排され，下極の枝にextravasationを認めた（図1.11b）．腎輪郭は比較的平滑であり，腎内分枝の断裂は認めなかった．TAEでは，超選択的

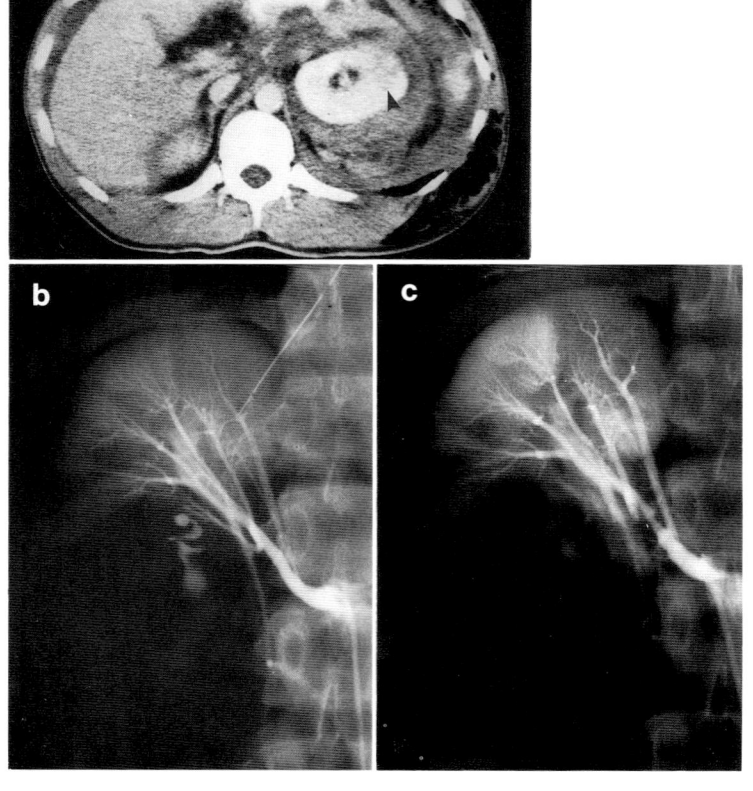

図1.11　21歳，男性．事故による腎鈍的損傷（症例1）
　　a）造影CT
　　b）塞栓前血管造影
　　c）塞栓後血管造影

にカテーテルを挿入し，病変血管のみを gelatin sponge 細片にて塞栓し，健常部の血管をできるかぎり閉塞しないよう努めた．塞栓術施行後の腎動脈造影では術前認められた extravasation は消失しており，正常腎実質への障害もごくわずかであった（図1.11 c）．TAE 施行後，一般状態も回復し，30 日後に軽快退院した．

症例 2 34 歳，女性．腎生検後の AVF

20 歳のとき慢性腎炎で腎生検を受け，大量の血尿があった．その後腎炎は進行し，33 歳のときより透析を開始し，今回は生体腎移植の目的で腎の精査を受けた．超音波で右腎に腫瘤を認め，CT で血管性病変が疑われた．明らかな血尿，心不全などは認めなかった．IVDSA では，右腎動脈の拡張と動脈瘤様の異常血管の拡張，早期の腎静脈の描出を認める．超選択的な瘻孔部の造影ではさらに明瞭に描出されている（図1.12 a, b）．瘻孔が非常に大きかったので，小さなコイルによる塞栓は静脈側へコイルが逸脱する危険性もあると考えられたため，はじめに 8 mm のコイルを 3 個用いて塞栓を行った．しかし，内腔は依然として開通していたため，そのコイルの内腔を埋めるような形で 5 mm のコイルを 4 個用い，さらにその内腔を埋めるような形で 5 mm のコイルを 4 個用い，さらにその内腔を埋めるような形で順次 3 mm のコイル 4 個で塞栓した（図1.12 c）．塞栓療法に伴う発熱，疼痛などはまったく認めなかった．1 カ月後の IVDSA でも塞栓は完全である（図1.12 d）．

症例 3 35 歳，女性．腎 AVM（無水エタノール使用例）

生来健康であったが，突然肉眼的血尿をきたし，血塊を排出し，排尿困難を生じて来院した．外傷，腎生検の既往はない．入院時，肉眼的血尿と右側腹部痛を認めている．膀胱鏡にて，右側上部尿路よりの出血が確認された．選択的腎動脈造影では，動脈相にて右腎下極に集簇する拡張した異常な血管群と，腎静脈の早期描出を認め（図1.13 a），腎 AVM

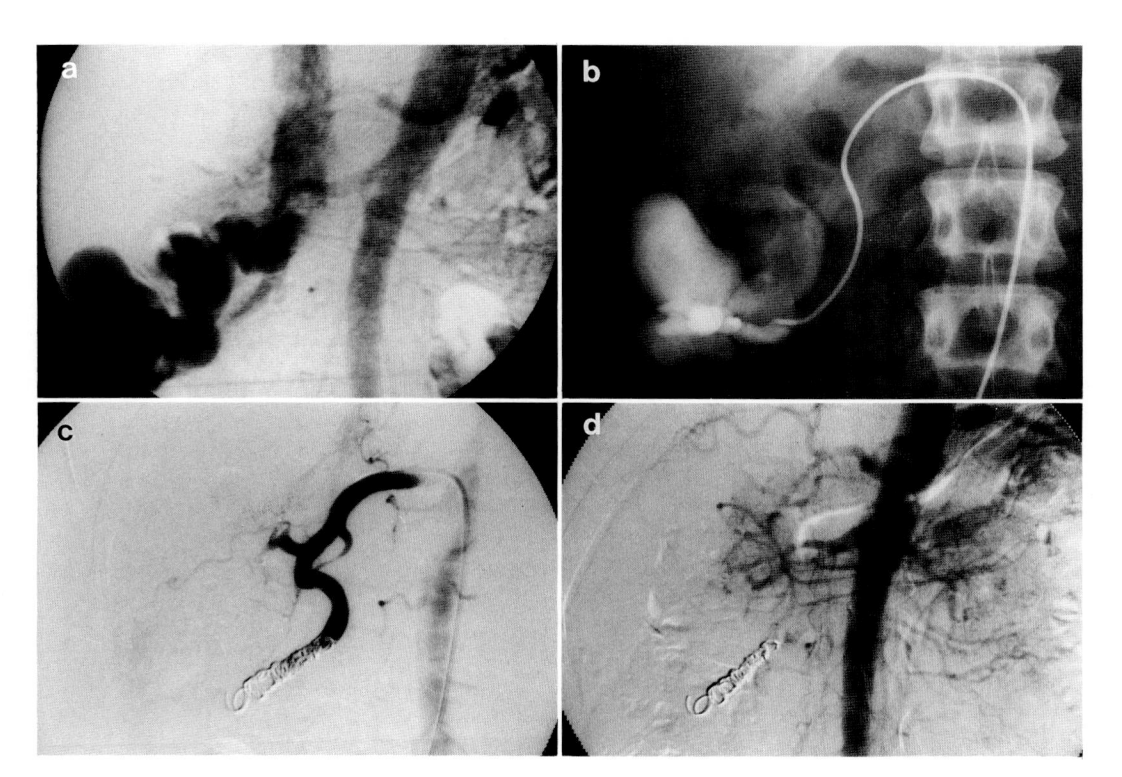

図 1.12 34 歳，女性．腎生検後の AVF（症例 2）
 a）塞栓前 IVDSA
 b）超選択的血管造影
 c）塞栓後 IADSA
 d）フォローアップ IVDSA

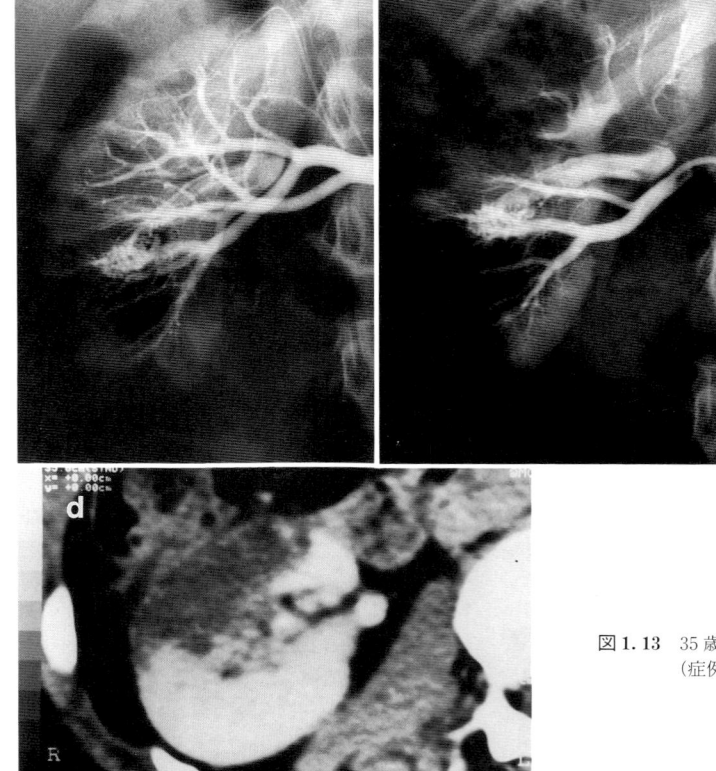

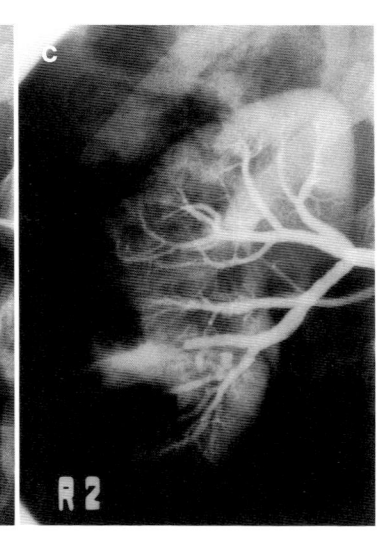

図 1.13 35歳,女性.腎 AVM;無水エタノール使用例(症例3)
a) 塞栓前血管造影
b) 超選択的血管造影
c) 塞栓後血管造影
d) 塞栓後 CT

と診断した.病巣に向かう腎動脈腹側枝の分枝は径が拡張しており,腎 AVM の主たる栄養血管となっている.TAE に際しては,カテーテルを主たる栄養血管である腹側枝の末梢分枝内に超選択的に挿入し(図1.13b),無水エタノールを用いて TAE を施行した.TAE 後の造影では AVM は完全に消失している(図1.13c).TAE 施行後,肉眼的血尿は消失し,5日後以降は顕微鏡的にもまったく血尿は消失した.患者は TAE 直後に軽度の右側腹部,発熱をきたしたが,間もなく消失した.術後1週間後の CT では腹側の腎実質が梗塞を起こしている(図1.13d).その後血尿の再発を認めず,血圧も正常である.

症例4 48歳,男性.腎 AVM(マイクロカテーテルによる無水エタノール使用例)

肉眼的血尿が反復するため精査.外傷,腎生検の既往はない.入院時,肉眼的血尿を認めている.膀胱鏡にて,右側上部尿路よりの出血が確認された.選択的腎動脈造影では,動脈相にて右腎中極に集簇する拡張した異常な血管群を認め(図1.14a),腎 AVM と診断した.栄養血管の詳細は不明であるため,Tracker 18 カテーテルを腎動脈の分枝に挿入した.病変には腎動脈腹側枝が数本関与しており,数珠状に蛇行した異常血管を認める(図1.14b,c).栄養血管に無水エタノールを用いて TAE を施行した.TAE 後の造影では AVM は完全に消失し,肉眼的血尿も消失した.

症例5 18歳,女性.腎 AVM(cyanoacrylate 使用例)

突然の肉眼的血尿と血塊による尿閉をきたして来院した.選択的左腎動脈造影(図1.5a)を施行すると,腎中央に限局し集簇する異常な血管群を認め(図1.15a),腎 AVM と診断した.病巣には,腹側および背側枝の分枝が関与し栄養血管となっていたため,それぞれの分枝に選択的に 5 Fr カテーテルを同分枝に挿入し,そのカテーテルを通じて 3 Fr の Tracker カテーテルを進めた.nidus を確認した後

1. 腎臓

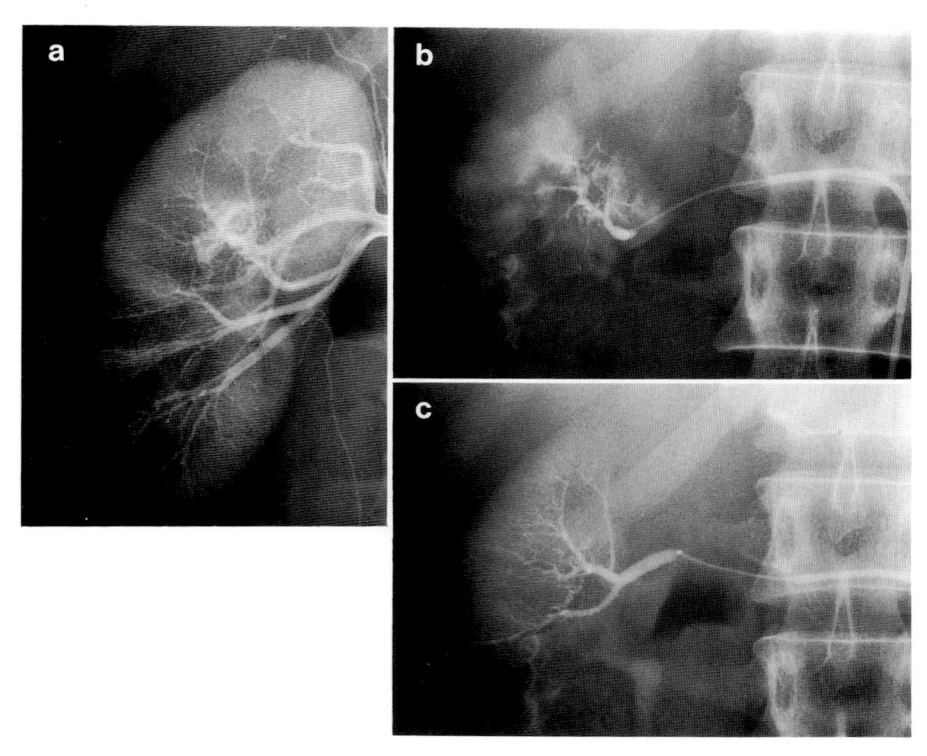

図1.14 48歳，男性．腎AVM：無水エタノール使用例
（症例4）
a）塞栓前血管造影
b）超選択的血管造影
c）超選択的血管造影

（矢頭．図1.15b），3本の血管にcyanoacrylate 0.1 mlを3Frカテーテルより注入した．TAE後の造影（図1.15c）では，同分枝末梢が塞栓されていた．栄養血管となっていた他の2分枝も同様の手技を用い塞栓した．術後血尿は消失し，再出血は認めていない．

症例6 49歳，女性．先天性腎AVF

1990年3月超音波による健康診断で偶然右腎に腫瘤を指摘された．CTで血管性病変が疑われた（図1.16a, b）．明らかな血尿，腎，心不全などは認めなかった．大動脈造影では著明な右腎動脈の拡張と動脈瘤様の拡張，瘻孔，早期の腎静脈の描出を認める．超選択的な瘻孔部の造影ではさらに明瞭に描出されている（図1.16c, d）．同部を5mmの金属コイル3個で塞栓した．術後の造影ではわずかに腎実質の梗塞を認めるのみである（図1.16）．塞栓療法施行当日に軽度の発熱を認めたのみであった．1年後の血管造影，CTでも再発は認められず，梗塞巣も吸収されている（図1.16f）．

f．合併症と対策

塞栓術後の合併症として腎実質の梗塞に伴う一過性の疼痛，嘔気，嘔吐，発熱などのpostemblolization syndromeは避けられない．これらはTAEによる腎梗塞の程度と相関があるといわれ，超選択的手法を用い，健常部腎組織に対する傷害を小範囲に止めた症例では，これらの症状は軽度であり，AVFを選択的に塞栓した場合などほとんど認めないこともある．しかし，疼痛がきわめて強度な例では反射性の無尿を起こすことがある．

腎AVFのTAEに際して，AVFが大きい場合は塞栓物質がこれを通過してしまい，静脈側に流れ込み肺塞栓を生じる危険性がある．これを防ぐには，TAE前の血管造影にてAVFの大きさを注意深く検討し，適切な塞栓物質を選択することが重要である．また塞栓物質のoverflowにより健常腎の塞栓や

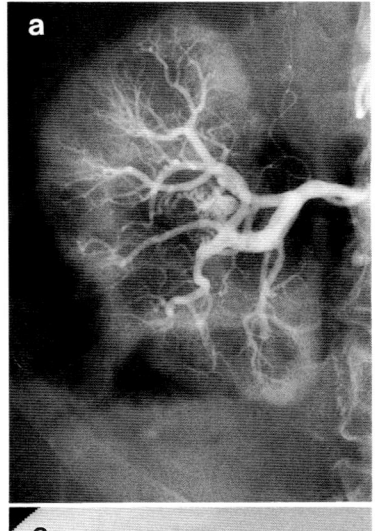

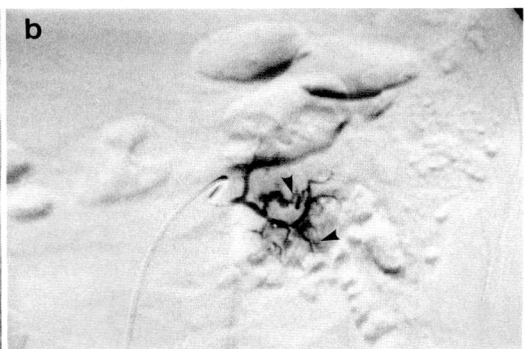

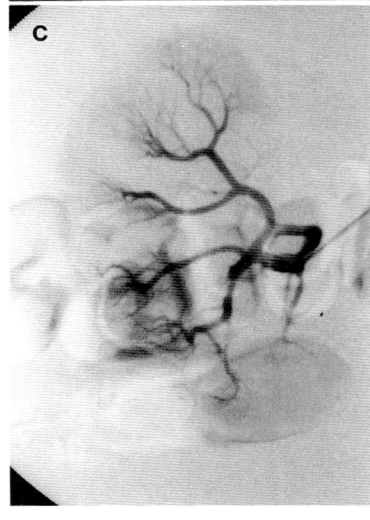

図 1.15 18歳，女性．腎 AVM；cyanoacrylate 使用例
（症例 5）
　　a）塞栓前血管造影
　　b）超選択的 IADSA
　　c）塞栓後 IADSA

下肢塞栓をきたすことがある．これらの合併症は透視下の慎重な注入やバルーンカテーテルの使用により避けられる．

　腎動脈の TAE，とくに良性疾患に対する TAE が行われ始めたころ，TAE により惹起される梗塞による二次性高血圧の発生が危惧されたが，現在のところそのような例はきわめてまれであり[22]，われわれも経験したことがない．また造影剤による腎機能低下，腎不全の発生にも留意し，造影剤の量はできるだけ少なくすることが大切である．

　一方，腎 AVM では最適な塞栓物質はまだない．nidus を十分に塞栓し，正常組織の梗塞を最小限にとどめることが可能となれば，本法は腎 AVM の根治術となりうるであろう．今後の塞栓物質の開発，カテーテルの改良が期待される．

　腎損傷，腎 AVM による腎出血に対する動脈塞栓療法の適応，手技，塞栓物質の選択，副作用について，これまでの報告ならびに自験例をもとに記載した．動脈塞栓療法は侵襲が少なく短時間で施行可能であり，止血効果にすぐれている．対象の多くが良性疾患であり，病変部を選択的に塞栓し，健常部をできるだけ温存することが重要である．また，病変のタイプによって塞栓物質の選択も重要な鍵となる．

　腎出血に対する TAE は，従来の外科的治療に代わる治療法として今日ほぼ確立された方法であろう．今後の課題は他の領域と同様，本症に適した塞

1. 腎　　臓

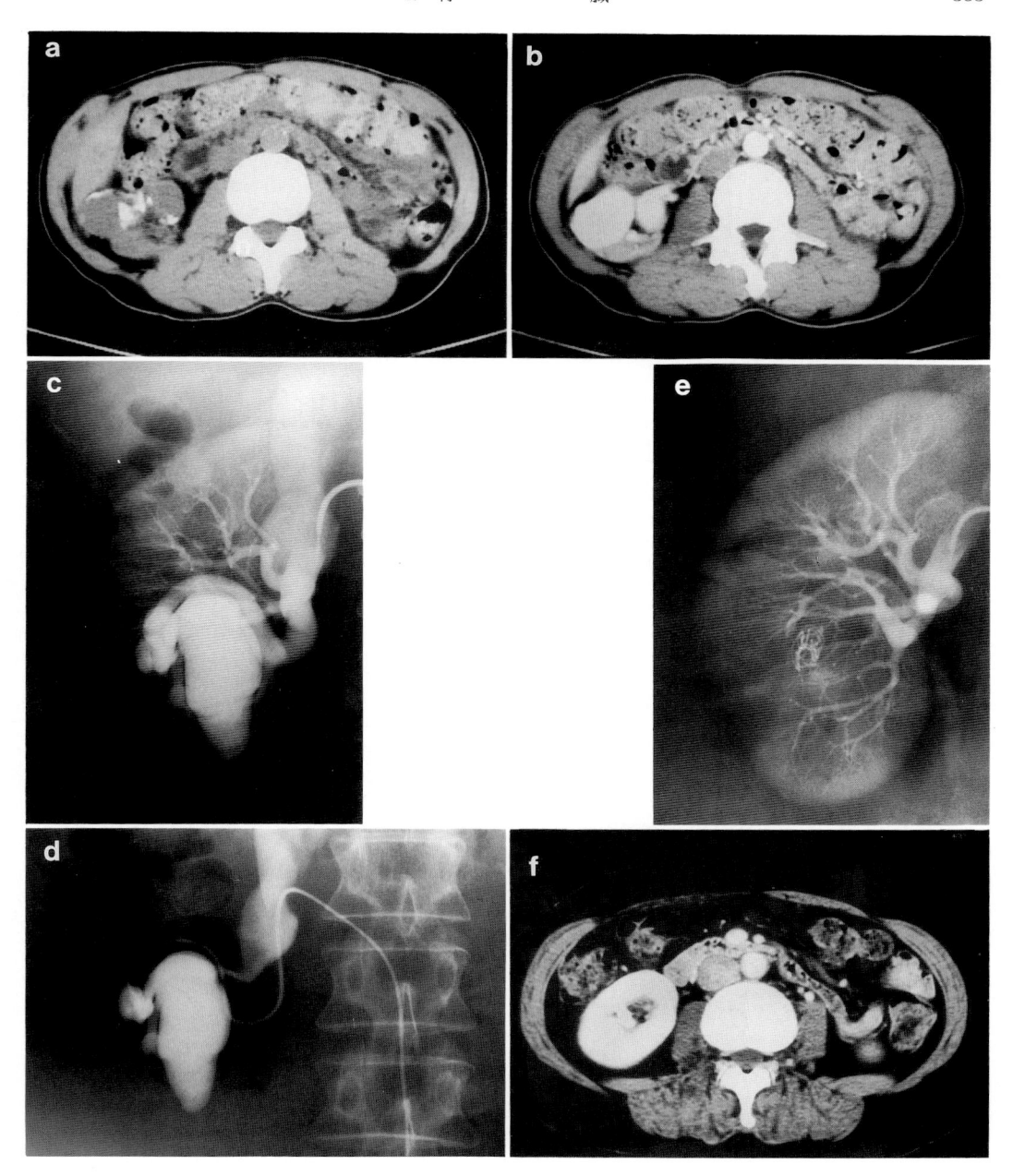

図1.16　49歳，女性．先天性腎AVF（症例6）
a) 塞栓前単純CT
b) 塞栓後造影CT
c) 塞栓前血管造影
d) 超選択的血管造影
e) 塞栓後血管造影
f) 塞栓後造影CT

栓物質と容易に行える超選択的塞栓手技の開発である．外傷については救急の態勢が重要であり，interventional radiologist に時期を失することなく委ねられれば多くの患者が救命可能であろう．

〔山下康行・高橋睦正・永田凱彦〕

文 献

1) Chuang VP, Reuter SR, Walter J, Foley WD, Bookstein JJ. Control of renal hemorrhage by selective arterial embolization. *AJR* 1975; **25**: 300-306.
2) 小林 剛，笛永 紳，内田豊昭，飯高喜久雄．人工塞栓術の臨床応用尿路系大量出血への応用．臨床放射線 1981; **26**: 67-74.
3) 栗林幸夫，大滝 誠，岩田美郎．経カテーテル動，静脈塞栓術と動注療法，2．腎出血．In：平松京一，打田日出夫編，Interventional Radiology—放射線診断技術の治療的応用．東京：金原出版, 1987; 240-256.
4) Richman SD, Green WM, Kroll R, et al. Superselective transcatheter embolization of traumatic renal hemorrhage. *AJR* 1977; **128**: 843-844.
5) Kaufman SL, Freeman C, Busky SM, et al. Management of postoperative renal hemorrhage by transcatheter embolization. *J Urol* 1976; **115**: 203-205.
6) Bookstein JJ, Goldstein HM. Successful management of postbiopsy arteriovenous fistula with selective arteria embolization. *Radiology* 1973; **109**: 535-536.
7) Silber SJ, Clark RE. Treatment of massive hemorrhage after renal biopsy with angiographic injection of clot. *N Eng J Med* 1975; **292**: 1387-1388.
8) Federle MP. Evaluation of renal trauma. In: Pollack HM, ed. Clinical Urography. vol 2, WB Saunders, 1990; 1472-1494.
9) Ralls PW, Barakos JA, Kaptein EM, et al. Renal biopsy-related hemorrhage. *JCAT* 1987; **11**: 1031.
10) Wallace S, Gianturco C, Anderson JH, et al. Therapeutic vascular occlusion utilizing steel coil technique: clinical applications. *AJR* 1976; **127**: 381-387.
11) Crummy AB, Atkinson RJ, Caruthers SB. Congenital renal arteriovenous fistulas. *J Urol* 1985; **93**: 24-26.
12) 高羽 津，園田孝男，内田日出夫，他．Vascular Malformation による先天性腎動静脈瘻の3例．日泌尿会誌 1972; **63**: 539-554.
13) 内野 晃，田中 誠，吉田道夫．腎動脈本幹からの腎動静脈奇形の保存的塞栓術—Ivalon 小片を用いた rapid delivery system の有用性について．臨床放射線 1983; **28**: 415-417.
14) Ekelund L, Gothlin J, Lindholm T, et al. Arteriovenous fistulas following renal biopsy with hypertension and hemodynamic changes. *J Urol* 1972; **108**: 373-376.
15) Rinz GK, Atallah NK, Bride GL. Renal arteriovenous fistula treated by catheter embolization. *BJR* 1973; **46**: 222-224.
16) 成松芳明，古寺研一，奥野哲治，他．エピネフリンを併用した腎動脈塞栓術—大量腎出血を中心に．臨床放射線 1984; **29**: 1521.
17) 山下康行，山本宏昭，原田幹彦，他．大きな腎動静脈瘻の動脈塞栓療法—2例の経験．臨床放射線 1992; **37**: 1067-1070.
18) 窪田一男，吉田宏二．Transcatheter embolization により治癒せる腎結石術後の腎動静脈瘻の1例．臨床放射線 1982; **36**: 451-455.
19) 山根明文，濟 昭道，天野宏明．先天性腎動静脈瘻に対する Transcatheter Embolization の1例．島根医学 1987; **7**: 948-950.
20) Kerber CW. Cyanoacrylate occlusion of a renal arteriovenous fistula. *AJR* 1977; **128**: 663.
21) Marshall FF, White RI, Kaufman SL, et al. Treatment of traumatic renal arteriovenous fistulas by detachable silicone balloon embolization. *J Urol* 1979; **122**: 237-239.
22) Corr P, Hacking G. Embolization in traumatic intrarenal vascular injuries. *Clin Radiol* 1991; **43**: 262-264.

1.3 経皮的腎瘻術

超音波ガイド下経皮的腎瘻術

水腎症に対する経皮的腎瘻術は1955年にGoodwinら[1]によって初めて報告されたが，X線透視下の穿刺であったため対象が高度な水腎症に限られ，出血や周囲臓器損傷の危険性があり，普及しなかった．その後，排泄性尿路造影を併用してX線透視下に経皮的腎瘻術が行われるようになったが，この方法でも腎機能低下のため尿路系が造影されない場合，腎出血や他臓器穿刺などの危険性を伴っていた．1974年Pedersen[2]がエコーガイド下（Aモードのモニター下）にカテーテルを腎盂内に挿入する方法を報告したが，さらにリアルタイムでのBモード画像観察下での穿刺用プローブが開発されてから，いっそう安全かつ確実に行えるようになり，いまや超音波を用いた経皮的腎瘻術は確立された手技になっている[3]．

a. 原　　理

腎瘻術とは閉塞性尿路疾患により水腎症になり腎機能が低下している場合，腎盂から尿管，膀胱，尿道へと至る尿の生理的な流れを変更し，腎実質を通して腎盂内にカテーテルを挿入し尿を病変部より上部で体外へ誘導する方法で，待機手術のための一時的な腎機能温存，または瘻孔を通して砕石用内視鏡を腎盂内に挿入し，結石摘出その他の腎内操作を行うことを目的に一時的に造設する尿路変更術（urinary diversion）と病変部の治癒が期待できない場合に行う永久的尿路変更術とがある．従来は手術的または逆行性に造設されてきたが，最近では超音波ガイド下経皮的穿刺術，それに引き続く拡張法により造設される経皮的腎瘻術が一般に行われるようになった．いずれも腎機能の保持，改善を目的に行われるが，尿路変更術が長期にわたれば腎盂腎炎や結石形成などによる腎機能障害が高率に発生するほか，カテーテル留置や集尿袋装着など社会生活上の問題も多く，現時点では理想的な永久的尿路変更術はない．

b. 適　　応

種々の原因によって起こる尿路の通過障害で水腎症となる場合，患者は一般にhigh riskの状態であることが多く，麻酔や手術の侵襲に耐えられないこともあり，手術的腎瘻術の適応でない症例が少なくない．局所麻酔で行える超音波ガイド下経皮的腎瘻術は，high riskの患者にも比較的安全かつ容易に施行することができる．軽度の水腎症や小児の水腎症に対しても，超音波ガイド下で行えば，正確な穿刺が可能で，従来の盲目的穿刺法に比べて安全である[4]．

ほとんどの閉塞性尿路疾患およびそれに伴う膿腎症が経皮的腎瘻術の適応となり，従来から手術的尿路変更の適応になっていたものが含まれる．骨盤腔内悪性腫瘍による両側性尿管閉塞に起因する尿毒症にはもっとも効果が期待でき，腎瘻術直後から尿量の増加，BUNとクレアチニン値の下降がみられ，全身状態の著明な改善が得られる．急性腎不全による精神症状，電解質異常（高K血症），肺水腫も緊急に経皮的腎瘻術を行うことにより，それらの改善が期待できる[5]．閉塞腎の重篤な感染症のあるときなど緊急に経皮的腎瘻術を行って危機を脱することができる．また，根治的治療を行うまでの時間を稼ぐために行う場合もある．経皮的腎瘻術の施行目的としては手術的尿路変更に代わるものがほとんどであるが，最近では経皮的尿管内瘻術，尿管拡張術，結石溶解術，結石摘出術などの前段階として行われることが多くなった[6]．

c. 実施手技

基本的なカテーテル留置法としては，Seldinger法，Trocar法，needle-catheter法などがあるが，Seldinger法が一般的で，応用範囲も広く，血管造影のテクニックに習熟した放射線科医が抵抗なくアプローチできるSeldinger法を中心に述べる．

（1）前処置

検査前は禁食とし，前投薬としては患者の不安を取り除き，かつ十分な協力が得られる程度の軽い鎮痛・鎮静剤を投与する．

（2）穿刺

患者を腹臥位とし，穿刺部位は後腋窩線上で超音波にて拡張した腎盂を確認できる部位を選ぶ．後に行われる結石摘出術の際は，結石の位置と腎瘻の位

置を考慮してガイドワイヤーやカテーテルが腎盂から尿管へ挿入しやすいような穿刺部位および角度を決定することが望ましい[7]．

穿刺は，被検者を腹臥位として，斜め後方（posterolateral approach）からした方が，ガイドワイヤーやカテーテル操作がしやすく，患者が背臥位で臥床できるという点からも望ましい．腹膜を穿刺すると腹膜炎を起こすので，腹側からアプローチしてはならない．局所麻酔した後，超音波ガイド下に拡張した腎杯を長さ15～20 cmの19 Gの超音波対応針で穿刺する（図1.17）．

腎柱には腎動脈枝が走行しており，腎柱の穿刺は出血をきたしやすいので控えるべきである[7]（図1.18）．また，腎杯を穿刺すると乳頭を破壊してしまうので，腎柱に近い乳頭のそば（calyceal-infundibular junction）を狙って穿刺するのがよい[7]（図1.19）．穿刺後のガイドワイヤーの挿入の際にはフレキシブルなエラスター針の方が扱いやすい面もあるが，穿刺中に針が曲がって超音波の断層面からはずれ，穿刺に失敗することもあるので，われわれは金属針（超音波対応針）を好んで使用している．穿刺に際しては，あらかじめ目的とする腎杯までの距離を超音波上で測定し，穿刺方向が決定されたら，

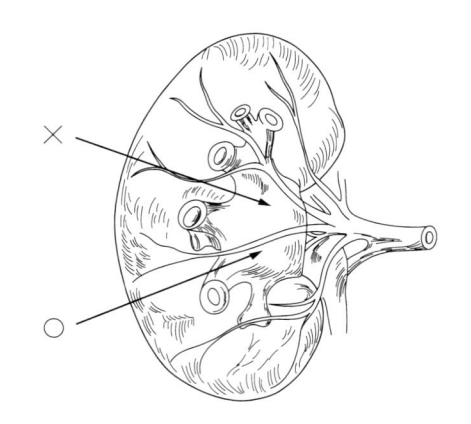

図1.18 腎動脈枝の走行と穿刺方向（文献7より改変）
腎柱には腎動脈枝が走行しており，腎柱の穿刺は出血をきたしやすいので控えるべきである．

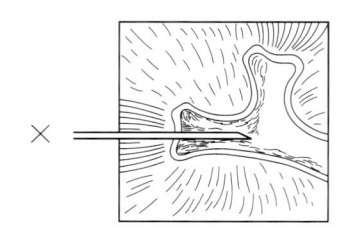

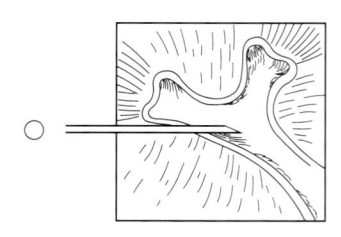

図1.19 腎杯と腎柱，および穿刺方向
腎杯を穿刺すると乳頭を破壊してしまうので，腎柱に近い乳頭のそば（calyceal-infundibular junction）を狙って穿刺するのがよい．

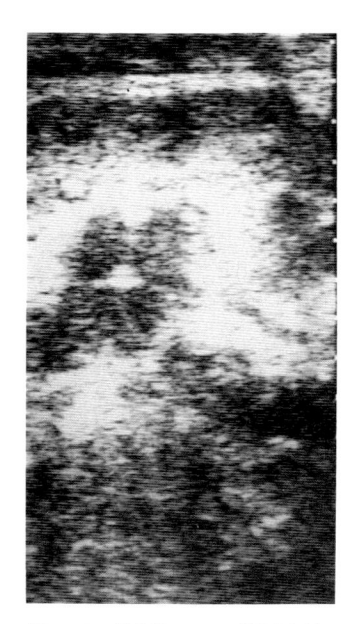

図1.17 超音波ガイド下腎盂穿刺
超音波対応針で拡張した腎盂を穿刺したところ．穿刺針の先端が高エコーとして明瞭に認められる．

患者に呼吸を停止させ，目的部位まで一気に穿刺した方がよい．腎杯壁を突き破ると，穿刺針に抵抗のなくなるのを感じることが多い．針先を腎盂内に到達させ内筒を抜去すると，尿が溢れ出てくる．正しく腎盂が穿刺されていれば，尿の逆流はスムーズである．ここで必ず少量の造影剤を注入し，腎盂全体の形態をX線透視下で観察する．ガイドワイヤー挿入時に抵抗のある場合は，ガイドワイヤーが腎盂外に出たり，腎盂粘膜下に挿入されたりしていることがあるので，注意を要する．

(3) カテーテル挿入

正しく腎盂の内腔が造影されたら，次にJ型ガイドワイヤー（0.035 inch，できれば0.038 inch）を腎盂内に挿入し，留置したまま穿刺針の外筒を抜き，イントロデューサーを挿入する．ダイレーターで瘻孔を拡張してからピッグテイルカテーテルに交換する方法もあるが，ピッグテイルカテーテル先端を先細りにしておかないと挿入しにくいことがある．皮膚から腎盂壁まではかなりの距離があるが，イントロデューサーの方が腰が強く，一気に経路を拡張でき，カテーテル挿入がより確実に行える．この際，イントロデューサーのシースの先端が腎盂内に到達していない可能性もあるので，ガイドワイヤーとシースを残してダイレーターだけを抜去し，ガイドワイヤーを軸にピッグテイルカテーテルを挿入することが大切である．留置用カテーテルとしては，血管造影用のBecton-Dickinsonカテーテル（7734）を用いていたが，最近では市販のポリウレタン製のnephrostomy setを用いている．また，先端部に縦に切れ込みの入ったMalecotカテーテルやバルーンカテーテルを一期的に留置することも可能である（図1.20 a，b，c）．イントロデューサーを使わない場合，ダイレーターの出し入れを何回も行うと腎実質や腎盂粘膜を傷つけ，血尿の原因となる．血尿は一過性で，通常は1〜2日で消失し，とくに治療の必要はない．

(4) カテーテル固定にあたって

最終的に造影剤を注入し，かつスムーズに吸引できることを確認してからカテーテルの固定を行う．注入はできても吸引不良の場合には，カテーテル内に凝血塊が一時的に詰まっている状態や粘膜下穿刺の可能性が考えられる．とくに腎盂・腎杯の辺縁部に造影剤が濃く溜ったようにみえる場合には粘膜下穿刺が考えられ，再穿刺が必要である．

(5) カテーテル留置後の処置

穿刺により腎盂内出血や後腹膜への大量出血などが起こりうるため，最後にもう一度超音波で腎周囲の液体貯留の有無を観察し，施行後数時間はベッド上安静とし，血圧など全身状態のチェックを行う．腎盂内に凝血塊が形成された場合は，カテーテルからウロキナーゼを注入するとよい．

(6) 長期留置の場合

ポリエチレン製のピッグテイルカテーテルの留置

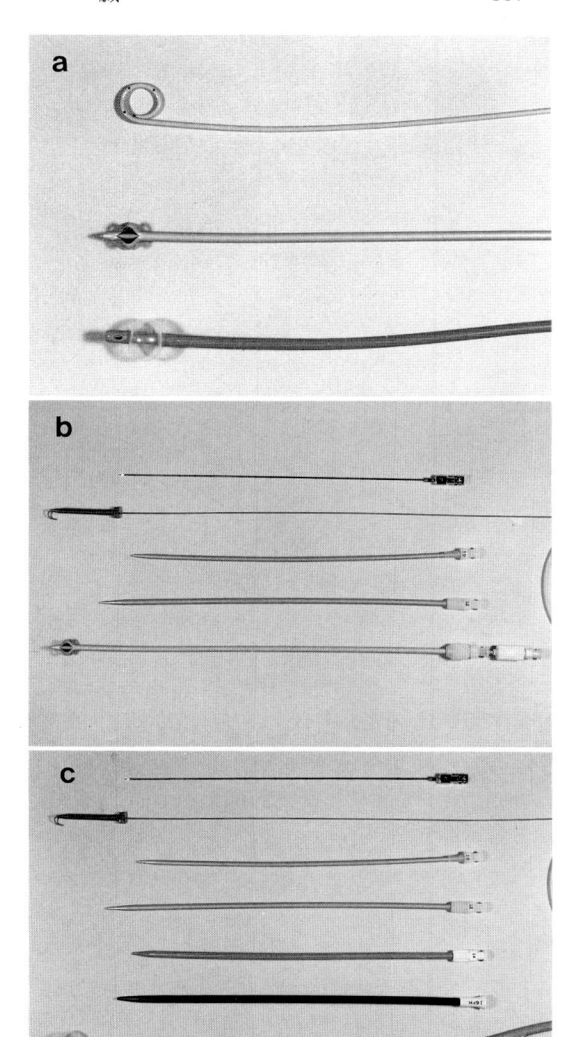

図1.20 経皮的腎瘻術の器具
a) カテーテルの種類：①ピッグテイルカテーテル，②Malecotカテーテル，③シリコンバルーンカテーテル
b) Malecotカテーテルを挿入するための器具：①超音波対応針，②ガイドワイヤー，③10 Frダイレーター，④12 Frダイレーター，⑤14 Frシリコンバルーンカテーテル
c) バルーンカテーテルを挿入するための器具：①超音波対応針，②ガイドワイヤー，③10 Frダイレーター，④12 Frダイレーター，⑤14 Frダイレーター，⑥16 Frダイレーター，⑦14 Frシリコンバルーンカテーテル

期間は，通常1カ月程度が限度である．それ以上の長期間あるいは半永久的に腎瘻を必要とする場合には，2〜3週間後に線維性の瘻孔が形成された時点

で，0.045 から 0.052 inch のガイドワイヤーを用いて 14 Fr のショートチップバルーンカテーテルに交換するのが望ましい．シリコン製バルーンカテーテルはやわらかいため挿入時の抵抗がやや大きいので，ダイレーターの径はカテーテルよりも 1〜2 Fr 太いものを使用する必要がある（図 1.20 c）．イントロデューサーを用いるとバルーンカテーテルの挿入は簡単であるが，イントロデューサーの径は 2〜4 Fr 太いものを使用せざるをえない．カテーテルをはじめから一期的に挿入することも可能であるが，腎盂内出血を起こす頻度が高いので，原則として二期的にバルーンカテーテルと交換するのがよい．14 Fr 以上のバルーンカテーテルを挿入しておけば，瘻孔ができた時点で，外来で定期的に新しいカテーテルや漸次太いカテーテルと交換することもできる．また，長期の腎瘻カテーテル留置中カテーテルの逸脱が起こった場合でも，多くはほぼ線維性の瘻孔が形成されており，抜去直後であれば瘻孔からの再挿入は容易である．

d. 治療成績

諸家の報告による成功率も 90% 以上であり[7,8]，水腎症の程度が軽い場合にはやや低下するものの，超音波ガイド下穿刺では高い成功率が得られている．

自験例では 1982〜1991 年までの 10 年間に，67 例の超音波ガイド下腎瘻術を行い，初回穿刺時ドレナージに成功したものは 64 例で，その初期成功率は 95% であった．不成功の原因は穿刺失敗であったが，後日 3 例とも再穿刺によりドレナージが可能であった．成人 49 例（16〜80 歳，平均 45 歳），小児 18 例（生後 3 日〜6 歳，平均 4 カ月），また男性 38 例，女性 29 例であった．右腎 28 例，左腎 23 例，両腎 16 例にドレナージが行われた．成人例では悪性腫瘍が大多数を占めていたが，小児では 18 例中 15 例は腎盂・尿管移行部狭窄であった（図 1.21）．

65 例の水腎症に対しては一時的または永久的尿路変更として，2 例の膿腎症に対しては緊急ドレナージとして経皮的腎瘻術が行われ，いずれも尿量の増加と全身状態の改善が得られた．

腎不全合併例は 30 例（急性 16 例，慢性 14 例）で BUN 値，血清クレアチニン値は 3 例は除き改善または正常化した．肺水腫をきたした 1 例で，また精神症状をきたした 2 例で，高 K 血症を呈した 7 例中 5 例で，経皮的腎瘻術によりいずれも改善が得られた．

e. 合併症と対策

Major complication の頻度は 5〜6%，また一方 minor complication の頻度は 10〜16% とされる[7,8]．もっとも重要な合併症は出血であるが，一過性の肉眼的血尿は 70%，顕微鏡的血尿は 100% に起こるとされる[8]．通常は保存的治療で 1〜2 日で消失するが，輸血や経腎動脈塞栓術，さらには手術の必

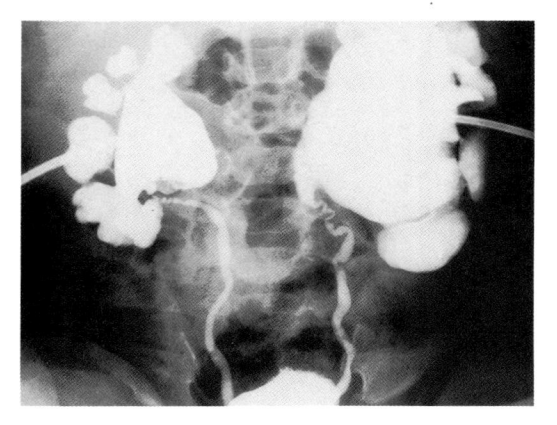

図 1.21 先天性腎盂・尿管移行部狭窄に対する経皮的腎瘻術（4 カ月，男児）
両側性の腎盂尿管移行部に高度の狭窄と高度の水腎症がみられる．

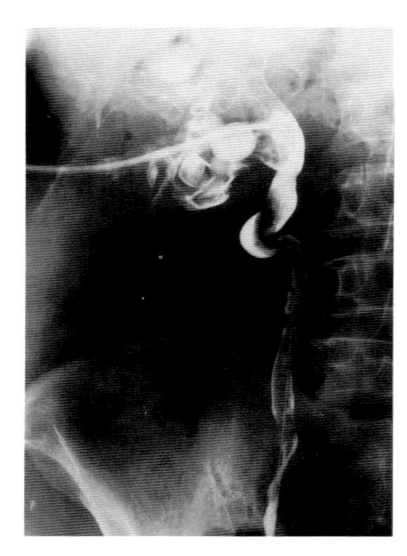

図 1.22 誤った穿刺による腎盂・尿管内凝血塊形成

要な場合も起こりうるため，術後には超音波による腎周囲の血腫の有無や定期的な血圧のチェックを行うべきである．また，腎盂・腎杯内に生じた凝血塊（図1.22）によってカテーテルが閉塞することがあるが，この場合は生理的食塩水でカテーテルを洗浄し，さらに径の太いカテーテルに交換するとよい．膿腎症では合併症の頻度が高く，敗血症によるショックがありうるが，その原因としては腎盂内圧の上昇による感染尿の逆流が考えられる．したがって，ドレナージ直後は造影しないか，ごく少量の造影剤を注入するにとどめるべきである．穿刺時の造影で腎盂・腎杯の壁を傷つけることによりurinomaを形成することがあるが，以後のドレナージが良好であれば問題ない．

自験例では合併症として肉眼的血尿が67例中22例で認められたが，その多くは一過性で数日中に消失した．顕微鏡的血尿はほぼ全例にみられた．拡張器で瘻孔を拡張させる間に腎盂内出血をきたしたものが15例あったが，ウロキナーゼを腎盂内に注入して溶解した．腎盂穿刺時やカテーテル挿入中の造影剤の漏出（図1.23）は保存的治療で吸収された．カテーテルの閉塞に対してはカテーテルの交換を，自然逸脱の場合は腎瘻孔を利用して再挿入が可能であった．

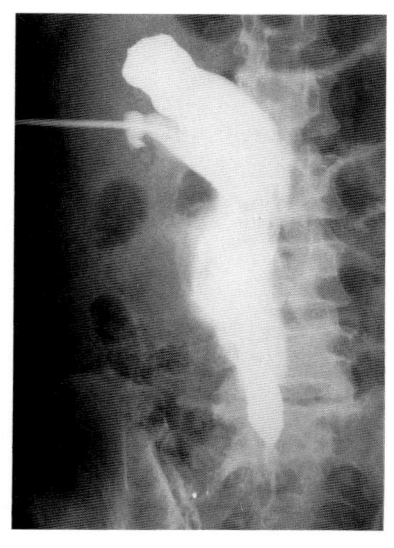

図1.23 誤った穿刺による造影剤の腎盂・尿管周囲への漏出

経皮的腎瘻術の応用

経皮的に腎盂・腎杯内にカテーテルを留置するテクニックを用いて，さらに内瘻化や狭窄部の拡張，尿管瘻の閉塞，薬物の注入，結石除去術などへの応用が可能である．

a. 経皮的尿管内瘻術
（1）適　　応

尿管内瘻術（percutaneous ureteral endoprosthesis）とは，内瘻カテーテルを用いて腎盂内の尿を膀胱内にドレナージするもので，長期間のドレナージを必要とする場合，とくに切除不能な骨盤腔内悪性腫瘍による尿管狭窄や尿管回腸導管術後の吻合部狭窄が最大の適応となる．また尿管瘻における尿路確保にも用いられる．ただし，上部尿路に感染がある場合は禁忌となる．通常は膀胱鏡下に逆行性にカテーテルを挿入する方法がなされるが，尿管の狭窄や屈曲が強く不可能な場合には，経皮的（順行性）尿管内瘻術の適応となる．尿管内瘻術により患者は体外に出たドレナージカテーテルから解放され，患者の日常生活のうえで大きな利点がある．

（2）方　　法

膀胱鏡下に逆行性にカテーテルを腎盂まで送り，尿を膀胱内へとドレナージするretrograde stentと経皮的な腎瘻を利用して腎盂から膀胱との間にカテーテルを留置するantegrade stentとがある．前者は泌尿器科領域でかなり以前から行われているものであるが，最近では経皮的腎瘻術のテクニックを応用したantegrade stentが応用範囲が広く，有用と思われる．

Antegrade stentの尿管内瘻術には，external stent[9]とinternal stent[10]の二つがある．前者は先端を膀胱内に留置するが，一方は体外に出しておく（図1.24）．後者のinternal stentでは両端がピッグテイル型のループとなっており，double J stentとかdouble pigtail stent[10]とも呼ばれ，それぞれ両端を腎盂内と膀胱内に留置することによって完全内瘻化が可能である（図1.25）．完全内瘻化の場合には，膀胱刺激性の少ないシリコン製double pigtail stentを使用する．その際留置前に膀胱へのドレナージが良好に行われていることを確認するまでは，外瘻カテーテルはしばらく留置しておく必要がある．

カテーテルの長さや，側口の位置は，瘻孔造影や kinked guidewire technique[11] により決定する．internal stent の長期留置では，閉塞する場合があり，その際カテーテルの交換や取り外しは膀胱鏡下に行う必要がある．しかし閉塞したステントを腎瘻孔を介してループスネアで除去する方法もある[12]．良性疾患症例での一時的内瘻化には，閉塞した場合に新しいカテーテルと交換できるように，external stent が多く用いられる．

b. 経皮的尿管拡張術

内瘻術の前段階として行われることが多いが，良性の尿管狭窄が良い適応となる．先天性腎盂・尿管移行部狭窄による水腎症の治療には外科的腎盂形成術があるが，新生児や乳幼児では侵襲が大きいため，まず経皮的腎瘻術を行い，腎機能の改善を待って二期的に腎盂形成術を行うのが一般的である．しかし，腎瘻カテーテルの留置が長期化する場合が多いので，腎盂・尿管移行部狭窄部をガイドワイヤーが通るような例では，血管拡張用の Grüntzig のバルーンカテーテルを用いて尿管拡張術を試みてもよ

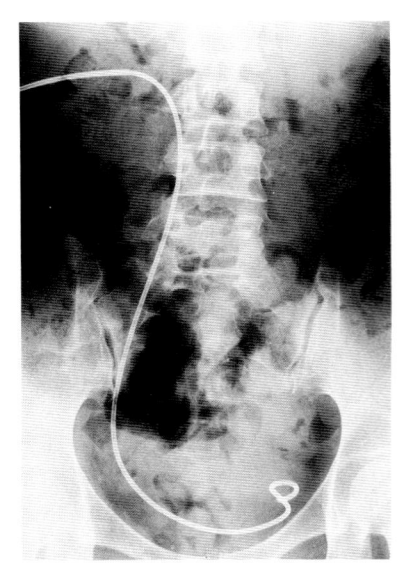

図1.24 Antegrade stent による尿管内瘻化（25歳，女性）
右下部尿管の術後狭窄部にピッグテイルカテーテル (internal stent) を挿入し，尿管の内瘻化が得られた．また外瘻化にもなっているため，一定期間後には抜去可能である．

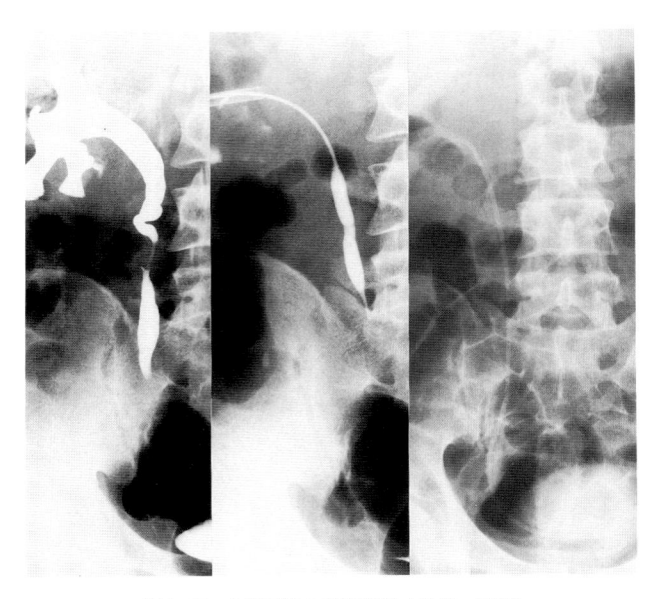

図1.25 上部尿管の術後狭窄（44歳，男性）
a) 経皮的腎瘻造影：右上部尿管に高度の狭窄が認められる．
b) Grüntzig のバルーンカテーテル尿管拡張術：尿管狭窄部が Grüntzig のバルーンカテーテルで拡張しているところである．
c) Double J stent による尿管完全内瘻化：尿管拡張後，double J stent を挿入し，尿管の内瘻化が得られた．

1. 腎臓

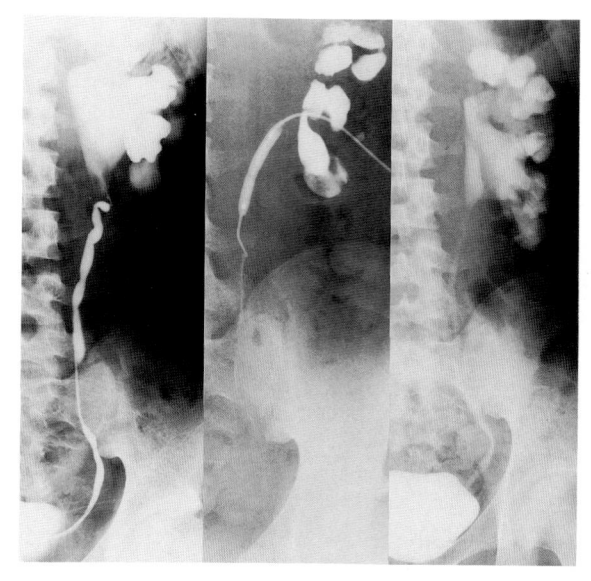

図 1.26 先天性腎盂尿管移行部狭窄（16 歳，男性）
a) 逆行性尿路造影：左腎盂・尿管移行部に高度の狭窄が認められる．
b) Grüntzig のバルーンカテーテルによる経皮的尿管拡張術：尿管狭窄部を Grüntzig のバルーンカテーテルで拡張しているところである．
c) 尿管拡張術後の排泄性尿路造影：尿管の十分な拡張効果が得られ，尿管，膀胱への排泄も良好となっている．

いと思われる．自験例では，新生児腎盂・尿管移行部狭窄 6 例中 1 例に Grüntzig のバルーンカテーテルを用い，尿管拡張術を行ったところ，腎盂内圧の正常化がみられ，腎瘻カテーテルの抜去が可能となったが（図 1.26），残り 5 例中 4 例では自然に腎盂内圧が正常化し，腎瘻造影や超音波検査にても腎盂・腎杯の拡張の軽減が確認され，腎瘻カテーテルの抜去が可能となった．その後，6 例とも超音波検査や排泄性尿路造影では軽度の腎盂・腎杯の拡張の残存を認めるものの，腎実質は腎瘻術前より明らかにその厚さを増していた．したがって，本症の中には，腎瘻カテーテル留置のみで腎機能の温存を図りながら経過をみていくと，通過障害の自然軽快を期待できる例もあり，必ずしも尿管拡張術が必要とはかぎらない場合もあると思われる．Homsy ら[13]も，先天性腎盂・尿管移行部狭窄（レノグラムで閉塞のないもの）の 17 腎中 8 腎に通過障害の自然軽快がみられたので，ただちに手術を行うのではなく，3〜6 カ月の経過観察を必要としている．この際，腎瘻カテーテル留置中に行う腎盂内圧測定（Whitaker 法）は通過障害の程度，腎瘻孔の留置続行の可否，経皮的尿管拡張術や外科的治療の適応を決めるうえで有用な指標になると考えられる．

c. 尿管瘻の閉塞

尿管瘻に関しては，経皮的腎瘻術で尿路変更を行うことにより閉塞を促すことができるが，漏出量が多い場合には瘻孔部をバルーンカテーテルで閉塞させることによって尿管瘻の閉塞を得ることもできる．また，isobutyl-2-cyanoacrylate で骨盤腔内の悪性腫瘍による尿管瘻を閉塞させる方法もある．

d. 経皮的尿路結石溶解術

尿路結石の中には，尿酸結石やシスチン結石のように瘻孔カテーテルから溶解液で灌流し，尿をアルカリに保つことにより結石を溶解できるものがある[14]．小児例や腎盂切石術が危険と考えられる場合，さらに再発性結石の場合には，尿酸結石，シスチン結石にかぎり，有用であると思われる．

e. 経皮的尿路結石摘出術

1941 年に Rupel ら[15]が手術的に設置した腎瘻を通して内視鏡的に結石を摘出した報告が最初である．近年，超音波ガイド下経皮的腎瘻術が導入さ

れ，さらに経皮的腎尿管切石術（percutaneous nephroureterolithotomy）にも応用されるに至った[16]．また，大きな結石でも種々の経皮的結石砕石術（percutaneous nephroureterolithotripsy）と組み合わせて経皮的に摘出されるようになった[17]．

（1）適応

経皮的腎尿管切石術および砕石術は症状を有するすべての腎尿管結石に適応があり，これまで外科手術の対象にならなかった全身状態の不良な患者にも施行可能である．結石が6～8mm程度の大きさなら腎瘻術後に一期的に摘出してしまうが，それより大きい場合は種々の砕石手段を用いてできれば一期的に摘出する．サンゴ状結石などでは，腎瘻術後5～7日後に結石粉砕，摘出を行う（二期的摘出）．尿管結石では経尿道的砕石術がなされ，以前に比べ経皮的結石砕石術の適応は，サンゴ状結石術後の遺残結石や体外衝撃波による尿路結石破砕法（extracorporeal shock wave lithotripsy, ESWL）[18]の不成功例など限られるようになった．

（2）手技の実際

持続硬膜外麻酔下に経皮的腎瘻術施行後，腎瘻孔の拡張を行い，腎盂あるいは尿管内まで硬性または軟性内視鏡を挿入する．経皮的腎尿管切石術では硬性鏡を腎瘻孔より挿入して行うことが多いため，腎瘻孔の方向が結石を向いてなければ硬性腎盂鏡が結石に到達しにくく，また到達したとしても腎臓に無理な外力が加わり，腎実質の裂傷や腎盂の穿孔，出血，尿や造影剤の溢流などの合併症を誘発する危険性がある．したがって，結石の存在部位により穿刺部位を慎重に選択する必要がある．宮地[19]は，上・下腎杯結石には下腎杯穿刺を，中腎杯結石には中腎杯穿刺を選ぶべきであり，腎盂結石には中腎杯または下腎杯を穿刺し，腎盂・尿管移行部結石，尿管結石には中腎杯を穿刺することが，後の摘出操作も容易にすると強調している．いずれにしてもPNLの成功率を高め，合併症を減少させるためには，結石の位置や数，その他の要因に応じて腎瘻を造設する部位を適切に選択することが大切である．腎瘻孔を拡張させ18～30Frのシースを留置し，X線透視および内視鏡による観察下に結石の摘出を行う（図1.27）．ファイバースコープを用いた場合には，18ないし20Frのシースを用いる．結石摘出の方法としては，洗浄（flashing），grasping forceps，バスケット鉗子などがある．これらの中ではドルミア型のバスケット鉗子がよく用いられる．結石を捕獲して牽引する際，尿管が狭いと結石が動かないこともあるので，カテーテルの先端に尿管拡張用バルーンのついているタイプや，浮腫状になった粘膜にはまり込んだ結石を捕獲しやすいようにワイヤーをらせん状ではなく平行に配列したものである．

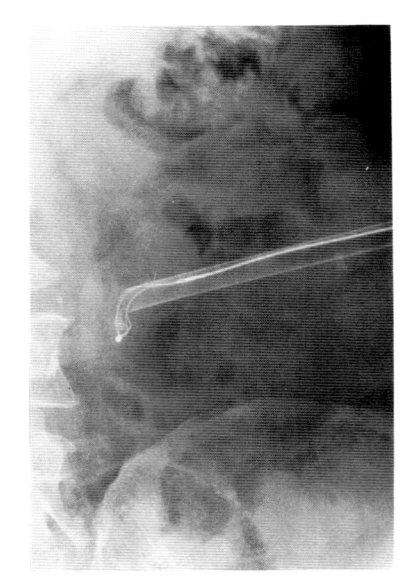

図1.27 経皮的尿路結石摘出術（56歳，女性）
14Frイントロデューサーを挿入し，サンゴ状結石の手術後の遺残結石をバスケット鉗子で捕獲している．

（3）治療成績の文献的考察

わが国における結石除去の成功率は83～95%である[16,20~24]．棚橋[24]の成績ではPNLを施行した175例中，92%は完全摘出に成功し，8%は残石があったとしている．しかし，鉗子のみで摘出を行ったものは31%で，残りの69%は強力超音波，電気水圧衝撃波，レーザー光線のいずれかまたは組み合わせて砕石を行っており，大きな結石の残石に対して何らかの結石破砕術との併用が必要であるとしている．

（4）合併症と対策

腎からの出血が主で，その他，発熱，腎盂・尿管壁の穿孔，腎周囲血腫，腎瘻からの出血，腎盂・尿管移行部閉塞，鉗子摘出時に結石の腎実質内への取り落し，胸水貯留などがあるが，いずれも保存的治療で治療されることが多い．最近では強力な超音波による結石破壊術やESWLが一般化しつつある．

将来の展望

近年,超音波ガイド下穿刺と interventional radiology の技術の進歩と内視鏡,鉗子,破砕装置などの進歩が相まって,経皮的腎瘻術が手術的腎瘻術に代わる方法として確立されたばかりでなく,経皮的尿管内瘻術,尿管拡張術,尿路結石溶解術,経皮的結石摘出術など多方面への治療的応用がなされるようになった.さらに,より侵襲の少ない ESWL が開発されるに至り,外科的な処置を行うことなしに体外から衝撃波を結石に当て,結石を破砕し,小さくして自然排石させることができるようになり,従来の開腹手術にとって代わる画期的な尿路結石治療法としてしだいに普及してきている.

現在,ESWL は腎・尿路結石の 80% の症例に first choice として行われており,すでに従来の治療法にとって代わっている.15% の症例でその遺残結石に対して経皮的結石摘出術または経尿道的結石摘出術が,残り 5% の症例で手術が行われているにすぎない.ESWL は,その装置がある施設ではすでに尿路結石治療の主流になっているが,被膜下血腫や腎実質障害などの合併症も少ないながら報告されており,今後さらに種々の改良が加えられ,より安全かつ確実で,効率の良い治療法になっていくであろう.
〔松永尚文〕

文 献

1) Goodwin WE, Casey WC. Percutaneous trocar (needle) nephrostomy in hydronephrosis. *JAMA* 1955 ; **12** : 891-894.
2) Pedersen JF. Percutaneous nephrostomy guided by ultrasound. *J Urol* 1974 ; **112** : 157-159.
3) Zegel HG, Pollack HM, Banner MP, et al. Percutaneous nephrostomy : Comparison of sonographic and fluoroscopic guidance. *AJR* 1981 ; **137** : 925-927.
4) Winfield AC, Kirchner SG, Brun ME, et al. Percutaneous nephrostomy in neonates, infants and children. *Radiology* 1984 ; **151** : 617-619.
5) Barbaric ZL, Wood BP. Emergency percutaneous nephropyelostomy : Experience with 34 patients and review of the literature. *AJR* 1977 ; **128** : 453-458.
6) Lang EK, Price ET. Redefinitions of indications for percutaneous nephrostomy. *Radiology* 1983 ; **147** : 419-426.
7) Coleman CC, Castañeda-Zúñiga WR, Miller R, et al. A logical approach to renal stone removal. *AJR* 1984 ; **143** : 609-615.
8) Pfister RC, Newhouse JH. Interventional percutaneous pyeloureteral techniques. II. Percutaneous nephrostomy and other procedures. *RCNA* 1979 ; **17** : 351-363.
9) Lang EK. Antegrade ureteral stenting for dehiscence, strictures and fistulae. *AJR* 1984 ; **143** : 795-801.
10) Mardis HK, Hepperlen TW. Kammandel KH. Double pigtail ureteral stent. *Urology* 1979 ; **14** : 23-26.
11) Kazen BT. Interventional Diagnostic and Therapeutic Procedures. New York : Springer-Verlag. 1980 ; 132-135.
12) 吉岡哲也, 渡辺雅史, 広瀬敦男, 他. Loop snare 法による尿管ステントの経皮的摘出術. 臨放 1989 ; **34** : 1533-1535.
13) Homsy YL, et al. Transitional neonatal hydronephrosis : Fact or Fantasy ? *J Urol* 1986 ; **136** : 339-341.
14) Spataro RF, Linke CA, Barbaric ZL. The use of percutaneous nephrostomy and urinary alkarinization in the dissolution of obstructing uric acid stone. *Radiology* 1978 ; **129** : 629-632.
15) Rupel E, Brown R. Nephroscopy with removal of stone following nephrostomy for obstructive calculous anuria. *J Urol* 1941 ; **46** : 177-182.
16) Alken P, Hutschenreiter G, Gunther R, et al. Percutaneous stone manipulation. *J Urol* 1981 ; **125** : 463-466.
17) ReLoy AJ, May GR, Bender CE, et al. Percutaneous nephrostomy for stone removal. *Radiology* 1984 ; **151** : 607-612.
18) Chaussy C, Schmiedt E. Extracorporeal shock-wave lithotripsy (ESWL) for kidney stones : an alternative to surgery ? *Urol* 1984 ; **6** : 80-87.
19) 宮地 洋 : 経皮的腎尿管結石摘出術 (PNL) のための超音波ガイド下腎瘻術の検討. 日本医放会誌 1986 ; **46** : 906-918.
20) Banner MP, Pollack HM : Fluoroscopically guided percutaneous extraction of upper urinary tract calculi. *RCNA* 1984 ; **22** : 415-426.
21) Castañeda-Zúñiga WR, Clayman R, Smith A. Nephrostolithotomy : Percutaneous techniques for urinary calculus removal. *AJR* 1982 ; **139** : 721-726.
22) Lee WJ, Loh G, Smith AD, et al. Percutaneous extraction of renal stones : Experience in 100 patients. *AJR* 1985 ; **144** : 457-462.
23) Bush WH, Brannen GE, Burnett LL, Wales LR. Ultrasonic renal lithotripsy. *Radiology* 1984 ; **152** : 387-389.
24) 棚橋善克, 千葉 裕, 桑原正明, 他. 経皮的腎尿管結石摘出術 (第 2 報). 日泌尿会誌 1985 ; **76** : 1314-1322.

2. 膀　　　　胱

2.1 悪性腫瘍に対する塞栓療法

　われわれの施設では，膀胱癌に対して動注療法を主体としており，化学塞栓療法（chemoembolization）の経験例はない．したがって，本稿では文献の紹介にとどめたい．

　肝癌に対しては化学塞栓療法は血管造影手技においてほぼルーチン化され実施されているが，膀胱癌においては一般化されてはいない．しかし治療成績向上の一手段として，高濃度の制癌剤を長時間腫瘍組織に作用させることが重要と考えられることから，加藤ら[1~3]は制癌剤のmicrocapsuleを開発し，実験的および臨床的検討を行った．この制癌剤microcapsuleは，水溶性制癌剤をエチルセルロースなどの高分子化合物でカプセル化したものである．血管造影においてカテーテルより選択的に腫瘍栄養動脈に投与すると，microcapsuleは腫瘍の細小動脈を塞栓し，内部の制癌剤を徐放性に漏出して，すぐれた制癌効果をもたらすと考えられている．現在mitomycin-C, pepleomycin, cis-platinumを用いたmicrocapsuleが開発されている．

　最初に使用されたのがmitomycin-Cのmicrocapsuleで，1979年加藤ら[4]により腎癌に対してその有効性が示された．膀胱癌に対してもmitomycin-C microcapsuleを使った報告があり[5,6]，とくに再発性膀胱癌に対して6例中4例にPRを認めたと報告されている[6]．しかし欠点として，化学塞栓療法に際し，microcapsuleを超選択的に膀胱動脈に注入しなければ効果が期待できず，膀胱癌患者では高齢者が多く，高度の動脈硬化のため選択的にカテーテル挿入が困難な例が多い．内腸骨動脈本幹より注入すると上臀動脈や下臀動脈にcapsuleが流れ，色素沈着，びらん，潰瘍形成などの皮膚障害や臀部・大腿部の疼痛などの副作用が生じる．これはmicrocapsuleが皮下の末梢動脈に流出して塞栓するため，皮膚や筋肉に高濃度の制癌剤が作用するからである．また血管閉塞により反復治療が困難な例もある．さらに，本治療法はあくまでも局所療法であり，全身のmicrometastasisやリンパ節転移の予防的治療にはならない．

　これらの点から，現在では膀胱癌の化学療法においては，塞栓療法ではなく制癌剤の動注療法や全身投与法が主流になっている．

　そのほか動脈塞栓術は，膀胱癌の場合，難治性の膀胱出血を止める目的で行われることがある[7~9]．これについては次項で述べる．また，膀胱癌や子宮癌などの骨盤内悪性腫瘍が広汎に浸潤・進展し，疼痛や下腹部の諸症状を訴える末期癌患者に対して，原発巣の制御目的のために動脈塞栓術を行う場合もある[10]．これはあくまでも姑息的治療であり，gelatin sponge細片のみを用いた両側の内腸骨動脈塞栓療法が望ましい．制癌剤を併用するchemoembolizationを行うと，腫瘍組織内の制癌剤濃度は上昇するが，前述の皮膚の潰瘍形成やびらん，臀部・大腿部痛などの副作用を生じ，また腫瘍内の出血・壊死により，止血のコントロールができなくなる可能性がある．

　以上，膀胱癌の動脈塞栓療法について述べたが，現時点では膀胱出血のコントロール以外には動脈塞栓術の適応は少ないと考えられる．

〔黒岩俊郎・岸川　高〕

文　献

1) Kato T, et al. Microencapsulation of mitomycin C for intra-arterial infusion chemotherapy. *Proc Jpn Acad* 1978；**54**：413-417.
2) 加藤哲郎，他．各種進行癌に対するMMCマイクロカプセル動注療法の試み．日癌治1980；**15**：353-361.
3) Kato T, et al. Arterial chemoembolization with microencapsulated anticancer drug. *JAMA* 1981；**245**：1123-1127.
4) Kato T, et al. Microencapsulated mitomycin C therapy in renal cell carcinoma. *Lancet* 1979；**2**：

479-480.
5) 宮内孝治,他.抗癌剤マイクロカプセルを用いた骨盤内腫瘍の化学塞栓療法.画像診断 1982;**2**:359-367.
6) 根本良介,他.骨盤内局所再発癌に対する MMC マイクロカプセルの選択的動脈内注入法.癌と化学療法 1982;**9**:646-651.
7) Lang EK, et al. Transcatheter embolization of hypogastric arteries in the management of intractable bladder hemorrhage. *J Urol* 1979; **121**: 30-36.
8) Giuliani L, et al. Transcatheter arterial embolization in urological tumors: the use of isobutyl-2-cyanoacrylate. *J Urol* 1979; **121**: 630-634.
9) 井川幹夫,他.膀胱癌による難治性出血に対する経カテーテル動脈塞栓術の検討.西日泌尿 1988;**50**:829-833.
10) 水口和夫,他.骨盤内悪性腫瘍に対する transcatheter arterial embolization therapy の経験.日独医報 1979;**24**:651-658.

2.2 膀胱出血に対する塞栓療法

膀胱出血は,骨盤外傷に伴う外傷性出血と,腫瘍や膀胱炎などの膀胱の器質的疾患に起因する出血に大別される.前者は骨盤外傷における動脈塞栓術と重複するので,詳細は骨盤外傷の項(p.382)を参照されたい.本稿では後者の膀胱疾患に起因した膀胱出血に対する動脈塞栓術について述べる.

膀胱動脈領域の動脈塞栓術の対象となる疾患は,膀胱癌を初めとする膀胱腫瘍の腫瘍内出血[1~3]や難治性の膀胱炎[4,5],まれに動静脈奇形などからの出血である.これらの疾患において,肉眼的血尿が持続すれば重症の貧血や血圧低下,ひいては失血性ショックを招く結果になる.そこで interventional angiography の適応となる.その方法として,まず両側の内腸骨動脈にカテーテルを留置し,内腸骨動脈造影を行い,造影剤漏出(extravasation)の部位を確かめる.膀胱動脈に超選択的に catheterization が可能であれば理想的であるが,多くの場合出血に伴い angiospasm を呈しており,カテーテルの挿入が困難である.また分枝の variation の多い膀胱動脈を確実に同定することが困難な場合もある.したがって,筆者らは緊急時には両側の内腸骨動脈本幹より 2~3 mm 大の gelatin sponge 細片または Ivalon を用いて TAE を行っている.TAE 後に DSA にて extravasation の消失を確認する.もし extravasation の程度がはなはだしく,完全に止血できていないと判断した場合,適宜 3 mm ないし 5 mm 大のコイルにて TAE を追加している.出血源が片側性で

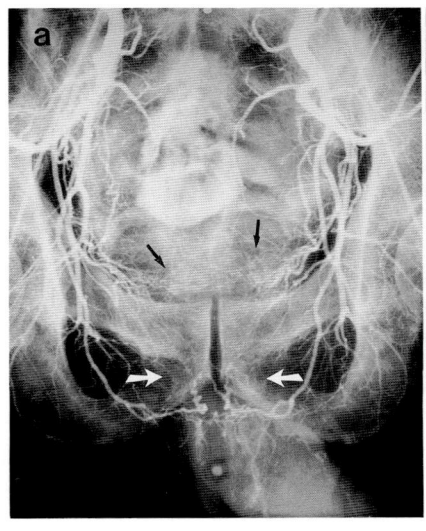

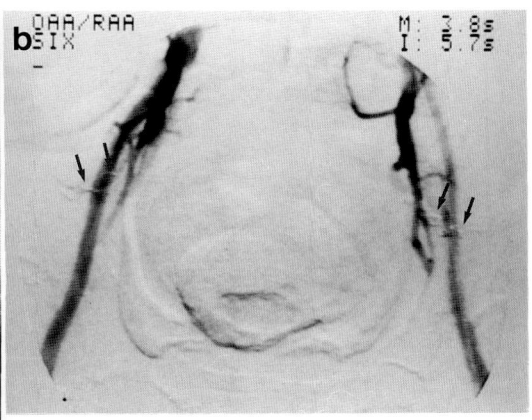

図 2.1 55 歳,男性.前立腺癌の膀胱浸潤による膀胱出血
a) 治療前の両側内腸骨動脈造影(動脈相).膀胱下部〜前立腺部にかけて微細な腫瘍血管を認め(矢印),両側の下膀胱動脈,および内陰部動脈が栄養動脈となっている.明らかな extravasation はみられなかったが,膀胱鏡所見より出血は確実であったので,動脈塞栓術を施行した.
b) 塞栓術後の DSA.両側の上臀動脈を 5 mm 径の金属コイルにより TAE を行った後(矢印),両側の内腸骨動脈本幹より gelatin sponge および Ivalon にて動脈塞栓術を行った.両側の内腸骨動脈の flow は著明に遅延し,完全に止血し得た.

あっても骨盤部は血流が豊富な部位であり，同側のcollateral circulationや対側からのcross flowが関与し得るため[6]，必ず両側の内腸骨動脈領域を塞栓することを原則とする（図2.1）．コイルのみを動脈塞栓術に使用するのは好ましくない．なぜなら上述のようにcollateral circulationが発達して再出血を招く恐れがあるためである．必ずgelatin spongeやIvalonなどの塞栓物質を先行して使用すべきである．しかし，これらの塞栓物質の過剰な使用に注意する必要がある．塞栓術による合併症として，皮膚潰瘍や臀部痛，膀胱壁の壊死，男性ではインポテンスなどが報告されている[7]．救命が第1ではあるが，後遺症は極力抑えるように努めなければならない．

以上述べた膀胱出血に対する動脈塞栓療法は，膀胱腫瘍の腫瘍内出血や難治性の出血性膀胱炎など，多くの膀胱疾患に適用される止血法である．骨盤外傷における出血の治療にも同様に応用できると考えられるので，大量出血例に対しては時期を逸しないように，できるだけ早期に本治療法の適用を決定しなければならない．　　　〔黒岩俊郎・岸川　高〕

文　献

1) Giuliani L, et al. Transcatheter arterial embolization in urological tumors : the use of isobutyl-2-cyanoacrylate. *J Urol* 1979 ; **121** : 630-634.
2) 井川幹夫, 他. 膀胱癌による難治性出血に対する経カテーテル動脈塞栓術の検討. 西日泌尿 1988 ; **50** : 829-833.
3) 藤本　進, 他. 骨盤領域の慢性出血に対する塞栓術の経験. 長崎医学会雑誌 1990 ; **65** : 225-228.
4) 曽根淳史, 他. TAEで止血し得たcyclophosphamide出血性膀胱炎の1例. 西日泌尿 1990 ; **52** : 1603-1606.
5) 飯沼誠一, 他. 難治性血尿に対する両側内腸骨動脈血流遮断術の経験. 泌尿器外科 1990 ; **3** : 1327-1330.
6) 隈崎達夫. 骨盤骨折―特に重症例を中心として．Interventional Radiology手技の実際と適応. 画像診断（別冊）1991 ; **11** : 169-176.
7) Pisco JM, et al. Internal iliac artery embolization to control hemorrhage from pelvic neoplasms. *Radiology* 1989 ; **172** : 337-339.

2.3　動　注　療　法

浸潤性膀胱癌に対する集学的治療の一つとしてのneoadjuvant療法には化学療法，放射線療法，温熱療法などがあるが，近年とくに化学療法が重要視されてきている[1～3]．なぜならば，多くの浸潤性膀胱癌はすでに微小転移が存在する全身化した腫瘍であると考えられ，放射線療法や温熱療法はあくまでも局所療法であるからである．術前に放射線療法を併用しても5年生存率は50%以下であり，予後は決して向上していない[4]．

そこで術前療法および手術不能例や手術拒否例の患者に対する治療法として化学療法に期待がかかるが，これは全身化学療法（静注投与法）と動注化学療法とに大別される．前者の場合，制癌剤cis-platinumの登場により膀胱癌に対する有効性が飛躍的に向上したが，局所のコントロールという点では動注療法に劣ると言わざるをえない．後者の動注療法の利点は，高濃度の制癌剤を局所の癌組織に作用させ，抗腫瘍効果を向上させることができ，しかも癌組織から漏出して全身の体循環に灌流した薬剤は，今度は全身化学療法の役目を果たし，全身の転移巣の治療も行うことができるわけである[5]．また，動注療法の方が全身投与よりも副作用の発現がより軽度で，その分やや high dose の制癌剤の投与が可能となる．また近年，膀胱保存を主体とした縮小手術などの治療法が強調されてきており[6,7]，neoadjuvant chemotherapyとしての動注療法はますますその地位を高めつつある[3,8,9]．

膀胱癌に対して初めて動注療法が施行されたのは，nitrogen mustardを用いたBonnerら[10]の報告が最初である．以来，nitrominやchromomycin[11]，mitomycin-C[12]，adriamycin[13]らによる動注療法がわが国でも盛んに行われてきた．しかし，これらはいずれも手術侵襲を加えてカテーテルを挿入するうえに，抗腫瘍効果は比較的低く，副作用や合併症も多くの例にみられた．

膀胱癌をはじめとする尿路系悪性腫瘍に対する化学療法は，制癌剤cis-platinumの登場以来，すぐれた治療成績を示す報告例が多くなった[14]．全身投与による化学療法でも，cis-platinum単独療法[15]，M-VAC療法[16～19]，CMV療法[20]，CISCA療法[21,22]，MVP-CAB療法[23]などの多剤併用による有効率は約60%と報告されている．

膀胱癌に対する動注療法はさらに原発巣の局所制御効果を高めるうえで，多施設においてさまざまな投与regimenにより，治療法が工夫され実施されている[2,3,8,9,24～30]．最近ではカテーテルやガイドワイヤ

一のめざましい進歩により，ほとんどの場合Seldinger法により経皮的に大腿動脈よりカテーテルを挿入し，内腸骨動脈あるいは超選択的に膀胱動脈より，制癌剤をone shot動注あるいは24～48時間持続動注している施設が多いようである．その利点として，侵襲が少ないこと，反復して治療が可能なことなどがあげられる．

1982年にWallaceらは進行膀胱癌15例に対し，Seldinger法により，cis-platinum 80～120 mg/m²を内腸骨動脈から3～4時間以上かけて持続動注し，4週ごとに3コース施行し，CR 6例，PR 3例，有効率60%であったと報告した[23]．また1984年に，Stewartらはやはり進行膀胱癌7例に対し，同様の方法でcis-platinum 50～75 mg/m²を2～4時間かけて動注し，5～6コース施行し，CR 3例，PR 2例を得たと報告している[24]．重篤な副作用はみられなかったという．その後，多剤併用による動注療法が報告されてきているが，とくにM-VAC療法[8,28～30]やCISCAによる動注静注併用療法[2,9,26,27]を基盤として，その中のdose-dependentな制癌剤（たとえばcis-platinumあるいはadriamycinなどのone shot動注に適した薬剤）を動注し，time-dependentな薬剤を全身投与する報告が増えている．また集学的治療の一環として動注療法に放射線療法[31～34]や温熱療法[35]を併用する報告もみられる．

以上，膀胱癌に対するさまざまな動注療法を紹介してきたが，ここでわれわれの施設において実際に実施している動注療法，および最近の治療成績について解説する．

膀胱癌局所動注，全身併用化学療法
（改良型M-VAC療法）[30,39]

われわれの施設では1988年11月より，浸潤性膀胱癌19例に対してM-VAC療法に基づいた局所動注，全身投与併用化学療法を行った．その治療成績および本治療法による膀胱保存の可能性について検討を行った．投与薬剤，投与方法は原則としてM-VAC療法[16]の投与スケジュールに従って，表2.1に示すような投与量で最低2コース施行した．すなわち，30～50 mgのmethotrexateを1日目に静注し，2日目にvincristine 1 mg（M-VAC原法ではvinblastineを使用している）を静注後，局所動注療法を施行した．動注の方法のシェーマを図2.2に示す．まずSeldinger法にて経皮的に両側の大腿動脈より5 Frのカテーテルを挿入し，両側の内腸骨動脈造影を行った後，両側の上臀動脈を3 mmないし5 mm径の金属コイルにて塞栓を行った．これは動注する薬剤がより多くの膀胱動脈領域に流れやすくすることと，臀部や下肢の潰瘍形成や疼痛を防止するために血流改変目的で行っている．次にcis-plati-

表2.1 投与薬剤，投与方法

methotrexate	30 mg/body	Days 1, 15, 22	i.v.
vincristine	1 mg/body	Days 2, 15, 22	i.v.
adriamycin	30 mg/body	Day 2	i.a.
cis-platinum	70～100 mg/body	Day 2	i.a.

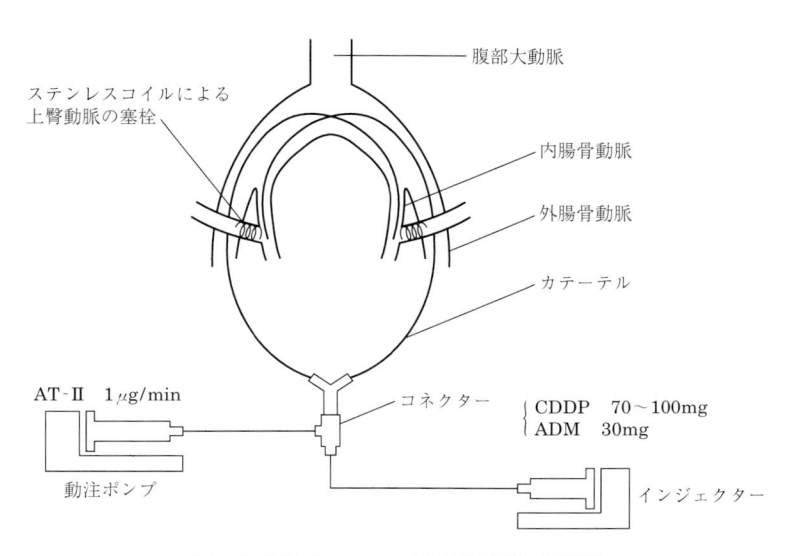

図2.2 動注のシェーマ（改良型M-VAC療法）

num と adriamycin の混和液を約 20〜30 分かけて両側内腸骨動脈より動注した．なお 19 例中 14 例では angiotensin II（1 回平均使用量 21 μg）を用いて動注前の平均血圧の約 1.5 倍を目標とする昇圧動注化学療法を行った[36]．angiotensin II（以下 AT-II）を投与すると，正常血管は血圧上昇とともに収縮が起こる．一方，腫瘍血管は AT-II に対する反応がないため，相対的に腫瘍血流量が増加する[36]．そのため制癌剤動注時に AT-II を併用すると，制癌剤の腫瘍組織に対する drug delivery を高めることができる[37]．Mitsuhata ら[38]は浸潤性膀胱癌 T3〜T4 の 20 例に対して cis-platinum と adriamycin を AT-II と併用して局所動注し，85% の有効率であったと報告している．このように制癌剤動注時に AT-II を併用することは抗腫瘍効果の向上に役立つと考えられる．

さて，腫瘍縮小効果判定は本治療法前後で施行した CT や MRI などの画像診断に基づいて行い，日

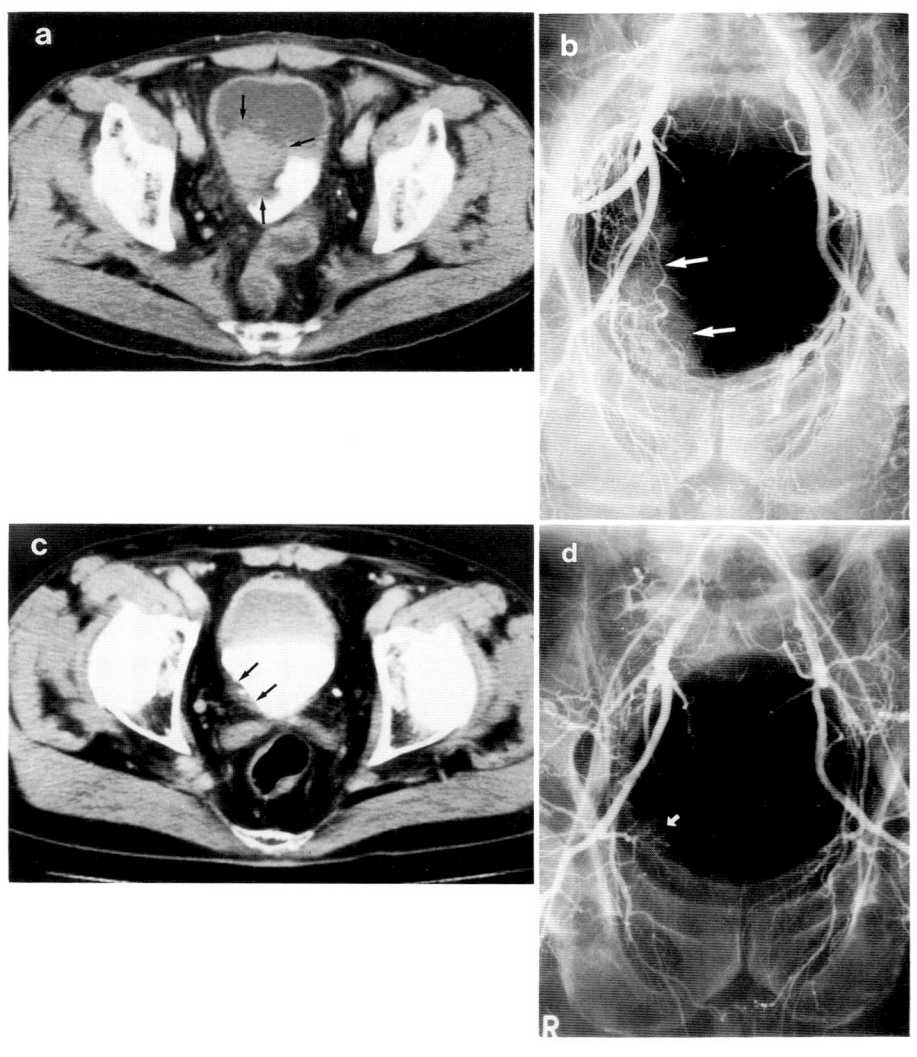

図 2.3 88 歳，男性．浸潤性膀胱癌（$T_3N_0M_0$）
a) 治療前の CT．膀胱の右側壁を中心に大きな腫瘤を認める（矢印）．
b) 治療前の両側内腸骨動脈造影．hypervascular tumor を呈している（矢印）．
c) 改良型 M-VAC 療法 4 コース施行後の CT．腫瘤（矢印）は著明に縮小している（PR-69%）．
d) 4 コース施行後の内腸骨動脈造影．腫瘤の腫瘍血管はほとんど消失している（矢印）．両側の上臀動脈は金属コイルにより塞栓されている．

表 2.2 腫瘍縮小効果（薬剤投与量完全例：15 例）

Complete Response (CR)	7 (46.7%)
Partial Response (PR)	7 (46.7%)
No Change (NC)	1 (6.6%)
CR+PR	14 (93.4%)

本癌治療学会固形がん化学療法直接効果判定基準に従った．表2.2に示すように，19例中15例でプロトコールどおりに本治療法が施行され，投与量完全例15例（$T_2N_0M_0$：5，$T_3N_0M_0$：10）の近接効果はCR 7例，PR 7例，NC 1例で，有効率は93.3％と良好であった．残りの4例では合併症や高齢のために投与量を減量して本法を施行した．図2.3および図2.4に代表的な2症例を供覧する．

また，本治療法後に膀胱全摘あるいは部分切除術を行った5例（$T_3N_0M_0$）中，1例（20％）でpathological CRが，3例（60％）で明らかなdown stagingが確認された．さらに，6〜28カ月，平均12カ月の観察期間では，本治療法の投与量完全例15例中癌死したのは膀胱を保存して経過をみた1例のみで，膀胱保存例10例を含む他の14例は再発なく生存中である．副作用では神経障害の遷延した1例を除くと軽微なものであった．まだ症例数が少なく，観察期間

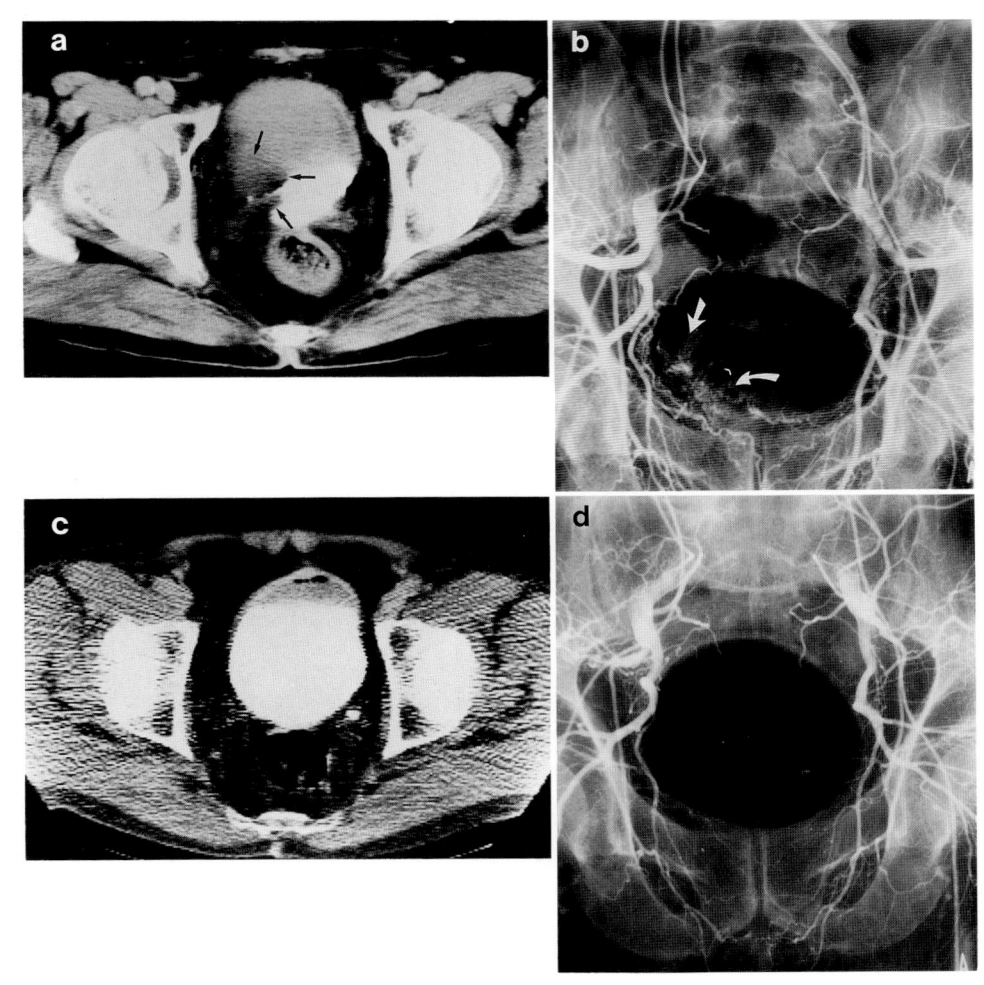

図 2.4 72歳，男性．浸潤性膀胱癌（$T_{3b}N_0M_0$）
a) 治療前のCT．膀胱の右側壁〜膀胱頸部を中心に腫瘍が浸潤している（矢印）．
b) 治療前の両側内腸骨動脈造影．辺縁が不整な腫瘍血管（矢印）を呈している．
c) 改良型M-VAC療法3コース施行後のCT．腫瘍は認められなくなり，CRと判定した．
d) 3コース施行後の内腸骨動脈造影．hypervascular tumorは消失している．
両側の上臀動脈は金属コイルにより塞栓されている．

も短いが，浸潤性膀胱癌に対して，本治療法による膀胱保存治療の可能性が示唆された．今後も症例を積み重ねて本治療法の有効性を検討して行きたい．

〔黒岩俊郎・岸川　高〕

文　献

1) Splinter TAW, et al. The prognostic value of the pathological response to combination chemotherapy before cystectomy in patients with invasive bladder cancer. *J Urol* 1992 ; **147** : 606-608.
2) Galetti T, et al. Neo-adjuvant intra-arterial chemotherapy in the treatment of advanced transitional cell carcinoma of the bladder : Results and follow-up. *J Urol* 1989 ; **142** : 1211-1215.
3) Maatman T, et al. Intra-arterial chemotherapy as an adjuvant to surgery in transitional cell carcinoma of the bladder. *J Urol* 1985 ; **135** : 256-260.
4) Whitmore WF Jr, et al. A comparative study of two preoperative radiation regimens with cystectomy for bladder cancer. *Cancer* 1977 ; **40** : 1077-1086.
5) Chen HSG, Gross JF. Intraarterial Infusion of anticancer drugs : Theoritic aspects of drug delivery and review of responses. *Cancer Treat Rep* 1980 ; **64** : 31-40.
6) Fair WR. Organ conservation in deeply invasive bladder cancer. *Prog Clin Biol Res* 1991 ; **370** : 119-126.
7) Herr HW, Scher HI. Neoadjuvant chemotherapy and partial cystectomy for invasive bladder cancer. *Cancer Treat Res* 1992 ; **59** : 99-103.
8) Chechile G, et al. Neo-adjuvant intra-arterial chemotherapy in locally advanced bladder cancer. *Prog Clin Biol Res* 1990 ; **353** : 153-161.
9) Logothetis CL, et al. Combined Intravenous and intra-arterial cyclophosphamide, doxorubicin, and cisplatin (CISCA) in the management of select patients with invasive urothelial tumor. *Cancer Treat Rep* 1985 ; **69** : 33-38.
10) Bonner CD, et al. A critical study of regional intra-arterial nitrogen mustard therapy in cancer. *Ann Surg* 1952 ; **136** : 912-918.
11) 高井修道，他．Nitromin及びChromomycin A (Toyomycin) の局所動脈内注射による膀胱腫瘍の治療．日泌尿会誌 1960 ; **60** : 633-656.
12) 中村恒雄．膀胱癌化学療法についての研究，第1報．日泌尿会誌 1969 ; **51** : 1317-1323.
13) 井口正典，他．進行膀胱癌に対するAdriamycinの選択的動脈内注入療法の検討．泌尿紀要 1978 ; **24** : 577-583.
14) Yagoda A, et al. Cis-dichlorodiammineplatinum (II) in advanced bladder cancer. *Cancer Treat Rep* 1976 ; **60** : 917-923.
15) Raghavan D, et al. Initial intravenous cis-platinum therapy : improved management for invasive high risk bladder cancer ? *J Urol* 1985 ; **133** : 399-402.
16) Sternberg CN, et al. Preliminary results of M-VAC (methotrexate, vinblastine, doxorubicin and cisplatin) for transitional cell carcinoma of the urothelium. *J Urol* 1985 ; **133** : 403-407.
17) Geller NL, et al. Prognostic factors for survival of patients with advanced urothelial tumors treated with methotrexate, vinblastine, doxorubicin, and cisplatin chemotherapy. *Cancer* 1991 ; **67** : 1525-1531.
18) Bouton-Laroze A, et al. M-VAC (methotrexate, vinblastine, doxorubicin and cisplatin) for advanced carcinoma of the bladder. *Eur J Cancer* 1991 ; **27** : 1690-1694.
19) Shipley WU, et al. Bladder cancer. Advances in laboratory innovations and clinical management, with emphasis on innovations allowing bladder-sparing approaches for patients with invasive tumors. *Cancer* 1990 ; **65** : 675-683.
20) Maffezzini M, et al. Systemic preoperative chemotherapy with cisplatin, methotrexate and vinblastine for locally advanced bladder cancer : local tumor response and early follow-up results. *J Urol* 1991 ; **145** : 741-743.
21) Sternberg JJ, et al. Combination chemotherapy (CISCA) for advanced urinary tract carcinoma. A preliminary report. *J Am Med Assoc* 1977 ; **238** : 2282-2287.
22) Logothetis CJ, et al. Cisplatin, cyclophosphamide and doxorubicin chemotherapy for unresectable urothelial tumors : The M. D. Anderson experience. *J Urol* 1989 ; **141** : 33-37.
23) 藤井昭男，他．進行移行上皮癌に対するmethotrexate, vincristine, cisplatin, cyclophosphamide, adriamycin, bleomycin併用療法（MVP-CAB療法）．泌尿紀要 1987 ; **33** : 697-703.
24) Wallace S, et al. Transcatheter intraarterial infusion of chemotherapy in advanced bladder cancer. *Cancer* 1982 ; **49** : 640-645.
25) Stewart DJ, et al. Intra-arterial cisplatin treatment of unresectable or medically inoperable invasive carcinoma of the bladder. *J Urol* 1984 ; **131** : 258-261.
26) Logothetis CJ, et al. Intra-arterial chemotherapy for malignant urothelial tumors. *Cancer Bull* 1984 ; **36** : 47.
27) Logothetis CJ. Cyclophosphamide, doxorubicin and cisplatin chemotherapy for patients with locally advanced urothelial tumors with or without nodal metastases. *J Urol* 1985 ; **134** : 460-464.
28) 竹内敏視，他．進行尿路上皮癌に対するMTX, VBL, ADM, CDDP併用療法（M-VAC Regimen）の経験．西日泌尿 1988 ; **50** : 1579-1583.
29) 井川幹夫，他．進行膀胱癌に対するM-VAC動注療法の副作用．西日泌尿 1990 ; **52** : 439-441.
30) 内藤誠二，他．浸潤性膀胱癌の動注療法による膀胱保存例の検討．西日泌尿 1992 ; **54** : 435-440.
31) Shipley WU, et al. Treatment of invasive bladder cancer by cisplatin and irradiation in patients unsuited for surgery : A high success

rate in clinical stage T 2 tumors in a National Bladder Cancer Group trial. *JAMA* 1987; **258**: 931-935.
32) Rotman M, et al. Treatment of advanced bladder carcinoma with irradiation and concomitant 5-fluorouracil infusion. *Cancer* 1987; **59**: 710-714.
33) Sauer R, et al. Preliminary results of treatment of invasive bladder carcinoma with radiotherapy and cisplatin. *Int J Radiat Oncol Biol Phys* 1988; **15**: 871-875.
34) 永露 厳, 他. 膀胱癌に対する Cisplatin 単独ないし多剤併用動注, 放射線治療同時併用療法. 日本医放会誌 1992; **52**: 793-798.
35) Jacobs SC, et al. Pre-cystectomy intra-arterial cis-diamminedichloroplatinum II with local bladder hyperthermia for bladder cancer. *J Urol* 1984; **131**: 473-476.
36) Suzuki M, et al. A new approach to cancer chemotherapy: selective enhancement of tumor blood flow with angiotensin II. *J Natl Cancer Inst* 1981; **67**: 663-669.
37) Kuroiwa T, et al. Efficacy of two-route chemotherapy using cis-diamminedichloroplatinum (II) and its antidote, sodium thiosulfate, in combination with angiotensin II in a rat limb tumor. *Cancer Res* 1987; **47**: 3618-3623.
38) Mitsuhata N, et al. Intra-arterial infusion chemotherapy in combination with angiotensin II for advanced bladder cancer. *J Urol* 1986; **136**: 580-585.
39) Kuroiwa T, et al. Phase II study of a new combined primary chemotherapy regimen, intravenous methotrexate and vincristine and intraarterial adriamycin and cisplatin, for locally advanced urinary bladder cancer; preliminary results. *Cancer Chemother Pharmacol* 1995; **35**: 357-363.

3. 尿道・前立腺

3.1 前立腺のバルーン拡張術

近年前立腺肥大症（BPH）の外科手術に代わる治療法として多くの内科的治療法や侵襲の少ない方法が普及してきている．それらの一つに前立腺尿道のバルーン拡張術がある．この方法は筆者らによって考案，臨床応用されたものである[1~5]．前立腺尿道へのバルーン拡張術の基礎的メカニズムは前立腺交連の破壊と前立腺被膜の伸展により尿の流れを改善することである[5]．

BPH の治療としての非手術的経尿道的前立腺拡張術の原型は，Mercier[6] が金属のダイレーターを考案した 1844 年にさかのぼる．そのほかに，独自の金属のダイレーターを考案した Bottini[7]（1877），Bougies のダイレーターを利用した Kramer[8]（1910），尿道の拡張に index finger を利用した Hollingsworth[9]（1910）らによってさまざまな試みがなされてきた．

1940 年代後半には Deisting[10] が改良型ダイレーターを使用した経尿道的拡張術をヨーロッパ，ロシアに普及させた．成功率は 95.3% であったが，中葉の過形成と膀胱無緊張による失敗例もあった．

その間，経尿道的前立腺切除術（TURP）の改良がなされたことや適度なダイレーターの材質が得られなかったことにより，拡張術はあまり一般化されなかった．

a. 適 応

前立腺の経尿道的バルーン拡張術は BPH に起因する症状の緩和のための外来患者への新たな治療法である．この方法は侵襲が少なく，経静脈性鎮静と局所麻酔下で行われるため，BPH の治療費を減らし，適応も広がるだろう．

すべての適応が明確にされているとはいい難いが，この治療法に適しているのは小さい前立腺（< 40 mg），常に閉塞と刺激に伴った症状を認めること，十分な圧出機能が残存していること（250 ml 以下の残尿量），原発性の外葉の過形成，生殖能温存の希望，手術の危険性が高い患者，あるいは手術を拒否した患者である．一般的禁忌には大きな前立腺（> 40 mg），有意な中葉の過形成，不十分な圧出機能（250 ml 以上の残尿量），前立腺炎の存在，活動性の尿路感染症，重症の尿道狭窄，8 cm 以上の後部尿道，膀胱結石，そして前立腺癌があげられる．

b. 手 技

ルーチン検査として，前立腺の大きさを決めるための理学的検査，悪性疾患を否定するための経直腸的超音波検査，尿の流量の定量的評価，排尿筋の代償不全の程度を評価するための残量の計測，を行う必要がある．膀胱鏡は尿道の検査，前立腺病変の症状に似た病変（尿道狭窄，癌，膀胱結石，前立腺炎など）を除外するため，また前立腺の中葉を評価するために施行する．

予防的抗生物質は治療前から始められ，経口的に 5～7 日続ける．

患者を検査台で背臥位にする．最適のポジションはどちらかの斜位で得られる．

陰茎を外科的処置と同様に消毒し，シーツで覆う．経尿道的に局所に 2% のリドカインゼリーを徐々に挿入する．

すべてのカテーテル手技は透視下に行う．基準となる逆行性尿道造影は閉塞の程度の評価および手技中を通しての目印（外括約筋の位置，前立腺尿道部の長さ，膀胱底部と頸部の位置）を決定するために行う．この基準となる逆行性尿道造影は 20～22 Fr の 5 ml バルーン付き council カテーテルに水溶性造影剤 2～3 ml を満たして前尿道をしっかりと閉塞して行う．カテーテルが前正中尿道または尿道のちょうど背側に置かれると部分的に膨張したバルーンは舟状窩におさまる．外尿道括約筋の位置をマー

クする．これには外括約筋の位置に直接重なる皮膚を通して小さいゲージの針を置くか，恥骨下枝の下縁のようなよくわかる目印に外括約筋の位置が重なるように透視のCアームを回転させる．このとき管球と患者はこの目印が動かないようにできるだけ安定した状態にする．前立腺尿道は全部の拡張が必要な場合もあるので全長を確認しておく．前立腺はほとんど膀胱内に存在し，この部分を十分に拡張するのは難しいので，膀胱底部を確認するために膀胱内に造影剤を入れる．

　拡張する位置を決めた後councilカテーテルを膀胱内に進める．固いAmplatzガイドワイヤーをcouncilカテーテルの中を進め膀胱内でとぐろをまかせ，カテーテルは抜去する．

　30 mm径の前立腺尿道形成用カテーテルをガイドワイヤーに通す前に豊富な量の潤滑剤を塗る．バルーンの近位端が外括約筋を越えるまでカテーテルを進める．この時点でカテーテルの位置に少しでも疑問があれば再度逆行性尿路造影を施行する．6 Frの小児用導尿チューブをバルーンカテーテルのシャフトに沿って中部尿道まで進める．近位側尿管が十分に閉塞されるように，また造影剤の逆流が生じないように陰茎への圧迫が必要である．近位端のバルーンの目印と外括約筋の関係をはっきりさせるためにくり返し造影剤の注入を行う．

　バルーンカテーテルはゆっくりと最大径まで膨らませる．患者は最初の拡張のときにもっとも不快を感じる．それゆえ十分な経静脈性鎮静が必要である．疼痛よりむしろ排尿感を患者は訴える．バルーンが拡張している間中，移動しないようにカテーテルを強く引っ張る必要がある．バルーンは外括約筋側へそして前尿道内を近位側へ引っ張られているようにみえるかもしれない．しかし骨盤底部の筋群と外括約筋は堅固であり，十分拡張している間バルーンがそこを通過することはない．数分間十分バルーンを拡張させた後は，バルーンに加えられた力で前立腺とその周囲組織が順応するために，カテーテルシャフトを引く力を弱める．バルーンの拡張はだいたい10分間は行う必要がある．

　前立腺尿道が非常に長いため膀胱頸部を含めた全尿道を拡張させるためにはより遠位側にバルーンを置き直さなければならない例がある．この場合はさらに5～10分の拡張の追加が必要である．拡張終了

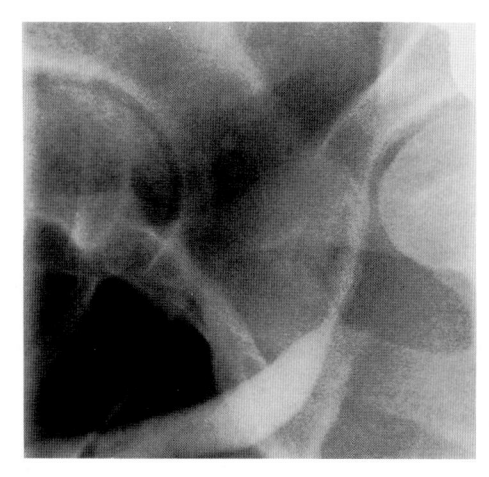

図3.1　拡張術前逆行性尿道造影は前立腺尿道部の扁平な狭窄を示している（白矢印）．黒矢印は外括約筋の位置を示す．

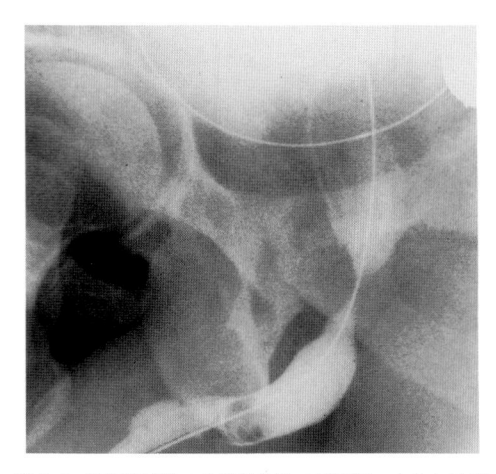

図3.2　拡張術直後の右後斜位像で尿道径の十分な拡張がわかる（白矢印）．外括約筋（黒矢印）は術後も正常で機能も維持されている．

後はガイドワイヤーを残したままバルーンを完全に収縮させ，引き抜く．

　結果を評価するために，再度逆行性尿路造影を斜位で行う（図3.2）．術前に用いた20～22 Frのcouncilカテーテルを前部尿道へガイドワイヤーに沿って進める．尿道の閉塞を確認するために1～2 mlの溶解した造影剤でcouncilカテーテルのバルーンを膨らませる．councilカテーテルがガイドワイヤーを越えていたらシリンジと注入部の間の印が間違っていることになり，造影剤の漏れが生じ，強力な注入や尿道の十分な拡張ができなくなる．この場合く

り返し拡張が必要となる．拡張をくり返すことによる合併症の増加は経験していない．

前立腺交連の破壊を証明するために前後方向の逆行性尿路造影をくり返す．この前後方向のX線写真では斜位よりも著しく狭窄して描出される．これは相対する左右の前立腺葉に挟まれて，横径は増加しないのに対して前後の交連が破壊されて，前後径のみが増加するためである．前立腺被膜の伸展に加えて，この前後径の増加によっては大きな管腔が形成され，膀胱出口の抵抗は減少する．

逆行性尿路造影で十分な拡張を認めた後，councilカテーテルのバルーンを部分的に拡張した状態で動かす．そしてcouncilカテーテルをガイドワイヤーに沿って膀胱内へ挿入する．councilカテーテルのバルーンは造影剤や生理食塩水を20 ml入れて過膨張する（膨張性のあるラテックスバルーンは徐々にこの容積に適合する）．拡張したバルーンでカテーテルを引っ張って外傷によって生じた尿道前立腺のくぼみに落ち込まないようにする．この部は出血を起こすことがあり，局所麻酔が切れてくると著しく不快となる．

膀胱を十分洗浄し，すべての血塊を除く．血尿の量を減らすためにカテーテルを少し引っ張った状態で24から48時間留置する．血尿がもっとも多くみられるのはカテーテル操作およびバルーン拡張時である．膀胱を洗浄すると尿は徐々に明るい赤色調になる．血尿が続くときは毛細血管床の圧迫止血を確実にするために20～22 Fr councilカテーテルをより大きなカテーテルに代える．

治療終了後1日の間は患者を血尿の再発がないように坐位で保持する．councilカテーテルは翌朝には抜去する．カテーテル抜去時には膀胱内は尿で充満している．尿のうっ滞を生じないようにカテーテル抜去後排尿させる．数例で遅発性の尿うっ滞を認め再度カテーテルの挿入が必要であった．これは非常に大きな前立腺および重度の浮腫の患者に起こっている．このような場合カテーテルはしばらくの間（48～72時間）留置しなければならない．

c. 結　　　果

Miller-Catchpoleは1987から1990年の文献を調べ，症状改善は平均70%（40～84%），客観的改善は平均54%（14～85%）で，過形成のための再発は年間5～10%であったと報告している[11]．

治療成績の比較に関しては，異なったグループ間の比較であること，また長期観察したrandomized controlled studyがないことによる大きなばらつきについていくつかの批判的発表がみられる．バルーン拡張術による前立腺尿道形成術は中等度の症状のある限られた良性前立腺過形成の患者にはgold standardである経尿道的前立腺切除術にかわる方法と思われる．

一般に前立腺のバルーン拡張術にはいくつかの利点がある．まず，① 侵襲が少ないことがあげられる．さらに，② 局所麻酔と経静脈性鎮痛剤を使用するのみで，併発症があってもすべての患者に施行できる，③ 入院を必要としない，④ 処置後機能しなくなることはほとんどない，⑤ 射精および生殖能力は保持される，そして ⑥ 治療費が明らかに減少する，等の利点があげられる．

欠点として，① 再拡張が必要となる可能性があること，② 中葉過形成には有効でない，③ 組織検査のための組織が得られない，などがあげられる．

d. 合　併　症

大多数の例で合併症は軽度であるが，二つの合併症があげられる．それは長引く血尿とカテーテル抜去後の急性尿閉である．

なかには24時間以上持続する血尿を認めることがある．これらの患者の多くは抗凝固療法を受けている．カテーテルドレナージが長引くと毛細血管からの出血に対するタンポナーデや膀胱洗浄，血塊の除去が必要になる．ほとんどの患者は24時間までに出血は止まり，カテーテルは抜去可能となる．

カテーテル抜去後の急性の尿貯留は非常に大きな前立腺（60～80 g）の患者にのみ起こり，わずかの浮腫でも尿閉に至る．このような患者にはドレナージカテーテルは約72時間は留置する必要がある．患者が急性閉塞に陥った場合新しいドレナージカテーテルを留置しなければならない．

ほかに，外括約筋への外傷，前立腺炎，精巣炎または精嚢炎などの合併症の可能性があるが，われわれは経験していない．

〔Wilfrido R. Castañeda-Zúñiga；畑中義美訳〕

文献

1) Castañeda F, Lund G, Larson BW, Limas E, Urness M, Reddy P, Wasserman N, Hulbert J, Hunter DW, Castañeda-Zúñiga WR, Amplatz K. Prostatic urethra: Experimental dilation in dogs. *Radiology* 1987; **163**: 649-654.
2) Castañeda F, Johnson S, Hulbert J, Lund G, Letourneau JG, Brazzini A, Hunter DW, Castañeda-Zúñiga WR, Amplatz K. Urethroplasty with balloon catheter in prostatic hypertrophy. *ASR* 1987; **149**: 313-314.
3) Castañeda F, Reddy P, Wasserman N, Hulbert J, Lund G, Letourneau JG, Hunter DW, Castañeda-Zúñiga WR, Amplatz K. Benign prostatic hypertrophy. Retrograde transurethral dilation of the prostatic urethra in humans: Works in progress. *Radiology* 1987; **163**: 649-654.
4) Castañeda F, Reddy P, Hulbert J, Lund G, Letourneau JG, Wasserman N, Hunter DW, Castañeda-Zúñiga WR, Amplatz K. Retrograde prostatic urethroplasty with balloon catheter. *Semin Intervent Radiol* 1987; **4**: 115-121.
5) Castañeda F, Isorna S, Hulbert J, Repa I, Maynar-Moliner M, Hunter DW, Castañeda-Zúñiga WR, Amplatz K. The importance of separation of prostatic lobes in relief of prostatic obstruction by balloon catheter urethroplasty: Studies in dogs and humans. *AJR* 1989; **153**: 1301-1304.
6) Mercier F. Recherches sur les valvules du col de la vessie, Paris 1850.
7) Bottini F. Permanent ischamie wegen prostatahypertrophie: Thermogalvanische operation. *Cent Chir* 1887; **28**: 157.
8) Kramer F. Ein beitrag zur behandlung der prostata hypertrophie durch prostata dehnung. *Dtsch Med Wochenschr* 1910; **36**: 757-758.
9) Hollingsworth E. Dilatation of the prostatic urethra for relief of symptoms of prostatic enlargement. *Ann Surg* 1910; **51**: 597-599.
10) Deisting W. Transurethral dilatation of the prostate: A new method in the treatment of prostatic hypertrophy. *Urol Int* 1956; **2**: 158-171.
11) Miller-Catchpole. Diagnostic and therapeutic technology assessment. Endoscopic balloon dilation of the prostate. *JAMA* 1992; **267** (8): 1123-1127.

3.2 前立腺ステント

50歳以上の人口の増加により良性前立腺肥大症（BPH）の患者が増加し，今日の医療費の新たな重荷となっている．この非常に頻度の高い疾患には新しい簡便な治療法の発達が望まれる．

前立腺のステントはその一つである．この治療法はその管腔構造から前立腺組織を尿道内側から押しつけることによって，尿道の閉塞を緩和することを目的としている．これは直接膀胱鏡下に留置するか，間接的に透視下で留置するタイプがある．また，一時的と永久的の二つに分類することもある．

一時的ステントはいろいろな金属合金やプラスチック樹脂で作られている．いずれも隙間はないか，あってもわずかで，組織が肥大しても腺や尿路上皮組織内にステントが埋もれることはない．このために，移動したり石灰化が起こらないかどうか，注意深い観察が不可欠である．

永久的ステントは外科的手技に代わりうる方法である．これは大きな隙間があるため組織はその中を発育し，数週から数カ月で粘膜内に埋もれ，痂皮形成や移動が起こることもなく，異物反応も避けられる．

a. 適　　応

適応は外科的またはそれに変わる治療法の適応と同様であり，腫大した腺腫による膀胱出口の閉塞を解除することである．凝固能異常のあるような外科手術のできない患者や外科手術を拒否する患者も同様に適応となる．

b. 器具および方法

この目的にもっとも普通に使われている金属ステントは Wallstent (Medinvent S. A., Lausanne, Switzerland)[1] で，これは自己膨張し，ステンレススチールでできており，いろいろな径と長さが製造できる（図3.3）．ステントが 7 Fr のカテーテルにあら

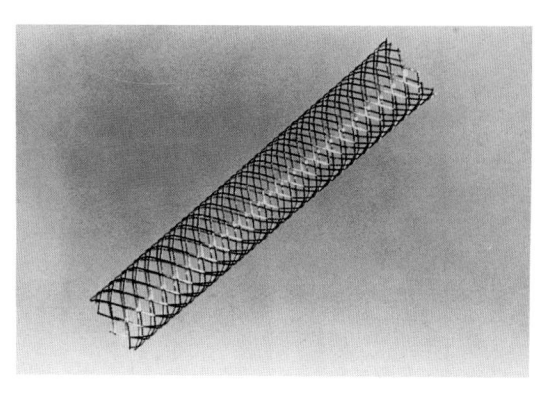

図3.3 Self-expandable Wallstent

かじめ圧縮して装着してあり，狭窄部にカテーテルを固定し，スリーブを引き抜くことによって病変部で拡張する．ステントは管腔の径に応じて広がり，メッシュの適度の弾力性によって動かないよう尿道の壁に保たれる．

最適のステントを選ぶために尿道の直径，長さの計測はきわめて大切である．拡張後にステント長径は短くなることに注意すべきである．長軸方向へいくつかのステントを重ねておくことも可能である．

Wallstent がもっとも使われているが，最近知見されている他のステントも Wallstent と同様の臨床試験の成績を出している[2,3]．

c. 方　　法

尿道にカテーテルを入れた後，ガイドワイヤーを膀胱内まで入れ，腰の十分柔らかいバルーンカテーテルで 10 mm 径以上に広げた後にバルーンカテーテルを抜去する．狭窄部位にはっきり目印をつけガイドワイヤーをそのまま留置しておく．このうえにステントの付いたカテーテルを希望の位置に進めるが，この際，拡張後ステント長径は短縮することを考慮しておかなければならない．その位置でステントの付いたカテーテルを固定し，カテーテルのみをゆっくり引き抜く．もっと拡張範囲が必要なときは狭窄の範囲を十分満たすまで同様の方法でステントを追加する．ステントを置いた部位の再狭窄を避けるために，ステントとステントをわずかに重ねる必要がある．

すべての患者には治療日より約 1 週間予防的に広域の抗生物質を処方する．ドレナージ用のカテーテルを留置する必要はない．患者，家族および医療スタッフには処置直後の，逆行性のカテーテル挿入などのステントの移動の原因となることは行わないよう注意する．もしそのようなカテーテル挿入が必要になった場合は，用心して血管造影の手技を用いて透視下で行う必要がある．また，患者は治療後 1 カ月間はセックスは避けるよう注意する．

膀胱鏡下で行うステント留置の機材も発達している．しかし，狭窄部拡張後に著しい出血が起こると膀胱鏡下の治療は続けられない．透視下ではガイドワイヤーがいつも尿道内に置かれ，狭窄部位は前もって放射線学的にわかっているので，このようなことは起こらない．また，カテーテルは膀胱鏡用（24 Fr）よりもはるかに小さい（7 Fr）．小さい径のもう一つの利点は，複数個のステントを置く必要があるとき，不用意に動く危険性が少なく，先に置かれたステントも容易に出し入れできるということである．

d. 結　　果

これまでの報告では全例成功しており，2 年以上再発も合併症もない．セックス能力を失うことなく閉塞と尿量は有意に改善している．ステントは完全に 4〜6 カ月で尿路上皮で被われる．これによって尿路に使われる他の種類のステントでみられる感染や痂皮形成が防がれるようである．もっとも普通にみられる合併症はステント部の不快感で，一般には 2〜3 週間でとれる．また，軽度の排尿後流涎が数人の患者にみられたが，ステントが完全に内膜に被われると消失する．

一時的なステント（Fabian と Malecot）（図 3.4, 3.5）も同じように透視下か膀胱鏡下で置かれる．これらも良好な結果で 6 カ月で 75％ と高い[4〜12]．しか

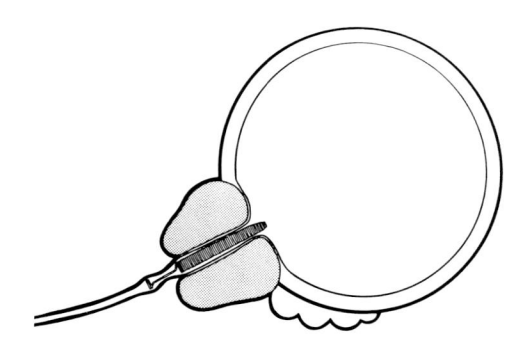

図 3.4　Fabian 型ステント

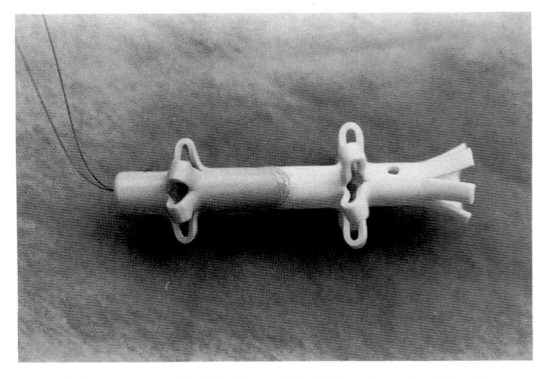

図 3.5　Double Malecot 型プラスチックステント

し，移動の頻度も25%と多い．

e. 合併症

ごくまれにステントの移動と遊走が起こることがある．これは一時的も永久タイプでも容易に動かせ，再度留置が可能である．局所の刺激症状は抗コリン剤や抗痙攣剤で容易に治療できる．

f. 将来展望

最終的成功率と合併症の評価にはより長い経過観察が必要である．これらの手技は新しく，これまで適当な prospective randomized study は行われていない．ステント留置後の内腔に上皮の過形成が起こり，内腔を保つためにその除去が必要となる．しかし，この方法は前立腺過形成の治療法としての前立腺拡張術，α-adrenergic 療法，ホルモン療法，hyperthermia や hypothermia と同等であることは疑う余地がない．

〔Wilfrido R. Castañeda-Zúñiga；畑中義美訳〕

文献

1) Milrov E, Chapple C, Eldin A, Wallstent H. A new stent for the treatment of urethral strictures. Preliminary report. *Br J Urol* 1989; **63**: 392-396.
2) Dobben RL, Wright KC, Dolenz K, Wallace S, Gianturco C. Prostatic urethra dilatation with the Gianturco self-expanding metallic stent: A feasibility study in cadaver specimens and dogs. *AJR* 1991; **156**: 757-761.
3) Perez-Marrero R, Emerson LE. Balloon expandable titanium prostatic urethral stents. In: Castañeda F, Smith AD, Castañeda-Zúñiga WR, eds. Therapeutic Alternatives in the Management of Benign Prostatic Hyperplasia. 1st ed. New York: Thieme Medical Publishers, 1993; 145-150.
4) Van Poppel H, Baert L, Aswarie H, Oyen R. Experience with the intraprostatic spiral. *Br J Urol* 1991; **68**: 604-607.
5) Chen J, Matzkin H, Braf Z. Intraprostatic urethral catheter in benign prostatic hyperplasia: Six month follow-up study. *J Endourol* 1990; **4**: 199-207.
6) Fabian KM. Der intraprostatische "partielle Katheter". *Urologe A* 1980; **19**: 236-238.
7) Fabian KM. Der intraprostatische "partielle Katheter". *Urologe A* 1984; **23**: 229-233.
8) Flier G, Seppelt U. Erfahrungen mit der urologischen Spirale. *Urologe B* 1987; **27**: 304-307.
9) Nissenkorn J. Experience with a new self retaining intraurethral catheter in patients with urinary retention: A preliminary report. *J Urol* 1989; **142**: 92-94.
10) Nording J, Holm HH, Klarskov P, et al. The intraprostatic spiral: A new device for insertion with the patient under local anesthesia and with ultrasonic guidance with 3 months of follow-up. *J Urol* 1989; **142**: 756-758.
11) Roth S, Rathert P. The urological spiral: An additional therapeutic in treatment of prostate carcinoma. *J Urol* (Paris) 1988; **94**: 261-263.
12) Vicente J, Salvador J, Chechile G. Spiral urethral prosthesis as an alternative to surgery in high risk patients with benign prostatic hyperplasia: Prospective study. *J Urol* 1989; **142**: 1504-1506.

4. 精索静脈瘤の塞栓療法

a. 原　　理

　男性不妊症の原因の一つにあげられる精索静脈瘤は健康な若い男性の1～16%に認められ[1]，不妊症の男子においては39%に認められる[2]．

　精索静脈瘤発症の原因はすべて解明されたわけではないが，現在のところ内精巣静脈の弁欠損あるいは弁の機能不全が関係しているとされ，さらに，これらの器質的な病変に加えて左腎静脈が大動脈と上腸間膜動脈との間で挟まれて狭窄される，いわゆるnutcracker phenomenonが関与し，これらの原因が重なり合って，本来は陰嚢からの流出静脈である内精巣静脈の逆流が生じて，蔓状静脈叢の拡張と蛇行を生じ，静脈瘤を形成するものと考えられている．この精索静脈瘤は通常，左側に多く，両側性は8～9%，右側のみはきわめて少ない[3]．

　この精索静脈瘤のもっとも重要な問題点は，この存在が造精機能に影響を及ぼすと考えられていることである．その原因としては，左腎静脈から内精巣静脈へ逆流した静脈血中のノルアドレナリンが睾丸内の末梢動脈を攣縮させるという機序や[4]，静脈瘤の形成により陰嚢内の温度が上昇し，造精機能が障害されるという機序が考えられている．具体的には精子数やその運動能の低下などが精液所見としてあらわれてくる．

b. 診断と適応

（1）術前検査

　診断は視診，触診でほぼ確定できるが，男性不妊の原因として治療する場合には静脈瘤が小さなものであることもあり，超音波ドップラーによる検査および立位のサーモグラフィによる検査が有用である[5～8]．

（2）精液検査

　精液検査の中でも，精子数の減少と精子運動能の低下が精索静脈瘤と関係があり，とくにtaperd formと呼ばれる頭部の長い精子や未熟な精子との関係を示唆した報告もみられる[9,10]．

（3）静脈造影

　今日行われている選択的な内精巣静脈造影は，1976年Kunnenら[6,11]が最初に報告したものである．

　静脈造影の目的は内精巣静脈の逆流と静脈瘤の描出であるが，塞栓術を目的とする場合は内精巣静脈の分岐形態，側副路の程度，静脈弁の機能，体側への吻合枝や外腸骨静脈系への吻合枝の観察がより重要となる．

　塞栓術の適応は，
1) 疼痛などの症状のある精索静脈瘤
2) 2年以上の男性不妊で精子数やその運動能の低下しているもの
3) 男児で精索静脈瘤に伴う精巣の発育障害を有するもの

という基準を満たし，かつ，静脈の破格がなくて容易にカテーテルが浅鼠径輪付近位に達する症例である．Zeitler[12]は1,621例の内60%に当たる972例に塞栓術を施行し得，手技的に困難であった残りの40%については外科的な処置を行っている．さらに，右側にも精索静脈瘤が認められ，かつ，左側の塞栓術後に症状の改善が認められなかった症例（11%）に右側の塞栓術を追加施行している．

c. 実施手技

　穿刺部位は通常，右大腿静脈を用いる．精索静脈瘤は左側に圧倒的に多く，左内精巣静脈の選択的造影を目的として血管造影を行うが，右内精巣静脈造影を目的とする場合には右内頸静脈穿刺[13]が行われることもある．

　左内精巣静脈の造影に先だって，左腎静脈の造影を行う．5～6.5 Frのコブラ型カテーテルを左腎静脈に挿入し，バルサルバ下に10～12 mlの造影剤を2秒で注入し，連続撮影を行う．この造影でチェックすべき点は精巣静脈の開口部に存在する静脈弁の機

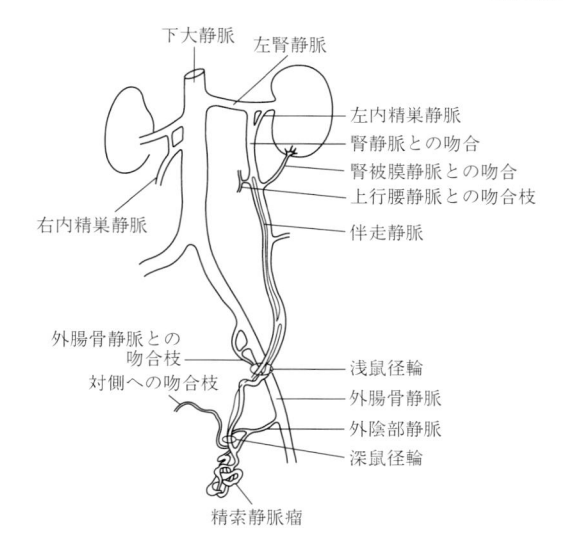

図 4.1 腎静脈と内精巣静脈の解剖

能不全の有無や，腎の周囲静脈と精巣静脈との吻合枝の有無である．これらの造影検査で内精巣静脈への逆流が認められれば選択的造影に移行する．選択的造影は，コブラ型カテーテルの先端を内精巣静脈の起始部にかけて 15〜20 ml の造影剤を用手的に注入する．この選択的造影は，内精巣静脈の解剖学的形態を把握することを目的としている．とくに，腸骨陵レベルから鼠径部レベルでの静脈吻合の状態をよく観察し，塞栓すべき部位を決定する．塞栓部位は側副静脈の吻合部より下端で，浅鼠径輪付近で行うのが理想的であるが（図 4.2 a〜c），静脈吻合の形態によっては上方での塞栓を追加する必要がある．

塞栓部位へのカテーテルの誘導は，ラジフォーカス・ガイドワイヤー誘導下にて行うか，Tracker カテーテルをコアキシャル法を用いて行う．筆者らは塞栓物質として 3〜8 mm 径の金属コイルか，牧田らが開発した detachable balloon を使用している[14,15]（図 4.3）．この detachable balloon 使用時の親カテーテルのサイズは 7 Fr である．

液状の塞栓部質や硬化剤を用いる場合の詳細については他の成書に譲るが，塞栓物質の注入に際してはテーブルを 2〜10 度の head down とし，造影剤を注入した後，静脈血流が静止した状態を確認して塞栓物質の注入を行うなどの注意が必要となる．静脈瘤自体への塞栓物質の流入は避けるようにすべきである．塞栓後，10〜30 分後に確認造影を行う．側副路からの造影剤の流入が認められた場合には塞栓の追加を行う．

右内精巣静脈の造影や塞栓の必要があるときには，まず右腎静脈造影を行い，この右腎静脈から内精巣静脈分岐の有無をチェックする（10% の頻度で

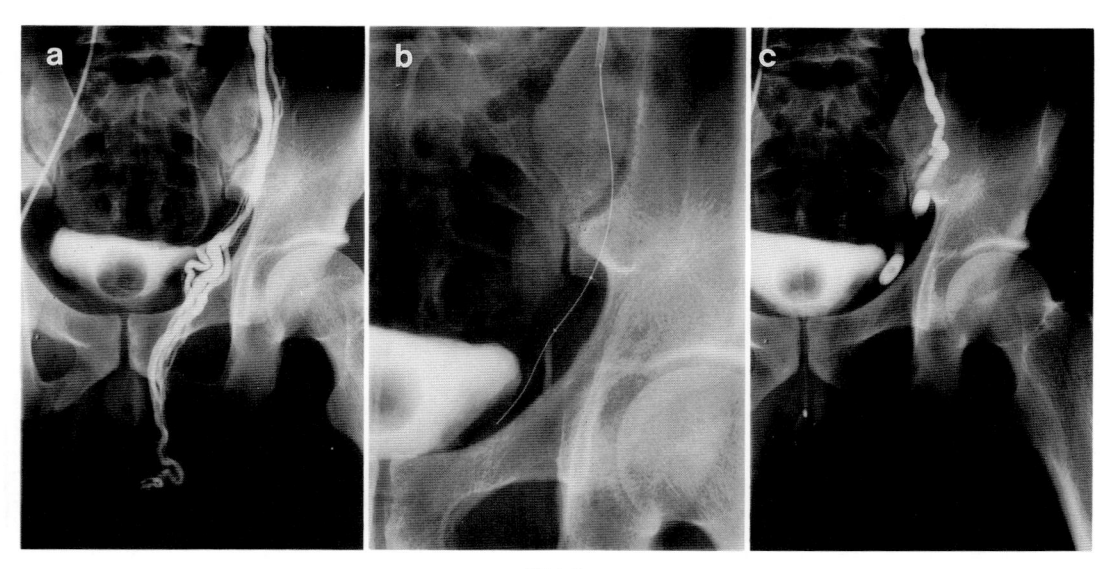

図 4.2
a）選択的内精巣静脈造影で典型的な精索静脈瘤を認める．
b）Tracker カテーテルの先端に付けた detachable balloon の挿入
c）術後の確認造影，精索静脈瘤への逆流を認めない．

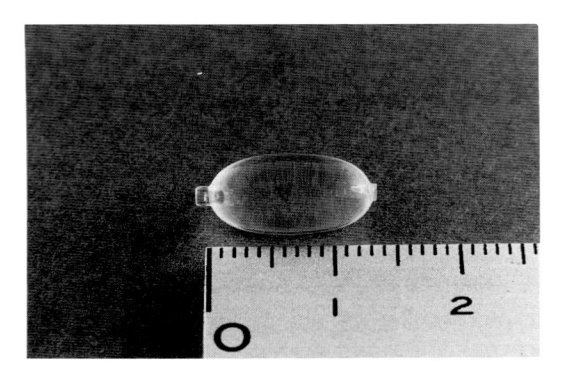

図 4.3 Makita detachable balloon
バルーンの両端に逆流防止弁がついており，ガイドワイヤー誘導下に留置可能

この分岐様式をとる）．吻合がなければその直下の下大静脈壁から分岐する右内精巣静脈を探る．この際に用いるカテーテルはリバースドカーブ型のカテーテルが好んで用いられている．左精索静脈瘤患者の30％で右側にも静脈瘤が認められるとされている．

なお，Kim ら[16]は腎静脈造影の前に側孔付きのカテーテルを用いて腎静脈と下大静脈の圧測定を行い，圧格差が 4 mmHg 以上と以下では再発率に差があると述べている．

d. 塞栓物質

閉塞用金属コイル，閉塞用金属スパイダー，閉塞用プラスチック，detachable balloon，加温造影剤，n-butyl cyanoacrylate (NBCA) (bucrylate= isobutyl-2-cyanoacrylate はその毒性のため1985年以降は使用されなくなった），各種の硬化療法剤（75％の高張ブドウ糖と monoethanolamine の混合液，Varicocid，Aethoxysclerol）[17,28]などが塞栓物質として使用されている．液状塞栓物質の利点は一度の手技で周囲の吻合枝を含んで塞栓できることや硬化剤使用時にみられる周囲組織への影響が少ないことである．

e. 治療成績

内精巣静脈への選択的なカテーテル挿入の成功率は 95％以上である．不成功の原因は，circumaortic venous ring[29] などの静脈系の破格が存在する場合や精巣静脈の静脈弁をカテーテルが通過しないことなどによる．

塞栓術施行の成功率は 60〜97％である[18,21,24]．一方，もっとも重要な精液検査の改善率は 55〜85％と報告されており，また，この治療法によって妊娠させることができたのは 25〜55％ と報告されている[18,30]．また，精索静脈瘤の再発率に関する報告は外科的結紮術あるいは塞栓療法のいかんを問わず 5〜50％[31]とばらつきがあり，この塞栓療法の長期予後や塞栓物質の選択に関しても定説はない．Kim ら[16]は下大静脈と腎静脈間に 4 mmHg 以上の圧格差があれば再発率が異なり，4 mmHg 以上では 50％ の再発率と報告している．

f. 合併症と対策

塞栓療法における重篤な合併症の報告は少なく，塞栓物質の逸脱による肺塞栓症がもっとも重篤なものとなる．手技的な精巣静脈の損傷は 1.5％ と報告されており，造影剤の内膜下注入，静脈炎などが報告されている[12]．

g. 将来展望

精索静脈瘤に対する塞栓療法の効果は認められており，今後，ますます臨床応用が広まっていくものと考えられるが，塞栓物質については現在のところさまざまな物質が用いられており，未だ定説はない．今後，より簡便で，かつ効果が確実であり，また安価な塞栓物質の開発が望まれる．

〔澤田　敏・古井　滋・牧田幸三〕

文　献

1) Oster J. Varicocele in children and adolescents. *Scand J Urol Nephrol* 1971 ; **5** : 27-32.
2) Dubin L, Amelar RD. Varicocelectomy : 968 cases in a twelve-year study. *Urology* 1977 ; **10** : 446-449.
3) Tjia TT, Rumping WJM, Landman GHM, Cobben JJ. Phlebography of the internal spermatic vein. *Diagn Imaging* 1982 ; **51** : 8-18.
4) Comhaire F, Simons M, Kunnen M, Vermeulen L. Testicular arterial perfusion in varicocele : the role of rapid sequence scitigraphy with technetium in varicocele evaluation. *J Urol* 1983 ; **130** : 923-926.
5) Brown JS, Dubin L, Hotchkiss RS. The varicocele as related to fertility. *Fertil Steril* 1967 ; **18** : 46-56.
6) Comhaire F, Kunnen M. The value of scrotal thermography as compared with selective retrograde venography of the internal spermatic vein for the diagnosis of subclinical varicocele. *Fertil Steril* 1976 ; **27** : 694-698.

7) Comhaire F, Kunnen M. Factors affecting the fertility outcome after treatment of subfertile man with varicocele by transcatheter embolization with Bucrylate. *Fertil Steril* 1985 ; **43** : 781-786.
8) Kunnen M, Comhaire F. Fertility after varicocele embolization with bucrylate. *Ann Radiol* 1988 ; **29** : 169-175.
9) MacLeod J. Seminal cytology in the presence of varicocele. *Fertil Steril* 1965 ; **16** : 735-757.
10) MacLeod J. Further observation on the role of varicocele in human male fertility. *Fertil Steril* 1969 ; **20** : 545-563.
11) Comhaire F, Kunnen M. Selective retrograde venography of the internal spermatic vein : a conclusive approach to the diagnosis of varicocele. *Andrologia* 1976 ; **8** : 11-24.
12) Zeitler E. Embolization of Varicoceles. In : Dondelinger, Rossi P, Kurdziel JC, Wallace S, eds. Interventional Radiology. New York : Thieme, 1990 : 529-536.
13) Hamm B, Dobbe F, Solensen R, Felsenberg. Varicoceles : Combined sonography and thermography in diagnosis and posttherapeutic evaluation. *Radiology* 1986 ; **160** : 419-424.
14) Makita K, Furui S, Machida T, et al. Wire-directed detachable balloon. *Radiology* 1991 ; **180** : 139-140.
15) Makita K, Furui S, Tsuchiya K, et al. Guide-wire-directed detachable balloon : Clinical application in treatment of varicoceles. *Radiology* 1992 ; **183** : 575-577.
16) Kim SH, Park JH, Han MC, Paick JS. Embolization of the internal spermatic vein in varicocele : significant of venous pressure. *CVIR* 1992 ; **15** 102-107.
17) Porst H, Bahren W, Lenz M, Altwein JE. Percutaneous sclerotherapy of varicoceles : an alternative to conventional surgical methods. *Br J Urol* 1984 ; **56** : 73-78.
18) Formanek AG, Rusnak BW, Zollikofer CL, Castañeda-Zúñiga WR, Narayan P, Gonzalez R, Amplatz K. Embolization of the spermatic vein for treatment of infertility : a new approach. *Radiology* 1981 ; **139** : 315-321.
19) Berkman WA, Price RB, Wheatley JK, Fajiman WA, Sones PJ, Casarella WJ. Varicoceles : A coaxial coil occlusion system. *Radiology* 1984 ; **151** : 73-77.
20) Marsman JWP. Clinical versus subclinical varicocele : venographic findings and improvement of fertility after embolization. *Radiology* 1985 ; **155** : 635-638.
21) Seyferth W, Jecht E, Zeitler E. percutaneous sclerotherapy of varicocele. *Radiology* 1981 ; **139** : 635-638.
22) Rholl KS, Rysavy JA, Vlodaver Z, Cragg AH, Castañeda-Zúñiga WR, Amplatz K. Spermatic vein obliteration using hot contrast medium in dogs. *Radiology* 1983 ; **148** : 85-87.
23) Rholl KS, Rysavy JA, Vlodaver Z, Cragg AH, Castañeda-Zúñiga WR, Amplatz K. Work in progress. Transcatheter thermal venous occlusion : a new technique. *Radiology* 1982 ; **145** : 333-337.
24) Riedel P, Lunglmayr G, Stckel W. A new method of transfemoral testicular vein obliteration for varicocele using a balloon catheter. *Radiology* 1981 ; **139** : 323-325.
25) Sigmund G, Bahren W, Gall H, Lenz M, Thon W. Idiopathic varicoceles : feasibility of percutaneous sclerotherapy. *Radiology* 1987 ; **164** : 161-168.
26) Lima SS, Castro MP, Costa OF. A new method for the treatment of varicocele. *Andrologia* 1978 ; **10** : 103-106.
27) White RI Jr, Kaufman SL, Barth KH, et al. Occlusion of varicoceles with detachable balloons *Radiology* 1981 ; **139** : 327-334.
28) Smith TP, Hunter DW, Cragg AH et al. Spermatic vein embolization with hot contrast material : fertility results. *Radiology* 1988 ; **168** : 137-139.
29) Beckmann CF, Abrams HL. Circumaortic venous ring : Incidence and significance. *AJR* 1979 ; **132** : 561-565.
30) Greenberg SH. Varicocele and male fertility. *Fertil Steril* 1977 ; **28** : 699-706.
31) Kinnison ML, Karir S, Stradberg JD, Anderson JH, White RI Jr. Percutaneous spermatic vein occlusion : evaluation od screlosing agents in experimantal animals. *Radiology* 1986 ; **161** : 229-301.

5. 骨盤外傷に伴う出血に対する塞栓療法

骨盤外傷に伴う出血に対する経動脈的アプローチによる塞栓術は数ある外傷に対する塞栓術の中でその有効性がもっとも認められており，外傷に携わる放射線科医はいつでも早急に施行できる体制をつくり，手技を熟知しておく必要がある．

a. 骨盤骨折の臨床的重要性

骨盤骨折は交通事故あるいは高所よりの転落などの強大な外力によって生じ，死亡率は17〜35%の重篤な外傷である．受傷後早期の死亡原因は出血と他の合併損傷（とくに頭部損傷）である[1〜3]．

出血性ショックは死亡原因の60〜70%を占め，その診断と治療は重要である．多臓器の損傷を伴うので，出血の原因は骨盤骨折のみならず，胸部あるいは腹部損傷の可能性がある．骨盤骨折に伴う大量出血は動脈破綻であることが知られており[4〜6]，その治療は，外科的止血が困難なことより，経カテーテル的塞栓術が有効で第1選択となる[6〜11]．

また，骨盤外傷においては，合併損傷が多いので，他の重篤な損傷（頭部外傷，胸部外傷，胸部損傷）を常にチェックしておく必要がある（表5.1）．症例に応じてどの治療を優先するかを決断し，一つの治療を終えた後も他の損傷が進行することを念頭におく（図5.1)[3]．

表5.1 合併損傷の頻度[3]

損傷	頻度
頭部損傷	26〜55%
大動脈損傷	6%（通常の6倍）
腹部損傷	16〜26%
尿道損傷	7%

b. 骨盤解剖と損傷血管

骨盤は三つの骨（仙骨と二つの腸骨）からなる環状構造物である．これら自身は固定性はなく，靱帯の支持組織により固定されている．恥骨結合は支え

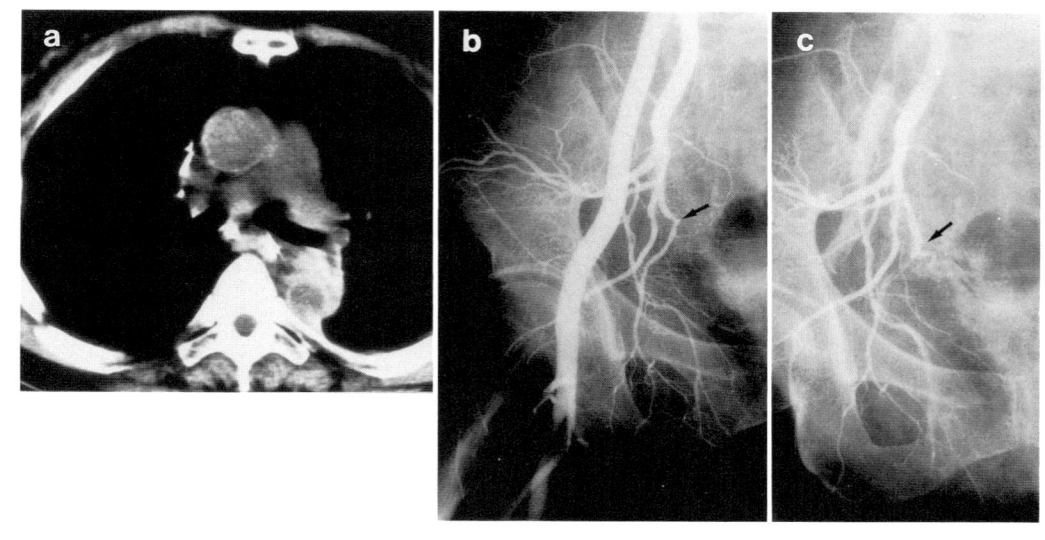

図5.1
a）外傷後出血性ショックで来院．単純CTで胸部大動脈周囲に高吸収域の血腫を認め，大動脈損傷が疑われ，緊急手術が施行された．
b）手術後，ヘパリンを使用したため骨盤骨折部の血管損傷より出血が持続し，塞栓術を施行した．

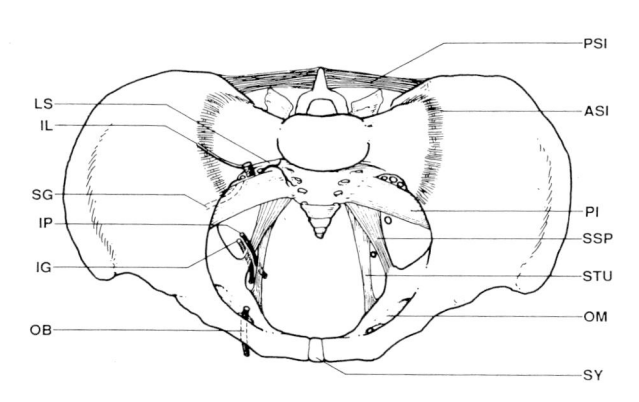

図5.2 骨盤解剖
[動脈] IG：内腸骨動脈，IL：腸腰動脈，IP：内陰部動脈，LS：側仙骨動脈，OB：閉塞動脈，SG：上臀動脈
[靱帯] ASI：前仙腸靱帯，PSI：後仙腸靱帯，SSP：仙骨棘突起靱帯，STU：仙骨結節靱帯
[他] OM：閉鎖孔膜，PI：梨状筋，SY：恥骨結合

として前側の恥骨を接合している．

靱帯は大きく二つに分けられる．一つは仙腸関節を接合するもの（前仙腸靱帯と後仙腸靱帯），ほかは骨盤底を形成し，仙骨と腸骨，坐骨をつなぐもの（仙骨棘突起靱帯と仙骨結節靱帯）である（図5.2）．

骨盤内の動脈はどこかで，骨と靱帯，あるいは筋肉の間を通過する．一般に，この部で血管損傷を受けやすい．それゆえ，血管がどこを通過するかを理解することは血管損傷の予測に役立つ．たとえば，仙腸関節の離解と坐骨切痕までの腸骨の骨折は内腸骨動脈や上臀動脈の損傷の可能性がある．上臀動脈は梨状筋にはさまれているため，骨折なしで損傷することがある（図5.1）．

また，内陰部動脈は下部の靱帯が裂けたときや恥骨枝の骨折により起こりやすい[3]．

損傷血管は上臀動脈がもっとも多く，ほかは内陰部動脈，閉鎖動脈が主なものである．そのほか側仙骨動脈，腸腰動脈などがある．

c. 血管造影の適応と血管損傷

骨盤骨折の血管造影の適応となるのは，骨盤内の血管損傷が疑われるもので多くは重症の骨盤輪の破壊を伴ったものである．この型は Key & Conwell の骨折分類では type III（骨盤環の2カ所以上の骨折）に相当する．われわれの施設の12例の塞栓症例のうち，III型，IV型は75％であった．最近の分類で血管損傷を伴いやすいのは unstable fracture で前後の compression, vertical shear の骨折である．とくに posterior fracture は血管損傷が多く，死亡率が高いと報告されている[2,3,12]．

臨床的に出血性ショックを伴うものは，至急に血管造影を行う必要がある．

d. 血管造影と塞栓術の方法

まず健側の大腿動脈より穿刺し，骨盤動脈造影を施行する．もし血腫あるいはショックパンツなどで穿刺できない場合，左肘動脈より施行する．骨盤動脈造影のみでは，造影剤漏出を指摘するのは困難なことが多いので，CTにて血腫の多い側の内腸骨動脈造影を行う．血管造影で血管外への造影剤漏出（extravasation），偽性動脈瘤が認められると塞栓術の適応となる（図5.3）．血管外漏出像がなくとも，血管の断裂の所見があれば，予防的に塞栓することが必要である（preemptive embolization）．他の血管損傷の所見としては血管の偏位，断裂，スパスム，偽性動脈瘤，動静脈瘻があげられる．

塞栓物質は基本として2〜3 mm角の gelatin sponge 細片を用い，大量の jet が噴出していると3〜5 mmの金属コイルが必要となる．粉末あるいは液状の塞栓物質は毛細管レベルで塞栓し，臓器皮膚の梗塞，壊死を起こすので使用しない[1,3]．

たとえ片側の骨折でも反対側の血管損傷の可能性もあるので反対の内腸骨動脈も施行する．もし反対側も損傷があれば，gelatin sponge で塞栓するが，インポテンツ，皮膚，臓器壊死の可能性もあるので片側はゆるめにする．

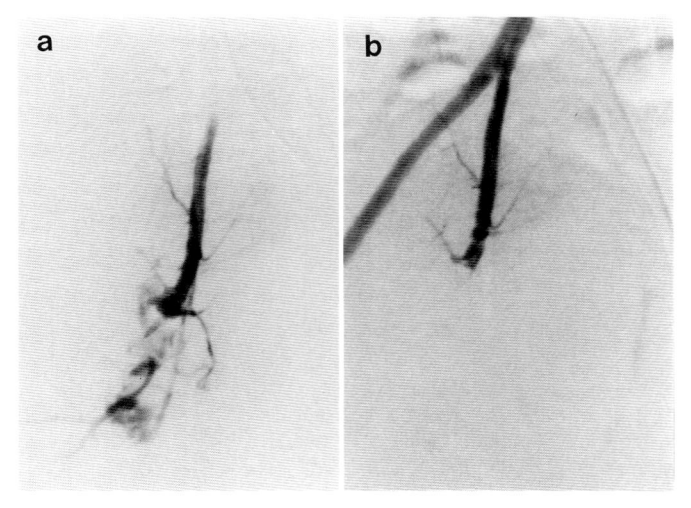

図 5.3 血管造影における血管外漏出像と gelatin sponge と金属コイルによる塞栓術

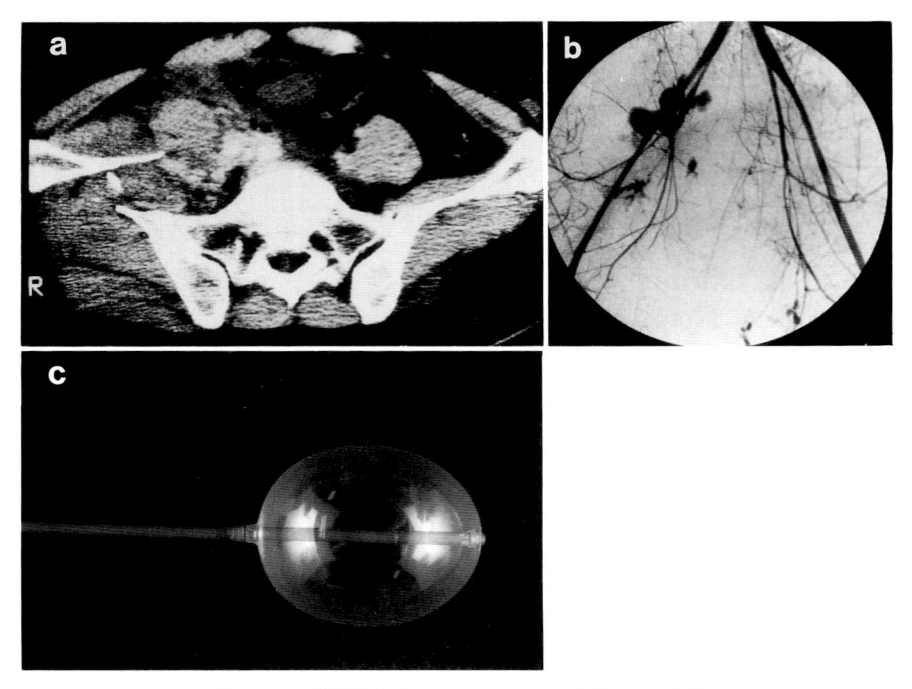

図 5.4 一時的閉塞用バルーンカテーテル使用による止血
a) 骨盤部 CT：右の腸骨翼の骨折と出血を認める．
b) 血管造影では内腸骨動脈領域の著明な血管外漏出像を認め，ショックのため血管が spastic になっている．
c) 閉塞用バルーンカテーテルを用い一時的止血を試み，骨盤部の塞栓術を施行した．

塞栓血管は主に上臀動脈，内陰部動脈，閉鎖動脈であり，損傷部末梢，損傷部，損傷部中枢側の 3 点とするのがよい．これは反対側からの側腹血行が存在するからである．また腰動脈，正中仙骨動脈を積極的に塞栓している施設もある[13,14]．損傷が重症であれば，塞栓してもよいであろう．患者の容態が不安定であれば，内腸骨動脈に入れ金属コイルか gelatin sponge ですばやく塞栓し，血行動態の安定をはかるのが先決である（scatter embolization）（図 5.3）．急性期の重症出血に対しては，閉塞用バルー

ンカテーテルを大腿動脈から緊急に挿入し一時的止血を試みるのも良い方法であろう（図5.4）．最後に，骨盤動脈造影を施行し，塞栓した反対側からの血流を確認する．

e. 成績

文献によると90%の症例で出血を制御できている[1,7〜10]．われわれの施設では最近の1988〜1992年8月までは42例の骨盤骨折中12例（30%）に塞栓術を施行している．塞栓術後，全例で血管外漏出像の消失を認め，血圧は安定化した．死亡例はいずれも他臓器の重篤な損傷による．文献によると（日本医大，77例）ほぼ同様の結果であり，輸血，輸液からの離脱が短期間に可能となっている[1]．

f. 合併症と対策

合併症は少なく報告されているのは，皮膚壊死，膀胱障害，塞栓物質の下肢動脈への逸脱，インポテンツなどがある[3,15,16]．塞栓物質の逸脱はコイルの使用，慎重にすることにより防ぐことが可能である．皮膚壊死は，重症のショック患者に報告されている．唯一の膀胱壁の壊死症例の原因は，側副血行の遮断と静脈炎の存在のためとされている[15]．両側の内腸骨動脈をつめる場合には，片側はゆるやかにつめるなどの工夫が必要かもしれない[1]．

インポテンツに関して，血管解剖からもこの障害をひき起こす危険性はあるが，外傷自体が性機能不全を起こすことも知られており（仙骨骨折に伴う仙骨神経の損傷，あるいは会陰部の損傷），本当に塞栓術のみがインポテンツの原因か疑問である[16,17]．

重症骨盤骨折に起因する出血は多くは塞栓術により制御可能である．その方法，効果は約20年の歴史があり，ほぼ確立されている．重症の外傷患者においては，時間との勝負になり，本法はできるだけ早期に迅速に施行すべきである．重症例に一時的に閉塞用バルーンカテーテルなどを挿入する試みも良い方法と思われる．救命放射線科医が外来時から，積極的に patient care に参加することにより，重症例での救命の可能性が得られ，救急医療に寄与すると思われる．

〔山口敏雄・星川嘉一・石川　徹〕

文献

1) 隈崎達夫：骨盤骨折―特に重症例を中心として．画像診断（別冊）1991；**11**：169-176.
2) Gilliland MD, Ward RE, Barton RM, et al. Factors affecting mortality in pelvic fractures. *J Trauma* 1982；**22**：691-693.
3) Ben-Menachem Y, Coldwell DM, Young JWR, Burgess AR. Hemorrhaage associated with pelvic fractures: causes, diagnosis, and emergent management. *AJR* 1991；**157**：1005-1014.
4) Reynolds BM, Balsano NA. Venography in pelvic fractures: A clinical evaluation. *Ann Surg* 1971；**173**：104-106.
5) Huittinen V, Slatis P. Postmortem angiography and dissection of the hypogastric artery in pelvic fractures. *Surgery* 1973；**73**：454-462.
6) Margoileies MN, Ring EJ, Waltmann AC, et al. Arteriography in the management of hemorrhage from pelvic fractures. *N Eng J Med* 1972；**287**：317-321.
7) Lang EK. Transcathter embolization of pelvic vessels for control of intractable hemorrhage. *Radiology* 1981；**140**：331-339.
8) Jander PH, Russinovich AE. Transcatheter Gelfoam embolization in abdominal, retroperitoneal, and pelvic hemorrhage. *Radiology* 1980；**136**：337-344.
9) Matalon TSA, Athanasoulis CA, Margolies MN, et al. Hemorrhage with pelvic fractures: efficacy of transcatheter embolization. *AJR* 1979；**133**：859-864.
10) Panetta T, Sclafani SJA, Goldstein AS, et al. Percutaneous transcathter embolization for massive bleeding from pelvic fractures. *J Trauma* 1985；**25**：1021-1029.
11) 石川　徹：外傷，骨盤．放射線医学体系；特別巻1，インターベンショナル　ラジオロジー．東京：中山書店，1986；34-41.
12) Cryer HM, Miller FB, Evers BM, et al. Pelvic fracture classification: correlation with hemorrhage. *J Trauma* 1988；**28**：973-980.
13) Sclafani SJ, Florence LO, Phillips TF, et al. Lumbar arterial injury: Radiologic diagnosis and management. *Radiology* 1987；**165**：709-714.
14) 川俣博志，隈崎達夫，田島広之，他．重症骨盤骨折における経カテーテル的動脈塞栓術の再検討―特に［内腸骨動脈領域以外の動脈塞栓術］について．日本医放会誌1991；**51**：649-655.
15) Braf ZE, Koontz WW Jr. Gangrne of bladder: complication of hypogastric artery embolization. *Urology* 1977；**9**：670-671.
16) Ellison M, Timberlake GA, Kerstein MD. Impotence following pelvic fracture. *J Trauma* 1988；**28**：695-696.
17) 堀　晃：骨盤骨折に対する内腸骨動脈塞栓術の合併症に対する検討．日本医放会誌1991；**51**：356-374.

IX. 産 婦 人 科

1. 経腟的卵管開通術

不妊とは，稚児を望む健全な夫婦が，2年以上経過後も妊娠をみない状況と定義される[1]．不妊の原因には，卵管性，子宮性，排卵障害，男性不妊などがある．このなかで卵管性不妊の頻度は約30%[1~3]である．

卵管は間質部，狭部，膨大部，采部に区分される．卵管は，腟，子宮を介して体外と腹腔をつなぐ長さ10～15 cm，直径1 mm前後の細長い管である．卵管閉塞は，種々の原因[4]によって惹起され，主な原因として卵管炎，結節性卵管炎，子宮内膜症などがある．起因としては，クラミジア感染，不妊リング，堕胎，流産などがある．最近では，これらの器質的疾患による閉塞以外に，amorphous material (debris)による閉塞の報告が切除後の卵管標本でなされ，Sulakら[5]によるとその頻度は61%と高頻度である．本法はdebrisによる閉塞に対し，効果的であり，高度な線維化による閉塞の開通は困難なことが多い[6,7]．

卵管性不妊には，片側疎通障害，両側疎通障害，卵管周囲癒着がある．卵管閉塞の部位には間質，峡部，采部があり，卵管閉塞の80%は卵管間質部と報告[3]されている．卵管間質部の閉塞はdebrisによるものが多く，本法のもっとも良い適応[7~10,13,14,16]である．

a. 材料と方法[8~10]

使用器具は，Rösch-Thurmondカテーテルセット，吸引器(Cook)，9 Frバルーンカテーテル[15]（クリニカルサプライ），Tracker 18[11,12]である．R-Tセットの内容は，Hysterocath, 9 Frシース，5.5 Frカテーテル，0.035 inch Jワイヤー，3 Frカテーテル，0.015 inchワイヤーである．

（1）術前処置

本治療は，最終月経終了後10日以内の卵胞期に行う．この時期では，胎児のX線被曝の可能性は皆無である．あらかじめ内診を行い，子宮頸部の大きさ，異常な炎症のないことを確認する．

本法は，拡大X線操作室で無菌操作で行われる．卵管内へ3 Frカテーテル，0.018 inchワイヤーを挿入するため，その観察に拡大X線透視が必要であ

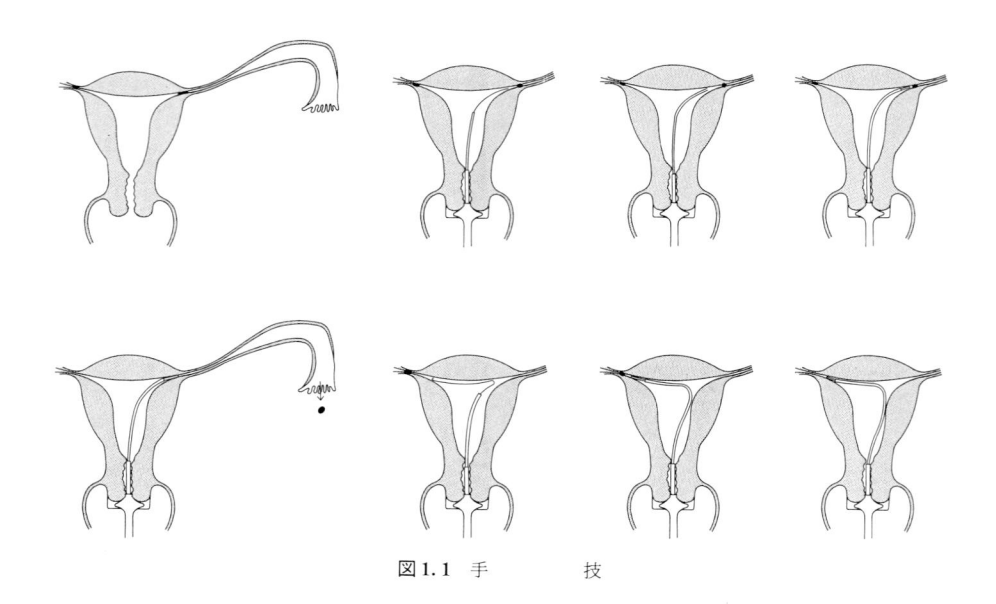

図1.1　手　　技

る．血管造影用あるいは手術用無菌服を着用する．また，局所視野を広くとるため，婦人科（泌尿器科）手術用足具を透視台両側に取り付け，両膝挙上開大下に操作する．

（2） 術 方 法（図1.1）

局所腟部を中心に広範にイソジン消毒を行い，清潔オイフで覆う．クスコを挿入し，子宮腟部を観察する．子宮の前屈の強い場合，子宮腟部は潜り込み観察しにくいので腟部鉗子で挙上させる．挙上させながらHysterocathを挿入する．Hysterocathの内径には25，30，35 mm大のサイズがあるが，通常，30 mm大を用いる．35 mm大はわが国婦人の腟には大きすぎ，腟壁にあたり，挿入困難である．腟壁を傷つけぬよう注意して挿入する．

Hysterocathには，あらかじめ9 Frシース，5.5 Frカテーテルをセットし，Hysterocath先端にはキシロカインゼリーを付着させておき，子宮腟部に装着させ，吸引器で吸着させる．透視下で5.5 Frカテーテルが子宮腔内にあることを確認する．造影剤を注入し，術前の子宮卵管造影を行う．卵管閉塞確認後，Jワイヤーを5.5 Frカテーテル内に挿入し，その先端を閉塞卵管口付近にまで進め，それに5.5 Frカテーテルを沿わせ，造影剤圧入のテスト注入を行う．それのみで開通する場合もありうるが，通常それによりカテーテル先端が卵管開口部の子宮上側端（コーヌス）部に位置していることを確認する．

ついで3 Frカテーテルを5.5 Frカテーテル内にcoaxialに挿入させる．筆者らは，セット内の3 Frカテーテルの代用としてTracker 18を用いる．0.016 inchワイヤーをまず卵管内に挿入させ，それに沿わせて3 Frカテーテルを進める．本ワイヤーはストレートであるが，それ自体での卵管内挿入困難な場合には，ワイヤー先端1 cmを約45°傾け方向を変え挿入させると容易に卵管内に入り込む．卵管内に挿入させた3 Frカテーテルを通じて造影剤を圧入させる．造影剤の圧入により閉塞部の開通を確認後，3 Frカテーテルを抜去させ，子宮腔内の5.5 Frカテーテルでテストインジェクションを行い，開通を確認する．閉塞が両側の場合にはJワイヤーを挿入し，その誘導下に5.5 Frカテーテル先端を対側の卵管口付近に進め，上述と同様の操作で開通を行う．術後の子宮卵管造影で卵管開通を確認する．

上述の操作で，高度な子宮前，後屈のため，Hysterocathでの子宮頸部固定の困難な場合がある．その際，新本らの開発した9 Frバルーンカテーテルの有用な場合がある．子宮口挿入後，バルーン部膨張下に良好な子宮卵管造影を行いえ，5 Frカテーテル，Trackerカテーテル挿入により卵管開通術も行いうる．本バルーンカテーテル挿入困難な場合には尿道用バルーンカテーテル（14 Fr）の有用な場合もある．

（3） 術 後 処 置

術直後にクロマイ腟錠を挿入する．腹部症状がなければ，治療効果を説明後，経口抗生物質，消炎剤3日間投与し，そのまま帰宅させる．

腹痛のみられる場合には，臥位にて経過をみる．腹痛の強い場合には，鎮痛剤（ソセゴン15 mg筋注）を与えるが，通常，数時間の経過観察で自然軽減消退する．

当日，軽度出血をみる場合があると説明し，シャワー浴を勧め，翌日よりの性交渉を可とする．

b． 対　　　　象

卵管間質部閉塞が2回の子宮卵管造影で確認された54例，88卵管を対象とした．年齢は22歳から44歳（平均34歳），不妊期間は，2～17年（平均7.6年）であった．

c． 結　　　　果

卵管開通術に成功したのは，88閉塞卵管中54卵管（61％）であった．他の34卵管は開通困難であった．6カ月後に開通に成功した7例の子宮卵管造影を行うと6例で再閉塞を示した．6例全例に本療法を再施行し，再開通をみた．その1例で術後，子宮内妊娠をみた．本法後，先の例を含む10例の妊娠をみたが，1例は流産，1例に子宮外妊娠をみた．8例に子宮内妊娠を認め，8例全例に健児を得た．

d． 診 断 的 意 義

88卵管は子宮卵管造影で間質部閉塞と診断されたが，本法による選択的卵管造影を行うことにより，以下の4区分に改めて診断しえた．

① 正常（癒着所見なし），② perifimbrial adhesion 傍采部癒着，③ hydrosalpinx（留水腫），④ intratubal adhesion（卵管内癒着）．これらの卵管造影所見について供覧する．

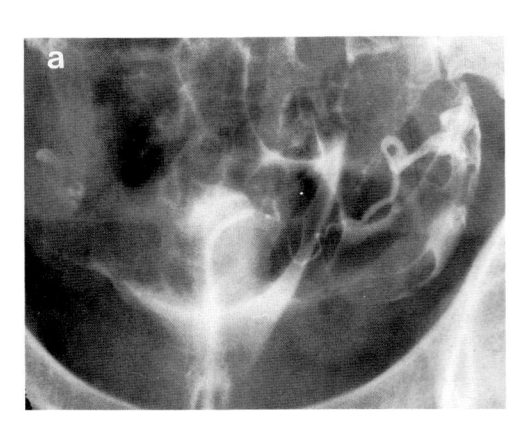

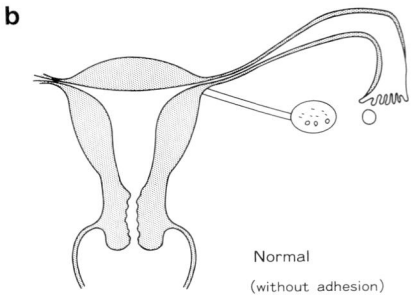

図1.2
a) 32歳，女性．左選択的卵管造影で左卵管の開通をみた．造影剤は腹腔内からDouglas窩に容易に流入し，癒着の所見はみられなかった．術後2カ月で妊娠し健康男児を出産した．
b) Normal (without adhesion)

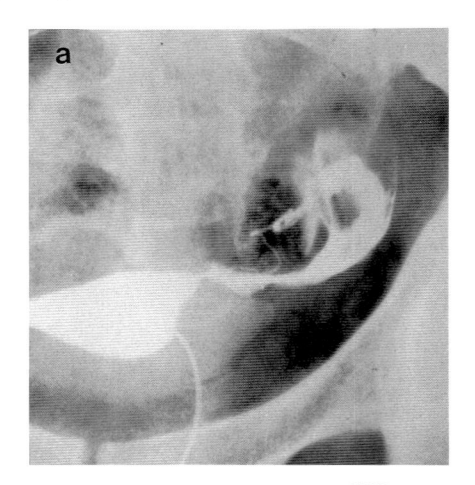

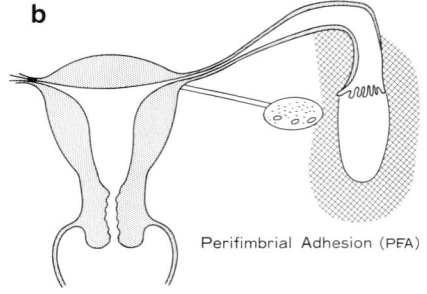

図1.3
a) 左卵管カテーテルにカテーテル挿入後の造影で卵管の開通をみたが造影剤は卵管采部周囲に集積した状態で旁采部癒着と診断された．
b) Perifimbrial adhesion (PFA)

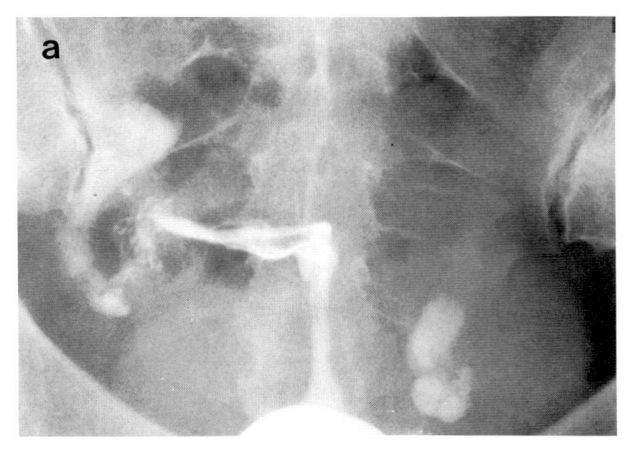

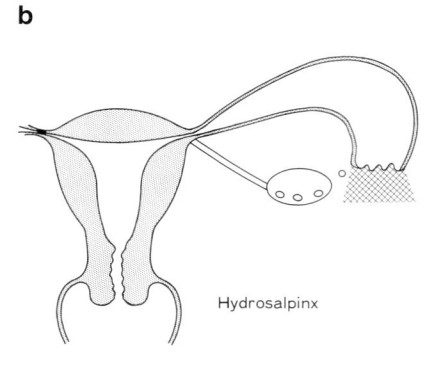

図1.4
a) 両側ともに卵管内にカテーテル挿入後の子宮卵管造影で，卵管の拡張蛇行が認められ，卵管水腫と診断された．
b) Hydrosalpinx

1. 経腟的卵管開通術

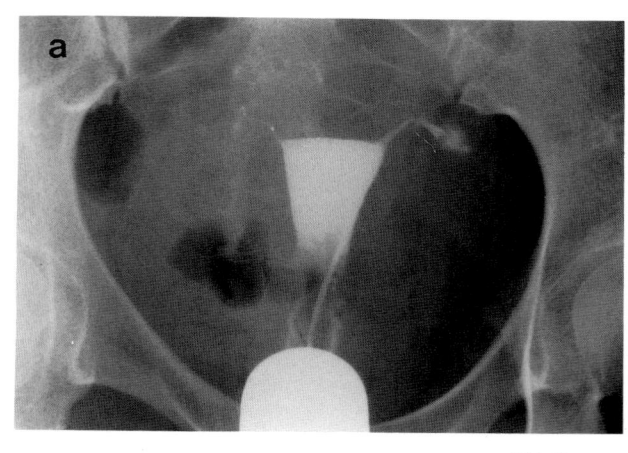

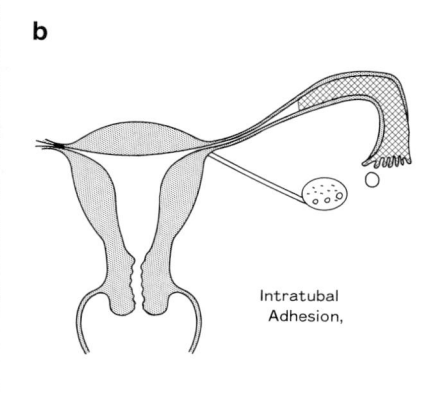

図 1.5
a) 両側卵管カテーテル挿入．両側ともに卵管の開通は不成功で，卵管内癒着と診断された．左側では，卵管外に造影剤に漏出した．軽度の腹痛をみたが，安静にて経過，腹痛の自然消退をみた．
b) Intratubal adhesion

①の正常とは，造影剤注入により閉塞部が開存され，造影剤が腹腔内へ移行し，Douglas窩にまで容易に到達したもの（図 1.2）．

② perifimbrial adhesion とは，造影剤は卵管采部より腹腔内へ移行するものの，局所にとどまり，Douglas窩へは到達しないもの（図 1.3）．

③ hydrosalpinx とは，卵管全長の描出をみるも造影剤が腹腔内へ移行せず，卵管の延長，拡大をみるもの（図 1.4）．

④ intratubal adhesion とは，造影剤を注入しても，卵管の全開通は得られず，卵管の拡張所見のないもの（図 1.5）．この場合，その多くはガイドワイヤー（0.016 inch）の卵管閉塞内挿入は困難である．線維化が高度であると，ガイドワイヤーの閉塞内挿入は患者に腹痛を惹起させる．それ以上の操作は，閉塞部の硬さにより正常の卵管内膜に傷害，卵管外への造影剤の漏出をみる．造影剤の卵管外漏出は患者にいっそうの腹痛を惹起させる．腹痛は鎮痛剤投与で通常2時間以内に消退する．本治療は外来での通院治療を原則としており，ガイドワイヤーでの閉塞部通過が困難で，痛みを伴う時点で intratubal adhesion と診断し，造影剤の卵管外漏出をみる前に終了する方が痛みの消退が早く望ましい．

e. 妊娠の癒着

妊娠での関連について述べると，卵管閉塞の開通が得られたとしても hydrosalpinx での妊娠をうることは不可能である．perifimbrial adhesion でも皆無といえないまでも困難なことが多い．この際には癒着剝離術などのマイクロサージェリーの適応と考えられる．intratubal adhesion の場合，本療法での開通は困難で，卵管吻合術や体外受精の適応となる．

本療法後，妊娠の可能性のあるのは造影剤のDouglas窩に到達した症例で，実際に子宮内妊娠をみた8例中7例で，いずれの例においても癒着なしの所見を左右再開通卵管のいずれかに認めた．

ただ，正常卵管の得られた場合で妊娠をみない場合には，定期的に経過を観察する必要がある．再閉塞をみる場合には，再治療で容易に再開通させうる．造影所見で癒着なしの症例での再閉塞の病因は不明である．本療法後の早期の性交渉を勧めることも大切かと思われる．

f. 適応と限界

本法は，卵管の間質閉塞にもっとも良い適応がある．通常の子宮卵管造影で子宮峡部，采部に閉塞のある場合には intratubal adhesion のことが多く，再開通の困難な場合が多いが，選択的卵管造影を行うことにより，intratubal adhesion のみなのか perifimbrial adhesion なのか，不十分造影であるのかの正確な診断に役立つ．したがって，本法の適応を卵管閉塞の治療のみならず，正確な診断のためとすると，選択的子宮卵管造影として広く行われる価値がある．

本法の限界は上述したごとく，intratubal adhesion の例である．選択的に卵管にカテーテルを挿入し，造影剤の圧入で開通せず，0.016 inch ガイドワイヤーで痛みを伴う場合には intratubal adhesion と診断し，それ以上の手技を中止すべきであろう．

本法は，習熟すれば手技がきわめて容易で侵襲が少ない．従来の子宮卵管造影に引き続いて行えば，正確な診断と間質閉塞の治療に寄与する方法といえる．　　　　　　　　　〔佐藤守男・山田龍作〕

文　献

1) 百瀬和夫，善方正一，酒井隆慈．卵管形成術．産科と婦人科 1982；49：1395-1400．
2) 長田尚夫．卵管通過障害．産婦人科の世界 1990；42：591-598．
3) 長田尚夫，山田祐士，赤嶺和成，他．卵管異常の診断と対策．臨産婦 1988；42：552-557．
4) 長田尚夫，高木繁夫．卵管間質部閉塞の原因とその治療．産婦人科の実際 1989；38：429-435．
5) Sulak PJ, Letterie GS, Coddington CC, et al. Histology of proximal tubal occlusion. *Fetil Steril* 1987; 48: 437-440.
6) Platia MP, Krudy AG, Transvaginal fluoroscopic recanalization of a proximally occluded oviduct. *Fertil Steril* 1985; 44: 704-706.
7) Thurmond AS, Novy M, Uchida BT, Rosch J. Fallopian tube obstruction: selective salpingography and recanalization. *Radiology* 1987; 163: 511-514.
8) Rosch J, Thurmond AS, Uchida BT. Fallopian tube catheterization: technique update. *Radiology* 1988; 168: 1-5.
9) Thurmond AS, Uchida BT, Rosch J. Device for hysterosalpingography and Fallopian tube catheterization. *Radiology* 1990; 174: 571-572.
10) Thurmond AS, Rosch J. Fallopian tubes: improved technique for catheterization. *Radiology* 1990; 174: 572-573.
11) Thurmond AS, Rösch J. Fluoroscopic fallopian tuhe catheterization. *Radiology* 1990; 174: 371-374.
12) Kikuchi Y, Strother CM, Boyer M. New catheter for endovascular interventional procedure. *Radialogy* 1987; 165: 870-871.
13) Chuang VP. Superselective hepatic tumour embolisation with Tracher-18 catheter. *Inter Radio* 1988; 3: 69-71.
14) Lang EK, Dunaway HE, Roniger WE. Selective osteal salpingography and transvaginol catheter dilatation in the diagnosis and treatment of Fallopian tube obstruction. *AJR* 1990; 154: 735-740.
15) Capitanio GL, Gazzo R, Ferraido A, et al. Transcervical selective salpingography: a diagnostic and therapeutic approach to cases of proximal tubal injection failure. *Fertil Steril* 1991; 55: 1045-1050.
16) 新本　弘，井戸邦雄，角毅一郎，他．カテーテルによる卵管再開通術—バルーンカテーテルを用いた経験を含んで．日医放誌 1991；51：143-148．
17) 佐藤守男，木村誠二，前田ひろ子，他．卵管開通術—われわれの経験と問題点．日獨医報 1991；36：601-609．

2. 産婦人科領域の血管造影ならびに IVR

産婦人科領域の IVR としては性器出血を主訴とすることが多い[1]. 大半は産婦人科的に診断, 治療されるものであり, 放射線科医が関与する疾患は腫瘍性疾患および分娩時の性器損傷であろう. その診断には産婦人科的内診の後にまず超音波検査が行われ, 場合によって単純 X 線写真, MRI, CT 等が行われる. 血管造影は腫瘍の診断よりも, むしろ出血のコントロールを目的として行われることが多い.

産婦人科的出血に対しては従来はまずタンポナーデを行い, 止血不能の場合は開腹し子宮摘出や内腸骨動脈の結紮が行われていた[2,3]が, 侵襲が大きく出血が後腹膜腔に広がる場合には血管の処置は非常に困難であった. このような場合, 動脈塞栓療法はきわめて有用であり, 小さな侵襲で確実な止血効果を得ることができる. 骨盤内病変の出血ことに産婦人科領域では内腸骨動脈が塞栓の対象となることが多い.

一方, 骨盤内悪性腫瘍の治療として内腸骨動脈への動注療法ならびに塞栓療法が行われることがある[7,8]. これらの治療は抗癌剤の局所濃度を高め治療効果をあげることを目的としたもので, 通常の方法で治療困難を進行した子宮癌がターゲットとなる.

本稿では, 産婦人科領域の救急疾患として血管造影ならびに止血法としての塞栓療法, および腫瘍性疾患の経動脈的治療について述べてみたい.

a. 婦人科悪性腫瘍出血の塞栓療法

子宮頸癌, 体癌からの出血は進行例に認めることが多く, 止血が非常に困難な場合もあり TAE (trans-catheter arterial embolization) の適応となる[4~6]. また患者の一般状態も不良のことも多い. 血管造影をしても腫瘍血管, 濃染像は認めるが, 必ずしも血管外漏出像は認めないことも多い. TAE を行うにあたっては各症例の緊急度, 原因疾患とその重症度, 年齢などさまざまな因子を考慮に入れなければならない.

出血は症例により一度に大量の出血がみられるもの, 間歇的に比較的大量の出血をくり返すもの, 小量の出血が持続的に続くものがみられるが, TAE は前二者に有効である. 少量の出血が持続的にみられる症例においても, 出血量は減少するが TAE のみで止血することは困難であり, 放射線治療など他の治療も併用する必要がある.

（1） 実施手技

Seldinger 法によって動脈内にカテーテルを挿入する. 通常は一側で十分であるが, 場合によっては両側の穿刺が必要である. カテーテルのサイズは最近では 5 Fr のものを主に用いている. 大動脈造影を行った後に選択的な内腸骨動脈造影を行う. 腫瘍濃染, 血管外漏出像を確認した後, 塞栓術を行う. IADSA を併用すると出血血管の同定が即座に可能であり, 緊急を要する検査には非常に有用である.

塞栓血管は腫瘍が子宮に限局し, はっきりと出血部位の同定が可能であれば子宮動脈のみの塞栓が望ましいのであるが, 実際は腫瘍は広範に進展しはっきりとした出血血管も同定できないことも多い. 多量の出血をきたした患者では血管のスパスムをきたし, 造影剤血管外漏出 (extravasation) が証明できない場合がある. 子宮動脈のみを超選択的にカテーテリゼーションすると extravasation は多くの場合証明されるが, 選択的に出血血管をカテーテリゼーションできない場合ほぼ内腸骨動脈臓側枝のレベルで塞栓を行っている. 上臀動脈の塞栓は臀筋の浮腫や壊死の報告もあり, できるだけ避けるべきである[5]. また, 骨盤内臓器は密な血管網を形成しており, 反対側の血管分枝から容易に側副路を形成するため原則的に両側の塞栓が必要なことが多いが, 両側の内腸骨動脈の完全な塞栓によって膀胱に壊死をつくったという報告もある[6]. われわれは両側内腸骨動脈を塞栓した症例で両下肢の軽い一過性の麻痺を経験している.

（2） 塞栓物質および抗癌剤の併用

使用する塞栓物質には作用時間からさまざまな種類があるが，薬剤の併用については目的に応じて選択する必要があろう．塞栓物質としては金属コイルなどで中枢側のみを塞栓すると結紮と同じこととなり，十分な止血は得がたい．逆に，gelatin sponge 粉末などの非常に小さな塞栓物質で塞栓すると毛細血管レベルまで塞栓されてしまい，粘膜壊死や神経障害などの合併症の危険性が高まるので[6,7]，gelatin sponge 細片を用いるのが妥当と思われる．内径の大きな血管で gelatin sponge でなかなか塞栓が得られない場合は金属コイルを併用することもある．TAE に抗癌剤を併用するか否かは case by case であろう．大量の出血で緊急の止血が必要な場合は抗癌剤は不要であるが，慢性の出血が持続するような例では併用することによって抗癌剤の抗腫瘍効果も期待される．われわれは，緊急度のあまり高くない症例では cis-platinum の動注も併用している[8]．

（3） 成　　績

表 2.1 はわれわれの施設で経験した産婦人科領域の TAE の成績を示したものである．いずれも進行した子宮頸癌で腫瘍血管が発達しており，TAE 後に出血は良くコントロールされた．その後に放射線治療あるいは手術が行われている．

（4） 症　　例

症例 1 61歳，女性．子宮頸癌再発
　　　（表 2.1　症例 5）

子宮頸癌 III 期にて約 2 年前，放射線治療（線量 70 Gy）を受けている．最近，断続的に子宮よりの出血が続き，輸血，圧迫止血をくり返していたが，どうしても止血されないので TAE が施行された．術前の左内腸骨動脈造影では，子宮動脈に偽動脈瘤と extravasation が確認された（図 2.1）．cis-platinum 100 mg 動注後，両側内腸骨動脈の臓側枝を選択的に gelatin sponge で塞栓を行った．塞栓後の造影では extravasation や偽動脈瘤は消失し，術後 2 日目にはほぼ完全に止血した．

症例 2　49歳，女性．子宮頸癌 IIIb
　　　（表 2.1　症例 6）

性器出血をくり返し婦人科的に子宮頸癌 IIIb と診断された．コルポスコピーでは動脈性の出血を認め，放射線治療を開始したが止血されないので緊急 TAE が行われた．血管造影上は明らかな extravasation は認めなかったが（図 2.2 a），両側内腸骨

表 2.1　止血を目的とした産婦人科領域悪性腫瘍の TAE の成績

番号/年齢	原因疾患	緊急度	extravasation，出血血管	塞栓動脈	抗癌剤使用	止血効果
1/55	cervix II B 再発	A	−不明	両内腸骨動脈	−	++
2/45	cervix II B	B	−不明	左内腸骨動脈，臓側枝	CDDP	+
3/61	cervix III A	C	−不明	右子宮動脈，左内腸骨動脈，臓側枝	CDDP	+
4/49	cervix III B	C	−不明	両子宮動脈	CDDP	+
5/61	cervix III	A	+左内陰部動脈	両内腸骨動脈，臓側枝	CDDP	++
6/49	cervix III B	A	−不明	両内腸骨動脈，臓側枝	−	++
7/49	cervix II B	B	−不明	右内腸骨動脈，臓側枝	−	−
8/57	cervix I B 再発	B	−不明	右内腸骨動脈，臓側枝	CDDP	+
9/45	cervix III B	B	−不明	右内腸骨動脈，臓側枝	−	+
10/83	cervix IV B	B	−不明	両内腸骨動脈，臓側枝	CDDP	+

〈緊急度〉
　A：緊急度がきわめて高い，輸血を行っても血圧維持が困難，B：出血は大量であるが，輸血で血圧維持は可能，C：易出血性であるが，緊急度は高くない．
CDDP：cis-platinum
　＊全例 gelatin sponge を塞栓物質として使用．

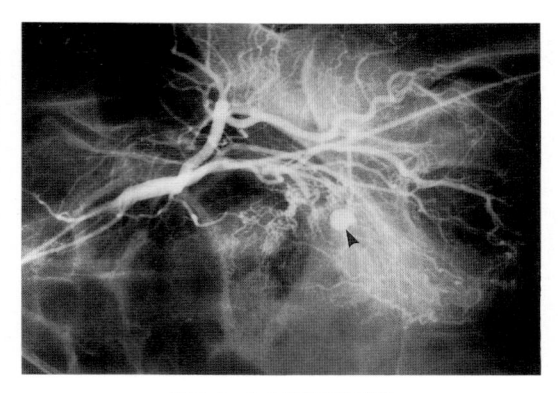

図2.1 左内腸骨動脈造影

動脈を gelatin sponge で塞栓した（図2.2b）．翌日より出血は激減した．放射線治療を併用し出血は完全に消失した．

症例3 44歳，女性．子宮頸癌 IIIb
　　（表2.1　症例6）

性器出血をくり返し婦人科的に子宮頸癌 IIIb と診断された．cis-platinum 動注療法を行うも出血は続いていた．突然大量の出血をきたしショックとなったため，緊急 TAE が行われた．血管造影上左右の内腸骨動脈はスパスムのため狭小化していたが，明らかな extravasation は認めなかった（図2.3a）．選択的に子宮動脈にカテーテルを挿入し造影すると extravasation が認められ（図2.3b），両側子宮動脈を gelatin sponge で塞栓した．翌日より出血は激減した．

b. 骨盤内悪性腫瘍に対する IVR

婦人科疾患，ことに子宮癌は両側の子宮動脈を栄養血管とすることが多く，抗癌剤を動注することによって通常の静注よりも高い抗腫瘍効果が期待される．子宮癌や卵巣癌の治療法はほぼ確立しており，進行期の低い腫瘍は手術，放射線療法で十分治療可能であるので動注療法の適応はあまりない．しかし，進行子宮癌や再発例の成績はきわめて不良である．われわれは通常の治療が困難な進行子宮癌に他の治療に先行して（表2.2a），あるいは他の治療と組み合わせて（表2.2b），再発子宮癌あるいは骨盤壁に大きな腫瘤を形成した卵巣癌に対して（表2.2c）動注療法あるいは TAE の併用を行っている．

（1）実施手技

高い抗腫瘍効果を得るには高濃度の抗癌剤を動注することが必要である．そのためにわれわれは左右同時の内腸骨動脈のバルーンカテーテルを用いた balloon occluded arterial infusion（BOAI）法による動注を行っている[9]．バルーンカテーテルを用いることによって，子宮の血流を著しく増加させることが可能である．非常に腫瘍が大きく腫瘍血管が豊富な場合は，多くの場合多量の性器出血を認めることも多く，TAE を併用することもある．抗癌剤としてはわれわれは cis-platinum を用いている．

（2）成　　績

cis-platinum を用いた BOAI 法による各治療プロトコールの成績を表2.2に示す．動注のみで癌を治療した場合の有効率（CR＋PR/total の割合）は43.8％，他の治療法と組み合わせた場合は71.4％と，他の治療法と組み合わせた治療法の方が動注単独例と比較して明らかにすぐれている．また，再発例での治療成績は46.2％にすぎないが，ほかに有効

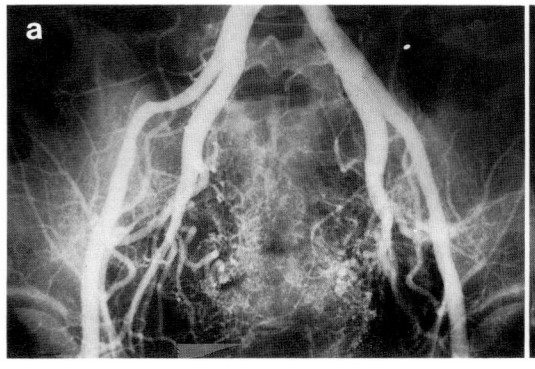

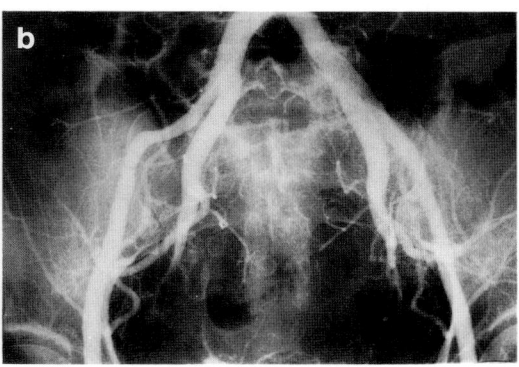

図2.2
a）骨盤動脈造影（TAE 前）
b）骨盤動脈造影（TAE 後）

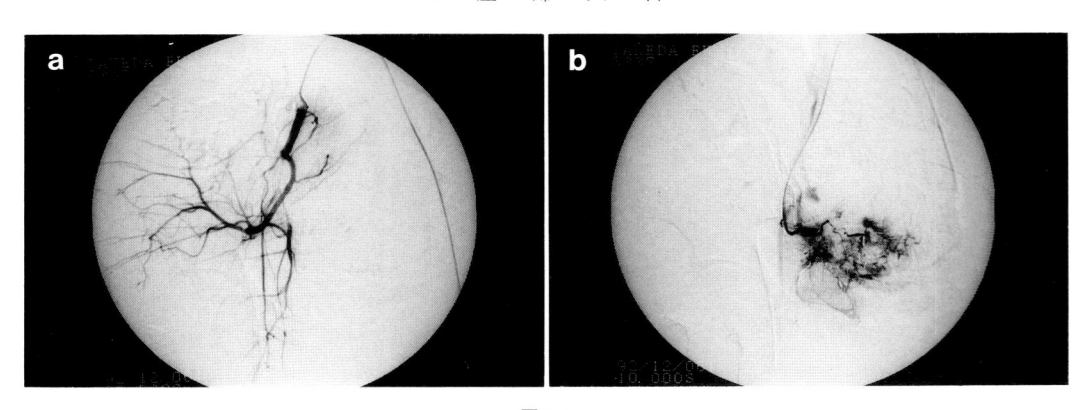

図 2.3
a) 骨盤動脈造影
b) 選択的子宮動脈造影

表 2.2 悪性腫瘍の BOAI 法による治療成績

a) 原発腫瘍の BOAI 法単独による治療成績

番号/年齢・性	診断, 組織	施行回数, CDDP 投与量	vascularity	治療効果	組織効果	動注後の治療
1/55 F	cervix IVB adenosquamous	5 450 mg	＋	PR	effective	Chemo
2/51 F	cervix IVB SCC	3 300 mg	－	PR	slight	XRT
3/58 F	cervix IVA SCC	1 100 mg	－	NC	no effect	XRT
4/63 F	cervix IIIB SCC	1 100 mg	－	NC	no effect	XRT
5/50 F	cervix IIB SCC	2 200 mg	＋＋	NC	slight	XRT
6/61 F	cervix IIIB SCC	2 200 mg	＋＋	PR	effective	XRT
7/53 F	cervix IVB SCC	2 200 mg	－	NC	no effect	XRT
8/64 F	cervix IVB SCC	2 200 mg	＋	PR	－	XRT
9/62 F	cervix IIB SCC	2 200 mg	＋	PR	－	XRT
10/55 F	cervix IVA SCC	2 200 mg	＋	NC	no effect	XRT
11/48 F	cervix IIIA SCC	3 300 mg	＋	PR	effective	XRT
12/31 F	cervix IVB SCC	2 200 mg	－	NC	no effect	XRT
13/46 F	cervix IVB SCC	2 200 mg	－	NC	no effect	XRT
14/81 F	cervix IVB SCC	3 300 mg	＋	NC	－	XRT
15/46 F	corpus II Adeno SCC	2 200 mg	＋	PR	no effect	Chemo, Op
16/49 F	corpus II	2 200 mg	＋	PR	－	Chemo, Op

b) 再発腫瘍の BOAI 法による治療成績

番号/年齢・性	診断, 組織	以前の治療	施行回数, CDDP 投与量	vascularity	治療効果	腫瘍マーカーの変動
1/36 F	cervix IB Adeno	Op, XRT	4 400 mg	+	PR	−
2/53 F	cervix IB SCC	Op, XRT	3 300 mg	−	NC	−
3/41 F	cervix IIB SCC	Op, XRT	3 300 mg	+	PR	CEA 450-110
4/61 F	cervix IIIB SCC	XRT	1 100 mg	+	NC	−
5/79 F	cervix IIIB SCC	XRT, Chemo	1 100 mg	+	CR	−
6/71 F	cervix IIIB SCC	XRT	1 100 mg	−	NC	−
7/55 F	cervix IB SCC	Op	2 150 mg	−	PR	SCC 4-0.8
8/38 F	cervix IB SCC	Op, XRT, Chemo	1 100 mg	+	PR	SCC 120-26
9/60 F	cervix IIB SCC	Op, XRT, Chemo	2 200 mg	−	NC	−
10/39 F	cervix IVA SCC	Op, Chemo	3 300 mg	+	PR	−
11/55 F	ovary III Adeno	Op	1 100 mg	−	NC	−
12/59 F	ovary III Adeno	Op, Chemo	1 100 mg	−	NC	CA 125 35-0
13/57 F	ovary III Adeno	Op, Chemo	1 100 mg	−	NC	−

c) 他の治療との adjuvant therapy

番号/年齢・性	疾患, 組織	他治療	施行回数, 全 CDDP 量	腫瘍血管	治療効果	腫瘍マーカーの変動
1/58 F	corpus III Adeno	Op, XRT, Chemo	2 300 mg	−	PR	CA 125 218-43
2/57 F	ovary III Adeno	Chemo	3 300 mg	+	PR	CA 125 42-0
3/45 F	ovary IV Adeno	Op	1 100 mg	+	PD	CA 125 156-150
4/47 F	cervix IIIB SCC	XRT	3 300 mg	+	CR	CEA 16.5-8.7 SCC 1.7-0.3
5/57 F	ovary III Adeno	Chemo	1 100 mg	+	NC	−
6/47 F	vagina III SCC	XRT	2 200 mg	+	PR	CEA 55.5-25.2
7/51 F	ovary III Adeno	Chemo	2 200 mb	−	PR	CA 125 126-41

Chemo: chemotherapy, XRT: radiation therapy, Op: operation
CR: complete response (腫瘍の完全消失), PR: partial response (腫瘍の50%以上の縮小),
NC: no change, PD: progressevie disease

な治療法がないことを考えると比較的すぐれた方法と思われる．

(3) 副　作　用

　副作用はほぼ全例に吐気，嘔吐がみられたが重篤なものはなく，通常の静注の治療よりも軽度であった．また，白血球減少は4例に，貧血は2例にみられた．腎障害を起こしたものはなかった．動注領域（下臀動脈領域）の皮膚の発赤，一過性の神経障害（知覚障害），著明な血管痛をそれぞれ1例ずつ認めた．

(4) 症　例

　症例1　55歳，女性．子宮頸癌IVb
　（表2.2　症例1）
　CTで子宮頸部の著明な腫大を認める（図2.4 a）．コルポスコピー上，子宮頸部は大きな腫瘍に占められており，biopsyでは多数の腫瘍細胞を認める（図2.4 b）．血管造影上は口径不整の腫瘍血管を多数認

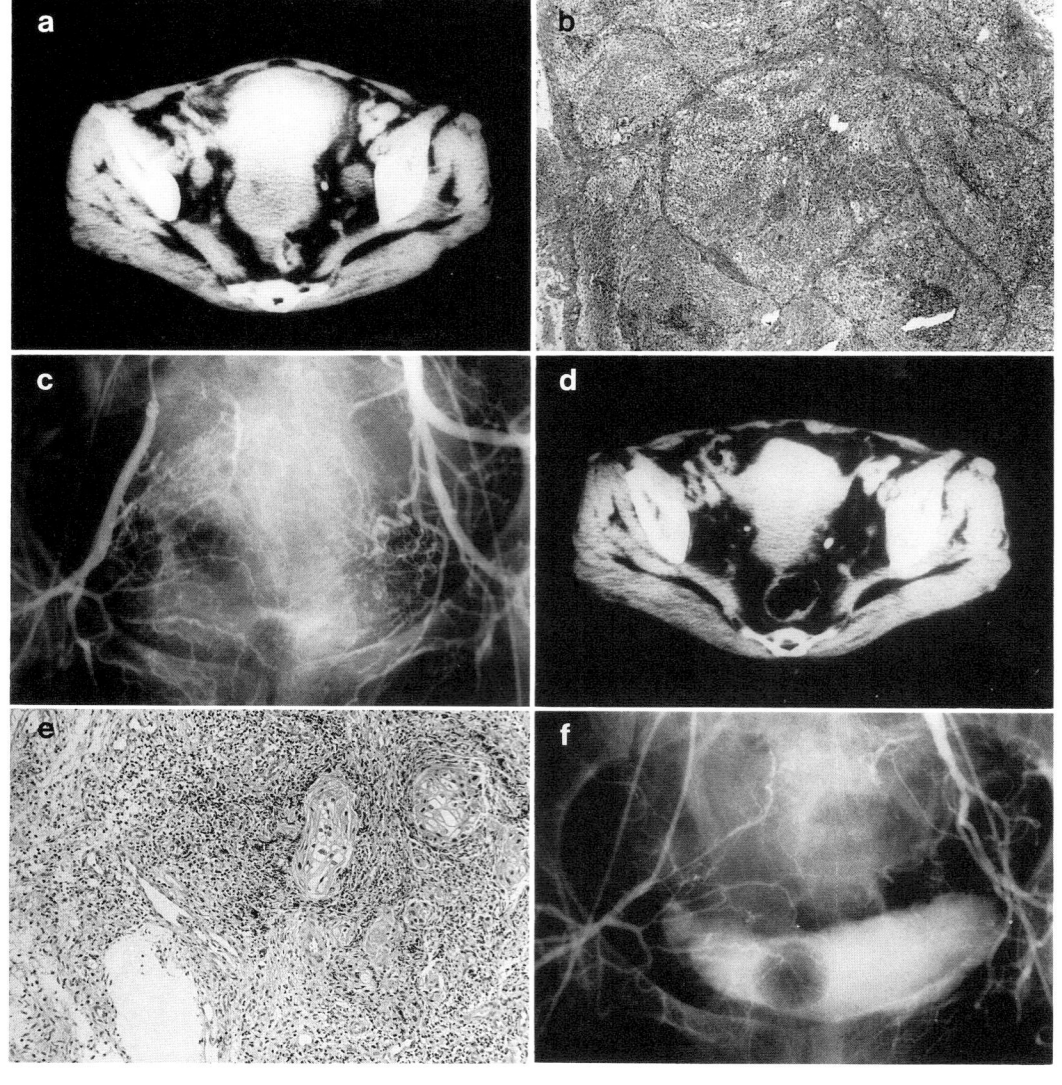

図 2.4
a) 造影 CT（治療前）
b) 子宮頸部腫瘍の治療前の組織像（HE, ×100）
c) 骨盤動脈造影（治療前）
d) 造影 CT（治療後）
e) 治療後の組織像（HE, ×100）
f) 骨盤動脈造影（治療後）

める（図 2.4 c）. バルーンカテーテルを用いて BOAI 法により cis-platinum 動注を 5 回施行した（cis-platinum 総量 450 mg）. 子宮頸部は正常大まで縮小し（図 2.4 d），組織上も著明な腫瘍の変性，結合織の増殖を認めた（図 2.4 e）. 血管造影でも腫瘍血管は消失している（図 2.4 f）.

c. 非腫瘍性の性器出血

非腫瘍性の性器出血には子宮腟部びらんやポリープ，子宮筋腫などが原因となるが，通常は塞栓の適応となることはまれである[10]. 外傷や動静脈奇形の場合は他の部位の塞栓と同様塞栓の範囲，程度は最小限に止めるべきであろう.

d. 産後出血の塞栓療法

妊産婦の出血の原因としては子宮外妊娠，前置胎盤，胎盤早期剥離等が代表的なものであるが，TAEの適応となることは通常ない．分娩時の頸管，腟などの損傷は軟産道の伸展性が不良であったり，児頭骨盤不適合が存在する場合，あるいは吸引分娩などで急速に分娩が行われた場合に起こり，大量の出血のため死亡することもあった．損傷部の縫合，タンポナーデで通常は止血可能であるが，まれに血管が断裂し外出血はさほど多くないにもかかわらず，腹腔や後腹膜腔に大きな血腫をつくることがある．外出血が少ないため，出血が見逃され，産後に患者はショックに陥ることがある．このような場合，従来は開腹し，子宮の摘出や内腸骨動脈の結紮を行っていたが，血腫が後腹膜腔にある場合の止血はきわめて困難であり，TAE の良い適応である[11,14]．われわれは 13 例の産後出血を経験したが，いずれも分娩時の産道の損傷により大量の出血を認め，産科的に止血がコントロールできなかった症例である．また腹腔内妊娠の出血に対して TAE を行ったという報告もある[15]．

TAE によって止血が成功すれば月経は再開し，再び妊娠は可能と考えられる[16]．本方法がこれまでの開腹，子宮摘出，内腸骨動脈結紮などの外科的処置に比較してすぐれている点として，①側副血行路の発達が少なく再出血の可能性が低い，②血腫によるタンポナーデ効果が保たれる，③出血血管の同定が容易である，④侵襲が少なく短時間で施行可能である，⑤仮に再出血しても再度塞栓可能である，などがあげられる[17]．

(1) 実 施 手 技

血管造影で血管外漏出像を認める頻度も比較的高く出血が一側のみの場合は一側のみの塞栓でよいが，内陰部動脈や閉鎖動脈の正中付近から出血している場合は両側の塞栓が必要なこともある．塞栓レベルはできるだけ選択的に出血血管を塞栓することが望ましいが，明らかな extravasation を認めず，血腫が増大する場合は臓側枝のレベルでの塞栓を行った例もある．妊娠中は骨盤内血管は拡張しており，側副血行路も容易に発達すると考えられるので，塞栓後の造影で extravasation の消失を確認することが必要である．

(2) 塞 栓 物 質

塞栓物質は悪性腫瘍の TAE 同様 gelatin sponge が適当であるが，一部の症例では塞栓物質が透視下にて明らかに血管外に濾出し，多量の塞栓物質を用いたにもかかわらず塞栓が得られなかったため金属コイルを用いた．しかしコイルを用いた場合，それより末梢の血管が側副血行路によって栄養され，そこから出血をするような場合アプローチが著しく困難となるため，その使用にあたっては慎重をきす必要があろう．また extravasation が著しい場合，出血血管にカテーテリゼーションを行い，強く塞栓物質を圧入すると，塞栓物質も血管外へ漏出してしまいいっそう出血を助長するので注意が必要である．このような場合は比較的大きな gelatin sponge 細片や金属コイルなどを用いるとよい．

(3) 産褥後出血の血腫

子宮頸管裂傷，腟壁裂傷では傍腟部の腹膜下腔に血腫が形成される．分娩後急速に増大することが多

表2.3 産後出血の症例

	原　因	産科的処置	出血動脈	塞栓動脈
1/32 F	吸引分娩後の頸管腟裂傷	腟タンポナーデ，血腫除去，子宮摘出	右子宮動脈	右内腸骨動脈臓側枝
2/31 F	頸管裂傷	血腫除去	左内陰部動脈	左内腸骨動脈臓側枝
3/33 F	子宮破裂	子宮摘出，子宮動脈結紮	—	右内腸骨動脈臓側枝
4/32 F	腟裂傷	腟裂傷部結紮，腟タンポナーデ	左内陰部動脈	左内陰部動脈
5/25 F	吸引分娩後の腟裂傷	腟裂傷部結紮，腟タンポナーデ	左内陰部動脈	両側内腸骨動脈臓側枝
6/34 F	頸管腟裂傷	腟タンポナーデ	—	左内陰部動脈
7/34 F	頸管腟裂傷	腟タンポナーデ	左子宮，左内陰部動脈	左子宮，左内陰部動脈
8/23 F	頸管腟裂傷	腟タンポナーデ	右子宮動脈	右内腸骨動脈臓側枝
9/22 F	頸管腟裂傷	腟タンポナーデ	左内陰部動脈	左内陰部動脈
10/32 F	頸管腟裂傷	腟タンポナーデ	両側内陰部動脈	両側内陰部動脈
11/38 F	頸管腟裂傷	腟タンポナーデ	右子宮，右内陰部動脈	右子宮，右内陰部動脈
12/24 F	頸管腟裂傷	腟タンポナーデ	左内陰部動脈	左内陰部動脈
13/33 F	頸管裂傷	腟タンポナーデ	右子宮動脈	右子宮動脈

いが，徐々に大きくなることもある．血腫は初めは paravaginal space に形成されるが，大きくなると腹膜外腔，prevesical space，子宮広間膜内に進展することが多い[18]．下方に進展した場合は肛門挙筋は外側に円弧上に圧排される．多くは経腟的に自然に排出・吸収されるが，大きな血腫では開腹し血腫の除去が必要なこともある．

（4）成　　績

われわれはこれまで 13 例の産後の出血に対して TAE を行った（表 2.3）．第 1 例目では多量の出血のため子宮摘出をしたにもかかわらず，出血が止まらなかったため塞栓を行った．その後は多量の出血があり，患者がショック状態となったり，産科的にコントロールできない場合はただちに血管造影を行い，extravasation を認めた場合には TAE を行っている．TAE を行うと劇的に血圧は安定し，出血はコントロールされた．子宮内腔にたまっていた血腫が排泄されるため，しばらく少量の出血が続くこともある．われわれの症例中子宮摘出を受けた例以外では月経は再開し，再び妊娠は可能と考えられる．

（5）症　　例

症例 1 28 歳，女性．妊娠 39 週 6 日
（表 2.3　症例 8）

妊娠経過は正常．吸引分娩後出血が持続し（出出血 1,360 g），血圧低下，ヘモグロビン 7.3 g/dl に低下，全身状態も悪化した．出血の原因は頸管，腟壁の裂傷で，腟タンポナーデを行うも止血できず TAE を行った．右子宮動脈より extravasation 像を認めたため右内腸骨動脈臓側枝より gelatin sponge で TAE を行った（図 2.5 a, b）．翌日に施行された CT では造影剤を伴った血腫が paravaginal space に形成されていた（図 2.5 c）．

症例 2 38 歳，女性．妊娠 34 週 1 日
（表 2.3　症例 11）

早期破水後吸引分娩．その後出血が持続し，血圧低下，全身状態も悪化した．骨盤腔には大きな血腫を認めた．出血の原因は頸管，腟壁の裂傷で，腟タンポナーデを行うも止血できず，TAE を行った．右内腸骨動脈造影では血管は spastic であったが，明らかな extravasation は認めなかった．左内腸骨動脈造影で左内陰部動脈より血管外漏出像を認めたため（図 2.6 a, b, c），同動脈を gelatin sponge で TAE を行った．翌日に施行された MRI では両側 paravaginal space に血腫が形成され，両側肛門挙筋は外方へ圧排されていた（図 2.6 d）．

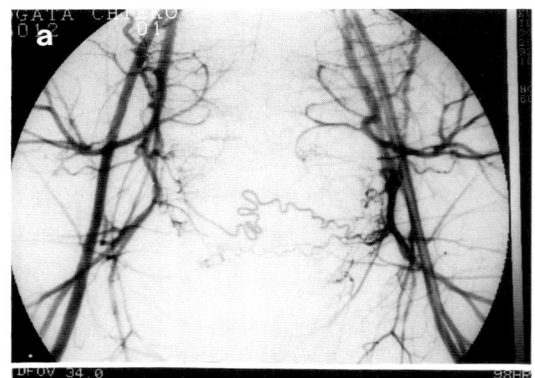

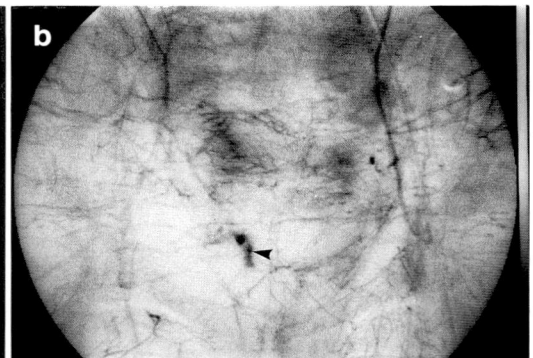

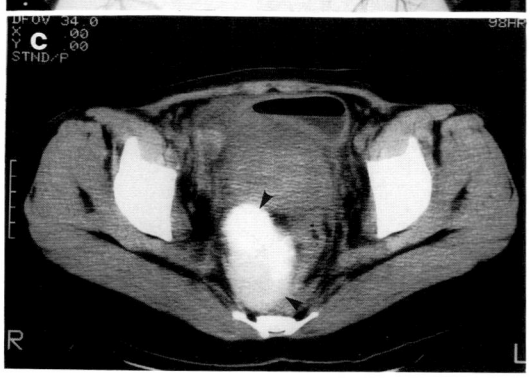

図 2.5
a）骨盤動脈造影（治療前）
b）骨盤動脈造影（治療後）
c）単純 CT（TAE 後 1 日）

図 2.6
a) 右内腸骨動脈造影（治療前）
b) 左内腸骨動脈造影（治療前）
c) 左内腸骨動脈造影（治療後）
d) MRI（TAE 後 1 日）

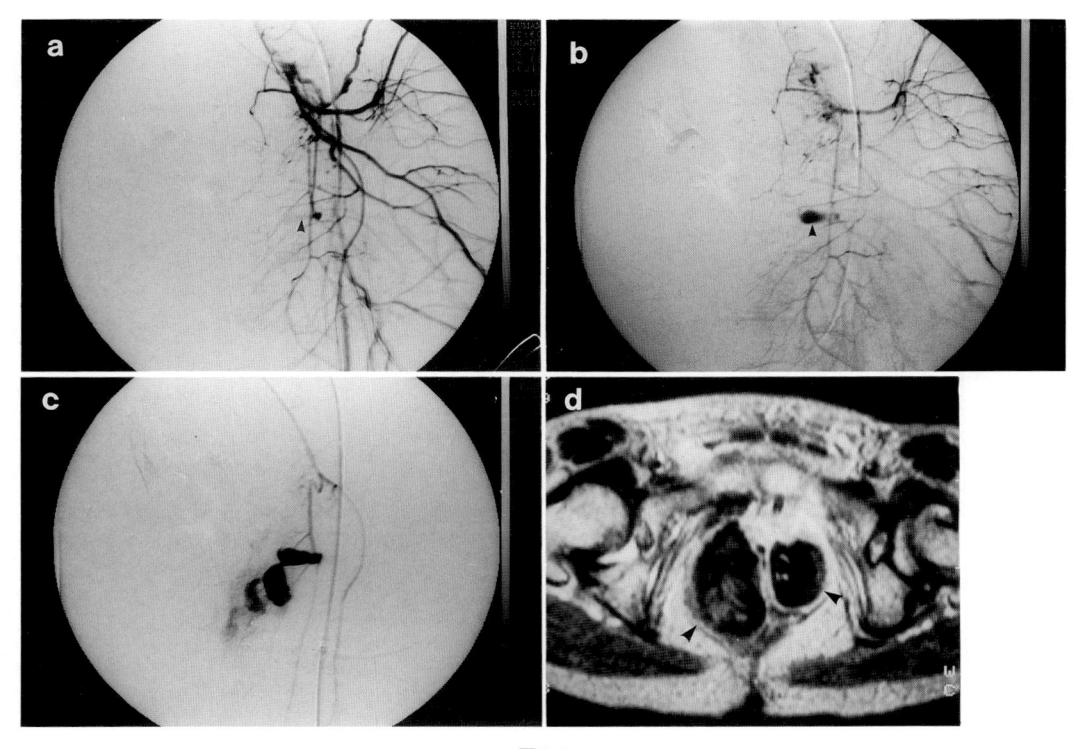

e. 内腸骨動脈塞栓療法の副作用

内腸骨動脈塞栓の副作用としてはいわゆる post-embolization syndrome と呼ばれる発熱，疼痛以外はまれであるが，直腸や膀胱の壊死，会陰，陰嚢，臀筋の浮腫，潰瘍，坐骨神経や大腿神経の麻痺，インポテンツ，塞栓物質の大腿動脈への逆流などが報告されている[5~7,19]。このなかで臓器の壊死は，gelatin sponge 粉末などの微細な塞栓物質で capillary level で塞栓されると precapillary level からの側副路による血流が得られず，毛細血管レベルまで塞栓されてしまい，粘膜壊死や神経障害，臓器壊死に陥る可能性が高い。このため骨盤領域では gelatin sponge 粉末や無水エタノールなどは通常は用いるべきではないだろう。

産婦人科領域の血管造影は腫瘍性の出血のコントロール，あるいは産後の出血を目的として行われることが多い。この領域の診断はわが国では産婦人科医が中心となって行われてきたが，緊急の性器出血に対して TAE の認識があまりなく，不用な手術がなされたり，出血のコントロールができず患者が死亡するような例もあった。外科的に止血困難な出血に対しても TAE は止血効果が確実で患者への侵襲も少なく，時機を失することなく早期に施行することが望ましい。

一方，悪性腫瘍の動注療法ならびに塞栓療法は他の治療法の補助療法，あるいは再発性腫瘍の治療法として意義あるものである。いずれの場合でも産婦人科と綿密に連絡をとり合い，組織的に治療を進めていくことが重要である。

〔山下康行〕

文 献

1) 築根吉彦. 骨盤. 石川　徹編, 救急疾患の画像診断. 東京：医学書院, 1984；257-275.
2) Fahmy K. Internal iliac artery ligation and its efficacy in controling pelvic hemorrhage. *Int Surg* 1969；**51**：244-250.
3) Slate WG. Internal iliac ligation. *Am J Obstet Gynecol* 1966；**95**：326.
4) Miller FJ Jr, Mortel R, Mann WJ, Jahshan AE. Selective arterial embolization for control of hemorrhage in pelvic malignancy：femoral and brachial catheter approaches. *AJR* 1976；**126**：1028-1032.
5) Yamashita Y, Harada M, Yamamoto H, et al. Transcatheter arterial embolization of obstetric and gynaecological bleeding：efficacy and clinical outcome. *BJR* 1994；**67**：530-534.
6) Lang EK. Transcatheter embolization of pelvic vessels for control of intractable hemorrhage. *Radiology* 1981；**140**：331-339.
7) Hare WSC, Holland CJ. Paresis following internal iliac artery embolization. *Radiology* 147；**47**：1983.
8) 山下康行, 高橋睦正, 宮崎康二, 伊東昌春. 救急疾患の画像診断―症候を中心に, 産婦人科―動脈塞栓療法を中心に. 最新医学 1989；**44**：575-580.
9) Yamashita Y, Takahashi M, Bussaka H, et al. Balloon-occluded arterial infusion therapy in the treatment of primary and recurrent gynecologic malignancies. *Cardiovasc Interventional Radiol* 1989；**12**：188-195.
10) Vujic 1, Stanley JH, Gobien RP, Bruce RJ, Lutz MH. Embolic management of rare hemorrhagic gynecologic and obstetrical conditions. *Cardiovasc Interventional Radiol* 1986；**9**：69-74.
11) 山下康行, 他. 産科出血に対する経カテーテル動脈塞栓療法. 日医放会誌 1986；**46**：1007.
12) Heastan DK, Mineau DE, Brown BJ, Miller FJ Jr. Transcatheter arterial embolization for control of persistent massive puerperal hemorrhage after bilateral surgical hypogastric artery ligation. *AJR* 1979；**133**：152-154.
13) Pais SO, Glickman M, Schwartz P, Pingoud E, Berkowitz R. Embolization of pelvic arteries for control of postpartum hemorrhage. *Obstet Gynecol* 1979；**55**：754-758.
14) Greenwood LH, Glickman MG, Schwartz PE, Morse SS, Denny DF. Obstetric and non-malignant gynecologic bleeding：Treatment with angiographic embolization. *Radiology* 1987；**164**：155-159.
15) Kivikoski Al, Martin C, Weyman P, Picus D, Giudice L. Angiographic arterial embolization to control hemorrhage in abdominal pregnancy：A case report. *Obstet Gynecol* 1988；**71**：45-49.
16) Mengert WF, Bruchell RC, Blumstein RW, Daskal JL. Pregnancy after bilateral ligation of the intemal iliac and ovarian arteries. *Obstet Gynecol* 1969；**34**：664-666.
17) Yamashita Y, Takahashi M, Ito M, Okamura H. Transcatheter arterial embolization in the management of postpartum hemorrhage due to genital tract injury. *Obstet Gynecol* 1991；**77**：160-163.
18) Yamashita Y, Harada M, Torashima M, et al. Extraperitoneal hematoma after postpartum hemorrhage：radiologic evaluation. *AJR* 1993；**161**：805-808.
19) Braf ZF, Knootz VWV Jr. Gangrene of bladder. Complication of hypogastric artery embolization. *Urology* 1979；**9**：670-677.

X. 骨軟部腫瘍

骨軟部腫瘍の領域におけるIVRのテクニックには，画像ガイド下での生検，病巣部への薬物の直接注入，経カテーテル的な抗癌剤の動注，そして塞栓術がある．

a. 経皮的生検

1930年代から，少ない侵襲で安全に，迅速に，効率的にそして経済的に正確な診断を得る目的で経皮的生検が行われてきた[22]．

i) 方 法 より正確な部位の同定は，単純撮影，シンチグラフィ，X線透視，超音波，CTそしてMRIによって行われる．治療法によって，アプローチも変わってくる．穿刺部位の解剖学的関係に注意して，隣接する血管や神経や臓器を障害しないようにしなければならない．自動生検装置に装着された吸引，切除，穿孔を目的としたさまざまな針やシリンジは，細胞診，組織診，そして細菌検査における検体の採取に有用である．器具の選択は，放射線科医や病理医の経験，採取する組織の内容，病巣の場所そして隣接皮質骨の状況によって決まる[15]．シャープな壁の薄い針(18-25 G)は細胞診に適している．Travenol Tru-Cut針(14 G)は，2×20 mm以内の軟部組織の生検にもっともよく用いられる．大口径の穿刺針(Craig 10 G，Ackerman 12-16 Gなど)は，皮質骨に穴をあけ，髄質成分の組織診をするのに適している．ほとんどの場合，これは手動のドリルで穴をあけた後に，組織サンプル用のTru-Cutと組み合わせて使われている[21]（図1）．生検の範囲は，放射線科医や病理医の知識と判断によって決定される．生検で陽性の場合だけが治療方針に影響することになる．

ii) 適 応 転移性腫瘍の診断を確定させるには，生検が必要である．臨床病期に影響を与えるときや，原発がわかっていて骨に病変が出現したとき，非典型的な放射線学的特徴を示すとき，あるいは治療終了の判断が必要なときなどに，生検によるはっきりとした転移の有無の確認が必要である．骨軟部の原発腫瘍は，とくに四肢温存の目的で術前の化学療法が行われるとき，生検による正しい診断が必要である[57]．しばしば軟部腫瘍において腫瘍の成分がいくつか混在しているときは，open biopsyが必要となる[50]．

iii) 合併症 穿刺経路の腫瘍播種はopen biopsyより少ない．穿刺生検は，open biopsyより簡単である．骨軟部の生検は合併症は少なく，0.2％である．気胸，出血および両下肢麻痺などの合併症はまれである．

iv) 結 果 テキサス大学アンダーソン病院で行われた641例の生検では高い診断能をあげている．悪性腫瘍の正診率は83％，良性は64.2％であり，悪性の方が正診率が高かった．骨肉腫の正診率は89％，Ewing肉腫は94％，軟骨肉腫は87％，軟骨芽細胞腫は63％，そして骨巨細胞腫は91％であった．

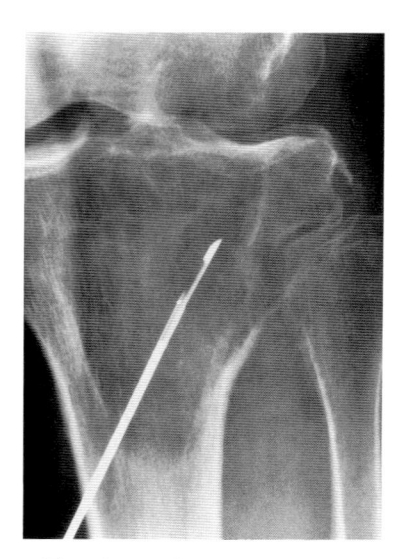

図1 溶骨性病変におけるTru-Cut針組織診は骨巨細胞腫だった．

b. 局所への薬物直接注入

薬物（エタノール，ステロイド，抗生物質，抗癌剤など）の直接注入は，肝や腎などで行われ成功しているが，囊胞，膿瘍，好酸性肉芽腫，その他の軟部の病変に対しても行われる．

（1） 単純性骨囊腫

小児の単純性骨囊腫は，皮質にあけた穴を通して排液後，人工骨置換によって治療されているが，30〜40％の割合で再発する[7,11,52,73]．囊胞壁の部分的あるいは全体的切除のような外科侵襲的な方法では再発率は5〜8％[30]であるが，成長板の破壊や感染などの重大な合併症をひき起こし長期入院を余儀なくされることがある．

1974年Scagliettiは，単純性骨囊腫にメチルプレドニゾロンを注入した[67]．そのあと外科的処置と同等あるいはそれ以上の臨床的，放射線学的結果が報告されている[10,12,13,25,47,60,68〜70]．メカニズムは不明であるが，メチルプレドニゾロンは囊胞液の産生を抑制するか，もしくは吸収を増加させるのかもしれない．あるいは，囊胞壁の結合織の膜を破壊するのかもしれない[70]．注入によってひき起こされる障害が，治癒の原因となるのかもしれない．

i) 方法　二つの18G針を用いて前方と側方の二つの穴をあけ十分な排液を行うとともに，出血の吸引を行う（図2a）．特徴的な漿液を排出したあと，囊胞の輪郭を決め隔壁をみつけるために造影剤の注入が行われる．多房性囊胞は，単房性の3倍の頻度でみられる．メチルプレドニゾロン（80〜200 mg）注入の前に，生理食塩水を圧入し隔壁の破裂を試みることもある．とくに多房性の場合は2カ月間隔で2〜4回行う．

ii) 結果　6〜12カ月の間にゆっくりとした経過で治癒が起こり，囊胞内は充満され，骨の修復が起こってくる（図2a, b）．完全治癒には頻回の注入が必要である．不完全治癒や再発は30〜50％の割合で起こり，再治療を必要とする．

（2） 骨好酸性肉芽腫

骨好酸性肉芽腫は，histiocytosis Xのおよそ50〜60％に発生する．場合によっては多発するが，ふつうは単一の骨に限局し，組織球や好酸球の浸潤を認める．0〜20歳代にもっとも起こりやすく，ピークは5〜10歳である．男性は女性より頻度が高い．20歳以下ではほとんどが頭蓋骨や大腿骨に起こるのに対し，20歳以上では肋骨や顎骨に発生する．出現する症状はふつう疼痛，圧痛であり，ときには腫瘤として触知されることもある．放射線学的には病巣部はふつう溶骨性の欠損像として描出されるが，骨膜反応があるときはそのような変化は小さい．

好酸性肉芽腫はふつうは自然治癒する傾向にあるが，疼痛が軽快しない場合，過度の運動制限，画像上急速に進行する病変，あるいは成長板への進展などがある場合，さらに，大きさ，場所から考えて病

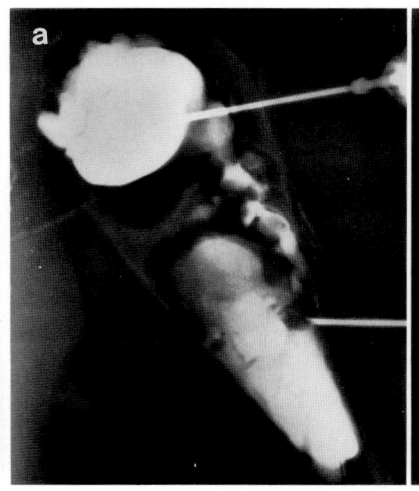

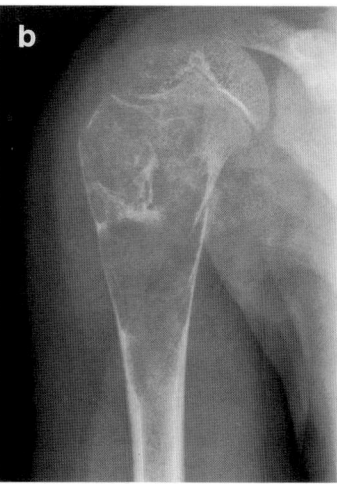

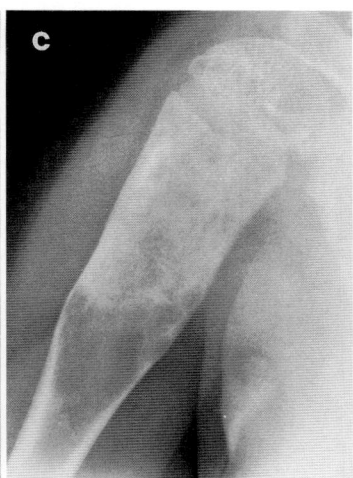

図2　上腕骨近位骨幹部の単純性骨囊腫
a) 囊胞内のさまざまなcomponentをみるために，2本の針より病巣内へ造影剤が注入された．
b) 単純写真は治療前の溶骨性病変を示している．
c) メチルプレドニゾロンの直接注入後6カ月には，骨化がみられる．

的骨折の危険性があるような場合には治療の適用となる．単一の病変なら排液や中等量の放射線治療によって治療され，ときには抗腫瘍剤が用いられることもある．

i) 方法 メチルプレドニゾロンの局注により，新たな治療法の展開がみられた[20,43,69,83]．疑わしい部位に透視下で経皮的生検を行う．小児では全麻が必要だが，大人では局麻でよい．骨皮質が異常なければ，ドリルで小穴をあけ，そこに脊髄針（18〜20G）を挿入し，組織を吸引する．電顕的な検索が必要な場合もある．確診がついた例ではメチルプレドニゾロン（125〜150 mg）を注入する．

ii) 結果 テキサス大学アンダーソン病院の好酸性肉芽腫50例のうち，12例14病変に対してメチルプレドニゾロンの局注が行われた．2例では2回の局注が行われた．全例が，1〜2週間で疼痛がおさまり，4年間の経過観察の間治療を必要としなかった[58]．この方法は放射線照射の量を少なくするとともに，術後の障害をなくし，急速に疼痛を軽減し，入院期間も短くするよい方法である．

注入後3カ月ではっきりと認められた治癒の画像所見は，骨膜反応の停止と皮質肥厚の急速な減弱であった（図3 a, b）．溶骨性の部分はしだいに満たされて，柱状骨は構造上ほとんど正常となった．

治療後は骨皮質の軽度の肥厚のみが残る．メチルプレドニゾロンが好酸性肉芽腫に作用するメカニズムは知られていないが，良好な結果が得られ，有用な治療法と考えられる．

c．抗癌剤動注

抗癌剤動注の目的は，静注の場合に比べて高濃度の抗癌剤を腫瘍局所に曝露させることである[29,32]．たいていの細胞毒性をもつ薬は，急激な容量作用曲線をもち，高濃度であれば抗腫瘍効果も高まる[32]．動注であれ静注であれ，全身的な濃度および毒性はふつう同じであろう[75]．局所的な毒性はしばしばかなり大きなものとなる．全身的化学療法に奏効する腫瘍は，同じ抗癌剤を同じ割合で動注してもよく反応するだろう．

(1) 骨肉腫

骨肉腫は，傍骨部に限局した低分化なものから，通常の分化を示すもの（線維形成性，軟骨形成性，骨形成性），小細胞で毛細血管拡張を伴った高分化なものまで，さまざまな分化の程度をもつ骨形成性の悪性腫瘍である．これらのうち高分化なものは，女性よりも男性に若干多く，ピークは10歳代である．もっとも起こりやすいのは，大腿骨遠位部，脛骨近位部，そして上腕骨近位部の骨幹端である．病因は不明だが，Page病や放射線治療が引き金になることもある．

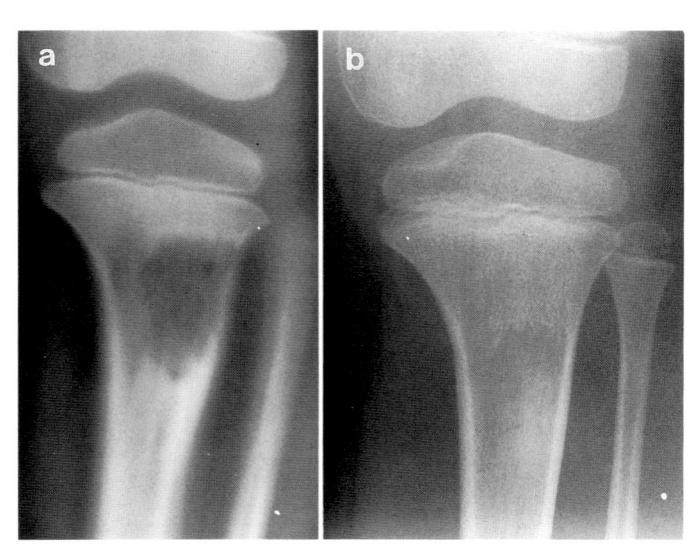

図3 脛骨骨幹部の好酸性肉芽腫
a）遠位側には，反応性骨新生を伴った溶骨性病変がみられる．
b）メチルプレドニゾロン注入後17カ月にはほとんど消失している．

1950年までは，手術のみあるいはそれに放射線治療を組み合わせて治療された骨肉腫の患者の3年生存率は20%だった[33]．手術後の肺転移は，骨肉腫と診断されたときにはすでに顕微鏡的に播種が起こっていることを示している[42,51]．

数々の抗癌剤が骨肉腫に対して有効であるとの報告がみられ[23,31,35,40,41,59,63,76,77]，術後に行う方が生存率を上げると考えられている[24,78]．術前の化学療法は，症状の軽減，四肢温存率のアップに役立つとともに，術後にどの抗癌剤が奏効するのかという予測に有効である．

i) 方法 下肢の腫瘍の患者では，カテーテルを対側の大腿動脈へ挿入する．カテーテル挿入後すぐにヘパリン50 U/kgを投与し，cis-platinumの動注の間2時間以上にわたってさらに同量を投与する．24時間以上にわたってcis-platinumを動注する患者では，ヘパリンはその1.5～2倍にする．

用いるカテーテルはできるだけ細いものがよい．われわれは小児では3.7 Fr，大人では5 Frのカテーテルを使っている．小児ではストレートのガイドワイヤーは，血管のスパスムを減少させる．屈曲したカテーテルでは先端が血管壁に触れるためのスパスムや化学療法剤による内皮の障害が起こりやすいため，ストレートのカテーテルを用いる．屈曲したワイヤーは，大動脈分岐部を越してカテーテルを対側の総腸骨動脈に進めるために用いる．上肢の腫瘍のときには，カテーテルの先端は腕頭動脈に沿うようなゆるやかな形に曲げる必要がある．カテーテルの先端は，腫瘍を栄養している動脈枝に近接して置かなければならない．層流を生じると腫瘍内の抗癌剤濃度が不均一になってしまう．それを是正するためには，乱流をひき起こし薬物の広がりをよくする拍動性ポンプを用いるとよい．支配動脈によって腫瘍に豊富な血流が供給されている場合，少なくとも1回は抗癌剤の動注を行ってみる価値はある[16]．

ii) 化学療法のregimen 1979～1982年にかけて，テキサス大学アンダーソン病院において，四肢に骨肉腫のある37人の患者に対し，1～4日間96時間以上におよぶ体表面積あたり90 mgのadriamycinの静脈内投与と6日目の2時間以上に及ぶ体表面積あたり120 mgのcis-platinumの動注からなる術前の化学療法が，3～4クール施行された．術後は，これらの患者は，adriamycin, cis-platinumあるいはadriamycin, DTICの静注が9クール施行された．

1983～1988年の間では，テキサス大学アンダーソン病院では，59人の四肢の骨肉腫の患者が，同様な術前のregimenで治療された．しかし，cis-platinumの動注については，嘔気，嘔吐を少なくする目的で，160 mg/m^{2}を24時間以上かけて動注するというふうに変更された．また，クール数は4～5へ増加された．腫瘍壊死の評価の後，少なくとも90%の腫瘍壊死があった患者に対しては，adriamycin, cis-platinumあるいはadriamycin, DTICによる術後化学療法が1クール行われた．しかし，90%以下の患者に対しては，9～12クールからなる大量のmethotrexate, adriamycinあるいはDTIC, bleomycin, cyclophosphamide, dactinomycinが用いられた．

iii) 治療効果判定 他の腫瘍と違って，骨肉腫は必ずしも大きさが小さくなるわけではない．むしろ，器質化し，非進行性の病変として放射線学的に認められる．また，MRIも化学療法に対する骨肉腫の反応をみるのに有用である[61]．しかし，最近では血管造影が腫瘍の反応をみるもっともよい指標といわれている．というのは，腫瘍のvascularityの減少は腫瘍壊死に相関するからである[14]（図4）．術後は，残存したvascularityの部位に対して組織学的検索が行われた．

iv) 結果 最初の動注が行われるまでに，ほとんどの患者は除痛を経験する．また，腫瘍の石灰化の広がりによっては準広範切除が可能で，四肢温存可能な割合が増す．壊死の広がりは，無再発生存のもっとも重要な因子である．

1979～1982年に治療された37人のうち，90%以上の腫瘍壊死は22人（59%）でみられ，そのうち85%は，5年後も再発はなかった．壊死が90%以下であった残りの15人においては，5年後再発がなかったのは13%だけであった．術前の化学療法に対する良好な反応のため，この群の中で59%の患者は四肢温存術が可能だった．

1983～1988年に治療された59人のうち，90%以上の腫瘍壊死は40人（68%）でみられ，そのうち81%は2年後も再発はなかった．しかし，腫瘍壊死が90%以下だった19人のうち，2年後再発がなかったのは56%にすぎなかった．この群の80%にお

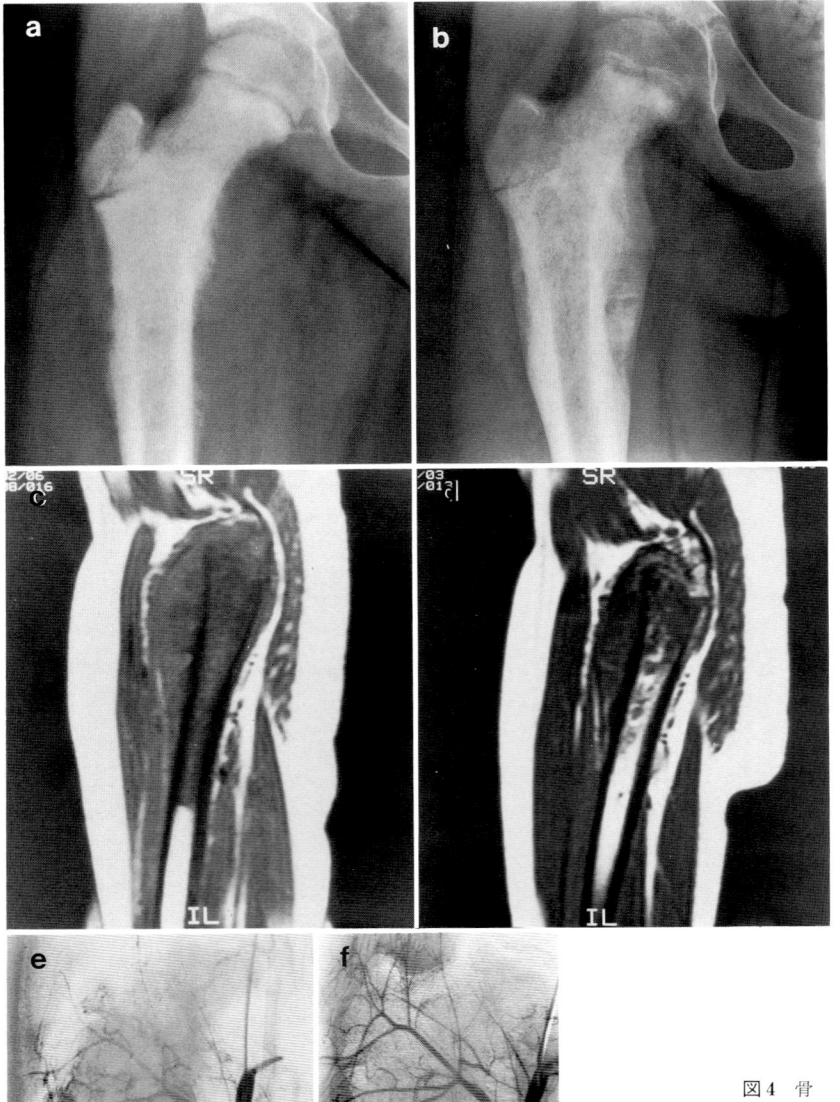

図4 骨 肉 腫
a) 病変出現時の単純写真．大腿骨近位骨幹部に棘形成性骨膜反応を伴った皮質の破壊が認められる．
b) 術前化学療法後の単純写真
c) 病変出現時のMRI T1強調像．腫瘍は骨内外に広がっている．
d) 術前化学療法後のMRI T1強調像．腫瘍の骨内成分は大きさが縮小し，骨外成分はより石灰化が強くなっている．
e) 病変出現時の深大腿動脈造影．腫瘍はhypervascularである．
f) 術前化学療法後の深大腿動脈造影．腫瘍はもはやhypervascularではない．

いて，四肢温存術が行われた．

両方の研究を総合すると，少なくとも90%以上の腫瘍壊死のある患者のうち54人が四肢温存術を受けて，8人のみが切断術を受けた．これに対し，90%以下の壊死のある患者のうち18人が四肢温存術を受けたのに対し，16人が切断術を受けた．すなわち，より大きな腫瘍壊死がある場合は，それに相関して切除範囲も縮小可能であった．また，術前の化学療法により四肢温存の患者が増加した．さらに，2年後に再発なく生存している割合は，四肢温存術を施行された患者において高く（77%），切断術を施行された患者においては低かった（44%）．組織学的検討において，2年後に再発なく生存している割合は，毛細血管拡張型においてもっとも高く（86%），鑑別が難しい高分化な小細胞タイプではもっとも低かった（55%）．70%の症例でみられた通常の組織型では，軟骨芽細胞型がもっとも高く（75%），骨芽細胞型（70%），そして線維芽細胞型（64%）とつづいた[5]．

術前の化学療法により，骨肉腫の予後は改善され，切除範囲は狭小化し，四肢温存可能な割合が増加するとともに，化学療法剤の早期効果判定が可能になった．

（2）軟部組織肉腫

軟部組織肉腫に対しては，治療方針決定のためまず組織型が同定されなくてはならない．腫瘍の位置および輪郭を画像ではっきり把握して，もっとも浸潤の強い部位に対して穿刺細胞診が行われなくてはならない[2,46,50]．

手術は軟部組織肉腫の治療において必要不可欠であるが，局所コントロールや転移の予防のために術前の動注化学療法が用いられることもある．cis-platinumやCYVADIC (cyclophosphamide, vincrystine, adriamycin, dacarbazine)がこれまで有効とされてきた[71]．抗癌剤に対する術前の反応によって，術後の反応を予測することが可能である．しかし，腫瘍の壊死率によって治療効果を評価した場合，軟部組織肉腫における反応は骨肉腫より悪い[6,45]．adriamycinの動注と放射線治療の組合せは，切断の必要性を減らす目的で術前に行われてきた[28,39]．

d. 動注化学塞栓療法

（1）腎癌骨転移

腎癌患者の30～45%に骨転移は起こる．もっとも起こりやすい場所は，腰椎および骨盤である．放射線治療がこのような転移に対するもっともよい治療であるが，もし放射線治療が6週間後になっても除痛効果を示さないときは，塞栓術が行われることがある．Chuangらの報告では，21人の患者において塞栓術後12時間から数日以内に除痛効果が出現し，1～6カ月間その効果は持続した[19,72]．

このような病変の65～75%はhypervascularであるため，塞栓術は術中の出血量減少の目的でも行われることがある[9,19,65,66]．正常組織を流れる血流を阻害することなく，腫瘍への栄養血管を全部塞栓しなくてはならない．Chuangらの報告では，8例中6例において塞栓術が成功し術中の出血量は平均550 mlだった．しかし，残る2例中1例は，側副血行路の同定および塞栓ができず塞栓術は不成功であり，術中出血量は3,800 mlだった．残る1例は，栄養血管が小さいため選択的カテーテル挿入ができず，術中出血量は7,000 mlであった[19]．

病的骨折の出現あるいはその危険があるときは，痛みをおさえ，歩行可能にするために，ふつう外固定の適用となる．また，長管骨の端で孤立性病変の場合，そのような患者はより長く生きる可能性があるため，外科切開による内固定が行われることもある．

（2）骨巨細胞腫

骨巨細胞腫は，比較的まれであり，骨髄の非骨形成性結合織より発生すると考えられている限局進行性の腫瘍である．腫瘍は，紡錘形の血管網および多核細胞ならびに腫大した腫瘍細胞よりなっている[49]．まれに骨端線閉鎖前におこり，ピークは20代である．男性より女性に多い．ふつう良性だが，まれに転移する．

i) 治療　完全切除というのが，骨巨細胞腫の治療の第1選択である．切除困難な場所にある病変では，排液につづいて骨移植が行われる．しかし，この方法では50%の割合で局所再発が起こる．この再発は，排液後methyl-methoactilateを注入し，18カ月してから骨移植を行うことにより減少できる．比較的放射線抵抗性であり悪性転化の危険があるため放射線治療はあまり行われない．化学療法はふつ

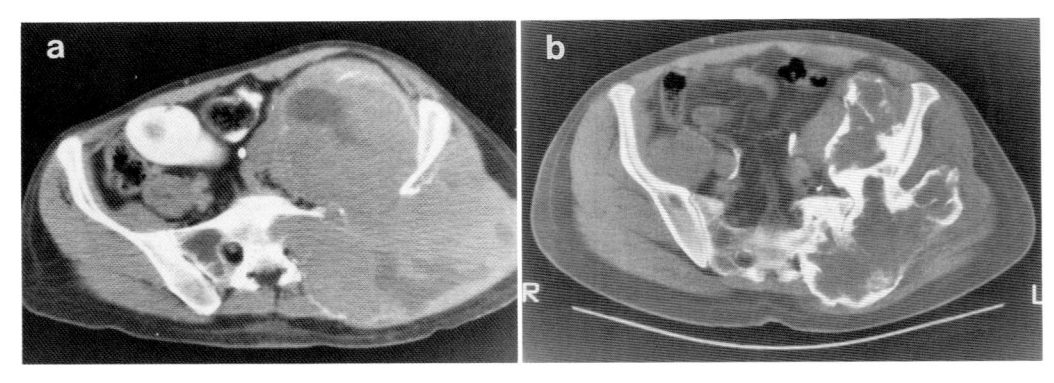

図5 塞栓術により治療された骨巨細胞腫
a) 左腸骨翼から出た大きな腫瘍は仙骨へ進展している.
b) 最近の塞栓術の後2年, 腫瘍はかなり縮小している.

う行われないが, 他の方法では治療できないような切除不能病変には行われることがある. とくに脊椎や骨盤においては, 塞栓術がもう一つの治療として行われることがある.

塞栓術は当初は術前に出血量を減らす目的で行われてきたが[17,26,38], しかし最近では, 他の治療ではうまくいかないような腫瘍に対しても用いられている[18,27,44,56,82].

ii) 結果　切除不能な骨巨細胞腫の患者26人に対し, gelatin sponge, Ivalonそして金属コイルを用いて塞栓術を施行した. 21人において病変は仙腸骨の両方にまたがっており, 4例で腰椎, 1例では胸椎に認められた. 21人においては, 手術, 放射線治療, 化学療法などの治療を塞栓術前にすでに受けていた. 患者は, 1～10回(平均3回)の塞栓術を受けた. 1カ月～16年2カ月(平均3年6カ月, 1例は経過観察不能)の間経過観察された25人において, 9人は治療に反応し, 8人はある程度の症状軽減を認めた (図5). 残る8人は治療に反応せず, うち3人は転移で死亡した.

(3) 椎体血管腫

椎体血管腫は, 無症候性のものから, 頻度は少ないが脊髄を圧迫するような大きなものまで, さまざまなものが存在する. CTや選択的血管造影によって, これらの異なったタイプが描出できる.

無症候性のものはしばしば病理解剖にて発見されるが, 単純X線写真で見つかることはまれである. しかし, CTでは偶然に見つかることがある. もっとも発生しやすい場所は, 腰椎および胸腰椎接合部である. 単純X線写真では, 腫瘍はふつう縦長の線状の所見として認められる[62]. 椎体そのものの形状はほぼ正常で, 皮質や神経弓や結合織にも異常を認めない. 選択的血管造影により異常血管が描出される[48].

i) 脊髄圧迫性の椎体血管腫　まれではあるが, 脊髄の圧迫はどの年齢にも起こり, ピークは若年者である. 好発部位は, 胸髄とくにT3-T9である[48]. 脊髄の圧迫はゆっくり進行するため, しばしば感覚, 運動障害は晩期まで出現しないことがある. しかし, 妊娠後期では, 発症から急速に両下肢麻痺が進行することがある. 腫大を触れることはまれである.

放射線学的には, 椎体血管腫に特徴的な縦長の線状影は見逃されやすい. 椎体辺縁の不明瞭化は骨粗鬆症でもみられるし, 椎弓根の消失は転移でもおこりうる[34]. 皮質の伸展拡大および傍椎体結合織の腫大が, 有意な放射線学的特徴である[53]. 溶骨性の不整な骨柱, 辺縁不明瞭な伸展した皮質, そして, 全椎体, 神経弓, 結合織への進展がある場合には, より活動的な病変が考えられる[48].

選択的血管造影は, 傍椎体結合織および脊柱管への腫瘍の広がりに一致して, 動脈の拡大や毛細血管層における血液のpoolingの状況を特徴的にあらわす. 血管造影では, 塞栓術や手術のときに避けなくてはならない前脊髄動脈を描出する一方で, 術中出血量を減らし手術を容易にするために行われる塞栓術にそなえて塞栓すべき栄養血管も同定しなくてはならない[4].

ii) 治療　椎体血管腫は, ふつう減圧椎弓切除術によって治療されるが, 放射線治療もときどき

付加されることがある．高い手術死亡率や手術失敗のため放射線治療のみが行われてきたこともある[48]．最近の治療では，化学変化を起こさない物質を用いることによって，すべての栄養血管を術前に選択的に塞栓することが行われている．塞栓術のみで神経症状が回復する場合もあり，また，塞栓と放射線治療の組合せによって成功した例も報告されている[36,37]．

（4）軟部血管腫

血管腫は軟部組織にもしばしば起こり，血管造影上，動脈の拡大，動静脈シャント，血液貯留の所見として認められる[79]．gelatin sponge や Ivalon を用いた塞栓術が，除痛[55]，腫瘍縮小[74]，そして再発防止[80]のために行われてきた．

栄養血管を通しての塞栓術が毛細管床や近接正常組織を障害するおそれがあって塞栓術ができないときは，無水エタノールの直接注入による直接塞栓が行われる[84]．

（5）動静脈奇形

動静脈奇形や動静脈瘻は，栄養血管の拡大，静脈の拡大，そして血管の蛇行を伴ったシャント性の病変である．血管造影は，術前に支配血管および病巣の広がりを決定するために用いられる．古典的には，手術が最初の治療法とされていたが，手術のみでは不成功であるということがわかって，より完全な切除を行うために術前の塞栓術が加えられた．現在では塞栓術は標準的な治療法となっている[54,64]．

polyvinyl alcohol，硬膜，microsphere，絹糸そして gelatin sponge などさまざまの粒子が用いられる．治療の長期効果を評価した一つの研究では，35人の患者が経過観察された（28人では 1〜15 年，平均 6 年，7 人では 6〜10 カ月，平均 7 カ月）．63％が術前と比較して改善した一方で，28 例（80％）で再び出現し再塞栓術を必要とした．再開通を防ぐために，臨床症状がない場合でも血管造影で経過観察する必要がある[8]．

小粒子を用いた塞栓術は小さな動静脈奇形の治療に有効であった．大きな病巣に対しては肺塞栓の危険を防止する目的で金属コイルがよいであろう[81]．バルーンによる治療は，動静脈瘻のシャントの閉塞に有効である[3]．透視下で，バルーンを瘻の静脈側に留置し，十分な量の造影剤にて拡張し，静脈を閉塞する．大きな瘻に対しては，多くのバルーンが必要である．そのようにして治療された 35 人のうち，完全閉塞は 32 例（91％）で達成された．しかし，3例（9％）においては部分的な閉塞しかみられず，静脈への還流が残存した[3]．

無水エタノールは，切除不能の AVM あるいは通常の塞栓術が不成功であった AVM に対する経皮的直接注入の物質として有用である[84,85]．エタノールは nidus そのものに注入されるため，血管の不必要な塞栓が少ない．また，この方法は，血管が蛇行していてカテーテル挿入が難しいときにも行われる．20 人を対象とした報告では，直後の血栓化が全例でみられ，経過観察が可能であった 19 例（3〜24カ月，平均 10 カ月）において塞栓効果が持続していた[85]．

〈謝辞〉 原稿の準備を手伝って下さいました Kerrie Jara 氏に心より感謝いたします．

〔Sidney Wallace；原田幹彦訳〕

文　献

1) Ayala AG, Ro JY, Fanning CV, Carrasco CH. Needle biopsy of bone lesions. *Cancer Bull* 1990; **42**: 305-313.
2) Ball ABS, Fisher C, Pittam M, Watkins RM, Westbury G. Diagnosis of soft tissue tumours by Tru-Cut biopsy. *Br J Surg* 1990; **77**: 756-758.
3) Beaujeux RL, Reizine DC, Casasco A, et al. Endovascular treatment of vertebral arteriovenous fistula. *Radiology* 1992; **183**: 361-367.
4) Benati A, da Pian R, Mazza C, et al. Preoperative embolization of a vertebral haemangioma compressing the spinal cord. *Neuroradiology* 1974; **7**: 181-183.
5) Benjamin RS, Chawla SP, Carrasco HC, et al. Primary chemotherapy for osteosarcoma with systemic adriamycin and intra-arterial Cisplatin. *Cancer Bull* 1990; **42**: 314-317.
6) Benjamin RS, Chawla SP, Carrasco CH, et al. Primary chemotherapy of sarcomas. *Semin Orthop* 1991; **6**: 233-236.
7) Bensahel N, Aigrain Y, Desgrippes Y. Bilan du traitement du kyste essential des os de l'enfant. *J Chir* 1982; **119**: 319-323.
8) Biondi A, Merland JJ, Reizine D, et al. Embolization with particles in thoracic intramedullary arteriovenous malformations: long-term angiographic and clinical results. *Radiology* 1990; **177**: 651-658.
9) Bowers TA, Murray JA, Charnsangavej C, Soo CS, Chuang VP, Wallace S. Bone metastases from renal carcinoma: the preoperative use of transcatheter arterial occlusion. *J Bone Joint Surg* [Am] 1982; **64**: 749-754.

10) Campanacci M, Capanna R, Ricci P. Unicameral and aneurysmal bone cysts. *Clin Orthop* 1986 ; **204** : 25-36.
11) Campanacci M, de Sessa L, Bellando Randone P. Cisti ossea (Revisione di 275 osservazioni : risultati della cura chirurgica eprimi risultati della cura incruenta con metilprednisolone acetato). *Chir Organi Mov* 1975 ; **62** : 471-482.
12) Campos OP. Treatment of bone cysts by intracavity injection of methylprednisolone acetate. *Clin Orthop* 1982 ; **165** : 43-48.
13) Capanna R, dal Monte A, Gitelis S, Campanacci M. The natural history of unicameral bone cyst after steroid injection. *Clin Orthop* 1982 ; **166** : 204-211.
14) Carrasco CH, Charnsangavej C, Raymond AK, et al. Osteosarcoma : angiographic assessment of response to preoperative chemotherapy. *Radiology* 1989 ; **170** : 839-842.
15) Carrasco CH, Charnsangavej C, Richli WR, Wallace S. Bone biopsy. In : Dondelinger RF, Rossi P, Kurdziel JC, Wallace S, eds. Interventional Radiology. New York : Thieme Inc, 1990 : 58-63.
16) Carrasco CH, Charnsangavej C, Richli WR, Wallace S. Bone tumors. In : Dondelinger RF, Rossi P, Kurdziel JC, Wallace S, eds. Interventional Radiology. New York : Thieme Inc, 1990 : 489-497.
17) Channon GM, Williams LA. Giant cell tumor of the ischium treated by embolization and resection : a case report. *J Bone Joint Surg* 1982 ; **64B** : 164-165.
18) Chuang VP, Soo CS, Wallace S, Benjamin RS. Arterial occlusion : management of giant cell tumor and aneurysmal bone cyst. *AJR* 1981 ; **163** : 1127-1130.
19) Chuang VP, Wallace S, Swanson D, et al. Arterial occlusion in the managment of pain from metastatic renal carcinoma. *Radiology* 1979 ; **133** : 611-614.
20) Cohen M, Zornoza J, Cangir A, Murray JA, Wallace S. Direct injection of methylprednisolone sodium succinate in the treatment of solitary eosinophilic granuloma of bone : a report of 9 cases. *Radiology* 1980 ; **136** : 289-293.
21) Cohen MA, Zornoza J, Finkelstein JB. Percutaneous needle biopsy of long bone lesions facilitated by the use of a hand drill. *Radiology* 1981 ; **139** : 750-751.
22) Coley BL, Sharp GS, Ellis EB. Diagnosis of bone tumors by aspiration. *Ann J Surg* 1931 ; **13** : 215-224.
23) Cortes EP, Holland JF, Wang JJ, et al. Amputation and adriamycin in primary osteosarcoma. *N Engl J Med* 1974 ; **291** : 998-1000.
24) Cortes EP, Necheles TF, Holland JF, Glidewell O. Adriamycin (ADR) alone versus ADR and high dose methotrexate-citrovorum factor rescue (HDM-CFR) as adjuvant to operable primary osteosarcoma : a randomized study by cancer and leukemic group B (CALGB). *Proc Am Assoc Cancer Res* 1979 ; **20** : 412.
25) D'Astous J. Unicameral bone cysts : steroid injections : round table discussion. In : Uhthoff HK, ed. Current Concepts of Diagnosis and Treatment of Bone and Soft Tissue Tumors. New York : Springer, 1984 : 297-304.
26) Dick HM, Bigliana LU, Michelsen WJ, Johnston AD, Stinchfield FE. Adjuvant arterial embolization in the treatment of benign primary bone tumors in children. *Clin Orthop* 1979 ; **193** : 133-141.
27) Eftekhari F, Wallace S, Chuang VP, et al. Intra-arterial management of giant cell tumors of the spine in children. *Pediat Radiol* 1982 ; **12** : 289-293.
28) Eilber FR, Guiliano AE, Huth J, Mirra J, Morton DL. Limb salvage for high-grade soft tissue sarcomas of the extremity : experience at the University of California, Los Angeles. *Cancer Treat Symp* 1985 ; **3** : 49-57.
29) Ensminger WD, Rosovsky A, Raso V, et al. A clinical-pharmacological evaluation of hepatic arterial infusions of 5-Fluoro-2-Deoxyuridine and 5-Fluorouracil. *Cancer Res* 1978 ; **38** : 3784-3792.
30) Fahey JJ, O'Brien ET. Subtotal resection and grafting in selected cases of solitary unicameral bone cyst. *J Bone Joint Surg* [Am] 1973 ; **55** : 59-68.
31) Finkelstein J, Hittle RE, Hammond UD. Evaluation of high dose cyclophosphamide regimen in childhood tumors. *Cancer* 1969 ; **23** : 1239-1244.
32) Frei E III. Effect of dose and schedule on response. In : Holland JF, Frei E III, eds. Cancer Medicine. Baltimore : Lea & Febiger, 1973.
33) Friedman MA, Carter SK. The therapy of osteogenic sarcoma : current status and thoughts for the future. *J Surg Oncol* 1972 ; **4** : 482-510.
34) Gaston A, Nguyen JP, Djindjian M, et al. Vertebral haemangioma : CT and arteriographic features in three cases. *J Neuroradiol* 1985 ; **12** : 21-33.
35) Greesbeck HP, Cudmore JTP. Evaluation of 5-fluorouracil (5-FU) in surgical practice. *Am Surg* 1963 ; **29** : 638-641.
36) Hekster REM, Endtz LJ. Spinal cord compression caused by vertebral hemangioma relieved by percutaneous catheter embolization 15 years later. *Neuroradiology* 1987 ; **29** : 101.
37) Hekster REM, Luyendijk N, Tan TI. Spinal cord compression caused by vertebra hemangioma relieved by percutaneous catheter embolization. *Neuroradiology* 1972 ; **3** : 160-164.
38) Hilal SK, Michelsen JW. Therapeutic percutaneous embolization for extra-axial vascular lesions of the head, neck, and spine. *J Neurosurg* 1975 ; **43** : 275-287.
39) Hoekstra HJ, Koops HS, Molenaar WM, et al. A combination of intraarterial chemotherapy,

preoperative and postoperative radiotherapy, and surgery as limb-saving treatment of primarily unresectable high-grade soft tissue sarcomas of the extremities. *Cancer* 1989 ; **63** : 59-62.

40) Jaffe N. Osteogenic sarcoma : state of the art with high-dose methotrexate treatment. *Clin Orthop* 1976 ; **120** : 95-102.

41) Jaffe N, Link M, Traggis D. The role of high-dose methotrexate in osteogenic sarcoma : sarcoma of soft tissue and bone in childhood. *Nat Cancer Inst Monogr* 1981 ; **56** : 2101-2106.

42) Jeffree CM, Price CHG, Sessons HA. The metastatic patterns of osteosarcoma. *Br J Cancer* 1975 ; **32** : 87-107.

43) Jones LR, Toth BB, Cangir A. Treatment for solitary eosinophilic granuloma of the mandible by steroid injection : report of a case. *J Oral Maxillofac Surg* 1989 ; **47** : 306-309.

44) Keller FS, Rosch J, Bird CB. Percutaneous embolization of bony pelvic neoplasms with tissue adhesive. *Radiology* 1983 ; **147** : 21-27.

45) Kempf RA, Irwin LE, Menendez L, et al. Limb salvage surgery for bone and soft tissue sarcoma : a phase II pathologic study of preoperative intraarterial cisplatin. *Cancer* 1991 ; **68** : 738-743.

46) Kissin MW, Fisher C, Carter RL, Horton LWL, Westbury G. Value of Tru-cut biopsy in the diagnosis of soft tissue tumours. *Br J Surg* 1986 ; **73** : 742-744.

47) Kohler R. Traitement de kystes essentiels des os par injections de corticoides. *Lyon Chirurgical* 1982 ; **78** : 158-161.

48) Laredo J-D, Reizine D, Bard M, Merland J-J. Vertebral hemangioma : radiologic evaluation. *Radiology* 1987 ; **161** : 183-189.

49) Lichtenstein L. Giant cell tumor of bone (osteoblastoma). In : Lichtenstein L, ed. Bone Tumors. St. Louis : Mosby, 1972 ; 135-165.

50) Lindell MM, Wallace S. Diagnostic modalities in sarcomas. In : Eilber FR, Morton DL, Sondak VK, Economou JS, eds. The Soft Tissue Sarcomas. New York : Grune & Stratton Inc, 1987 ; 51-82.

51) Marcove RC, Mike V, Hajek JV, Levin AG, Hutter VP. Osteogenic sarcoma in childhood. *NY State J Med* 1971 ; **71** : 855-859.

52) Mastragostino S, Sanguinetti C. I trapianti auto-omoed eteroplatici nel trattamento delle cisti ossee. *Arch Putti Chir Organi Mov* 1960 ; **13** : 96-111.

53) McAllister VL, Kendall BE, Bull JWD. Symptomatic vertebral haemangiomas. *Brain* 1975 ; **98** : 71-80.

54) Merland JJ, Reizine D, Riché MC, et al. Traitement endovasculaire des fistules artério-veineuses vertébrales : à propos de vingt-deux cas. *Ann Chir Vasc* 1986 ; **1** : 73-78.

55) Mitty HA, Kleiger B. Partial embolization of large peripheral hemangioma for pain control. *Radiology* 1978 ; **127** : 671-672.

56) Murphy WA, Strecker WB, Schoenecker PL. Transcatheter embolization therapy of an ischial aneurysmal bone cyst. *J Bone Joint Surg* [Br] 1982 ; **64** : 166-168.

57) Murray JA. Limb salvage surgery : an overview. *Cancer Bull* 1990 ; **42** : 332-337.

58) Nauert C, Zornoza J, Ayala A, Harle TS. Eosinophilic granuloma of bone : diagnosis and management. *Skeletal Radiol* 1983 ; **10** : 227-235.

59) Ochs JJ, Freeman AI, Douglass HO, Higby DJ, Mindell R, Sinks T. Cis-dichloro-diammineplatinum (II) in advanced osteogenic sarcoma. *Cancer Treat Rep* 1978 ; **62** : 239-245.

60) Oppenheim WL, Galleno H. Operative treatment versus steroid injections in the management of unicameral bone cysts. *J Pediatr Orthop* 1984 ; **4** : 1-7.

61) Pan G, Raymond AK, Carrasco CH, et al. Osteosarcoma : MR imaging after preoperative chemotherapy. *Radiology* 1990 ; **174** : 517-526.

62) Perman F. On hemangiomata in the spinal column. *Acta Chir Scand* 1926 ; **61** : 91-105.

63) Pinkel D. Cyclophosphamide in children with cancer. *Cancer* 1969 ; **15** : 42-49.

64) Reizine D, Laouiti M, Guimaraens L, Riché MC, Merland JJ. Les fistules artério-veineuses vertébrales : aspects cliniques, angiographiques, et traitement par voie endovasculaire : à propos de vingt-cinz cas. *Ann Radiol* 1985 ; **28** : 425-438.

65) Roscoe MW, McBroom RJ, St. Louis E, Grossman H, Perrin R. Preoperative embolization in the treatment of osseous metastases from renal cell carcinoma. *Clin Orthop* 1989 ; **238** : 302-307.

66) Rowe DJ, Becker GJ, Rabe FE. Osseous metastases from renal cell carcinoma : embolization and surgery for restoration of function. *Radiology* 1984 ; **150** : 673-676.

67) Scaglietti O. L'azione osteogenetica dell'acetato di metilprednisolone. *Bull Sci Med Bologna* 1974 ; **146** : 159-160.

68) Scaglietti O, Marchetti PG, Bartolozzi P. Sull' azione topica del corticosteroidi in microcristalli in alcume lesioni dello scheletro. *Arch Putti Chir Organi Mov* 1976 ; **27** : 9-31.

69) Scaglietti O, Marchetti PG, Bartolozzi P. The effect of methylprednisolone acetate in the treatment of bone cysts : results of three years follow-up. *J Bone Joint Surg* [Br] 1979 ; **61** : 200-204.

70) Scaglietti O, Marchetti PG, Bartolozzi P. Final results obtained in the treatment of bone cysts with methylprednisolone acetate (Depo-Medrol) and a discussion of results achieved in other bone lesions. *Clin Orthop* 1982 ; **165** : 33-42.

71) Shuman LS, Chuang VP, Wallace S, et al. Intra-arterial chemotherapy of malignant fibrous histiocytoma of the pelvis. *Radiology* 1982 ; **142** : 343-346.

72) Soo CS, Chuang VP, Wallace S, Charnsangavej C. Interventional angiography in the treatment of metastases. *Radiol Clin North Am* 1982 ; **20** : 591-600.

73) Spence KF, Sell KW, Brown RH. Solitary bone cyst : treatment with freeze-dried cancellous bone allograft : a study of one hundred seventy-seven cases. *J Bone Joint Surg* [Am] 1969 ; **51** : 87-96.
74) Stanley RJ, Cubillo E. Nonsurgical treatment of arteriovenous malformations of the trunk and limb by transcatheter arterial embolization. *Radiology* 1975 ; **115** : 609-612.
75) Stewart DJ, Benjamin RS, Siefert W, et al. Clinical pharmacology of intra-arterial cis-diamminedichloroplatinum (II) (abstr. C-76). Proc Am Assoc Cancer Res Am Soc Clin Oncol 1980 ; 21.
76) Sullivan MP, Sutow WW, Taylor G. L-phenylalanine mustard as treatment for osteogenic sarcoma in children. *J Pediatr* 1963 ; **63** : 227-237.
77) Sutow WW. Evaluation of dosage schedules of mitomycin C (NSC-26980) in children. *Cancer Chemother Rep* 1971 ; **55** : 285-289.
78) Sutow WW, Sullivan MP, Wilbur JR, Cangir A. A study of adjuvant chemotherapy in osteogenic sarcoma. *J Clin Pharmacol* 1975 ; **7** : 530-533.
79) Tegtmeyer, Charles J. Angiography of bones, joints, and soft tissues. In : Abrams HL, ed. Abrams Angiography : Vascular and Interventional Radiology. Boston : Little, Brown 1983 ; 1937-1977.
80) Voigt K, Schwenzer N, Stoeter P. Angiographic, operative, and histologic findings after embolization of craniofacial angiomas. *Neuroradiology* 1978 ; **16** : 424.
81) Wallace S, Chuang VP, Anderson JH, Gianturco C. Steel coil embolus and its therapeutic applications. In : Abrams HL, ed. Abrams Angiography : Vascular and Interventional Radiology. Boston : Little, Brown, 1983 ; 2151-2173.
82) Wallace S, Granmayeh M, de Santos LA, et al. Arterial occlusion of pelvic bone tumors. *Cancer* 1979 ; **43** : 322-328.
83) Wirtschafter JD, Nesbit M, Anderson P, McClain K. Intralesional methylprednisolone for Langerhans' cell histiocytosis of the orbit and cranium. *J Pediatr Ophthalmol Strabismus* 1987 ; **24** : 194-197.
84) Yakes WF, Haas DK, Parker SH, et al. Symptomatic vascular malformations : ethanol embolotherapy. *Radiology* 1989 ; **170** : 1059-1066.
85) Yakes WF, Luethke JM, Parker SH, et al. Ethanol embolization of vascular malformations. *Radio Graphics* 1990 ; **10** : 787-796.

XI. 小児の IVR

Intervnetional radiology (IVR) の手技は，成人においては一般的なものとなっているが，小児への適応は比較的容易であるにもかかわらず，あまり一般的とはいえない．これにはいくつかの原因があるが，小児患者は外科的手術適応である場合が多いことから，IVR による手技が考慮されない場合が多いことがあげられる．小児での IVR の手技としては，外科的手術適応のない広範囲の AVM の場合に応用されているという程度である．文献的にはあまり記載されていないが，小児患者に携わる医療スタッフは，IVR の手技が小児患者にも有用である場合も多いということを熟知しておかなければならない．多くの小児病院では毎年 IVR の手技による治療を施す症例が増加している．

そこでこの論文は，さまざまな IVR の手技が小児にも応用できるということをもっと広く理解してもらえることを希望して稿を起こしたものである．

a. 適　　　応

IVR の適応は，非常に多彩である．それを行うためには，小児科医，小児外科医，小児麻酔科医，そして実際施行する放射線科医の協力が必要である．それぞれの症例でその基礎的病態を評価し，検討した後，適切な治療法を選択し，施行するタイミングを計る必要がある．重要なことは，施行する放射線科医が，患者に直接その治療手技の利点と危険性について説明することである．IVR の治療手技は一般的に危険性は低いが，そのリスクを明らかにすることでインフォームドコンセントを得る必要がある．最初に診察する小児科医や小児外科医は，これらの治療手技の合併症について熟知し，患者に対しその施術前後に起こりうる合併症についてあらかじめ説明しておく必要がある．予防的抗生物質投与は，感染が実際起こってしまった場合か疑われる場合にのみ行われる．手術後の管理，治療は，熟練した小児科医か小児治療医との連係によって行われる．治療手技後の小児患者と治療者間のコミュニケーションは，合併症が起こりうるときやまた起きてしまったときのために不可欠である．手技を施行する放射線科医は，その患者に治療を加えるか，それとも退院させるのかを決定するのに，その患者の状態を継続的に把握する必要がある．たいていの場合，IVR による治療手技は手術とどちらかの選択となる場合が多い．患者の状態について施行医と小児科医が話し合うことで，それぞれの患者にとって，治療効果とそれによる危険性についての評価をすることができ，その患者の適応を決定することができる．

b. 症候性血管奇形

小児に行われるもっとも頻度の高い IVR による治療手技は，広範囲の動静脈奇形（arteriovenous malformation, AVM）に対する治療である．流入動脈の塞栓術がもっとも一般的であるが，Yakes ら[1] によってそれらの成功率を上昇させるための新しい方法が紹介されている．それは直接，針で穿刺して無水エタノールを注入する方法で，これらはとくに大きな海綿状血管腫（そのなかでも静脈成分の大きいもの）に有効である．この方法は，しばしば塞栓術と一緒に行われており，何例かの症例では，この注入療法のみで有効であるものもあった．

肺の AVM の治療にも動脈塞栓術が有効であると報告されており[2〜5]，嚢胞性線維症による喀血をコントロールする場合にも気管支動脈を塞栓することによって，良好な成績が得られている[6〜9]．これらの非常に小さな血管には Terumo のガイドワイヤー（Terumo 46-151）を使用し，また，コアキシャルカテーテルとして Tracker カテーテル（Target Tracker 18）を用いることによって小児の小さな血管に対しても比較的簡単に塞栓術が行いうるようになってきており，治療率が上昇している．症例 1 は，4 Fr のカテーテルとテルモのガイドワイヤーを使用し，神経芽細胞腫からの出血をコントロール

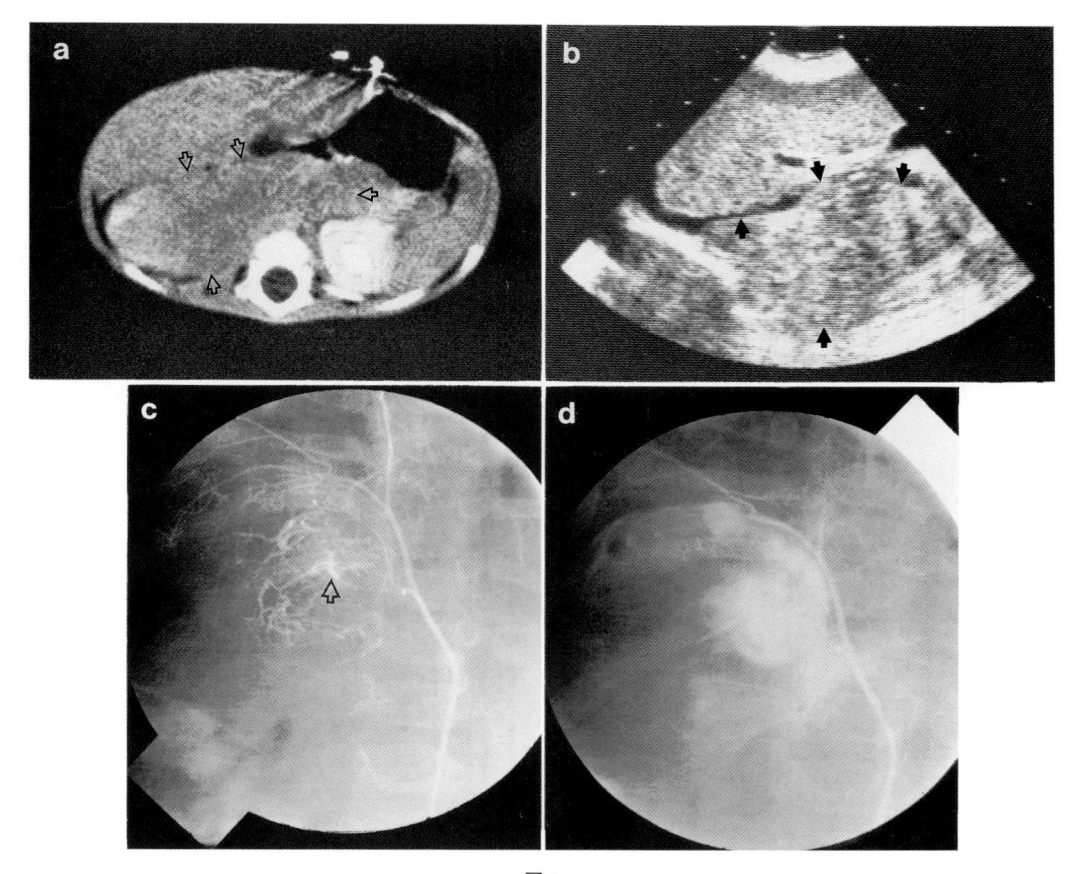

図 1
a) 正中を越えて発育する腎上部の神経芽細胞腫（矢頭）
b) 超音波では腫瘤は retrocaval area に存在し，下大静脈を圧迫している．
c) 右中副腎動脈造影では extravasation を認める（矢印）．
d) 塞栓術施行後．腫瘍濃染が残存している．

できたものである（図 1）．

c. 胃と腸のインターベンション

消化管におけるもっとも頻度が高く確立されたIVRによる治療手技は，経皮的に胃十二指腸瘻カテーテルを十二指腸に挿入，留置する手技と，食道の狭窄部をバルーンで拡張する手技である[10～15]．小児の食道狭窄は，腐蝕性の薬剤を誤って服用した場合や，手術による噴門部形成術等が原因となり，これらに対して拡張術が施行される．バルーンによる拡張術は，ダイレーターによるそれよりも有用である[16]．ふつう患者には，強度の薬物による鎮静をかけるかまたは全身麻酔をかけたうえでバルーンカテーテルを病変部に挿入し狭窄部を拡張する．使用するバルーンの選択は，その子供の体格をよく観察して決定する．ふつう 1 回の拡張術では有効でなく，3～6 カ月の間隔で，小児の体調を考慮に入れながらくり返し治療を行う必要がある．

われわれは，最初は愛護的に小さいバルーン（10 mm）を使用し，2 回目からは徐々に大きな径のものを使用している．写真は，局所の浮腫の改善が拡張術後すぐにみられることはほとんどないということを示している．拡張術の効果は症状が緩和されることによって示される場合が多い．血管の拡張用の高圧バルーンが，もっともよく使用される．それは新生児や乳児にも使用することができる．中間径のバルーン（15～25 mm）としては内視鏡用のものを使用し，より大きなバルーン（30～35 mm）としては前立腺拡張用のものを使用している（Microvasive 35-101）．

経皮的胃瘻造設術は，胃内にカテーテルを留置する手技であるが，小児にとってよい治療手技であるとは思われていない．近位の空腸にカテーテルが留置された場合には，頻回かつ大量の逆流が発生することが多く，正しい位置に挿入固定することが大切である．その挿入手技は，経鼻チューブを用いて空気を注入し，胃を膨らませ，X線透視下で前庭部を穿刺して，そこからカテーテルとガイドワイヤーを内部に挿入する．カテーテルはトライツ靱帯よりも深部まで挿入しておく．消化管は連続して拡張しているが，適切なカテーテルの先端を空腸の中で最適の位置に固定することが大切である．この治療手技は，早産のごく小さな新生児にも行うことができ，またこのような患者に対しこれまで不可欠な手術とされてきた胃瘻造設術や弁形成術を省略することもできうる．特別なセットが，極小児のためにとくに用意されており（Cook, GJS 500 NEO），またやや大きめの幼児のためのものも作られているので，大部分の小児に使用することができる（Cook, GJS 500 PED）．小児の皮膚は柔らかいので，これらを固定するためには特別な仕掛けが必要となる．Cope Anchor（Cook, GIAS 100 PED）は18G針を通して挿入することが可能で，その形状はガイドワイヤーの中心に縫合部が取り付けられ，それを固定することによってその縫合部が腹壁の中で安定化され，さまざまな治療手技や拡張が行いやすい位置に固定される．胃を穿刺した位置から胃液が漏れる危険性がなくなれば，すぐに食事をとることも可能となる．

d. 胆道系のインターベンション

胆道系のインターベンションは，小児には一般的なものとはいい難いが，大きな手術を回避することも可能な症例も多い．狭窄部の拡張や胆石の除去は，IVRによる治療手技の中でも，もっとも汎用されている．そして，製品化された成人用のセットを小児用にアレンジすることも可能である．胆汁のドレナージを行う場合に，われわれはまず第1選択としてAccustickのワンステップアクセスシステムを使用する（Meditech, 20-602）．このシステムにおいて，シースを狭窄部内に挿入したり，難しい角度を越えていくためには，テルモのガイドワイヤー（Terumo, PA 38153）を使用する．Kumpeカテーテル（Cook, HBD 5.5-38-40 KMP）は先端部にわずかなアングルがかかったものだが，これとテルモのガイドワイヤーを組み合わせて使用することも多い．シース挿入後テルモのガイドワイヤーは引き抜かれ，手技施行のためのガイドワイヤー（Cook, THSF 38, 145 Coons）を挿入する．そしてこのガイドワイヤーに沿ってカテーテルを中に進めていく．これらの拡張用のバルーンカテーテル（Cook, JCD-Coons）は，すべて狭窄部の拡張を連続的に行うことがより行いやすく工夫されている．われわれはふつうロック付の腎瘻カテーテル（短い8Frサイズのもの）（Meditech, 90-3076 VTC）に小さなパンチを用いて数個の側孔をあけて使用している．結石を取り除く場合には8Frシース（Terumo, Pinnacle 15-608）を使用し，ストーンバスケットを挿入する．小さなストーンバスケットは，小児に使用するのに非常に都合がよい．この治療手技を用いた2症例を供覧する．最初の症例は7カ月の小児で，生後すぐに多数の先天的心奇形と消化管の欠損を指摘され入院加療をしていた患者である．閉塞性黄疸が進行し，外科的適応のない患者と思われた（図2）．2例目は2歳の小児であり16カ月のときに胆道閉鎖症にて肝移植を受けている患者である．術後長期間ビリルビンの高値が持続し，経肝的胆道造影にて手術時のドレーンによる総胆管の二次性の閉塞が認められた．そして肝内胆管の分枝には，多数の小さな結石が充満していた．上記のIVRによる手技により経皮的ドレナージと結石の除去に成功し，また狭窄部は拡張された．その後，患者は7歳まで無症状で経過している．

e. 泌尿生殖器系

小児の泌尿生殖器系でもっともよく用いられるIVRによる治療手技は，Whitaker testである[17]．このテストを正確に行うためには，カテーテルを腎盂内に挿入し，薄めた造影剤を一定の割合で注ぎ込むことが必要である．また閉塞の程度を評価するためには，その内圧を測定する必要もある．Accustickのワンステップアクセスシステム（Meditech, 20-602）を使用すると，この手技を簡単に行うことができる．側孔はシースの先端部近くの外側部に作っておく．腎盂尿管の穿刺には21G針を使用し，0.018のガイドワイヤーを挿入する．カニューレやダイレーターそしてシースを組み立てて，ガイドワイヤー

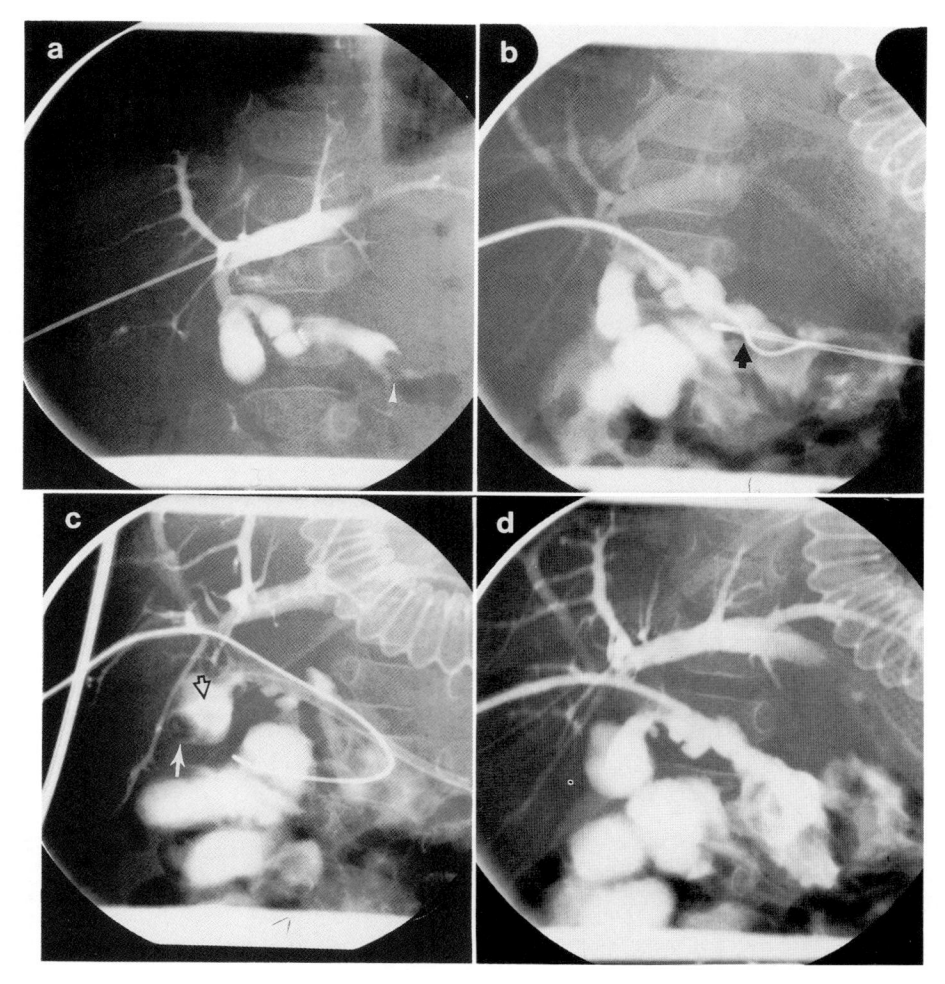

図 2
a) 経肝的胆道造影で，総胆管に結石を認める．
b) 胆管内のガイドワイヤーは胃から挿入されたストーンバスケットで捕捉されている．
c) 胆囊内で膨らまされた occlusion balloon（白矢印-胆石，open arrow-balloon）
d) 術後の胆道造影．結石は認めない．

に沿わせ，腎盂尿管まで挿入する．そしてカニューレとダイレーター，ガイドワイヤーを一緒に抜き取る．そして側孔付で先端の開いたテスト用の5Frのカテーテルを留置する．もしこのとき減圧も同時に行いたいのであれば，5Frの腎瘻用カテーテル(Cook, P 5. 0-35-15-P-4 S-PNS-PED) を使用する．このカテーテルは，とくに極小の乳児や幼児に使用しやすいものである．もし長期間のドレナージが必要なら，ロック付の Cope loop type の腎瘻カテーテル（Meditech, 90-3076 VTC）を使用する方がより回復が早いといわれている．

外科的腎盂拡張術施行後，狭窄をきたした小児の患者に対し，しばしば拡張術を施行することがある．いままでは，極端に堅い狭窄部があったなら，膀胱鏡下に逆行性にガイドワイヤーを進め，血管拡張用のバルーンカテーテルを挿入，拡張すべきであるといわれてきたが，われわれの腎盂内に直接ガイドワイヤーを進める治療手技を用いれば腎瘻の経路を通して，ストーンバスケットを腎盂内に導くことが可能である．

ストーンバスケットを通過させるまで，ガイドワイヤーを尿管内に順行性に挿入する．そのバスケットを固定した後，ワイヤーを皮膚面より回収する．われわれは，このガイドワイヤーを通してカテー

ルを患者の体内に挿入する方法を shish kabob の方法と呼んでいる．これは胆道系の分枝に挿入する場合にも有用な方法といえる（症例1にも示されている）．

最初の例は経皮的腎盂拡張術は成功することができた[18]．その例は，腎盂尿管移行部の強固な閉塞のためにカニューレの挿入が困難であった症例であり，このような場合ほとんどの症例で膀胱鏡下に逆行性にガイドワイヤーを進める必要があった．しかし，この方法を用いると容易にその目的を達することができる．腎盂尿管移行部に達するのにもっともよい穿刺部は中腎杯であり，できるだけここを穿刺する．そして内視鏡を挿入するために，腎盂の後外側壁近くの皮膚の縦方向に全層性の切開を加え，24 Fr のシース（Cook, DKS 24-105-30）を留置する．そしてガイドワイヤーに沿わせて拡張用バルーンを挿入し，拡張術を施行する．バルーンには 6〜10 mm のたくさんのサイズがあり，患者の体格によって選択することができる．Malecot のカテーテルを再刺入し，腎盂尿管移行部に支持させる形で留置，固定する（Microvasive 410-107）．

また，これらのカテーテルは小児の膀胱には長すぎるので，先端部の短い刺入用カテーテルを使用することも多い．そして2カ月近くステントを留置した後，腎瘻カテーテルを抜去する前にも Whitaker test を施行し，圧の低下を確認する．腎盂尿管移行部の閉塞に対して，外科的形成術は第1選択の治療として行われるものであるので，この経皮的腎瘻術は，外科的にリスクの高い患者にのみ施行されている．しかし，外科的治療後の再狭窄についてはバルーンによる拡張術がもっとも適した方法であると思われる．

f．膿瘍と生検

術後膿瘍の治療法として，成人ではIVRによる治療手技がルーチンのものとして行われている．ところが最近，手術後に小児の経皮的ドレナージを行うという症例も徐々に増加してきている．もっとも頻度の高いものとして虫垂炎の破裂があげられる．診断をCTやUSにて確認した後，外科的手術の前に経皮的ドレナージをCT下に施行する．ドレナージ後，解熱は速やかであり，膿瘍用のドレーンを留置

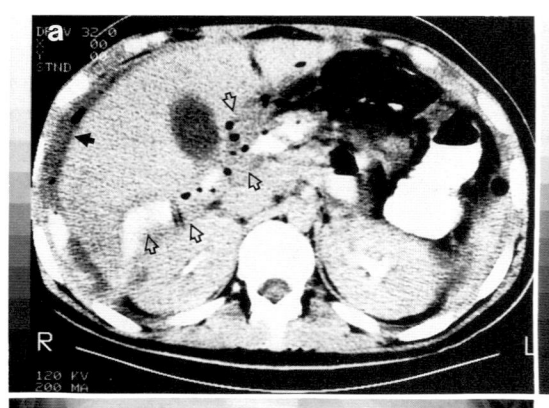

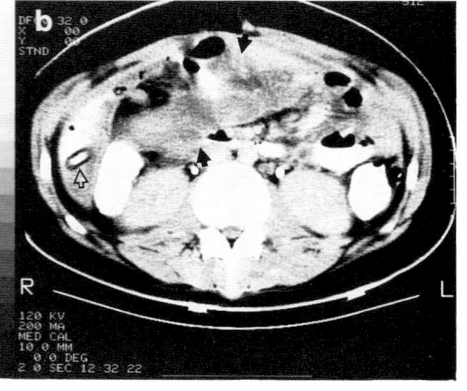

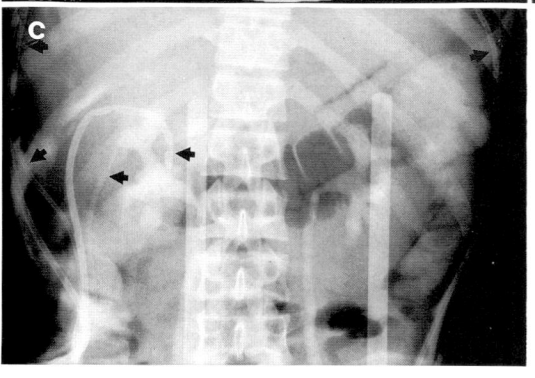

図3
a) CT で横隔膜下に液貯留，網嚢腔に造影剤を認める．
b) 下のスライスでは貯留液中に外科的なドレーンを認め（open arrow），正中にも大量の液貯留を認める．
c) 複数個の経皮的ドレナージカテーテルを認める．

したまま帰宅できる者も多い．ふつう入院は2，3日であり，小児患者はもっとも都合のよいときに，虫垂切除術のため帰院する．そして外科的手術のため入院期間も2，3日である．この方法は，破裂した虫垂炎の手術後の膿瘍に対しても行われることが多く，全体の約80％の症例に施行されている[19〜21]．外科的手術は必要なく，膿瘍のドレナージだけで完全に回復することが可能な症例もあった．著明で広範な膿瘍を有する2症例を供覧する．

最初の症例は14歳の少年で，最初に破裂した虫垂炎の手術が行われた．その3日後，彼は再び発熱し2回目の手術でドレナージが施行された．しかし，留置されたドレーンは効果なく敗血症性ショックをひき起こした．その後，腹腔全体に膿瘍が広がり，6本のドレナージカテーテルが挿入された．患者は2日後に解熱し，その後10日で退院できた(図3)．第2例目は13歳の小児で，最初に経皮的ドレナージが施行された．体温は，約6時間で正常に回復した．この治療手技の後，3日で退院した．そして3カ月後に選択的虫垂切除が施行された（図4）．

虫垂炎による膿瘍は，小児ではまれなものではない．もっとも大切なことはこのような治療法があることを知っていることであり，手術とどちらを第1選択とすべきかを選ぶことである．手術後のドレナージは，ふつうのダグラス窩の膿瘍を治療するよりも困難なことが多く，これをドレナージするためには臀部からのアプローチも必要になる場合もある．虫垂炎後の膿瘍の症例では，CTによって刺入窓を決定し，前腹壁を通して膿瘍の直接穿刺が可能である．患者がカテーテルを留置したまま退院し帰宅する場合，1日3回，連日ドレーンから膿汁を吸引する方法を教え，膿瘍が完全に消失するまで続けさせる．ドレナージバッグとカテーテルを接続しておく必要はないのである．この小児は学校へ復学し，スポーツなども活動的に参加し，予後も良好であった．

小児の生検は成人のそれととくに大きな違いはない．もっとも違うところは，その手技が全身麻酔下か強い鎮静下に行われることであろう．肝臓や腎臓

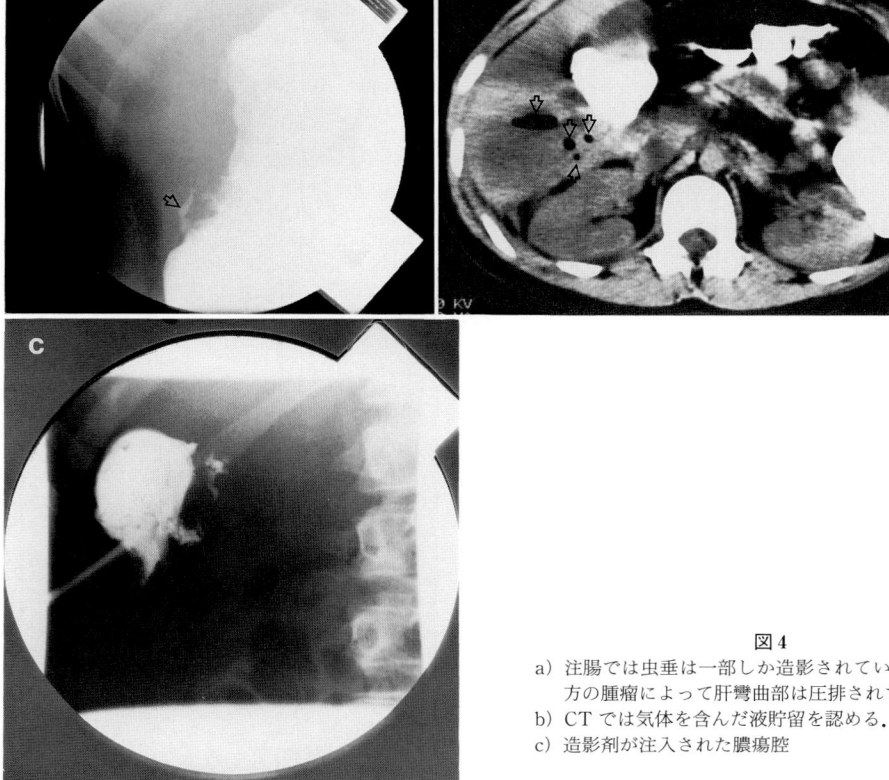

図4
a) 注腸では虫垂は一部しか造影されていない．盲腸後方の腫瘤によって肝彎曲部は圧排されている．
b) CTでは気体を含んだ液貯留を認める．
c) 造影剤が注入された膿瘍腔

の生検はごく一般的に行われるものであり，ふつうエコーガイド下に行われる．最新の穿刺針は従来より，より細いサイズの針でより大きな組織を回収することが可能となってきている．Full core 生検針は，内部に内筒針が入っておらず針の直径に見合ったサイズの生検組織を得ることができる（Amedic, PN 350-1582-01）．これは組織を切除するものというよりは吸引するといった種類のものである．これを使用することによって，20 G の生検針で診断に十分な標本を得ることができる．この生検針の使用法は，今までのものとは異なっており，組織を確実に得るためには，針を抜去する前に 10 秒間は組織内に留置する必要がある．加えて抜去するときには，その刺入経路からずれないようにゆっくりと引き抜かなければならない．この生検針はとくにリンパ節の生検に適しており，それによって採取された組織による病理所見によって，正確な診断と治療が可能となる．

　小児患者における外科的治療に対して，IVR による治療手技はまだその有用性があまり認識されていない．よってその手技は，小児患者にはあまり受け入れられていないのが実状である．そこで小児科医や小児外科医，小児麻酔科医そして施行する放射線科医が今まで以上に協力しあわなければならない．願わくば，この論文によってこの治療手技に興味をもつ方が増え，小児患者に広く応用されるようになることを切望するしだいである．

〔Harold Coons；宮崎俊幸訳〕

文　献

1) Yakes WF, Haas DK, Parker SH, et al. Symptomatic vascular malformations: Ethanol embolotherapy. *Radiology* 1989; **170**: 1059-1066.
2) Formanek A, Probst P, Tadavarthy S, et al. Transcatheter embolization (interventive radiology) in the pediatric age group and adolescent. *Ann Radiol* 1979; **22**: 150-158.
3) Gomes AS, Mali WP, Oppenheim WL. Embolization therapy in the management of congenital arteriovenous malformations. *Radiology* 1982; **144**: 41-49.
4) Kaufman SL, Kumar AAJ, Roland JA, et al. Transcatheter embolization in the management of congenital arteriovenous malformations. *Radiology* 1980; **137**: 21-29.
5) White RI, Lynch-Nyhan A, Terry P, et al. Pulmonary arteriovenous malformations: techniques and long-term outcome of embolotherapy. *Radiology* 1988; **169**: 663-669.
6) Wholey MH, Chamomo HA, Rao G, Ford WB, Miller WH. Bronchial artery embolization for massive hemoptysis. *JAMA* 1976; **236**: 2501-2504.
7) Vujic I, Pyle R, Parker E, Mithoefer J. Control of massive hemoptysis by embolization of intercostal arteries. *Radiology* 1980; **137**: 617-620.
8) Vujic I, Pyle R, Hungerford GD, Griffin CN. Angiographic and therapeutic blockade in the control of hemoptysis. *Radiology* 1982; **143**: 19-23.
9) Fellows KE, Khaw KT, Schuster S, Schwachman H. Bronchial artery embolization in cystic fibrosis: technique and long term results. *J Pediatr* 1979; **95**: 959-963.
10) Johnsen A, Ingemann L, Mauritzen K. Balloon-dilatation of esophageal strictures in children. *Pediatr Radiol* 1986; **16**: 388-391.
11) Goldthorn JF, Ball WS, Wilkinson LG, et al. Esophageal strictures in children: treatment by serial balloon catheter dilatation. *Radiology* 1984; **153**: 655-658.
12) Ball WS, Strife JL, Rosenkrantz J, et al. Esophageal strictures in children: treatment by balloon dilatation. *Radiology* 1984; **150**: 263-264.
13) Alzate GD, Coons HG, Elliott J, Carey PH. Percutaneous gastrostomy for jejunal feeding: a new technique. *AJR* 1986; **147**: 822-825.
14) Wills JS, Oglesby JT. Percutaneous gastrostomy: further experience. *Radiology* 1985; **154**: 71-74.
15) Ho CS, Gray RR, Goldfinger M, Rosen IE, McPherson R. Percutaneous gastrostomy for enteral feeding. *Radiology* 1985; **156**: 349-351.
16) McLean RG, LeVeen RF. Shear stress in the performance of esophageal dilation: comparison of balloon dilation and bougienage. *Radiology* 1989; **172**: 983-987.
17) Whitaker, RH. Diagnosis of obstruction in dilated ureters. *Am Roy Coll Surg* 1973; **53**: 153-166.
18) Towben, RB. Pediatric Interventional Procedures in the 1980's. *Radiology* 1989; **170**: 1081-1090.
19) Jeffrey RB Jr, Tolentino CS, Federle MP, Laing FC. Percutaneous drainage of periappendiceal abscess: review of 20 patients. *AJR* 1987; **149**: 59-62.
20) VanSonnenberg E, Wittich GR, Edwards DK, Casola G, et al. Percutaneous diagnostic and therapeutic interventional radiologic procedures in children: experience in 100 patients. *Radiology* 1987; **162**: 601-605.
21) Towbin RB, Strife JL. Percutaneous aspiration, drainage and biopsies in children. *Radiology* 1985; **157**: 81-85.

索引

あ

悪性胆道閉塞　277
アテレクトミー　112, 147, 167, 195
アテローマ　159, 167, 178, 193
アテローム斑　27
アビテン　38, 88, 98
アロンアルファ®　318
安定狭心症　105

い

鋳型走査電子顕微鏡　232
胃冠状静脈　303
遺残結石　271, 362
胃十二指腸瘻カテーテル　417
胃静脈瘤　302, 308
1枝病変　106
井上バルーン　132
胃瘻造設術　418
インジゴカルミン　87
インフュージョンポンプ　182
インポテンツ　385

う

ウロキナーゼ　26, 144, 156

え

腋窩動脈　24
エキシマレーザー　113, 165
液体シリコン　47
壊死性胆嚢炎　245
エストロゲン　90
エストロゲン・アルコール　90
エタノールアミンオレート　10
エチルセルロース　364
エピネフリン　346
遠隔塞栓　26
嚥下障害　324
嚥下性肺炎　329
塩酸グラニセトロン　255
エンドアテレクトミー　167

か

外傷性脾損傷　294
ガイディングカテーテル　5, 105
ガイドワイヤー　2.15
海綿状血管腫　92, 416
海綿静脈洞穿孔　62
海綿静脈洞部硬膜動静脈瘻　51
下横隔膜動脈　231
化学塞栓療法　230, 239, 364
拡張時の疼痛　28
過形成　227
過形成性増殖　285
下錐体静脈洞　52
仮性動脈瘤　297
下大静脈膜様閉塞　153
喀血　220
カテーテル　2
カテーテル交換法　142
化膿性胆管炎　260
肝移植　316
肝癌　235
　──の治療　250
肝硬変　246
肝硬変・特発性門脈圧亢進症　290
肝細胞癌　250
肝静脈内腫瘍栓　241
完全閉塞　106
肝胆管空腸吻合術　271, 274
肝動脈　230, 232
肝動脈-門脈吻合　233
眼動脈　74
冠動脈　20, 104, 195
冠動脈解離　105
冠動脈内ステント留置術　111
冠動脈バイパス狭窄　106
冠動脈伏在静脈グラフト　20
肝膿瘍　245
肝被膜下血腫　308
顔面神経麻痺　56, 90
還流路閉塞　62
寒冷療法　227

き

気管　225
気管支　225
気管支壊死　223
気管支拡張症　220
気管支鏡用生検鉗子　209
気管支動脈　215, 220
気管支動脈塞栓術　214
気管支動脈注入療法　214
気管食道瘻　218
気管軟化症　225
偽性動脈瘤　62
気道の狭窄　225
逆行性尿路造影　373
逆流性食道炎　329
急性冠動脈閉塞　112
急性心筋梗塞　105, 107, 119
急性腎不全　355
急性胆嚢炎　260, 265
急性尿閉　374
急性閉塞　110
凝血塊　304
巨大型静脈瘤　302, 321
緊急動脈塞栓術　221
緊急ドレナージ　358
金属コイル　43, 88, 304, 335, 347, 379, 383, 411
金属ステント　277, 278

く

区域塞栓術　246
クモ膜下出血　78
グラフト　19
グリーンフィールドフィルター　201, 204

け

経回結腸静脈食道静脈瘤塞栓術　289, 302
経カテーテル的塞栓術　382
経頸静脈的肝内門脈静脈短絡術　313
経静脈性DSA　144
経静脈性高カロリー輸液　209
経静脈性塞栓術　62, 87
頸動脈海綿静脈洞瘻　57
頸動脈仮性動脈瘤　85
経動脈塞栓術　87
経尿道の前立腺切除術　372
経尿道的バルーン拡張術　372

経皮経肝食道胃静脈瘤塞栓術　289, 302
経皮的経肝嚢ドレナージ　271
経皮的血管形成術　23, 189
経皮的結石砕石術　362
経皮的腎盂拡張術　420
経皮的人工心肺　114
経皮的腎尿管切石術　362
経皮的腎瘻術　355
経皮的僧帽弁形成術　131
経皮的胆石摘出術　268
経皮的胆嚢吸引術　264
経皮的胆嚢生検　264
経皮的胆嚢造瘻術　265
経皮的胆嚢ドレナージ　264
経皮的尿管拡張術　360
経皮的尿管内瘻術　359
経皮的尿路結石摘出術　361
経皮的尿路結石溶解術　361
血管奇形　92
血管腫　92
血管性病変　297
血管造影手技　2
血管内異物　209
血管内視鏡　114
血管内ステント　15, 26, 189
血管内塞栓療法　85
血管内超音波　114
血管吻合　85
血管攣縮　39
血胸　308
血腫　399
血小板　290
結石除去術　271, 361
血栓　17, 160, 182, 206
血栓性静脈炎　318
血栓溶解療法　119, 182
血痰　227
血尿　358, 365, 374
顕微鏡的血尿　359

こ

コアキシャル法　5, 87, 142, 346
コイル　365
硬化剤　42
膠芽腫　64
硬化性胆管炎　254
抗癌剤　406
抗凝固療法　26, 119, 194
抗血小板剤　26, 144
抗血小板療法　119
後腹膜腔　399
高分化肝癌　241
硬膜動静脈奇形　95
硬膜動静脈シャント　95
硬膜動静脈瘻　51, 95
呼吸困難　227

骨巨細胞腫　409
骨好酸性肉芽腫　405
骨髄抑制　67
骨肉腫　406
骨盤骨折　382
コーティング　18
コーティングステント　18
古典的肝癌　236
ゴムリング　320

さ

再狭窄　28, 109
左胃動脈　231
左胃動脈塞栓術　308
再発子宮癌　395
鎖骨下動脈　149
鎖骨下動脈狭窄　150
サンゴ状結石　362

し

シアノアクリレート　55, 89
自家凝血塊　346
時間依存性　12, 64
子宮頸管裂傷　399
子宮頸癌　393
子宮動脈　393
子宮卵管造影　389
シースイントロデューサー　3, 36
持続動注　367
持続動注ポンプ　253
脂肪片　347
若年性血管線維腫　91
出血シンチグラフィ　296
出血性ショック　296
術後遺残結石　274
術前処置　340
腫瘍　297
腫瘍出血　99
腫瘍内産生ガス　343
消化管出血　296
消化管穿孔　299
症候性血管奇形　416
小腸出血　297
上腎動脈　383
小脳膠芽腫　69
静脈梗塞　98
静脈性血管腫　92
静脈性梗塞　78
静脈洞穿孔　56
静脈内注入法　319
静脈瘤外注入法　319
上腕動脈　24
上腕動脈アプローチ　23
食道の悪性狭窄　324
食道・胃静脈瘤　302, 316

食道 prosthesis　324
食道潰瘍　223
食道気管瘻　329
食道静脈瘤　291
食道静脈瘤硬化療法　318
食道穿孔　321
食道大動脈瘻　218
シリンジ　4
腎の萎縮　142
腎盂拡張術　419
腎盂内圧測定　361
腎盂尿管移行部　420
腎癌　409
腎機能温存　355
腎機能低下　142
腎機能低下症　145
心筋生検用鉗子　135
神経線維腫症　57
神経毒性　67
腎血管筋脂肪腫　346
腎血管性高血圧症　140
腎細胞癌　334
心室中隔欠損　126
腎出血　345
腎腫瘍　346
腎静脈レニン比　142
親水性ポリマー　237
腎損傷　345
腎動静脈瘻　334, 345
腎動脈　20, 140, 196
腎動脈狭窄　140
腎動脈塞栓術　334
腎動脈内ステント　147
腎動脈破裂　146
腎動脈閉塞　146
心嚢血腫　157
心肺補助　114
腎被膜下出血　345
深部静脈血栓症　200
心房中隔形成術　133
心房中隔欠損　126
心房中隔穿刺　130

す

水腎症　355
椎体血管腫　410
髄膜腫　90
ステント　15, 17, 189, 278, 325, 376
ステント-動脈比　194
ストーンバスケット　274
スパスム　26, 146, 165, 192
スライディングチューブ　320

せ

精液　378

索　引

生検　420
精索静脈瘤　378
世界保健機構　104
咳　227
脊髄横断麻痺　223
脊髄硬膜動静脈瘻　78
脊髄損傷　217
脊髄動静脈奇形　78
セラミックチップ　162
線維筋性異形成　141
線維筋性形成異常　57
穿刺針　2
腺腫様過形成　236
選択的気管支動脈造影　220
先天性冠状動脈瘻　127
先天性肺動脈弁狭窄　129
前立腺交連　374
前立腺尿道　373
前立腺肥大症　372

そ

造影剤血管外漏出　296,345,365,383,
　　　393,399
造影剤増強効果　69
総大腿動脈分岐部　24
総肺静脈還流異常　135
僧帽弁狭窄　131
側枝閉塞　110
塞栓療法　230
鼠径溝　24
鼠径靱帯　24
組織内照射　239

た

体外衝撃波砕石術　273,362
体癌　393
大静脈内フィルター　200
大神経根動脈　217,223
大腿-膝窩動脈　19,161,195
大腿-膝窩動脈バイパス　17
大動脈炎症候群　149
大動脈解離におけるre-entry形成術
　　　135
大動脈縮窄　133
大動脈内バルーンパンピング　114
大動脈弁狭窄　130
体内衝撃波砕石術　271
大量動注療法　74
ダイレーター　372
多枝病変　106
短胃静脈　303
胆管壊死　245
胆管結石　273
胆管周囲動脈叢　231
単純性骨嚢腫　405

男性不妊症　378
胆石除去術　271
タンタルムステント　15
胆泥　277
胆道鏡　271
胆道鏡下結石除去　275
胆道結石　260
胆道出血　264,275,297
胆嚢除去　269
胆嚢摘出術　271
胆嚢ドレナージ　260

ち

チタン-ニッケル合金　193
膣壁裂傷　399
遅発性脳内出血　39
注射筒　4
虫垂炎　420
超音波ガイド下経皮的腎瘻術　355
超音波対応針　356
腸骨動脈　19,161,195
超選択的カテーテル　298
直接穿刺法　87

つ

椎骨動脈　49
椎骨脳底動脈循環不全　149

て

転移性肝癌　245,250,253

と

動静脈奇形　345
動静脈瘻　345
動注化学療法　64,250,366
動脈圧較差　141
動脈管閉鎖術　125
動脈形成術　104
動脈穿孔　164
動脈閉塞　182
特発性血小板減少性紫斑病　291
ドレナージ　260

な

内陰部動脈　383,400
内胸動脈　107,222
内頸動脈閉塞　62
内視鏡　227,296
　――を用いた硬化療法　302,318
内視鏡下静脈瘤クリッピング法　320
内視鏡的硬化療法　316
内視鏡的食道静脈瘤結紮術　320

内精巣静脈造影　378
内腸骨動脈　383
内腸骨動脈造影　393
内皮化　18,190
内皮細胞　27
内膜の線維性過形成　28
内膜解離　15,26
内膜過形成　18,107,193
内膜平滑筋細胞　109
内瘻化　260
難治性腹水　316
軟部血管腫　411
軟部腫瘍　404
軟部組織肉腫　409

に

肉眼的血尿　359
二重管法　65,74
ニトログリセリン　26
尿管内瘻術　359
尿管瘻の閉塞　361
尿毒症　355
尿路結石破砕法　362
尿路変更術　355
妊娠　391

の

膿胸　220
脳神経支配動脈　85
脳神経麻痺　62,98
脳塞栓　39,321
濃度依存性　12,64
脳動静脈奇形　32
脳内出血　56
嚢胞性線維症　416
嚢胞性中膜壊死　133
膿瘍　420

は

肺アスペルギルス症　220
肺移植　228
肺結核　220
肺塞栓症　99,200,309
肺動脈分枝狭窄　134
肺動脈閉鎖　135
破格　222
橋腫瘍　69
バスケットカテーテル法　209
バーズネストフィルター　201,204
発癌性　98
鼻出血　94
バルーンPTA　178,183
バルーン拡張　189
バルーン下逆行性経静脈的塞栓術　302

バルーンカテーテル　5, 41, 142, 184
バルーン大動脈弁形成術　130
バルーン肺動脈弁形成術　129

ひ

脾機能亢進症　288
脾腫　288
脾動脈塞栓術　288, 308
脾膿瘍　289, 292
皮膚壊死　56
被膜　236, 241
びまん性粥状硬化　107

ふ

不安定狭心症　105, 107, 123
フィブリン　192
フィブリン血栓　18
腹腔内出血　308, 317
副左胃動脈　231
腹部大動脈瘤　19
ブジー拡張法　25
プッシャー　15
不妊　388
部分的脾動脈塞栓術　288
プラスチックステント　277
プラチナコイル　43, 47
フラッシュ　4
プロスタグランディン　28
分娩　399
噴門部形成術　417

へ

米国心臓学会　104
閉鎖動脈　383
閉塞性尿路疾患　355

ヘパリン　26, 144
弁形成療法　129
偏心性狭窄　113

ほ

膀胱癌　366
膀胱出血　365
放射線治療　411
ホルミウムYAGレーザー　113

ま

マイクロカテーテル　36, 79, 87
末梢性塞栓　187
末梢塞栓物質　245
末梢動脈塞栓　164
慢性動脈閉塞　184

む

無水エタノール　10, 89, 237, 302, 304, 335, 347, 411
無石胆嚢炎　260

め

メチルプレドニゾロン　405, 406
メチレンブルー　87
メッケル憩室　297
免疫賦活剤　343

も

門脈　232
門脈-下大静脈短絡術　192
門脈血栓　321
門脈腫瘍塞栓　241

門脈塞栓術　239
門脈内血栓　292

ゆ

誘導カテーテル　36, 59
誘発試験　85

ら

卵管開通術　389
卵管性不妊　388
卵巣癌　395

り

リザーバー　250, 253
離脱式バルーン　41, 46, 58, 88
立体拡大撮影　237
留置用カテーテル　5
良性胆道閉塞　277

る

ループスネア　210

れ

レーザー　227
レーザー血管形成術　147, 159
レーザー切除　227
連続波レーザー　113

ろ

肋間動脈　221
ロングシース　3

欧文索引

A

α-fetoprotein 239
A-P shunt 233, 238
ablative atherectomy 175
───の器具 176
absolute ethanol 10
Accustick 262
ACNU 67
aethoxysklerol 318
AHA 104
amobarbital 37, 39
amorphous material 388
Amplatz 型 105
aneurysmal type 345
angiotensin II 368
antegrade stent 359
aspirin 194
astrocytoma 64
atherectomy 112, 147, 167, 195
Atherocath 168
atypical red color sign 320
AUTH device 176
auto-perfusion catheter 110
AVF 345
Avitene 38, 88, 98
AVM 345, 416

B

B-RTO 302, 308
BAE 214
BAI 214
balloon expandable stent 15, 18, 111, 189, 278
balloon Matas test 95
balloon occluded arterial infusion (BOAI) 12, 395
balloon occlusion test 41, 57, 59
BALT MAGIC catheter 36, 65
Bard clamshell septal umbrella 126
BCNU 67
Bellocq タンポン 94
biloma 245
Bird's nest filter 204
Blalock-Taussig shunt 126
broncho-pulmonary shunt 214, 221
Budd-Chiari syndrome 153
buttoned double-disk device 126

C

calyceal-infundibular junction 356
capillary venous malformation 92
cavernous transformation 247
cellulose acetate polymer 48
chemical thrombolysis 182
chemoembolization 238
cholangioplasty 277
circumaortic venous ring 204, 380
cirsoid type 345
cis-platinum 215, 366, 407
closed mitral commissurotomy 131
coaxial method 5, 87, 142, 237
Colapinto transjugular needle set 313
cold laser 法 113
collagen fiber 38
Cope バスケット 268
Cope Anchor 418
Cope Mandril Wire 262
council カテーテル 372
cyanoacrylate 11

D

Darcon stent 191
detachable balloon 11, 347, 379
digital subtraction angiography (DSA) 4, 66, 105, 237
───のロードマップ 25
dimetyl sulfoxide (DMSO) 37, 48, 55
direct PTCA 107
directional coronary atherectomy (DCA) 112, 167
distal embolization 164, 296
Dormia 尿管バスケットカテーテル 271
Dotter 法 23
Dotter intravascular retriever 209
double balloon 法 130
double guide wire 法 24, 26, 146
double helix spiral prostheses 189
double J stent 359
double Malecot 型プラスチックステント 376
double pigtail stent 359
drug delivery system 250
DSM 併用動注化学療法 252, 255
dynamic CT 239

E

E-G junction 319
Ehlers-Danlos' syndrome 57
elastic recoil 15, 26, 28, 150
emulsion 239, 250
endscopic injection sclerotherapy (EIS) 302, 318
endscopic variceal ligation (EVL) 320
estrogen-alcohol 38
ESWL 273, 362
ethanolamine oleate 308, 318
Ethibloc 38, 90
Eudragit 38
EVAL 37, 52, 55, 89
external stent 359
extirpative athelectomy 171
extravasation 345, 365, 383, 393, 399

F

Fabian 型ステント 376
fenestration 135
fibromuscular dysplasia (FMD) 141

G

γ-knife 32, 39
gelatin sponge 7, 88, 222, 237, 288, 298, 304, 335, 346, 365, 383, 399, 411
gelatin sponge 細片 394
gelatin sponge 粉末 394
Gianturco stent 225, 325
Gianturco Z stent 278
Gianturco-Rubin stent 112
glioblastoma 64
glomus type 78
glucose 304
Greenfield filter 201, 204
Grüntzig のバルーンカテーテル 5, 360
Guglielmi detachable coil 44, 47
Günter チューリップフィルター 201

H

HEMA 47
hemangioma 92
hemobilia 317
heparin 194
heparinization 66, 74

high density lipoprotein　110
high dose urokinase 法　182
histoacryl　318
holmium-YAG laser　165
hot tip　164
hydrosalpinx　391
hypertensive crisis　92
Hysterocath　389

I

^{131}I-Lipiodol　239
^{111}In 血小板　18
IABP　114
IBC(isobutyl-2-cyanoacrylate)　38, 304, 335, 347
ICSF/WHO Task Force　106
immediate PTCA　107
infrarenal position　203
intercosto-bronchial trunk　222
internal stent　359
intraarterial chemotherapy　64
intradural spinal AVM　78
intratubal adhesion　391
ISFC/WHO　109
ISWL　271
Ivalon　11, 79, 88, 222, 298, 335, 347, 411
IVH　209

J

Judkins 型　105
juvenile type　78

K

Kasabach-Merritt syndrome　92
Kensey カテーテル　175
Key & Conwell の骨折分類　383
kinked guidewire technique　360
kissing balloon　110

L

laser angioplasty　113, 159
leucovorin　254
lidocain　37
Lipiodol　9, 38, 233, 237, 250, 339
Lipiodol CT　247
Lipiodol-TAE　9
lipoprotein　110
long sheath introducer　215
low dose streptokinase 法　182

M

major aortopulmonary collateral arteries(MAPCA)　126
Malecot カテーテル　357, 376
mechanical detachable coil(MDC)　47
mechanical thrombolysis　182
Medinvent stent　190
medullary vein　78
metallic coil　9
microfibrillar collagen　88
mitomycin-C microcapsule　335, 364
multiple compartment　32

N

n-3 fatty acid　110
NBCA　38, 52, 79, 89
Nd-YAG レーザー　154, 162
nephrostomy set　357
NHLBI　106
nidus　32, 78, 85
nitinol　190
nitinol basket　268
non-detachable balloon catheter　37
nutcracker phenomenon　378
nylon graft　191

O

one shot 動注　253, 367
open biopsy　404
open mitral commissurotomy　131
ostial lesion　144, 147
over the guide wire　202

P

P-point　·231
PAC　175
Palmaz stent　19, 191, 278
Palmaz-Schatz stent　111
paracaval portion　231
paraganglioma 傍神経節腫　92
PCPB　114
PDA　125
PDA occluder device　125
percutaneous ethanol injection therapy(PEIT)　246
percutaneous transluminal angioplasty(PTA)　23, 104, 149, 154, 160, 189
percutaneous transluminal coronary recanalization(PTCR)　104, 119
percutaneous transluminal renal angioplasty(PTRA)　140
perfusion catheter　105
peribiliary plexus(PBP)　232
perifimbrial adhesion　391

periportal plexus(PPP)　232
pipe line varix　302
plasminogen activator　119
platelet derived growth factor(PDGF)　110
polyester stent　190
polyvinyl acetate　38, 90
polyvinyl alcohol foam(PVA)　11, 52, 55, 79, 88
Porstmann 法　125
porto-pulmonary anastomosis　305
postembolization syndrome　351, 401
posterior epistaxis　85, 94
posterolateral approach　356
preemptive embolization　383
premature detachment　49, 62
preshaped 型カテーテル法　142
primitive arterio-venous communication　98
probe catheter　105, 106
provocative test　79
proximal embolization　296
proximal occlusion　49
PSE　288
PTBD　271
PTCD　260
PTO　302
PTO-EIS 併用療法　307
pulsion 法　324

R

radial bypass　46
radiculomeningeal artery　78
Rashkind catheter　133
RC sign　319
recoiling　109
red color sign　316, 319
retrograde stent　359
road-mapping　85
Rotablator　113, 177
Rösch modified Z stent　315
Rösch-Thurmond カテーテルセット　388
Rösch-Uchida transjugular liver access set　313
run off　193

S

scatter embolization　384
segmental TAE　238
Seldinger 法　2, 265
self expanding stent　111, 189, 225, 278
SEP モニター　80
silk thread　11

Simpson Atherocath 112, 167
single compartment 32
SMANCS 9, 250
snow-plow 現象 110
sodium tetradecyl sulfate 90
Song stent 325
spinal dural AVF 78
spinal Wada test 79, 223
spleno-renal shunt 305
stainless steel 9
Strecker stent 191, 278, 325
streptokinase 119
subclavian steal 症候群 149
subsegmental TAE 238
suprarenal position 203
suspension 250
Symonds ステント 324

T

tantalum 191
targeting chemotherapy 7
TEC system 171
teleangiectasia 320
terminal artery 32
thermal expansion stent 189, 190
thermal memory stent 111
thrombin 304
thrombolysis 196
thrombolysis in myocardial infarction (TIMI) 121
TIO 289, 302
tissue-type plasminogen activator (t-PA) 119
Tracker 法 265
Tracker infusion catheter 36, 65
traction 法 324
transcatheter arterial embolization (TAE) 7, 78, 334
──後症候群 343
transit artery 32
transjugular intrahepatic porto-systemic shunt (TIPS) 310, 313, 322
transluminal extraction catheter 113
transverse myelitis 217
trapidil 110
Travenol Tru-Cut 針 404
tulip filter 205
TURP 372

U

umbilical portion 231
unstable fracture 383

urinoma 359
urokinase 119, 182

V

vasa nervosa 88
vascular malformation 92
vaso vasorum 28
Vena Tech filter 206
venous branch 320

W

Wallstent 19, 111, 190, 225, 278, 315, 375
Whitaker test 418
WHO 104
Wittich バスケット 268

Z

zig-zag stent 190
zinostatin stymalemer 251

MEMO

MEMO

MEMO

MEMO

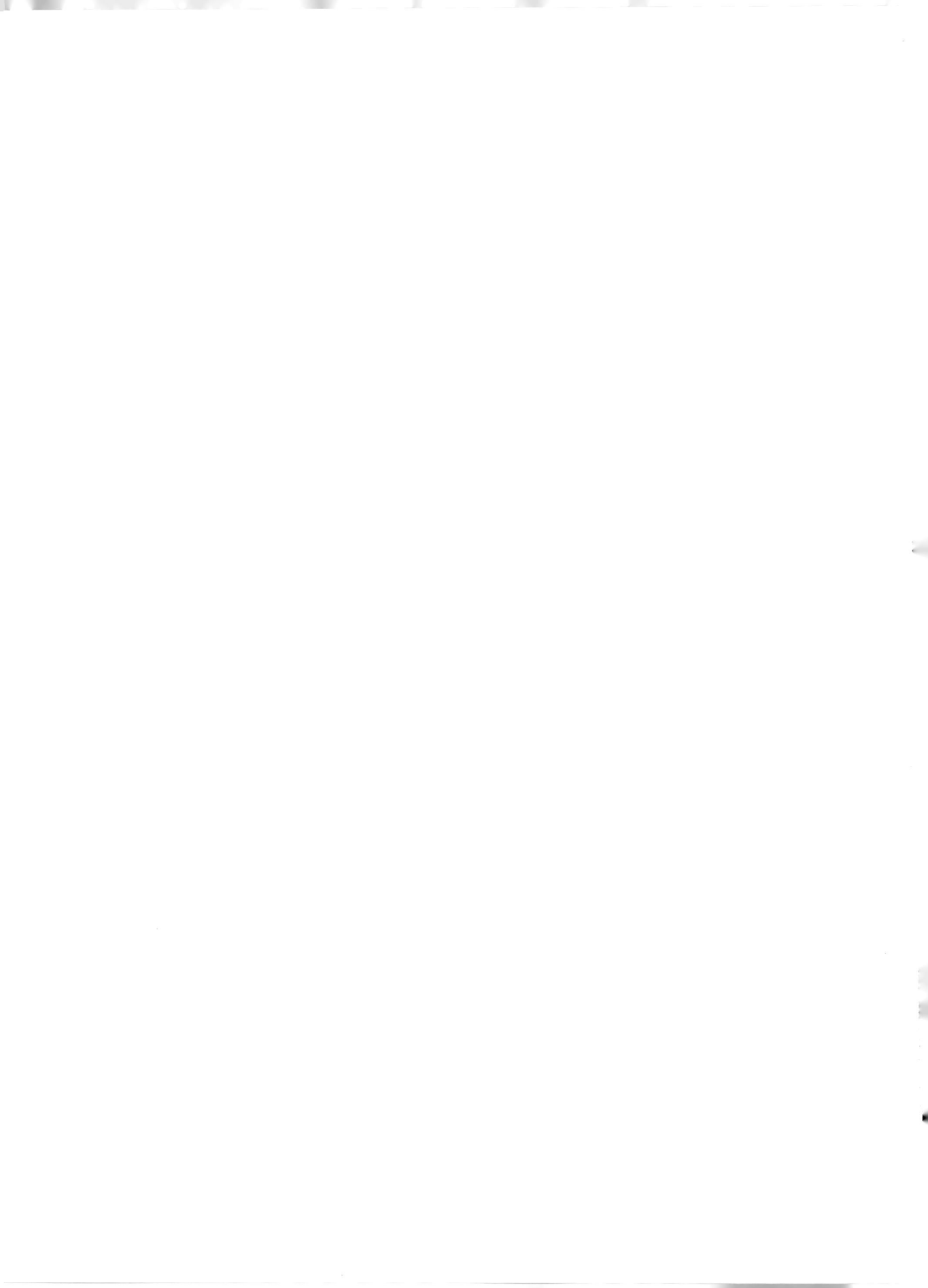